"十三五"国家重点出版物出版规划项目

中医学理论体系框架结构研究丛书

总主编　潘桂娟

中医学理论专论集成

临床诊治理论

下册

主编　石　岩　傅海燕

科学出版社

北　京

内 容 简 介

《中医学理论专论集成》，是"中医学理论体系框架结构研究丛书"四个系列之一，包含《中医基础理论》《临床诊治理论》《中药方剂理论》《针灸理论》和《养生理论》五个分卷。《中医学理论专论集成》，通过全面研读历代代表性医学论著，选取其中围绕某一概念或命题，较为精要地进行论证、阐述和辨析，且学术观点较为明确的章节或完整段落，按照中医学理论体系基本范畴进行分类；旨在全面展现中医经典与历代名家的原创性理论观点和独到临床体会，并对所选专论加以提要钩玄，力求要点突出，以促进读者对原文的理解和应用。

本书为《中医学理论专论集成》之"临床诊治理论"分卷。书中选择历代代表性医学论著中阐释中医临床诊治基本概念、重要命题的内容，将其纳入外感病、内科、外科、妇科、儿科、眼科、耳鼻咽喉口齿科、骨伤科等8个范畴，并阐释原文主旨。内容兼顾系统性、代表性和说理性。

本书有裨于中医药从业人员及多学科学者，深化对中医临床诊治理论的认知，增进临床思辨和实践能力，启发中医科研思路。

图书在版编目（CIP）数据

中医学理论专论集成. 临床诊治理论：全2册 / 石岩，傅海燕主编. —北京：科学出版社，2022.7

（中医学理论体系框架结构研究丛书 / 潘桂娟总主编）

"十三五"国家重点出版物出版规划项目

ISBN 978-7-03-070796-3

Ⅰ. ①中… Ⅱ. ①石… ②傅… Ⅲ. ①中医临床 Ⅳ. ①R2

中国版本图书馆 CIP 数据核字（2021）第 253405 号

责任编辑：鲍　燕　曹丽英 / 责任校对：申晓焕
责任印制：肖　兴 / 封面设计：黄华斌

科 学 出 版 社 出版

北京东黄城根北街 16 号
邮政编码：100717
http://www.sciencep.com

北京汇瑞嘉合文化发展有限公司 印刷
科学出版社发行　各地新华书店经销

*

2022 年 7 月第 一 版　开本：787×1092　1/16
2022 年 7 月第一次印刷　印张：101
字数：2 456 000

定价：**568.00 元**（全 2 册）
（如有印装质量问题，我社负责调换）

目　录

第二篇　内　科

下 册

第三篇 外 科

第四篇　妇　科

第五篇 儿 科

第六篇　眼　科

第七篇　耳鼻咽喉口齿科

第八篇　骨　伤　科

第三篇

外科

概　要

　　中医外科是以中医药理论为指导，研究外科疾病发生、发展及其防治规律的一门临床学科。外科疾病多因外感六淫邪毒、感受特殊之毒、外来伤害、或内伤情志、饮食失节、劳伤虚损，引起局部气血凝滞，阻于肌肤，或留于筋骨，或致脏腑失和，而导致疾病的发生。外科的辨证，重在辨阴证、阳证，辨肿、痛、痒、脓、麻木，辨溃疡形色，辨经络，辨善恶顺逆，以此辨别病变之原因、性质，了解病变的程度与转归顺逆。治法则分内治和外治两大类。内治之法，根据疾病发展过程初起、成脓和溃后三个阶段，确立了消、托、补三个治疗法则，并依据病情运用具体的治法。外治法是外科具有特色的治疗方法，有外用药物、手术疗法和其他疗法三大类，配合内治法以提高疗效。

　　本篇分总论与各论两部分论述。总论主要包括疮疡类病共性诊疗规律、多个病种综合性论述内容、学科与文献发展概况。各论部分包括具体病证的诊疗理论。其排列顺序，首先介绍身体各部泛发疾病，如痈疽、疔、疗疮、丹毒、走黄内陷、瘤、岩等；其次排列有固定部位者，如瘰疬、瘿、乳病、皮肤病、肛肠病；最后论述其他类疾病。

1
外 科 总 论

1.1 综　　论

张仲景　疮痈浸淫病论※※

诸浮数脉，应当发热，而反洒淅恶寒，若有痛处，当发其痈。

师曰：诸痈肿，欲知有脓无脓，以手掩肿上，热者为有脓，不热者为无脓。……

浸淫疮，从口流向四肢者，可治；从四肢流来入口者，不可治。

浸淫疮，黄连粉主之。

——汉·张仲景《金匮要略方论·卷中·疮痈肠痈浸淫病脉证并治》

【提要】　本论主要阐述痈、疮、浸淫病等病的脉证及治法。要点如下：其一，脉浮数，洒淅恶寒，肿有痛处为痈。辨脓之有无要点是以手按肿处，热者为有脓，不热者为无脓。其二，浸淫病的证候从口流向四肢者，预后较好；从四肢流入口者，预后不佳。治以黄连粉。另外《金匮要略》除本篇外，《百合狐惑阴阳毒病脉证治》中的狐惑病，表现为咽喉（口）、前后二阴腐蚀溃烂，亦属今所论疮痈的范畴。

刘完素　疮疡论※

论曰：疮疡者，火之属，须分内外，以治其本。《内经》曰："膏粱之变，足生大丁。"其原在里，发于表也。"受持如虚"，言内结而发诸外，未知从何道而出，皆是从虚而出也。假令太阳经虚，从背而出；少阳经虚，从鬓出；阳明经虚，从髭出；督脉经虚，从脑而出。又《经》曰："地之湿气，感则害人皮肤筋脉。"其在外盛则内行。若其脉沉实，当先疏其内，以绝其原也；其脉浮大，当先托里，恐气伤于内也；有内外之中者，邪气至甚，遏绝经络，故发痈肿。《经》曰："荣气不从，逆于肉理，乃生痈疽。"此因失托里，及失疏通，又失和荣卫也。治疮之大要，须明托里、疏通、行荣卫三法。托里者，治其外之内；疏通者，治其内之外；行荣卫者，治其中也。内之外者，其脉沉实，发热烦躁，外无焮赤痛，其邪气深于内也，故先疏通，以绝其原；外之内者，其脉浮数，焮肿在外，形证外显，恐邪气极而内行，故先托里；内外之中者，外无㤎恶之气，内亦脏腑宣通，知其在经，当和荣卫也。用此三法之后，虽未瘥，必无变证，亦可使邪气峻减而易痊愈。故《经》曰："诸痛痒疮疡，皆属心火。"又曰："知其要者，一言而终，不知其要，流散无穷。"

——金·刘完素《素问病机气宜保命集·卷下·疮疡论》

【提要】 本论主要阐述疮疡的病因病机及治法。要点如下：其一，疮疡的原因，一是嗜食肥甘厚味，致令火热内生。病本在内，显现于外。如太阳经虚，从背而出；少阳经虚，从鬓出；阳明经虚，从髭而出；督脉经虚，从脑而出。二是因地之湿气，感则害人皮肤筋脉，外生疮疡，邪盛内侵。其二，治疗疮疡，有托里、疏通、行荣卫三法。托里法，适用于疮痈红肿明显，恐邪气盛极而内行，故先托里；疏通法，适用于外无红肿热痛，其邪气深于内，故先疏通，以绝其病原；行荣卫法，适用于外无邪气，脏腑宣通，经脉气血不和所致疮疡。

申拱辰 疮疡总论*

夫痈疽疔毒、瘰疬瘤疖，其名甚多，故余总谓疮疡是也。然各有形，其形不同，其苦不一。十四经络部位之高下、血气之多少、症之善恶、疮之大小浅深、腑脏之源、感之轻重所发也，故有阴有阳，有表有里，有标有本之异也，《经》云"诸痛痒疮，皆属心火"，又云"营气不从，逆于肉理，乃生痈肿"是也。然形大而浮者，痈也，乃六腑积毒之所生；初起有头，一如粟癀，白色焦枯，触之痛应心者，疽也；肿浮根小，至大不过二三寸者，疖也。至于疔者，形有二十三种，余今分为三十四种，其形小，顶如钉疱，故名之。如有红丝直贩于心，当刺其头，泻去毒血，纴入蟾酥等药，不刺则贩心必死矣。然痈疖初则宜灸，谓其气本浮，令其气血通达畅快矣。痈则易疗，而将息难瘥迟；疽则难医，易得痊，宜烙不宜灸。诸疮之中，惟有疔疮发背最凶，须明五善七恶之理。当察其前论，篇篇有味，卷卷出奇。虽云疮科，古之未竭其奥，未尽其传。余虽不敏，详之至微其理，大至痈疽，小至于痤痱，无不选其精秘，然方法无不择其良验，故云之《外科启玄》。又图之形症，鸣之经络，施之治法，后学者可一览而即为上志矣。

——明·申拱辰《外科启玄·卷之四·总论》

【提要】 本论主要阐述外科各类疮疡的病机、分类及治法。要点如下：其一，疮疡因为患病部位有上下、血气有多少、症状有善恶、疮有大小浅深、腑脏之源不同、感邪轻重有别，因而有阴阳、表里、标本之异，所以形状各不相同。其病机总由火热邪气，凝滞气血而致。其二，论述了痈、疽、疔、疖的鉴别。指出形大而浮为痈，初起有头为疽，肿浮根小为疖，形小顶如钉者为疔。其三，治疗上，痈、疖初起宜灸，疽病宜烙不宜灸，疔病宜泻去毒血。

申拱辰 明痈疽疔疖瘤疮疡痘疹结核不同论

凡疮虽因营气不从，逆于肉理所生，各形不同者，因逆之微甚、邪之轻重可知也。痈者壅也塞也，壅塞之甚，故形大而浮也，纵广尺许者是也。疽者阻也，不通也，深而恶也，其形有头粒是也。疔者丁也，定也，其形虽小，一起即有顶如泡丁之形，痒痛不一者是也。疖者节也，乃时之邪热感受而成，故形小，至大不过二三寸者是也。瘤者留也，畜也，赤肿如榴之形是也。丹者赤也火也，标红势浅大而浮也。疡者阳也，乃有头之小疮是也。痘者豆也，形有豆，是胎毒所生也，故世人未免也。疹者隐也，隐而现，现而隐，有头粒而更手，俗称痧子是也，亦胎毒畜于肝脏之所生也。结核者在皮肤中，如果之核坚硬，初则推之可动无根是也。久则推之不动，亦有作脓而未得其治也。

——明·申拱辰《外科启玄·卷之一·明痈疽疔疖瘤疮疡痘疹结核不同论》

【提要】　本论主要阐述各种不同疮疡病的命名之由及外在表现特点。要点如下：其一，提出疮疡皆因"营气不从，逆于肉理"而生；之所以形状不同，是病情微甚、感邪轻重所致。其二，从部位、形态等方面对痈、疽、疔、疖、瘤、疮、疡、痘、疹、结核予以鉴别。

孙志宏　疮疡总论[**]

《经》曰：膏粱之变，足生大疔，受如持虚。膏粱厚味，热毒内积，其变多生大疽。其受毒部分，则毒从虚处受之。大疔，大疽也，以其根深在内也。又曰：荣气不从，逆于肉理，乃生痈肿。

夫疮疡之证，初成之时，当察经之传变、病之表里、人之虚实、受之浅深，而攻补之。如肿痛热渴，大便闭结，邪在里也，疏通之。肿焮赤痛，寒热头疼，邪在表也，发散之。焮肿痛甚者，邪在经络也，和解之。微肿微痛而不作脓者，气血虚也，补托之。漫肿不痛，或不作脓，或脓成不溃者，气血虚甚也，峻补之。色黯而微觉肿痛，或脓成不出，或腐肉不溃者，阳气虚寒也，温补之。若泥于未溃，而概用败毒之药，复损脾胃，不惟肿者亦不能成脓，而溃者也难收敛，七恶之候蜂起，多致不救。此其大略而已。

——明·孙志宏《简明医彀·卷之八·外科总论》

【提要】　本论主要阐述疮疡病的病因病机及辨证施治。要点如下：其一，疮疡之病，在于过食膏粱厚味，以致热毒内积；人体虚弱之处，就是毒邪所发之所。其二，依据疮疡症状不同，判断病位在表、在里、在经络，或气血虚、气血极虚或阳气虚，分别采用疏通、发散、和解、补托、峻补或温补法进行治疗。其三，提出攻毒勿损脾胃，七恶之候难治的观点。

王旭高　外疡辨证总论[**]

凡外疡名目虽多，以痈疽为提纲，疽属阴，痈属阳也。痈疽之外，有疔有痰。与疽同类，疔形小而疽形大；痰与痈有别，痰形小而痈形大也。

凡初起有头一粒者为疽，发于项名项疽，发于脑名脑疽，如肩、背、腰、胁、肋、胸腹及腿臂、股臀等处，各随其部而名之曰某疽某痈。

古人虽云疽属阴，由五脏而生，然阳证居多，总以形色为辨。如色红高肿者为阳，色紫暗黑平坦者为阴；痛者为阳，不痛者为阴。《外科正宗》开卷总论几篇，言之极详，所当熟读也。

如初起一粒，发面部及手足之间，名之曰疔，如额疔、眉疔、鼻疔、颧疔、唇疔及手指蛇头疔、蛇腹疔及指足之黑疔，皆起一粒椒，即发寒热，疔脚坚硬，四围肿大者，其疔必重，防走黄之险。

前言疗疽同类，疗形小而疽形大，固然有理，然疗之害速，而疽之祸慢，疗若走黄，八九日即死，疽毒内陷，早则二十余日，多至四十余日而死。又如额疽、鬓疽、手大指之调疽、足大指之敦疽，其实皆疗之类，治亦相同，但形比疗为大耳。

至于痈肿虽属阳，然阴者极多。初起漫肿无头，色虽白而身寒热，二三四日即有块高肿，有形者仍属阳症。惟身不热，微恶寒，疡处微微漫肿，色白不甚痛楚，及至数十日始觉渐大者，乃为阴证耳。

肩痈、臂痈、腿痈、胁痈、腹痈、背痈等，皆因其漫肿无头，而名之耳。其中根盘极大者，惟腿痈为最。腿痈之小者如升，大者如斗，中等者至如五升斗之大小，若臂膊腹胁之间未见。除腿痈之外，惟流注亦有极大者。曾见背包流注，形大一种，上至肩膊，下至腰间，长大如冬瓜样者。

至如肩髃之部，漫肿色微红，大如茶杯样者名肩痈。若大如碗如盆者，即名挂肩流注。又因其大小而分别名之也。再言流注，少者一二三处，多者十余处，或三或五或七，总以仄数为多。若独脚流注，只有数处，生于背名背包流注，生于肩名挂肩流注，生于膈名穿膈流注，生于环跳腿股处名附骨流注。只四处患流独一个，若在别处，或胸胁、腿臂、肩颈，独生一个者极多。

若夫痰串疬，多生于颈间，或连及两腋，其核小者如梅、如李，如鸡蛋、鸭卵之状，初起皮肤松动，按之其核在内者是也。又有流痰，或生足踝，或生臂肘，或生指节，皆为虚，治不易收功。

又男子之囊痈，与妇人之乳痈同等，皆消散者多。囊痈初起，夹疝气者可消；乳痈初起，夹肝气者亦可消。此二种皆肿不硬，且不甚寒热，故可见效。若湿火变甚，寒热交作，色烌势肿者，不易消也。

乳房之症，有肝郁乳痈，其色白，有火毒乳痈，其色即红。又有乳癖，在乳房，或大或小，随喜怒为消长；又有乳痰，如鹅卵大，在乳房之中，按之则硬，推之则动者是也；若推之不动，钉着于骨，即属乳岩，难治；又有乳头碎烂，且痒且痛，名乳头风，属湿热。以上诸证，皆常有。惟乳衄，乳头出血，又乳悬，乃乳头长至七八寸及三尺者，此二症罕见。余小时在先生处，曾见悬长一尺余，依古方用川芎末烧烟熏之，内服当归、胆草清肝药，效。……

外疡总在于血分，发于上部，风热居多，中部湿热不少，下部寒湿为甚。然不可拘泥，要以见症为凭。

诸疮痛痒，皆属心火，故外疡多火症，然每每兼风、兼湿，若真正阴寒之症，百中仅二三耳。外疡以寒、热、虚、实四字提纲，治法以温、清、攻、补四字为要领。

——清·王旭高《外科证治秘要·总论》

【提要】 本论主要阐述各类疮疡的命名、病因病机、症状及治法。要点如下：其一，外疡名目虽多，以痈疽为提纲，疽属阴，痈属阳。然痈疽不足以概括外科诸病，痈疽之外，又有疗、痰、瘿瘤、恶核等诸多疾病。其二，外疡多火证，每兼风兼湿，阴寒之证较少。外疡病机在于血分，发于上部者风热居多，发于中部者湿热居多，发于下部者寒湿居多。其三，外疡辨证以寒、热、虚、实四字为提纲，治法以温、清、攻、补四字为要领。

谢 观 中医外科源流论^{※*}

疡科之书，以《刘涓子鬼遗方》为最古（此书所用药品，多于《伤寒》《金匮》，少于《千金》《外台》）。宋·李迅《集验背疽方》、佚名氏《急救仙方》、窦汉卿《疮疡经验全书》（《四库提要》云：窦汉卿裔孙梦麟所托），亦多存古法。然疡医惟知攻毒，于全体证治不甚了了。惟宋·陈自明《外科精要》、明·薛立斋《疬疡机要》《外科枢要》辨析较精。及汪石山之《外科理例》出，发明治外必本诸内之旨，外科治法始一变。清代徐灵胎以明医博综众科，于外科尤为精造，所评《外科正宗》（明·陈实功撰此书，于病名、治法、方药颇为完备），辨析精微，一洗疡科专家之陋。又有洞庭王维德，出其祖传秘术，著《外科证治全生集》（此书以述其家传之学为宗旨，凡治法与世医无异同者不具），发明痈疽之治，当别阴阳，著滥用刀针之戒，以消为贵，以托为畏，而外科之治法始臻于安全。惟王氏徒以色之红白别阴阳，其法仍未尽善，而戒用刀针太过，亦不免有流弊。至谓不谙脉理，亦可救人，则仍不脱前此疡医之陋习。武进孟河马氏，以疡科名者数世，同、光间之马培之，尤为著称，著有《医略存真》一卷，辨析刀针之当用与否，又尝批评《全生集》，分别其治法及方药之短长，均极精当。盖晚近疡科之术，实能融贯众科以自辅，迥非前此暧暧姝姝，但守专家之传者所敢望已。（治外必本诸内，是中医要诀。其对于外症之辨别阴阳、消肿、溃脓、托里生肌、开刀、打针诸法，均极有研究。其能兼通内科，熟谙脏腑病理者，用药尤精当。今人多谓内症宜中法，外症宜西法，殊不知西医长处，在解剖缝割及清洁，于枪弹机械伤最宜，若关于六淫七情之外症，则懵然莫辨其由来，但守见症治症之旨，故收效不及中法之速。盲从之士，不辨外症性质，自贻伊戚者多矣。培之名文植，治内症亦长，见赏于孝钦后。）

清代疡科名著，又有顾练红《疡医大全》、高锦庭《疡科心得集》两书。顾书网罗浩博，不愧大全之称。高书于辨证最精，论述诸证，每多不循疡科旧例，每以两证互相发明，用药尤能融合内科治法，洵无愧心得之誉也。

治疗向无专书，宋·佚名氏《救急仙方》，命名最多不过十余种。《医宗金鉴》中，亦只二十余条。慈溪唐氏，藏有《刺疔捷法》，名目较繁，然略用药，而详辨症，甚有仅列其名，并无治法者。无锡过铸，少习内科，后以手指患疔，为庸医所误，乃发愤研究外科，于治疗尤为留意，晚乃襃辑诸家，成《治疗汇要》一书。霉疮古无治法，近世疡科书亦不甚详。明·季海宁、陈九韶（名司成）尝著《霉疮秘录》一书（书成于崇祯壬申），在中国久佚，光绪乙酉，苏州浦氏得之日本，重刻之，并有日本和气惟亨评语，皆疡科中之专论一证，足资参考者也。

——谢观《中国医学源流论·外科学》

【提要】 本论主要阐述中医外科学的发展源流。要点如下：虽然论中提出《刘涓子鬼遗方》为第一部外科专著，实则在《灵枢》《金匮要略》中，已出现外科专篇。本论对陈实功的《外科正宗》、王维德的《外科证治全生集》、高锦庭的《疡科心得集》学术思想辨析颇详，以后则出现外科之正宗、全生、心得三大流派之说。并评价顾练红（世澄）的《疡医大全》"网罗浩博，不愧大全之称"，皆为中肯之说。

1.2 病 因 病 机

申拱辰 明疮疡当分三因论

天地有六淫之气，乃风寒暑湿燥火，人感受之则营气不从，逆于肉理，变生痈肿疔疖。其脉现于人迎，必浮大洪数。其疮肿焮于外，恐邪气极而行，治宜托里。《经》云"汗之则疮已"，使营卫通行，邪气不得入于里也。人有七情，喜怒忧思惊恐悲，有一伤之，脏腑不和，营气不从，逆于肉理，则为痈肿。外无焮赤，其痛深于内。其脉沉实而数，必发热烦躁。治必疏通脏腑，以绝其源是也。如不内外因者，或膏粱之人，受用太过，或素禀偏性，或劳逸太苦，致令津液稠黏，痰涎壅塞，隧道不通，外无形症，内无便溺之阻，饮食如故，清便自调，其脉必滑数实大。知邪在经，当和荣卫，调其经络，不失于常。此三法得宜，虽未速瘥，其邪亦峻减，而疮亦不致于坏也。

——明·申拱辰《外科启玄·卷之一·明疮疡当分三因论》

【提要】　本论主要阐述疮疡病之"三因"。要点如下：作者在宋代陈无择"三因学说"的基础上，对疮疡病的病因及脉证治法，进行了归纳，提出疮疡病的病因分为三种，为六淫之邪、七情所伤及不内外因。作者特别提出，不内外因又包括饮食、劳倦、禀赋等因素，导致津液稠黏，痰涎壅塞，隧道不通，发为痈疽。临证需根据疮疡致病三因之不同，施以相应治法。

申拱辰 明膏粱之人生恶疮论※

夫膏粱者，是富贵之家，穿着绫锦，吃的百味珍馐，受用过度；或服金石等药，房劳过多，肾水有亏，阴虚火盛，津液稠黏，经络壅滞，多生恶疮。《内经》云"膏粱之变，足生大疔，受若持虚"是也。

——明·申拱辰《外科启玄·卷之二·明膏粱之人生恶疮论》

【提要】　本论主要阐述膏粱厚味致疮疡发病的机理。要点如下：其一，富贵之家，恣食膏粱厚味，醇酒炙煿，或服金石燥烈之品，可使脾胃功能失调，湿热火毒内生而发疮。其二，若房劳过度，肾阴不足，虚火内生，炼液为痰，壅滞经络，亦生恶疮。

申拱辰 明疮疡是阴阳相滞论

阴阳者，是气于血也。气者卫也，血者荣也，荣行脉中，卫行脉外，相并周流，循环无端，莫知其纪，一日一夜一百刻，凡气行一万三千五百息，脉行八百一十丈，是其常也。气为阳热，滞于气，固无寒滞也；血为阴寒，滞于血，固无热滞也。气得热则行速而太过，血得寒则凝迟而不及。人之居处，七情之偏，五味之过，六气之胜，感之则气血凝塞，隧道不通，升降有妨，运化失宜。如气为滞则津液稠黏，为饮为痰，渗入脉内，血为所乱，因而为泣，或为沸腾，此阴滞于阳也，正是血滞于气也则为疽也。如血为滞，隧道壅塞日增，溢出脉外，升降有碍，运化失令，此阳滞于阴也，正是气滞于血也，则为痈也。病分寒热者，是人素禀之偏，虚邪杂染，岂可以阳为热，阴为寒耶？浮洪弦数者，乃气病之脉，岂可遽作热论；沉细弱涩，乃血病之脉，岂可遽作寒论。虽万病莫越于此，岂止痈疽疗肿乎，余熟推评至此悉矣。

——明·申拱辰《外科启玄·卷之一·明疮疡是阴阳相滞论》

【提要】 本论主要阐述阴阳气血相滞形成痈疽疮疡的病机。要点如下：其一，疮疡的形成源于阴阳气血相滞。气滞则津液黏稠，化生痰饮，渗入脉内，血为所乱，是阴滞于阳，即血滞于气，发为疽；因血滞，脉道壅塞，气血溢出，升降失常，是阳滞于阴，即气滞于血，发为痈。其二，疮疡分寒热，由人体素禀偏盛所致，不可以阳为热，以阴为寒。脉浮洪弦数者，乃气病之脉，不可作热论；脉沉细弱涩，乃血病之脉，不可作寒论。

申拱辰 明疮疡原无定处论

夫疮疡者，乃气血凝滞而生，岂有定位。《内经》云：营气不从，逆于肉理，乃生痈肿。因营气凝滞于五脏六腑之内，则为五脏六腑内痈疽；如凝之于皮肤之外，脑背肢腹之间，随处而名之。然又有不因凝滞而生者，所谓坠仆打跌、金刀箭伤、汤火炙烙，及虫兽爪牙伤害而成疮者，亦无定位。故以此鸣之于观者味之。

——明·申拱辰《外科启玄·卷之一·明疮疡原无定处论》

【提要】 本论主要阐述疮疡病位不定的特点。要点如下：其一，疮疡乃气血凝滞而生，气血凝滞本无定位，故疮疡病无定处。若凝滞于五脏六腑之内，是为内痈、内疽；其在体表，又随部位而命名。其二，外伤而成疮疡，即为所伤之处，同样病位不定。

陈实功 病有三因受病主治不同论

三因者，内因、外因、不内外因。此说从于先古，其词意尚有发而未尽者。内因者，皆起于七情蕴结于内，又兼厚味膏粱熏蒸脏腑，房欲劳伤亏损元气，乃五脏受之，其病由此内发者。但发之多在富贵人及肥胖者，十有八九。其见症，疮多坚硬，根蒂深固，二便不调，饮食少进，外软内坚，平陷无脓，表实里虚，毒多难出，得此者即病症之内伤也，故曰内因。外因者，皆起于六淫。体虚之人，夏秋露卧，当风取凉，坐眠湿地，以致风寒湿气袭于经络；又有房事后得之，其寒毒乘虚深入骨髓，与气血相凝者，尤重；或外感风邪，发散未尽，遂成肿痛。此肌肉、血脉、筋骨受之。其病由此外来者，发之多在不善调摄，浇薄劳碌人十有八九。见症多寒热交作，筋骨疼痛，步履艰辛，湿痰流毒，以及诸风瘫痪，口眼歪斜，半身不遂，风湿、风温、天行时毒等症，得此者即疾病之外感也，故曰外因。又有不内外因，内无七情干内，外无六淫伤外，何由来也？其病得之于饥饱劳役，喜怒不常，饮食者冷热不调，动作者勤劳不惜，以致脏腑不和，营卫不顺，脾胃受伤，经络凝滞。故为疾者，外无六经形症，内无便溺阻隔，其病多生于膜外、肉里、肌肤之间，如瘰疬、痰注、气痞、瘿瘤之属。治法不必发表攻里，只当养气血，调经脉，健脾和中，行痰开郁治之，法为最善。此是三因，理之尽矣。

——明·陈实功《外科正宗·卷一·病有三因受病主治不同论》

【提要】　本论主要对疮疡病的三因学说进行全面阐发，并将不同病因所致疾病的证候进行归纳。要点如下：疮疡病从七情、饮食、房劳而发者，为内伤，属表实里虚，毒多难出；病从六淫而得者，多见于体虚之人或房事之后感邪，或外感风寒发散未尽而成，此属于外感；又有病不从六淫、七情而得，往往外无六经形证，内无便溺阻隔，其病多生于膜外、肉里、肌肤之间，为不内外因。提出治法不必发表攻里，只当养气血，调经脉，健脾和中，行痰开郁。

陈士铎　疮疡内外论

疮疡之生，《内经》虽言营卫之气血不行也，然而营卫之气血不行，实有其故。有外伤而气血不行者，有内伤而气血不行者，有不内不外之伤而气血因之不行者，亦不可不辨也。夫外伤者，伤于风、寒、暑、湿、燥、火之六气；内伤者，伤于喜、怒、忧、思、惊、恐、悲之七情也。一有所伤，则脏腑之气血不从，逆于肉理，变生痈肿矣。但天地之六气，无岁不有，人身之七情，何时不发，乃有病有不病者，何也？盖气血旺而外邪不能感，气血衰而内正不能拒。此所以六气之伤，伤于气血之亏；而七情之伤，亦伤于气血之乏也。然而，伤于外者轻，伤于内者重。轻者其势反重，重者其势反轻，疑似之间，最难辨识。吾何从而辨之乎？吾一辨之于脉。轻而反重者，阳症也，右手寸脉必浮大而洪数；重而反轻者，阴症也，左手寸脉必沉实而细数。吾再辨于形。轻而反重者，表症也，其疮口必焮突于外；重而反轻者，里症也，其疮口必平陷于内。似乎阳与表易治，而阴与里难治也。然而，疮疡总宜急散，散之急则阳、阴、表、里皆能速愈也。至于不内不外之伤，较六气之伤、七情之伤为少差等耳，宜乎不药有喜。然而世人之气血，未必皆有余者也，况加之损残其肌肤，戕贼其肢体，则已伤复伤矣。吾恐损者不易续，而缺者不易全矣。必须补其气血，使营卫之调和，滋其脏腑，俾经络之安逸，即有毒气，自然消化于乌有矣。

——清·陈士铎《洞天奥旨·卷一·疮疡内外论》

【提要】　本论主要阐述疮疡的内外伤理论。要点如下：其一，无论外感内伤，所致疮疡皆与气血不行有关，故补气血，调营卫，为治疗疮疡之大法。其二，疮疡病外感轻而内伤重，不内外伤则更轻。其三，通过辨脉、辨形，可辨疮疡表里轻重。

陈士铎　疮疡火毒论

疮疡之症，皆火毒症也。但火有阳火、阴火之不同，而毒有阴毒、阳毒之各异。夫既曰火，则火势燎原，救之乌可缓乎？惟是阳火骤而烈，阴火缓而酷。夫火虽有骤缓，而至于炎烧，其祸则一也，故救焚俱不可迟。一见人生疮疡，无论是阳是阴，当速为扑灭，则随手奏功。无奈世人视为平常，因循懈怠，以至轻变为重，阳变为阴，往往溃坏决裂而不可救疗。或曰阳火骤，似乎难遏，阴火缓，似乎易图，何其酷烈反胜于阳火乎？盖天下阳毒易防，而阴毒难防，疮疡火毒，又何独不然？且亦知疮疡之火毒为何毒乎？乃龙雷之火，郁而出于木中也。夫龙雷之火，藏于地中，天气郁勃，火不能藏，往往发越于外。然而，龙雷之火又藏于木中，非破木焚林，而火不得外泄，其所出之处，有焚烧屋庐者，有殛死人物者，苟撄其锋，多成灰炭，其毒为何如乎？人之生疮疡者，虽因气血之不和，而不和者，乃气血之郁也。五脏六腑之气血，皆能成郁而生疮疡，其实无不因肝肾二经之郁以成之也。肝肾二经属阴，皆有龙雷之火，火郁之极，必变蕴而为毒。火为阴火，则毒亦阴毒也。阴毒不发则已，发则冲击祸害，有不可胜言者，此毒之所以酷烈也。夫阳毒尚有养痈之患，而阴毒尤禁养痈者，以其溃坏决裂，有百倍于阳毒也。可见阴阳疮疡，俱宜及早治之。但治法不同，又不可不分而治之也。大约治阳毒之疮疡，宜散重而补轻；治阴毒之疮疡，宜散轻而补重。总之，阴阳火毒，非补则火不肯灭，而毒不易消也。但分轻重以用药，而万不可单用散剂以治疮疡。苟不辨别其阳火、阴火与阳毒、阴毒，而止用攻坚表邪之味，吾恐火未必退而气先失，毒未必化而血先涸矣，安得不夭人性命哉？

——清·陈士铎《洞天奥旨·卷一·疮疡火毒论》

【提要】　本论主要阐述疮疡病火毒致病的病机。要点如下：其一，疮疡病为"火毒"之证，源于"肝肾二经之郁"。肝肾二经皆有龙雷之火，"火郁之极，必变蕴而为毒"。其二，虽皆称火毒，但火有阳火、阴火之不同，而毒有阴毒、阳毒之区别。阴火蕴毒，其病虽缓，然病情则较阳火更重。其三，见阴阳疮疡，俱宜及早治之。治疗时又不可一味祛火散火，宜补散兼施。

陈士铎　疮疡不可纯委鬼神论

疮疡昏愦，多是虚症。其见神见鬼者，人谓是前愆夙债耳。夫前愆可以晓，盖夙债可以今偿，每用银钱以买命，弃珠玉以赎怨，亦有得生者，世遂谓有鬼神，可以诚求，可以哀告耳。而孰知不然，盖疮疡之鬼神，因虚而自作，不补其虚，而惟求鬼神之解结，鬼神其肯去乎？况鬼神之现，必非无由，因虚自召，非真有鬼神也。故补虚而鬼神自绝；不补其虚，虚且难回，鬼神何以去乎？苟能察其自虚，而大用金银花之类，佐之参、芪、归、术，则鬼神自去，正归而邪自散也。及至疮疡渐愈，而鬼神暗失，始信前非。谓是无鬼无神之论，而仍不信者，谓之何哉？

铎又曰：世有生疮疡而召鬼神者，亦有不生疮疡而多集鬼神者，是鬼神不因疮疡而有也。余医疮疡者有年，往往见危困之时，每遇鬼神，痛哭呼号，暗击重责而不已者，是疮疡确有鬼神也。及至大用参、芪之后，渐复其元，而佐之消毒祛火之剂、健脾和胃之品，正气日旺，邪气日退，不必逐鬼而鬼自走，不必祛神而神自归，岂药可祛逐鬼神乎？可见人虚自召，补虚正祛鬼神之法，非鬼神之果无也。

铎又曰：言鬼而神在其中，尼山云：敬鬼神而远之。远之者，敬之也，非无鬼无神之论。补虚者，正远鬼神也。人能常敬鬼神，断不戕贼身体，致生疮疡，以召鬼神，暗击重责耳。

——清·陈士铎《洞天奥旨·卷四·疮疡不可纯委鬼神论》

【提要】　本论旨在对将疮疡病因归为鬼神的谬说进行辨正。要点如下：作者虽没有完全否定鬼神致疮疡的观点，认为"疮疡之鬼神，因虚而自作"，但在治疗上，并不委之于求助鬼神之力，而是从医学的角度，主张用人参、黄芪扶助正气，佐以消毒祛火之剂及健脾和胃之品。正气日旺，邪气日退，则"不必逐鬼而鬼自走，不必祛神而神自归"。实际强调人体正气虚而致邪毒侵袭，补虚是祛鬼神之大法。

陈士铎　疮疡生于富贵论※

　　疮疡之生，无分富贵贫贱。然而贫贱之人，往往易治，富贵之家，每每难治，其故何也？盖富贵之家，所食者燔熬烹炙之物也，居处安逸，姬妾众多，未免逸则思乐，乐则思淫，淫则泄精必甚，泄精既甚，则肾水亏涸，水去而火必动，火动而水更衰，必至阴阳两亏，临垆不振。于是服热药以助之，又嫌药力之微也，复修合金石等药，以博其久战之欢。然而，金石之药，止可助火而不能助气。夫助气之药，舍人参无他味也。惟是富贵之人，贪欢者多，而吝惜者正复不少。用热药以助火，非多加人参，不足以驾驭其猛烈之威。无奈人参价高，方士劝多用人参，富贵人必有难色，乃迁就而改用他味，未免力薄势衰，火旺无制，而肾火沸腾矣。火胜则外势坚举而不肯倒，自必多入房以快欲，愈战愈酣，火益炽而水益干，水干则难以伏火，而热乃化毒，结于肠胃矣。久之水涸火炎，阳易举而亦易泄，心甚贪欢，或有忍精强战之时，火毒乃变为脓血，每于不可思虑之处，而生痈生疽也。故贫贱之人所生者，半是阳毒，而富贵之人所生者，尽是阴疮，以其结毒在于阴处，故所发亦在阴之部位。阳毒易消，阴毒难化，又何疑乎？虽然阴阳之毒总贵早治，治若早，皆可速愈。但阳易清补以消毒，阴宜温补以化毒也。

　　　　　　　　　　　　　　　　——清·陈士铎《洞天奥旨·卷三·疮疡生于富贵论》

　　【提要】　　本论主要阐述疮疡易生于富贵之人的原因，及与贫贱之人发病的不同特点。要点如下：其一，富贵之人因平素多食煎烤烹炸之物，火热内蕴，且房劳过度，又以金石之热药助之，相火妄动，火毒内盛，易患疮疡。其二，贫贱之人所生疮疡，多是阳毒，阳毒易消；而富贵之人所生，多是阴疮，阴毒难愈。

高秉钧　外疡实从内出论

　　夫外疡之发也，不外乎阴阳、寒热、表里、虚实、气血、标本，与内证异流而同源者也。其始或外由六淫之气所感，或内被七情受伤。《经》云：邪之所凑，其气必虚。阴虚者，邪必凑之。又云：营气不从，逆于肉里，乃生痈肿。明乎此义，则治证了然矣。如夏令暑蒸炎热，肌体易疏，遇凉饮冷，逼热最易内入。客于脏者，则为痧、为胀；客于腑者，则为吐、为泻；客于肌表者，则为痦、为瘰、为暑热疮、为串毒、为丹毒游火；客于肉里者，则为痈、为疡；客于络脉者，为流注、为腿痈。斯时正气壮强，逼邪出外，依法治之，在内证尤为易愈，或三日，或五日，或一候即霍然矣，若外疡则稍多日期。亦有暑邪内伏，遇秋而发者，在经则为疟，在腑则为痢，其在肌络则为流注、腿痈等证，是名阳挟阴。用药则以解散和营通络，即不散而成脓，亦不至有大患。又有正亏邪伏深入，交寒露霜降而发者。在内则为伏邪瘅疟，朝凉暮热，或昼夜热而不退，缠延不已，致阴虚化燥，痉厥神迷，内闭外脱，不可为治。在外发痈疡，则为正虚邪实，阴中挟阳，成脓溃后，虽与性命无妨，然收功延日，不能速愈。此阴阳、寒热、表里、虚实、气血、标本之大凡也，为疡科中之第一义，故首揭之。

——清·高秉钧《疡科心得集·卷上·申明外疡实从内出论》

【提要】 本论主要阐述外疡实从内出的理论。要点如下：其一，疮疡虽然病证表现在肌表之外，其发病机理，则与内证相同，不外阴阳、寒热、表里、虚实、气血、标本等。其二，正气不足，邪热内陷，是疮疡发病的主要原因。因邪客部位不同，表现为各类外证。其三，疮疡发病有"阳挟阴"与"阴挟阳"的不同表现。"阳挟阴"为邪气内伏，感邪而发；"阴挟阳"为正虚邪伏，缠绵难愈。

1.3 辨 证 方 法

1.3.1 辨阴阳

陈士铎 疮疡阴阳论

疮疡最要分别阴阳，阴阳不分，动手即错。或谓阴阳者，分于气血也。不知气血亦分阴阳之一端，而不可执之以概定阴阳也。盖疮疡有阴症，有阳症，有阴热阴寒，有阳热阳寒，有阴滞阳滞，有阴陷阳陷，有先阴变阳，有先阳变阴，各各不同也。病不同而何以辨之？阳症必热，阴症必寒；阳症必实，阴症必虚。阳症之形，必高突而肿起；阴症之形，必低平而陷下。阳症之色必纯红，阴症之色必带黑。阳症之初起必疼，阴症之初起必痒。阳症之溃烂，必多其脓；阴症之溃，烂必多其血。阳症之收口，身必轻爽；阴症之收口，身必沉重。阴热者，夜重而日轻；阳热者，夜轻而昼重。阴寒者，饮温汤而作呕；阳寒者，饮冷水而欲吐。阴滞者，色紫黑而不变也；阳滞者，色微红而不化也。阴陷者，色黯黑而不起也；阳陷者，色红黄而不起也。先阳变阴者，始突而不平，初害痛而后害痒也；先阴后阳者，初平而溃，始患热而后恶寒也。阳中之阴者，似热而非热，虽肿实虚，若黑而非淡，欲痛而无脓，既浮而复消，外盛而内腐也；阴中之阳者，似冷而非冷，虽虚而实肿，虽淡而似赤，若燥而寒痛，既平而实突，外浅而内横也。阳变阴者，其人多肥；阴变阳者，其人多瘦。阳变阴者，服凉药之过也；阴变阳者，服热药之骤也。然阳变阴者多死，阴变阳者多生。以此消息之，万不失一。苟以气血分阴阳，或以痈为阳，疽为阴，未为通论。盖痈疽各有阴阳，必气血兼补而佐之消毒，始能奏功甚速。倘执阳病是气，而不敢用补气之药，毋论未溃之前，火毒不能遽散，即已溃之后，肌肉何能骤生，单一味补血，无济于事也。必补气以生血，则气血两旺，气得血而流通，亦血得气而充足，何惧火毒之不星散哉？倘执阴病是血，而不敢用补气之味，尤为不可。总之，气血不可失治，而疮疡必当兼用之也。惟是阴阳之症，不可不分。知是阳症，可少用金银花化毒之品，而轻佐之补血补气之味，知是阴症，可多用金银花化毒之品，而重佐之补气补血之味，自然阴变为阳而无陷滞之虞，阳不变阴而有生化之妙也。更有以阴阳分寒热者，杀人必多矣。夫病分寒热，是人素禀之偏，岂可以阳为热、阴为寒耶？故浮、洪、弦、数，本阳脉也，然阳乃气虚而非热；沉、细、弱、涩，本阴脉也，然阴乃血虚而非寒。辨其阴阳，而不可分为寒热，以疮疡之阴阳，无非正虚邪实，故气血可以共补也。

——清·陈士铎《洞天奥旨·卷一·疮疡阴阳论》

【提要】　本论针对"以痛为阳，疽为阴"以及"以阴阳分寒热"等说法，阐述了疮疡阴阳辨证的具体内容。要点如下：其一，指出"阴阳者，分于气血也"，而气血仅属阴阳的一部分。疮疡的阴阳，有阴症、阳症、阴热、阴寒、阳热、阳寒、阴滞、阳滞、阴陷和阳陷等不同，又有先阴而后变阳，先阳而后变阴的转变，无非正虚邪实。其二，治疗疮疡，气血兼补，佐以消毒的治法。阳证病轻，少用化毒之品，补气补血药轻用；阴证病重，多用化毒之品，补气补血药重用。其三，疮疡脉象浮、洪、弦、数，本属阳脉，乃是气虚而非热；沉、细、弱、涩，本属阴脉，乃是血虚而非寒。其观点独特。

王维德　疮疡阴阳论*

明刘诚意伯言：药不对证，枉死者多。余曾祖若谷公秘集云：痈疽无一死证。而诸书所载，患生何处，病属何经，故治乳岩而用羚羊、犀角，治横痃而用生地、防己，治瘰疬、恶核而用夏枯、连翘，概不论阴虚阳实，唯凭经并治，以致乳岩、横痃成功不救，瘰疬、恶核溃久成怯，全不悔凭经之误。夫红痈乃阳实之证，气血热而毒滞；白疽乃阴虚之证，气血寒而毒凝。二者以开腠理为要，腠理一开，红痈毒平痛止，白疽寒化血行。彼凭经而失证治者，初以为药之对经，而实背证也。世之患阴疽而毙命者，岂乏人乎！如以阴虚阳实分别治之，痈疽断无死证矣。余曾祖留心此道，以临危救活之方，大患初起立消之药，一一笔之于书，为传家珍宝。余幼读之，与世间诸书迥别。历症四十余年，百治百灵，万无一失。因思痈疽凭经并治，久遍天下；分别阴阳两治，惟余一家。特以祖遗之秘，自己临证，并药到病愈之方，精制药石之法，尽登是集，并序而梓之。以质诸世之留心救人者，依方逢合，依法法制，依症用药，庶免枉死。使天下后世，知痈疽果无死症云尔。

——清·王维德《外科证治全生集·自序》

【提要】　本论主要阐述疮疡阴阳辨证的重要性。要点如下：作者针对世医"不论阴虚阳实，惟多用引经之药"的错误进行了批驳。指出"凭经治症，天下皆然；分别阴阳，唯余一家"，提出以阴阳为主的辨证施治法则。认为痈乃阳实之症，气血热而毒滞；疽乃阴虚之症，气血寒而毒凝的观点。治疗上以疏通腠理为关键。其学术观点，被许克昌《外科证治全书》等所宗，形成了中医外科一大学派——全生派。

王维德　部位论名※

但论部位而名痈疽，虽未分辨虚实，然诸名色，后学亦应知之。即如毒生头顶，而有善痹、发疽之名。颈项有落头、对口、脑疽之号。鸭蜒因毒夹于腋中，鱼肚缘患生于腿肚。失荣独在项间，夹疽双生喉侧。脚骨号夹棍之疮，溃烂肌肤，则为驴眼。足心为涌泉之穴，毒匿脚皮，则成牛榫。腹痈指正，箭袋云偏。臭田螺，大拇指之烂名。扁担怪，肩穴中之疖毒。鬓前疽，耳后发，腿曰腿痈，下称跨马，白谓冬瓜。手发背，脚丫疽。偷粪老鼠，又号悬痈。漏称海底，指说蛇头，甲谓甲疽。膝盖肿云鹤膝，肾子疼曰子痈。马刀痈生于脸上，骨槽风患于牙床。井泉疽患登，心口，贴骨疽毒踞环跳。臀积毒则曰臀痈，臂上痈乃云臂毒。诸名由部位以推，治法凭白红而别。初起未溃，当观现在之形；已溃烂久，须问始生之色。初发色红，仍施痈药；初生色白，当用疽丹。各症治法，逐列于后，使学者辨症而精治焉。

——清·王维德《外科证治全生集·卷一·部位论名》

【提要】　本论主要阐述不同部位所生疮疡的病名。要点如下：其一，归纳了各类疮疡病易发的部位，提出临证根据病发部位可断疮疡之病名。其二，提出病名由部位可推，治法凭白、红而别。初起未溃，当观现阶段病形；已溃烂久，须问始生之色。如初发色红，可从痈治；如初生色白，当从疽治。

顾世澄　辨纯阳纯阴半阴半阳疮疡法

论辨纯阳疮疡法

初起，顶高根活，色赤发热，焮肿疼痛，日渐高肿者顺。已成，焮痛，皮薄光亮，饮食如常，二便调和，身温者顺。已溃，脓稠，色鲜不臭，腐肉自脱，焮肿易消，身轻者顺。溃后，脓厚稠黄，新肉易生，疮口易敛，饮食渐进者顺。

论辨纯阴疮疡法

初起，顶平根散，色暗微肿，不热不疼，身体倦怠者险。已成，肿坚色紫，不作脓，不腐溃，惟口干多烦躁者逆。已溃，皮烂肉坚不腐，肿仍不减，心烦者逆。溃后，脓水清稀，腐肉虽脱，新肉不生，色败臭秽者死。

辨半阴半阳疮疡法

阴阳之证二相交，生死相兼事可昭。微热微寒微赤肿，半昏半爽半平高。脉来虽数多无力，饮食虽餐便不调。肿而不溃因脾弱，溃而不敛为脓饶。大便多溏小便数，上身有汗下身焦。五善虽兼有，七恶未全逃。口渴喜茶肠腹痛，面浮厌饮足心高。心烦不稳睡，神乱怕音焦。投方应命方为妙，阴转为阳渐可调。逢之任是神仙手，半死余生定莫逃。

澄曰：痈疽之候，纯阳固多，纯阴原少，惟半阳半阴之证最多，全在医者留心，不可忽略。盖阴阳兼半之证，若从辛温之剂内服外敷，则阴气潜消，转为阳证；若从清凉外敷，或用冷蜜蛋清调药涂敷，内投苦寒败毒之剂，则阳气冰伏，变为纯阴之证。吉凶反掌，医家病家均宜警省。

——清·顾世澄《疡医大全·卷六》

【提要】　本论主要阐述阳证、阴证疮疡各阶段的证候、判断预后的要点和辨半阴半阳疮疡的方法。要点如下：其一，阳证疮疡初起，见肿、热、痛、红之象，以日渐高肿为顺；成脓，见红肿疼痛，皮薄光亮，以身温为顺；已溃，见腐肉脱落，以身轻为顺；溃后，见新肉生出，以饮食渐进为顺。其二，阴证疮疡初起，见微肿色暗，以身体倦怠为逆；已成，见肿坚色紫，以口干烦躁为逆；已溃，见肉坚不腐，以心烦为逆；溃后，见脓水清稀，以新肉不生，色败臭秽为逆。其三，结合自己的临证经验提出，痈疽证候，属阳者多，属阴者少，半阳半阴之证最多。阴阳常因误治而转化，临证须详辨。

顾世澄　论阴阳疮毒之辨※※

论阳疮毒似阴疮

《经》曰：诸痛痒疮疡，皆属心火。但亦有初起色紫赤而肿痛，脉沉细数而恶寒喜暖，非真寒也，乃火极似水，阳极生阴，亢则害，承乃制之理。或平时富贵，享用厚味，服金石等药致之，故阳极似阴，始热终寒之变，宜顺其时而内服疏托泻心等剂，治之则愈矣。

澄曰：假寒者，火极似水也。凡疮疡初起，热甚失于汗解，以致阳邪亢极，郁伏于内，则邪自阳经传入阴分，故为身热发厥，神气昏沉，或是畏寒，状若阴证。凡真寒本畏寒，而假寒亦畏寒，此热深厥亦深，热极反兼寒化也。大抵此证，必声壮气粗，形强有力，或唇焦舌黑，口渴饮冷，小便赤涩，大便秘结，或因多饮药水，以致下利纯清水，而其中仍有燥粪及矢气极臭者。察其六脉，必皆沉滑有力，此阳证也。若杂证也，假寒者，亦或为畏寒，或为战栗，此以热极于内，而寒侵于外，则寒热之气，两不相投，因而寒栗。此皆寒在皮肤，热在骨髓，所谓恶寒非寒，则是热证。但察其内证，则或为喜冷，或为便结，或小水之热涩，或口臭而躁烦，察其脉必滑实有力。凡见此证，即当以凉隔、芩连之属，助其阴而清其火，使内热既除，则外寒自伏，所谓水流湿者，亦此义也。故凡身寒厥冷，其脉滑数，按之鼓击于指下者，此阳极似阴，即非寒也。

论阴疮毒似阳疮

夫疮之始发，于阴于阳，岂有定规，调护失宜，致令阴阳偏胜，即有变生之患。如毒之初起，筋挛骨痛之时，经曰：此寒气之肿，八风之变。当以表散之，使邪易散，而毒易消。不知治此，再以内疏之剂，敷以寒凉，或食冷物，使疮毒内陷，阴极而方生，阳气渐回，令人烦闷，谵语微渴，其脉沉细而数，治宜补中益气汤，而加温暖之药治之，斯为上工矣。

——清·顾世澄《疡医大全·卷六》

【提要】　本论主要阐述阳性疮毒状若阴证，及阴性疮毒状若阳证的辨证。要点如下：其一，临证见疮毒初起色紫赤而肿痛，脉沉细数而恶寒喜暖，状如阴证，须详问病史，细察病情。如声壮气粗，形强有力，唇焦舌黑，口渴饮冷，小便赤涩，大便秘结等，是为火极似水，阳极生阴所致，不可误作寒治。其二，疮毒初起，筋挛骨痛，如因于误治，或失于调养，致阴阳有所偏胜，毒邪内陷，阴极阳生，而见烦闷谵语微渴等热象，脉象沉数而细等，实为虚而有热，不可妄用凉药，治宜温补为主。

张山雷　论阴证阳证

辨证，首重阴阳。然"阴阳"二字，所包者广。不仅以热证为阳，寒证为阴，红肿焮起为阳，平塌坚硬为阴也。王维德《外科证治全生集》俨然以"痈疽"二字，判分阴阳，谓高突红肿者为痈，为阳证，坚块不红者为疽，为阴证。世之治外科者多宗之，虽曰借此字面，以示区别，尚无不可，然顾其名必思其义，一字自有一字之确诂，必须切合训诂本旨，而后名正言顺，可为后学法守。其亦知"痈疽"二字之本义乎？痈者壅也，疽者止也，皆为气血壅闭，遏止不行之意。本是外疡笼统之名词，无所轩轾于其间，何尝有一阴一阳之辨别？岂可自我作古，强为分析，而谓古人制字，当如吾意，独具见解。此土豪劣绅，武断乡曲之故智，大不可也。《医宗金鉴·外科心法》不问阴阳，统称痈疽，最是通论。凡古书之外疡名词，或称某痈，或称某疽，皆当认为笼统之辞，断不可误信王氏之说，而执"痈疽"二字，妄为分别。惟阴阳二证，虽无代表之字面，而未尝无界限之可言，但取义亦非一端，必须融会贯通，悟彻至理，而后见微知著，直决无疑。

有可以经络之部位分阴阳者。如头面为阳，背后为阴，股外为阳，股内为阴之类是也。有可以人体之向背分阴阳者。如面前及脑腹之部多阳证，脑后及腰背之部多阴证是也。古者圣人南面而立，向阳而治，故面前属于阳，背后属于阴，确有至理。

有可以病因之寒热虚实分阴阳者。如热病皆阳证，寒病皆阴证，实病多阳证，虚病多阴证是也。有可以病势之迟速分阴阳者。其来也疾，三日五日而其形已巨者，皆阳证；其来也缓，旬日匝月而无甚变迁者，多阴证是也。有可以病形之浅深分阳阴者。发于肤表之间，不着筋骨而肢体之运动自如者，皆阳证；发于肌肉之里，推筋着骨，而身躯之动作不便者，皆阴证是也。有可以肿势之坚软分阴阳者。如其肿坚凝，按之如石者，多阴证；其肿虽巨，按之犹和者，多阳证是也。有可以痛势之缓急分阴阳者。如暴戾迅速，掣痛猛烈者多阳证；顽木不仁，痛反和缓，或但觉酸楚牵强，竟不作痛者，多阴证是也。乃或者必以焮赤高肿为阳，漫肿不红为阴。但就表面言之，似亦未尝不确。不知疡患皮肤殷红者，其病最浅，仅在腠理之间，所以肤表易于变色，如暑月热疖痱疹痸疥之类，皆非外疡重要之病。或则肌肉柔软之部，如臑内、腋下、股阴、腘中诸处，及其人之骨小肉脆，肌肤柔白者，生疡往往发红。此则阳证虽多红肿之候，究之红肿一端，未可定为阳证之代表。且亦有明是阴证，而皮肤必发红肿者，如脑疽背疽，病在太阳寒水之经，脉多细小，舌必白腻，均是阴证之确候，而外形亦或高突发红，则以此病初起，必先发见黍米一粒，头白根坚，病即在于肌肤之间，故能皮肤变色。此红肿不足以概阳证之确据也。若夫疡发于肌肉之里，去皮毛尚远，则内纵成脓，而肤表必不改色；或肩背肌肤致密之处，及其人之色苍皮老者，发疡虽浅，色亦不变。又何得因其不红，而概谓之为阴证？要之，见证论证，分别阴阳，务必审察其人之气体虚实及病源浅深而始有定论。望色辨脉，兼验舌苔，能从大处着想，则为阴为阳，属虚属实，辨之甚易。若仅以所患之地位为据，已非通人之论，而顾拘拘于方寸间之形色，亦只见其目光之短浅，究竟于病情病理，两无当也。

——清·张山雷《疡科纲要·卷上·外疡总论·论阴证阳证》

【提要】 本论主要阐述外科疮疡病阴阳辨证的源流及辨证要点。要点如下：首先指出"疡科辨证，首重阴阳"。认为"痈者壅也，疽者止也，皆为气血壅闭，遏止不行之意"，不可以痈为阳，以疽为阴。继而从经络、病因、症状三个方面，详解外科疮疡病阴阳辨证的要点。其一，从经络而言，可根据经络循行部位之内外、前后、上下辨阴阳。其二，从病因而言，可以寒热虚实辨阴阳。热病皆阳证，寒病皆阴证；实病多阳证，虚病多阴证。其三，从症状而言，病势急而表现剧烈者为阳，病势缓而表现不显著者为阴。强调辨疮疡之阴阳，"务必审察其人之气体虚实及病源浅深而始有定论"，且与"望色辨脉，兼验舌苔"相结合，不拘泥于疮疡局部形色。

1.3.2 辨虚实

齐德之 论疮疽肿虚实法

夫疮疽脓溃，肿毒浸展，证候危恶者，须辨虚实。况夫虚者难补，实者易泻，补泻之法，不可轻用，若或少差，利害甚大。然而虚实证多端，不可不辨。有疮之虚实，有脏腑气血、上下真邪各有虚实，故不同也。分而言之，则肿起坚硬脓稠者，疮疽之实也；肿下软慢脓稀者，疮疽之虚也。泻痢肠鸣，饮食不入，呕吐无时，手足并冷，脉弱皮寒，小便自利，或小便时难，大便滑利，声音不出，精神不爽者，悉脏腑之虚也；大便硬，小便涩，饮食如故，肠满膨胀，胸膈痞闷，肢节疼痛，口苦咽干，烦躁多渴，身热脉大，精神昏塞者，悉脏腑之实也。凡诸疮疽，脓水清稀，疮口不合，聚肿不赤，肌寒肉冷，自汗色脱者，气血之虚也；肿起色赤，寒热疼痛，皮肤壮热，脓水稠黏，头目昏重者，气血之实也。头疼鼻塞，目赤心惊，咽喉不利，口舌生疮，烦渴饮冷，睡语咬牙者，上实也；精滑不滞，大便自利，腰脚沉重，睡卧而不宁者，下虚也。肩项不便，四肢沉重，目视不正，睛不了了，食不知味，音嘶色败，四肢浮肿者，真气之虚也；肿焮尤甚，痛不可近，积日不溃，寒热往来，大便秘涩，小便如淋，心神烦闷，恍惚不宁者，邪气之实也。又曰：真气夺则虚，邪气胜则实。又曰：诸痛为实，痒为虚也。又曰：诊其脉洪大而数者，实也；微细而软者，虚也。虚则补之，和其气托里也；实则泻之，疏利而自导其气。《内经》谓：血实则决之，气虚则掣引之。

——元·齐德之《外科精义·卷上·论疮疽肿虚实法》

【提要】　本论主要阐述疮疽病虚实的辨证。要点如下：疮疽病虚实的辨证，一是看疮疡本身证候之虚实，二是伴有脏腑证候之虚实，三是伴有气血主证之虚实。同时，还要结合上实、下虚、真气虚、邪气实的不同表现，以及脉象特点综合判断。在此基础上，虚则补之，和气托里，实则泻之，疏利病邪。

薛　己　论疮疡当明本末虚实

疮疡之作，皆由膏粱厚味，醇酒炙煿，房劳过度，七情郁火，阴虚阳辏，精虚气竭，命门火衰，不能生土，荣卫虚弱，外邪所袭，气血受伤而为患。当审其经络受证，标本缓急以治之。若病急而元气实者，先治其标；病缓而元气虚者，先治其本；或病急而元气又虚者，必先于治本，而兼以治标。大要肿高焮痛，脓水稠黏者，元气未损也，治之则易；漫肿微痛，脓水清稀者，元气虚弱也，治之则难；不肿不痛，或漫肿黯黑不溃者，元气虚甚，治之尤难者也。主治之法，若肿高焮痛者，先用仙方活命饮解之，后用托里消毒散。漫肿微痛者，用托里散；如不应，加姜、桂。若脓出而反痛，气血虚也，八珍汤。不作脓，不腐溃，阳气虚也，四君加归、芪、肉桂。不生肌，不收敛，脾气虚也，四君加芍药、木香。恶寒憎寒，阳气虚也，十全大补加姜、桂。晡热内热，阴血虚也，四物加参、术。欲呕作呕，胃气虚也，六君加炮姜。自汗盗汗，五脏虚也，六味丸料加五味子。食少体倦，脾气虚也，补中益气加茯苓、半夏。喘促咳嗽，脾肺虚也，前汤加麦门、五味。欲呕少食，脾胃虚也，人参理中汤。腹痛泄泻，脾胃虚寒也，附子理中汤。小腹痞，足胫肿，脾肾虚也，十全大补汤加山茱萸、山药、肉桂。泄泻足冷，脾肾虚寒也，前药加桂、附。热渴淋秘，肾虚阴火也，加减八味丸。喘嗽淋秘，肺肾虚火也，补中益气汤，加减八味丸。大凡怯弱之人，不必分其肿溃，惟当先补胃气。或疑参、芪满中，间有用者，又加发散败毒，所补不偿所损。又有泥于气质素实，或有痰，不服补剂者，多致有误。殊不知疮疡之作，缘阴阳亏损，其脓既泄，气血愈虚，岂有不宜补者哉！故丹溪先生云：但见肿痛，参之脉症虚弱，便与滋补，气血无亏，可保终吉。

——明·薛己《外科枢要·卷一·论疮疡当明本末虚实》

【提要】　本论主要阐述疮疡病的病因病机及虚实补泻用药之法。要点如下：其一，疮疡皆由膏粱厚味，醇酒炙煿，房劳过度，七情郁火，致阴虚阳盛，精虚气竭，命门火衰，不能生土，荣卫虚弱，遇外邪所袭，气血受伤而病。其二，阐明治分标本缓急。其三，对如何判断元气虚实及预后进行概括：漫肿微痛，脓水清稀者，为元气虚弱，治之则难；不肿不痛，或漫肿黯黑不溃者，为元气虚甚，治之尤难。其四，对疮疡病清解毒邪及针对各类脏腑亏损的补益方药进行归纳。强调疮疡病见虚则补。

祁　坤　论疮口

肉赤而不敛，及脓多而带赤者，为血虚有热，宜八珍汤加丹皮。肉黯而不敛者，为阳气虚寒，宜十全大补汤加白蔹。疮口皮白，绽而不收者，及久不合口，肉多脓少者，再疮无血色，四围血晕不散者，皆由风寒外袭，或凉药太过，致使气血不潮，俱用参、芪补之，桂、附温之，艾汤涤之，神灯照之，桑柴烘之。疮口开大，脓清，不生肌者，里虚也，峻补之，恐生变症。再疮口开大，由七情房劳秽气所致者，用白盐、皂角烧存性为末。发热，茶清调敷；不发热，姜、醋调敷四围，立效。由砒、硇蚀药所致者，用皮硝、靛花水敷。疮口紧硬，贴膏无脓者，风毒也，蜗蚣散掺之。疮口发痒，用细茶、食盐汤洗之，或以细盐摩口四围，自止。肉虽长，其色紫者，遗毒也，地榆汤、活血散敷之。疮口已合，误犯房劳，或暴怒复崩溃者，仍助气血。疮口易收，乃热毒所致，必防流注之患。

——清·祁坤《外科大成·卷一·论症治·论疮口》

【提要】　本论主要阐述疮疡病辨疮口颜色形态辨证施治的方法。要点如下：其一，疮口肉色红而不收口，脓多带血，为血虚有热，宜八珍汤加清热之丹皮。疮口肉色黯不收口，为阳虚有寒，宜十全大补汤加收敛生肌之白蔹。疮口皮色白，开绽不收口，及久不合口，肉多脓少，为气血不荣，宜用温补药并结合外治法祛散风寒。疮口大，宜峻补。其二，疮口已合，忌房劳暴怒。疮口易收，必防流注。

陈士铎　疮疡肿溃虚实论

夫疮疡宜分虚实，未可漫然用药也。虽治疮疡之法，俱宜用补，然不知虚实，孟浪治之，亦难速效。故必审其虚实之重轻，以酌量其补泻之多少，始为上工也。惟虚实何以辨之乎？亦于初肿、已溃时用辨之也。初肿之时，肿而高突，焮赤作痛，是阳邪毒盛，病在表实也；如肿而坚硬深痛，亦阳邪毒盛，病在里实也。表实可散，里实可攻，攻散之中，略兼用补，则在表者不至入里，而在里者必易发表矣。倘肿不甚高突，虽焮赤作痛而少衰，此阳邪毒衰，病在表虚也；如肿虽坚硬，痛不甚深，此阳邪毒衰，病在里虚也。表虚不可纯散，里虚不可纯攻，攻散之中，重于用补，则表虚者力能托外，里虚者力能出内矣。若已溃之后，犹然肿硬焮痛，发热烦躁，大便秘结，疮口坚实，此阳毒未化，乃邪实也，尚宜补而兼散。倘脓大出而反痛，疮口久而不敛，发热口干，脓水清稀，肿下软漫，此阳毒已尽，乃正虚也，切戒散而必补。以上治法，犹论阳症之疮疡也。若阴症之疮疡，毋论未溃之前与已溃之后，皆宜用补。岂特必宜用补，尤宜大补为急，而不可用些小之补药也。盖阴症疮疡，其毒最深，其火最烈，非用大补之剂，则火不肯遽灭，而毒不易骤消也。或曰：毒深火烈，反用大补，不助热以增横乎？不知疮疡之火毒，因虚而成者也，不比他症之火毒，得补而添其炎。惟疮疡阴火，愈补而愈衰；疮疡阴毒，愈补而愈化也。或曰：然则，竟不消其火毒乎？曰：是又不然。药品之中，有补味而兼攻者，吾采而用之，名为补，而仍是攻散之也，又何惧哉？

——清·陈士铎《洞天奥旨·卷一·疮疡肿溃虚实论》

【提要】　本论主要阐述疮疡肿溃虚实的辨证要点及治法。要点如下：其一，对于阳性疮疡虚实的辨别，重点在初肿及已溃之时。初肿之时，若肿而高突，焮赤作痛，病属表实；如肿而坚硬深痛，病属里实。已溃之后，犹肿硬焮痛，是阳毒未化，为邪实；如脓出而反痛，疮口不敛，脓水清稀，肿下软漫，为阳毒已尽，乃正虚。其二，阳证疮疡溃后易补；阴证疮疡，则无论溃前溃后，均宜重用补养之法。

1.3.3　辨脓

齐德之　辨脓法

夫疮肿之疾，毒气已结者，不可论内消之法，即当辨脓生熟浅深，不可妄开，视其可否，不至于危殆矣。凡疮疽肿大，按之乃痛者，脓深也；小按之便痛者，脓浅也；按之不甚痛者，未成脓也。若按之即复者，有脓也；不复者，无脓也；非脓，必是水也。若发肿都软而不痛者，血瘤也；发肿日渐增长，而不大热，时时牵痛者，气瘤也；气结微肿，久而不消，后亦成脓，此是寒热所为也，留积经久，极阴生阳，寒化为热，以此溃必多成瘘，宜早服内塞散，以排之。诸瘰瘤疣赘等，至年衰皆自内溃，理于年壮可无后忧也。又凡疗痈疽，以手掩其上，大热者，脓成自软也，若其上薄皮剥起者，脓浅也，其肿不甚热者，脓未成也。若患瘰疬结核，寒热发渴，经久不消者，其人面色萎黄，被热上蒸，已成脓也。至于脏腑肠胃，内痈内疽，其疾隐而不见。目既不见，手不能近，所为至难，可以诊其脉而辨之，亦可知矣。有患胃脘痈者，当候胃脉人迎者，胃脉也。其脉沉细者，气逆则甚，甚则热聚胃口而不行，胃脘而为痈也；若其脉洪数者，脓已成也；设脉迟紧，虽脓未就，已有瘀血也，宜急治之，不尔则邪毒内攻，腐烂肠胃，不可救也。又肺痈论曰：始萌则可救，脓成即死，不可不慎。久久咳脓如粳米粥者，不治呕脓而止者，自愈也。又肠痈论曰：或绕脐生疮，脓从疮出者，有出脐中者，惟大便下脓血者自愈也。

——元·齐德之《外科精义·卷上·辨脓法》

【提要】　本论主要阐述疮疡辨脓之法。要点如下：脓是疮疡病常见的病理产物，因皮肉之间热盛肉腐蒸酿而成。疮疡出脓，是正气载毒外出的征象，因此辨脓之有无深浅成为决定治疗的关键所在。辨脓之法有二：一是触按局部。按之疼痛则脓深，稍微按之即痛为脓浅；按之不痛，未成脓；按之复起，有脓；按之不复，无脓。二是辨别脉象。如脉洪数，为脓已成；脉迟紧，脓未成而有瘀血。

申拱辰　明疮疡有无脓论

　　夫疮肿已成，须辨其有无脓者，即知疮之生熟、形之缓急、脓之浅深多少，当视其可针未可针否，不致于危殆矣，岂可一例针之。如肿大按之痛者，脓深也；小按之即痛者，脓浅也。如按之不甚痛者，未成脓也；如按之即复起者，有脓也；不复起者，无脓也。非也，必有水也。如发肿都软而不痛者，血瘤也。如发肿日日渐增肿大而不大热，时时牵痛者，气瘤也。近时有杨梅结毒，疼痛肿大，久而不腐，腐而不敛者。又有湿痰流注而经久不消，后虽腐而其臭水淋漓，久而气血衰败，亦有伤生乎。大凡疮肿皮光薄软者，有脓也；肉厚而坚，不甚热，脓未成也，宜托里排脓之剂治之。

　　　　　　　　　　　　　　——明·申拱辰《外科启玄·卷之二·明疮疡有无脓论》

　　【提要】　本论主要阐述疮疡辨脓的方法。要点如下：其一，提出通过"疮之生熟、形之缓急、脓之浅深"，及时正确辨别脓的有无、脓肿部位深浅，进行适当的处理。其二，疮疡溃后"臭水淋漓"，久而气血衰败，提示依据脓液性质、色泽、气味等变化，有助于正确判断疾病的预后顺逆，这是疮疡发展与转归的重要环节。

祁　坤　论脓

　　肥人脓多如少，是肉未腐；瘦人脓少如多，是肉败坏也。脓出多，身大热不休者，难治。盖毒之得脓，如伤寒之得汗，汗已而反大热者，为坏伤寒矣。脓成体弱者，必先补之。如出脓一碗，须服参三钱。元气虚弱，更须大补。若损大补小，尚生变症，况无补乎。故云：若无补养之功，其祸多在结痂之后。先出稠白脓，次流桃花脓，再次流淡红水，方为脓尽生肌之兆。脓腐作臭者，惟补气血，腐尽则臭自止。忌用止臭药。

　　　　　　　　　　　　　　——清·祁坤　《外科大成·卷一·论症治·论脓》

　　【提要】　本论主要阐述疮疡病据脓之特点以辨证施治的方法。要点如下：其一，将脓之多少与病人体质结合起来，提出肥人脓多而少，是肉未腐；瘦人脓少而多，是肉败坏。其二，详细指出脓尽生肌之兆的预后判断，即先出稠白脓，次流桃花脓，再次流淡红水，方为脓尽生肌之兆。其三，提出脓后当补气血，以"出脓一碗，须服参三钱"为参考标准。

1.3.4　辨经络

申拱辰　明疮疡部位所属经络论

　　夫人之体者五也，皮肉脉筋骨共则成形。五体悉具，外有部位，中有经络，内应脏腑是也。假令疮在头顶者，即足太阳经也，面部阳明经，颈项肝经，肋胆经，手足心内应心经。背为诸阳，腹为诸阴。臂膊即手之三阴三阳经所行，股胫即足之三阴三阳经所属。七窍者，目肝、耳肾、鼻肺、舌心、口脾，是五脏之窍也。如有疮疡，可以即知经络所属脏腑也。

　　　　　　　　　　　　　　——明·申拱辰《外科启玄·卷之一·明疮疡部位所属经络论》

【提要】　本论主要阐述依据疮疡部位判断所属经络脏腑。要点如下：其一，依据疮疡所在部位的经络循行，明确所属经络。如疮在头顶，属足太阳经；在面部，属阳明经；在颈项，属肝经；在肋，属胆经；在手足心，内应心经。其二，在辨经络基础上，亦须结合疮疡所生官窍，辨别所属脏腑。如眼部疮疡属肝。

申拱辰　明疮疡生十二经络当分气血多少论

夫分经用药，当知气血多少。多则易愈，少则难瘥。疮科之医，明此大理，不致有犯禁颓败坏逆之失也。如手少阳三焦经、手少阴心经、手太阴肺经、足少阳胆经、足少阴肾经、足太阴脾经，此六经皆多气少血，凡有疮疡，最难收口。如手厥阴心胞络经、手太阳小肠经、足太阳膀胱经、足厥阴肝经，此四经皆多血少气，凡有疮疡，宜托里。手阳明大肠经、足阳明胃经，此二经气血俱多，初宜内消，终则收功易得。故表此，不可一概而论治哉。

——明·申拱辰《外科启玄·卷之一·明疮疡生十二经络当分气血多少论》

【提要】　本论主要阐述疮疡辨治与经络气血的关系。要点如下：提出治疗疮疡，当根据其所属经络气血多少，判断预后及确立治则。如病属手少阳三焦经、手少阴心经、手太阴肺经、足少阳胆经、足少阴肾经、足太阴脾经，此六经多气少血，疮疡最难收口。如病属手厥阴心包经、手太阳小肠经、足太阳膀胱经、足厥阴肝经，此四经多血少气，宜于托里。如病属手阳明大肠经、足阳明胃经，此二经气血俱多，初宜内消，终易收功。

申拱辰　明疮疡属奇经八脉为症论

奇经八脉者，是十二经、十五络共二十七气，相随上下，如环无端，奇经八脉，取奇偶之意也。故圣人图设沟渠以通江海，无令水之滥溢之意也。凡人之疮疡，因气血壅塞而生者，何也？人之经络二十七气，如天地江河湖海，乃周流通辄之意。一日夜行，一万三千五百息，脉行八百一十丈，焉得有壅滞耶？凡有壅滞，是奇经八脉之所为病也。如天降滂沱大雨，沟渠满溢，水势泛滥，不能通于湖海之理也。《经》云"阳维起于诸阳之会，阴维起于诸阴之交"是也，"阴阳不能自相维"是也，故有疮疡。如生于头面背脊者，是阳维症也；如疮生于颐项胸腹肢股内臁者，是阴维症也。凡治疮疡，必察此意，而审载于何经部位，此上工之医也。

——明·申拱辰《外科启玄·卷之一·明疮疡属奇经八脉为症论》

【提要】　本论主要阐述疮疡发病部位与奇经八脉，尤其是阳维脉、阴维脉的关系。要点如下：其一，疮疡发病，在于人体气血壅塞。如同天降大雨，沟渠满溢，水势泛滥；人体气血壅滞，亦多由奇经八脉为病。其二，疮疡多由阴阳不能自相维系所致，故病与阳维、阴维关系密切。疮疡生于头面背脊者，是阳维症；疮疡生于颐项胸腹肢股内侧者，是阴维症。

陈士铎　疮疡经络论

五脏六腑，各有经络。脏腑之气血不行，则脏腑之经络即闭塞不通，而外之皮肉即生疮疡矣。然经络隐皮肉之内，何从知之？然内有经络，外有部位。部位者，经络之外应也。如疮疡生于头顶，即属足太阳经之病，盖头顶乃膀胱之部位也。生于面，即属足阳明经之病，面乃胃之部位也。生于颈项，即属足厥阴经之病，盖颈项乃肝之部位也。生于肋，即属足少阳之病，盖肋乃胆之部位也。生于手足心，即属手少阴经之病，盖手足心乃心之部位也。生于背，为诸阳。生于腹，为诸阴。臂膊即手之三阴三阳经之所行，股胫即足之三阴三阳经所属。七窍者，五脏之窍也。生于目，乃肝经病也。生于耳，乃肾经病也。生于鼻，乃肺经病也。生于舌，乃心经病也。生于口，乃脾经病也。不可据之外部位，以知内之经络脏腑乎？虽疮疡因气血之凝滞而生，原无定位，然凝滞于何经，即生于何经之部位，安可不即治于是经乎？或曰：跌仆刀伤，虫兽爪损，亦能成疮，岂皆经络之凝滞耶？然既伤损于是经，别治他经，恐难奏效，何如专治是经之为亲切乎？独是经络有气血多少之异，气血多者，易于成功，气血少者，难于建绩，又当分别之也。若三焦、若心经、若肺经、若胆经、若肾经、若脾经，此六经，皆气多而血少，非补血，则未溃不能化，已溃不能消也。若包络、若小肠、若膀胱、若肝经，此四经，皆血多气少，非补气，则未溃不能散，已溃不能生也。若胃经，则气血俱多，初可用消，而终亦必佐之以补气血，则收功自速矣。部位既明，经络无错，自然用药得宜，无忧猛浪之误治也。

——清·陈士铎《洞天奥旨·卷一·疮疡经络论》

【提要】 本论在《外科启玄》的基础上，进一步阐述了疮疡经络辨证的理论。要点如下：其一，脏腑经络气血闭塞不通，是在外之皮肉发生疮疡的根本。其二，依据所患疾病部位和经络在人体的循行分布，根据疮疡的局部症状了解所属经络与脏腑的病变。如疮疡生于头顶，即属足太阳经之病，因头顶乃膀胱经之部位；疮疡生于目，乃肝经病，因肝开窍于目。其三，经络气血的多少与疾病的性质密切相关，气血盛衰关系疾病的治疗。如病在多气少血之经，须补血；病在多血少气之经，须补气；病在气血俱多之胃经，初可用消，终仍须补气血为要。

陈士铎 疮疡不必随经络用药论

疮疡之生，宜分经络，既有经络，乌可不分哉？吾以为不必分者，以疮疡贵去其火毒，不必逐经逐络而用药也。以疮疡之生，有经络之分，而用药之妙，单以消火毒为主，以火毒去而疮疡自失，经络不必分而自分也。试思解火毒之药，不外金银花与蒲公英之类，若必随经随络而分之，亦凿之甚矣，用药胡可杂哉？

铎又曰：疮疡之生，不在一处，若不分别经络，则五脏七腑何以清，头面手足何以辨？不识不知，何所据以治痛痒哉？虽金银花、蒲公英之类，皆可散消火毒，然无佐使之药，引之以达于患处，亦不能随经而入之，是经络之药不可不用，亦不可竟用之耳。

——清·陈士铎《洞天奥旨·卷四·疮疡不必随经络用药论》

【提要】 本论旨在对外科疮疡有关引经用药进行评价。要点如下：治疮疡贵在去其火毒之邪，不必拘泥于循经用药。然无佐使之药，则须以引经药引药力达于患处。概而言之，疮疡引经用药，不可不用，也不可全用。

1.3.5 辨预后

《太平圣惠方》 辨痈疽证候好恶法

夫痈疽外发,理体已备于前。至于内痈内疽,其疾隐而不见,目既不接,所谓至难。然五脏六腑有俞募,虽结固于中,而自形于外,外察其部,则内审其源,定药投分,若拔芒刺。然则痈疽之发,有五善七恶之证,不可不察也。烦躁时嗽,腹痛渴甚,或泄利无度,或小便如淋,一恶也。脓血大泄,肿㶸尤盛,脓色败臭,痛不可近,二恶也。喘粗短气,恍惚嗜睡,三恶也。目视不正,黑睛紧小,白睛青赤,瞳子上视者,四恶也。肩项不便,四肢沉重,五恶也。不能下食,服药而呕,食不知味,六恶也。声嘶色脱,唇鼻青赤,面目四肢浮肿,七恶也。动息自宁,食饮知味,一善也。便利调匀,二善也。脓溃肿消,色鲜不臭,三善也。神采精明,语声清朗,四善也。体气和平,五善也。若五善见三则瘥,七恶见四必危。然则病有源同七恶,皮急紧而如善。病有源同五善,皮缓虚而如恶。夫如是者,岂凡医之所知哉?若五善并至,则善无以加也;若七恶并臻,则恶之剧矣。

——宋·王怀隐《太平圣惠方·卷第六十一·辨痈疽证候好恶法》

【提要】 本论主要阐述外科痈疽疮疡病辨善恶预后的"五善七恶"理论。要点如下:辨善恶,即指判断疮疡的预后好坏。在病程中出现"善"的症状者,表示预后较好;出现"恶"的症状者,表示预后较差。"五善七恶"也须综合判断,如五善有三,七恶见四,即见到大部分善、恶的征象,即可据此判断疮疡之预后。此观点后世多有继承。

汪 机 占色候生死

病人目中赤脉,从上下贯瞳仁,一脉一年死,二脉二年死。若脉下者,疗之瘥。面上忽多赤,贯上下,如脂赤色,从额上下至鼻;黑色出额上,大如指,反连鼻上至肩,又有赤色垂,并为死候。

机按:赤脉属火,瞳仁属水,赤脉贯瞳,火反乘水;面属阳,阳部赤色,阳胜阴微;额上黑色,阳微阴胜,故多危也。

——明·汪机《外科理例·卷一·占色候生死》

【提要】 本论主要阐述疮疡病辨色以候生死的方法。要点如下:提出可通过辨疮疡病人眼、面部位的颜色,判别预后吉凶。如赤脉贯穿瞳仁、面上忽赤、额上见黑色,均预后凶险。究其机理,因赤脉属火,瞳仁属水,若赤脉贯瞳,火反乘水,为死证。又如面见赤色,为阳胜阴微,额上黑色,为阳微阴胜,均为死证。

薛 己 论疮疡五善七恶主治

疮疡之症,有五善,有七恶。五善见三则瘥,七恶见四则危。夫善者,动息自宁,饮食知味，便利调匀，脓溃肿消，水鲜不臭，神彩精明，语声清朗，体气和平是也，此属腑症，病微邪浅，更能慎起居，节饮食，勿药自愈。恶者，乃五脏亏损之症。多因元气虚弱，或因脓水出多，气血亏损，或因汗下失宜，荣卫消铄，或因寒凉克伐，气血不足，或因峻厉之剂，胃气受伤，以致真气虚而邪气实，外似有余而内实不足，法当纯补胃气，多有可生。不可因其恶，遂弃而不治。若大渴发热，或泄泻淋闭者，邪火内淫，一恶也，竹叶黄芪汤。气血俱虚，八珍汤，加黄芪、麦门、五味、山茱萸；如不应，佐以加减八味丸煎服。脓血既泄，肿毒尤甚，脓色败臭者，胃气虚而火盛，二恶也，人参黄芪汤；如不应，用十全大补汤加麦门、五味。目视不正，黑睛紧小，白睛青赤，瞳子上视者，肝肾阴虚而目系急，三恶也，六味丸料加炒山栀、麦门、五味；如不应，用八珍汤加炒山栀、麦门、五味。喘粗气短，恍惚嗜卧者，脾肺虚火，四恶也，六君加大枣、生姜；如不应，用补中益气汤加麦门、五味。心火刑克肺金，人参平肺散。阴火伤肺，六味丸加五味子煎服。肩背不便，四肢沉重者，脾肾亏损，五恶也，补中益气汤加山茱萸、山药、五味；如不应，用十全大补汤加山茱萸、山药、五味。不能下食，服药而呕，食不知味者，胃气虚弱，六恶也，六君子汤加木香、砂仁；如不应，急加附子。声嘶色败，唇鼻青赤，面目四肢浮肿者，脾肺俱虚，七恶也，补中益气汤加大枣、生姜；如不应，用六君子汤加炮姜；更不应，急加附子，或用十全大补汤加附子、炮姜。腹痛泄泻，咳逆昏愦者，阳气虚，寒气内淫之恶症，急用托里温中汤，复用六君子汤加附子，或加姜、桂温补。此七恶之治法者也。此外更有溃后发热，恶寒作渴，或怔忡惊悸，寤寐不宁，牙关紧急，或头目赤痛，自汗盗汗，寒战咬牙，手撒身热，脉洪大，按之如无，或身热恶衣，欲投于水，其脉浮大，按之微细，衣厚仍寒，此血气虚极，传变之恶症也。若手足逆冷，肚腹疼痛，泄痢肠鸣，饮食不入，呃逆呕吐，此阳气虚，寒气所乘之恶症也。若有汗而不恶寒，或无汗而恶寒，口噤足冷，腰背反张，颈项劲强，此血气虚极，变痉之恶症也，急用参、芪、归、术、附子救之，间有可生者。大抵虚中见恶症者，难治；实症无恶候者，易治。宋时齐院令虽尝纂其状，而未具其因，皇明陶节庵，虽各立一方，亦简而未悉，余故补其缺云。

——明·薛己《外科枢要·论疮疡五善七恶主治》

【提要】　本论主要阐述五善七恶的机理与证治。要点如下：其一，五善之证，病微邪浅，若能慎起居，节饮食，可不药自愈。其二，七恶之证，乃五脏亏损之证，表现为真气虚而邪气实，外似有余而内实不足，治法当纯补胃气。虽言恶证，亦多有可生。作者结合七恶的证候及疮疡传变之恶证，分别归纳了主治方药。

祁　坤　察形色顺逆法

凡阅人之病，必先视其形色，而后与脉、病相参，诚识于始，以决其终，百无一失矣。曷言之？阴病见阳色，腮颧红鲜；阳病见阴色，指甲呈青。此二者俱死。又身热脉细，唇吻反青，目珠直视者死。面如涂脂，色若土黄，油腻黑气涂抹者死。唇舌干焦，鼻生烟煤，眼神透露者死。形容憔悴，精神昏短，身形缩小者死。喘粗气短，鼻煽睛露，语言谵妄者死。循衣摸床，遗尿失禁，撮空者死。头低项软，眼视无神，吸吸短气者死。皮破无血，肉绽烂斑，麻木不知痛痒者死。齿黄色如煮豆，唇白反理无纹，耳黑枯焦不听，人中缩而坦平，口张气出无回闭，鼻煽相随呼吸行，汗出如珠不散，痰若胶而坚凝，出血红如肺色，指甲弯而滞青。神昏神浮，神乱神离。缁衣生满面，黑气惨天庭。逢之都没命，法在此中评。

——清·祁坤《外科大成·卷一·总论部·察形色顺逆法》

【提要】　本论主要阐述疮疡病根据形色判别顺逆的方法。要点如下：其一，必先视其形色，而后与脉、病相参，以辨别预后。其二，对疮疡病的一些危重证候进行了归纳，提出形、色、脉、病相参的辨识方法。就形而言，如见形容憔悴，头低项软，眼视无神等则死。就色而言，如见阴病见阳色而腮颧红鲜，阳病见阴色而指甲呈青，皆为死证。就脉而言，如见身热脉细则死。就症而言，如见神昏神浮，神乱神离等则死。

陈士铎　疮疡顺逆论

疮疡最宜知者，阴阳也，其次宜知顺逆。大约阳症多顺，阴症多逆。顺者生，逆者亡。故知顺逆，即知阴阳；知阴阳，即知生死矣。然而顺逆不易知也。其顺逆之中，有顺而实逆，有逆而反顺，此即阳症似阴，阴症似阳之说也。苟不知顺逆之真，何知顺逆之假乎？余有辨顺逆之真法：如疮疡之初起，顶高根活，色赤发热，焮肿疼痛，日渐突起，肿不开散者，顺也；若顶平根散，色暗微肿，不热不疼，身体倦怠者，非逆而何？如疮疡之已成，疮形献起焮痛，皮薄光亮，易脓易腐，饮食知味，二便调和，身温者，顺也；若肿坚色紫，不作脓，不腐溃，疮顶软陷，口干作渴，心多烦躁者，非逆而何？如疮疡之已溃，脓稠色鲜不臭，腐肉自脱，焮肿易消，身轻痛减者，顺也；若皮烂，肉坚不腐，肿仍不消，痛仍不减，心烦卧不宁者，非逆而何？如疮疡之溃后，脓厚稠黄，新肉易生，疮口易敛，饮食渐进，无有痛楚作痒者，顺也；若脓水清稀，腐肉虽脱，新肉不生，色败臭秽，饮食不进者，非逆而何？倘逆而变顺，生之机也，逆而不顺，死之兆也。

——清·陈士铎《洞天奥旨·卷一·疮疡顺逆论》

【提要】　本论主要阐述疮疡病辨顺逆的方法。要点如下：其一，"顺"就是正常的现象，"逆"就是反常的现象。疮疡在其发展过程中，按着顺序出现应有的症状者，称为顺证；反之，凡不以顺序而出现不良的症状者，称为逆证。顺逆，多指局部情况。阳证多顺，阴证多逆。由逆变顺，预后转好；由顺变逆，预后凶险。其二，作者详细列举了疮疡初起、已成、已溃和溃后顺证与逆证的表现，为临床辨别顺证与逆证提供参考。

陈士铎　疮疡死生论※

出生入死，半是疮疡；生死不知，终难治疗。知其死而早为谢绝，固失好生之心；不知生而浪为医治，亦非起死之法。所贵生死了然于胸中，而后因症用药；即或功不能成，命不可夺，亦可告无罪于病人，求免祸于上帝也。然而疮疡生死，最难分晓，我举其大概言之：阴病见阳色，腮颧红献者，死兆也。阳病见阴色，指甲呈青者，死兆也。身热脉细，唇吻反青，目珠直视者，死兆也。面如涂脂，色若黄土，油腻黑气涂抹者，死兆也。唇舌焦干，鼻生烟煤，眼神透露者，死兆也。形容憔悴，精神昏短，身形缩小者，死兆也。喘粗气短，鼻掀睛露，语言谵妄者，死兆也。循衣摸床，遗尿失禁，撮空者，死兆也。头低项软，眼视无神，吸吸短气者，死兆也。皮破无血，肉绽斓斑，麻木不知痛痒者，死兆也。齿黄色如煮豆，唇白反理无纹，耳黑焦枯不听，人中缩而坦平，口张气出无回闭，鼻煽相随呼吸行，汗出如珠不散，痰若胶而坚凝，白血红如肺色，指甲弯而带青，神昏神浮、神乱神离，缁衣生满面，黑气惨天庭，以上皆死兆也。死症外见，断无生理。于必死之中，而求其再生之法，舍人参、芪、术、当、熟、金银花、附子，别无仙丹也。至于可生之症若何？肿高势大而易烂易腐，此生之机也。奇疼奇痛而有神气，此生之机也。脓臭而能进食，败中而有红肉，此生之机也。有生机者，用补药而渐能奏功；无生机者，用补药而终难建绩。然亦有大用补气补血之药，而益之化毒之品，亦能夺命于须臾，又不可委而弃之，使疮鬼泣于夜台，怨医生之失救也。

——清·陈士铎《洞天奥旨·卷二·疮疡死生论》

【提要】　本论主要阐述疮疡病辨生死的方法。要点如下：其一，明确指出疮疡病死证的各种表现。其二，提出疮疡病死证中，亦有可生之机，并阐明其证候特点。如肿高势大而易烂易腐，奇疼奇痛而有神气，脓臭而能进食，败中而有红肉，皆为可生之机。其三，如已见死证，宜急用人参、黄芪、白术、当归、熟地、金银花、附子等补气补血之药，益之化毒之品，为其求生之法。

1.4　治　则　治　法

1.4.1　因人因地制宜

汪　机　论小儿疮疽特点*

　　小儿纯阳多热，心气郁而多疮疽，胎食过而受热毒，犀角散为最。余如常法，大下恐伤其胃。

——明·汪机《外科理例·卷一·小儿疮疽》

【提要】　本论主要阐述小儿疮疡的病因及用药特点。要点如下：小儿体质纯阳多热，本易郁热内生。如饮食太过，更易成热毒而发疮疽。治疗宜以犀角散，不可过下，恐伤胃气。

陈士铎　产妇生疮疡宜用补阴论

　　古人云：产后必大补气血为主，其他俱从末治。可见产妇未有不虚者，虚则必用补气补血之味。气不补则气衰，血不补则血少。气血衰少者，阴不足故耳。故产妇必以补阴为先，以亡血过多，必至失阴耳。或谓阴不可以骤生，必先补气，以气能生血，气旺则血旺，血旺则气益旺矣。不知产妇之生疮疡者，不可徒补气也，补气必至生血，血旺而疮疡同旺者奈何？况疮疡之生，皆血亏耳。血亏则阴愈亏，补阴而疮疡自失。盖阴能制夫阳也，阳受制则阴日旺矣。阴旺而疮疡之间，有血以润肠胃，有血以荫筋骨，又何火毒之不尽散乎？若补其阳，有不增疮疡之势哉？故补阴于产妇，胜补阳于产妇也。是以补阴于阳中，不若补阴于阴中也。大约补阳者四，补阴者六，断无阳旺而阴消矣。

铎又曰：产妇生疮疡，当分别生产与未生产。未生产之前，胎不崩堕，血未亏也，止补阳以生气，不必补阴以生血，少佐之消毒败火药则得矣。已生产之后，血大亏也，惟补阴以生血，兼且补阳以生气，而消毒败火之剂，不必佐之也。若虑疮疡之害，而不顾产妇之虚怯，一味消毒收火，鲜不误矣。

——清·陈士铎《洞天奥旨·卷四·产妇生疮疡宜用补阴论》

【提要】 本论主要阐述产后妇女疮疡病的特点及治疗原则。要点如下：作者首先对古人产后必大补气血的理论进行辨识，提出产后妇女疮疡，以亡血失阴为主，故补阴重于补阳。妇女产前疮疡，因血未亏，可补阳以生气，不必补阴以生血，少佐以消毒败火之药；妇女产后疮疡，阴血大亏，惟补阴以生血，兼补阳以生气，不可佐以消毒败火之剂，恐伤其正。

顾世澄 论疮疡分五方治法不同

《经》曰：东西南北中，五方人之土产厚薄，居处高下，风寒暑湿，各地不同，日用谷蘖颇异。所以黄帝举五方之问，岐伯进五治之功，针砭溻淋灸之法，乃五方得宜之用。兼之年力衰壮，禀赋厚薄，五土之别，学者当详察之，不可不备也。

澄曰：历观古人书集，有专主辛温者，有专主寒凉者，有专主施攻伐者，有纯用补益者，岂各成一家耶？皆缘五方风土不齐。西北方苦寒，故多主辛温；东南方炎热，多主寒凉。地土强厚者，堪以攻伐；水土薄弱者，固多补益。是以聚览群书，必须体会各家著书义旨，以广其用。故医者经历其地，必先察其风土厚薄，并须留心四时气候，如春当温而反寒，夏当热而反凉，秋当凉而反热，冬当寒而反温，皆为四时不正之气，必多遏郁于中。又当看天时，久阴久亢，及非时之雷雾，乍寒乍热，有是气必有是病，临病体察天时人事，五方风土，当温当凉，当攻当补，自无不当矣。

——清·顾世澄《疡医大全·卷六·论疮疡分五方治法不同》

【提要】 本论主要阐述五方地域疮疡病辨治用药不同的机理。要点如下：其一，治疗疮疡，须体察天时、人事，考虑地域气候与人群体质特点的不同，因时、因地、因人制宜。其二，提出历代医家治疗疮疡，有专主辛温者，有专主寒凉者，有专主攻伐者，有纯用补益者，皆因所在地域之疾病特点不同而治法各异。

顾世澄 论肥人疮疡

夫肥人多湿多痰，多气虚。形体外实者，外虽多肉，其实内虚。凡体丰气虚之人，疮疡故多痈。痈者，壅也，属阳在表。气虚即表虚，故多浮肿于外，皮薄色赤，宜内托之，使邪毒不内陷，则易溃而易敛。丹溪云：肥人宜二陈汤，加参、芪、归、术、银花、连翘等类治之，无出于此。又曰：大凡体肥则肉潭于气，加之斫丧，则真气不足以维持，平日语言气短，行动喘急，一遇脓血出多，空火陡发，精散神离，每多暴脱。

——清·顾世澄《疡医大全·卷六·论肥人疮疡》

【提要】 本论主要阐述肥人疮疡病的特点与治疗。要点如下：其一，肥人多痰湿，多气虚，肉虽盛于外，其实内虚，易发疮疡，表现为浮肿于外，皮薄色赤。其二，治宜化湿内托之法，用药可宗丹溪二陈汤，加人参、黄芪、当归、白术、银花、连翘等。

顾世澄 论瘦人疮疡

夫瘦人多火，多血虚。血虚即阴虚，阴虚则火盛，火盛则发热，筋骨瘦而不胜于寒。盖皮宽肉缓，如生疮疡则多疽。疽者，沮也，属阴。因荣血受邪，凝注不从，正是阴滞于阳，血滞于气，则为疽也。又云：疽乃五脏之毒，痈为六腑之毒。故疽多附于骨，肉色不变，故难于溃，溃而难敛，治宜八珍汤中加金银花、连翘、附子之类加减治之。

——清·顾世澄《疡医大全·卷六·论瘦人疮疡》

【提要】 本论主要阐述瘦人疮疡病的特点与治疗。要点如下：其一，瘦人多火，多血虚，阴虚火旺，皮宽肉缓，多发疽病。疽多附骨上，肉色不变，难溃难敛。其二，治宜清热解毒，补益气血，温通阳气。溃后疮口难敛，治以八珍汤，加金银花、连翘、附子之类。

顾世澄 论婴孩疮疡

婴孩之辈，乃气血未充，筋骨未坚，脾胃尚脆，凡有痈疽，多是胎毒，或母不慎调护，致令血气壅滞，多生疮肿。只宜内托内疏汤剂，和缓之药，不可用大猛峻之剂，有伤胃气。外有无辜疳毒，不同大人治法，只宜消疳大补之剂即安。

澄曰：婴孩皮肉娇嫩，不可轻用白降丹，不但疼痛难经，且易焮肿吓人。

又曰：小儿疮毒，切勿妄用水银、轻粉、硫黄，收敛毒气，每致杀人。

——清·顾世澄《疡医大全·卷六·论婴孩疮疡》

【提要】 本论主要阐述儿童疮疡的病因、病机及治法。要点如下：其一，小儿为纯阳之体，气血未充，筋骨未坚，脾胃尚弱，患疮疡之因，多为胎毒，或是乳母调摄不慎，致使小儿气血壅滞，而患疮痈。其二，治疗上只宜用内托与疏通气血的和缓之药治疗，不可过用峻猛之剂，恐伤胃气。其三，小儿皮肤娇嫩，不可轻用有毒药物攻蚀，如白降丹、水银、轻粉、硫黄。

顾世澄 论痘后疮疡

或问小儿痘已出尽，胎毒已化，复生疮疽疔毒，是何气使然？答曰：胎毒虽化，气血已亏，皆由失于调护，致令阴阳壅塞经络，营气不从，逆于肉里，乃生痈肿疔毒，变生异证，亦皆有之，何况疮疡乎？故痘后不可不慎调护也。

澄曰：每见小儿痘后，月余忽发痈疽，咸谓痘浆不足，余毒为害，殊不知痘后气血未复，脾胃失调所致，若妄用败毒清凉之品，内服外敷，则鲜有不危者。必须培补气血，扶脾内托，可消自消，即溃亦易于敛口。

——清·顾世澄《疡医大全·卷六·论痘后疮疡》

【提要】　本论主要阐述儿童痘后疮疡的治疗原则。要点如下：其一，小儿痘后，胎毒虽化，气血已亏，如失于调护，致令阴阳壅塞经络，血气瘀滞于肌肉之中，郁久化热，则生痈肿疔毒，故尤须注重调护。其二，小儿痘后，气血未复，不可妄用败毒清凉之品，必须培补气血，扶脾内托。

顾世澄　论妊娠疮疡

大凡妇人有孕，忽生疮疽疔毒，始发当已溃未溃之时，须知双身而用药，岂比常人，如砒、硇、巴、麝之类，有犯于胎禁，及硝黄大下之药，焉可混用？止宜调气养血、安胎托里之剂，可保无虞。此乃攸关生死之大要，不可不知也。

澄曰：凡看妇人疮疡，须先问明月信，如已怀孕，不得妄用皂针、山甲、桃仁、红花、冰麝、大黄、巴霜等味，冀其消散。设经水适至，亦不得大发其汗。

——清·顾世澄《疡医大全·卷六·论妊娠疮疡》

【提要】　本论主要阐述妊娠妇女疮疡病的用药禁忌。要点如下：妊娠妇女患疮疡，不可妄用攻下、活血、辛散、有毒等药，如砒霜、硇砂、巴豆、麝香、芒硝、大黄、皂针、山甲、桃仁、红花、冰片等，以免伤胎。宜用调气养血、安胎托里之剂，可保无忧。

顾世澄　论产后疮疡

大凡妇人生产之后，气血大亏之际，而感受七情六淫，致令营卫不行，逆于肉里，乃生痈肿。况元气不足，岂可轻投巴、硇慓悍之剂，只宜大补气血，托里八珍汤丸内，少加温暖药，使营卫通行，毒气消散，无不安矣。不然反致虚损，疮亦败坏，溃而不敛，多致不救。

新产半月左右，忽发痈肿于四肢胸腹者，是败血不尽，流滞经络，或气血虚弱，营气不从，逆于肉里也。如败血瘀滞者，则焮肿赤痛，而脉弦洪有力，当补血行血之中，佐以导瘀疏气为主。如气血虚弱，营涩卫逆者，则平塌散漫，而脉虚微无力，当大补气血为主，如十全八珍之属，以固本元，扶胃气，气壮血和，其毒自解。若以毒治，而用清凉解毒，势必不脓不溃，变成坏证矣。

——清·顾世澄《疡医大全·卷六·论产后疮疡》

【提要】　本论主要阐述产后疮疡病的治疗原则。要点如下：其一，产后疮疡，以气血亏虚者为多，宜补而慎用攻邪峻剂。其二，新产妇女，突发痈肿，如焮肿赤痛，脉弦洪有力，为败血瘀滞，当于补血行血之中，佐以化瘀行气；如平塌散漫，脉虚微无力，为气血虚弱，当以大补气血为主。

顾世澄　论师尼孀妇处女疮疡治法不同

此辈虽云牝体，岂异于妻妾乎？虽无房室，常有忧思之苦，欲心蒙而不遂，有失交欢，气血欠和，阴阳乖戾，凡有疮疡治法亦异。虽内托补中，必须调经舒郁安神之药，随证治之为当。

澄曰：此等人所患痈疽、瘰疬、失营、乳痞、阴蝎等证，生于厥阴、少阳部位者居多，皆缘抑郁不舒，所求不遂，群火沸腾，真阴销烁。施治之法，专主养血舒郁宁神，兼用托里排脓之品，庶可保无变证。更有愆期处女，郁结于中而成疮疡者，又当劝其父兄，早为完配，俾天地和而雨泽降，夫妇和而家道成，毕姻之后，未溃者每多消散，久不敛者，亦易于收功矣。

——清·顾世澄《疡医大全·卷六·论师尼嫠妇处女疮疡治法不同》

【提要】　本论主要阐述尼姑、嫠妇及大龄未婚女士等人疮疡病治疗原则。要点如下：师尼、嫠妇及愆期处女，病多情志郁结，气血失和，易发痈疽、瘰疬、失营、乳痞、阴蝎等病证，治宜养血舒郁宁神，兼用托里排脓之品。

1.4.2　内治法

1.4.2.1　内治综论

齐德之　止痛法

夫疮疽之证候不同，寒热虚实皆能为痛。止痛之法，殊非一端。世人皆谓乳、没珍贵之药，可住疼痛。殊不知临病制宜，自有方法。盖热毒之痛者，以寒凉之剂折其热，则痛自止也；寒邪之痛，以温热之药熨其寒，则痛自除矣。因风而痛者，除其风；因湿而痛者，导其湿；燥而痛者，润之；塞而痛者，通之；虚而痛者，补之；实而痛者，泻之；因脓郁而闭者，开之；恶肉侵溃者，引之；阴阳不和者，调之；经络秘涩者，利之。临机应变，方为上医，不可执方而无权也。

——元·齐德之《外科精义·卷上·止痛法》

【提要】　本论主要阐述疮疡病疼痛的辨治方法。要点如下：疼痛为疮疽最常见的症状，不可一味用乳香、没药等止痛药，须详辨寒热虚实、邪气性质等，分别施治。从邪气性质而言，针对热、寒、风、湿、燥等不同，分别施治；从不同病机及证候而言，针对气血闭塞、虚而不荣、实而不通、阴阳不和、经络秘涩等，各守其法。

齐德之　用药增损法

古人用药，因病制宜，治不执方，随病增损。疗积聚补益可用丸药，以从旧不改方增损。盖疮疽危要之际，证候多种，安有执方之论，固可临时加减，以从其法。只如发背脑疽、恶疔肿脓溃前后，虚而头痛者，于托里药内加五味子。恍惚不宁，加人参、茯苓。虚而发热者，加地黄、瓜蒌根。往来寒热者，并潮热者，加柴胡、地骨皮。渴不止者，加知母、赤小豆。大便不通者，加大黄、芒硝。小便不通者，加木通、灯草。虚烦者，加枸杞子、天门冬。自利者，加厚朴。四肢厥逆者，加附子、生姜。呕逆者，加丁香、藿香。多痰者，加半夏并陈皮。脓多者，加当归、川芎。痛甚者，加芍药、乳香。肌肉迟生者，加白蔹、官桂。有风邪者，加独活、防风。心惊怯者，加丹砂。口目眮动者，加羌活、细辛。愚虽不才，自幼及老，凡治疮疽，常依此法，加减用药，取效如神。后之学者，宜细详焉。

——元·齐德之《外科精义·卷上·用药增损法》

【提要】 本论主要阐述疮疡病伴有各类兼证的用药法。要点如下：疮疡用药，不可执于某方，尤须重视随症加减用药。如脓多，加当归、川芎；痛甚，加芍药、乳香；新肉不生，加白蔹、官桂。对伴见的其他证候，如发热、往来寒热并潮热等，提出相应的治疗方药。

◆ 朱丹溪　诸疮痛 ◆

诸疮痛不可忍者，用苦寒药加黄连、黄芩，详上下根稍用，及引经药则可。又云：诸疮以当归、黄连为君，连翘、甘草、黄芩为佐。诸痛痒疮疡属火。若禀受壮盛，宜四物加大承气汤下之。若性急面黑瘦，血热之人，因疮而痛，宜四物加黄连、黄芩、大力子、甘草。在下焦者，加黄柏。若肥胖之人生疮而痛，乃是湿热，宜防风、羌活、荆芥、白芷、苍术、连翘，取其气能胜湿。

诸疮药　脓窠，治热燥湿为主，用无名异。干疥，开郁为主，用茱萸。虫疮如癣状，退热杀虫为主，芜荑、黑狗脊、白矾、雄黄、硫黄、水银。杀虫，樟脑、松香。头上多，加黄连、方解石，蛇床定痒杀虫，松皮炭主脓。肿多者，加白芷开郁。痛多，加白芷、方解石。虫多，加藜芦、斑蝥。痒多，加枯矾。阴囊疮，加茱萸。湿多，香油调。干痒出血多，加大黄、黄连，猪脂调。红色，加黄丹。青色，加青黛。虫多，加锡灰、芜荑、槟榔。在上多服通圣散，在下多须用下。脚肿出血，分湿热用药。

——元·朱丹溪撰，明·程充校补《丹溪心法·卷四·诸疮痛》

【提要】 本论主要阐述疮疡病诸疮痛的辨证施治及疮疡各类症状的治疗用药。要点如下：其一，疮痛多属火热，治疗用苦寒药加黄连、黄芩。其二，根据禀受壮盛、性急、面黑瘦、肥胖之人等不同体质特点和证候特点，应用不同的清热泻火药。其三，对疮疡病伴有的痛、虫、痒、湿、出血、红肿等多种症状及其治疗用药进行了具体归纳，颇具临床参考价值。

◆ 薛　己　论肿疡证治※* ◆

肿疡（谓疮疡未出脓者）

肿高焮痛脉浮者，邪在表也，宜托之。肿硬痛深脉沉者，邪在内也，宜下之。外无焮肿，内则便利调和者，邪在经络也，当调荣卫。焮痛烦躁，或咽干作渴者，宜降火。焮痛发热，或拘急，或头痛者，邪在表也，宜散之。大痛，或不痛者，邪气实也，隔蒜灸之，更用解毒。烦躁饮冷，焮痛脉数者，邪在上也，宜清之。恶寒而不溃者，气实兼寒邪也，宜宣而补之。焮痛发热，汗多大渴，便秘谵语者，结阳证也，宜下之。不作脓，或熟而不溃者，虚也，宜补之。

——明·薛己《外科发挥·卷一·肿疡》

【提要】 本论主要阐述肿疡各类证候及兼症的治法。要点如下：肿疡为疮疡未出脓者，根据其证候、脉象等，判别邪在表、里、经络，分别施以托法、下法及调营卫法；并逐一论述了各类伴见证候的随治之法。其中论及降火、发散、清解、补益、攻下等治法，以及隔蒜灸的外治方法。

薛 己 论溃疡证治※※

溃疡（谓疮疡已出脓者）

脓熟不溃者，阳气虚也，宜补之。瘀肉不腐者，宜大补阳气，更以桑木灸之。脓清或不敛者，气血俱虚，宜大补。脓后食少无睡，或发热者，虚也，宜补之。倦怠懒言，食少不睡者，虚也，宜补之。寒气袭于疮口，不敛或陷下不敛者，温补之。脉大无力，或涩微者，气血俱虚也，峻补之。出血或脓多，烦躁不眠者，乃亡阳也，急补之。

——明·薛己《外科发挥·卷一·溃疡》

【提要】 本论主要阐述溃疡的辨证施治。要点如下：溃疡为疮疡已出脓者。脓熟不溃及瘀肉不腐者，皆为阳气虚；脓清或不敛者，为气血俱虚。综合溃疡各类兼症，属虚者多，宜补之。然补有平补、温补、峻补、急补之别，需据症应用。治疗除内治，灸法等，外治法亦可应用。

申拱辰 明疮疡宜随症用药论

凡疮疽之症，苦于痛痒，在人之虚实，脉之浮沉，症之表里。如肿焮初起，当以内疏；既成之后，即当内托，止痛排脓；已溃之后，须当大补。此乃正治之法也。外兼余症，亦当随之加减，合宜而安。稍陈几味，以明随症之宜；略言数句，以通活法之要。如溃后头疼，托里方中加川芎、蔓荆子。溃后惊悸，加人参、茯神、朱砂。寒热往来，加柴胡、地骨皮。渴而不止，加花粉、知母。大便秘结，加大黄、麻子，甚则芒硝。小便不通，加茯苓、琥珀、木通、车前。心虚而烦，加天门冬、枸杞子。四肢厥冷，加附子、干姜。呕吐者，生姜、半夏、藿香。脓多者，加川芎、当归。痛甚者，加乳香、芍药。肉不长，加参、术、芎、归。口不收，加白蔹、白及。风痒痛，加防风、天麻。肌死者，加独活、官桂。疮紫阴黑，加没药、红花。述之不尽，遍览攸嘉。

——明·申拱辰《外科启玄·卷之三·明疮疡宜随症用药论》

【提要】 本论主要阐述疮疡病伴有各类兼证的用药方法。要点如下：作者主张治疗疮疡，除根据证候把握疏、托、补三种大法之外，还要谙熟疮疡各类兼症的用药所宜。如肌肉不长，加人参、白术、川芎、当归；疮口不收，加白蔹、白及；感风痒痛，加防风、天麻；肌肉坏死，加独活、官桂；疮紫阴黑，加没药、红花等。

申拱辰 明疮疡随经加减论

随经者，引经必要之药也。引者，导引也，引领也。如将之用兵，不识其路，纵兵强将勇，不能取胜。如贼人无抵，脚不能入其巢穴，叩之箝篝此理也。故用引经药，不可不知。太阳经，疮疽生于巅顶之上，必用羌活、藁本、麻黄，在下黄柏。少阳经，耳前上用升麻、柴胡，下用柴胡、连翘。阳明经，面上用葛根、白芷、黄芩，下用花粉。太阴经，中府、云门、尺泽，上用条芩、连翘，下则箕门、血海，用苍术、防己。少阴经，少冲、少海，上用细辛，下涌泉、照海，用知母。厥阴经，中冲、内泽，上用川芎、菖蒲，下大敦、曲泉，柴胡之类。上则言其手经，下则言其足经，当察其此。

——明·申拱辰《外科启玄·卷之三·明疮疡随经加减论》

【提要】　本论主要阐述疮疡病治疗引经药及引经穴位的应用。要点如下：由于疮疡所发部位经络不同，治法有所分别。须结合经络之所主，选用引经药及引经穴位，使药力直达病所，从而收到显著疗效。如足太阳膀胱经疮疽生于巅顶之上，必用本经引经药羌活、藁本、麻黄；少阴经所主部位之疮疽，当针刺少冲、少海，用细辛为引经药。

申拱辰　明疮疡汗下和大要三法论

《经》云：汗之则疮已。言疮之邪自外而入，脉必浮数而实，在表故当汗之，邪从汗出，毒自消散。又恐邪之入里，即内托之意也。如内之外者，因七情所得，脉必沉数而实，当先疏其内，以绝其源，不令外出是也。不内外因者，是跌仆打压，火烧汤烫等疮，宜和其荣卫，调其饮食，适其寒温。此治疮之大要三法，不可不知也。

——明·申拱辰《外科启玄·卷之三·明疮疡汗下和大要三法论》

【提要】　本论主要阐述疮疡病汗、下、和三法的要义。要点如下：其一，外感疮毒，可以汗法祛之，则毒邪自散。其二，内伤七情所致疮疡，脉沉数而实者，宜攻下疏内。其三，跌仆打压，火烧汤烫等疮疡，宜和荣卫，调饮食，适寒温。

申拱辰　明疮疡发表攻里通变论

夫疮之始生，有表复有里。表里相兼，当诊其脉；浮沉之间，别其表里之虚实。有表多而里少，有里多而表少，以防风通圣散、《千金》漏芦汤内当消息，表里多少，而药亦随之。表里多少加减得宜，可为上工也已矣。

——明·申拱辰《外科启玄·卷之三·明疮疡发表攻里通变论》

【提要】　本论主要阐述疮疡病辨表证里证的方法。要点如下：其一，诊断表里，重在脉之浮沉。其二，用药可随表里之多少进行加减，主方为防风通圣散和《千金》漏芦汤。

张介宾　总论疮疡治法[※*]

疮疡之治，有宜泻者，有宜补者，有宜发散者，有宜调营解毒者，因证用药，各有所主。《经》曰：形气有余，病气有余，当泻不当补；形气不足，病气不足，当补不当泻。此其大纲也。故凡察病之法，若其脉见滑、实、洪、数，而焮肿痛甚，烦热痞结，内外俱壅者，方是大实之证。此其毒在脏腑，非用硝黄猛峻等剂，荡而逐之，则毒终不解，故不得不下。然非有真实、真滞者，不可下，此下之不可轻用也。其有脉见微细，血气素弱，或肿而不溃，溃而不敛，或饮食不加，精神疲倦，或呕吐、泄泻，手足常冷，脓水清稀，是皆大虚之候，此当全用温补，固无疑矣。然不独此也，即凡见脉无洪数，外无烦热，内无壅滞，而毒有可虑者，此虽非大虚之证，然察其但无实邪，便当托里养营，预顾元气。何也？盖恐困苦日久，或脓溃之后，不待损而自虚矣。及其危败，临期何能及哉？故丹溪云：痈疽因积毒在脏腑，宜先助胃壮气，以固其本。夫然则气血凝结者自散，脓瘀已成者自溃，肌肉欲死者自生，肌肉已死者自腐，肌肉已溃者自敛。若独攻其疮，则脾胃一虚，七恶蜂起，其不死者幸矣，即此谓也。其有脉见紧数，发热憎寒，或头痛，或身痛，或四肢拘急无汗，是必时气之不正，外闭皮毛，风热壅盛而为痈肿，此表邪之宜散者也。如无表证，则不宜妄用发散，以致亡阳损卫，故仲景曰"疮家不可汗"，此之谓也。其有营卫失调，气血留滞而偶生痈肿，但元气无损，饮食如常，脉无凶候，证无七恶，此其在腑不在脏，在表不在里。有热者清其热，有毒者解其毒，有滞者行其气，所当调营和卫而从平治者也。大都疮疡一证，得阳证而病气、形气俱有余者轻，得阴证而形气、病气俱不足者重。若正气不足而邪毒有余，补之不可，攻之又不可者危。若毒虽尽去，而脾肾已败，血气难复者，总皆不治之证。故临证者，当详察虚实，审邪正，辨表里，明权衡。尚举措略乖，必遗人大害，斯任非轻，不可苟也。

——明·张介宾《景岳全书·卷四十六圣集·外科钤·总论治法》

【提要】 本论主要阐述疮疡病的辨证施治大法。要点如下：其一，提出疮疡病的治疗在于察虚实、审邪正、辨表里、明权衡，深刻地反映了疮疡病辨证施治的思想。指出脉见滑实洪数，焮肿痛甚，烦热痞结，为大实之证，毒邪在脏腑，当用硝黄峻剂攻下；脉见微细，或肿而不溃，溃而不敛，精神疲倦，或手足常冷，脓水清稀，为大虚之候，当全用温补；脉无洪数，外无烦热，内无壅滞，非大虚之证，但无实邪，便当托里养营，预顾元气。其二，对于营卫失调，气血留滞而偶生痈肿者，在腑不在脏，在表不在里。当有热者清其热，有毒者解其毒，有滞者行其气。其三，提出判别疮疡预后的标准：得阳证而病气、形气俱有余者轻，得阴证而形气、病气俱不足者重。

1.4.2.2 消法

齐德之 内消法

夫疮疽丹肿之生，皆由阴阳不调，荣卫凝涩，气血不流之所生也。古人有言曰：阳滞于阴则生疮，阴滞于阳则生疽。疮疽之生，有内有外，内生于脏腑胃腹之中，外则生于肤肉筋骨之表，发无定处。夫郁滞之本，则因气血不流，蒸气不能外达，留滞而成，内热疮疽所生焉。若初觉气血郁滞，皮肉结聚，肿而未溃，特可疏涤风热，通利脏腑，一二行徐次诸汤渐渍，即得内消矣。不然，则治之稍慢，毒热不散，反攻其内，致令脓血之聚也。《内经》谓：治病必求于本。盖疮疽本乎中热之郁结不通也，其风邪寒气所聚也，治之宜温热之剂和血令内消也。辨之有法，须认风寒则肿硬色白，热毒则焮肿色赤，以为异也。如有气已结聚，不可论内消之法，宜用排脓托里之药。此者先后之次也。

——元·齐德之《外科精义·卷上·内消法》

【提要】　本论主要阐述疮疡病用消法治疗的原理。要点如下：消法是运用不同的治法和方药，使初起的肿疡得到消散，不使邪毒结聚成脓的办法，是一切肿疡初起的治法总则。临证须辨初起之证候寒热。如系热邪所致，宜疏涤风热，通利脏腑；如系风寒所致，宜治以温热和血之剂。此外，提出疮疡病如已有邪气结聚的证候，不可用消法，宜用排脓托里法。

申拱辰　明内消法论

消者，灭也，灭其形症也。《经》云：诸痛痒疮疡，皆属心火。火者离卦也，离者外阳而内阴。内阴壅滞，必然外攻，治当内消，使绝其源而清其内，不令外发，故云内消。乃初起微觉之时，即以汤液内用黄连、大黄、芒硝、甘草节类疏其源，绝其毒也。如形症已成，不可此法也。

——明·申拱辰《外科启玄·卷之三·明内消法论》

【提要】　本论主要阐述疮疡病内消法的用法。要点如下：疮疡的病机在于火邪，消法的要义在于"灭"。治疗须在初始阶段，以黄连、大黄、芒硝、甘草节等清热泻火之药，绝其源而清其内，不令外发，此即"内消"之义。消法适用于疾病初起阶段，如形症已成，不可用此法。

祁　坤　内消法论※*

消者，减也。于初起红肿结聚之际，施行气活血、解毒消肿之剂，必分之以虚实。如脉症俱实者，汗利之；脉症俱虚者，滋补之。次分部位，佐以引经消毒之药，使气血各得其常，则可内消也。再如热渴便闭，邪在里也，则疏导之；寒热焮痛，邪在表也，则发散之；无表里症，邪在经也，则和解之。

——清·祁坤《外科大成·卷一·总论部·内消内托法》

【提要】　本论主要阐述疮疡病的内消法。要点如下：消法是使初起的肿疡得到消散的办法，常用于疮疡初起红肿结聚之际，针对病种、病因、病机、病情，分别运用不同的方法，如行气、活血、解毒、消肿。邪在里，则疏导之；寒热焮痛，邪在表，则发散之。施用之时，依据虚实、部位、表里，灵活治疗。

陈士铎　疮疡用金银花论

疮疡必用金银花者，以金银花可以消火毒也。然毒实不同，有阴毒、阳毒之分。其毒之至者，皆火热之极也。金银花最能消火热之毒，而又不耗气血，故消火毒之药，必用金银花也。以金银花可以夺命，不分阴阳，皆可治之。盖此药为纯补之味，而又善消火毒，无奈世人以其消毒去火，而不肯多用，遂至无功，而且轻变重，而重变死也。若能多用，何不可夺命于须臾，起死于顷刻哉？诚以金银花少用则力单，多用则力厚而功巨也。故疮疡一门，舍此味无第二品也。所以疮疡初起，必用金银花，可以止痛；疮疡溃脓，必用金银花，可以去眩；疮疡收口，必用金银花，可以起陷。然此犹补阳症之疮疡也。若阴症初生，背必如山之重，服金银花而背轻矣；阴症溃脓，心如火焚，必服金银花而心凉矣；阴症收口，疮如刀割，必服金银花而皮痒矣。然此犹阴症而无大变也。苟痛痒之未知，昏愦之罔察，内可洞其肺肝，外可窥其皮骨，饮之而不欲，食之而不知，惟金银花与同人参大剂治之，亦可以夺命而返魂也，谁谓金银花岂小补之物哉？而世人弃之者，因识其小而忘其大，是以他药可以少用，而金银花必须多用也。知金银花之功力若此，又何患哉？

——清·陈士铎《洞天奥旨·卷四·疮疡用金银花论》

【提要】 本论主要阐述疮疡病要药金银花的应用方法。要点如下：其一，疮疡多为火毒所致，金银花最能消火热之毒，又不耗气血，故为治疗疮疡第一要药。其二，金银花为纯补之味，而又善消火毒，疮疡不分阴阳，皆可用之。其三，无论阳证疮疡、阴症疮疡，在其初起、溃脓、收口各期，均可应用金银花，起到不同的治疗功效。

程国彭　内消法

内消者，肿毒初起，随用药消散也。凡病痈疽、发背、对口、疔毒，其初起憎寒壮热，有似伤寒，而痛偏一处，饮食如常者，蓄积有脓也。当初起时，脓尚未成，不过气血乖违，逆于肉里耳，外敷以远志膏，或贴普救万全膏，内服银花甘草汤，即时消散。若系疔疮，急宜刺破，或艾灸肿处，涂上蟾蜍饼，贴以万全膏，内服菊花甘草汤，随即平伏。菊花连根带叶，皆治疔疮之圣药也。其中亦有挟风寒而发者，宜先用芎芷香苏散以散之，随服菊花、银花等药，即可内消。须及早下手，不可迟滞。

——清·程国彭《医学心悟·附录·外科十法·内消法》

【提要】 本论主要阐述痈疽、发背、对口、疔毒等病初起时，应用内消法的具体治法和用药。要点如下：病初起时，脓尚未成，服银花甘草汤，外敷远志膏、普救万全膏。疔疮，宜急刺破，或艾灸肿处，涂上蟾蜍饼，贴以万全膏，内服菊花甘草汤。通过以上记述，可见内消法亦可配合外治诸法应用。

1.4.2.3　托法

齐德之　托里法

夫疮疽、丹肿、结核、瘰疬，初觉有之，即用内消之法。经久不除，气血渐衰，肌寒肉冷，脓汁清稀，毒不出，疮口不合成，聚肿不赤，结核无脓，外证不明者，并宜托里。脓未成者，使脓早成；脓已溃者，使新肉早生。血气虚者，托里补之；阴阳不和，托里调之。大抵托里之法，使疮无变坏之证。凡为疮医，不可一日无托里之药。然而寒热温凉，烦渴利呕，临证宜审其缓急耳！

——元·齐德之《外科精义·卷上·托里法》

【提要】 本论主要阐述疮疡托里法的适用证。要点如下：托法是用补益气血和透脓的药物，扶助正气，托毒外出，以免毒邪扩散和内陷的治疗法则。适用于外疡经久不愈，气血渐衰，肌寒肉冷，脓汁清稀，邪毒不出，疮口不合，聚肿不红，结核无脓，外证不明显者。应用托里法治疗，方不致变为坏证。

祁 坤 内托法论[※※]

托者，起也。已成之时，不能突起，亦难溃脓，或坚肿不赤，或不痛大痛，或得脓根散，或脓少脓清，或疮口不合者，皆气血虚也。主以大补，佐以活血祛毒之品，或加以芳香，行其郁滞，或加以温热，御其风寒。如托里消毒散，随时加减之，候脓出肿消腐净，用参、芪、归、术大补之，甚加附子，使气血滋茂，则新肉易生，是为内托也。又云：治痈以寒，是为内消；治疽以热，是为内托。内消、内托，乃正治、从治之义也。

——清·祁坤《外科大成·卷一·总论部·内消内托法论》

【提要】 本论主要阐述疮疡病用托法的辨证施治方法。要点如下：内托法以补养气血为主，在临证时又常佐以活血祛毒、芳香行滞、温热散寒等治法及方药。主治以托里消毒散随证加减。如脓出肿消腐净，可用人参、黄芪、当归、白术补其气血，甚至加附子，使气血滋荣，新肉易生。

申拱辰 明内托法论

托者，起也，上也。痈毒之发，外之内者，邪必攻内，自然之理，当用托里汤液，内加升麻、金银花，使荣卫通行，血脉调和，疮毒消散。故云疮家无一日不托里也。

——明·申拱辰《外科启玄·卷之三·明内托法论》

【提要】 本论主要阐述疮疡病用托法治疗的机理。要点如下：托法为托起、外出之意，适用于外发的痈毒向内扩散之证。以升麻、金银花托里并清热解毒之品，使荣卫通行，血脉调和，疮毒消散，而提出"疮家无一日不托里"的观点。

1.4.2.4　补法

申拱辰 明补法论

言补者，治虚之法也。《经》云：虚者补之。如气虚，四君子汤，乃人参、黄芪、白术、甘草；血虚，当归、川芎、芍药、地黄，四物汤；合而为八物汤，或为八珍丸。内详寒热，加黄连、附子，随症活法加减。无出此二方之妙，自然肌生肉长，气血和而体自强矣。

——明·申拱辰《外科启玄·卷之三·明补法论》

【提要】 本论主要阐述以补法治疮疡病的方药。要点如下：补法就是用补养的药物恢复其正气，助养其新生，使疮口早日愈合的治疗法则。其重点在于肌肉生，气血长，故多用四君、四物、八珍之辈。若正虚之中挟有寒热之不同，则可用黄连、附子等随症加减。

祁 坤 论生肌

肌肉者，脾胃之所主。收敛迟速，由气血之盛衰，惟补脾胃，此内治也。腐不尽，不可以言生肌；骤用生肌，反增溃烂；务令毒尽，则肌自生。加以生肌药，此外治也。肌生如榴子红艳，或有白膜为善；若肌白而平，且无纹理，或脓清秽气，为毒连五脏，气血枯竭也，危。

——清·祁坤《外科大成·卷一·论症治·论生肌》

【提要】 本论主要阐述疮疡病溃后生肌的方法。要点如下：其一，肌肉由脾胃所主，疮疡收敛迟速，由气血盛衰决定。故疮疡溃后，生肌之法，内治在于补益脾胃，外治可用生肌药外用。其二，生肌务使腐肉尽除，脓毒尽出；骤用生肌药，反增溃烂。其三，根据肌肉的颜色、形态等，可判别疾病预后。

1.4.3 外治法

齐德之 砭镰法

夫上古制砭石大小者，随病所宜也。《内经》谓针石，砭石、镵针，其实一也。今时用镰者，从《圣济总录·丹毒论》，曰：法用镰割出血，明不可缓也。合扁鹊云：病在血脉者，治之以砭石。此举《素问》血实宜决之，又《气血形志论》曰：形乐志乐，病生于内，治之砭石。盖砭石者，亦东方来，为其东方之民，其病多疮疡，其法宜砭石。砭石之用，自有证候，非止丹瘤也。但见肿起色赤，游走不定，宜急镰之。先以生油涂赤上，以镰镰之，要在决泄其毒。然而此法不可轻用，忌其太深。《内经》所谓刺皮无伤肉，以其九针之用，而各有所宜也。砭镰之法，虽治疮疽，不可轻用也。

——元·齐德之《外科精义·卷上·砭镰法》

【提要】 本论主要阐述外科疮疡病砭镰治法的适应证及具体操作方法。要点如下：该法属放血疗法范围，用以祛除瘀毒，但忌刺割太深，不可轻用。砭镰之用，自有证候，但见肿起色赤，游走不定，均宜急镰之，以泄其毒。从本段原文亦可看出，放血疗法的用具从砭石到用针，再到针刀的过程。

齐德之 贴熁法

夫疮肿之生于外者，由热毒之气蕴结于内也。盖肿于外，有生头者，有漫肿者，有皮厚者，有皮薄者，有毒气深者，有毒气浅者。有宜用温药贴熁者，有宜用凉药贴熁者，有可以干换其药者，有可以湿换其药者，深浅不同，用药亦异，是以不可不辨也。若疮肿初生，似有头者，即当贴温热药，引出其热毒，火就燥之义也。于四畔赤焮处，捣生寒药贴熁之，折伏其热势，驱逐其邪恶，扑火之义也。夫生寒药，势气力精全，性味雄健，或有疗者，不本物理，皆通用药草膏之类。有势力微，欲使尫瘵者敌其勇夫，不亦难乎！又有粗工，不审逆从，便用寒药敷贴，趁逐邪毒，复入于内，归于肝心，十死八九矣。大抵敷贴之法，欲消散肿毒，血脉疏通，寒热逆从，断其去就焉，慎不可执方无权，安能散于郁结，不成脓乎！其肿皮厚者，以故软布，或以纸花子涂药贴熁之，待其药干换；肿皮薄者，即用疏纱，或薄纸涂药贴熁之，其药未干，即当换之。若至脓溃之后，即贴温肌生肉膏药，要在逐臭腐，排恶汁，取死肌，生良肉，全借温热膏剂之力也，切勿用寒凉之药水调贴之。夫血脉喜温而恶寒，若着冷气过理，即血滞难瘥矣。

——元·齐德之《外科精义·卷上·贴熁法》

【提要】 本论主要阐述疮疡病贴熁治法的适应证及具体操作方法。要点如下：熁（xiè），烤之意。贴熁，即外贴药物。贴熁须辨病性寒热、毒之浅深、皮之厚薄，采用不同的药物，施用不同的方法。疮肿初生之时，贴温热药，以引出其热毒；四周红肿处，捣生寒药外敷，折其热势。脓溃之后，外贴温热药，以逐臭腐，排恶汁，取死肌，生良肉。忌以寒凉药外贴。

齐德之 渐渍疮肿法

夫渐渍疮肿之法，宣通行表，发散邪气，使疮内消也。盖汤水有荡涤之功。古人有论，疮肿初生，经一二日不退，即须用汤水淋射之。其在四肢者，渐渍之；其在腰腹背者，淋射之；其在下部委曲者，浴渍之。此谓疏导腠理，通调血脉，使无凝滞也。且如药二两，用水二升为则，煎取一升半，以净帛，或新绵蘸药水，稍热渐其患处，渐渐喜渐淋浴之，稍凉则急令再换，慎勿冷用。夫血气得寒则凝涩，得热则淖泽。日用五七次，病甚者，日夜不住，或十数次，肿消痛止，为验。此治疮肿神良之法也。

——元·齐德之《外科精义·卷一·渐渍疮肿法》

【提要】 本论主要阐述疮疡病渐渍法的机理、适应证及具体操作方法。要点如下：渐法，是将饱含药液的棉絮敷于患处；渍法，是将患处浸泡于药液之中。因两法往往同时进行，故两法合称之渐渍法。应用于疮肿初期，通过对患处湿敷、淋洗、浸泡等不同治疗，宣通行表，发散邪气，使疮内消。依据患处不同，采用不同的方法：在四肢者，渐与渍；在腰腹背者，淋洗；在下面阴部，浸泡患处。

齐德之 针烙疮肿法

夫疮疽之疾，症候不一，针烙之法，实非小端。盖有浅有深，有迟有速，宜与不宜，不可不辨。盖疽肿皮厚口小，肿多，脓水出不快者，宜用针烙；疖皮薄，惟用针以决其脓血，不可烙也。如其未成脓已前，不可以诸药贴熁渐渍救疗，以待自消；久久不消，内溃成脓，即当弃药，从其针烙。当用火针，如似火箸，磨令头尖如枣核样圆滑，用灯焰烧，须臾作炬，数揾油烧令赤，于疮头近下烙之，一烙不透，即须再烙令透，要在脓水易出，不假按抑。近代良医，仓卒之际，但以金银铁铤，其样如针者，可通用之，实在泄其毒也。或只以木炭熟火猛烧通赤，蘸油烙之尤妙。烙后实者捻发为纴，虚者以纸为纴，于纴上醮药纴之，上以帛摊温热软黏膏药贴之，常令滋润，勿令燥也。夫疮疽既作，毒热聚攻，蚀其膏膜，肌肉腐烂，若不针烙，毒气无从而解，脓淤无从而泄；过时不烙，反攻其内。内既消败，欲望其生，岂可得乎？嗟乎！此疾针烙取瘥，实为当理，然忌太早，亦忌稍迟。尝见粗工不审其证浅深，妄施针烙之法，或疮深针浅烙，毒气不得泄，以致内溃；或疮浅烙深，误伤良肉，筋骨腐烂；或抑擦掀动，加益烦痛；或针之不当，别处作头；或即时无脓，经久方溃，遂使痛中加痛，真气转伤。详其所由，不遇良医也。以此推之，凡用医者，不可不择，纵常医疗之得痊者幸矣！

——元·齐德之《外科精义·卷一·针烙疮肿法》

【提要】　本论主要阐述疮疡病针烙法的适应证及具体操作方法。要点如下：烙法，是指将针具烧红后烫烙病变部位，以达到消散、排脓、止血，去除赘生物等目的的一种治法。针烙之法，有浅有深，有迟有速，均须详辨。痈肿皮厚口小，肿多但脓出不畅者，宜用针烙排脓去毒。烙法以火针为好。须掌握治疗时机，既不可过早，更不可太迟。

齐德之　灸疗疮肿法

夫疽则宜灸，不宜烙；痈则宜烙，不宜灸；丹瘤肿毒，宜渐渍之，肿皮光软则针开之，以泄其毒。治疮之手法，迨不过此，而各有所宜。故《圣惠方》论曰：认是疽疮，便宜灸之一二百壮，如绿豆许大，灸后觉似燃痛，经一宿，乃是火气下彻，肿内热气被火导之，随火而出，所以然也。若其疮痒，宜隔豆豉饼子灸之。其饼须以椒姜盐葱相和，烂捣捏作饼子，厚薄如折三钱以来，当疮头豉饼子上灸之。若觉太热即抬起，又安其上饼子若干，更换新者尤佳。若其疮痛，即须急灸，壮数多为妙。若其脓已成者，慎不可灸，即便针开之，即得瘥也。若诸疮经久不瘥，变成瘘者，宜用硫黄灸法灸之。其法：硫黄一块，可疮口大小安之，别取少许硫黄，于火上烧，用钗尖挑起，点硫黄令着三五遍，取脓水干瘥为度。若其发背初生，即宜上饼灸法灸之。初觉背上有疮疼痒颇异，认是发背，即取净土水和捻作饼子，径一寸，厚二分，贴着疮上，以艾作炷灸之，一炷一易饼子。其疮粟米大时，可灸七七炷；其疮如钱许大，日夜不住灸，以瘥为度。已上数法，并依本方，一一亲验，所以载之。愚谓疮医自幼至老，凡所经验，必须写之。尝记，痔瘘恶疮，诸医不验者，取蛴螬，剪去两头，安疮口上，以艾灸之，七炷一易，不过七枚，无不效者。又法：用乞火婆虫灸之，同前法，累验之神效，人皆秘之，往往父子不传。又法：赤皮蒜捣烂，焊作饼子，一如豆豉饼子，灸法灸之，弥佳。

——元·齐德之《外科精义·卷上·灸疗疮肿法》

【提要】　本论主要阐述灸疗疮肿法的适应证。要点如下：不同外科病证有不同的治法。如疽宜灸不宜烙，痈宜烙不宜灸，丹瘤肿毒宜渐渍之，肿皮光软宜针开之等。在此基础上，阐述了灸法的适应证及具体操作方法。若疮痒，宜隔豆豉饼子灸之；若疮痛，须急灸，壮数宜多；若诸疮经久不瘥变为瘘，宜用硫黄灸法灸之；若发背初生，宜上饼灸法灸之。

齐德之　追蚀疮疽肿法

夫疮疡生于外，皆由积热蕴于内。《内经》谓：血热肉败，荣卫不行，必将为脓，留于节腠，必将为败。盖疮疽脓溃烂之时，头小未破，疮口未开，或毒气不出，疼痛难任者，所以立追蚀脓之方法，使毒气外泄，而不内攻，恶肉易去，好肉易生也。若其疮纴，其血出不止者，则未可纴；于疮上掺追蚀之药，待其熟，可纴方纴。若其疮纴之痛应心根者，亦不可强纴之。误触其疮，其焮痛必倍，变证不无不可不慎也！若疮疖脓成未破，于上薄皮剥起者，即当用破头代针之剂，安其上，以膏贴之。脓出之后，用搜脓化毒之药，取效如神矣。若脓血未尽，便用生肌敛疮之剂，务其早愈。殊不知恶肉未尽，其疮早合，后必再发，不可不慎也！

——元·齐德之《外科精义·卷上·追蚀疮疽肿法》

【提要】　本论主要阐述外科疮疡病追蚀法的适应证及具体操作方法。要点如下：追蚀药，具有腐蚀作用，掺布患处，能使疮疡得以腐蚀枯落。其目的在于使毒外泄，而不内攻，恶肉易去，新肉易生。凡疮疽脓肿溃烂之时，头小未破，疮口未开，或毒气不出，疼痛难忍者，均宜用之。

陈士铎　疮疡敷药论

疮疡内散，第一善法也。至疮口已溃，内不能散，必须外治之矣。外治之法最多，大约敷法为佳。敷者，化也，散也。乃化散其毒，使不壅滞耳。然痒疮之缓急不同，火毒之冷热亦异，必须敷得其宜，而后效验始速。如赤肿焮痛，此阳火之毒也，宜用寒性化毒败火之药敷之；如不变色，而肿势深暗者，此阴火之毒也，宜用温性化毒败火之药敷之；如不热不凉，此半阴半阳之火毒也，宜用和解化毒败火之药敷之。自然肌肉不坏，而毒随药散，火随药消，脓易熟而肉不败也。倘宜寒而用热，愈增其外炎；倘宜热而用寒，益添其内陷；倘宜和解而用攻击，自至于败坏而不止也。总之，疮疡贵内外兼治，而敷药亦不可猛浪轻忽，要贵用得宜耳。

又曰：疮疡既以阴阳辨之矣，而阴阳之中，俱用敷药贴之。如阳症用寒药贴之，期其必散也，后用热药散之，不可竟用寒药也；如阴疮初起，即用热药，后不必又用寒药也；如半阴半阳，以敷药和之，杂用温药散之，不可先用寒后用热也。故不必论其皮之厚薄，或先或后，或干或湿，或生或死，或香或臭，惟以三者消息之，断不爽也。

——清·陈士铎《洞天奥旨·卷四·疮疡敷药论》

【提要】　本论主要阐述疮疡病敷药法的辨证用药。要点如下：其一，外敷药物，是中医治疗疮疡的常用方法，可化散毒邪，但须辨阴阳、缓急、冷热。如赤肿焮痛，属阳火之毒，宜用寒性化毒败火之药；如不变色，肿势深暗，是阴火之毒，宜用温性化毒败火之药；如不热不凉，是半阴半阳之火毒，宜用和解化毒败火之药。其二，外敷药物时亦当注意以下三点：一是阳证用寒药敷之，后用热药散之，不可一直用寒药；二是阴证初起用热药敷之，后不必用寒药；三是半阴半阳证用和药敷之，用温药散之，不可先用寒后用热。

陈士铎　疮疡治法论

疮疡治法甚多，针灸之外，有用渫浴之法者，有用熏灸之法者，有用点照之法者，有用追蚀之法者，有用蒸之法者，有用吸之法者，有用烙之法者。用之得宜，皆可奏功，用之失宜，皆能败绩，余所以一概弃而不用也。古人创造诸法，未尝不效，故留法以示人，而无如后人不善用之，反至取败耳。夫有效有不效，尚非万全之法，况无功而有败，又何取哉？余近得异人之传，皆以内治收功，并不见有败坏之时，间有败坏之症，多是垂成别用以上外治之法，而变迁之也。故余益信渫浴、熏灸、照点、追蚀、蒸、吸、烙尽非良法也。宇宙之大，铎何敢谓诸法尽可废弃，或别有仙传制度得宜，奏效如响，亦未可知，而铎实未遇之也。以上诸法之内，追蚀而用水蛭以吮血，吸治而用蟾蜍以收火，无害有益，似可用之，余则未敢信其皆善也。总之，争先之法，莫妙用内治为良。内治必须急早治之，盖治之早，则必散之速，治之缓，则必散之迟，何苦因循懈怠，必俟成脓出毒后，用诸法之纷纷哉。

——清·陈士铎《洞天奥旨·卷四·疮疡治法论》

【提要】　本论旨在对疮疡外治法的临床应用进行评价。要点如下：陈氏根据临证经验，提出外治法不可轻用，用之不当，反而使病情败坏。就其个人学术背景及经验而言，"皆以内治收功，并不见有败坏之时"，间有败坏之症，反而多是外治之法用之不当所致。然作者并未否定外治法，提出疮疡病须以内治为先，内治又当及早治疗，不可等待，成脓出毒后，再据病候施行不同的外治之法。

程国彭　艾灸法

隔蒜灸法，胜用刀针。书云：不痛灸至痛，痛灸不痛时。凡治痈疽、疔肿、流注及一切无名肿毒，以大蒜切片安疮顶上，用陈艾炷安蒜上，香点灸之，其艾炷大小，看疮毒大小为取裁。若痈疽之大者，以蒜捣饼，敷上灸之。不痛者灸至痛而止，痛者灸至不痛而止。若内已有脓，即将乌金膏涂灸处，外用普救万全膏贴之，烂开大口，卸却瘀脓，易收功也。若口不收，或腐肉不脱，洗用防风汤，敷以海浮散，外贴万全膏，腐自去，新自生。计日可愈，真神药也。

——清·程国彭《医学心悟·附录·外科十法·艾灸法》

【提要】　本论主要阐述隔蒜灸法的适应证及具体操作方法。要点如下：灸法是用药物在患处燃烧，借助药力、火力的温暖作用，可以温阳祛寒，活血散瘀，疏通经络，拔引蓄毒。如此肿疡未成者易于消散，既成者易于溃脓，既溃者易于生肌收口。同时须根据疮肿内已有脓、疮口不收、腐肉不脱等情况，配合其他外用敷贴法。

程国彭　神火照法

凡肿在头面以上者，不宜艾灸，恐引火气上攻，宜用火照法，神乎其神。法用火照散，安纸捻中，以麻油浸点，每用火三枝，离毒半寸许照之。自外而内，俾气透入，皮色紫滞者，立转红活，若疮热平塌者，立转高耸。仍须不时照之，则毒气顿解，转阴为阳，以收全功。且此法不止施于头上，即如发背等毒，亦宜用之。其头面患毒，亦有艾灸而愈者。因其毒纯阴，平塌顽麻，非艾灸无功，但艾炷宜小，如黍粒样式。二法乃疮疽门之宝筏，宜互参考，以神其用。

——清·程国彭《医学心悟·附录·外科十法·神火照法》

【提要】 本论主要阐述疮疡病治以神火照法的适应证及具体操作方法。要点如下：神火照法，又称神灯照法，功能为活血消肿，解毒止痛，适用于痈疽轻证。用此法后，未成脓者自消，已成脓者自溃，不腐者即腐。论中提出，凡肿在头面以上者，不宜艾灸，宜用神火照法。此法不只施于头上，又如发背等毒，亦可用之。

◀ 张山雷 论外治之药 ▶

疮疡为病，发见于外，外治药物，尤为重要。凡轻浅之证，专恃外治，固可以收全功，而危险大疡，尤必赖外治得宜，交互为用。此疡医之学，虽曰理法必本于治内，煎剂是其基础，而薄贴末子洗涤等事，允为专门学术，非研究有素，阅历深而细心体会者，亦不能悟彻此中神化也。寿颐读古今治疡各书，外治诸法，亦既汗牛充栋，而按其实在之效力，未可尽信。于此始知徐洄溪谓治疡必有秘授之说为不虚，可知此公之于此道，自有家法渊源。独惜其所著之书，引而不发，不肯将此中秘旨，宣布一二，以告后学，盖犹有吝惜之意。足见闭关时代，习俗误人。以此老之学识宏通，而尚有"秘"之一字，在其胸中，得毋所见犹小，然所学不传，亦颇为此老惜之。颐尝谓吾国医学，未必无出人意表之妙，而向来奉为家秘，不肯告人，因而展转失传，埋没不少。此道不昌，亦正坐此。然又尝谓所学果精，方药果效，亦何必秘，凡深藏而不露者，即其学问不可告人之处。寿颐承师门之学，经治验而来，未尝非世俗之所谓秘授，窃以为可以救人苦难，可以阐扬学识，民胞物与，即在此中，请倾筐倒箧而出之，以与同志共为肄习。药不必贵而奇，惟在适用而有实效。是固正直荡平之道，人人之所能知能行者。虽止寥寥无几，然已足以泛应而有余。果能神而明之，化而裁之，窃谓向来各家秘钥不肯示人者，或亦无以过此。

——清·张山雷《疡科纲要·卷上·治疡药剂·论外治之药》

【提要】 本论主要阐述疮疡外治用药的重要性。要点如下：其一，凡轻浅之证，专用外治，即可以收全功；而疮疡重证，尤必赖外治得宜，而后与内治交互为用。疮疡病内治法固为其基础，外治法亦须系统掌握。其二，强调疮疡外治经验传承的重要性，批评了自私吝惜、秘而不宣的旧习俗。

1.4.4 禁忌与调护

◀ 申拱辰 明疮疡宜调护法论 ▶

疮之一症，非同小可，生死之端，危险之际，最宜谨慎，不可轻忽。当保其性命，忌之宣瞑，慎之七情，禁之口味，净之心神，守之恬淡，妨之色欲。避之十恶之气者，是孝、产、体气、新婚、酒、麝香、腥、臊、膻、秽之气动之。奔劳喊叫接之，友鄙亲狂友之，恭礼趋退牵之，情怀谈之，胡方乱药感之，是非啖之，异禽兽有毒之物，当食糜粥蔬菜。如此之守，岂不安乎！

——明·申拱辰《外科启玄·卷之三·明疮疡宜调护法论》

【提要】　本论主要阐述疮疡病调护的重要性及禁忌。要点如下：提出疮疡病关乎生死，调护禁忌尤为重要。具体而言，饮食、情志、房室等，皆当有所禁忌。饮食宜食麋粥蔬菜而远离有毒的禽兽；情志宜净其心神，守之恬淡，戒色少欲；同时还须避开守孝、生产、体气、新婚、酒、麝香，及腥、臊、膻、秽等"恶气"。

陈实功　调理须知

凡人无病时，不善调理而致生百病，况既病之后，若不加调摄，而病岂能得愈乎！其调治有法：初起病时，先看病者元气虚实，次者疮之阴阳险否，然后用药调治，当攻即攻，可补便补，不可因循耽误，以致变态不虞也。且患者又当安定心神，相忘诸念，毋使怆慌，乃保神气不得变乱也。再顺天时。假如夏热坐卧不可当风，忌置水于榻前床下；冬寒须避，起居常要温和，非柴火不可开疮看视，常有寒侵致生多变。又未溃之先，毒气内作，倘有口干渴症者，凉物须当少少与之，以滋蕴热；至脓溃之后，生冷硬物一概禁之，不然伤脾损胃，脓必难成，致疮软陷，又难收敛。饮食须当香燥甘甜，粥饭随其喜恶，毋餐过饱，宜少、宜热、宜浓，方无停滞，又得易化故也。如大疮溃后，气血两虚，脾胃并弱，必制八仙糕，早晚随食数饼，以接补真元，培助根本，再熬参术膏。如患者脾胃俱虚，饮食减少，胸膈不宽，饮食无味者，用白术膏三匙，人参膏二匙，清米汤空心化服，喜饮者酒化亦可。若精神短少，昏沉多睡，自汗劳倦，懒于动作者，用人参膏三匙，白术膏二匙，亦酒化服。如肌肤粗涩，面苍不泽，或大便血少虚秘，以及皮干发槁者，用地黄膏各二匙和服，或饮阳春酒更妙。其功强健精神，顿生气血，开胃助脾，润肌荣骨。此二药功甚非小，大疮不可缺之，实非草药之比，病者当信用之，乃无更变。虚视者，又多反复不常，故有易愈难愈之态，实在乎得此失此之规也。

——明·陈实功《外科正宗·调理须知》

【提要】　本论主要阐述疮疡病人饮食起居调理的方法。要点如下：其一，首先安定心神，心无杂念，切勿惊慌，保持神气不乱。其二，顺应天时，如夏天坐卧不可当风，忌置水于床下；冬天室内要温和，天寒不可开疮看伤。其三，饮食忌生冷硬物，饮食宜少、宜热、宜浓。其四，溃后补养，可服以八仙糕、参术膏等。

陈士铎　疮疡调护论

疮疡火毒，亦甚大矣哉！而世人往往轻视，自以性命为儿戏也。大痈恶疗，至危至险，出生入死，多在呼吸之际，必宜谨慎。即小疮细疗，亦不可轻忽。盖七情犯之，十恶冲之，或食异禽野兽之味，未溃者忽变为深陷，已溃者倏易为黑紫，终年累月，医疗不转，可不慎乎！无如世人，偏易相犯。其间诸忌之中，尤宜慎者，恼怒与色欲耳。然而犯恼怒者，不过疮口有疼痛开裂之虞；若一犯色欲，则瘀肉有冰冻之苦，新肉有流水之害。然此犹阳症之疮疡也。苟是阴症，一犯色欲，多至暴亡，非大用人参、芪、术、归、熟，而重加金银花、桂、附之品，以急救之，断无生理，万不可仍治其毒，而夭人性命也。世人何苦贪片刻之欢愉，受长夜之疼痛乎！或谓疮口开裂流水，毕竟有火毒留于其中，恐纯用大补，终非救疗之法。不知疮疡已溃之后，原作阴虚治疗，况已结痂而复碎，况已止血而流水，又有何火何毒，可已虚而重虚乎，毋怪顷刻之骤亡也。吾愿行医者，时将危语陈说于病人之前，庶几少知畏惧，不至轻蹈色欲之戒乎。说知故犯，罪在病人，自取速亡，与医者何尤哉？或曰：先生既云犯色欲之禁者，必用大补，乃用金银花，独非泻毒之物乎，何所取而用之？不知金银花虽曰化毒，实亦补气血之品也，诚恐余毒犹存，故尔用之，取其补而能敛，非取其泻而去火也。倘真信其无毒，而单用补剂，尤治疗之神，铎又何敢议哉？

又曰：疮疡饮食之间，最宜细慎。如食驴马、驼骡、猪狗、鱼虾、蟹鳖自死之属，如鹅鸭、鸿雁、鹰雀、鸳鹭、鸠鸦、鸡雉能言之类，如獐鹿、狐兔、虎豹、熊豺毒死之辈，如黄瓜、茄子、胡荽、生姜、蓼芥、葱蒜、薤韭之物，如桃杏、枣栗、梨梅、樱柿未熟之品，如馒首、蒸饼、馄饨，及燔熬煎炙、油腻饱食，均宜忌之。惟羊肉、蔓萝卜与黄白米粮可用。

——清·陈士铎《洞天奥旨·卷四·疮疡调护论》

【提要】　本论主要阐述疮疡病的调护要点。要点如下：其一，对于疮疡病，必须谨慎调养。其二，诸忌之中，尤忌恼怒与色欲。其中色欲在阴症疮疡更为大忌，若犯之，必重用人参、黄芪、白术、当归、熟地、金银花、肉桂、附子等急救之。其三，疮疡病患者的饮食，最宜细慎调养，并列出忌食之物。

祁　坤　药忌

用药之法，如执权衡。若大势已退，仍用悍怕之药，为诛伐无过，失《内经》之旨矣。如败毒散，有表症者宜之，多则损气。流气饮，气结胸满者宜之，多则败血。内补十宣散，在冬月可助内托之功，能移深居浅，然燥荣泻卫之药太多，在夏月及虚之甚者勿用。五香散，肿疡时用之，似有畅达之理，溃疡时用之，则犯重虚之戒。护心散，能解丹石之毒，若不因此及老年病深症急者，禁用。柳酥等丸，皆有砒、硇之辈，乃取汗之峻剂也，治初起寒热，拘急疼痛，脉沉细者，为毒气内陷也，宜用。若身热，脉洪及已溃者禁与。玉枢丹，为下毒之药，无取脓之功，而体虚者、已成者勿用。垣云：一经受病，止责其一经，不可干扰余经。如流气饮通行十二经，则诸经皆为所损矣，禁之。

——清·祁坤《外科大成·卷一·论症治·药忌》

【提要】　本论主要阐述疮疡病后期用药宜忌。要点如下：病势已退，忌用攻伐之品。如表症者宜用败毒散，气结胸满者宜用流气饮，然不可多用，多则损气败血。又如内补十宣散，在冬月可助内托之功，然燥泻之药太多，在夏月及虚人勿用。一些取汗之峻剂，在疮疡病初起时可用，但身热、脉洪及脓已溃之后，则不可与之。

程国彭　将息法

凡病中设有挟风寒者，即宜断去荤腥油腻，微服散药，俟外邪祛尽，另用滋味调补。大抵将息痈肿，不可缺少滋味，以血肉能生血肉也；然又不宜过多，使肉气胜谷气；更忌生冷滞气之物，恐反伤脾胃耳。并宜避风邪，戒嗔怒，寡思虑，少言语，兢兢保养为贵。至于病后将息，毒大者，三年内宜远帷幕，毒小者，期年内宜远帷幕。犯之则成虚损，或成偏枯，或阴减天年，不可不慎也。其他戒怒慎风，亦须常作有病时想。

——清·程国彭《医学心悟·附录·外科十法·将息法》

【提要】　本论主要阐述疮疡病将息调护的宜忌。要点如下：其一，慎饮食，荤腥油腻、生冷滞气之物，当须禁食。既须注意饮食营养，又不可太过，反碍脾胃之气。其二，调畅情志，戒动怒，少思虑。其三，节情欲，远房劳。其四，防外感，避风邪。

顾世澄　论杂忌须知

凡病时，忌怒，忌疑虑，忌身体不洁人来看，忌鱼、羊、鹅肉、烧酒、面食、生冷瓜果、腌腊等物，疮口敛百日后，不作渴者，方可入房。

凡一切痈疽疮肿毒证，将欲好之时，如往有丧人家吊孝，并拜望等项，其疮肿即复发，切忌切忌！

凡痈疽大证，虽有姬妾，不得艳装相见，每见痈疽溃后，大肉已生，姬妾往来，虽无交接之事，而欲念一动，精已离宫，每致虚陷喘急而亡者数人。病者当惜生命，不可不为拒绝也。

——清·顾世澄《疡医大全·卷六·论杂忌须知》

【提要】　本论主要阐述疮疡病的禁忌及注意事项。要点如下：疮疡病的禁忌涉及情志、饮食、房室、探视等方面。如患疮疡病时，忌怒，忌疑虑，忌身体不洁之人探视，忌鱼、羊、鹅肉、烧酒、面食、生冷瓜果、腌腊等物，忌动情欲。疮口已敛百日后，不作渴者，方可行房。

顾世澄　论医者宜避疮毒侵袭

凡视疮疡，秽气甚臭，闻之则恶心难忍，毒深者，最能染人。须先用绵纸塞鼻孔，食姜、蒜、烧酒、充饱之物，以敌秽气，切不可空心视之。吃蒜、酒后，不可口对疮上，恐秽气触疮上，令患者作痛。

——清·顾世澄《疡医大全·卷六·论医者宜避疮毒侵袭》

【提要】　本论主要阐述医生诊治疮毒病人的注意事项。要点如下：提出有些疮疡病易传染，医生诊治时，须事先预防。如先用绵纸塞鼻孔，或食姜、蒜、烧酒、饱腹之物等。另外，医生进食辛辣之物，亦不可以口对患者疮上，以免刺激患处而加重病痛。

顾世澄　论煎药必得其法

凡煎药必须择亲信诚谨老实之人，洗净新药罐，用新汲甜水为上，慢火煎熬，纱绢滤渣，取清汁服之，不可近灯火之下吃药。过口之物，酸味过口，则药味甘甜，甜物过口，则药味转苦。又不宜服冷药，脾喜热，冷则不能运行。患在上，不厌频而少，少服则滋荣于上；患在下，不厌顿而多，多服则峻补于下。病在头面、颈项、臂膊者，先食而后药；病在胸膈、心下、肚腹、膀膝者，先药而后食。病在四肢者，阳中之阳，须服药于旦；病在骨髓，阴中之阴，须服药于夜。

——清·顾世澄《疡医大全·卷六·论煎药必得其法》

【提要】 本论主要阐述疮疡病煎药的用具、煎法及服法。要点如下：其一，就煎法而言，须选择亲信严谨老实之人，洗净新药罐，用新汲甜水，慢火煎熬，纱绢滤渣，取清汁服之。其二，就服法而言，提出不必让病人看药，服药前可食酸物，不可食甜美之物，不宜冷服汤药，而且要根据病情采用不同的服药方法。如病在上，频而少服；病在下，顿而多服。病在头颈臂膊，先吃饭而后服药；病在胸腹、肩膀、膝部者，先服药而后吃饭。病在四肢者，为阳中之阳，当在早晨服药；病在骨髓，为阴中之阴，须服药于夜晚。

2
外 科 各 论

2.1 痈 疽

痈者壅也，是气血为毒邪壅塞不通而致肿胀隆起之意。疽者沮也，为气血为毒邪阻滞不通之意。《内经》认为：痈病位浅病情轻，为阳性疮疡；疽病位深病情重，为阴性疮疡。痈有内痈和外痈之分，疽分有头和无头的不同。对其病因病机，《医宗金鉴》言："痈疽原是火毒生，经络阻隔气血凝。外因六淫八风感，内因六欲共七情，饮食起居不内外，负挑跌扑损身形，膏粱之变荣卫过，藜藿之亏气血穷。"治疗痈疽，依照病程发展的不同阶段，分别采取相应的治疗。

2.1.1 痈疽综论

《灵枢》 痈疽论*

黄帝曰：余闻肠胃受谷，上焦出气，以温分肉，而养骨节，通腠理。中焦出气如露，上注溪谷，而渗孙脉，津液和调，变化而赤为血，血和则孙脉先满溢，乃注于络脉，皆盈，乃注于经脉。阴阳已张，因息乃行，行有经纪，周有道理，与天合同，不得休止。切而调之，从虚去实，泻则不足，疾则气减，留则先后。从实去虚，补则有余，血气已调，形气乃持。余已知血气之平与不平，未知痈疽之所从生，成败之时，死生之期，有远近，何以度之，可得闻乎？

岐伯曰：经脉留行不止，与天同度，与地合纪。故天宿失度，日月薄蚀；地经失纪，水道流溢，草萱不成，五谷不殖；径路不通，民不往来，巷聚邑居，则别离异处。血气犹然，请言其故。夫血脉营卫，周流不休，上应星宿，下应经数。寒邪客于经络之中则血泣，血泣则不通，不通则卫气归之，不得复返，故痈肿。寒气化为热，热胜则腐肉，肉腐则为脓，脓不泻则烂筋，筋烂则伤骨，骨伤则髓消，不当骨空，不得泄泻，血枯空虚，则筋骨肌肉不相荣，经脉败漏，熏于五脏，脏伤故死矣。

黄帝曰：愿尽闻痈疽之形与忌日名。岐伯曰：痈发于嗌中，名曰猛疽。猛疽不治，化为脓，脓不泻，塞咽，半日死。其化为脓者，泻则合豕膏，冷食，三日而已。

发于颈，名曰夭疽。其痈大以赤黑，不急治，则热气下入渊腋，前伤任脉，内熏肝肺。熏肝肺，十余日而死矣。

阳气大发，消脑留项，名曰脑烁。其色不乐，项痛而如刺以针。烦心者，死不可治。

发于肩及臑，名曰疵痈。其状赤黑，急治之，此令人汗出至足，不害五脏。痈发四五日，逞焫之。

发于腋下赤坚者，名曰米疽。治之以砭石，欲细而长，疏砭之，涂以豕膏，六日已，勿裹之。其痈坚而不溃者，为马刀挟瘿，急治之。

发于胸，名曰井疽。其状如大豆，三四日起，不早治，下入腹，不治，七日死矣。

发于膺，名曰甘疽。色青，其状如穀实菰蒌，常苦寒热，急治之，去其寒热，十岁死，死后出脓。

发于胁，名曰败疵。败疵者，女子之病也，灸之，其病大痈脓，治之，其中乃有生肉，大如赤小豆，锉䓖藭草根各一升，以水一斗六升煮之，竭为取三升，则强饮厚衣，坐于釜上，令汗出至足已。

发于股胫，名曰股胫疽。其状不甚变，而痈脓搏骨，不急治，三十日死矣。

发于尻，名曰锐疽。其状赤坚大，急治之，不治，三十日死矣。

发于股阴，名曰赤施。不急治，六十日死。在两股之内，不治，十日而当死。

发于膝，名曰疵痈，其状大，痈色不变，寒热，如坚石，勿石，石之者死，须其柔，乃石之者，生。

诸痈疽之发于节而相应者，不可治也。发于阳者，百日死；发于阴者，三十日死。

发于胫，名曰兔啮。其状赤至骨，急治之，不治害人也。

发于内踝，名曰走缓。其状痈也，色不变，数石其输，而止其寒热，不死。

发于足上下，名曰四淫。其状大痈，不急治之，百日死。

发于足旁，名曰厉痈。其状不大，初如小指，发，急治之，去其黑者；不消辄益，不治，百日死。

发于足指，名脱疽。其状赤黑，死不治；不赤黑，不死。不衰，急斩之，不则死矣。

黄帝曰：夫子言痈疽，何以别之？岐伯曰：营卫稽留于经脉之中，则血泣而不行，不行则卫气从之而不通，壅遏而不得行，故热。大热不止，热胜则肉腐，肉腐则为脓。然不能陷，骨髓不为燋枯，五脏不为伤，故命曰痈。

黄帝曰：何谓疽？岐伯曰：热气淳盛，下陷肌肤，筋髓枯，内连五脏，血气竭，当其痈下，筋骨良肉皆无余，故命曰疽。疽者，上之皮夭以坚，上如牛领之皮。痈者，其皮上薄以泽。此其候也。

——《灵枢·痈疽》

【提要】 本论主要阐述痈疽的病因病机、种类、症状及预后。要点如下：其一，痈疽总由气血凝滞不通所致，瘀而化热以至肉腐为脓。按照痈疽发生部位不同，又分为猛疽、天疽、脑烁、疵痈、米疽、井疽等十八种不同病证。其二，提出治疗痈疽，有针刺、艾灸、砭石、或内服药物、外涂药膏等多种治法。其中，豕膏膏法与菱翘饮为后世所言《内经》十三方中的两首，广为流传。其三，论中多有记述痈疽的忌日死期，说明当时痈疽为难治之病，多预后不良。其四，提出痈与疽的分别：凡热胜肉腐，肉腐则为脓，然不陷于里，骨髓不焦枯，五脏不受伤，其皮薄而光亮者，为痈；凡热气盛，下陷肌肤，筋髓枯干，内攻五脏，气血枯竭，筋骨肌肉皆溃烂，表皮晦暗不润泽，触摸坚硬者，为疽。本论奠定了中医外科学的理论基础。

刘涓子　论痈疽发背治法※*

凡发背，外皮薄为痈，皮坚为疽。如此者，多现先兆，宜急治之，皮坚甚大者，多致祸矣。

——晋·刘涓子撰，南齐·龚庆宣编《刘涓子鬼遗方·卷四·黄父痈疽论》

【提要】　本论主要阐述发背的特点以及预后。要点如下：其一，发背根据临床表现不同而归属于痈或疽，其中发病部位表皮较薄者为痈，表皮坚硬者为疽。其二，发背多有先兆，应当急治；若表皮坚硬，肿胀部位扩大，多害性命。

刘涓子　论痈疽治法※*

相痈疽知是非可灸法

痈疽之甚，未发之兆，肥渴为始，始发之始，或发日疽熏似若小疖，或复大痛，皆是微候，宜善察之。欲知是非，重按其处，是便隐痛。复按四边比方得失，审定之后即灸。第一便灸其上二三百壮，又灸四边一二百壮，小者灸四边，中者灸六处，大者灸八处，壮数处所不患多也。亦应即贴即薄令得所即消，内服补暖汤散，不已，服冷药，外即冷薄。不已，用热帖贴之法，开其口泄热气。

相痈知脓有可破法

痈大坚者未有脓，半坚薄，半有脓。当上薄者，都有脓，便可破之。所破之法，应在下逆上破之，令脓得易出，用钹针，脓深难见，上肉厚而生肉者，火针，若外不别有脓，可当其上数按之，内便隐痛者，肉殃，坚者未有脓也。按更痛于前者，内脓已熟也。脓泄去热气，不尔长速，速即不良。

——晋·刘涓子撰，南齐·龚庆宣编《刘涓子鬼遗方·卷四》

【提要】　本论主要阐述痈疽初起与成脓期的治法。要点如下：其一，痈疽初起，局部症状较轻，按之隐痛，再按周围确定痈疽大小，审定后可灸。根据痈疽大小，确定艾灸壮数，灸后立即配合外贴内服之法。其二，当痈疽上部皮肤变薄为有脓，可用针法刺破，使脓排出。

陈无择　痈疽三因论※*

发背痈疽者，该三因而有之。论云：痈疽瘰疬，不问虚实寒热，皆由气郁而成。《经》亦云：气宿于经络，与血俱涩而不行，壅结为痈疽。不言热之所作而后成痈者，此乃因喜怒忧思有所郁而成也。又论云：身有热，被风冷搏之，血脉凝泣不行，热气壅结而成；亦有阴虚，阳气凑袭，寒化为热，热成则肉腐为脓者，此乃外因寒热风湿所伤而成也。又服丹石及炙煿酒面、温床厚被所致，又尽力房室精虚气节所致者，此乃因不内外所伤而成也。故知三因备矣。又论云：疔者，节也；痈者，壅也；疽者，沮也。如是但阴阳不平，有所壅节，皆成痈疽。又曰：阴滞于阳则发痈，阳滞于阴则发疽。而此二毒，发无定处，当以脉别之。浮洪滑数则为阳，微沉缓涩则为阴，阴则热治，阳则冷治。治之之要，虽有四节八事，所谓初觉则宣热拔毒，已溃则排脓止痛，脓尽则消肌内塞，恶肉尽则长肌傅痂。次序固明，若不别其因，施治亦昧。

——宋·陈无择《三因极一病证方论·卷之十四·痈疽叙论》

【提要】　本论主要阐述痈疽的病因病机及治法。要点如下：其一，痈疽有内因、外因和不内外因三种。内因为喜怒忧思，气机郁结，血瘀不行，壅结为痈疽。外因为寒热风湿外侵，血瘀不行，热气壅结，热盛肉腐为脓。不内外因为服食丹石之药及炙煿酒面，或温床厚被所致，或房事过度，精虚气结所致。总因阴阳不平，气血瘀滞而成。其二，痈疽的治疗：初期成脓，应宣热拔毒；脓毒破溃，应排脓止痛；脓已排尽，应消腐生肌。

陈无择　论痈疽发背灸疗法*

夫痈则皮薄肿高，疽则皮厚肿坚。初发并宜灼艾，唯痈成则宜针，疽脓成则宜烙。若能审其名证，早早施治，仍用药以攻利其根，补托其里，不必告医，自料亦瘥。但世人忽之耳，医方所以冠痈疽于杂病之先者，知为大病也。世医失治疗之序，颠倒错乱，多致枉夭，良可叹息。故备集得效灸法，以贻学人，庶不致妄投也。

治初生痈疽发背，神效灸法，累试有验。江宁府紫极观，因掘得石碑载之。

凡人初觉发背，欲结未结，赤热肿痛，先以湿纸覆其上，立视候之，其纸先干处，即是结痈头也。取大蒜切成片，如当三钱厚薄，安其头上，用大艾炷灸之，三壮即换一蒜片，痛者灸至不痛，不痛灸至痛时方住。最要早觉，早灸为上。一日二日，十灸十活；三日四日，六七活；五六日，三四活；过七日，则不可灸矣。若有十数头作一处生者，即用大蒜研成膏，作薄饼铺头上，聚艾于蒜饼上烧之，亦能活也。若背上初发赤肿，一片中间，有一片黄粟米头子，便用独头蒜切去两头，取中间半寸厚薄，正安于疮上，却用艾于蒜上灸十四壮，多至四十九壮。

——宋·陈无择《三因极一病证方论·卷之十四·痈疽灸法》

【提要】　本论主要阐述痈疽发背的病因病机及灸法治疗。要点如下：其一，发背主要由气机郁结，寒热风湿外邪侵袭以及房事过度，精虚气结所致。其二，发背的治疗：初期成脓，应宣热拔毒；脓毒破溃，应排脓止痛；脓已排尽，应消腐生肌。其三，在发背初期，在脓头处越早灸治，效果越佳，随着时间的推移，治愈率逐渐下降。如果脓头数多，则可以使用隔蒜灸。发病超过七天，则不再使用灸治。

陈自明　痈疽疮肿综论**

夫痈疽疮肿之作，皆五脏六腑蓄毒不流，非独因荣卫壅塞而发也。其行也有处，其主也有归。假令发于喉舌者，心之毒；发于皮毛者，肺之毒；发于肌肉者，脾之毒；发于骨髓者，肾之毒。发于下者，阴中之毒；发于上者，阳中有毒。发于外者，六腑之毒；发于内者，五脏之毒。故内曰坏，外曰溃，上曰从，下曰逆。发于上者得之速，发于下者得之缓。感于六腑则易治，感于五脏则难瘥。

——宋·陈自明撰，明·薛己增订补注《外科精要·卷上·华佗论痈疽疮肿》

痈疽论表里证

伍氏曰：痈疽皆因喜怒不测，饮食不节，阴阳不调，脏腑不和，腠理不密，寒气客于经络。或荣血受寒，则涩而不行，卫气从之，与寒相搏，壅遏不通。或阳气蕴积，则生寒热，寒热不散，皆致前证。又曰：五脏六腑俞穴皆在背，凡患疮症，易伤脏膜，多致不救。腑气浮行于表，故痈肿浮高为易治；脏血沉寒主里，故疽肿内陷为难治。

辨痈疽阴阳浅深缓急治法

曾氏云：凡痈疽其脉浮数洪紧，肿焮作痛，身热烦渴，饮食如常，此六腑不和，毒发于外而为痈。其势虽急，投以凉剂，多保全生。其脉沉细伏紧，初发甚微，或无疮头，身不热而内躁，体重烦疼，情绪不乐，胸膈痞闷，饮食无味，此五脏不和，毒蓄于内而为疽。

——宋·陈自明撰，明·薛己增订补注《外科精要·卷中》

【提要】 本论主要阐述痈疽疮肿的病因病机及治法。要点如下：其一，痈疽的发病，"皆五脏六腑蓄毒不流，非独因荣卫壅塞而发"，由喜怒失常、饮食不节、阴阳不调、脏腑不和以及寒邪凝滞经络，阻塞不通，阳气郁积生热，肉腐成脓而致。其二，根据发病部位深浅来辨证施治及判断预后。红肿热痛明显，身热烦渴，脉浮数者，为病发在外且势急，病位在六腑，治以凉剂，属易治；红肿热痛不明显，身不热而躁动不安，疼痛沉重，胸闷抑郁，脉沉紧者，为病发在内且势缓，病位在五脏，属难治。

陈自明、薛 己 痈疽备论

初虞世云：凡痈疽始作，须以大黄等药疏转利之，勿以困苦为念。若与其溃烂而死，不若利之而死，况有生道哉！古人立法，率用五香、连翘、漏芦等药，贫乏者单煎大黄汤以利之。至于脓溃，乃服黄芪等药以排脓，《千金》《外台》备矣。世以疮发于外，不行转利而死者多矣，悲夫！

愚按：前症若肿高焮痛，脏腑闭结，属内外俱实，当用前药泻之。若漫肿微痛，脏腑不实，属内外俱虚，当用内托补之。若患肿无头，肉色不变，当助胃壮气，令其内消。若疼痛不止，焮肿不消，当用人参黄芪散以托里排脓。若饮食少思，肌肉不生，当用参芪托里散以补养脾胃。丹溪云：痈疽因积毒在脏腑，当先助胃壮气，使根本坚固，次以行经活血药佐之，参以经络时令，使毒气外泄。治之早者，可以内消，此内托之旨也。又云，肿疡内外皆壅，宜以托里表散为主，如用大黄，宁无孟浪之非；溃疡内外皆虚，宜以补接为主，如用香散，未免虚虚之失。此盖古今气禀不同，治宜审之。

——宋·陈自明撰，明·薛己增订补注《外科精要·卷上·痈疽备论》

【提要】 本论主要阐述痈疽的辨证施治。要点如下：其一，陈自明引初虞世之言，言世人治疗痈疽始作，均用泻下之法，至痈疽破溃，始用黄芪等药以内托排脓，害人无数。其二，薛己在"愚按"中提出痈疽应辨证施治：内外俱实，下利；内外俱虚，补托；肿而无头，肉色不变，应助胃气；焮肿疼痛，托里排脓；饮食少思，补养脾胃。其三，薛己复引丹溪之论，认为痈疽因积毒在脏腑而致，当先助胃壮气，次行经活血，使毒气外泄，亦为内托之意。

齐德之　痈疽因机论*

夫疮肿之患，莫大乎痈疽。然而痈疽何以别之？《经》所谓荣卫稽留于经脉之中，则涩不行。血脉不行，则阳气郁遏而不通，故生大热，热毒之气，腾出于外，蓄结为痈，久而不散，热气乘之，腐化为脓，然而骨髓不焦枯，腑脏不伤败，可治而愈也。何为疽？五脏风毒积热，毒热炽甚，下陷肌肤，骨髓皆枯，血气涸竭。其肿色夭，坚如牛领之皮，故命曰疽。痈者，其肿皮薄以泽，此其候也。痈疽之生，有内有外，内生胸腹脏腑之中，外生肤肉筋骨之表。凡此二毒，发无定处，而有常名。夫郁滞之本，始于喜怒忧乐，不时饮食，居处不节，或金石草药之发动，寒暑燥湿之不调，使阴阳之不平而蕴结，外使荣卫凝涩而腐溃。轻者起于六腑，浮达而为痈，气行经络而浮也；重者发于五脏，沉涩而为疽，气行经络而沉也。明乎二者，肿毒丹疹可以类推矣。

——元·齐德之《外科精义·卷上·论痈疽》

【提要】　本论主要阐述痈疽的病因病机。要点如下：其一，痈疽发病，总由情志喜怒忧乐、饮食不节、居处不慎、服食金石、外感邪气等因素而致，在内使阴阳之气不平而蕴结，在外使营卫凝涩而腐溃。其二，痈为热毒之气，浮出肌表，热盛肉腐，蓄结为痈，不伤及骨髓与脏腑，病轻可愈。疽由五脏风毒积热，毒热炽盛，下陷肌肤，骨髓皆枯，血气涸竭，其病危重。

齐德之　痈疽疖五发论**

夫五发者，谓痈疽生于脑、背、眉、髯、鬓是也。大概论之，分为三等：一者疽也，二者痈也，三者疖也。夫疽初生，如黍米大，痒痛有异，误触破之，即焮展四畔，赤肿沉闷，牵引胁肋疼痛。数日之后，渐觉肌肤壮热，恶寒烦渴，肿晕侵展，熛浆汁出，积日不溃，抑之则流血者，谓之发背疽也。其发于脑者，为脑疽也。其发于鬓、眉、髯者，以类呼之。又有初生，其状无头，肿阔三四寸，始觉注闷疼痛，因循数日，皮光微软者，甚则亦令人发热恶寒，头痛烦渴者，谓之发背痈也。

——元·齐德之《外科精义·卷上·论五发疽》

【提要】　本论主要阐述痈、疽、疖发于五处的症状特点。要点如下：其一，痈、疽、疖常发于脑、背、眉、髯和鬓五处，故称为五发。根据形态大小不同，分为三等：一为疽，二为痈，三为疖。其二，初起有头，米粒大小，或痒或痛，触破后红肿疼痛迅速发展，延及胸胁，数日后，肌肤焮痛，出现恶寒烦渴等全身症状，肿处成脓，按之流脓血者为发背疽。发于脑为脑疽。其三，初生无头肿大，注闷疼痛，皮光微软者，为发背痈。

齐德之　论痈疽之别**

六腑积热，腾出于外，肌肉之间，其发暴甚，肿反光软，侵展广大者，痈也。五脏风积热攻，焮于肌骨，风毒猛暴，初生一头如痞瘰，白焦枯，触之应心者，疽也。夫痈疽发于六腑，若燎原之火，外溃肤肉。疽生五脏，沉涩难疗，若陶室之燧，内消骨髓。痈则易疗，惟难将息而迟瘥。疽则难疗，易得痊复。

——元·齐德之《外科精义·卷上·辨疮疽疖肿证候法》

【提要】　本论主要阐述痈与疽的鉴别。要点如下：痈由六腑积热，蒸腾于肌肉腠理之间而致，发病急，局部肿甚且软，浸润面积大，易疗。疽由五脏风热攻冲，热于肌肉筋骨，初起如白瘩，色白如枯槁，触之疼痛及心，难疗。

汪　机　论痈疽证治※*

痈者，初生红肿突起，阔三四寸，发热恶寒，烦渴，或不热，抽掣疼痛，四五日后按之微软。此证毒气浮浅，春夏宜防风败毒散加葱、姜、枣煎，秋冬去葱、姜、枣加木香。身半以上，加瓜蒌；身半以下，加射干。又有皮色不变，但肌肉内微痛，甚发热恶寒，烦渴，此证热毒深沉，日久按之，中心微软，脓成，用火烙烙开，以决大脓，宜服托里之药。疽者，初生白粒如粟米，便觉痒痛，触着其痛应心，此疽始发之兆。或误触者，便觉微赤肿痛，三四日后，根脚赤晕展开，浑身壮热微渴，疮上亦热，此疽也。疽上或渐生白粒如黍米，逐个用银篦挑去，勿令见血，或有少血亦不妨，不见血尤妙，却用老皮散付之。五七日，疮头无数如蜂房，脓不肯出，冬用五香连翘汤，夏用黄连羌活散，夏初用防风败毒散加葱、枣，秋去之加木香。若形气实，脉洪滑有力，痈肿炝开，壮热便闭，宜五利大黄汤、复元通气散，选用通利。又有初生白粒，误触后，便觉情思不畅，背重如石，身体烦疼，胸膈痞闷，怕闻食气，此谓外如麻，里如瓜，疽毒深恶，内连腑脏。疽顶白粒如椒者数十，间有大如莲子蜂房者，指捺有脓不流，时有清水，微肿不突，根脚红晕，渐渐展开，或痒痛，或不痛，疽不甚热，疮反陷下，如领之皮，渐变黑色，恍惚沉重，脉若虚弱，便用大料参、芪、归、术，浓煎调理。

——明·汪机《外科理例·卷一·疮名有三曰疖曰痈曰疽》

【提要】　本论主要阐述痈疽的症状特点及治法。要点如下：其一，痈初起，红肿突起，三四寸宽，四五日后按之微软，治宜防风败毒散加减。若皮色不变，但肌肉内微痛，发热恶寒，为热毒深重。若中心微软为脓成，则排脓，宜服托里之药。其二，疽初起，发病部位有粟米样白粒，且痛痒应心，误触后红肿热痛，三四天后热痛区域扩大，全身高热口渴。当辨证施治，提出方药治法。其三，疽脓头数多，却脓流不畅，红肿热痛不明显，可产生陷下变证，皮肤坚硬色黑。

汪　机　男女痈疽治法不同

男妇痈疽，《精要》谓治法无异。丹溪曰：妇人情性执着，比之男子，其难何止十倍，虽有虚证宜补，亦当以执着为虑。向见一妇早寡，善饮啖，形肥伟，性沉毒，年六十六，七月间背疽近正脊，医乃横直裂开取血，杂以五香十宣散，酒饮月余，未尝及其寡居之郁、酒肉之毒、执着之滞、时令之热，竟至平陷，淹延两三月不愈。

——明·汪机《外科理例·卷一·男女痈疽治法不同》

【提要】 本论主要阐述妇女疮疡病的特点及治法。要点如下：与男子相比，女子情性执着，易生郁热而患痈疽，虽有虚证宜补，不可纯补，必须考虑其内热因素。并举一病例，说明治疗疮病须注重体质的重要性。病例中虽医生治疗得法，但未顾及该妇女寡居之郁、酒肉之毒、执着之滞及时令之热，以至病情迁延不愈。

🔶 汪 机 痈疽当分经络 🔶

丹溪曰：六阳、六阴经，有多气少血者，有少气多血者，有多气多血者，不可概论。诸经惟少阳、厥阴生痈，理宜预防，以其多气少血。血少肌肉难长，疮久不合，必成死证；或者遽用驱毒利药以伐阴分之血，祸不旋踵。才得肿痛，参之脉症，若有虚弱，便与滋补，气血无亏，可保终吉。若用寻常驱热拔毒及纾气药，虚虚之祸如反掌耳。

一人年三十，左腿外臁红肿；一人年四十，胁下红肿。二人皆不预防，本经少阳血少，孟浪用大黄攻里而死。

一人年六十，左膊外侧一核；一女髀骨中痛。二人亦不预防，本经血少，孟浪用五香十宣散表而死。

按：此分经不致有犯禁坏逆之失。然手少阳、少阴、太阴，足少阳、少阴、太阴，俱多气少血也；手厥阴、太阳，足厥阴、太阳，俱多血少气也；手足阳明，俱多血多气也。

以上病例，不系膏粱丹毒火热之变，因虚劳气郁所致，只宜补形气，调经脉，疮当自消，不待汗下而已也。若不详脉证、经络、受病之异，下之，先犯病禁、经禁，故致失手。

——明·汪机《外科理例·卷一·痈疽当分经络》

【提要】 本论主要阐述痈疽当分经络辨治的理论。要点如下：作者在朱丹溪"诸经惟少阳、厥阴生痈，理宜预防。以其多气少血，血少肌肉难长，疮久不合，必成死证"理论的基础上，提出不只上述两经，手少阳、少阴、太阴，足少阳、少阴、太阴，皆为多气少血之经，须分经调治。并结合临床病例，分析了疮疡病并非都因火毒所致，若因虚劳气郁而致，则宜补气调经。

🔶 王肯堂 论痈疽之源[※*] 🔶

方书叙痈疽之源有五：一天行时气，二七情内郁，三体虚外感，四身热搏于风冷，五食炙煿、饮法酒、服丹石等热毒。总之不出于三因也。

外因者，运气痈疽有四：一曰火热助心为疮。《经》云：少阴所至为疮疹。又云：少阴司天，热气下临，肺气上从，甚则疮疡。又云：少阴司天之政，初之气，寒乃始，阳气郁，炎暑将起，中外疮疡。又云：少阳所至为疮疡。又云：少阳司天之政，风热参布，太阴横流，寒乃时至，民病寒中，外发疮疡。初之气候乃太温，其病肤腠中疮。二之气火反郁，其病热郁于上，疮发于中。三之气，炎暑至，民病脓疮。又云：太阳司天之政，初之气，气乃大温，肌腠疮疡，此皆常化，病之浅也。又云：少阴司天，热淫所胜，甚则疮疡。又云：少阴司天，客胜，甚则疮疡。又云：少阴之复，病胕疹、疮疡痈疽、痤痔。又云：火太过曰赫羲，其病疮疡血流。又云：火郁之发，民病疮疡痈肿，此是邪变病之甚也。二曰寒邪伤心为疮疡。《经》云：太阳司天之政，三之气，寒气行，民病寒，反热中，痈疽注下。又云：太阳司天，寒淫所胜，血变于中，发为痈疡，病本于心。又云：阳明司天之政，四之气，寒雨降，民病痈肿疮疡是也。三曰燥邪伤肝为疮疡。《经》云：木不及曰委和，上商与正商同。其病支发，痈肿疮疡，邪伤肝也。又云：阳明司天，燥淫所胜，民病疡疮痤痈，病本于肝是也。四曰湿邪疮疡。《经》云：太阴司天，湿气变物，甚则身后痈。又云：太阴之胜，火气内郁，疮疡于中，流散于外是也。此四条，所谓天行时气者也。《素问·脉要精微论》帝曰：诸痈肿筋挛骨痛，此皆安生？岐伯曰：此寒气之肿，八风之变也。帝曰：治之奈何？岐伯曰：此四时之病，以其胜治之愈也。《灵枢经·痈疽》篇云：血脉荣卫，周流不休，上应星宿，下应经数。寒邪客于经络之中则血泣，血泣则不通，不通则卫气归之，不得复返，故痈肿。寒气化为热，热胜则腐肉，腐肉则为脓，脓不泻则烂筋，筋烂则伤骨，骨伤则髓消，不当骨空，不得泄泻，血枯空虚，则筋骨肌肉不相荣，经脉败漏，熏于五脏，脏伤故死矣。又《生气通天论》云：劳汗当风，寒薄为皶，郁乃痤。又云：阳气者，开阖不得，寒气从之，乃生大偻；荣气不从，逆于肉理，乃生痈肿。是亦寒邪从劳汗之隙，及阳气开阖不得其理之隙，久客之为痈肿也。所谓体虚外感，及身热搏于风冷者也。治法则《精要》十宣散、五香汤，洁古苍术复煎散等，发表之剂是也。

内因者，陈无择云：痈疽、瘰疬，不问虚实寒热，皆由气郁而成。《经》云：气宿于经络，与血俱涩而不行，壅结为痈疽。不言热之所作而后成痈者，此乃因喜怒忧思有所郁而成也。治之以远志酒、独胜散，兼以五志相胜之理，如怒胜思之类是也。

不内外因者，《经》所谓膏粱之变，足生大疔，更如持虚。又东方之域，鱼盐之地，其民食鱼嗜咸，安其处，美其食，鱼热中，咸胜血，故其民黑色疏理，其病为痈疽。又有服丹石、法酒而致者，亦膏粱之类也。李东垣曰：膏粱之变，亦是滋味过度，荣气不从，逆于肉理。荣气者，胃气也。饮食入胃，先输于脾而朝于肺，肺朝百脉，次及皮毛，先行肠道，下归五脏六腑而气口成寸矣。今富贵之人，不知其节，法酒、肥羊，杂以厚味，积久大过。其气味俱厚之物，乃阳中之阳，不能走空窍而先行阳道，乃反行阴道则湿气大胜，子令母实，火乃大旺。热湿既盛，必来克肾，若不慎房事，损其真水，水乏则从湿气之化而上行，其疮多出背上及脑，此为大疔之最重者。若毒气出肺或脾胃之部分，毒之次也。若出于他经，又其次也。湿热之毒所止处，无不溃烂，故《经》言膏粱之变，足生大疔。更如持虚者，如持虚器以更物，则无不更矣。治大疔之法，必当泻其荣气。以标本言之，先受病为本，非苦寒之剂为主为君，不能除其苦楚疼痛也。如东垣治元好问，丹溪治老妇脑疽，皆因好酒，故以三黄、大黄、酒制治之，又如排脓散、当归散之类是也。又有尽力房室，精虚气节之所致者，亦属不内外因，当以补虚内托为主，亦忌用五香之药，耗真阴而助邪热。治之之药，如内固黄芪汤、神效托里散之类也。《经》云：五脏菀热，痈发六腑。又云：六腑不和，留结为痈。又云：诸痛痒疮，皆属于心。肺乘肝则为痈，肾移寒于肝，痈肿少气，脾移寒于肝，痈肿筋挛，此皆脏腑之变，亦属内因者也。

——明·王肯堂《证治准绳·疡医·卷之一·痈疽之源》

【提要】 本论主要阐述痈疽的病因病机。要点如下：提出痈疽病因虽有多种，但总不出三因范畴。就外因而言，依据《内经》运气学说，提出痈疽疮疡病因有四，分别为火邪、寒邪、燥邪和湿邪。就内因而言，引用陈无择的观点，并据内伤七情说，指出气机郁结，经络气血凝滞，为痈疽发病的内在因素。就不内外因而言，强调饮食不节，尤其是嗜酒、嗜食肥甘之品，湿热内生，为痈疽发病之源。另外，房劳过度，精气内虚，或真阴不足，虚热内生，也是痈疽发病的重要原因。

陈实功　痈疽原委论*

故成痈者，壅也，为阳，属六腑毒腾于外，其发暴，而所患浮浅，因病原禀于阳分中。盖阳气轻清浮而高起，故易肿、易脓、易腐、易敛，诚为不伤筋骨易治之症也。疽者，沮也，为阴，属五脏毒攻于内，其发缓而所患深沉，因病原禀于阴分中。盖阴血重浊，性质多沉，故为伤筋蚀骨难治之症也。凡年壮气血胜毒则顺，年老毒胜气血则险。

——明·陈实功《外科正宗·卷之一·痈疽原委论》

【提要】　本论主要阐述痈与疽的区别。要点如下：其一，从阴阳辨证：痈，发于阳分，由六腑之毒邪发于体表而致；疽，发于阴分，由五脏之毒攻入体内而生。其二，从临床特点辨病：痈，病位浅，易肿、易脓、易腐、易敛，不耗伤筋骨，易治；疽，毒邪所致，气血溃败多重浊，易伤筋骨，难治。气血充盛的青壮年易治愈，年老体衰者，凶险。

申拱辰　明痈疽生于九死部位论

夫痈疽之生，原无定位，生死之辨，不可不知。生于不系经络所会关节之处，脏腑俞募之所针治之法，在于疮医甚详。验于脉，审于症，察于部位，观之虚实，按法治之，虽在九死部位，亦有生矣；如患者隐而不言，设不早治，再遇庸俗，治不对症，特犯禁忌，调护失宜，虽发于不死之部位，犹恐难生矣。一伏菟、二腓腨、三背、四五脏俞、六脑、七髭、八鬓、九颐，此九处系紧关节要。出于《此事难知》，宜当熟玩知之矣。

——明·申拱辰《外科启玄·卷之二凡二十四条·明痈疽生于九死部位论》

【提要】　本论主要阐述疮疡病部位与预后的关系。要点如下：其一，作者引王海藏《此事难知》说明九种部位所生的痈疽，病情较重，分别为一伏菟、二腓腨、三背、四五脏俞、六脑、七髭、八鬓、九颐。其二，同时提出病虽在九死部位，亦有生者。若患者隐而不言，不能早治，再遇庸俗，治不对证，更犯禁忌，调护失宜，即便发于不死之部位，预后亦不佳。

张介宾　疮疡"内外阴阳"辨治**

凡疮疡之患，所因虽多，其要惟"内""外"二字；证候虽多，其要惟"阴""阳"二字。知此四者，则尽之矣。然内有由脏者，有由腑者；外有在皮肤者，有在筋骨者：此又其浅深之辨也。至其为病，则无非血气壅滞，营卫稽留之所致。盖凡以郁怒忧思，或淫欲丹毒之逆者，其逆在肝脾肺肾，此出于脏，而为内病之最甚者也；凡以饮食厚味、醇酒炙煿之壅者，其壅在胃，此出于腑，而为内病之稍次者也。又如以六气之外袭、寒暑之不调，侵入经络，伤人营卫，则凡寒滞之毒其来徐。来徐者，其入深，多犯于筋骨之间，此表病之深者也。风热之毒其来暴。来暴者，其入浅，多犯于皮肤之间，此表病之浅者也。何也？盖在脏、在骨者多阴毒，阴毒其甚也；在腑、在肤者多阳毒，阳毒其浅也。所以凡察疮疡者，当识痈疽之辨：痈者，热壅于外，阳毒之气也，其肿高，其色赤，其痛甚，其皮薄而泽，其脓易化，其口易敛，其来速者，其愈亦速。此与脏腑无涉，故易治而易愈也。疽者，结陷于内，阴毒之气也，其肿不高，其痛不甚，其色沉黑，或如牛领之皮，其来不骤，其愈最难。或全不知痛痒，甚有疮毒未形，而精神先困，七恶叠见者，此其毒将发而内先败，大危之候也。知此阴阳内外，则痈疽之概可类见矣。然此以外见者言之，但痈疽之发，原无定所，或在经络，或在脏腑，无不有阴阳之辨。若元气强，则正胜邪，正胜邪则毒在腑，在腑者便是阳毒，故易发易收而易治；元气弱则邪胜正，邪胜正则毒在脏，在脏者便是阴毒，故难起难收而难治：此治之难易，全在虚实。实者易而虚者难也，速者易而迟者难也。所以凡察痈疽者，当先察元气以辨吉凶。故无论肿疡溃疡，但觉元气不足，必当先虑其何以收局，而不得不预为之地，万勿见病治病，且顾目前，则鲜不致害也。其有元气本亏，而邪盛不能容补者，是必败逆之证。其有邪毒炽盛，而脉证俱实者，但当直攻其毒，则不得误补助邪，所当详辨也。

——明·张介宾《景岳全书·卷四十六圣集·外科钤·论证》

【提要】　本论主要从"内、外、阴、阳"四字，阐述疮疡的病因、病位、表里证候，痈、疽的辨别及元气盛衰与预后的关系。要点如下：其一，疮疡之病因，有内外之分。因郁怒忧思情志所伤，或纵欲、丹毒重症传变，伤在肝脾肺肾，病在脏，其病最重；因饮食厚味、醇酒炙煿，饮食所伤，伤在胃，病在腑，病情次之。二者皆为内因致病。六淫外袭、寒暑不调、寒滞之毒，发病缓，病在筋骨；风热之毒，发病骤，伤于肌表。二者皆为外因致病。其二，疮疡总的病机无非血气壅滞，气滞血瘀所致。其三，辨别疮疡，当分阴阳。痈为阳证，肿高，色赤，痛甚；疽为阴证，肿不高，色黑，痛不甚。其四，提出凡察痈疽，当先察元气以辨吉凶，若元气先败，则疮疡预后凶险。

❁ 张介宾　论发背总以阴阳二证为要^{**} ❁

发背属督脉、膀胱经。凡阴虚火盛，或醇酒厚味，或郁怒房劳，或丹石热毒，皆能致之。若肿赤痛甚，脉洪数而有力者，热毒之证也，为易治；若漫肿微痛，色黯作渴，脉虽洪数而无力者，阴虚之证也，为难治；若不肿不痛，或漫肿色黯，脉微细者，阳气虚甚也，尤为难治。大抵发背之证，其名虽多，总惟阴阳二证为要。若发一头或二头，其形焮赤肿高，发热疼痛，头起者为痈，属阳，易治；若初起一头如粟，不肿不赤，闷痛烦躁，大渴便秘，睡语咬牙，四五日间，疮头不计其数，疮口各含如粟，形如莲蓬，故名莲蓬发，积日不溃，按之流血，至数日或八九日，其头成片，所含之物俱出，通结一衣，揭去又结，其口共烂为一疮，其脓内攻，其色紫黯者为疽，属阴，难治。且此证不可大痛，又不可不痛，若见烦闷者，多不治。总之，疮疡虽云属火，然未有不由阴虚而致者。故《经》云：督脉经虚，从脑而出；膀胱经虚，从背而出，故不可专泥于火。

——明·张介宾《景岳全书·卷四十七贤集·外科钤·发背》

【提要】 本论主要阐述发背的病因病机与预后。要点如下：其一，发背病在督脉、足太阳膀胱经循行之处，多为阴虚火盛、醇酒厚味、郁怒房劳或丹石热毒所致。其二，发背分热毒证、阴虚证和阳虚证三种，有痈病与疽病之不同，"总惟阴阳二证为要"。若发一头或二头，红肿疼痛明显，脉洪数为痈，属阳易治；若初起一头如粟，不肿不赤，色黯口渴，脉虽洪数却无力者为疽，属阴，难治。

祁 坤 痈疽之别

痈发于六腑，为表为阳，为热为实，其发迅暴，如燎原之火，故热痛高肿，侵长广大，皮薄光软以泽，多有椒眼，或作便闭，发渴发逆以拒之，由正气内固，不能下陷，是以五脏终不伤也。

疽之发于五脏，为里为阴，为冷为虚，其发停蓄，如陶室之火，内消骨髓，故无热、无肿、无痛，形如瘩瘰，色淡而坚，甚则如牛领之皮，见七恶逆症者死。

阳中之阴者，似热非热，虽肿而虚，赤而不燥，痛而不脓，浮而复消，外盛而内腐，其人多肥，肉紧而内虚也。阴中之阳者，似冷非冷，不肿而实，赤微而燥，痛而有脓，外不盛而内烦闷，其人多瘦，肉缓而内实也。

阳症变而为阴者，草医凉剂之过也；阴症变而为阳者，大方热药之骤也。然阳变为阴，为犹可返于阳也，其症多生；阴变为阳，为不久复归于阴矣，其症多死。阳症有热，则气血行而生肌；阴症无热，则气血滞而不敛。故云有热无热为生死之诀。

观此，则知痈疽有阴阳表里虚实之分，而无大小之别也。第恐犹有未悉者，再续阴阳、善恶、生死、顺逆等歌，内消、内托、虚实等治，使一见了然，庶无舛误。

——清·祁坤《外科大成·卷一·痈疽之别》

【提要】 本论主要阐述痈疽证候的区别。要点如下：其一，提出痈疽有阴阳、表里、虚实之分。痈属阳，疽属阴。痈发于六腑，为表为阳，为热为实；疽发于五脏，为里为阴，为冷为虚。同时，又有阳中之阴和阴中之阳的不同。其二，因用药不当，会导致阳证变阴，阴证变阳。阳变为阴则预后较好，阴变为阳则预后不佳。

程国彭 总论服药法

凡痈疽服药，宜照顾脾胃为主，不得已而用清凉，但期中病，切勿过剂。大法初起时，设有挟风寒者，宜先用芎芷香苏散一剂以散之。散后而肿未消，随用银花、甘草以和解之。若肿势焮痛，大便闭结，内热极盛者，则用卫生汤，加大黄以疏利之。若病势虽盛，而元气渐虚者，则清药中，须兼托补之剂，透脓散主之。若脓水已溃，必须托补元气为主，参芪内托散主之。如或元气虚寒，则补托药中须用辛热以佐之。脾虚者，理中汤、参苓白术散。气虚下陷者，补中益气汤。胃经受寒，饮食停滞者，藿香正气散。气血两虚者，十全大补汤，加附子、鹿茸辈。间亦有虚而挟热者，即于前方中，去附子、姜、桂，加麦冬、银花、丹皮等药以收功，是又不可不知也。大抵有阳毒，有阴毒，有半阴半阳，宜细辨之。阳毒者，疮势红肿，疮顶尖耸，根脚不散，饮食如常，口渴便结，五心烦热，脉洪数；阴毒者，疮势灰白，平塌顽麻，少痛，根脚走散，食少便溏，手足厥冷，口鼻气冷，脉沉迟；半阴半阳者，疮肿虽红，不甚尖耸，饮食差减，大便不结，寒热往来，微渴喜热，脉虚软。此三者，必须细辨，俾用药寒温得宜，方为合法。治阳者，清凉解毒；治阴者，温中回阳；半阴半阳之治，清不伤胃，温不助邪，如斯而已矣。

——清·程国彭《医学心悟·附录·外科十法·总论服药法》

【提要】　本论主要阐述痈疽病各阶段、各类型的用药法则。要点如下：其一，介绍痈疽病初起、极盛期、脓溃期的治法用药。其二，阐明阳毒、阴毒、半阴半阳疮疡的辨证治法。其三，重点提出痈疽服药以寒药居多，故须特别重视顾护脾胃阳气。

《医宗金鉴》　痈疽总论歌※

痈疽原是火毒生，经络阻隔气血凝。外因六淫八风感，内因六欲共七情，饮食起居不内外，负挑跌扑损身形，膏粱之变荣卫过，藜藿之亏气血穷。疽由筋骨阴分发，肉脉阳分发曰痈，疡起皮里肉之外，疮发皮肤疖通名。阳盛焮肿赤痛易，阴盛色黯陷不疼，半阴半阳不高肿，微痛微焮不甚红。五善为顺七恶逆，见三见四死生明。临证色脉须详察，取法温凉补汗攻。

善治伤寒杂证易，能疗痈疽肿毒精。

注：《经》云：诸痛痒疮疡，皆属心火。故曰痈疽原是火毒生也。痈疽皆因荣卫不足，气血凝结，经络阻隔而生，故曰经络阻隔气血凝也。其因有三：外因、内因、不内外因也。外因者，由于春之风、夏之热暑、长夏之湿、秋之燥、冬之寒也。当其时而至，则为正气；非其时而至，或过盛，则为淫邪。凡此六淫为病，皆属外因。亦有因于八风相感：如冬至日，正北大刚风；立春日，东北凶风；春分日，正东婴儿风；立夏日，东南弱风；夏至日，正南大弱风；立秋日，西南谋风；秋分日，正西刚风；立冬日，西北折风。应时而至，主生养万物；不应时而至，主杀害万物。若人感受，内生重病，外生痈肿。凡此八风为病，亦属外因，故曰外因六淫八风感也。内因者，起于耳听淫声，眼观邪色，鼻闻过臭，舌贪滋味，心思过度，意念妄生，损人神气，凡此六欲为病，皆属内因。又有喜过伤心，怒过伤肝，思过伤脾，悲过伤肺，恐过伤肾，忧久则气结，卒惊则气缩。凡此七情为病，亦属内因，故曰内因六欲共七情也。不内外因者，由于饮食不节，起居不慎。过饮醇酒，则生火，消灼阴液；过饮茶水，则生湿停饮；过食五辛，则损气血；伤饥失饱，则伤脾胃：凡此皆饮食之致病也。昼日过劳，挑轻负重，跌扑扪坠等类，损其身形；夜不静息，强力入房，劳伤精气：凡此皆起居之致病也。其起于膏粱厚味者，多令人荣卫不从，火毒内结；起于藜藿薄食者，多令人胃气不充，气血亏少：凡此亦属不内外因也。人之身体，计有五层，皮、脉、肉、筋、骨也。发于筋骨间者，名疽，属阴；发于肉脉之间者，名痈，属阳；发于皮里肉外者，名曰疡毒；只发于皮肤之上者，名曰疮疖。凡痈疽阳盛者，初起焮肿，色赤疼痛，则易溃易敛，顺而易治，以其为阳证也。阴盛者，初起色黯不红，塌陷不肿，木硬不疼，则难溃难敛，逆而难治，以其为阴证也。半阴半阳者，漫肿不高，微痛不甚，微焮不热，色不甚红，此证属险。若能随证施治，不失其宜，则转险为顺，否则逆矣。五善者，五善之证也，诸疮见之为顺，则易治。七恶者，七恶之证也，诸疮见之为逆，则难治。凡患痈疽者，五善为顺，七恶为逆。见三善者则必生；见四恶者，则必死也。医者于临证之时，须详察色脉，宜温者温之，宜凉者凉之，宜补者补之，宜汗者汗之，宜攻者攻

之，庶有济也。然外证痈疽，犹如内证伤寒，善治伤寒，则杂病无不易治；能疗痈疽，则诸疮无不精妙。盖以能辨表里、阴阳、虚实、寒热也。

——清·吴谦《医宗金鉴·外科心法要诀·卷六十一·痈疽总论歌》

【提要】　本论主要阐述痈疽的病因、症状、顺逆及治法。要点如下：其一，痈疽皆因火毒而生，因气血凝结，经络阻隔而成。外因为感受六淫邪气，内因为六欲七情致病，饮食起居不慎、负挑跌扑损伤，为不内外因，均可致痈疽发生。富贵之人气血盛，贫穷之人气血亏。其二，疽发于阴分筋骨间，痈发阳分肉脉之间，发于皮里肉外名曰痈，疮疖发于皮肤上。其三，凡痈疽阳盛者，初起红肿热痛，则易溃易敛，顺而易治；阴盛者，初起色黯不红，塌陷不肿，木硬不疼，则难溃难敛，逆而难治；半阴半阳者，漫肿不高，微痛不甚微焮不热，色不甚红，此证属险证。凡患痈疽者，五善为顺，七恶为逆。医者于临证之时，须详察色脉。

《医宗金鉴》　痈疽总论治法

痈疽疮疡初如粟，麻痒焮痛即大毒。不论阴阳灸最宜，灸后汤洗膏固护。内用疏解与宣通，外宜敷药四围束。轻证神灯照三枝，平塌须急补不足。高肿不可过于攻，内热毒盛须消毒。二便秘结宜通利，脏腑宣通方为福。十日以后疮尚坚，铍针点破最宜先。半月之后脓若少，药筒拔提脓要黏。疮已溃烂腐不脱，当腐剪破开其窍，能令脓管得通流，自然疮头无闭塞。频将汤洗忌风吹，去腐须当上灵药。生肌散用将敛时，保养须勤毋怠惰。切忌脓出投寒凉，冬宜温室夏明窗。肌肉长平将疮敛，谨慎调理更加详。新肉如珠皮不敛，若失保养命多亡。

注：痈疽疮疡初起如粟，若麻痒焮痛者，即毒甚也。七日以前，形势未成，不论阴阳，俱先当灸之。轻者使毒气随火而散，重者拔引郁毒，通彻内外，实良法也。灸完即用汤洗之法，洗完用太乙膏贴于疮顶上，预防风袭。内服疏解宣通之剂，如神授卫生汤、内疏黄连汤、蟾酥丸之类；外围敷药，如冲和膏、玉龙膏之类，四围束之。轻证以神灯照照之，每用三枝。如形势已成，当因证施治。平塌者宜投补剂，以益其不足，使毒外出；高肿者不可过于攻伐，以伤元气，致难溃敛。内热盛者，须佐消毒之剂，以防毒炽。二便秘结者，急用通利之方，使脏腑宣通，方为佳兆。如十日之后，疮尚坚硬，必须用铍针，当头点破。半月之后，脓尚少者，急用药筒拔法拔之，脓血胶黏者为顺，紫血稀水者为逆。过二十一日，纵有稀脓，亦难治矣。若已溃之后，腐仍不脱，堵塞疮口者，用刀剪当头剪开寸余，使脓管通流，自然疮不闭塞。拔脓剪腐已完，用方盘一个，疮下放定，将猪蹄汤以软帛淋洗疮上，并入孔内，轻手擦净内脓，庶败腐宿脓，随汤而出，以净为度。再以软帛叠成七八重，勿令太干，带汤乘热，覆于疮上，两手轻按片时，帛温再换。如此洗按四五次，血气疏通，患者自然爽快。每日如是洗之，谨避风寒。腐肉处以黄灵药掺之，候腐肉脱尽，已见红肉时，洗后随用抿脚挑玉红膏，于手心上捻化，搽涂疮口内，外用太乙膏盖之，不数日新肉顿生。疮势将敛，以生肌散或珍珠散撒之。保养谨慎，不可怠缓。脓出后切忌投以寒凉之药，患者冬宜温室，防其寒也。夏宜明窗，避风暑也。肌肉长平，疮敛时尤加小心，谨慎调理。即使新肉如珠，皮口将敛，若调理疏忽，失于保养，恐致虚脱暴变，命必危亡矣。

——清·吴谦《医宗金鉴·外科心法要诀·卷六十一·痈疽总论歌·痈疽总论治法歌》

【提要】　本论主要阐述痈疽的治法与调护等。要点如下：痈疽初起，不论阴证阳证，以灸法为宜，灸后汤洗、膏贴，内服疏解宣通之剂。轻证以神灯照法即可。痈疽肿势已成，当因证施治；已溃之后，务使脓管通流；疮势将敛，重在生肌敛疮。脓出后切忌寒凉，患者冬宜温室以防寒，夏宜明窗以避风暑。

顾世澄　论阴阳法※

凡诊视痈疽，施治必须先审阴阳，乃为医道之纲领，阴阳无谬，治焉有差！医道虽繁，而可以一言蔽之者，曰阴阳而已。故证有阴阳，脉有阴阳，药有阴阳。以证而言，则表为阳里为阴，热为阳寒为阴，上为阳下为阴，气为阳血为阴，动为阳静为阴。高耸为阳平塌为阴，焮肿为阳，灰白为阴；收束为阳，散漫为阴；疼痛为阳，麻木为阴；有脓为阳，无脓为阴；多言者为阳，无声者为阴；喜明者为阳，欲暗者为阴；阳微者不能呼，阴微者不能吸。阳病者不能俯，阴病者不能仰。以脉而言，则浮大滑数之类，皆阳也，沉微细涩之类，皆阴也。以药而言，则升散者为阳，敛降者为阴，辛热者为阳，苦寒者为阴，行气分者为阳，行血分者为阴，性动而走者为阳，性静而守者为阴。此皆医中之大法。至于阴中复有阳，阳中复有阴，疑似之间，须辨的确，此而不识，极易差讹，是又最为紧要，然总不离于前之数者。但两气相兼，则此少彼多，其中便有变化，一皆以理测之，自有显然可见者。若阳有余而更施阳治，则阳愈炽而阴愈消；阳不足而更用阴方，则阴愈盛而阳斯灭矣。设能明彻阴阳，则医理虽玄，思过半矣。

——清·顾世澄《疡医大全·卷六·论阴阳法》

【提要】　本论主要从证、脉、药三方面，对痈疽的辨证要点和治疗原则进行了阐述。要点如下：其一，以证候而言：疮疡高耸为阳，平塌为阴；焮肿为阳，灰白为阴；收束为阳，散漫为阴；疼痛为阳，麻木为阴；有脓为阳，无脓为阴。其二，从脉象而言，脉浮大滑数为阳，沉微细涩为阴。其三，以药而言：升散为阳，敛降为阴；辛热为阳，苦寒为阴；行气分者为阳，行血分者为阴；药性动而走为阳，药性静而守为阴。

顾世澄　痈疽危险部位

《灵枢》曰：伏兔一、腓二（腓者，腨也，即足肚）、背三、五脏俞四、项五，此五部有痈疽者死。

王海藏曰：脑、颐、须、鬓，亦为痈疽必死之处也。

《鬼遗方》云：不可患痈疽者七处：眼后虚处一，颐接骨处二，耳门前后、车骨接处三，阴根上毛间，胯与尻骨接处四，诸因小腹风水所成痈疽五，颔骨下近耳后虚处六，鼻骨中七，并能害人，但以诸法疗之，或有得瘥，惟眼后虚处最险。

蒋示吉曰：险恶疮生背上有九处：入发际为玉枕，又为舌本一；颈项节二；第三椎为崇骨三；第四大椎为五脏四；第五椎脊骨两旁肺俞五；第六夹脊两旁脾俞及肝俞六；第七脊骨两旁肾俞七；第八后心对鸠尾八，鸠尾，即心盖骨；鸠尾骨穴九。

又曰：正面有六处：喉骨为垂膺一，当胸为神舍二，心鸠尾即心盖骨三，两乳穴四，脐中为神阙五，脐下二寸为阳屈曲间六。

又曰：侧面有三处：耳下近耳后，牙车尖缺陷中，为喉脉一；当膊下为肩骨二；承山上三寸腨肠三。

又曰：忌生恶毒部位：脑、伏兔、髭、腓腨、鬓、背、颐、项、迎香、瞳子髎、舌、五脏俞，患则多险。

——清·顾世澄《疡医大全·卷六·痈疽危险部位》

【提要】　本论旨在对痈疽病候危险之部位进行辨析。要点如下：作者汇集了历代医家总结出的某些痈疽病较为凶险的发病部位。包括人体穴位，如伏兔、五脏俞穴、迎香、瞳子髎等；有形体部位，如腓、背、项、颐、须、鬓、喉骨、胸口、两乳等；有人体器官，如脑等。

顾世澄　论补法

周文采曰：《经》云：虚者补之。凡痈疽已成，不分部位，但根脚散漫，顶不高尖，气虚补气，血虚补血，加银花、甘草节、白芷、桂心等药，使顶自高尖，根窠收束，易溃易脓。如已溃之后，脓血出多，则当峻补气血，庶易于收口也。

——清·顾世澄《疡医大全·卷九·论补法》

【提要】　本论主要阐述痈疽病用补法治疗的适用范围及用药特点。要点如下：疮疡只要有虚证存在，特别是在疮疡的生肌收口期，均当应用补法，补养气血，同时配合解毒散脓之银花、甘草节、白芷、桂心等药。

王维德　痈疽总论※

痈疽二毒，由于心生。心主血而行气，气血凝滞而发毒。患盘逾径寸者，红肿，称痈，痈发六腑。若其形止数分，乃言小疖。按之陷而不即高，顶虽温而不甚热者，脓尚未成；按之随指而起，顶已软而热甚者，脓已满足。无脓宜消散，有脓当攻托。醒消一品，立能消肿止痛，为疗痈之圣药。白陷称疽，疽发五脏，故疽根深，而痈毒浅。根红散浸者，气虚不能拘血紧附也；红活光润者，气血拘毒出外也。外红里黑者，毒滞于内也；紫黯不明者，气血不充，不能化毒成脓也。脓色浓厚者，气血旺也；脓色清淡者，气血衰也。未出脓前，痈有腠理火毒之滞，疽有腠理寒痰之凝；既出脓后，痈有热毒未尽宜托，疽有寒凝未解宜温。既患寒疽，酷暑仍宜温暖；如生热毒，严冬尤喜寒凉。

——清·王维德《外科证治全生集·痈疽总论》

【提要】　本论主要阐述痈与疽的病因病机、症状及治法。要点如下：其一，痈疽总由心生。心主行血，血可载气，气血凝滞，经络阻遏，化火成毒而成。其二，痈发六腑，局部红肿，范围大超过一寸。按之凹陷不起，顶虽温但不甚热，为脓尚未成；按之随指而起，顶已软而热甚，为脓已成。无脓宜消散，有脓当攻托。治以醒消一品，立能消肿止痛。疽有脓头且根深，疽发五脏。其三，根据痈疽局部颜色及脓色，可判断气血情况。其四，未出脓，痈多藏火毒，疽多有寒邪凝滞；出脓后，痈宜托疮解毒，疽宜温补寒邪。

许克昌　痈疽证治统论

问曰：痈疽何为而发也？答曰：人之一身，气血而已，非气不生，非血不行。气血者，阴阳之属也，阴阳调和，百骸畅适。苟六淫外伤，七情内贼，饮食不节，起居不慎，以致脏腑乖变，经络滞隔，气血凝结，随其阴阳之所属，而攻发于肌肤筋脉之间，此痈疽之所以发也。曰：然则，痈疽有别乎？曰：痈者，壅也，邪热壅聚，气血不宣。其为证也为阳，属六腑，高肿色红，焮热疼痛，而其发也必暴，故所患浮浅而易治。疽者，沮也，气血虚寒，阴邪沮逆。其为证也为阴，属五脏，漫肿色白，坚硬木痛，而其发也必缓，故所患深沉而难疗。此痈疽之所以别者然也。曰：然则，其治之也当若何？曰：初起者，审其证而消之；成脓者，因其势而逐之；毒尽者，益其所不足而敛之：此治痈之大旨也。于是乎未出脓前，痈则宣其阳毒之滞，疽则解其阴寒之凝；已出脓后，痈则毒滞未尽宜托，疽有寒凝未解宜温。既患阴疽，虽在盛暑之时，必用辛热之剂，以助阳气；如生阳痈，虽在严寒之时，必用寒凉之剂，以泻火邪。不拘盛暑严寒，但当舍时而从证也。曰：然则，视其外即可知其内欤？曰：吾闻之，医者意也，有诸内则形诸外，故四诊为医家辨证之筌蹄，而望居其一。是以外科之证，形色可凭，善恶可准，一定而不移，显然而易见，非若伤寒证有传经之变也。盖色红焮痛者，实热壅聚也；色白阴痛者，虚寒沮逆也。憎寒发热者，表邪未解也；口渴便秘者，里邪未通也。红活高肿者，气血拘毒于外也；白塌漫肿者，气血冰结于内也。根红散漫者，气虚不能摄血紧附也；不痛坚硬者，血凝不能附气流行也。外红里黑者，毒滞不化也；紫暗不明者，胃气大伤而肌肉死败也。按之陷而不即高，顶虽温而不甚热者，脓尚未成也；按之随指而起，顶已软而热甚者，脓已灌足也。脓色浓厚者，气血强旺也；脓色清淡者，气血衰弱也。诸如此类，审其外，悉其内，按其委，溯其源，此所谓"望而知之"者也。曰：然则，疮疥之与痈疽同乎否，有不发为痈疽而发为疮疥者何也？曰：人之躯壳，计有五层，皮脉肉筋骨也。发于筋骨间者，疽是也；发于脉肉间者，痈是也；发于皮腠间者，疮疥之属是也。大抵营卫不足，湿热邪风，肥甘浊气，淫于肌肤，留滞不散，则疮疥所由生。或痒或痛，或脓或水，名类颇多，治法不一。热则凉之，湿则利之，虫则杀之，风则散之，燥则润之滋之。更宜戒沐浴，以避湿气，忌厚味以清营卫，而疮瘥矣。此所以较痈疽之证治，有大同而小异者焉。噫！人能慎养，气畅血盈，不使形体有衰，则痈疽疮疥，从何而发？苟或不然，百病丛生，又岂惟痈疽疮疥而已哉！古人不治已病治未病，非虚语也，安得人人及乎其未病而治之欤？

——清·许克昌《外科证治全书·卷一·痈疽证治统论》

【提要】　　本论主要阐述痈疽疮疥的病因病机、发病部位、症状、治法及调护。要点如下：其一，痈疽总由外感六淫、七情内伤、饮食不节、起居不慎以致脏腑失常，经络阻隔，气血凝结，随其阴阳之所属，而攻发于肌肤筋脉之间而成。疮疥则因营卫不足，湿热邪风，肥甘浊气，淫于肌肤，留滞不散而生。其二，提出痈疽分期论治的原则：初起，审其证候而消散邪气；成脓，因其病势而逐脓祛邪；毒尽，益其不足而收敛疮口。提出疮疥的治法，热则凉之，湿则利之，虫则杀之，风则散之，燥则润之滋之。宜戒沐浴，忌厚味。其三，对于痈疽的辨识，四诊中尤重望诊，详细列举痈、疽的形色特征，用以辨识病候。其四，提出痈疽与疮疥的发病部位。

发于筋骨间者为疽，发于脉肉间者为痈，发于皮腠间者为疮疖。

2.1.2　痈

痈是指发生于体表皮肉之间的急性化脓性疾病。其特点是肿胀、焮热、疼痛，局部光软无头，结块范围多在 6～9cm，发病迅速，易肿易脓，易溃易敛，或伴有恶寒发热、口渴等全身症状，一般不会损伤筋骨，也不易造成内陷。痈的形成多因外感六淫，饮食失宜，皮肤受外来伤害感染毒邪，或过食膏粱厚味，聚湿生浊，邪毒湿浊留阻肌肤，郁结不散，致营卫不和，邪热凝聚，化热化火，热胜肉腐而成。痈有内痈和外痈之分。内痈生在脏腑，外痈生在体表。痈又因其发病部位不同，而有许多名称，但其性质、症状与治疗均大致相同。多分为初期、溃脓期、收口期三期，治疗时应先根据临床症状辨别虚实。实证可分为火毒蕴结和热盛肉腐，治以清热解毒、透脓托毒；虚证为气血两虚，治以益气养血、托毒生肌。适时辅以外治，脓未成时用艾灸法以提脓，脓已成时用针法以排脓。若痈疽破溃，腐肉溃不收敛，宜去腐外敷。治疗时若失治溃成，发病难救。宜注意饮食清淡，忌膏粱厚味及辛辣，忌房事，忌烟酒。发于深部者，引流要通畅。

巢元方　痈肿综论[※※]

痈者，由六腑不和所生也。六腑主表，气行经络而浮，若喜怒不测，饮食不节，阴阳不调，则六腑不和。荣卫虚者，腠理则开，寒客于经络之间，经络为寒所折，则荣卫稽留于脉。荣者血也，卫者气也。荣血得寒，则涩而不行，卫气从之，与寒相搏，亦壅遏不通。气者阳也，阳气蕴积，则生于热，寒热不散，故聚积成痈。腑气浮行主表，故痈浮浅，皮薄以泽。久则热胜于寒，热气蕴积，伤肉而败肌，故血肉腐坏，化而为脓。其患在表，浮浅则骨髓不焦枯，腑脏不伤败，故可治而愈也。

又，少苦消渴，年四十已外，多发痈疽。所以然者，体虚热而荣卫否涩故也。有膈痰而渴者，年盛必作黄疸，此由脾胃虚热故也。年衰亦发痈疽，腑脏虚热，血气否涩故也。

又，肿一寸至二寸，疖也；二寸至五寸，痈也；五寸至一尺，痈疽也；一尺至三尺者，名曰竟体痈。痈成，九窍皆出。诸气愤郁不遂志欲者，血气蓄积，多发此疾。

诊其寸口脉，外结者，痈肿。肾脉涩甚，为大痈。脉滑而数，滑即为实，数即为热，滑即为荣，数即为卫。荣卫相逢，则结为痈；热之所过，即为脓也。脉弱而数者，此为战寒，必发痈肿。脉浮而数，身体无热，其形默默，胃中微燥，不知痛所在，此主当发痈肿。脉来细而沉时直者，身有痈肿。若腹中有伏梁，脉肺肝俱到，即发痈疽。四肢沉重，肺脉多即死。

凡痈疽，脉洪粗难治，脉微涩者易愈。诸浮数之脉，应当发热而反洗洗恶寒，若有痛处，当有痈也，此或附骨有脓也。脉弦洪相薄，外急内热，故欲发痈疽。

凡发痈肿高者，疹源浅；肿下者，疹源深。大热者易治，小热者难治。初便大痛伤肌，晚乃大痛伤骨。诸痈发于节者，不可治也。发于阳者，百日死；发于阴者，四十日死也。

尻太阳脉有肿痈在足心，少阳脉，八日死；发脓血，八十日死。头阳明脉有肿痈在尻，六日死；发脓血，六十日死。股太阳有肿痈在足太阳，七十日死；发脓血，百日死。髀太阳、太阴脉有肿痈在胫，八日死；发脓血，四百日死。足少阳脉有肿痈在胁，八日死；发脓血，六百日死。手阳明脉有肿痛在渊掖，一岁死；发脓血，二岁死。发肿牢如石，走皮中，无根，瘰疬也；久久不消，因得他热乘之，时有发者，亦为痈也。又，手心主之脉气发，有肿痛在股胫，六日死；发脓血，六十日死。又有痛在腓肠中，九日死也。

　　《养生方》云：五月勿食不成核果及桃、枣，发痈疖。不尔，发寒热，变为黄疸，又为泄利。

　　又云：人汗入诸食中，食之则作疔、疮、痈、疖也。

　　　　　　　　　　　　——隋·巢元方《诸病源候论·卷之三十二·痈疽病诸候·痈候》

　　【提要】　本论主要阐述痈的病因病机、脉象及预后。要点如下：其一，痈由六腑不和所生。卫虚，寒客经络，气聚生热，寒热积成痈；或体质湿热，气郁血滞而成痈；或气郁不遂，血气蓄积而成痈。其二，论述了痈的脉象，并列举了不同脉象对应的病因及从脉象的变化判断痈的预后。其三，论述了痈生长于人体的形态、位置以及所属经络的预后，并判断大致的死亡期限。其四，引《养生方》转述吃未成熟的核果及桃枣，或误食被人汗污染的食物，也易引发痈肿。

巢元方　论痈发背病因病机[※*]

　　夫痈发于背者，多发于诸腑俞也。六腑不和则生痈，诸腑俞皆在背，其血气经络周于身，腑气不和，腠理虚者，经络为寒所客，寒折于血，则壅不通，故结成痈，发其俞也。热气加于血，则肉血败化，故为脓。痈初结之状，肿而皮薄以泽。

　　　　　　　　　　　　——隋·巢元方《诸病源候论·卷之三十三·痈疽病诸候·痈发背候》

　　【提要】　本论主要阐述痈发背的病因病机。要点如下：其一，痈发背多生于腑俞处，因六腑不和，腠理空虚，寒邪侵袭，而致气血不调，壅塞脉络，瘀与热结，肉腐成脓而成痈。其二病位浅，肿处结聚而皮薄光亮。

孙思邈　论痈肿[*]

　　脉数，身无热，即有内痈。

　　诸浮数脉，当发热，而反洗洗恶寒，若有痛处，当结为痈。

　　脉微而迟，必发热，脉弱而数，此为振寒，当发痈肿。

　　脉浮而数，身体无热，其形默默，胃中微燥，不知痛处，其人当发痈肿。

　　脉滑而数，滑则为实，数则为热。滑即为荣，数即为卫。荣卫相逢，即结为痈。热之所过，即为痈脓。身体有痛处，时时苦有疮。

　　问曰：寸口脉微而涩，法当亡血，若汗出，设不汗者当云何？答曰：若身有疮，被刀器所伤，亡血故也。

　　跗阳脉滑而数，法当下重少阴。脉滑而数，妇人阴中生疮。

　　论曰：夫痈疽初发至微，人皆不以为急，此实奇患，惟宜速治。若疗稍迟，乃即病成，以此致祸者不一。但发背，外皮薄为痈，外皮厚为疽，宜急治之。

　　凡痈疽始发，或似小疖，或复大痛，或复小痛，或发如米粒大白脓子。此皆微候，宜善察之。见有小异，即须大惊忙，急须攻之及断口味，速服诸汤，下去热毒。若无医药处，即灸当头百壮。其大重者，灸四面及中央二三百壮，数灸不必多也，复敷冷药。种种救疗，必速瘥也。

凡用药贴，法皆当疮头处，其药开孔令泄热气，亦当头以火针针入四分即瘥。

凡痈疽、瘤、石痈、结筋、瘰疬，皆不可就针角。针角者，少有不及祸也。

凡痈，无问大小，亦觉即取胶如手掌大，暖水浸令软纳纳然，称大小当头上开一孔如钱孔大，贴肿上令相当，须臾干急。若未有脓者，即定不长。已作脓者，当自出。若以锋针当孔上刺至脓，大好，至瘥乃洗去胶。

凡肿，根广一寸以下名疖，一寸以上名小痈，如豆粒大者名疱子。皆始作，急服五香连翘汤下之，数剂取瘥乃止。

凡痈，高而光大者不大热，其肉正平无尖而紫者，不须攻之，但以竹叶黄芪汤申其气耳。肉正平为无脓也。痈卒痛，以八味黄芪散敷之，大痛七日，小痈五日。其自有坚强者，宁生破。发背及发乳，若热，手不可得近者，先内服王不留行散，外摩发背膏。若背生破无苦，在乳宜令极熟，候手按之，随手即起者，疮熟也。须针之，针法要得著脓，以意消息，胸背不过一寸。斟量不得脓，即与食肉膏散著锐头，纳痈口中。如体气热歇，即服木占斯散。五日后痈欲著痂者，即服排脓内塞散。

凡痈，破之后便绵惙欲死，内寒外热，肿自有似痈而非者，当以手按肿上，无所连，乃是风毒耳，勿针之，但服升麻汤，外摩膏。破痈口，当令上留三分，近下一分针之，务极令热，热便不痛。破后败坏不瘥者，作猪蹄汤洗之，日二。夏用二日，冬用六七日，用汤半剂亦可。夫痈坏后有恶肉者，宜猪蹄汤洗去秽，次敷食肉膏散。恶肉尽后，敷生肉膏散及摩四边，令好肉速生。当断绝房室，忌风冷，勿自劳烦，待筋脉平复，乃可任意耳。缘新肉易伤，伤则里溃，溃则重发，发即难救也，慎之慎之，白痂最忌。

凡诸暴肿，一一不同，无有近远，皆服五香连翘汤，刺去血，小豆末敷之，其间数数以针刺去血。若失疗已溃烂者，犹服五香汤及漏芦汤下之。随热多少依方用之，外以升麻汤揾洗熨之，摩升麻膏。若生息肉者，以白蔄茹散敷之，青黑肉去尽即停之，好肉生，敷升麻膏。如肌不生，敷一物黄芪散。若敷白蔄茹，青黑恶肉不尽者，可以漆头蔄茹散半钱和三钱白蔄茹散，稍稍敷之。其散各取当色，单捣筛之，直尔成散用之。（此数法，《集验》用治缓疽。）

或身中忽有痛处，如似打扑之状，名曰气痛。痛不可忍，游走不住，发作有时，痛则小热，痛定则寒。此皆由冬时受温气，至春暴寒，风来折之，不成温病，乃作气痛。宜先服五香连翘汤，摩丹参膏，又以白酒煎杨柳皮及暖熨之。有赤气点点者，即刺出血也。其五香连翘汤及小竹沥汤可服数剂，勿以一剂未瘥便住，以谓无效，即祸至矣。中间将白薇散佳。又有气肿痛，其状如痈，肿无头，虚肿色不变，但皮急痛不得手近，亦须服此五香汤，次白针泻之，次与蒺藜散敷之。

胸中痛短气者，当入暗室中，以手中指捺左眼，视若见光者，胸中有结痈。若不见光者，是瘰疽内发出也。

《经》云：气宿于经络中，血气俱涩不行，拥结为痈疽也。不言热之所作，其后成痈。又阳气凑集，寒化为热，热盛则肉腐为脓也。由人体有热，被寒冷搏之而脉凝结不行，热气拥结成痈疽。方有灸法，亦有温治法。以其中冷未成热之时，其用冷药贴薄之，治热已成，以消热令不成脓也。赤色肿有尖头者，藜芦膏敷之。一云醋和蚌蛤灰涂，干则易之。

余平生数病痈疽，得效者皆即记之。考其病源，多是药气所作，或有上世服石，遂令子孙多有此疾。食中尤不宜食面及酒蒜，及慎温床厚被。能慎之者，可得终身无它，此皆躬自验之，故特论之也。

——唐·孙思邈《备急千金要方·卷第二十二·痈疽》

【提要】 本论主要阐述痈疽的脉象、治则治法及预防调摄。要点如下：其一，详述痈肿始发、成脓、破溃的证候及治法。其二，对痈、疽、疱子、气痛、暴肿、瘰疬内发的临床表现提出鉴别方法与治法方药。其三，引用《内经》之言，提出痈由气血瘀滞，蕴结而成，热气壅结，热盛则肉腐为脓，提出治疗原则及方药。其四，根据自己患痈疽的经验，总结痈疽多由药气所致，或因父辈服石药，子女多患痈疽，此类人应少食面、酒蒜，慎睡温床厚被。

2.1.3 有头疽

有头疽是发于肌肤间的急性化脓性病证。初起患处皮肤即有单个或多个白色粟粒样脓头，焮热红肿胀痛，迅速向深部及周围扩散，脓头相继增多，溃烂后状如莲蓬、蜂窝。根据患病部位不同而有不同病名。生于项部，名脑疽、对口疽；生于背部，名发背、搭手；生在胸部膻中穴处，名膻中疽；生于少腹部，名少腹疽。另外，由于患处形态不同又有多种名称，如蜂窝发、蜂窝疽、莲蓬发等。因其病因、症状和治疗基本相同，故合并论述，统称有头疽。本病好发于项后、背部等皮肤厚韧之处，多见于中老年人及消渴病患者，并容易发生内陷。有头疽多因外感寒热风湿火毒，或过食膏粱厚味，致湿热火毒内蕴；或情志内伤，气机郁结，致积郁化火；或因房室不节，劳伤精气，阴虚火旺，内脏积热，毒邪蕴聚，营卫不和，气血运行失常，以致经络阻塞，邪滞肌肤而成。本病可分为初期、溃脓期和收口期三期。初期患处出现肿块，上有粟粒样脓头，肿块渐向四周扩大，脓头增多，色红灼热，高肿疼痛，伴发热恶寒、头痛纳差。溃脓期肿块进一步增大，疮面渐渐腐烂，形似蜂窝，伴壮热口渴、便秘尿赤等症状。收口期脓腐渐尽，新肉开始生长，逐渐愈合。有头疽在治疗时，应先辨别虚实。实证可分为火毒蕴结证和湿热壅滞证，治宜清热利湿，解毒活血；虚证分为阴虚火旺证和气虚毒滞证，治宜扶正托毒。适时辅以外治，脓未成时用艾灸法以提脓，脓已成时用针法以排脓。本病容易发生陷证，切忌挤压、碰伤，忌食鱼腥、辛辣等发物或甜腻食物。

巢元方 论疽发背病因病机※※

疽发背者，多发于诸脏俞也，五脏不调则发疽。五脏俞皆在背，其血气经络周于身。腑脏不调，腠理虚者，经脉为寒所客，寒折于血，血壅不通，故乃结成疽，其发脏俞也。热气施于血，则肉血败腐为脓也。疽初结之状，皮强如牛领之皮是也。疽重于痈，发者多死。

——隋·巢元方《诸病源候论·卷之三十三·痈疽病诸候·疽发背候》

五脏不调则致疽。疽者，肿结皮强，如牛领之皮。六腑不和则致痈。痈者，肿结薄以泽是也。腑与脏为表里，其经脉循行于身，俞皆在背。腑脏不调和，而腠理开，受于风寒，折于血，则结聚为肿。深则为疽，浅乃为痈。随寒所客之处，血则否涩不通，热又加之，故成痈疽发背也。

——隋·巢元方《诸病源候论·卷之四十·妇人杂病诸候·发背候》

【提要】　本论主要阐述疽发背的病因病机及与痈的鉴别。要点如下：其一，疽发背多生于脏俞穴处，因五脏不调，经络空虚，寒气凑之，血凝于脉，肉血败腐成脓而成疽发背。其二，发背痈与发背疽的辨别主要在于发病部位的深浅。六腑与五脏相表里，六腑为表，五脏为里，故深则为疽，浅则为痈。其三，根据临床表现可鉴别。疽发背者，肿处结聚且皮肉坚硬，如牛项之皮；痈发背者，肿处结聚而皮薄有光泽。

薛　己　论脑疽※

脑疽属膀胱经积热，或湿热上涌，或阴虚火炽，或肾水亏损，阴精消涸。初起肿赤痛甚，烦渴饮冷，脉洪数而有力，乃湿热上涌，当用黄连消毒散，并隔蒜灸以除湿热。漫肿微痛，渴不饮冷，脉洪数而无力，乃阴虚火炽，当用六味丸及补中益气汤，以滋化源。若口舌干燥，小便频数，或淋漓作痛，及肾水亏损，急用加减八味丸及前汤，以固根本，引火归经。若不成脓，不腐溃，阳气虚也，四君加归、芪。不生肌，不收敛，脾气虚也，十全大补汤。若色黯不溃，或溃而不敛，乃阴精消涸，名曰脑烁，为不治。若攻补得宜，亦有可愈。治者审焉！

——明·薛己《外科枢要·卷二·论脑疽》

【提要】　本论主要阐述脑疽的病因病机及辨证施治。要点如下：其一，脑疽的病机，总属膀胱经积热所致。其二，依据不同时期的症状，辨证治疗。初起肿赤痛甚为湿热上涌，治以黄连消毒散，并隔蒜灸。若漫肿微痛，为阴虚火旺，治以六味丸、补中益气汤。若口舌干燥及肾水亏损，急用加减八味丸。若不成脓，不腐溃，为阳气虚，治以四君加归、芪。不生肌，不收敛，为脾气虚，治以十全大补汤。其三，色黯不溃，或溃而不敛，为阴精消涸，名曰脑烁，不治。

陈实功　诸疽综论※*

腰间肾俞发难生。

肾俞发者，生于两腰内肾陷肉之间，或正中亦发。凡生于此者，最为险候。盖内肾乃为性命根本，藏精、藏气、藏神，又谓受命先天，育女、育男、育寿，此等皆出于肾脏之一窍也。是为疾者，房劳过度，气竭精伤，欲火消阴，外阳煽惑，以致真水真阴从此而耗散；既散之后，其脏必虚，所以诸火诸邪乘虚而入；既入之后，浑结为疮。如本脏稍有真阴制火，疮形自可红活高肿为脓，治以人参养荣汤加山萸、五味子、黄柏、知母及加减八味丸，以救其源也。若疮形色紫黑干枯、坚硬不作脓者，为真阴内败，再无可生之理，必死在十五日前后为期也。

——明·陈实功《外科正宗·卷之一·痈疽门·痈疽原委论》

脑疽论

夫脑疽者，俗称对口是也。但所发不同，其源有二：得于湿热交蒸，从外感受者轻；五脏蕴结，从内发外者重。其理何也？湿热之为病，天行气候，寒暑不调，节序温凉，阴阳失度。凡有体虚者易于侵袭，项后虽属督脉，又主太阳寒水司行之道，所有侵袭，气血必凝，凝则后必为肿，此从外感受者。其患初起有头，多生正穴，三四日间，多作焮痛，始生寒热，口和而干，色红根活，疮势渐高，形不散大，时止时痛，易脓易腐，饮食知味，起坐寻常，外势虽可畏，而内无七恶之症相干，此属阳症，其由从外来矣，故多不治可愈。所有五脏蕴结而成者重，其源有五：盖心主血，故心绪烦扰，煽动不宁，以致火旺而沸腾，行于项间与寒水交滞而为肿者，一也；肝统筋，故恼怒伤肝，项乃三阳统筋之所，肝伤则血脉不潮，筋无荣养凝结为肿，故项紧急强痛，不能转侧，其患未溃前肉色紫暗，坚硬漫肿，破流血水，木痛无脓，此等之症皆肝气受伤者，二也；脾主肌肉，故思虑伤脾，脾气日损，又或膏粱损胃，胃汁干枯，以致中脘痞塞，气不运行，逆于肉里，乃生壅肿，其患外皮虽腐而内坚不溃，口燥舌干，饮食不进，根脚走散，脓秽色败，此等之症皆脾气受伤者，三也；肺主皮毛，故忧郁伤肺，肺伤则毛窍闭塞，腠理不通，气不舒畅，纵横经络，结而为肿，其形疮多平陷，色淡不华，皮腐脂流，形如汤泼，气粗短促，鼻霉鼻掀，碌碌生痰，殷殷发嗽，此等之症皆肺气受伤者，四也；肾主骨髓，故恣欲伤肾，肾伤则真阴之气败矣，真阴一败，相火自生，此火最能自升自降，或动或静，煎熬脏腑，消烁津液，更变形容，改换声音，疮形紫黑，脉数乖度，烦躁口干，随饮随渴，此等之症皆肾气受伤者，五也。凡治此症，必内分虚实，外辨阴阳，体顺天时，察其病理。七日以前疮势未成者，当通窍，以汗发之。七日以后病势已成，治当兼补以托之。此则毒不内攻，外无变症，如药攻利太过，元气受伤，毒多难出，又敷围凉药，气血冰凝，则肌肉多死，反难腐溃。

脑疽治法

初生有头或无头，大痛或不痛，俱隔蒜灸，兼服解毒。已成坚硬，发热焮痛，口干便秘者，邪在内也，宜泄之。坚肿不痛，发热恶寒，头痛四肢拘急者，兼发表攻里。肿硬日深，形色紫黑，外皮不腐，内脓不溃，宜行拔法。项强头面焮热，口燥恶心呕吐者，邪在上也，宜清之。焮热肿痛，红色光亮，疼苦有时，内脓胀痛者，急开之。将溃不溃，微热微红，不作腐溃者，脾胃虚也，宜补之。溃后腐肉不脱，脓水清稀，肿痛仍作者，当大养气血。大便多溏，小便短涩，自汗食少，脉细身凉者，温中健脾。

鬓疽论

夫鬓疽者，乃手少阳三焦相火妄动，又兼肾水不能生木，或外受风热所感。但此经多气少血，肌肉相薄，凡有患最难腐溃。此皆起于情性急暴、房欲，血虚火动，肝气凝结而成。疽之初起，寒热交作，头眩痛彻太阳，甚则耳目连鬓通肿。治法不可妄用针灸，必分阴阳、表里、邪正、虚实治之，庶不有误。且如初见疮时，多寒少热，口干作渴，好饮热汤，六脉虚数无力，又兼患上坚硬，多不焮痛，无溃无脓，疮根流散，此等之症，乃真气虚而邪气实也。治以托里为主，消毒佐之，如清肝养血汤、托里消毒散之类是也。又如见症时热多寒少，头眩作痛，口燥舌干，渴欲饮冷，二便秘涩，六脉沉实有力，疮亦焮肿疼痛，身体发热，易腐易脓，根脚不开，肿焮在外，此乃正气实而邪气虚也。治以消毒为主，托里佐之，如栀子清肝汤、鼠粘子汤之类是也。大抵正气胜则实，邪气胜则虚，必然一胜则一负，邪正不并立，欲其虚而不待损而自虚矣。又有未见疮时，先作渴症，或一年半载，日久日重，然后发为鬓疽。其形色多紫黑，疮多平陷，坚硬无脓，毒流耳项，又兼气味不正，形容不泽，精神不明，饮食不进者，俱为不治。

——明·陈实功《外科正宗·卷之二·上部疽毒门》

透脑疽发在额上发际之间，多发寒热，头疼如斫，不可忍耐，先用万灵丹发汗，解散风邪，次宜清托。

——明·陈实功《外科正宗·卷之四·杂疮毒门·拾遗症》

【提要】 本论主要阐述腰疽、脑疽、鬓疽、透脑疽的病因病机、辨证施治及预后判断。要点如下：其一，腰为肾府，肾为性命之根本，故腰疽属险证。腰疽多由房劳过度，真水真阴耗散，诸火邪乘虚而入所致，应辨证治疗。疮面红活高肿有脓，属真阴尚存，宜救其源；疮面紫黑干枯无脓，属真阴衰败，半月即死。其二，脑疽病因有二，由外感湿热交蒸所致为轻证，由五脏蕴毒所致为重证。应根据症状特点辨证施治，分别采用泄法、发表攻里、拔法、清法、温法和补法等法治疗。其三，鬓疽多由情性急暴、房劳，血虚火动或肝气凝结而成。正虚邪实，宜托里消毒；正实邪虚，宜消毒托里。若色紫黑疮平陷，坚硬无脓，则为不治。其四，透脑疽多寒热头疼难以忍耐，应先发汗散邪，次宜清托。

祁 坤 头颈腰部四疽综论[**]

百会疽 生百会穴，在巅之上。初起如粟，次大如钱，形似葡萄，坚硬色赤，寒热痛楚，元气厚者由热毒上攻，宜黄连消毒饮、蟾酥丸、贵金丸之类。元气弱者由虚阳浮泛，宜八味地黄丸引火归源，更以附子饼置涌泉穴，灸五壮以泄其毒。若肿连耳项，七日不穴，神昏痰起者不治。……

夭疽（生左耳后）、**锐毒**（生右耳后，俱一寸三分） 夭者妖变之物也，属肝木。锐者锋利之器也，属肺金。二症起于谋虑不决，火郁而成，生于隐微，发于不测，及觉之时，毒已入内矣。红活高肿，易腐易脓者顺。坚硬伏陷，未溃先黑，未脓先腐，臭秽易生，元气易败，此毒气内攻也，为逆。微者加味逍遥散、越鞠丸、托里消毒散，随时增损。甚者十全大补汤，非倍用参、附，不能以回其阳。

——清·祁坤《外科大成·卷二·分治部上（痈疽）·头部》

项疽 生于项之中，一名项中疽，俗云对口，为与口相对也，属督脉经盛阳之火。嫩赤肿痛者易治，根大坚硬者难疗，平塌神昏者死。初起，脉洪数有力者，绀珠丹、卫生散、贵金丸、梅花五气丹、黄连救苦汤，俱可选用，并隔蒜灸之。或灸天宗穴七壮，艾如绿豆大。已成者，解毒天浆散、托里消毒散。已溃者，大小保安汤以补元气，加减地黄丸引火归源。外兼敷治，或灸神阙穴二七壮。此症有头尾，头向上，尾向下，形如蜂窠者，防毒气攻心蚀脑。又忌见风，风入发搐者难疗。若痰壅毒流两肩者，鲜血暴涌者，腹胀谵语者，俱不治。

——清·祁坤《外科大成·卷二·分治部上（痈疽）·颈项部》

下搭手 生肾俞之旁，十四椎之间，一名连肾发，由房劳伤肾所致，令人口干寒热，百节俱疼，治同下发背。若咳嗽呕哕，厥逆不食，及脓清腰骨似折者逆。先有渴症，后患疽者，肾水竭也，脓秽色黯不痛，疮口张大者，脾气败也。小便如淋，痰壅喘促，口干舌裂者，脾肺败也。左尺脉洪数者，肾无所生也。左关脉浮涩者，金克木也，秋令尤难，俱为不治。

——清·祁坤《外科大成·卷二·分治部上（痈疽）·腰部》

【提要】 本论主要阐述四种有头疽的病因病机、顺证与逆证的鉴别及治法。要点如下：其一，不同部位的有头疽病因病机也有异。百会疽、天疽和锐毒由谋虑不决，火郁而成；项疽由督脉阳盛火旺所致；下搭手由房劳伤肾所致。其二，根据症状表现可辨别顺逆。疮头红活高肿，易腐易脓为顺证；坚硬伏陷，未溃先黑，未脓先腐为逆证；顺证易治，逆证难治，出现平塌神昏、厥逆不食、脏腑衰败等表现多为不治。其三，顺证气血俱实，可开郁解毒，祛腐排脓；日久转逆需补益气血，托里消毒。若联合针灸、外敷等法治疗效果更佳。

陈士铎 鬓疽与腰疽论

人有两鬓之中忽然生疽，红肿高突数寸，头面眼鼻俱浮，其状不堪，异乎平常相貌，此阳毒也。盖两鬓近于太阳，乃阳之位也，阴气不能到此部位，故两鬓生疽，常作阳症治之。然是阳症，往往有变为阴症者，所以阳药中必加入阴分之药，以预防其害。若已溃破腐，更须阴药多于阳药，消息而善治之也。今有一方，名曰理鬓汤，治未溃已溃，未烂已烂，无不收功。

——清·陈士铎《辨证录·卷之十三·鬓疽门》

人有腰眼之间，忽长疽毒，疼痛呼号，似乎阳症，然腰肾乃至阴之地，未可作阳疽治之，若竟作阳症治，大不宜也。此症虽本于过忍其精，欲泄不泄以成斯毒，似乎纯是阴分之过，但腰间虽不远于内肾，火发而毒成，则阴中有阳，未可纯以阴症治之，必须合阴阳并治之，化其毒则毒去如扫。倘不补阴而竟治其毒，则肾气愈伤而毒难速化。即补阴而不补阳，则阴无阳不生，毒且深藏于肾宫而不得外泄矣。

——清·陈士铎《辨证录·卷之十三·腰疽门》

【提要】 本论主要阐述鬓疽和腰疽的病因病机及阴阳辨证。要点如下：其一，鬓疽生于阳位太阳穴附近，多由阳毒所致，为阳证。其发病急骤，红肿高突，但可转变为阴证，故治疗时阳药中须加入阴分之药，以防变证。若肿处破溃，更应阴药多于阳药，治以理鬓汤。其二，腰疽症状表现虽似阳证，但不可以阳证论治。腰肾为至阴，病为阴证，但阴阳互藏，阴中有阳，治疗时若只攻毒却不补阴，则肾气耗伤难使毒邪外出，若单纯补阴而不补阳，则阳气推动不足，阴气难以生化，毒邪亦难排出，故应阴阳并治，驱邪外出。

程国彭 发背综论

生于背，名曰发背，肺经火毒也。生于背下，与心相对，名曰对心发，心经火毒也。生于腰，名曰肾俞发，肾经相火之毒。若生于肩脊，名曰搭背，右为肺火，左为肝火也。生于手背名曰手发，生于足背名曰足发，脾经湿热之毒也。有如莲子形者，头多突起。有如蜂窠形者，孔多内陷，外结螺靥。此二种，须防毒陷。大率此症，皆由膏粱厚味，或六淫外客，七情内郁所致，积聚不散，以致荣气不从，逆于肉里耳。初觉肿痛，即宜用药消散之。散而不去，则用艾灸、提脓等法。痈疽之症，始为热中，末为寒中，不可不察也。

——清·程国彭《医学心悟·卷六·外科症治方药·发背》

【提要】　本论主要阐述背疽的命名、病因病机及治法。要点如下：其一，发背根据发病部位和病因不同而名称各异。在背部，因肺经火毒所致为发背；背部与心平行，由心火所致为对心发；在腰部由肾火所致为肾俞发；在肩脊为搭手，发在左侧由肝火所致，发在右侧为肺火所致；在手足背由脾经湿热所致为手发、足发。其形状各异，其中如莲子、蜂巢形者容易发生内陷变证。其二，发背总由过食膏粱厚味、外感六淫、七情内郁而经络气血壅塞不通而发，始为热中，末为寒中。其三，病初肿痛，宜用发散药，无效，再用艾灸提脓等方法。

《医宗金鉴》　头背诸疽论※※

脑疽项正属督脉，左右偏脑太阳经。阳正阴偏分难易，治与痈疽大法同。

注：此疽有正有偏，正属督脉经，入发际名为脑疽，俗名对口；偏属太阳膀胱经，名为偏脑疽，俗名偏对口。正脑疽系阳亢热极而生，其证多焮赤肿痛，色鲜红活，根束顶尖，时痛时止。督脉纯阳，起于尾闾，上贯巅顶，挟毒上升，故易脓、易腐、易敛，多属顺证。若偏脑疽，系寒热错杂所生，其证漫肿，色暗，平塌，坚硬。然足太阳经外阳内阴，从头走足，阳降阴凝，难脓、难腐、难敛，多属逆证。更有兼风湿者，其疮根又易于散大旁流。故顺逆二证，治法当辨别是痈是疽。脑痈者，皮薄易破；脑疽者，皮厚难破。初起有表证，令人寒热往来，宜服荆防败毒散；有里证，令人口唇焦紫，大渴，大便结燥，宜服内疏黄连汤。若疮势已成，按痈疽肿疡、溃疡门大法治之。

——清·吴谦《医宗金鉴·外科心法要诀·卷六十四·项部·脑疽、偏脑疽》

百会疽

百会疽在巅顶结，经属督脉百会穴。初如粟米渐如钱，甚似葡萄坚似铁。高肿热实清毒火，平塌阳虚温补法，肿连耳项动痰声，七日不溃命必绝。

注：此百会疽，又名玉顶发，生在巅顶正中，属督脉经百会穴。由膏粱太过，火毒凝结而成。初起形如粟米，渐肿根大如钱，甚则形似葡萄，坚硬如铁，高尖红肿，焮热疼痛，疮根收束，憎寒壮热，大渴随饮随干，口苦唇焦，便秘烦躁，脉见洪数者，此属气实。……

透脑疽

透脑疽生百会前，形如鸡子痛而坚，软漫脓稀虚塌陷，红硬脓稠实肿尖。

注：此证生于百会穴之前、囟门之际，亦由督脉经火毒而成。初如粟米，渐如鸡子，坚硬疼痛。疮顶塌陷，根脚漫肿，色暗者属虚；若色红肿硬，顶尖脓稠者属实。速溃者顺，迟溃透脑髓者逆。其肿溃内外治法，俱按百会疽。

侵脑疽

侵脑疽生透脑旁，湿火攻发属太阳。穴名五处知其位，红顺紫逆要审详。

注：此疽生于透脑疽侧下，由太阳膀胱经湿火而成，穴名五处。红肿高起，焮热疼痛，脓色如苍蜡者，属气血俱实，顺而易治；若紫陷无脓，根脚散大者，属气血两虚，逆而难治。……

佛顶疽

佛顶疽属督上星，阴阳不调毒热成，不论虚实皆险证，溃烂黑陷必然凶。

注：此证一名顶门疽。生于头顶囟门之前，属督脉经上星穴。由脏腑阴阳不调，热毒上壅而成。色紫，坚硬肿痛，脉洪大而数者为实，脉微细而数者为虚，皆属险证。若溃烂黑陷，六脉散大，神昏谵语，二便闭结者为逆。……

夭疽、锐毒

夭疽居左锐毒右，经属胆腑生耳后，谋虑太过郁火成，此处肉薄当急救。

注：此二证左为夭疽，右为锐毒，俱生耳后一寸三分高骨之后。夭者，不尽天年谓之夭，锐者，如锋刃之锐利，言毒甚也。得此二证，愈者甚少。初起俱如黍粒，渐肿如瓜，坚硬平塌，紫暗不泽，较诸疮疼痛倍增。名虽各异，而左右耳后，俱属足少阳胆经，由谋虑不决，郁火凝结而成。此处皮肉浇薄，气多血少，终属险证，急当治之。迟则热气下入渊液，前伤任脉，内熏肝肺，恶证悉添，必致不救。若红肿速溃者顺，坚硬黑陷者逆。如果投方应证，亦只十全四五也。

——清·吴谦《医宗金鉴·外科心法要诀·卷六十三·头部》

上搭手

上搭手生肺俞穴，左右名同经有别，右属肺兮左属肝，总由气郁痰热结。

注：此证生于足太阳膀胱经肺俞穴，在两肩骨之动处。无论左搭手、右搭手，其名虽同，而偏在左者属肝，偏在右者属肺，故曰经有别也。总由气郁痰热凝结而成，初宜神授卫生汤双解之，次以逍遥散清之，兼以六郁汤调之。……

中搭手

中搭手生近膏肓，经属膀胱脊骨旁，七情不和愤怒火，虚实寒热细参详。

注：此证生在脊骨两旁，属足太阳膀胱经膏肓穴，一名龙疽。由七情不和，愤怒火凝而生。遇气寒而实，便燥不渴者，宜一粒金丹温下之；若气热而实，便燥大渴者，宜内疏黄连汤寒下之；若气血虚，疮不能发长者，宜内托黄芪散托补之。……

下搭手

下搭手生经膀胱，穴在肓门腰窝旁，房劳过度生毒火，紫陷腐烂透膜肠。

注：此证发于腰窝旁开三寸，属足太阳膀胱经肓门穴。由房劳过度，有伤肾水，水竭不能制火，火旺以致荣卫不和，逆于肉里而生也。初发红活焮肿，令人寒热往来，口渴烦躁，百节疼痛，宜服仙方活命饮，宣解毒火；次服内托黄芪散，托毒发长。将溃内外治法，俱按痈疽肿疡、溃疡门。若初肿腰痛如折，不能俯仰者险；若色紫塌陷，腐烂孔深，透膜透肠者逆。

——清·吴谦《医宗金鉴·外科心法要诀·卷六十四·背部》

【提要】 本论主要阐述头背诸疽的病名、病因病机、症状及治法。要点如下：其一，有头疽根据发病部位不同分为在头部的百会疽（玉顶发）、透脑疽、侵脑疽、佛顶疽、天疽和锐毒，在项部的脑疽（对口疽）和偏脑疽（偏对口），在背部的上搭手、中搭手和下搭手。其二，其病因病机各不相同。百会疽为膏粱太过，火毒凝结而成；透脑疽为督脉火毒盛而成；侵脑疽为膀胱经湿火而成；佛顶疽为脏腑阴阳不调，热毒上壅而成；天疽和锐毒，俱属足少阳胆经，由谋虑不决，郁火凝结而成；正脑疽由阳亢热极而生，偏脑疽系寒热错杂所生。上搭手，总由气郁痰热凝结而成；中搭手多由七情不和，愤怒火凝而生；下搭手由房劳过度，阴虚火旺而致。其三，根据症状，可辨别有头疽的顺逆证以判断预后。一般红肿灼热疼痛明显，色鲜红活，肿胀势高，易腐易脓，易溃易敛，属气血俱实，顺而易治；漫肿色暗紫黑，疮顶塌陷坚硬，难腐无脓，难溃或溃后难敛，属气血两虚，逆而难治。其四，治疗根据辨证可用寒下、解表、开郁、补托等方法。

顾世澄 论头面部正面之疽[**]

百会疽门主论

……澄曰：头为诸阳之首，巅乃脑髓之穴，此处患毒，非诸阳蕴热亢极，即心事劳攘火炎，或素有蓄热，醇酒炙煿而成，或过服升、柴，提动积热而起。初起如粟，根脚坚硬，不红不焮，痛疼彻脑，头如顶石，破后无脓，鼻流秽物者死。如初起红肿，根脚分明，溃后得脓者吉。但不可轻敷凉药，逼毒入脑。施治之法，悉遵痈疽治法，毋庸分门立方。……

额疽门主论

……澄曰：额疽之发，乃骨多肉少之处，溃后最忌袭风伤水，虽贴膏药，亦须遮护，庶无破伤风湿之患。治法悉遵痈疽门治法，加引经药治之。……

鬓疽门主论

……澄曰：鬓疽宜养肝血，托里成脓，不可轻用寒凉，溃后避风，初起粟窠作痒不痛，切勿抓破，即用膏盖。若一经外风袭入，漫肿，头目壅肿，根脚必硬，不可不慎。

——清·顾世澄《疡医大全·卷十·正面头面部》

【提要】 本论主要阐述头面部正面疽的病因病机及治法调护。要点如下：其一，生于头上的有头疽，或心火炽盛，或过食醇酒肥甘厚味，或过用升麻、柴胡等热性升提药物，使阳热蓄积而发病。其二，根据症状以判断预后，初起根脚坚硬，不红不肿，疼痛剧烈无脓，鼻流秽物者不治；初起红肿，根脚分明，有脓者可治。但忌敷凉药，以防毒邪入脑。其三，额疽的护理，破溃之后宜贴敷膏药，应避风寒，不可沾水，防止风湿邪气侵袭。其四，鬓疽的治疗，以补养肝血、托里溃脓为主，不能用寒凉药物。溃后护理要注意避风寒，痒时切记勿搔抓。

高秉钧 辨脑疽对口论[*]

薛立斋曰：脑疽属太阳膀胱经积热，或湿热上壅，或风温外感，或阴虚火炽，或肾水亏损，阴精消涸所致。其源之浅深不同，而证之轻重亦异。初起一粒形如麻豆，至一二日微寒身热，渐渐加大，至七日成形，根盘红肿，顶突宽松，是为顺证。斯时憎寒壮热，朝轻暮重，舌白苔腻，胸痞哕恶，脉细弦数，此湿热上壅，即用黄连泻心汤或温胆法；若面油红，舌干绛赤，烦躁干哕，口渴喜饮，大便坚实，是火热伤液，如犀角地黄汤，或羚羊角、银花、地丁、石斛、芦根、鲜首乌、黄芩、枳壳、山栀、丹皮、灯心、竹叶、夏枯草等类，清其火毒，解其营热。至十四日后脓透，根盘焦紫，热退身凉，脓水淋漓，倘有不能透彻，清营方内加甲末、制蚕、角针，以攻其毒。至二候半，瘀腐渐脱，新肉渐生，身热渐退，脾胃醒复。过二十八日后，腐全脱，新肉满，饮食嘉，调养好，四十日收功。

——清·高秉钧《疡科心得集·卷上·辨脑疽对口论》

【提要】 本论主要阐述脑疽的病因病机、辨证施治和预后。要点如下：其一，引薛己之言，说明脑疽属太阳膀胱经，多由湿热上壅、风温外感、阴虚火炽或肾水亏损所致。其二，治疗上，湿热上壅可用黄连泻心汤，火热伤液可用犀角地黄汤，脓透热退身凉可继清营方以攻毒，多在四十日腐脱肉生而病愈。

高秉钧 搭手阴阳虚实异证同治论[※]

至于搭手，亦有上中下之分。上搭手生于肩膊后骨上，去背沟二指之间，名鼠疽，乃手足太阴、太阳之所司也；中搭手生于脊骨第九椎两旁膏肓穴，名青龙疽，系阳明、太阴之所司也；下搭手生于脊骨第十四节腰窝间旁开三寸肓门穴，乃太阴经之所司也。谓之搭手者，因患者以手搭之，上中下俱能搭着，故名。盖上搭由上焦积热，中搭由心火有余，下搭由肝脾火炽，总归于下元虚弱，肾水耗散而成。此证亦有阴阳之别。阳证形高而肿起，阴证形低而陷下；阳证色红，阴证色带滞；阳证初起必痛，阴证初起必痒；阳证溃烂多脓，阴证溃烂多血；阳证由于外感，阴证由于内伤。其调治之法，与发背之证大略可通。虽曰证有大小，势有轻重，而所以清热化毒、补养气血之方，则无二致也。此二证中，亦有三陷变象，与脑疽同，其候数亦同。又发背搭手及脑疽，至溃脓腐脱后，新肉既满，而口不敛，有忽发流火者，其人憎寒壮热，甚至神识昏迷，疮口四边红赤，延开四布，切勿惊惧。斯时可用凉血清解，如鲜地、犀角、丹皮等，俟一日或二日后，汗出身凉，赤退肿平，其疮口自然敛小。此由营卫亏损，火旺浮越所致。汗出而火自散，营卫自和，疮口自敛矣。

——清·高秉钧《疡科心得集·卷中·辨发背搭手阴阳虚实异证同治论》

【提要】 本论主要阐述脑疽、搭手的病因病机、辨证施治和预后。要点如下：其一，搭手病名是由患者用手在上中下皆能搭着而来，多由下元虚弱、肾水耗散所致。上搭又名鼠疽，属手足太阴、太阳经；中搭手又名青龙疽，属阳明、太阴经；下搭手生于肓门穴，属太阴经。其二，搭手应辨别阴阳证候。阳证色红高肿，疼痛溃烂多脓，多由外感；阴证色暗肿势低陷伴痒，溃烂多血，多由内伤，治以清热化毒、补养气血。若脓溃口不敛，神识昏迷等内陷证，应急用凉血清解之法。

2.2 疖

疖是指发生在肌肤浅表部位、范围较小的急性化脓性病证。根据病因、证候不同，又分为有头疖、无头疖、蝼蛄疖和疖病等。其特点是肿势限局，范围多在 3cm 左右，突起根浅，色红灼热疼痛，易脓易溃易敛。本病病位在肌表，好发于头面部。多由外感六淫邪毒、饮食不节、情志损伤、房劳损伤等因素所导致。因内郁湿火，外感风邪，两相搏结，蕴阻肌肤所致；或因夏秋季节感受暑毒而生；或因天气闷热，汗出不畅，暑湿热毒蕴蒸肌肤，引起痱子，复经搔抓，破伤染毒而发。邪毒蕴蒸肌肤，气血凝滞，营卫不和，经络阻塞，热盛肉腐，肉败成脓。若处理不当，疮口过小，脓液引流不畅，致使脓液潴留；或搔抓碰伤，以致脓毒旁窜，在头皮较薄之处发生蔓延，窜空而成蝼蛄疖。疖的治疗以清热解毒为原则。体虚邪恋，阴虚内热者，当扶正驱邪。本病为热毒所伤，不可滥用温补，以免助热伤阴，加重病情。阴虚内热之消渴病患者，或脾虚便溏患者，或病久后气阴双亏之人，易感染邪毒，并可反复发作。

巢元方 论疖病因病机 ※*

痤疖者，由风湿冷气搏于血，结聚所生也。人运役劳动，则阳气发泄，因而汗出，遇风冷湿气搏于经络，经络之血，得冷所折，则结涩不通，而生痤疖，肿结如梅李也。

又云：肿一寸二寸，疖也。其不消而溃者，即宜熟捻去脓，至清血出。若脓汁未尽，其疮合者，则更发。其著耳下、颔、颈、腋下，若脓汁不尽，多变成瘘也。

——隋·巢元方《诸病源候论·卷之三十三·痈疽病诸候·痤疖候》

肿结长一寸至二寸，名之为疖。亦如痈热痛，久则脓溃，捻脓血尽便瘥。亦是风寒之气客于皮肤，血气壅结所成。凡痈、疖，捻脓血不尽，而疮口便合，其恶汁在里，虽瘥，终能更发，变成漏也。

——隋·巢元方《诸病源候论·卷之五十·小儿杂病诸候·疖候》

【提要】 本论主要阐述疖的病因病机。要点如下：其一，疖的病因为外感风寒之邪，客于皮肤，气滞血瘀，郁而化热，热盛肉腐成脓所致；或人劳动汗出之际，遇冷湿之气侵袭，寒客于里，血得寒凝，则气滞血瘀而生疖。其二，溃脓出尽而愈；脓血不尽，疮口便合，恶汁在里，热毒壅结内陷，由浅至深，耳、下颔、颈、腋处疖，易成瘘。

《太平圣惠方》 疖病综论 ※*

夫疖者，由风湿冷气搏于血，结聚所生也。人运役劳动，则阳气发泄，因而汗出，遇冷湿气搏于经络，血得冷折，则结涩不通，而生疖肿，结如梅李也。又云：肿一寸二寸为疖也。其不消而溃者，即宜热捻去脓至清血出。若脓汁未尽，其疮合者，则更发也。其着耳、额、颈、腋下，若脓汁不尽，多变成瘘也。

治热毒生疖，五脏壅滞，大黄散方。……

治热毒痛疖，漏芦散方。……

治热毒疮疖肿硬，生干地黄丸方。……

治疮疖初生，热毒始结，疼痛妨闷，硝石散方。……

治软疖，乳香膏方。……

治热毒恶疖，及诸疮肿，胡粉散方。

——宋·王怀隐《太平圣惠方·卷第六十一·治热毒疖诸方》

【提要】 本论主要阐述疖的病因病机、症状及治法。要点如下：在巢元方有关疖的病因病机论述的基础上，提出疖由热毒所致，并根据症状之不同，提出用大黄散、漏芦散、生干地黄丸、硝石散、乳香膏或胡粉散分别治疗。

窦　材　论蝼蛄疖[*]

风寒凝于发际，或冷水沐头，小儿头上生疖，麻油调百花散涂之。如脑痈初起，亦服救生汤。

——宋·窦材《扁鹊心书·卷下·蝼蛄疖》

【提要】 本论主要阐述蝼蛄疖的成因及治法。要点如下：其一，蝼蛄疖多因风寒之气袭于发际，或冷水沐头，风寒之邪蕴结肌表而致。蝼蛄疖好发于小儿。其二，初起可内服救生汤，外涂麻油调百花散。

汪　机　论疖证治[※*]

疖者，初生突起，浮赤，无根脚，肿见于皮肤，止阔一二寸，有少疼痛，数日后微软，薄皮剥起，始出青水，后自破脓出。如不破，用簪针丸。

——明·汪机《外科理例·卷一·疮名有三曰疖曰痈曰疽》

【提要】 本论主要阐述疖的症状及外治法。要点如下：疖初起，高于皮肤表面，色红，突起根浅，肿势限局，范围多在一二寸以内，灼热疼痛。数日后疖肿微软，薄皮剥起，自行破溃，脓出而愈。若脓成不溃，以簪针丸治疗也是重要的方法。

申拱辰　时毒暑疖

是夏月受暑热而生，大者为毒，小者为疖，令人发热作脓而痛，别无七恶之症。宜清暑香茹饮，内加芩、连、大黄之类治之而愈，外加敷贴之药为妙。

——明·申拱辰《外科启玄·卷之七·时毒暑疖》

【提要】 本论主要阐述时毒暑疖的成因及治法。要点如下：其一，时毒暑疖是夏季感受暑热之邪，气血壅滞而成。较大者为毒疖，较小者为疖。症见发热，成脓而疼痛，但无七种险恶证候。其二，治宜清暑香茹饮，内加黄芩、黄连、大黄等药清热解毒化湿，同时配以外敷之药。

祁 坤 蝼蛄疖综论※※

蝼蛄疖即鳝拱头。其因有二：胎中受者小而悠远，生后受毒者大而易愈。但其内有衣膜，故愈而复发。未溃时用绀珠膏贴之，脓熟者针之。插三品一条枪于孔内，化尽内膜，自不再发。又有不肿而不收口者，必风袭之也。用败铜散搽之，兼戒口味。一择吉日，须午时，于北房门槛前侧卧。耳前有穴名蝼蛄穴，用麦粒大艾于穴上灸之，只一壮即愈。

败铜散 蝼蛄疖已破而不收口者，化铜旧罐子为细末，用香油调敷。

绀珠膏 三品一条枪。

——清·祁坤《外科大成·卷三·分治部下（小疵）·头部·蝼蛄疖》

【提要】 本论主要阐述小儿蝼蛄疖的病因病机、症状及治法。要点如下：其一，蝼蛄疖又名"鳝拱头"，因其发于小儿头皮，未破如曲蟮拱头，破后形似蝼蛄串穴而得名。其二，其病若胎中受病，疮形小而根脚坚硬，病程长；若出生后感受邪毒而致，疮形大而易愈。但内有衣膜，愈后宜复发。不肿又不收口者，属风邪外袭而致。其三，未溃以绀珠膏外贴，脓成则刺破引流，插入三品一条枪，化尽内膜，以防再发。已破不收口者，外敷败铜散。亦可艾灸耳前蝼蛄穴。

陈士铎 时毒暑疖综论※※

身生疖毒，乃夏天感暑热之气，而又多饮凉水冷汤，或好食生果寒物，以致气不流通，血不疏泄，乃生毒疖矣。虽痈疽疮疖多是相同，而感生疮疖则少轻也，小儿多生此疮。然重者身必发寒发热，作脓而痛，尽是阳疮。半发于头上，间发于身体、手足，不若痈疽之症有七恶之险。内用清暑解火，外用活血生肌膏药、末药，审而治之，何难速效哉？

——清·陈士铎《洞天奥旨·卷九·时毒暑疖》

【提要】 本论主要阐述时毒暑疖的病因病机、治法与预后。要点如下：其一，提出时毒暑疖是因夏天感受暑热之气，又多贪凉饮冷，致气滞血瘀，湿热蕴结成毒而发。其二，痈疽与疮疖病机大略相同，但疮疖较轻，小儿多生此病。重证则发寒热，成脓且疼痛，属阳疮。本病多半发于头上，间有发于身体或手足者，不出现痈疽七恶证候。其三，治疗上，内宜清暑解火，外宜活血生肌，辨证施治，即可速愈。

2.3 疔 疮

疔疮是以皮肤出现粟粒样脓头，红肿热痛，重者伴高热神昏为主要表现的病证。因其初起形小根深，基底坚硬如钉，故名疔疮。根据发病部位和形状不同，又有"人中疔""唇疔""蛇头疔""红丝疔"等不同名称。疔疮初起疮形小如粟米，根深坚硬如钉，始觉麻痒不适，疼痛较轻，继则脓疮增大，红肿灼热，疼痛加剧，恶寒发热，舌红苔黄，脉数等，为火毒流注经络。发于四肢者，或可见红线隐隐于皮下，并迅速向上走窜，形成"红丝疔"。除局部症状外，兼见寒战高热、烦躁神昏谵语、头痛呕吐，为疔疮内攻脏腑之危候，称为"疔疮走黄"。其发生常与恣食膏粱厚味、辛辣炙煿之品，肌肤不洁，蚊虫叮咬，刺扎后火毒侵袭等因素有关。本病病位在肌肤腠理。基本病机是火毒蕴结肌肤，经络气血凝滞。疔疮为火毒之证，故治疗原则以清热解毒为主，配合散托之剂。本病治疗宜早，以防走黄，发生危险。同时注意忌用灸法，忌早期开刀，忌用手挤压脓液或局部碰撞，忌食烟酒、辛辣、鱼肉等，可避免疔疮扩散走黄。

《中藏经》 论五疔状候

五疔者，皆由喜怒忧思、冲寒冒热、恣饮醇酒、多嗜甘肥毒鱼醋酱、色欲过度之所为也。畜其毒邪，浸渍脏腑，久不摅散，始变为疔。

其名有五：一曰白疔，二曰赤疔，三曰黄疔，四曰黑疔，五曰青疔。

白疔者，起于右鼻下，初起如粟米，根赤头白，或顽麻，或痛痒，使人憎寒头重，状若伤寒，不欲食，胸膈满闷，喘促昏冒者死，未者可治。此疾不过五日，祸必至矣，宜急治之。

赤疔在舌下，根头俱赤，发痛，舌本硬，不能多言，多惊烦闷，恍惚多渴，引水不休，小便不通，发狂者死，未者可治。此疾不过七日，祸必至矣，不可治矣。大人小儿皆能患也。

黄疔者，起于唇齿龈边，其色黄，中有黄水。发，则令人多食而还出，手足麻木，涎出不止，腹胀而烦。多睡不寐者死，未者可治。

黑疔者，起于耳前，状如瘢痕，其色黑，长减不定，使人牙关急，腰脊脚膝不仁，不然则痛。亦不出三岁，祸必至矣，不可治也。皆由肾气渐绝故也，宜慎欲事。

青疔者，起于目下，始如瘤瘢，其色青，硬如石，使人目昏昏然无所见，多恐悸惕，睡不安宁。久不已，则令人目盲或脱精。有此则不出一年，祸必至矣。

白疔者，其根肺；赤疔者，其根心；黄疔者，其根脾；黑疔者，其根肾；青疔者，其根肝。五疔之候，最为巨疾，不可不察也。

——六朝·佚名氏《中藏经·卷中·论五疔状候》

【提要】 本论主要阐述五疔的名称、病因病机、症状及预后。要点如下：其一，提出五疔多由喜怒忧思等七情所伤，或感受寒热、饮食不节、嗜食肥甘厚味，以及房事不节，使毒邪蓄积，浸渍脏腑所致。其二，五疔，为白疔、赤疔、黄疔、黑疔、青疔，与肺、心、脾、肾和肝五脏相应。并详细论述了五疔的症状及预后。

巢元方　疔疮综论※*

疔疮候

疔疮者，风邪毒气搏于肌肉所生也。凡有十种：一者，疮头乌而强凹；二者，疮头白而肿实；三者，疮头如豆垄色；四者，疮头似葩红色；五者，疮头内有黑脉；六者，疮头赤红而浮虚；七者，疮头葩而黄；八者，疮头如金薄；九者，疮头如茱萸；十得，疮头如石榴子。

亦有初如风轸气，搔破青黄汁出，里有赤黑脉而小肿；亦有全不令人知，忽以衣物触及摸著则痛，若故取，便不知处；亦有肉突起如鱼眼之状，赤黑惨痛彻骨。久结皆变至烂成疮，疮下深孔，如大针穿之状。

初作时，突起如钉盖，故谓之"疔疮"。令人恶寒，四肢强痛，兼切切然牵痛，一二日疮便变焦黑色，肿大光起，根硬强，全不得近，酸痛，皆其候也。在手足头面骨节间者最急，其余处则可也。毒入腹，则烦闷，恍惚不佳，或如醉，患此者，三二日便死。

《养生方》云：人汗入诸食内，食之作疔疮。

雄疔疮候

雄疔疮者，大如钱孔，乌黡似灸疮，四畔泡浆色赤，又有赤粟。乃言疮而不肿，刺之不痛，而兼热者，名为雄疔疮。

雌疔疮候

雌疔疮者，头小黄，向里黡，亦似灸疮，四畔泡浆外赤，大如钱孔而多汁。肿而不痛，疮内有十字画而兼冷者，谓之雌疔疮。

紫色火赤疔疮候

此疮色紫赤，如火之色，即谓紫色火赤疔疮也。

牛疔疮候

牛疔疮，皮色不异，但肿而头黑，挑之黄水出，四边赤似茱萸房者，名为牛疔疮。

鱼脐疔疮候

此疮头黑深，破之黄水出，四畔浮浆起，狭长似鱼脐，故谓之鱼脐疔疮。

赤根疔疮候

疮形状如赤豆，或生腋下。如鸭子大者，世人不识，但见其赤，即谓之赤根疔疮。

——隋·巢元方《诸病源候论·卷之三十一·疔疮病诸候》

【提要】　本论主要阐述疔疮诸病的病因病机、症状、命名、预后及分类。要点如下：其一，疔疮多因感受风邪之毒浸淫肌肉所致，依据疮头的形色分为十种形态。另外还述及少数特殊形态之疔疮。其二，疔疮初起时，如突起的丁盖，故名。其症状或有恶寒，四肢强痛，一两日后变焦黑肿大，根盘硬。其三，疔疮的发病部位与病情轻重关系密切，若发于手足、头面、骨节最为急迫。若邪毒入腹，则烦闷恍惚，如醉酒样，为后世所言疔疮走黄，预后极差。其四，雄疔疮与雌疔疮以证候的阴阳属性来划分：雄疮疮头高突，色黑而热；雌疮疮头小黄，疮头塌陷，兼冷。本论辨别疔疮雌雄之法，为后世辨别疮病阴证与阳证提供了理论基础。其五，依据疔疮的颜色或形态，命名了紫色火赤疔疮、牛疔疮、鱼脐疔疮、赤根疔疮等名称，后世很少使用。

孙思邈 论疔肿※※

论曰：夫禀形之类，须存摄养；将息失度，百病萌生。故四时代谢，阴阳递兴。此之二气，更相击怒，当是时也，必有暴气。夫暴气者，每月之中必有，卒然大风、大雾、大寒、大热，若不时避，人忽遇之，此皆入人四体，顿折皮肤，流注经脉，遂使腠理拥隔，荣卫结滞，阴阳之气不得宣泻，变成痈疽、疔毒、恶疮诸肿。至于疔肿，若不预识，令人死不逮辰。若著讫乃欲求方，其人已入木矣。所以养生之士，须早识此方，凡是疮痍无所逃矣。

凡疗疔肿，皆刺中心至痛，又刺四边十余下令血出，去血敷药，药气得入针孔中佳。若不达疮里，疗不得力。

又其肿好著口中颊边舌上，看之赤黑如珠子，碜痛应心是也。是秋冬寒毒久结皮中，变作此疾。不即疗之，日夜根长，流入诸脉数道，如箭入身，捉人不得动摇。若不慎口味房室，死不旋踵。经五六日不瘥，眼中见火光，心神昏，口干心烦即死也。

一曰麻子疔，其状肉上起头，大如黍米，色稍黑，四边微赤，多痒。忌食麻子及衣麻布并入麻田中行。

二曰石疔，其状皮肉相连，色乌黑如黑豆，甚硬，刺之不入，肉内阴阴微疼。忌瓦砾砖石之属。

三曰雄疔，其状疱头黑靥，四畔仰，疮疱浆起，有水出色黄，大如钱孔，形高。忌房事。

四曰雌疔，其状疮头稍黄，向里靥，亦如灸疮，四畔疮浆起，心凹色赤，大如钱孔。忌房事。

五曰火疔，其状如汤火烧灼，疮头黑靥，四边有疱浆，又如赤粟米。忌火炙烁。

六曰烂疔，其状色稍黑，有白斑，疮中溃，溃则有脓水流出，疮形大小如匙面。忌沸热食、烂臭物。

七曰三十六疔，其状头黑浮起，形如黑豆，四畔起大赤色。今日生一，明日生二，至三日生三乃至十。若满三十六，药所不能治。如未满三十六者，可治。俗名黑疱。忌嗔怒、蓄积愁恨。

八曰蛇眼疔，其状疮头黑，皮上浮，生形如小豆，状似蛇眼，大体硬。忌恶眼人看之，并嫉妒人见及毒药。

九曰盐肤疔，其状大如匙面，四边皆赤，有黑粟粒起。忌咸食。

十曰水洗疔，其状大如钱形，或如钱孔大，疮头白，里黑靥，汁出中硬。忌饮浆水、水洗、渡河。

十一曰刀镰疔，其状疮阔狭如薤叶大，长一寸，左侧肉黑如烧烁。忌刺及刀镰切割，铁刃所伤，可以药治。

十二曰浮沤疔，其状疮体曲圆，少许不合，长而狭如薤叶大，内黄外黑，黑处刺不痛，内黄处刺之则痛。

十三曰牛拘疔，其状肉疱起，掐不破。

上十三种疮，初起必先痒后痛，先寒后热，热定则寒，多四肢沉重，头痛，心惊眼花。若大重者则呕逆，呕逆者难治。其麻子疔一种，始末惟痒。所录忌者，不得犯触，犯触者即难疗。其浮沤疔、牛拘疔两种，无所禁忌，纵不疗亦不能杀人，其状寒热与诸疔同，皆以此方疗之，万不失一。欲知犯触，但脊强、疮痛极甚不可忍者，是犯触之状也。

—— 唐·孙思邈《备急千金要方·卷二十二·疔肿》

【提要】　本论主要阐述疔疮的病因病机、治法与分类。要点如下：其一，外感六淫邪毒，情志所伤，致营卫不和，经络阻塞，阴阳之气郁不得发，则病痈疽、疔肿和恶疮。其二，疔肿传变快，需尽早治疗。针刺疔疮中心兼刺四边，血出敷药，药气可从针孔入，否则必死。其三，详细列举了十三种疔疮的临床表现、禁忌以及预后。后世多沿袭。

齐德之　论疔疮肿

夫疔疮者，以其疮形如钉盖之状者是也。古方论之，凡有十种。华元化载之五色疔，《千金方》说疔疮有十三种，以至《外台秘要》《神巧万全》，其论颇同。然皆不离于气客于经络五脏，内蕴毒热。初生一头凹肿痛，青黄赤黑无复定色，便令烦躁闷乱，或憎寒头痛，或呕吐心逆，以针刺疮，不痛无血，是其候也。其候本因甘肥过度，不慎房酒，以致邪毒蓄结，遂生疔疮。《内经》曰：膏粱之实，足生疔疮。此之谓也。其治之法，急于艾炷灸之，若不觉痛者，针疔四边，皆令血出，以回疮锭子，从针孔纴之，上用膏药贴之，仍服五香连翘汤、漏芦汤等，疏下之为效。若或针之，不痛无血者，以猛火烧铁针通赤，于疮上烙之，令如焦炭，取痛为效，亦纴前锭子，用膏药贴之，经一二日脓溃根出，服托里汤散，依常疗之，以取平复。如针不痛，其人眼黑，或见火光者，不可治也。此邪毒之气，入脏腑故也。

——元·齐德之《外科精义·卷上·论疔疮肿》

【提要】　本论主要阐述疔疮的病因病机、症状、治法以及走黄变证。要点如下：其一，疔疮总由邪气客于经络五脏，内蕴毒热所致。因过食甘肥、房酒不节，以致邪毒蓄结，发于肌表。其二，疔疮以疮形如丁盖为特点。初生凹陷肿痛，疮色不定，多有青黄赤黑等不同颜色，伴见憎寒头痛，或烦躁闷乱，或呕吐心逆，刺破不痛且无血。其三，疔疮常用艾炷灸、针刺以及外敷内服药物联合治疗。其四，疔疮可发展为走黄变证。针刺无痛感，患者出现眼前发黑或火光闪烁，此时邪毒之气已入里传变，深入脏腑，即走黄，已不可治愈。

周文采　疔疮论※

夫疔疮者，皆由脏腑积受热毒邪风，相抟于经络之间，以致气血凝滞，注于毛孔手足头面，各随五脏部分而发也。其形如粟米，或疼或痒，以致遍身麻木，头眩寒热，时生呕逆，甚则四肢沉重，心悸眼花。

盖疔肿初发时，突起如钉盖，故谓之疔。疔疮含蓄毒气，突出寸许，痛痒异常，一二日间害人甚速，是犹在痈疽之上也。《内经》以白疔发于右鼻，赤疔发于舌根，黄疔发于口唇，黑疔发于耳前，青疔发于目下，盖取五色之应五脏，各有所属部位而已。然或肩或腰或足，发无定处，如在手足头面骨节间者最急，其余犹可缓也。

《千金方》论疔疮有十三种：一曰麻子疔。其状肉起头如黍米，色稍黑，四边微赤多痒，忌食麻子油、衣麻衣并入麻田中行。二曰石疔。其状皮肉相连，色如黑豆，甚硬，刺之不入肉，微痛。忌瓦砾砖石之属。三曰雄疔。其状疱起头黑黡，四畔仰，疱浆起，有水出，色黄，大如钱孔形高者。忌房室。四曰雌疔。其状疮稍黄，向里黡，亦似灸疮，四面疱浆起，心凹色赤如钱孔者。忌房室。五曰火疗。其状如烫火烧灼，疮头黑黡，四边有烟浆，又如赤粟米者。忌火烧烙。六曰烂疗。其状色稍黑，有白斑，疮中溃有脓水流出，疮形大小如匙面者。忌沸热食烂物。七曰三十六疗。其状头黑浮起，形如黑豆，四畔起赤色，今日生一，明日生二及至十，若满三十六，药所不能治，未满三十六可治。忌嗔怒畜积愁恨。八曰蛇眼疗。其状疮头黑皮浮生，形如小豆，状似蛇眼大，体硬。忌恶眼人看并嫉妒人见，忌毒药。九曰盐肤疗。其状大如匙面，四边皆赤，有黑粟粒起，大忌食盐。十曰水洗疗。其状大如钱，形如钱孔，疮头白，里黑黡，汁出中硬。忌饮浆水、水洗、渡河。十一曰刀镰疗。其状阔狭如薤叶大，长一寸，左侧肉黑如烧烙，忌刺及刀镰切割，铁刃所伤可以药治，不可乱攻。十二曰浮沤疗。其状疮体圆曲，少许不合，长而狭如薤叶大，内黄外黑，黑处刺之不痛，黄处刺之痛。十三曰牛狗疗。其状肉色，疱起掐不破。

以上疗疮十三种，初起疮心先痒后痛，先寒后热，热定则寒，多四肢沉重，心惊眼花。若大重者则呕逆，呕逆者难治。其麻子疗一种，始末惟痒，初录忌者，不得触犯，触犯者发作难治疗。其浮沤疗、牛狗疗两种无所禁忌，纵不疗亦不能杀人。其状寒热与诸疗不同，皆宜将护，依法治疗，其诸疗或脊强疮痛极甚不可忍者，是触犯禁忌也。又有所谓红丝疗、鱼脐疗之类，其名甚多。其红丝疗者，或生手足间，有红丝一条，急宜用针刺断，不然其丝入心，必难治矣。鱼脐疗者其状有似鱼脐也。

凡疗疗疮，皆宜刺疮中心至痛处，又刺四边十余下，令血出，去恶血，敷药，药力得入针孔中则佳。若不达里，药力不到，又看口中颊边，舌上有赤黑如珠子者是也。诸疗名目虽多，其治略同，初起宜以针刺出毒血，将蟾酥丸或回疗锭子之类从针孔入之，上用膏药贴之，仍服飞龙夺命丹发汗，及五香连翘、漏芦汤之类并清心之剂。盖诸疮皆属心火，心火清则毒气消散而易愈矣。

——明·周文采《外科集验方·卷上·疗疮论》

【提要】 本论主要阐述疗疮的病因病机、症状、分类和治法。要点如下：其一，疗疮是由脏腑长期感受热毒邪风，聚于经络，气血凝滞，注于毛孔手足头面，各随五脏部分而发。其形如粟米，或疼或痒，以致遍身麻木，头眩寒热，时生呕逆。由于疗疮含蓄毒气，突出寸许，痛痒异常，病情发展迅速，重于痈疽。其二，引用《内经》（实为《中藏经》所论）五色疗理论，引用巢元方、《千金要方》疗疮的论述，从形态、临床表现、治疗禁忌、预后等多方面，详述各种疗疮。其三，疗疮名目虽多，但治法略同。外治针刺放血，将蟾酥丸或回疗锭子放入针孔，以膏药贴之；内服飞龙夺命丹发汗，及五香连翘漏芦汤，并服清心之剂，"盖诸疮皆属心火，心火清则毒气消散而易愈矣"。

王肯堂 疗疮综论※※

疗疮者，以其疮形如钉盖之状而得名。皆生头面四肢，发黄疱，中或紫黑，必先痒后痛，先寒后热。凡人一二日间，恶寒发热，四肢沉重，心悸眼花，头疼体痛，稍异如常之证，须宜遍身寻认，如有小疮，与尝患之疮稍异，即是疗也。大抵起紫疱者多，起堆核者少；发于手上者多，发于别处者少。生两足者，多有红丝至脐；生两手者，多有红丝至腋；生唇面口内者，多有红丝入喉，以针刺疮，不痛无血，是其候也。《经》云：膏粱之变，足生大疗。大抵多由恣食厚味，卒中饮食之毒，或感四时不正之气，或感蛇虫之毒，或感疫死牛马猪羊之毒，或人汗入肉而食之，皆生疔疮，各宜审而治之。若呕逆直视，谵语如醉者，不可治矣。又有内疔一证，与外疔之证大同，但疮形不现，过数日间有一处肿起者，即是内疔所发之处，但腹痛甚者，便须作内疔治之，不可缓也，缓则杀人。

华元化云：疔有五色，属五脏：红属心，发于舌根；青属肝，发于目下；黄属脾，发于口唇；白属肺，发于右鼻；黑属肾，发于耳前。以种类言之，《千金方》《外台秘要》《神巧万全方》皆称一十三种，殆不止也。

麻子疔，状如麻子而稍黑，四边微赤，多痒少痛。忌食麻子油、衣麻衣并入麻田中行、见穿麻布人。火疔，发于顶门，或发于面，身热如火，状如汤火烧灼，疮头有黑靥，四边烟焰，又如赤粟米。忌火灸烧针烙。脾疔，生于唇四白。眉疔，生于眉。髭疔，生于髭中。龙泉疔，生于唇上。虎须疔，生于唇下。鱼尾疔，生于眼角外。颧骨疔，生于颧骨上，亦名赤面疔。其状色白顶陷如钱孔，鼻有紫色者大凶。耳疔，生于耳中，亦名黑疔，连腮赤肿。鼻疔，生于鼻内，痛引脑门，不能运气。鼻如大瓶黑色者不治。颊疔，生于面颊骨尖高处。气疔，形如气泡，感怒而生。腐疔，色白有疱，三日内顶陷，状如初灸疮，因夏月造豆腐时，人汗滴于内，食之而生。忌食豆腐。鬼疔，因中阴邪之毒而生。瓜藤疔，延蔓无数。忌瓜田中行。石疔，皮肉相连，坚硬如石，刺之不入，肉微痛。忌砂砾。盐肤疔，大如匙面，四边皆赤，有黑点如粟粒起。忌食咸物。水洗疔，状如钱形，或如钱孔，疮头白，里黑靥，汁出而中硬，极痒透骨，搔则快然，忌水洗、渡河及饮浆水。浮沤疔，其状圆曲，少许不合，长而狭如薤叶大，内黄外黑，黑处刺不痛，黄处刺则痛。三十六疔，其状头黑浮起，形如黑豆，四畔起大赤色，今日生一，明日二，后日三，乃至十，若满三十六，药所不能治。未满者可治，俗名黑疱。忌嗔怒、畜积愁恨。猪疔，形圆而小，疮口内有油。羊疔，形长而白色。牛疔，形圆而小，疮内无油，疱起掐不破，有寒热。狗疔，色赤而长，或带尖，与牛疔同，无忌，不杀人。驴马疔，其状三角，顶上有黑点，根脚有赤色，或突起。水疔，状如水泡，因饮隔宿水而生，忌饮水。脐疔，生于脐。胁疔，生于胁。刀镰疔，状如薤叶，长寸许，肉黑如烧烙。忌刀针。暗疔，生两腋下而无头，但腋下坚硬，四肢拘急，寒热大作，阴囊肿痛，睾丸附生突兀如疔，寒热并作，亦名暗疔。寸疔，生手指骨节间。虎口疔，生合谷穴。鱼脐疔，状如鱼脐。茱萸疔，中凹边突。蛇眼疔，头黑皮浮，形如小豆，状似蛇眼。忌恶眼看，并嫉妒人之见之及触毒药。红丝疔，一名血箭疔，一名赤疔，一名红演疔，生于舌根下，或生头面，或生手足骨节间，其证最急，宜迎其经刺出恶血则愈；稍迟毒气攻心，呕哕迷闷者死。若丝近心腹者，就于丝尽处刺出恶血，更挑破初起疮头，以泄其毒。芝麻疔，走注不定，遍身疼痛，不能转侧。烂疔，溃出脓水，大如匙面，色稍黑有白斑。忌沸汤热食烂物。雌疔，疮头稍黄，向里靥，亦似灸疮，四面疱浆起，心凹色赤，大如钱孔，又有一枚在他处，以水噀之，则见。大忌房事。雄疔其状头黑靥突起，四畔仰，疱浆起有水出，色黄大如钱孔。忌房事。黄疔，有眼在皮，发如齿龈之色，手足麻木，涎出不语者死。黑疔，状如黑疱。樱桃疔，状如樱桃。蛇头疔，生手指头两旁，状如蛇头，甚腥秽，紫黑色，痛引心，有溃烂脱落者。足面疔，状如粟米，痒极入骨，急隔蒜灸之。大抵如豆，如臼，如箔金，如茱萸，如石榴子，或发疹搔破而青黄赤色汁出，或衣物触着而疼痛忽生，或白而肿实，或赤而浮虚，其状不一。

——明·王肯堂《证治准绳·疡医·卷之二·疔疮》

【提要】 本论主要阐述疗疮的分类、病因病机及症状。要点如下：其一，疗疮因疮形状如钉盖而得名，好发于头面四肢，发黄疮，中或紫黑，先痒后痛，先寒后热。其二，提出疗疮的成因，多由恣食厚味，卒中饮食之毒，或感四时不正之气，或感蛇虫之毒，或感瘟死牛马猪羊之毒，或人汗入肉而食之，皆生疗疮。其三，提出内疗的概念，初起疮型不显，几日后出现肿块，伴有腹部剧烈疼痛，是为内疗。其四，从形态、临床表现、治疗禁忌、预后等多方面，详述五色疗、麻子疗、火疗、眉疗、鱼尾疗、颧骨疗、耳疗、鼻疗、颊疗、气疗、腐疗、鬼疗、石疗、盐肤疗、水洗疗、浮沤疗、三十六疗、猪疗、羊疗、牛疗、狗疗、驴疗、水疗、脐疗、胁疗、刀镰疗、暗疗、寸疗、虎口疗、鱼脐疗、茱萸疗、蛇眼疗、红丝疗（血箭疗、赤疗、红演疗）、芝麻疗、雌疗、雄疗、黄疗、黑疗、樱桃疗、蛇头疗及足面疗等多种疗疮。本论是为明代对疗疮认识的一次较为全面的总结。

申拱辰　明疗疮三十四种形症禁忌论

夫疗疮之苦，形症多端，详辨得宜，取效如手拾芥，不得法如下海屠龙，盖谓不得其详也。如分其形，识其名，知其秘，得其宜，故不敢隐而传之后世。人得其生，非其心哉，仁哉！故剖之，名一一具载。古之卢扁，汉之华佗，止言五疗是五脏之疗也。辨五色，分五脏，青黄赤白黑名之。

一曰心疗。其形生于心脏之俞、募、经、井之端，或手之小指。其色赤，发热烦心，睡眠不安，口干，其痛应心，小便赤，面赤，舌上有珠子。治宜泻心汤内加托里解毒之剂。

二曰肝疗。其色青，其形生于肝脏部位，足之大指之端，胁肋之次。其症寒热头项痛，眼中火光，口苦胁痛，小便难，面青。宜小柴胡汤内加托里解毒之剂。

三曰脾疗，又名曰黄疗。其形多生脾脏之部位。其症不食，多呕吐，其色黄。治宜泻黄散加解毒等剂。

四曰肺疗，又名白疗。其形多生肺之部位经络，手之大指。其色白，其症发热咳嗽。治宜泻白散内加解毒之剂。

五曰肾疗，又名曰黑疗。其形多生于肾经络部位，足之小趾涌泉等穴。其症寒热，面色黔。治宜解毒托里加引肾经药治之。

六曰麻子疗。其状肉起，头如黍米，色稍黑，四边微赤多痒。忌食麻子油衣。

七曰石疗。其状皮肉相坚，色如黑豆，甚硬，刺之不入肉，微痛。忌砭之。

八曰雄疗。其状疱黑，四畔仰，疱浆起有水出，色黄，大如钱孔，形顶凸者是。忌房室。

九曰雌疗。其状稍黄向里黡，亦似灸疮，四面疱浆起，心凹色赤，如钱孔形者。忌房室。

十曰火疗。其形如汤火烧烫，疮头黑黡，四边有烟浆，又如赤粟米状。忌灸烙。

十一曰烂疗。其形色稍黑，有白斑，疮溃流脓，有大小如匙面。忌食沸热食物。

十二曰三十六疗。其形黑，浮起如黑豆，四畔起赤色。今日生一颗，明日生二颗，一日增一疮，若增至三十六，虽灵丹莫救，如未满者可治。忌嗔怒愁恨。又名满天星。

十三曰蛇头疗。又名蛇眼疗。其形头如蛇头，有二目似蛇眼大，苦痛甚，多生手足指头上。宜取去其眼，系上药。

十四曰盐肤疗。其状大如匙面，四边皆赤，有黑粟粒。忌食盐。

十五曰水洗疗。其状大如钱形有孔，疮头白里黑靥，汁出中间硬。忌饮水及水洗。

十六曰刀镰疗。其状阔狭如蘿叶大，长一寸，左侧肉黑如烧烙。忌针刺刀割，宜药治之。

十七曰浮沤疗。其状曲圆少许不合，长而狭如蘿叶大。内黑外黄，黑处刺之不痛，黄处则痛。无禁忌。

十八曰牛拘疗。其状肉色疱起掐之不破。无忌，纵不治，亦不杀人。

十九曰猪疗。其形圆而小，疮口内有油。忌食猪肉。

二十曰牛疗。其形圆小，疮口内无油，疱起之掐不破，有寒热。忌食牛肉。

二十一曰狗疗。其形长而带尖，色赤，有寒热。忌食犬肉。

二十二曰羊疗。其形长而色白，有寒热。忌羊肉。

二十三曰驴马疗。其形三角，顶上有黑点，根脚赤色，凸顶，有寒热。忌食驴马肉。

二十四曰瓜藤疗。不计其数，其形圆长如瓜形，因食瓜毒而生。忌食瓜。

二十五曰豆腐疗。其状白，疱三日内顶陷。因食豆腐内有人汗所生，面筋亦然。

二十六曰气疗。其形或大或小，疱白如有气于内，因感怒恚之气而生。忌气怒。

二十七曰鬼疗。其形亦大小不一，色青。因中邪毒之气而生，异于诸疗。比气疗更甚，令人言，如见鬼状。

二十八曰红丝疗。其形赤缕缕如丝线，周身缠扰，如手足上则入心即死。宜松针刺去血。忌热物。

二十九曰内疗者，言其疗生于内，脏腑上、腔里面、喉内、口内，与外疗更不同，甚利害。宜托毒追疗取黄上。

三十曰葡萄疗。其形黑兼紫，如水晶，故名之。疱内黑血毒水宜去之，入追毒丹，服夺命丹托毒药治之。

三十一曰杨梅疗。其形黑紫如熏梅状，如遍一有梅疮，内有一二个疗疮，则令遍身疮不发。须针刺其毒，入追毒丹，服土茯苓加托毒等药，随症治之方安。

三十二曰鱼脐疗。其形如鱼之肚脐状，多生胳膊肚、小腿肚上，乃手足太阳经分毒气。治宜察之加引经。

三十三曰痘疗。有大小人出痘之时，忽生此疗，则令遍身痘疮俱不发，须急去之。内服托里追疗药，外有本条。

三十四曰蜈蚣疗。其形长如蜈蚣，亦有头足，发寒热。因食物被蜈蚣所游之毒而生。宜雄黄定子涂之。

——明·申拱辰《外科启玄·卷之二·明疗疮三十四种形症禁忌论》

【提要】　本论主要阐述三十四种疗疮的特点及治疗禁忌。要点如下：其一，疗疮形状多端，医者需详辨其形，得其法，重视禁忌，才能治疗得当。其二，从形态、症状、治疗禁忌、预后等多方面，详述三十四种疗疮。

申拱辰　明疗疮治法论※

凡疗疮取治，其法不一，当先看其缓急。如缓者一日疮疱白色而小，二日色白微大，三日色微紫，四日色真紫，此候之缓也。急者五日色青紧小，六日色深青大紧，七日色黑如火灸疮之状，此最急之候。假如身上生一疮，而他处再生一小疮，为之应候。用针挑破小疮，则泄其毒，谓之可治。不可治者他处无小疮，谓之无应候，毒之甚，故不可治也。大抵疔疮四围有赤焮肿，名曰有护场，如四围不赤肿，即是不护场，亦不可治也。

——明·申拱辰《外科启玄·卷之二·明疔疮治法论》

【提要】 本论主要阐述疔疮发病缓急及预后判断。要点如下：其一，疔疮根据疮的形色可分病症缓急。疮色由白到紫，疮形由小渐大，属缓证；疮色由白、紫到青，最后转为黑色，疮形由小转大渐成灸疮状为急证。其二，有无应候和护场是判断预后的标准。有应候和护场为可治，无应候和护场为不可治。

陈实功 疔疮论

疔疮看法

初起如疥，形如粉刺，或小泡，或疙瘩，结肿不散者顺；疮出不作寒热，亦不恶心，饮食有味，手足温暖者顺。形已成，疮肿肉不肿，四围白色，多痛少痒作脓者顺；已溃出脓，疮仍高肿，肉色鲜明，根内红活渐平者顺。

初起似疔非疔，软漫灰色，四边疮根平塌漫肿者凶；未发前先作寒热如疟，恶心不食，后出疮如蚊迹蚤斑，或青紫黑泡，软陷无根，腐烂深孔，气粗足冷者逆；疮形似鱼脐，顶凹灰白，软漫相兼，脉细身冷者多逆。

已成，肉肿疮不肿，根脚走散，疮顶空腐，血水气秽死；凡疔，项之以上针刺不疼，项之以下灸之不痛俱死；已经走散，头、面、耳、项俱肿，烦躁脉细，痰动喘急者死；日久原疮无迹，走散之处仍复作脓，脉数唇焦终死。病虽险恶，岁运顺者可活；疮虽微险，岁运逆者常危。

疔疮治法

初生项之以上者，必先针刺，以去恶血，庶毒不攻内；初发项之以下者，必先艾灸，以杀其势，庶不侵良肉。发热恶寒，身体拘急，六脉紧数，邪在表也，宜汗散之。身体发热，口燥咽干，脉实有力，二便秘涩者，宜下之。针刺之后，疮不作腐，边肿不消，仍加插药，内亦补托。初起误灸，致毒走黄不住者，急当随走处砭去恶血。发热干呕，心烦作渴，闷乱神昏，解毒清心，托里护膜。溃后气血受伤，神怯食少，睡卧不宁，助脾胃，敛神气。将愈后，气血渐复，饮食当进，仍作渴者，急滋养肾水。

——明·陈实功《外科正宗·卷之二·上部疽毒门·疔疮论》

【提要】 本论主要阐述疔疮的顺逆和治法。要点如下：其一，指出预判顺逆的方法。疔疮初起结肿小硬，全身症状不重，已成则局部多痛少痒有脓，溃后肉色鲜明，有收口之势者为顺；初起漫肿色灰，全身症状重，已成则局部似蚊迹蚤斑，或紫黑软陷腐烂，或形似鱼脐者多逆；已成周围组织漫肿，疮顶空腐，流血水，针刺项以上疔不疼，艾灸项以下疔不疼，疔型走散，反复作脓，终死。其二，治法，疔生于项以上，必先针刺；生于项以下，必先艾灸。邪在表，宜散；实热者，宜下。疮不作腐，边肿不消，宜补托；发热心烦神昏，宜清心。溃后，宜助脾胃，敛神气；愈后，宜养肾水。

《医宗金鉴》 疔疮综论*

五脏皆可发疔疮，现于形体细考详，若论阴阳分上下，欲知经脏辨何方。疔名火焰发心经，往往生于唇指中，心作烦时神恍惚，痛兼麻痒疱黄红。毒发肝经名紫燕，此患多于筋骨见，破流血水烂串筋，指青舌强神昏乱。黄鼓由于脾发毒，多生口角与颧骨，疱黄光润红色缠，麻痒硬僵兼呕吐。毒发肺经名白刃，白疱顶硬根突峻，易腐易陷多损腮，咳吐痰涎气急甚。从来黑靥发肾经，黑斑紫疱硬如钉，为毒极甚疼牵骨，惊悸沉昏目露睛。以上五疔应五脏，又有红丝疔一样，初如小疮渐发红，最忌红丝攻心上。凡治疔证贵乎早，三阴三阳更宜晓，在下宜灸上宜针，速医即愈缓难保。

注：此数证俱名曰疔。盖疔者，如钉钉之状，其形小，其根深，随处可生。由恣食厚味，或中蛇蛊之毒，或中疫死牛、马、猪、羊之毒，或受四时不正疫气，致生是证。夫疔疮者，乃火证也。迅速之病，有朝发夕死，随发随死，三五日不死，一月半月亦必死。此系脏腑之乖逆，性情之激变，节候之寒温肃杀，且毒中有浅深也。若一时失治，立判存亡。有名为火焰疔者，多生于唇、口及手掌指节间。初生一点红黄小疱，痛痒麻木，甚则寒热交作，烦躁舌强，言语疏忽，此属心经毒火而成也。有名为紫燕疔者，多生于手、足、腰、肋、筋骨之间，初生便作紫疱，次日破流血水，三日后串筋烂骨，甚则目红甲青，邪视神昏、睡语惊惕，此属肝经毒火而成也。有名为黄鼓疔者，初生黄疱，光亮明润，四畔红色缠绕，多生口角、腮、颧、眼胞上下及太阳正面之处，发时便作麻痒，重则恶心呕吐，肢体木痛，寒热交作，烦渴干哕，此属脾经毒火而成也。有名为白刃疔者，初生白疱，顶硬根突，破流脂水，痒痛兼作，多生鼻孔、两手，易腐易陷，重则腮损咽焦，咳吐痰涎，鼻掀气急，此属肺经毒火而成也。有名为黑靥疔者，多生耳窍、牙缝、胸腹、腰肾偏僻之处，初生黑斑紫疱，毒串皮肤，渐攻肌肉，顽硬如钉，痛彻骨髓，重则手足青紫，惊悸沉困，软陷孔深，目睛透露，此属肾经毒火而成也。以上五疔，本于五脏而生。

又有红丝疔，发于手掌及骨节间，初起形似小疮，渐发红丝，上攻手膊，令人寒热往来，甚则恶心呕吐，治迟者，红丝攻心，常能坏人。又有暗疔，未发而腋下先坚肿无头，次肿阴囊睾丸，突兀如箸头，令人寒热拘急，焮热疼痛。又有内疔，先发寒热腹痛，数日间，忽然肿起一块如积者是也。又有羊毛疔，身发寒热，状类伤寒，但前心、后心有红点，又如疹形，视其斑点，色紫黑者为老，色淡红者为嫩。以上诸证，初起俱宜服蟾酥丸汗之，毒势不尽，憎寒壮热仍作者，宜服五味消毒饮汗之。如发热口渴，便闭，脉沉实者，邪在里也，宜服黄连解毒汤加生大黄一钱五分，葱头五个清之。凡证轻者，宜服化疔内消散；若疔毒将欲走黄，急服疔毒复生汤；已走黄者，令人心烦昏愦，急用七星剑汤以救之。若手足冷，六脉暴绝者，系毒气闭塞，元气不能宣通，先宜蟾酥丸，随服木香流气饮行气，其脉自见。若疔毒误灸，烦躁谵语者，乃逼毒内攻也，宜服解毒大青汤。若溃后余毒未尽，五心烦热者，宜服人参清神汤。针后出脓之时，气虚惊悸者，宜服内托安神散。若攻利太过，以致发渴、六脉虚大者，宜服补中益气汤。若发汗之后，汗不止，热不退，疮不疼，便不利者，此属里虚，宜服八珍汤加黄芪、麦冬治之。凡疔溃后不宜补早，虽见真虚，只可平补，忌用温补之药。……

再诸疔部位、形色，亦有急缓，生于头项、胸背者最急，生于手、足骨节之间者稍缓。一疔之外别生一小疮，名曰应候；四围赤肿而不散漫者，名曰护场；四旁多生小疮者，名曰满天星；有此者缓，无此者急。疔证初起，至四五日间，由白色而至青紫色，疔头溃脓，形似蜂窝，内无七恶等证者为顺；若初起似疔非疔，灰色顶陷，如鱼脐，如蚕斑，青紫黑疱，软陷无脓，内见七恶等证者逆。凡疔毒俱由火毒而生，忌服辛热之药，恐反助其邪也；忌敷寒凉之药，恐逼毒攻里也。再膏药不宜早贴，惟在将溃已溃时贴之，呼脓长肉，以避风寒。初溃时，忌用生肌药，恐毒未除，反增溃烂。生项以上者，属三阳经，不宜灸。若火日生疔，亦禁灸，犯之或为倒陷，或至走黄。俱忌椒、酒、鸡、鱼、海味、鹅肉、猪首、辛辣、生冷等物，气怒、房劳、诸香并孝服、经妇、僧道、鸡犬等项，犯之必致反复，慎之。

——清·吴谦《医宗金鉴·外科心法要诀·卷七十二·发无定处·疔疮》

【提要】 本论主要阐述疔疮的症状辨识。要点如下：其一，毒发五脏而生五疔。疔生唇指中，痛兼麻痒疱黄红者为心疔，名火焰；多见于筋骨，溃烂穿筋为肝疔，名紫燕；多生于口角与颧骨，疱黄光润红色缠，麻痒硬僵为脾疔，名黄鼓；白疱顶硬根突峻，易腐易陷多损腮为肺疔，名白刃；黑斑紫疱硬如钉，疼甚牵骨为肾疔，名黑靥。其二，疔疮当及早辨证施治。下部宜灸治，上部针刺佳。红丝疔最忌上攻于心。

2.4 丹　　毒

丹毒是患部皮肤突然发红成片，色如涂丹的急性感染性疾病。本病发无定处，根据其发病部位不同而有不同病名：生于躯干部者，称内发丹毒；发于头面部者，称抱头火丹；发于小腿足部者，称流火；新生儿多生于臀部，称赤游丹毒。丹毒的特点是病起突然，恶寒发热，局部皮肤忽然变赤，色如丹涂脂染，焮热肿胀，边界清楚，迅速扩大，数日内可逐渐痊愈，但容易复发。丹毒的发生在于素体血分有热，或在肌肤破损处有湿热火毒之邪乘隙侵入，郁阻肌肤而发；或由于肌肤外伤，毒邪乘袭侵入而成。凡发于头面部者，夹有风热；发于胸腹腰胯者，夹有肝火；发于下肢者，夹有湿热；发于新生儿者，多由胎热火毒所致。治疗以清热凉血解毒为原则，并根据临床症状辨别为风热毒蕴、肝脾湿火、湿热毒蕴或是胎火毒蕴。本病由四肢或头面走向胸腹者，为逆证。新生儿及年老体弱者，火毒炽盛，易致毒邪内陷，见壮热烦躁、神昏谵语、恶心呕吐等全身症状，甚至危及生命。外治法以外敷法和砭镰法为主。砭镰法是将患肢消毒后，用三棱针轻浅砭刺皮肤放血，以泄热毒。亦可配合拔火罐，以减少丹毒的复发。但抱头火丹和赤游丹禁用。外敷法常在患处贴以精瘦肉片，再配合外用药。丹毒属中医热症，宜忌辛辣肥甘厚味，避免伤阴动火。配合营养，起到扶正固本的作用。

《素问》 论丹胗证候※*

少阳司天，客胜则丹胗外发，及为丹熛疮疡、呕逆喉痹、头痛溢肿、耳聋血溢，内为瘛疭。主胜则胸满、咳、仰息，甚而有血，手热。

——《素问·至真要大论》

【提要】 本论主要阐述丹胗的证候特点。要点如下：胗为皮肤上所生红点，丹胗即丹疹。

其发病与气候有关，少阳司天则相火旺，肺为相火所刑，火热发于皮肤，而成丹疹。

巢元方 论丹毒诸病证候*

丹候

丹者，人身体忽然焮赤，如丹涂之状，故谓之丹。或发手足，或发腹上，如手掌大，皆风热恶毒所为。重者亦有疽之类，不急治，则痛不可堪，久乃坏烂，去脓血数升。若发于节间，便流之四肢，毒入腹则杀人。小儿得之最忌。

白丹候

白丹者，初发痒痛，微虚肿如吹，轸起不痛不赤而白色。由挟风冷，故使色白也。

黑丹候

黑丹者，初发亦痒痛，或熛肿起，微黑色，由挟风冷，故色黑也。

赤丹候

赤丹者，初发轸起，大者如连钱，小者如麻豆，肉上栗如鸡冠肌理。由风毒之重，故使赤也。亦名茱萸丹。

丹轸候

丹轸者，肉色不变，又不热，但起隐轸，相连而微痒，故谓为丹轸也。

室火丹候

室火丹，初发时必在腓肠，如指大，长三二寸，皮色赤而热是也。

天灶火丹候

天灶火丹，发时必在于两股里，渐引至阴头，而赤肿是也。

废灶火丹候

废灶火丹，发时必于足跌上，而皮色赤者是也。

尿灶火丹候

尿灶火丹，发于胸腹及脐，连阴头皆赤是也。

熛火丹候

熛火丹者，发于背，亦在于臂，皮色赤是也。

瘑火丹候

瘑火丹者，发于髀，而散走无常处，着皮赤是也。

萤火丹候

萤火丹者，发于膊至胁，皮赤是也。

石火丹候

石火丹者，丹发通身似缬，目突如粟是也，皮色青黑。

——隋·巢元方《诸病源候论·卷之三十一·丹毒病诸候》

【提要】 本论主要阐述丹毒的分类及症状特点。要点如下：其一，丹毒，因其如赤红之状而得名，手掌大小，好发于手足、腹部，宜尽早治疗。若生关节间，延四肢乳腹可杀人。其二，分述白丹、黑丹、赤丹、丹轸、室火丹、天灶火丹、废灶火丹、尿灶火丹、熛火丹、瘑火丹、萤火丹及石火丹的证候特点。

孙思邈　论丹毒证治^{※*}

论曰：丹毒，一名天火，肉中忽有赤如丹涂之色，大者如手掌，甚者遍身有痒有肿，无其定色。有血丹者，肉中肿起，痒而复痛，微虚，肿如吹状，瘾疹起也。有鸡冠丹者，赤色而起，大者如连钱，小者如麻豆粒状，肉上粟粟如鸡冠肌理也，一名茱萸丹。有水丹者，由遍体热起，遇水湿搏之结丹，晃晃黄赤色，如有水在皮中，喜著股及阴处。此虽小疾，不治令人至死。治之皆用升麻膏也。

——唐·孙思邈《备急千金要方·卷第二十二·丹毒》

【提要】　本论主要阐述丹毒的症状及治法。要点如下：丹毒虽是如手掌大赤红色突起，但其红色却存在差异。血丹色，如肉中肿起，痒后觉痛；鸡冠丹，如鸡冠纹理样，又名茱萸丹；水丹，是热毒与水湿相搏所致，全身发热，若有水藏皮下，好发于臀部及会阴部。各种丹毒，治以升麻膏。

《圣济总录》　丹毒综论^{※*}

论曰：热毒之气，暴发于皮肤间，不得外泄，则蓄热为丹毒。以其色如涂丹之赤，又复阳气伏于皮中，故谓之丹也。热气慓悍，其发无常处，大则如掌，甚则周流四体。不急治，或至坏烂出脓血。若发于骨节之间，则肢断如截。毒气入腹，则能杀人。治法用镰割，明不可缓故也。

——宋·赵佶《圣济总录·卷第一百三十八·疮肿门·诸丹毒》

【提要】　本论主要阐述丹毒的病因病机及证候特点。要点如下：其一，由于素体血分有热，复感热毒之气，发于肌肤，不得外泄，毒热蓄积，发为丹毒。其二，初起发无定处，局部先起小片红斑，很快蔓延成大片鲜红，不急治，则周流四肢，溃烂流脓血。若发于骨节之间，则会断肢；若毒气入腹，则死。治以镰刀剐割，不可缓治。

窦汉卿　诸丹综论^{※*}

内丹者，从胁下至腰下，肿发赤色，名曰内丹。如早觉可治，至腰便不可治。其病多大小便不通，似有不过三日而飞，遍身青黑色而死。用救急丹醋磨敷内丹处，更服连翘败毒散。

——元·窦汉卿《疮疡经验全书·卷三·内丹图说》

游丹者，即遍身丹毒也。初发两手青，肿彻上下急痛，若经一宿二宿，肿气遍身，入心内肿即死。初觉急治之，宜服五香连翘汤、木香流气饮，以金箍散敷之。宜用治疗之法治之。

——元·窦汉卿《疮疡经验全书·卷四·游丹图说》

肾气游风，毒在腿肚，受在膀胱经，冷气伤肾之实，复伤膀胱，此乃风毒也。当用紫苏流气饮、槟榔丸。

——元·窦汉卿《疮疡经验全书·卷六·肾气游风图说》

小儿患此赤丹，皆从母胎中受蕴热，故发皮肤游走不定，但腹起于四肢收者轻，四肢收于腹者重，急治得生。小儿赤游丹，固蕴热所致，即胎毒也；或母怀胎之时，好食辛辣毒物，沐浴热汤，冬天炭火，以致热气入胎；嗜欲无度，或生下火烘衣裳，或火烘床褥，以致热毒内外交攻，半岁上下无有不发者。初起身体发热，燃火视之，其色红赤，啼哭不止，其光游走不定。发于四肢生，发于腰腹者死。急用碗锋砭去其紫血，自下而上，则毒血流下，不可逆砭，急用乳香末，鸡子清调匀涂砭处，时用芭蕉根汁涂之，内服朱砂化毒丹，生蜜调下，再服紫金锭，水磨汁下。

——元·窦汉卿《疮疡经验全书·卷七·赤游丹图说》

【提要】 本论主要阐述各型丹毒的病因病机及其治法。要点如下：其一，丹毒从胁下至腰下而发，名为内丹，用救急丹醋磨敷，内服连翘败毒散。其二，遍身丹毒是为游丹，入心即死。宜服五香连翘汤，外以金箍散敷之。其三，肾气游风，毒在腿肚，因风毒冷气伤肾、膀胱而致，服紫苏流气饮。其四，小儿赤游丹，因在母胎中受蕴热，而发皮肤红赤游走不定。急宜砭去恶血，外涂乳香末，内服朱砂化毒丹。

❧ 王肯堂　腿游风论治※*

或问：腿股忽然赤肿，何如？曰：此名腿游风，风热相搏而然，属足太阳经。宜砭出恶血，服防风通圣散，去白术，加黄柏、牛膝、防己主之。

——明·王肯堂《证治准绳·疡医·卷之四·痈疽部分·股部·腿游风》

【提要】 本论主要阐述丹毒之腿游风的病因病机及治法。要点如下：风热相搏，发于腿部，大腿忽然红肿，称为腿游风，属足太阳经之病。宜用砭镰法，以泄热毒，并服防风通圣散加减。

❧ 申拱辰　论诸丹证治※*

内丹

丹者言赤色，如涂朱映于肉里，故名曰内丹。似板而微肿，如发于渊液、京门等穴，或左或右，皆少阳胆经，一二日者可治；如连腰脐青紫及大痛，或大小便不通，皆不可治，死之必矣。

飞灶丹

许学云此十种丹毒，乃小儿受胎内之毒，如三日不治，攻于肠胃必死，急宜辨认明白，逐一仔细看，的是何丹，即依方治之。此飞灶丹，从头顶红肿光起，急用葱白自然汁调白及末，涂之即愈。

吉灶丹

此丹从头上向脑后红肿者，是足太阳膀胱风热，肿处必热而痛，或浑身亦热，内宜服防风通圣散加减治之，外宜用赤小豆、紫荆皮末，以鸡子清调或酒调涂之即愈。

鬼火丹

此丹从面上起红肿，是手足阳明经内风热，治宜白虎汤加防风、荆芥、薄荷、甘草、桑皮、葛根等类，外以鸡子清调伏龙肝末，涂之即愈。又方，用蜜调制柏散，涂之更妙。

天火丹

此丹从脊背起赤肿热痛，是肾脉中热毒兼足太阳经风热，治宜防风通圣散，减硝、石膏、滑石，加以羌活治之，外以腊羊脂，要陈过二三年的溶调羌活末，涂之即安。

天灶丹

此丹从两臂赤肿少黄色，或一臂上，皆手阳明经风热，内服解毒汤加防风、荆芥、薄荷、甘草，外以冲和膏涂之。又方，以柳枝烧灰为末，水调涂之。

水激丹

此丹从两胁虚肿红热，是足少阳胆经风热，治宜小柴胡汤加白芍、防风、荆芥，外以生铁屑加有孕母猪粪烧灰，蜡水调涂之。凡小儿百日内发丹，不拘是何丹，必死。

胡次丹

此丹从脐上起黄肿者，是任脉经中热与湿，内服三黄解毒汤，中加木通、赤芍、连翘、防风、荆芥，外以醋调槟榔末涂之。又用冲和膏酒调涂之，效。

野火丹

此丹从两腿上起赤肿，痛如火烧，是足阳明胃经中风热，内服泻黄散、凉膈散加减，外以羊脂调乳香末涂之，火丹草捣醋涂之，水调白及末涂之更效。

烟火丹

此丹从两足背上起赤肿痛，是足三阳经风热，亦有足底心起，乃是少阴肾经大热，内宜服滋阴抑火药，外以香油调猪食槽下土涂之，又以蜜调制柏散亦效，不可轻忽。

胡漏丹

此丹从阴上起，黄肿或赤肿，皆厥阴肝经虚火发于外，内宜服当归龙荟丸、泻青散，外用羊脂调屋漏土涂之，又以醋调制柏散，涂之亦妙。

——明·申拱辰《外科启玄·卷之八》

【提要】　本论主要阐述诸种丹毒的症状、治疗及转归。要点如下：其一，从好发部位、循行经络、治法及预后等多方面详述内丹、飞灶丹、吉灶丹、鬼火丹、天火丹、天灶丹、水激丹、胡次丹、野火丹、烟火丹及胡漏丹。其二，丹毒的病因多为经脉内生火热，或外感风热而致。其中，飞灶丹，为小儿受胎内之毒，胡次丹是任脉经中热与湿，胡漏丹属厥阴肝经虚火所致。

陈实功　火丹赤游丹综论*

火丹者，心火妄动，三焦风热乘之，故发于肌肤之表，有干湿不同、红白之异。干者色红，形如云片，上起风粟，作痒发热，此属心肝二经之火，治以凉心泻肝，化斑解毒汤是也。湿者色多黄白，大小不等，流水作烂，又且多疼，此属脾肺二经湿热，宜清肺泻脾，除湿胃苓汤是也。腰胁生之，肝火妄动，名曰缠腰丹，柴胡清肝汤，外以柏叶散、如意金黄散敷之。

——明·陈实功《外科正宗·卷之四·杂疮毒门·火丹》

赤游丹，受毒于未生前，发病于有生后。盖身在胞胎，皆赖父母精血借以生养，父母不能节其欲，多致淫火猖炽，胎必侵受；又不能戒诸厚味，以及炭火烘熏、重衾叠褥，往往受热，子无弗有，及致生后，热汤洗浴，烘熏衣物，触动内毒。而欲发之时，先发身热，啼叫惊搐，次生红肿光亮，发热，瞬息游走，发无定处。先从头额起者，名天夺丹，以升麻葛根汤母子同服。余皆起于腹背，流入四肢者轻，起于四肢流入胸腹者重。有此总皆先砭恶血为要。砭血之后，先用精猪肉缝片贴之一时许，换如意金黄散，用水芭蕉根捣汁调敷，甚者日换二次。内以大连翘饮、消毒犀角饮、五福化毒丹。毒气入里，腹胀坚硬不乳者，紫雪散下之。三日后身渐彻凉，砭血之处肉便软活，声清腹软，乳哺如常者顺，反此为逆。

——明·陈实功《外科正宗·卷之四·杂疮毒门·小儿赤游丹》

【提要】　本论主要阐述火丹与新生儿赤游丹的病因病机、症状及治法。要点如下：其一，火丹有干湿之异。干者，色红，上起风粟，作痒发热，属肝心二经风火，治以凉心泻肝，化斑解毒汤；湿者，色多黄白，流水作烂，属肺脾二经湿热，治以清肺泻脾除湿，除湿胃苓汤。缠腰火丹生于腰胁部，以柴胡清肝汤主之，外敷柏叶散。其二，新生儿赤游丹，因母房事不节、恣食肥甘厚味等，导致热毒壅结于内，遗患胎儿，外加受热，触动内毒，而发赤游丹。治疗以砭除恶血为要法，再加外敷、内服之药，三日身渐凉，吮乳如常为顺。

祁　坤　论丹毒辨治※*

丹毒者，为肌表忽然变赤，如丹涂之状也。《经》曰：少阴司天，客胜则丹疹外发，及为丹熛。然二症亦有红白干湿痒痛之殊，故用药则分表里补泻之异。如色赤而干，发热作痛者，为丹毒，属肝心之火，宜化斑解毒汤；色白而湿烂，流黄水，痒痛不时者，为风丹，属脾肺湿热，宜除湿胃苓汤。痒而搔之起块，成饼成片，皮色不变者，为冷膜，故天阴则剧，风中亦剧，晴暖则减，身暖则瘥，由风邪外袭，热郁于肌肤也，宜藿香正气散发之，外以枳壳煎汤浴之，忌用风药。

再如丹毒，由胃气虚极致令虚火游行于外者，又宜补以降之，用人参五钱，当归、白术各一钱五分，水煎服之。

又如女子十五岁而经脉未通者，多发丹疹，此由血有风热乘之也，治宜凉血，虚则补之，慎投风药。

——清·祁坤《外科大成·卷四·不分部位小疵·丹毒》

【提要】　本论主要阐述丹毒的辨证施治。要点如下：其一，少阴君火司天，客气胜则生丹毒。其二，赤干者为丹毒，属肝心之火，宜化斑解毒汤；色白而湿烂者为风丹，属脾肺湿热，宜除湿胃苓汤。痒而搔之起块，成饼成片，皮色不变者，为冷膜，为风邪外袭，热郁于肌肤，宜藿香正气散发之。其三，胃气虚致虚火旺游走而发丹毒者，宜用补法。其四，女子十五而天癸未至，好发丹毒者，宜用凉血之法，虚则用补法。

《医宗金鉴》　论丹毒证治※

丹毒名多云片形，风火湿寒肉分凝，胸腹四肢分顺逆，清火消风砭敷灵。

注：孙真人云：丹毒一名天火，肉中忽有赤色，如丹涂之状，其大如掌，甚者遍身，有痒有痛，而无定处。丹名虽多，其理则一也。形如鸡冠，名鸡冠丹；若皮涩起如麻豆粒者，名茱萸丹。亦有水丹，遍身起疱，遇水湿搏之，透露黄色，恍如有水在皮中。此虽小疾，能令人死，须当速治，不可忽也。色赤者，诸书谓之赤游丹；色白者，为水丹，小儿多生之。但有干、湿、痒、痛之殊，有夹湿、夹风、夹寒之别。诸丹总属心火、三焦风邪而成。如色赤而干，发热作痒，形如云片者，即名赤游丹，属血分有火而受风也。毒盛者，服蓝叶散；毒轻者宜导赤汤加薄荷叶、独活服之。如初起白癜，渐透黄色，光亮胀坠，破流黄水，湿烂多痛者，名水丹，又名风丹，多生腿膝，属脾肺有热而夹湿也，宜防己散主之。亦有起白癜，无热无痛，游走不定者，由火毒未发，肌肤外受寒郁，名为冷瘼，宜服乌药顺气散，外用姜擦。凡丹形初见，即用牛、羊精肉片贴之，甚则用砭法，令出紫血；色重不散者，以柏叶散敷之。又方：芸苔叶研末，靛青调敷甚效。诸丹本于火邪，其势暴速，自胸腹走于四肢者顺；从四肢攻于胸腹者逆。

——清·吴谦《医宗金鉴·外科心法要诀·卷七十三·发无定处·丹毒》

【提要】 本论主要阐述丹毒的症状、顺逆及治法。要点如下：丹毒，肉中忽有赤色如丹涂之状，多呈片状，有夹风、夹火、夹湿、夹寒之别。自胸腹走于四肢者顺，从四肢攻于胸腹者逆。内服治法宜清火消风，外治砭法敷药。

高秉钧 辨小儿赤游丹游火论

赤游丹者，乃心火内郁，三焦风热乘之，故发于肌肤之表，风胜则树木皆摇，故令游走殊速。名之丹者，以应心火而色赤也。形如云片，上起风粟，作痒而痛，或发于手足，或发于头面胸背，令儿躁闷腹胀，发热，游走遍体，流行甚速，须急治之。自腹而流于四肢者易治，自四肢而归于腹者难疗。治宜凉心泻肝，如龙胆泻肝汤、犀角地黄汤之类。又当顺天时，若暑热以通圣辛凉之剂解之，严寒以升麻、葛根辛温之剂解之。外宜用磁锋砭去紫血，以泄其毒，再用精肉片贴之，或用鸡子清调乳香末涂之亦可。又有色白者，名白游风，其候流块作痒，大小不等，津水作烂，此感风湿而发，治以疏散渗湿为主。

游火者，或头面，或腿上，红赤肿热，流散无定，以碱水扫上，旋起白霜者是也。其色光亮，其热如火。治宜疏风清火，凉血解毒，外用白海蜇皮洗净拭干，包扎患处一伏时，揭开看如蜇皮黄枯，即另换一张包裹，如此三四张，即消散矣。

——清·高秉钧《疡科心得集·卷中·辨小儿赤游丹游火论》

【提要】 本论主要阐述赤游火丹的病因病机及治法。要点如下：其一，赤游火丹是心火亢盛，郁而化热，三焦经外感风热，发于皮肤，因风邪作祟，毒邪快速游走。其二，内治宜凉血之法，暑热用辛凉之剂，严寒用辛温之剂，配以外治；若色白，宜疏散渗湿之法。其三，游火的鉴别，可用碱水，若病变部位起白霜则可确诊。内治宜疏风清火，凉血解毒，配以海蜇皮外敷治疗。

2.5　走黄与内陷

　　走黄与内陷为疮疡阳证发病过程中，因火毒炽盛，或正气不足，导致毒邪走散入血，内攻脏腑的危险病证，多难以救治。继发于疔疮者为走黄，因疽毒或其他疮疡引起者称为内陷。走黄，又称疔疮走黄、走黄疔，因失治误治致使疔疮热毒走散入血，热毒内闭或壮热亡阴而成。表现为疮顶突然陷黑无脓，肿势软漫，迅速向周围扩散，边界不清，皮色转为暗红，伴寒战高热，或见七恶证，或并发附骨疽、流注等，或出现面青唇焦、神思恍惚、四肢发厥、胸腹灼热、气粗喘息、大汗淋漓、四肢温、渴喜冷饮等症状，应立即服用回疔散，药后若大痛则可救，痛止则可活。可在毒邪走入之处砭去恶血，加以托里护膜急救。但走黄症候危重，多难以救治，故有"走黄不救""走黄致命"等说法。

　　内陷又称"三陷变局"，为火陷、干陷、虚陷的统称，是病邪深入的一类逆证。火陷由津液不足，火毒炽盛，复因挤压疮口，或治疗不当，以致正不胜邪，毒邪入于营血，内犯脏腑而成。以疮色紫暗，疮面干枯无脓，根盘散漫，伴壮热口渴，尿赤便秘，神昏谵语等为主要表现。治宜清营凉血解毒，并用补益之剂，辅以外治法，敷药以拔脓祛腐，或切开以清创引流。干陷由气血两虚，正不胜邪，不能酿腐为脓，托毒外出，以致正虚毒盛而内闭外脱。多见于有头疽的溃脓期，局部化脓未透，以疮疡部根盘紫滞，疮顶逐渐干枯腐烂，脓汁少而稀，色泽晦暗无光，肿势平塌下陷，闷胀疼痛，发热或恶寒，自汗神疲，甚者出现神昏肢厥等脱证。治宜补养气血，托毒透邪，佐以清心安神之剂。虚陷是因素体脾肾阳虚，加之疮疡耗气伤血，或疮疡后期毒邪已衰，正气大伤，脾气不复，肾阳虚衰，以致生化乏源，阴阳耗竭，余下毒邪走窜入营血的危急重症。多见于有头疽之收口期，以疮口腐肉脱尽而见疮面色淡，光白板亮，状如镜面，新肉不生，经久不敛，疼痛不觉，伴见身寒发热，或伴神疲自汗、腹痛泄泻、肢冷等脱证为主要表现。治宜补养脾胃。已成脱证者，应以温补脾肾为主，扶阳固脱。

◆ 巢元方　论痈疽疔毒内走※*

　　初作时，突起如钉盖，故谓之疔疮。令人恶寒，四肢强痛，兼切切然牵痛，一二日疮便变焦黑色，肿大光起，根硬强，全不得近，酸痛，皆其候也。在手足头面骨节间者最急，其余处则可也。毒入腹，则烦闷，恍惚不佳，或如醉，患此者，三二日便死。

　　　　　　　　　　——隋·巢元方《诸病源候论·卷之三十一·疔疮病诸候·疔疮候》

　　发于胸，名曰井疽也。其状如大豆，三四日起，不早治，下入腹中不治，十日死。……首疽发背，发热八十二日，大热汗头，引身尽。如嗽，身热同同如沸者，皮泽颇肿处浅刺之；不刺，入腹中，二十日死。

　　　　　　　　　　——隋·巢元方《诸病源候论·卷之三十二·痈疽病诸候·疽候》

　　【提要】　本论主要阐述疔疮痈疽病程发展以及走黄变证。要点如下：其一，疔疮失治易发生走黄。初起恶寒，四肢强痛，疮口肿大，在手足、头面、骨节间最危急，治疗不当，毒邪入腹向内走窜，即为走黄，出现烦闷、精神恍惚等症状，二到三日即死。其二，井疽若不及时治疗，毒邪内走入腹，则十日丧命。其三，发背二十八日后，身热汗出咳嗽，应刺破肿胀皮薄之处，及时排脓，否则毒邪入里则生走黄危证。

孙思邈 论颜面疔疮内走[※※]

又其肿好著口中颊边舌上，看之赤黑如珠子，磣痛应心是也。是秋冬寒毒久结皮中，变作此疾。不即疗之，日夜根长，流入诸脉数道，如箭入身捉人，不得动摇。若不慎口味房室，死不旋踵。经五六日不瘥，眼中见火光，心神昏，口干心烦，即死也。

——唐·孙思邈《备急千金要方·卷二十二·疔肿痈疽·疔肿》

【提要】 本论主要阐述颜面部疔疮发生走黄的原因及症状特点。要点如下：其一，颜面疔疮多由秋冬寒毒蕴结皮肤所致。如不治疗，疔毒根部日渐深入血脉，使人疼痛剧烈。其二，疔毒可致走黄变证。若饮食不慎、房事过度，耗伤精气，则使毒邪深入，经过五六日尚未好转，则出现眼中红赤，神识昏聩，口干烦躁等走黄变证，可致人死亡。

刘涓子 论邪毒内陷[※※]

夫人生最可忧者，发背者，其病有五：一曰阳毒，因风热而有，或患毒消渴，或先患伤寒，余有阳毒，触处蓄积。起于脊膂之间，不问椎数，但从两夹脊起止腰上，满背燃热，状紫亦或赤如焰，脓毒难成，成后不止，止复痛不除，蓦忽数日之间，平复如旧，将谓肿消，乃是内攻内陷，不可疗矣。……四曰有患酒食毒发背者，此疾非近得之，久积脏腑，乘饥乘困而起，或因食之便睡，或多食酒肉，冷热黏滑，肥鲜炽腻，未下胸膈而恣意房室，或当风取快，脾脏气虚不能承受，发毒攻背两夹脊，不问椎数。初起痛头如小弹子，后大如拳，坚如石，痛遍四肢，加之拘急，口苦舌干，腹急，大小便涩，十数日后，从头面手足虚肿及脏腑通泄如痢，内急痛者，是其症也。急用攻肿发穴溃脓汤药，内实其气，外泄脓水。若放纵迟缓，则皮肉腐坏，伤骨烂筋，渐盛脓多，因而感邪内败者死矣。

——晋·刘涓子撰，南齐·龚庆宣编《刘涓子鬼遗方·刘涓子治痈疽神仙遗论·辨发背》

【提要】 本论主要阐述邪毒内陷的症状及治法。要点如下：其一，内陷为毒邪内攻，病情突然恶化。阳毒发背本应红肿疼痛明显，易腐易溃，若见疮口难腐难溃，或溃后脓水淋漓，疼痛不缓解，突然之间疮面平整，肿胀消除，即是毒邪入里内攻脏腑，属于危证，难以救治。其二，痈毒要及早治疗。早期痈疮发病应急攻肿发脓，内托外泄，不可大意，稍有延迟，毒邪入里内攻，则伤脏腑，筋烂肉腐，预后极差。

窦汉卿 论走黄[※※]

疔疮初生时红软温和，忽然顶陷黑，谓之癀走，此症危矣。（癀走，即是走黄之意）急服飞龙夺命丹、追疔夺命汤。

——元·窦汉卿《疮疡经验全书·卷之四·暑疔图说》

【提要】 本论主要阐述疔疮走黄的症状。要点如下：疔疮通常疮面红软微热，若突然疮顶内陷变黑，即发生走黄危证，急服飞龙夺命丹、追疔夺命汤。走黄为毒邪入里，病情突然恶化的表现。

◆ 王肯堂 论疔疮证候与走黄传变※*

凡生疔疮，身热头疼，手足温和，饮食如常，疔之四围赤肿，名曰护场可治。凡生疔疮，眼白睛痴不转，渴欲饮水，内热疮盛，唇舌青，卧床不能起，五心肿，头晕眼花，气粗食不进，脉伏谵语，恶心腹痛，冷汗出，手足冷，滑泄无度，疔之四围无赤肿，名曰不护场，不可治。疮证急者有应，如生一疔之外，别处肉上再生一小疮，即是有应，可用针挑破，护场疮四围有赤肿。生多疮者，谓之满天星，饮食如常，头痛身热，手足温。疮证凶者无应，别处肉上无疮不护场，疔四围无赤肿。腹痛甚者，有内疔。若毒入心腹，眼黑如见火光，烦闷呕逆，恍惚痴眠，瞳人不动，赤脉贯睛，胸胁赤肿，疮陷不起发，皆死候也。……

疔疮四畔红赤渐散，开阔走胤不止，此名疔疮走黄，宜以通圣消毒散，通利两三行，次去大黄、朴硝，调理而愈，或解毒消疮散，亦可用之有效，此宜作瘴气治之无误。

——明·王肯堂《证治准绳·疡医·卷之二·疔疮》

【提要】 本论主要阐述疔疮的三种护场、应候、满天星的症状以及走黄变证。要点如下：其一，疔疮根据临床表现有不同称谓：护场、不护场、应候、满天星。身热头疼，疔疮赤肿，饮食如常，称护场。目睛不转，高热，唇舌青，卧床不起，无法进食，疔疮不红肿，称不护场。疔疮生在一处，而后在他处又生小疔称有应。疔疮数目较多称满天星。一般有护场表示可以治愈，无护场表示预后不佳，不可治愈。其二，疔疮走黄属毒邪内攻脏腑，病情危重难治。如果毒邪内走入心腹，出现眼前发黑或见火光，白睛红赤，胸闷呕吐，精神恍惚昏聩，疮形下陷，红肿向周围蔓延扩散，即是疔疮走黄危证。

◆ 王肯堂 论痈疽内陷※*

或问：第九椎两旁，忽肿痛而无头，寒热大作何如？曰：此名龙疽，即中搭也。属太阳经，由七情不和，愤怒积热所致。壮实者，急服一粒金丹，或八阵散下之，活命饮加柴胡、羌活、黄芩，水酒各半煎服。老弱者，黄芪木香散、内补十宣散、十全大补汤选用。色赤起发润泽者可治。色黑低陷，恶心眩晕，大便滑泄，小便如淋，谵语者死。……

其间有只如盏面大者，此非不大，缘为毒气深沉内虚，毒气近膜也，此必内攻，近入脏腑。却外入四肢，先攻头面虚浮，后攻手面，次攻两足面肿，名曰毒气散入四肢。其人声嘶气脱，眼睛黑小，十指肿黑干焦，不治。（阴证虚也）

——明·王肯堂《证治准绳·疡医·卷之四·痈疽部分·背部·发背》

【提要】 本论主要阐述有头疽内陷的病程转化以及症状。要点如下：其一，中搭手毒邪内陷可致死。中搭手又称龙疽，由情志不遂，愤怒积热所致，在治疗上体格壮实可用下法，体格较弱可用补法。若病程中，疮面突然由红转黑，由肿胀转为低陷，出现头晕恶心、谵语等症状，则为毒邪内陷，症状危急。其二，体虚之人发病时，毒邪更易内陷入里。素体虚弱，抵御病邪能力较差，毒气多深入进脏腑，容易出现气息微弱，手指发黑干焦等阴证虚象，难以治疗。

陈实功 疽毒内陷论[※※]

莲子蜂窠防毒陷

蜂窠、莲子二发，多生于背，与心相近，与脊中平，轻者形长高肿，或偏半背；重者形斜平塌，两胁俱伤，孔似蜂窠，突如莲子。疮形虽畏，常能多险多生；老弱不堪，反取常安常稳。大规只怕不纯阳，治法何妨疮势恶。护心护膜，丸丹须要调停；执药执方，活法在乎医意。机参总论，法决存亡。

腰间肾俞发难生

肾俞发者，生于两腰内肾陷肉之间，或正中亦发。凡生于此者，最为险候。盖内肾乃为性命根本，藏精、藏气、藏神，又谓受命先天，育女、育男、育寿，此等皆出于肾脏之一窍也。是为疾者，房劳过度，气竭精伤，欲火消阴，外阳煽惑，以致真水真阴从此而耗散；既散之后，其脏必虚，所以诸火诸邪乘虚而入；既入之后，浑结为疮。如本脏稍有真阴制火，疮形自可红活高肿为脓，治以人参养荣汤加山萸、五味子、黄柏、知母，乃加减八味丸以救其源也；若疮形色紫黑干枯、坚硬不作脓者，为真阴内败，再无可生之理，必死在十五日前后为期也。

——明·陈实功《外科正宗·卷之一·痈疽门·痈疽原委论》

【提要】 本论主要阐述痈疽内陷的表现以及预后。要点如下：其一，蜂窠发和莲子发多生于背部，重者形似蜂窠、莲子，临证应防止内陷，护心护膜。其二，肾俞发属险证，易发生内陷。痈疽原为火毒所生，红肿热痛之象明显，若疮面紫黑干枯、坚硬无脓者，为毒邪内陷入里，真阴内败，十五日即可夺人性命。

王维德 走黄论[*]

疔毒治法

疔毒其害最速，生面目耳鼻之间，显而易见；生肩足衣遮之处，隐而不知。知觉早者，晨医夕愈；迟者枉死甚多。故妇女而患暗疔者，误认伤寒，致毒攻心，走黄不救。如头面、唇鼻、肩臂、手足等处生一疱，或紫红，或黄黑者，疔也。初起刺挤恶血，见好血而止，取拔疔散插入，以膏掩之，次日疔毒化脓而愈。

走黄治法

疔毒发肿神昏，谓走黄。如在将昏之间，急取回疔散二钱，白汤送服。少刻大痛，痛则许救。毒化黄水，痛止命活。

——清·王维德《外科证治全生集·治法》

【提要】 本论主要阐述疗毒治疗原则及走黄症状。要点如下：其一，疗疮当急治，治疗越早预后越好。若未能发现病症或以他病误治，疗毒极易入里走散，毒邪攻心，而伤人性命。其二，走黄继发于疗疮，突然肿高伴神识昏愦，即发生走黄。在将昏之时急用回疗散，若药后疼痛剧烈，脓水流出，疼痛停止即是救治成功。

高秉钧 论疗毒走黄^{※*}

外证虽有一定之形，而毒气之流行亦无定位。故毒入于心则昏迷，入于肝则痉厥，入于脾则腹疼胀，入于肺则喘嗽，入于肾则目暗手足冷；入于六腑，亦皆各有变象，兼证多端，七恶叠见。

——清·高秉钧《疡科心得集·卷上·疡证总论》

夫面部之上，人中之中为龙泉，人中之旁为虎须，面中高骨为颧骨，俱系阳明络脉经行之地。此三处生疗，俱有轻有重，医者但分轻重治之，不必分彼此之异也。其轻者，多因风热而结，初起迹如蚊咬，而根盘已经坚肿，恶寒身热，次日头破如一粒椒。……

其重者，或因于七情内伤，或因于膏粱厚味，醇酒炙煿，五脏蕴热，邪毒结聚而发。《经》曰膏粱厚味发疗疽，此之谓也。初起形如粟粒，或如水泡，按之根深，如钉着骨，痛不可忍，根盘漫肿不透，面目浮肿，或坚肿焮红，恶寒身烙热，恶心呕吐，肢体拘急；三四日后，或口噤如痉，神识模糊，此以火毒陷入心包，即名走黄疗，十有九死之证。

——清·高秉钧《疡科心得集·卷上·辨龙泉疗虎须疗颧骨疗论》

【提要】 本论主要阐述面部疗疮病因病机以及走黄的症状表现。要点如下：其一，毒邪内走脏腑为危证。毒邪入心则昏迷，入肝则痉厥，入脾则腹胀疼，入肺则喘嗽，入肾则目暗手足冷。其二，颜面部龙泉、虎须、颧骨之处疗疮，根据病因不同可分轻重。因风热起病初如蚊咬，根盘坚肿，伴恶寒身热，第二天脓头即可破溃，属轻证；因七情内伤、膏粱厚味，邪毒结聚起病，初如粟粒，或水泡，根脚深，疼痛剧烈，面目浮肿，伴肢体拘急，属重症。其三，生于颜面部的疗疮易毒邪入里而成走黄疗。发展较快，一般疗疮三四日后，出现牙关紧闭，神识模糊，属于火毒陷入心包，即走黄疗，极为危重。

高秉钧 三陷变局论^{※*}

又有一种阴证，初起形色俱不正，寒热不加重，身虽发热，面白形寒，疡不高肿，根盘平塌，散漫不收，过候不透，脓稀不腐，正气内亏，不能使毒外泄，而显陷里之象。此由平日肾水亏损，阴精消涸，阴火炽甚而成，其危险不能过三候矣。其中犹有三陷变局，谓火陷、干陷、虚陷也。火陷者，气不能引血，外腐成脓，火毒反陷入营，渐致神迷，发痉发厥。干陷者，脓腐未透，营卫已伤，根盘紫滞，头顶干枯，渐致神识不爽，有内闭外脱之象。虚陷者，脓腐虽脱，新肉不生，状如镜面，光白板亮，脾气不复，恶谷日减，形神俱削，渐有腹痛便泄寒热，宛似损怯变象。皆不治之证也。大凡此证，以小者为对口，大者为脑疽，俗即云落头疽也。由感于六淫之邪而发者，为顺为阳；伤于七情而发者，为逆为阴。余疽仿此。

——清·高秉钧《疡科心得集·卷上·辨脑疽对口论》

【提要】　本论主要阐述三陷变证的病因病机、症状及预后。要点如下：其一，毒邪内陷会表现出阴证特点，出现色暗形寒、疮肿散漫平塌、难腐难溃或脓水清稀等一系列正气亏虚，不能透毒外出的表现。其二，内陷证多由肾水亏损，阴精耗竭，而阴火炽盛所致。其三，三陷变局为不治危证，包括火陷、干陷、虚陷。未腐未溃，火毒炽盛，内入营血，出现神识昏迷，痉厥为火陷；腐脓未成，而营卫耗竭，疮头干枯，出现神识不清，伴有内闭外脱征象为干陷；脓腐脱落，但无新肉生长，像镜面光滑板亮，伴腹痛腹泻，为脾气耗伤，为虚陷。

许克昌　疔毒走黄论**

唇疔（一名反唇疔，一名锁口疔）

生上下唇角，初起形如粒米，坚硬肿盛，麻痒木痛，憎寒发热，甚则令唇外翻，或口不能开，故有反唇、锁口之名。须按疔疮法速治之，迟则走黄致命。

——清·许克昌《外科证治全书·卷二·唇部证治》

牙疔（又名穿牙疔）

先一二日牙痛，寒热交作后，痛更甚，牙缝龈上发一红粒，龈肉皆紫黑色是也。痛引腮项，若兼痒麻破流血水，用银针刺之，搽拔疔散，服夺命汤。如失治，则走黄不救矣。

——清·许克昌《外科证治全书·卷二·齿部证治》

夫疔毒险症也，其害最速。生头面耳鼻之间，显而易见；生臂足衣遮之处，隐而难明。知觉早者，朝医夕愈，迟者枉死甚多。每每妇女而患暗疔者，初时误作伤寒，至毒陷发肿，神昏牙紧，遂成走黄，多致不救。黄即毒也。……

刀镰疔　形阔如韭叶，长有寸余，肉色紫黑。忌行针刺，用生矾三钱、葱白七根，共捣烂作七块，另以葱汤逐块送下，盖被取汗。再饮葱汤催之，汗出为度。外取烂鸡矢涂患上即愈。迟治，走黄致命。

——清·许克昌《外科证治全书·卷四·发无定处证·疔疮》

【提要】　本论主要阐述疔疮症状以及走黄变证。要点如下：其一，疔疮可生在人体不同部位。生在上下唇名反唇疔、锁口疔，因其肿高，痛痒麻木，致唇外翻，口不能张开而得名。生在牙龈上的疔疮，发病急骤，先起牙痛，寒热交争后牙龈迅速生疔疮，牙龈紫黑，流血水，疼痛连及腮部、颈部。疔疮也可生在臂足等隐蔽的地方，多不易发现。若疮形似韭菜叶细长，肉色紫黑，称为刀镰疔。其二，疔疮属于险证，未及时治疗，或误治，都可发生走黄，出现疮形内陷、牙关紧闭、神昏等危证，而致人死亡。

赵　濂　疔疮食荤味散黄*

疔症初起一疙瘩如粟米，觉麻木痒痛，误食荤腥，即助火生痰，闭毒不出，愈加肿硬作疼，是为走黄。

——清·赵濂《医门补要·卷上·疔疮食荤味散黄》

【提要】　本论主要阐述走黄的病因病机及症状表现。要点如下：其一，误食荤腥可致走黄。疔疮初起粟米样肿物，痛痒伴麻木，如果发病过程中误食肥甘腥膻的食物，会蕴火生痰，助邪生长而难以排出，火毒邪气入里发生走黄。其二，若因火热炽盛，而使肿硬疼痛较前突然加剧，即为走黄表现。

2.6　瘤

瘤是以体表局限性肿块，软硬不一，痛或不痛，生长缓慢为特征的一类病证。凡瘀血、痰滞、浊气停留于人体所形成的赘生物均可称为瘤。本病或生而有之，或后天所得，无论男女老幼均可罹患。按照五脏的分属，瘤有五瘤的称谓：气瘤属肺，血瘤属心，肉瘤属脾，筋瘤属肝，骨瘤属肾。瘤尚有六瘤之说，五瘤之上加脂瘤。瘤的发病，有属先天者，禀受于父母，生而有之；也有属于后天者，主要由脏腑功能失调所致。风寒湿热邪气，侵袭五脏，传于六腑，壅滞经络，留于腠理，气滞血瘀，积久而成；或大怒抑郁，情志失常，气滞血瘀，火盛痰凝，随气凝滞；或病后体虚，气虚不运，痰浊内阻；或局部受伤，脉络不通，痰凝气滞，日久生瘤。瘤的内治以调理脏腑功能、行气散结、破瘀消肿、化痰软坚为基本治法，辨证施治。同时结合外治方法，如药物敷贴法、缩瘤法、腐蚀法、枯瘤法、结扎法等。有些瘤赘宜手术治疗。

巢元方　论瘤的命名※*

瘤者，皮肉中忽肿起，初如梅李大，渐长大，不痛不痒，又不结强，言留结不散，谓之为瘤。不治，乃至坯大，则不复消，不能杀人，亦慎不可辄破。

——隋·巢元方《诸病源候论·卷之三十一·瘿瘤等诸病候·瘤候》

【提要】　本论主要阐述瘤的命名。要点如下：瘤长于皮肉中，渐渐长大，不觉痛痒，亦不坚硬，留结不散，故谓之"瘤"。患瘤病，未必危及性命，但不可切破。

《圣济总录》　瘤病气血壅滞论※*

论曰：瘤之为义，留滞而不去也。气血流行不失其常，则形体和平，无或余赘，及郁结壅塞，则乘虚投隙，瘤所以生。初为小核，浸以长大，若杯盂然，不痒不痛，亦不结强。方剂所治，与治瘿法同。但瘿有可针割，而瘤慎不可破尔。

——宋·赵佶《圣济总录·卷第一百二十五·瘿瘤门·瘤》

【提要】　本论主要阐述瘤病的病机、症状与治法。要点如下：其一，指出"瘤"之为义，指留滞而不去。其二，瘤病的病机，为气血运行失常而郁结壅滞。其三，提出瘤病的治法与瘿病大体相同，不同之处在于瘿可针割，而瘤不可破。

薛 己 论瘤赘[*]

《内经》云：肝统筋而藏血，心裹血而主脉，脾主肉而统血，肺主气而司腠理，肾统骨而主水。若怒动肝火，血涸而筋挛者，其自筋肿起，按之如筋，久而或有赤缕，名曰筋瘤，用六味地黄丸、四物、山栀、木瓜之类。若劳役火动，阴血沸腾，外邪所搏而为肿者，其自肌肉肿起，久而有赤缕，或皮俱赤，名曰血瘤，用四物、茯苓、远志之类。若郁结伤脾，肌肉消薄，外邪所搏而为肿者，其自肌肉肿起，按之实软，名曰肉瘤，用归脾、益气二汤。若劳伤肺气，腠理不密，外邪所搏而壅肿者，其自皮肤肿起，按之浮软，名曰气瘤，用补中益气之类。若劳伤肾水，不能荣骨而为肿者，其自骨肿起，按之坚硬，名曰骨瘤，用地黄丸及补中益气汤主之。夫瘤者，留也。随气凝滞，皆因脏腑受伤，气血乖违，当求其属，而治其本。大凡属肝胆二经结核，八珍加山栀、胆草，以养气血，清肝火，六味丸以养肺金生肾水。若属肝火血燥，须生血凉血，用四物、生地、丹皮、酒炒黑胆草、山栀。中气虚者，补中益气兼服。若治失其法，脾胃亏损，营气虚弱，不能濡于患处，或寒气凝于疮口，荣气不能滋养于患处，以致久不生肌，而成漏者，悉调补脾胃，则气血壮而肌肉自生矣。若不慎饮食起居及七情六淫，或用寒凉蚀药、蛛丝缠、芫花线等法，以治其外，则误矣。

——明·薛己《外科枢要·卷三·论瘤赘》

【提要】 本论主要阐述筋瘤、血瘤、肉瘤、气瘤和骨瘤五瘤的病因病机和证治。要点如下：其一，提出五瘤的病因病机：怒动肝火，血燥筋挛，为筋瘤；劳役火动，阴血妄行，复被外邪所搏，为血瘤；郁结伤脾，肌肉消薄，气郁肉里，为肉瘤；劳伤肺气，腠理不密，为外寒所搏，为气瘤；劳伤肾水，骨无荣养，为骨瘤。其二，提出瘤的辨证施治方法。肝胆二经结核者，宜清肝火；血燥者，宜生血凉血；中气虚者，宜补中益气。并分别提出相应的方药。其三，提出失治误治，或受寒侵，可变为瘘，当调补脾胃。其四，强调审慎饮食起居及七情六淫，是预防发病的最好办法，不可单纯用寒凉蚀药、蛛丝缠或芫花线等治法。

陈实功 瘿瘤论[*]

夫人生瘿瘤之症，非阴阳正气结肿，乃五脏瘀血、浊气、痰滞而成。瘿者阳也，色红而高突，或蒂小而下垂；瘤者阴也，色白而漫肿，亦无痒痛，人所不觉。薛立斋分别甚详。肝统筋，怒动肝火，血燥筋挛曰筋瘤。心主血，暴急太甚，火旺逼血沸腾，复被外邪所搏而肿，曰血瘤。脾主肌肉，郁结伤脾，肌肉消薄，土气不行，逆于肉里而为肿，曰肉瘤。肺主气，劳伤元气，腠理不密，外寒搏而肿，曰气瘤。肾主骨，恣欲伤肾，肾火郁遏，骨无荣养而为肿，曰骨瘤。予曰：筋瘤者，坚而色紫，垒垒青筋，盘曲甚者，结若蚯蚓，治当清肝解郁，养血舒筋，清肝芦荟丸是也。血瘤者，微紫微红，软硬间杂，皮肤隐隐，缠若红丝，擦皮血流，禁之不住，治当养血凉血，抑火滋阴，安敛心神，调和血脉，芩连二母丸是也。肉瘤者，软若绵，硬似馒，皮色不变，不紧不宽，终年只似覆碗然，治当理脾宽中，疏通戊土，开郁行痰，调理饮食，加味归脾丸是也。气瘤者，软而不坚，皮色如故，或消或长，无热无寒，治当清肺气，调经脉，理劳伤，和荣卫，通气散坚丸是也。骨瘤者，形色紫黑，坚硬如石，疙瘩高起，推之不移，昂昂坚贴于骨，治当补肾气，养血行瘀，散肿破坚，利窍调元，肾气丸是也。此瘤之五名，治瘤之五法，惟在此也。又观立斋云：筋骨呈露曰筋瘿，赤脉交结曰血瘿，皮色不变曰肉瘿，随忧喜消长曰气瘿，坚硬不可移曰石瘿，此瘿之五名也。通治瘿瘤初起，元气实者，海藻玉壶汤、六军丸；久而元气虚者，琥珀黑龙丹、十全流气饮。选服此药，自然缩小消磨。切不可轻用针刀，掘破出血不止，多致立危；久则脓血崩溃，渗漏不已，终致伤人。又一种粉瘤，红粉色，多生耳项前后，亦有生于下体者，全是痰气凝结而成，宜披针破去脂粉，以三品一条枪插入数次，以净内膜自愈。又一种黑砂瘤，多生臀腿，肿突大小不一，以手摄起，内有黑色是也，亦用针刺，内出黑砂有声，软硬不一。又一种发瘤，多生耳后发下寸许，软小高突，按之不痛，亦针之，粉发齐出。又一种蛔虫瘤，生于胁下。又一种蛆瘤，连生肩膊，详在后治验中。予观古又有虱瘤矣，但其形状之异，皆五脏湿热、邪火、浊气、瘀血各感而成，此非正病也。以上数瘤，皆亲手治验非谬也。

瘿瘤看法

初起红色光亮，微热微痛，根脚浮浅，不坚实者为易。已成红赤高肿，作热焮痛，顶破皮穿，脓溃肿消者易。已溃脓稠色鲜，根脚缩小，内肉渐生，外皮渐紧者顺。溃后气体平和，饮食如故，肿消痛止，口平收敛者顺。

初起肉色不变，寒热渐生，根脚散漫，时或阴痛者险。已成坚硬如石，举动牵强，咳嗽生痰，皮寒食少者逆。已溃无脓，惟流血水，肿不消，痛不止，脾气衰弱者逆。破后血水不止，肿硬更增，败腐不脱，哕气恶心者死。

瘿瘤治法

初起自无表里之症相兼，但结成形者，宜行散气血。已成无痛无痒，或软或硬色白者，痰聚也，行痰顺气。已成色红坚硬，渐大微痒微疼者，补肾气、活血散坚。形如茄蒂，瘤大下垂者，用药点其蒂茄落，生肌收敛。已破流脓不止，瘤仍不消，宜健脾胃为主，佐以化坚。已溃出血不常，瘤口开泛者，宜养血凉血，佐以清肝。溃后瘤肿渐消，脾弱不能收敛者，补肾气，兼助脾胃。

——明·陈实功《外科正宗·卷之二·上部疽毒门·瘿瘤论》

【提要】 本论主要阐述五瘤的病因病机和证治。要点如下：其一，提出瘿瘤"乃五脏瘀血、浊气、痰滞而成"。瘿属阳，色红而高突，或蒂小而下垂；瘤属阴，色白而漫肿，亦无痒痛，人所不觉。其二，在薛己五瘤病因病机论的基础上，提出新观点：心火旺，迫血妄行，复被外邪所搏，为血瘤；劳伤元气，腠理不密，为外寒所搏，为气瘤。其三，补充了五瘤的症状。其四，根据五脏的功能，确立了相应治法，并提出方药。筋瘤治宜清肝解郁，养血舒筋；血瘤治宜养血凉血，抑火滋阴；肉瘤治宜理脾宽中，开郁行痰；气瘤治宜清肺气，调经脉，理劳伤，和荣卫；骨瘤治宜补肾气，养血行瘀，散肿破坚利窍。其五，详细阐述瘿瘤各时期的顺逆及治则。

皇甫中 瘤病气滞痰凝论※*

瘿但生于颈项之间；瘤则遍身体头面、手足，上下不拘其处，随气凝结于皮肤之间，日久结聚不散，积累而成。若人之元气循环周流，脉络清顺流通，焉有瘿瘤之患也，必因气滞痰凝，隧道中有所留止故也。

——明·皇甫中《明医指掌·卷八·外科·瘿瘤证》

【提要】　本论主要阐述瘤病的病因及与瘿病的区别。要点如下：瘿只生于颈间，瘤则可生于全身上下，不拘其处。瘤病的病因，除先前医家所论气滞血瘀外，作者提出痰凝也是瘤病的重要致病因素，即气滞痰凝，阻滞经络，而成瘤病。

陈士铎　论粉瘤治法*

大约粉瘤宜用外治。盖粉瘤大而必软，久则加大，似乎有脓而非脓也，乃是粉浆藏于其内，挤出宛如线香焚后之滓，又受水湿之状。如已破矣，必挤净后用生肌药搽之，不再生，否则仍复长也。初生此瘤，必须治之，如不治，日必大甚，亦被其累。当用艾灸十数壮，即以醋磨雄黄涂纸上，剪如螺蛳盖大，贴灸处，外用膏药贴，一二日一换，挤出其脓必愈，妙法也。

——清·陈士铎《洞天奥旨·卷十一·粉瘿瘤》

【提要】　本论主要阐述粉瘤的治法。要点如下：其一，粉瘤宜外治。其二，粉瘤形态大而软，有粉浆藏于其中，可将其挤净，再搽外用药，可不复生。其三，粉瘤初生宜早治，艾灸加外用膏贴，疗效较好。

林珮琴　五瘤论治**

瘤有五：筋瘤者，自筋肿起，按之如筋，或有赤缕。此怒动肝火，血涸而筋挛也，六味丸，或四物汤，加山栀、木瓜。血瘤者，自肌肉肿起，久而现赤缕，或皮色赤，此劳役动火，血沸而邪搏也，四物汤加茯苓、远志。肉瘤者，自肌肉肿起，按之实软。此郁结伤脾，肌肉伤而邪搏也，归脾汤、补中益气汤。气瘤者，自皮肤肿起，按之浮软，此劳伤肺气，腠疏而邪搏也，补中益气汤。骨瘤者，自骨肿起，按之坚硬，此房劳肾伤，阴虚不荣骨也，六味丸。外有脓瘤，宜海藻丸。石瘤，神效开结散，一井散。脂瘤，用针挑去脂粉，自愈。凡瘿瘤皆忌决破，令脓血崩溃，多致夭枉，宜敷桃花散、止血药。惟脂粉瘤红色，全是痰结，可决去脂粉。又有形似垂茄，根甚小者，用五灰膏点其蒂。俟茄落，以生猪脂贴自愈。又有手背生瘤，如鸡距，如羊角，向明照之如桃胶，名胶瘤。以排针刺破，按出脓立平。生于面名粉瘤，海藻浸酒饮。有翻花瘤，用马齿苋烧灰，研猪脂调服。立斋云：瘤者留也，随气留滞，皆因脏腑受伤，气血乖违。当求其属而治其本，勿用蛛丝缠、芫花线等治。

——清·林珮琴《类证治裁·卷之八·瘰疬结核瘿瘤马刀论治》

【提要】　本论主要阐述瘤的病因病机和证治。要点如下：其一，在薛己论五瘤的基础上，增加了治疗方药。其二，补充了脓瘤、石瘤、脂瘤、"形似垂茄，根甚小"之瘤、胶瘤、粉瘤等诸多瘤的治法。其三，强调"凡瘿瘤皆忌决破"的治疗原则。

张觉人　论瘤病分类**

此症有痰、气、酒、风、血等五种之分：痰瘤，穿溃后如猪脑髓；气瘤，浮泡不坚；血瘤，红线缠满；酒瘤，吃酒时则厚坚不软，不吃酒时则软而坚；风瘤，其硬如石，受风湿则奇痒难堪。只有痰瘤可治，其余四瘤皆为不治之症。不可乱动刀针，否则翻弦不收，其症危矣。

——清·张觉人《外科十三方考·下篇·瘿瘤论》

【提要】　本论主要阐述与前人不同的五瘤分类及症状辨别方法。要点如下：五瘤，是指痰瘤、气瘤、酒瘤、风瘤和血瘤。其中，溃后如猪脑髓者为痰瘤；软如浮泡者为气瘤；色红，内布血管者为血瘤；平日质软稍硬，吃酒时坚硬变厚者为酒瘤；质地坚硬，受风觉痒者为风瘤。五瘤之中，唯有痰瘤可治，皆不可乱用针刀。

2.7　岩

发于体表坚硬如石、形状不规则的肿物，称为岩。本病多发于中老年人，不易治愈，常危及生命。由于发病部位与症状不同，岩有不同的名称，如舌岩、茧唇、失荣、肾岩、乳岩等。本病的发生，外因为寒热侵袭、痰湿瘀滞、气滞血瘀及邪毒瘀滞过久而聚集成块，内因为脏腑经络功能失调，阴阳气血亏虚，而正气虚于内为得病的主要因素。治疗上以疏肝理气、活血化瘀、清热解毒、软坚化痰和扶正固本为主要治法。

2.7.1　乳岩

乳岩是以乳房部出现肿块，质地坚硬，推之不移，表面不光滑，或乳头溢血，溃后似岩穴，凸如泛莲为特征的病证。是女性最常见的恶性肿瘤之一。本病外因为六淫内侵，内因禀赋不足，或后天失养，肝脾气郁，冲任失调，脏腑虚弱，以致气滞血瘀、痰凝、邪毒结于乳络而成。初起常无自觉症状，偶然发现乳房部肿块，随着肿块增大，出现疼痛，周围散见肿块如粟，乳头内缩提高，或乳房外形改变，或乳头溢液，日久皮肤变厚变硬，色紫暗。后期，肿块溃烂，时流血水。治疗以攻毒消散为主，宜疏肝解郁，化痰软坚，辅以清热解毒；气血两虚，宜补益肝脾。早期应以手术治疗为主。

◆ 薛　己　乳岩综论 ※*

若初起内结小核，或如鳖棋子，不赤不痛，积之岁月渐大，巉岩崩破，如熟榴，或内溃深洞，血水滴沥，此属肝脾郁怒，气血亏损，名曰乳岩，为难疗。

——宋·陈自明撰，明·薛己校注《校注妇人良方·卷二十四·乳痈乳岩方论》

乳岩属肝脾二脏郁怒，气血亏损，故初起小核，结于乳内，肉色如故，其人内热夜热，五心发热，肢体倦瘦，月经不调，用加味归脾汤、加味逍遥散、神效瓜蒌散，多自消散。若荏苒日月，渐大峥岩，色赤出水，腐溃深洞，用前归脾汤等药，可延岁月。若误用攻伐，危殆迫矣。

——明·薛己《女科撮要·卷上·乳痈乳岩》

【提要】　本论主要阐述乳岩的病因病机和证治。要点如下：其一，首次使用"乳岩"之名，指出乳岩是因郁怒致肝脾两伤，气血亏损而成。其二，乳岩的症状，初起在乳中可触及小包块，不红不痛，皮色如常，伴发热乏力，月经不调，宜用益气养血及消散之法治疗。其三，若年久不愈，流淌臭血，腐处深如岩壑，预后不佳，可续服前药，切勿滥用攻伐之品。

🌿 陈实功　乳岩论^{※*} 🌿

忧郁伤肝，思虑伤脾，积想在心，所愿不得志者，致经络痞涩，聚结成核，初如豆大，渐若棋子，半年一年，二载三载，不疼不痒，渐渐而大，始生疼痛，痛则无解，日后肿如堆栗，或如覆碗，紫色气秽，渐渐溃烂，深者如岩穴，凸者若泛莲，疼痛连心，出血则臭，其时五脏俱衰，四大不救，名曰乳岩。凡犯此者，百人百必死。如此症知觉若早，只可清肝解郁汤或益气养荣汤，患者再加清心静养，无挂无碍，服药调理只可苟延岁月。

——明·陈实功《外科正宗·卷之三·下部痈毒门·乳痈论（附乳岩）》

【提要】　本论主要阐述乳岩的病因病机及治法，要点如下：其一，因情志失调忧郁伤肝、思虑伤脾、积想在心所愿不得，损伤肝脾二脏，使经络滞涩，聚结成核，天长日久，成为乳岩。其二，阐释了初期、中期、末期各阶段乳岩的症状。其三，乳岩预后不佳，早期发现和治疗至关重要，初期可用清肝解郁汤或益气养荣汤治疗。同时强调若能清心静养，方可延长寿命。

🌿 孙志宏　乳岩综论^{※*} 🌿

妇人情思拂逆，久含郁怒，无由散越，致肝木气盛，乳房属肝，发于此也。始有小核如豆，渐渐长大，经年累月，发则大痛肿溃，故如岩穴之状，血脓赤水淋漓，甚穿内脏，终致不救。宜如小棋子时，先服十六味流气饮，次服主方。有穿溃者，姑与解毒托里散，外用去腐生肌药治之。未破、已破，兼服蜡矾丸。

——明·孙志宏《简明医彀·卷之七·乳岩》

【提要】　本论主要阐述乳岩的病因病机及治法。要点如下：其一，乳房属肝，妇人情志不调，郁怒日久，肝木气盛终致乳岩发病。其二，初起乳中如豆大小核，宜用消散调血的十六味流气饮治疗。其三，溃后如岩穴，流脓血，在内宜解毒托里，在外宜去腐生肌。

🌿 祁　坤　乳岩当早治论^{※*} 🌿

乳岩，亦乳中结核，不红热，不肿痛，年月久之，始生疼痛，疼则无已。未溃时，肿如覆碗，形如堆栗，紫黑坚硬，秽气渐生。已溃时，深如岩穴，突如泛莲，痛苦连心，时流臭血，根肿愈坚。斯时也五大俱衰，百无一救。若自能清心涤虑以静养，兼服神效瓜蒌散、益气养荣汤，只可苟延岁月而已。

初起时，宜艾灸核顶，次日起泡挑破，用铍针针入四五分，插去腐灵药捻子，纸封之，至十余日，其核自落。用绛珠膏敛口，再当保养，庶不再发。惜乎初时必不肯如是治也。

——清·祁坤《外科大成·卷二·分治部上（痈疽）·胸部·乳岩》

【提要】 本论主要阐述乳岩的证候及各期治法。要点如下：乳岩初起乳中有结块，不红热，不肿痛，日久发展，肿硬溃烂，需早期治疗。若失治至乳岩晚期，则无药可救。初起之时，以艾灸、铍针、膏药等，再加保养，可不再发。然惜乎多数患者"初时必不肯如是治"。晚期若自能静养，服用补气调血药物，亦可延缓寿命。

傅 山 乳痈成岩论※*

人有先生乳痈，收口后不慎房事，以致复行溃烂，变成乳岩，现出无数小口，而疮口更加腐烂，似蜂窝之状，肉向外生，终年累月不愈，服败毒之药而愈甚，人以为毒深结于乳房也，谁知是气血大虚乎！夫乳痈成岩，肉向外生，而筋束乳头，则伤乳即伤筋也。此症必须急救，否则有筋弛难长之虞矣。夫筋弛而又泄精，泄精则损伤元气，安得不变出非常乎？当失精之后，即用补精填髓之药，尚不致如此之横，今既因虚而成岩，复见岩而败毒，不已虚而益虚乎？无怪其愈治而愈坏也。治之法，必须大补其气血以生其精，不必再泻其毒，以其病无毒可泻耳。方用化岩汤。

茜草根（二钱） 白芥子（二钱） 人参（一两） 忍冬藤（一两） 黄芪（一两） 当归（一两） 白术（土炒，二两） 茯苓（三钱）。

水煎服，连服二剂而生肉红润，再服二剂而脓尽痛止，又二剂漏管重长，又二剂痊愈，再二剂永不复发矣。此方全在补气补血，而不事消痰化毒之治。忍冬虽为消毒之药，其性亦补，况入于补药之中，亦纯乎补矣。惟是失精变岩，似宜补精，乃不补精而止补气血，何也？盖精不可以速生，补精之功甚缓，不若补其气血，气血旺则精生矣。且乳房属阳明之经，既生乳痈，未能多气多血，补其气血，则阳明之经既旺，自然生液生精以灌注于乳房，又何必复补其精，以牵制参、芪之功乎？此所以不用生精之味耳。

——清·傅山《青囊秘诀·上卷·乳痈论》

【提要】 本论主要阐述乳痈成岩的病机及治法。要点如下：乳痈成岩，是乳痈收口后气血大虚，房事过度，损伤元气所致。治须大补气血以生精气，无需使用败毒之品，方用化岩汤。阐明补益气血则阳明经旺，自然生液生精以灌注于乳房，不必复补其精。

《医宗金鉴》 乳岩综论※*

乳岩初结核隐疼，肝脾两损气郁凝。核无红热身寒热，速灸养血免患攻。耽延续发如堆栗，坚硬岩形引腋胸。顶透紫光先腐烂，时流污水日增疼。溃后翻花怒出血，即成败证药不灵。

注：此证由肝脾两伤，气郁凝结而成。自乳中结核起，初如枣栗，渐如棋子，无红无热，有时隐痛。速宜外用灸法，内服养血之剂，以免内攻。若年深日久，即潮热恶寒，始觉大痛，牵引胸腋，肿如覆碗坚硬，形如堆栗，高凸如岩，顶透紫色光亮，肉含血丝，先腐后溃，污

水时津，有时涌冒臭血，腐烂深如岩壑，翻花突如泛莲，疼痛连心。若复因急怒，暴流鲜血，根肿愈坚，期时五脏俱衰，即成败证，百无一救。若患者果能清心涤虑，静养调理，庶可施治。初宜服神效瓜蒌散，次宜清肝解郁汤，外贴季芝鲫鱼膏，其核或可望消。若反复不应者，疮势已成，不可过用克伐峻剂，致损胃气，即用香贝养荣汤。或心烦不寐者，宜服归脾汤，潮热恶寒者，宜服逍遥散，稍可苟延岁月。如得此证者，于肿核初起，即加医治，宜用豆粒大艾壮，当顶灸七壮，次日起疱，挑破，用三棱针刺入五六分，插入冰螺散捻子，外用纸封糊，至十余日其核自落，外贴绛珠膏、生肌玉红膏，内服疏肝养血理脾之剂，生肌敛口自愈。

——清·吴谦《医宗金鉴·外科心法要诀·卷六十六·胸乳部·乳岩》

【提要】 本论主要阐述乳岩的病因病机、症状及治法。要点如下：乳岩由肝脾两伤，气郁凝结而成。初起宜内服养血药物，配以艾灸，防止内攻；若年深日久，则不可用克伐峻剂，宜服舒肝养血理脾之剂，配以外用膏剂，方可延长寿命。

高秉钧 乳岩不可治论[※*]

乳疡之不可治者，则有乳岩。夫乳岩之起也，由于忧郁思虑，积想在心，所愿不遂，肝脾气逆，以致经络痞塞结聚成核，初如豆大，渐若棋子，不红不肿，不疼不痒，或半年一年，或两载三载，渐长渐大，始生疼痛，痛则无解日，后肿如堆栗，或如覆碗，紫色气秽，渐渐溃烂，深者如岩穴，凸者如泛莲，疼痛连心，出血则臭，并无脓水，其时五脏俱衰，遂成四大不救。凡犯此者，百人百死。如能清心静养，无挂无碍，不必勉治，尚可苟延。当以加味逍遥散、归脾汤，或益气养营汤主之。此证溃烂体虚，亦有疮口放血如注，即时毙命者，与失营证同。

——清·高秉钧《疡科心得集·卷中·辨乳癖乳痰乳岩论》

【提要】 本论主要阐述乳岩乃乳疡中的恶候。要点如下：乳岩由忧郁思虑，肝脾气逆，致经络滞塞而成核。若病至后期，病久正虚，五脏俱衰，属不治之症，病死率极高。提出如能清心静养，尚可延长寿命，不需过度治疗。此证后期溃烂及体虚，与《内经》"失营"病则属同类。

马培之 乳岩痰气郁结论[*]

乳头属肝，乳房属胃，胃与脾相连。乳岩一症，乃思虑抑郁，肝脾两伤，积想在心，所愿不得，志意不遂，经络枯涩，痰气郁结而成。两乳房结核有年，则攀痛牵连筋，肝阴亦损，气化为火，阳明郁痰不解。虑其长大成为岩症，速宜撇去尘情，开怀解郁，以冀消化乃吉。

——清·马培之《马培之外科医案·乳岩》

【提要】 本论主要阐述乳岩的病因病机。要点如下：乳岩是由情志郁闷不舒，伤及肝脾二脏，肝气郁阻，脾虚痰生，痰气郁结所致。若乳房有结块，牵连作痛，恐损及肝阴，化火结痰成为乳岩。强调当放下世事纷扰，清心静养，开怀解郁，消除病患。

王清源 乳岩综论[※*]

至于乳岩一症，室女寡妇居多，何也？因室女寡妇，最多隐忧郁结，情志不舒，日久血分内耗，每成是症。初起如梅核状，不痛不移，积久渐大，如鸡蛋之状，其硬如石，一致溃烂，形如破榴，内溃空洞，血水淋漓，有巉岩之象，故名乳岩。病在脾肝胆三经，血气两损，最难治疗。治之愈早愈妙，宜归脾汤、逍遥散二方，始终守服，切勿求其速效，庶乎十救其五。如致溃烂，则不治矣。慎之戒之！

——清·王清源《医方简义·卷六·乳痈乳岩》

【提要】 本论主要阐述乳岩的病因病机、症状及治法。要点如下：乳岩多发生于室女寡妇，是由情志郁闷不舒，日久血分内耗所致，伤及肝胆脾三脏。乳房初有小块，日渐增大坚硬，当及早治疗，宜归脾汤、逍遥散二方，长期服用。一经溃烂，不可救治。

2.7.2　肾岩

阴茎乃男子之外肾，岩肿生于阴茎，故名"肾岩"。若肾岩日久疮面溃破，形如熟透之石榴，皮裂翻开，又称为"肾岩翻花"。肝主筋，阴茎为宗筋之所聚，又为肾之外窍，肝肾精血素亏，加之忧思郁怒，相火内燔，湿热乘虚下注，而成此证。初起在阴茎头部出现竖肉状肿物，坚硬而痒，或有脂水渗出，肿物逐渐增大，时觉疼痛，日久竖肉翻花，渐至龟头破烂。内治初宜滋阴降火，日久气血两亏者宜兼用补益。外治初宜红灵丹油膏局部外敷。一般宜手术治疗。

高秉钧 肾岩翻花绝证论[*]

夫肾岩翻花者，俗名翻花下疳。此非由交合不洁，触染淫秽而生。由其人肝肾素亏，或又郁虑忧思，相火内灼，水不涵木，肝经血燥，而络脉空虚，久之损者愈损，阴精消涸，火邪郁结，遂遘疾于肝肾部分。初起马口之内，生肉一粒，如竖肉之状，坚硬而痒，即有脂水。延至一二年，或五六载时，觉疼痛应心，玉茎渐渐肿胀，其马口之竖肉处翻花若榴子样，此肾岩已成也。渐至龟头破烂，凸出凹进，痛楚难胜，甚或鲜血流注，斯时必脾胃衰弱，饮食不思，即食亦无味，形神困惫；或血流至两三次，则玉茎尽为烂去，如精液不能灌输，即溘然而毙矣。此证初觉时，须用大补阴丸或知柏八味，兼用八珍、十全大补之属。其病者，再能怡养保摄，可以冀其久延岁月。若至成功后，百无一生，必非药力之所能为矣。此与舌疳、失营、乳岩为四大绝证，犹内科中有风、痨、臌、膈，不可不知。

——清·高秉钧《疡科心得集·卷下·辨肾岩翻花绝证论》

【提要】 本论主要阐述肾岩的病因病机及症状。要点如下：其一，肾岩由肝肾亏虚，或脾气郁结所致，相火内灼，水不涵木，肝经血燥，阴精消涸。其二，尿道口内有硬性肿块，瘙痒，且有脓性分泌物流出。病变处可见菜花状斑块，龟头部溃疡逐渐增大，表面常伴有恶臭分泌物，疼痛难忍，直至阴茎全部溃烂。其三，肾岩初起用大补阴丸，或知柏八味丸，有存活的可能。其四，肾岩与舌疳、失营、乳岩为四大绝证。

 马培之　肾岩论※

肾岩，乃疡科恶候，鲜有收功。经治以来，翻花肿硬，虽见松轻，究未可恃也。仍宗前法进步。……

玉茎者，即宗筋也，乃肾脏之主。又十二经络之总会马口，专属手少阴心经。肾脏阴虚，火郁心肝，二脏之火，复会于此。始时茎头马口痒碎，渐生坚肉，业已年余。今夏破溃翻花出血数次，火郁日久，必致外越，血得热而妄行。《经》云：实火可泻，虚火可补。且龙雷之火不宜直折。脉细数，阴分大伤，急当峻补真阴，兼介类潜阳之法。俾龙雷之火得以归窟，而外患方保无虞。

————清·马培之《马培之外科医案·肾岩》

【提要】　本论主要阐述肾岩的病因病机及治法。要点如下：其一，心肝肾三脏虚火聚集龟头，初始龟头瘙痒，生硬物，日久血热妄行，破溃翻花。其二，治疗上，虚则补之，实则泻之，急则补阴潜阳。

王旭高　肾岩综论※*

肾岩翻花绝证　属阴虚湿热郁火。初起马口之内，生肉一粒，硬坚而痒，久则作痛，腐烂翻花出血，不可治矣。

治法：大补阴丸。煎方宜鲜首乌、马料豆、甘草、大补阴丸。或用犀黄、珠子、血珀服。

————清·王旭高《外科证治秘要·各论·肾岩翻花绝症》

【提要】　本论主要阐述肾岩的病因病机、症状及治法。要点如下：肾岩，又名翻花，由阴虚湿热郁火聚集龟头而致。初始龟头生硬物瘙痒，日久破溃翻花出血，为绝证。并提出治疗方药。

2.8　瘰　疬

瘰疬是一种发生于颈部的慢性化脓性病证。因其结核成串，累累如贯珠状，故名瘰疬。其中小者为瘰，大者为疬，俗称"瘰子颈""老鼠疮"，又名"鼠瘘""鼠疮""鼠疬""蝼蛄病""串疮""疬串"等。因其所生部位及形态不同而命名各异。生于颈前属阳明经者，名为痰疬；生于颈项两侧属少阳经者，名为气疬；生于腋下连及胸胁者，名为马刀侠瘿。又有"血疬""筋疬""风疬""痰疬""蜂窝疬""惠袋疬""蛇盘疬""燕窝疬""瓜藤疬""单窠疬""莲子疬""门闩疬""重台疬"等众多称谓。瘰疬常因情志不畅，肝气郁结，气滞痰凝，或气郁化火，痰火凝结，或肺肾阴亏，阴虚火旺，灼津为痰，或受风火邪毒，痰浊邪毒结于颈项而发病。以结核累累成串、溃后脓出清稀、疮口经久不愈为特征，多见于体弱儿童或青年，好发于颈部两侧，病程进展缓慢。根据其病程演化，可分为初期（结节期）、中期（成脓期）和后期（破溃期）。初起时结核如豆，不痛不红，缓缓增大，窜生多个，相互融合成串；中期成脓时皮色转为暗红；后期溃后脓水清稀，夹有败絮物质，此愈彼溃，日久难敛，易成窦道，愈合后形成凹陷性瘢痕。瘰疬的治疗应辨证施治。初期（结节期）属气滞痰凝证，宜疏肝解郁，软坚化痰；中期（成脓期）属阴虚火旺证，治宜滋阴清热，化痰散结；后期（破溃期）属气血两虚证，治宜补气养血。如见肺肾阴虚证，治宜以滋补肺肾为主；如属风热结毒，应以祛风清热为主，佐以软坚散结。治疗期间应加强营养，调畅情志，注意休息，避免过劳。

《灵枢》 寒热瘰疬论※※

　　黄帝问于岐伯曰：寒热瘰疬在于颈腋者，皆何气使生？岐伯曰：此皆鼠瘘寒热之毒气也，留于脉而不去者也。黄帝曰：去之奈何？岐伯曰：鼠瘘之本，皆在于脏，其末上出于颈腋之间，其浮于脉中，而未内著于肌肉而外为脓血者，易去也。

——《灵枢·寒热》

　　【提要】　本论主要阐述瘰疬的病因病机。要点如下：其一，瘰疬又称"鼠瘘"，其生长部位主要在颈部和腋下，如老鼠打洞，有多处瘘道。其二，瘰疬多由寒热毒气留滞在血脉中难以去除而致。其三，瘰疬之根在内脏，毒邪循经脉上出颈项和腋下，毒气浮于经脉之中而未入内，附于肌肉，肌肤化脓者易治。

张仲景 论马刀侠瘿※※

　　人年五六十，其病脉大者，痹挟背行，若肠鸣，马刀挟瘿者，皆为劳得之。脉沉小迟，名脱气，其人疾行则喘渴，手足逆寒，腹满，甚则溏泄，食不消化也。

——汉·张仲景《金匮要略方论·卷上·辨血痹虚劳病脉证并治》

　　【提要】　本论主要阐述虚损是瘰疬的致病因素。要点如下：其一，瘰疬以五六十岁的老年人发病居多。人至老年，经过多年劳作损伤，脉气空虚，更易罹患瘰疬。其二，瘰疬因形状不同而有不同名称，形状偏长者称为马刀，生在颈部者称为侠瘿。其三，手足不温，脉细沉迟，行走过快便喘促，均由多年劳损，气血经络空虚所致。

巢元方 瘰疬综论※※

　　此由风邪毒气客于肌肉，随虚处而停，结为瘰疬。或如梅、李、枣核大小，两三相连，在皮间，而时发寒热是也。久则变脓，溃成瘘也。

——隋·巢元方《诸病源候论·卷之三十四·瘘病诸候·瘰疬瘘候》

　　【提要】　本论主要阐述瘰疬的病因病机、症状及预后。要点如下：其一，瘰疬由外感风邪毒气，侵入肌肉，停滞于虚处而致。其二，瘰疬多成串出现，大如梅李，小如枣核，两三相连，常伴恶寒发热。其三，若不及时治疗，日久则肉腐成脓，溃破形成瘘病。

孙思邈　瘰疬综论*

论曰：夫九漏之为病皆寒热，瘰疬在于颈腋者，何气使生？此皆鼠瘘寒热之毒气也，堤留于脉而不去者也。鼠瘘之本，皆根在于脏，其末上出于颈腋之下，其浮于脉中而未著于肌肉，而外为脓血者易去。去之奈何？曰：请从其末，引其本，可使衰去而绝其寒热，审按其道以予之，徐往来以去之，其小如麦者，一刺知，三刺已。决其死生奈何？曰：反其目，视其中，有赤脉从上下贯瞳子，见一脉，一岁死，见一脉半，一岁半死，见二脉，二岁死，见二脉半，二岁半死，见三脉，三岁死。赤脉不下贯瞳子者，可治也。

凡项边腋下先作瘰疬者，欲作漏也。宜禁五辛酒面及诸热食。凡漏有似石痈，累累然作痈子，有核在两颈及腋下，不痛不热，治者皆练石散敷其外，内服五香连翘汤下之。已溃者治如痈法。诸漏结核未破者，火针针使著核结中，无不瘥者。何谓九漏？一曰狼漏，二曰鼠漏，三曰蝼蛄漏，四曰蜂漏，五曰蚍蜉漏，六曰蛴螬漏，七曰浮沮漏，八曰瘰疬漏，九曰转脉漏。

——唐·孙思邈《备急千金要方·卷第二十三·痔瘘方·九漏》

【提要】　本论主要阐述瘰疬的病因病机、治法及预后。要点如下：其一，引《内经》之论，说明瘰疬由寒热毒气留滞在脉中所致。其根在内脏，毒邪循经脉上出颈项和腋下而发病，可以通过针刺治疗。根据红血丝是否贯穿瞳仁来判断其预后。红血丝穿过瞳孔越多预后越差。其二，应禁食辛辣醇酒以及热食。其三，瘰疬未破溃时，可以使用火针针刺结核；已经破溃，应该按照治痈的方法来治疗。其四，列举了九瘘的名称。

窦汉卿　瘰疬综论※*

此证手少阳三焦经主之。大抵二经多气少血，因惊忧思虑，故生此疾。初起生于耳下及项间，并颐颌下至缺盆，在锁子骨陷，隐隐皮肤之内。初生如豆，渐长如李核之状，或一粒，或三五粒，按之则动而微痛，不发热，惟午后微热。或夜间口干，饮食少思，四肢倦怠，则坚而不溃，溃而不合，皆因气血不足，往往变为痨瘵。自觉红肿，或上或下，或左或右，连串三五个，破溃遍项，渐流脓血，致成瘰疬。独形为结核，续欲连结者为瘰疬。但此证原不系膏粱之变，因虚劳气郁所致，宜以益气养荣之药治之，其疮自消。若金石暴悍之剂，血气愈损不能生矣。若不速治，必致丧生。

——元·窦汉卿《疮疡经验全书·卷之二·瘰疬图说》

【提要】　本论主要阐述瘰疬的病因病机及治法。要点如下：其一，瘰疬由手少阳三焦经所主，大抵因多气少血，惊忧思虑所致。部位在耳下至颈项，颐下至缺盆锁骨。形态如李核，数量可一个或三五个。若坚而不溃，溃而不合，可转变为痨瘵。其二，瘰疬总因素体虚劳，气机郁结所致。治以益气养血为主，禁用金石等性味峻猛的药物，以防耗气伤血，正气难以恢复。若不及时治疗，伤人性命。

朱丹溪　瘰疬毒风热三因论[※*]

因：大抵食味之过，郁气之积，曰毒，曰风，曰热，皆此三端，变化引换。须分虚实，实者易治，虚者可虑。夫初发于少阳一经，不守禁戒，延及阳明。盖胆经至主决断，有相火，而且气多血少。……

证：外有蛤蟆瘰，无核但肿。瘰在阳明、少阳经，结核按之走痛。瘿或隐僻处。劳瘵结核，连数个在耳边，或聚或散也。瘤等亦同。

治：宜泻火散结。虚则补元气，实则泻阴火。补则十全散，下则玉烛散、化坚汤。

——元·朱丹溪《脉因证治·卷三十九·瘰》

【提要】　本论主要阐述瘰疬的病因病机、治法及预后。要点如下：其一，瘰疬多由毒邪、风邪、热邪侵袭所致。其二，瘰疬初发于少阳胆经，若不守禁忌，毒邪深入阳明经，阳明多气少血，易郁积生热而成瘰疬。其三，治疗宜泻火散结，需辨虚实，虚则补元气，实则泻阴火。实者易治，虚者难治。其四，对瘰疬、瘿、瘤及劳瘵结核的症状进行了辨析。

申拱辰　瘰疬综论[※*]

是足少阳胆经，多气少血，延及阳明胃经，多气多血。因气郁厚味而生曰风热，拓引变换，须分虚实，虚则难治，实则易治。妇人多此作寒热之类，俱以立效散、瓜蒌散相间服效，更宜灸之。断欲茹淡，妙。

——明·申拱辰《外科启玄·卷之七·瘰疬》

【提要】　本论主要阐述瘰疬的病因病机及治法。要点如下：其一，瘰疬成病责于足少阳胆经。足少阳胆经多气少血，易因恼怒气郁而化热，生风热邪气，并可延及多气多血的足阳明胃经。其二，治疗应先分虚实，实证易治，虚证难治。其三，瘰疬好发于妇人，易出现恶寒发热等症状，应交替服用立效散与瓜蒌散，配合灸治、节欲、饮食清淡，效果更佳。

陈实功　瘰疬论

夫瘰疬者，有风毒、热毒、气毒之异，又有瘰疬、筋疬、痰疬之殊。风毒者，外受风寒搏于经络，其患先寒后热，结核浮肿。热毒者，天时亢热，暑中三阳，或内食膏粱厚味，酿结成患，色红微热，结核坚肿。气毒者，四时杀厉之气感冒而成，其患耳、项、胸、腋骤成肿块，令人寒热头疼，项强作痛。瘰疬者，累累如贯珠，连接三五枚，此不作寒热，其患得于误食虫、蚁、鼠残不洁之物，又或汗液、宿茶、陈水混入而餐，其患先小后大，初不觉疼，久方知痛。筋疬者，忧愁思虑，暴怒伤肝。盖肝主筋，故令筋缩结蓄成核，生于项侧，筋间形如棋子，坚硬大小不一，或陷或突，久则虚赢，多生寒热，劳怒则甚。痰疬者，饮食冷热不调，饥饱喜怒不常，多致脾气不能传运，遂成痰结。初起如梅如李，生及遍身，久则微红，后必溃破，易于收敛。凡观此症，别其风毒者散其风，除其湿，如防风解毒汤之类是也。热毒者，清其脾，泻其热，连翘消毒饮之类是也。气毒者，调其血，和其气，藿香正气散之类是也。瘰疬者，散其坚，和其血，散肿溃坚汤之类是也。筋病者，清其肝，解其郁，柴胡清肝汤之类是也。痰病者，豁其痰，行其气，芩连二陈汤之类是也。

——明·陈实功《外科正宗·卷之二·上部疽毒门·瘰疬论》

【提要】　本论主要阐述瘰疬的病因病机及辨证施治。要点如下：其一，瘰疬由风毒、热毒和气毒所致。外感风毒使人先寒后热，结核浮肿；热毒由中暑，或过食膏粱厚味，酿毒结聚而成，结核肿胀坚硬；气毒为外感四时疠气，在耳、项、胸、腋突然结成肿块，多伴有项强疼痛。其二，瘰疬根据病因和症状表现可分为瘰疬、筋病、痰病三种。瘰疬因误食污物发病，结核累如串珠，病久才感觉疼痛；筋病因忧思暴怒伤肝发病，筋挛缩成核如棋子，坚硬大小不一，多与情志有关；痰病因饮食冷热、饥饱无常损伤脾胃发病，痰核凝聚如梅李，日久溃破。其三，治疗上，感于热毒宜泻热，伤于气毒宜和气调血。治瘰疬宜和血散坚，治筋病宜清肝解郁，治痰病宜行气豁痰。

❧ 祁　坤　瘰疬综论※* ❧

瘰疬结核于颈前项侧之间，小者为瘰，大者为疬，连续如贯珠者为瘰疬。始起于少阳经，次延及于阳明经颊车等处，再久之则延于缺盆之下，形长如蛤，色赤而坚，痛如火烙，属三焦经，名曰马刀。又甚于疬也，此由三焦、肝、胆三经怒火风热血燥而生，或肝肾二经风热亏损所致。……

机云，此不因膏粱丹毒火热之变，由虚劳气郁之所致。治宜补形气，开郁结，调经脉，疮自消散，不待汗之下之而自愈也。是以始终之治，惟以补气血以滋化源，慎用追蚀悍怕等药。虽然若至脓稠时必用追蚀等药一剂，疬毒去而疮口自敛，诸疬已消，唯一核尚存者，必用追蚀药一服，其核自消。若气血壮而脉沉实者，即用追蚀药一服，毒一下，随服补剂调理。盖瘰疬之毒，莫不有根，地胆斑蝥，制度有法，能使其根从小便中出。虽曰悍怕，能助王道之治，相济成功，是在治者神而明之，变而通之，然非概用之通论也。独妇人患此者居多，盖因其性急躁，其气怫郁，其心执滞而然也。若小儿则内无七情所干，是由外受风热气血相搏所致，忌用燥毒等药，宜大圣散、连翘丸、天竺黄丸。调其内并兼外治，自然获效。有婴儿落草时项间即有三五枚者，缘儿于胞中其母多怒，儿禀其气所致，当治其母，用药同前。……

以形而言之，生左耳根名蜂窠疬，生右耳根名惠袋疬，遇怒即肿名气疬，核痛红肿名血疬，筋缩如贯珠者名筋疬，小而多痒名风疬，绕项生者名蛇盘疬，颔红肿痛名燕窝疬，延及胸腋者名瓜藤疬，延及遍身红活易溃者名痰疬，生乳旁两胯软肉等处名㿉痒疬，灌注四肢遍身自溃相穿者名流注疬。已上诸疬，推之动，为无根，属阳，宜兼外治，如后方针灸、敷贴、蚀腐、吸脓等法是也。脓稠者易治，脓清者难治，无脓者不治。独生一个在囟门者名单窠疬，一包十数个者名莲子疬，核上堆核者名重台疬，坚硬如砖者名门闩疬，形如荔枝者名石疬，如柱木者名木疬，如黄豆结篓者名锁项疬，如鼠形者名鼠疬。已上诸疬，推之不动，为有根，属阴，皆不治之症也。切忌针砭及追蚀等药，致难收敛。

——清·祁坤《外科大成·卷二·分治部上（痈疽）·颈项部·瘰疬》

【提要】　本论主要阐述瘰疬病名、病因病机及治法。要点如下：其一，瘰疬"小者为瘰，大者为病，连续如贯珠者为瘰疬"。其二，瘰疬"不因膏粱丹毒火热之变，由虚劳气郁之所致"，治以补形气，开郁结，调经脉为主，慎用腐蚀性强的药物。治疗时宜先分阴阳证候，阳证可内服外敷联合治疗；阴证属不治之症，禁用针刀与腐蚀性药物。其三，根据不同人群特点分类治疗：妇人多急躁易怒，宜开郁结。小儿多由外感风热，禁用燥热有毒药物。婴儿出生时即有此病，多由母亲孕期大怒所致，应治其母。其四，瘰疬根据形状特点可分为：马刀疬、蜂窠疬、惠袋疬、气疬、血疬、筋疬、风疬、蛇盘疬、燕窝疬、瓜藤疬、痰疬、瘰疬疬、流注疬、单窠疬、莲子疬、重台疬、门闩疬、石疬、木疬、锁项疬及鼠疬等二十余种，形象描述其得名之由。

陈士铎　因郁生痰瘰疬论※*

人有生痰块于颈项，坚硬如石，久则变成瘰疬，流脓流血，一块未消，一块复长，未几又溃，或耳下，或缺盆，或肩上下，有流出患走之状，故名鼠疮，又名串疮，言其如鼠之能穿也。世人谓其食鼠窃之余物，以成此症，而不尽然也。盖瘰疬之症，多起于痰，而痰块之生，多起于郁，未有不郁而能生痰，未有无痰而能成瘰疬者也。故治瘰疬之法，必须以开郁为主，然郁久则气血必耗，况流脓流血，则气血更亏。徒消其痰，不解其郁，但开其郁，而不化痰，皆虚其虚也，不能奏功。方用消串丹。

——清·陈士铎《辨证奇闻·卷十五·瘰疬门》

瘰疬之病甚多，名状不一。大约得病有九：一因怒而得；一因郁而得；一因食鼠食之物而得；一因食蝼蛄、蝎、蝎所伤之物而得；一因食蜂蜜之物而得；一因食蜈蚣所游之物而得；一因大喜，饱飧果品而得；一因纵欲伤肾，饱飧血物而得；一因惊恐失枕，气不顺而得。初生之时，每现于项腋之间，或牵蔓于胸胁之处。其形之大小，宛如梅核，或动或静，或长或圆，或连或断，及至溃烂，或流水、流脓、流血之各异。未破之先易于医疗，已破之后难于收功。盖未破虽虚，而不至于五脏之损；已溃渐亏，而难救夫七腑之伤。故必须补其虚而救其伤，始为妙法也。然病虽有九，而治法只有三也。其一，治在肝胆；其二，治在脾胃；其三，治在心肾。治肝胆者，其左关之脉必涩，而右关之脉必滑者也。盖肝胆之郁不开，必下克脾胃之土，土气受制，难化水谷，必至生痰以助结，而瘰疬不化矣。治其肝胆，而消化其痰涎，则瘰疬易化矣。治脾胃者，其右关之脉必浮而无力，或滑而有力也。明是脾胃之中，无非痰气之升腾，土气之萧索，不健脾则痰不能消，不健胃则涎不能化，痰涎日盛，瘰疬难开，何能治乎？故必大补脾胃以消化痰涎，然后佐之败毒之味，则病去如扫矣。治心肾者，切其左寸之脉必滑，右尺之脉必涩者也。明是心肾两开，不能既济，而肝胆脾胃各不相应，故痰块不消，瘰串更甚。补其心肾则阴阳和合，而少佐之去毒破坚之味，则取效益速矣。倘不明三治之法，而妄用刀针，愈亏其根本，安得济事乎？必至与死为邻，不重可惜哉！

——清·陈士铎《洞天奥旨·卷八·瘰疬疮》

【提要】　本论主要阐述瘰疬的病因病机、症状及治法。要点如下：其一，怒、郁、惊恐等情志损伤，吃鼠、蝼蛄、蝎、蝎、蜈蚣等污染的食物，纵欲过度后吃血制品等，均会导致瘰疬发生。其二，瘰疬又称鼠疮、串疮，最先出现在项部、腋下后及胸胁，如梅核大小，可有长、圆、连续成串或间断等多种形态，后期会破溃流脓、流血等症状。其三，瘰疬之病，多因郁而生痰，因痰而成瘰疬。"郁"为其主要病机。故治疗必须以开郁为主，化痰为辅。治肝胆、治脾胃、治心肾，为治疗的三大法则。

程国彭　瘰疬属肝病论[*]

瘰疬者，肝病也。肝主筋，肝经血燥有火，则筋急而生瘰。瘰多生于耳前后者，肝之部位也。其初起即宜消瘰丸消散之。不可用刀针及敷溃烂之药。若病久已经溃烂者，外贴普救万全膏，内服消瘰丸并逍遥散，自无不愈。更宜戒恼怒，断煎炒，及发气、闭气诸物，免致脓水淋漓，渐成虚损。患此者可毋戒欤？

——清·程国彭《医学心悟·卷四·瘰》

【提要】　本论主要阐述瘰疬的病因病机及治法。要点如下：其一，瘰疬属肝病。肝血燥有火，则筋急而生瘰疬，病发于肝经循行的部位如耳部前后。其二，治疗初起可用消瘰丸消散，勿刺破，勿用祛腐拔脓药物。久病结核破溃，外敷普救万全膏，内服消瘰丸、逍遥散。其三，日常注重调护，勿恼怒，不食煎炒或具有发气、闭气作用的食物。

《医宗金鉴》　瘰疬综论[※*]

小瘰大疬三阳经，项前颈后侧旁生。痰湿气筋名虽异，总由恚忿郁热成。更审缠绵诸证治，成劳日久不收功。

注：此证小者为瘰，大者为疬。当分经络：如生于项前，属阳明经，名为痰瘰；项后属太阳经，名为湿瘰；项之左右两侧，属少阳经，形软，遇怒即肿，名为气疬。坚硬筋缩者，名为筋疬；若连绵如贯珠者，即为瘰疬；或形长如蛤蜊，色赤而坚，痛如火烙，肿势甚猛，名为马刀。瘰疬又有子母疬，大小不一。有重台疬，疬上堆累三五枚，盘叠成攒。有绕项而生者，名蛇盘疬。如黄豆结篓者，又名锁项疬。生左耳根，名蜂窝疬。生右耳根，名惠袋疬。形小多痒者，名风疬。颔红肿痛者，名为燕窝疬。延及胸腋者，名瓜藤疬。生乳旁两胯软肉等处者，名痰痕疬。生于遍身，漫肿而软，囊内含硬核者，名流注疬。独生一个，在囟门者，名单窠疬。一包生十数个者，名莲子疬。坚硬如砖，名门闩疬。形如荔枝者，名石疬。如鼠形者，名鼠疬，又名鼠疮。以上诸疬，推之移动为无根，属阳，外治宜因证用针灸、敷贴、蚀腐等法；推之不移动者为有根且深，属阴，皆不治之证也。切忌针砭及追蚀等药，如妄用之，则难收敛。

——清·吴谦《医宗金鉴·外科心法要诀·卷六十四·项部·瘰疬》

腋疽初起若核形，肝恚脾忧气血凝，漫肿坚硬宜蒜灸，日久红热溃先疼。

注：此证一名米疽，又名疚疽。发于胳肢窝正中，初起之时，其形如核。由肝、脾二经忧思恚怒，气结血滞而成。漫肿坚硬，皮色如常，日久将溃，色红微热疼痛也。

——清·吴谦《医宗金鉴·外科心法要诀·卷六十七·腋部·腋疽》

股阴疽发大股中，阴囊之侧坚肿疼，七情不和忧愤致，溃后缠绵功难成。

注：此证一名赤施，发生于股内合缝下近阴囊之侧，因偏在厥阴经，故名大股也。坚硬漫

肿木痛，由七情不和，忧思愤郁，凝结而成。因在阴经，起长，溃脓，俱属迟缓，溃后尤见缠绵，收敛成功者甚少。

——清·吴谦《医宗金鉴·卷七十·外科心法要诀·股部·股阴疽》

【提要】　本论主要阐述瘰疬的分类、病因病机及治法。要点如下：其一，瘰疬总由情志忧思恚怒抑郁，气滞血瘀凝结而成。其中形大称为瘰，形小称为疬。根据所在经络，可分为痰瘰、湿瘰和气瘰；根据生长部位和症状特点可分为筋疬、瘰疬、马刀、子母疬、重台疬、蛇盘疬、锁项疬、蜂窝疬、惠袋疬、风疬、燕窝疬、瓜藤疬、瘰疬疬、流注疬、单窠疬、莲子疬、门闩疬、石疬和鼠疬（又名鼠疮）。其二，瘰疬治疗宜先分阴阳证候：推之可以移动为无根，属阳证，宜用针灸、敷贴、蚀腐等治法；推之不移动为有根且深，属阴证，也属不治之证，忌用针刀和祛腐拔脓药治疗。其三，生长在腋窝正中和阴囊两侧的瘰疬结核可发展为米疽和股阴疽。

沈金鳌　瘰疬综论[※*]

瘰疬者，《内经》通谓之"结核"，如大豆，如银杏，连属者是也，多起于耳后。其原由怒火风热血燥，或肝肾二经精血亏损，虚火内动，或恚怒气逆，忧思过度，风热之邪，内搏于肝，肝主筋，肝受病则筋缩，累累如贯珠也。故此证专属于肝，兼属胆与三焦，以肝为雷火，而胆、三焦皆有相火以为助也。虽然，瘰疬者其总名，而就形分类，则各有指名可按焉。排行成列，或绕遍项，或二三，或六七，或赤或白，或沉或浮，初如豆，久似梅，甚如鸡卵，此名蟠蛇疬，忧思劳力，则疼痛赤肿，早治为急，宜栀子清肝汤、连翘散坚汤。颈项间只生一个者，名单窠疬，最为难治，宜小犀角丸。外起一胞，中裹十数核块者，名莲子疬，手推能动，尚可用药，宜内消丸、琥珀散，若坚硬如石，必发热躁渴，死不治。初则单生颈项左右，后则重叠而起，名重台疬，亦死证，且害人甚速。形似燕窝者，名燕窝疬，亦死证。初生在项，破后流注四肢，遍体结毒，如梅李状，不疗自破，孔窍相穿，寒热疼痛，脓汁淋漓，名流注疬，又名千岁疮，妇人多患之，宜化气调经汤、夏枯草散。而治之之法，当细核其原由形证以用药。如脉沉数实，焮赤肿痛，由邪气之实，急当泄之，宜消毒化坚汤。如脉浮数，憎寒壮热，拘急肿痛，由邪气在表，急当表散，宜荆防败毒散加减。如由于大怒，肝邪横逆，急疏肝行气，宜小柴胡汤加青皮、青木香、桃仁、红花。如由气血虚，肿硬不溃，急补气养血，宜益气养劳汤。如由气血虚，溃后不能收敛，急当调补，宜先服益气养荣汤，次服十全大补汤加香附、贝母、远志。如由虚劳而致，急须补益，宜先服补中益气汤，次服益气养荣汤。如脉数实，不消，或不敛，急当下之，宜羌活连翘汤。如肿痛发寒热，大便秘结，当先下后托，宜先服羌活连翘汤，次服仙方活命饮。如耳下核块肿痛，发寒作热，急发表，宜荆防败毒散。表证退，急消毒，宜散肿溃坚汤。如肿硬久不消，亦不作脓，服败毒散坚药不应，急灸肘尖肩尖，再服药，宜益气养荣汤。如由血虚，脉大无力，溃后发热烦躁，急当补阴，宜当归补血汤。总之，初觉憎寒壮热，咽项强急，肿结疼痛者，急为消散，宜羌活连翘汤，又时服消疬丸。外以棱针刺出血，以拔毒汤令洗，一日内时刺时洗，至五六次，刺时放蟾酥少许于针处，上以膏贴，宜琥珀膏，更贴内消膏，自然消散。若已溃不愈，然后用补益药，宜益气养荣汤，或八物汤加柴胡、地骨皮、夏枯草、香附、贝母，多服取效。此先后之法，其用药大概，不可紊乱。推之凡属疮疡皆然，不独瘰疬已也。马刀者，亦属三焦肝胆浸淫于阳明太阳，流注于胸胁腋下，坚硬如石，形长如蛤者是也，不论已破未破，年近年远，总宜以夏枯草浓煎，食远温服，虚弱人熬膏服，并涂患处，以此草生血，乃治马刀瘰疬圣药也。久服恐嫌克伐，常以十全大补汤加香附、贝母、远志，相间而服。而其方药，又不可不详求以备急用，宜连翘散坚汤、消肿汤、散肿溃坚汤、海藻溃坚丸、猫头丸、补中胜毒饼。如此则证虽险恶，亦不患无法以治之也。

——清·沈金鳌《杂病源流犀烛·卷二十六·颈项病源流·颈项疮疡》

【提要】　本论主要阐述瘰疬的分类、病因病机、症状及治法。要点如下：其一，瘰疬，《内经》谓之"结核"，多由大怒致肝火风热血燥，或肝肾精血亏损而致，病属肝，兼属胆与三焦。"肝主筋，肝受病则筋缩，累累如贯珠"。其二，瘰疬可根据发病部位以及症状特点不同分为蟠蛇疬、单窠疬、莲子疬、重台疬、燕窝疬、流注疬（千岁疮）等不同类型，其中属单窠疬、莲子疬、重台疬、燕窝疬最为难治。其三，瘰疬可用内治与外治相结合治疗。若邪气实，宜用泄法；若邪气在表，宜用表散法；由于大怒，宜疏肝行气；由于气血虚，宜补气养血；由虚劳而致，宜补益；如伴大便秘结，宜先下后托；如血虚，宜当补阴。外治法方面，先用棱针刺出血，再用拔毒汤冲洗五六次，最后贴敷膏药，即可痊愈。

罗国纲　瘰疬综论[**]

瘰疬多生于耳后，缠绕项下，其初起如豆粒，渐如李核，或一粒，或三五粒，按之则动而微痛，久之则日甚，或颈项强痛，或午后微热，夜间口干，食少体倦，或坚而不溃，或溃而不愈。皆由气血不足，故为痨瘵而终。《经》云：肝肾虚热则生病。《病机》云：因虚劳气郁所致，属肝胆二经之病。二经多气少血，或思虑恚怒以伤肝，则木火动摇而血燥。然肝火之有余，实由于肾水之不足也。阴虚火盛，冲击关津管束之处，结成顽核，久则溃腐，治宜养阴和肝，理脾舒郁，其疬自消。若不详脉证虚实，而概用追蚀攻下，以损真元，则气血愈虚，必为坏证矣。至于结在胸旁及两胁者，此名马刀，病同而治法不异。

——清·罗国纲《罗氏会约医镜·卷十一·论瘰疬》

【提要】　本论主要阐述瘰疬的病因病机、症状及治法。要点如下：其一，瘰疬多由气郁虚劳所致，肝气郁而化火，肝火妄动燔灼经脉，阴虚血燥，炼液成痰，而结成顽核。故治宜养阴和肝，理脾舒郁。其二，描述瘰疬的症状特点，并认识到瘰疬与痨瘵的关系。提出瘰疬日久，邪气蒸灼，可以出现头项僵痛、食少乏力等气血渐虚的表现，导致结核久不破溃，或溃后不愈，最终可发展成痨瘵病。

梁希曾　论瘰疬与痨病[**]

病之成症，原与痨瘵相表里者也，同一阴火也，痰也。其痰其火，行之脏腑，初则咳嗽吐血，随成瘵痨，行之经络，则为瘰疬。有由先天而来者，有由后天而来者。先天之损由胎，故其发多在童年幼稚；后天之损由人，故其发虽年至五十六十犹不免焉。是故善治者，只理其肝脾肾三家之阴火而已。

——清·梁希曾《疬科全书·辨疬养疬法》

【提要】 本论主要阐述瘰疬与瘰瘵本质相同。要点如下：其一，瘰疬与瘰瘵病的病因病机相同，均由阴虚火旺，火热邪气煎灼津液，炼液成痰所致。二者为表里关系：痰火邪气侵袭在里之脏腑，则见咳嗽吐血，日久则成为瘰瘵；痰火邪气侵袭在表之经络，则见肌肤结核，三五成群连结成串，则成瘰疬。其二，病因有先天后天之别，治肝脾肾之阴火为其治疗大法。

张觉人 论瘰疬证候特点[※※]

瘰疬为疡科中最难治之一种顽固症候，其症之成也，往往三五成群，牵藤成串，故有"病串"之称，亦有窜胸窜胁者，种种现象不一而足。溃后则脓水常流，终岁穷年，缠绵不愈。

——清·张觉人《外科十三方考·下编·瘰疬》

【提要】 本论主要阐述瘰疬的症状特点及预后。要点如下：其一，瘰疬又称"病串"，因其三五成群，连结成串可上至颈项，下至胸胁而得名。其二，瘰疬属于外科顽固性疾病，破溃后脓水淋漓不尽，多缠绵难愈。

2.9 瘿

瘿是颈前结喉两侧漫肿或结块，皮色不变，逐渐增大的一类病证。其肿块或有灼痛，可随吞咽动作上下移动，或伴有烦热、心悸、多汗及月经不调，甚至闭经等症状。根据其症状及与五脏的配属关系，分为五瘿：筋瘿、血瘿、肉瘿、气瘿和石瘿。瘿病的发病多因地域因素，饮食过偏，或因情志抑郁，影响气机运行，形成气滞、血瘀、痰凝，蕴结于颈部结喉两侧而为瘿。在治疗方面，以理气解郁、活血祛瘀、化痰软坚、清热化痰为基本原则，以服食含碘的海生植物最为常用。

陈延之 论瘿病的地域性[※※]

瘿病者，始作与瘿核相似。其瘿病喜当颈下，当中央不偏两边也，乃不急腩然，则是瘿也。中国人息气结瘿者，但重腩腩无核也；长安及襄阳蛮人，其饮沙水，喜瘿有核瘰瘰耳，无根，浮动在皮中。其地妇人患之，肾气实，沙石性合于肾，则令肾实，故病瘿也。北方妇人饮沙水者，产乳其于难，非针不出。是以比家有不救者，良由此也。

——晋·陈延之《小品方·卷第十·治瘿病诸方》

【提要】 本论主要阐述不同地域之人患瘿病的证候特点。要点如下：其一，瘿病初起与瘿核相似，结于颈部正中，有滞重貌。其二，瘿病与地方水土息息相关，多由饮沙水而致病。不同地区结瘿之形态特点也有所区别。如中原地区无核，长安襄阳地区人则有核无根，在妇人则表现为肾实，北方妇人患瘿易患难产。此观点对后世产生重要影响。

巢元方 山水忧思致瘿论※*

瘿者，由忧恚气结所生，亦曰饮沙水，沙随气入于脉，搏颈下而成之。初作与瘿核相似，而当颈下也，皮宽不急，垂捶捶然是也。恚气结成瘿者，但垂核捶捶，无脉也；饮沙水成瘿者，有核瘰瘰无根，浮动在皮中。

又云，有三种瘿：有血瘿，可破之；有息肉瘿，可割之；有气瘿，可具针之。

《养生方》云：诸山水黑土中出泉流者，不可久居，常食令人作瘿病，动气增患。

——隋·巢元方《诸病源候论·卷之三十一·瘿瘤等诸病候·瘿候》

【提要】 本论主要阐述瘿病的病因及分类。要点如下：其一，瘿病由忧思愤怒，气机郁结而成，也与所在地的沙水有关。两种病因形成的瘿，其形态不同。其二，瘿分三类：有血瘿、息肉瘿和气瘿。血瘿，可切破；息肉瘿，可割除；气瘿，可针刺。其三，引《养生方》的观点，认为由黑土中流出之泉水，长期饮用，令人生瘿。

《太平圣惠方》 论瘿病病因病机※*

治瘿初结诸方

夫瘿初结者，由人忧恚气逆，蕴蓄所成也；久饮沙石流水，毒气不散之所致也。皆是脾肺壅滞，胸膈否塞，不得宣通，邪气搏于咽颈，故令渐渐结聚成瘿。宜早疗之，便当消散也。

治瘿气咽喉肿塞诸方

夫瘿气咽喉肿塞者，由人忧恚之气在于胸膈不能消散，搏于肺脾故也。咽门者，胃气之道路；喉咙者，肺气之往来。今二经俱为邪之所乘，则经络否涩，气不宣通，故令结聚成瘿，致咽喉肿塞也。

——宋·王怀隐《太平圣惠方·卷第三十五》

【提要】 本论主要阐述瘿病的病因病机。要点如下：其一，瘿病是由怒气蓄积或久饮沙石之水而致。其二，提出脾、肺二脏壅滞不通，气机不畅，邪气搏于咽颈，则结聚成瘿。其三，瘿病初起宜早治，可使其消散。

陈无择 五瘿论※*

夫血气凝滞，结瘿瘤者，虽与痈疽不同，所因一也。瘿多着于肩项，瘤则随气凝结。此等皆年数深远，浸大浸长。坚硬不可移者，名曰石瘿；皮色不变，即名肉瘿；筋脉露结者，名筋瘿；赤脉交络者，名血瘿；随忧愁消长者，名气瘿。五瘿皆不可妄决破，决破则脓血崩溃，多致夭枉。

——宋·陈无择《三因极一病证方论·卷之十五·瘿瘤证治》

【提要】 本论主要阐述瘿病的病机及分类。要点如下：其一，瘿虽与痈疽不同，但其病机皆为气血郁滞而成。若血气郁滞于颈项则为瘿。其二，根据瘿病的形态、质地、颜色和病因不同，将其分为五瘿，即石瘿、肉瘿、筋瘿、血瘿、气瘿。坚硬不可移者，名石瘿；皮色不变，名肉瘿；筋脉露结者，名筋瘿；赤脉交络者，名血瘿；随忧愁消长者，名气瘿。其三，提出五瘿治疗的禁忌，不可切破，否则流脓而亡。

《圣济总录》　论气瘿初结症状^{※*}

论曰：瘿之初结，胸膈满闷，气筑咽喉，噎塞不通，颈项渐粗，囊结不解，若此之类，皆瘿初结之证也。

——宋·赵佶《圣济总录·卷第一百二十五·瘿瘤门·气瘿》

【提要】　本论主要阐述气瘿初结的症状。要点如下：气瘿初结时，咽喉两旁弥漫性肿大，有囊性感，颈部渐渐变粗，出现吞咽困难、胸闷气塞等症状。

杨士瀛　论瘿与瘤的鉴别^{※*}

气血凝滞，结为瘿瘤。瘿则忧恚所生，多着于肩项，皮宽不急，槌槌而垂是也。瘤则随气留住，初作梅李之状，皮嫩而光，渐如杯卵是也。其肉色不变者，谓之肉瘿；其筋脉呈露者，谓之筋瘿；其赤脉交络者，谓之血瘿；随忧愁而消长者，谓之气瘿；坚硬而不可移者，谓之石瘿：瘿之名有五者此也。一曰骨瘤，二曰脂瘤，三曰肉瘤，四曰脓瘤，五曰血瘤，六曰石瘤：瘤之种有六者此也。瘿瘤二者，虽无痛痒，最不可决破，决破则脓血崩溃，渗漏无已，必至杀人，其间肉瘤，攻疗尤所不许。若夫脂瘤、气瘿，随顺用药，尚庶几焉。

——宋·杨士瀛《仁斋直指方论·卷之二十二·瘿瘤·瘿瘤方论》

【提要】　本论主要阐述瘿与瘤的病因病机特点及症状鉴别要点。要点如下：其一，提出瘿瘤的病机皆为气血凝滞。瘿病由忧思愤怒所生，瘤病随气机停留。其二，根据形状、质地、颜色，将瘿分为五种，即肉瘿、血瘿、筋瘿、气瘿和石瘿。肉色不变者，为肉瘿；筋脉呈露者，为筋瘿；赤脉交络者，为血瘿；随忧愁而消长者，为气瘿；坚硬而不可移者，为石瘿。其三，瘤分为六种，即骨瘤、脂瘤、肉瘤、脓瘤、血瘤及石瘤。其四，提出瘿与瘤皆不可破的治疗禁忌。

张从正　瘿病因水土论^{※*}

夫瘿囊肿闷，嵇叔夜《养生论》云：颈如险而瘿。水土之使然也。可用人参化瘿丹，服之则消也。又以海带、海藻、昆布三味，皆海中之物，但得三味，投之于水瓮中，常食，亦可消矣。

——金·张从正《儒门事亲·卷四·瘿》

【提要】　本论主要阐述瘿病的病因及治法。要点如下：其一，引用嵇康《养生论》的观点，认为瘿病与生长在山区有关。其二，指出常食海带、海藻、昆布三物，可消除瘿瘤。此疗法切合临床实际，对后世具有重要影响。

徐春甫　瘿瘤情志所伤论※*

瘿瘤之病，乃足阳明之经与任脉二经气血凝滞，加以忧郁之所成也。何则？阳明为多气多血之经，任脉为阴血之至脉，气滞上焦，即血不下流，而著于任脉之杪，故多著于颈项皮宽处是也。

——明·徐春甫《古今医统大全·卷之六十七·瘿瘤候·病机·瘿瘤叙论》

【提要】　本论主要阐述情志所伤导致瘿瘤的病机。要点如下：瘿病与情志内伤密切相关，因忧郁气滞上焦，导致足阳明胃经及任脉气血瘀滞，肿物积聚于颈项之处。

龚廷贤　瘿瘤论※*

夫瘿瘤者，多因气血所伤，而作斯疾也。大抵人之气血，循环无滞。瘿瘤之患，如调摄失宜，血凝结皮肉之中，忽然肿起，状如梅子，久则滋长。瘿有五种，曰石、肉、筋、血、气是也。瘤有六种，曰骨、脂、脓、血、石、肉是也。治法：瘿瘤二者，切不可针破，针破则脓溃烂，则杀人。惟脂瘤可破去脂粉，即为异，不可轻易为。

——明·龚廷贤《寿世保元·卷六·瘿瘤》

【提要】　本论主要阐述瘿与瘤的病因病机与分类。要点如下：其一，提出瘿瘤的病因多为调摄失宜而致气血凝滞。其二，沿用前人瘿有五种、瘤有六种的分类。其三，提出脂瘤可破，除去内含脂粉，其余瘿瘤皆不可破。

陈实功　论瘿瘤虚实治法※*

通治：瘿瘤初起，元气实者，海藻玉壶汤、六军丸；久而元气虚者，琥珀黑龙丹、十全流气饮。选服此药，自然缩小消磨。切不可轻用针刀，掘破出血不止，多致立危。久则脓血崩溃，渗漏不已，终致伤人。

——明·陈实功《外科正宗·卷之二·上部疽毒门·瘿瘤论》

【提要】　本论主要阐述瘿瘤初起元气虚实之不同方药。要点如下：其一，瘿瘤初起元气实，日久元气虚，所用方剂应不同。其二，提出不可轻易使用手术方法切开治疗，切开易致出血不止，病情危险。若日久自行破溃，则难治。

2.10　乳　病

发生于乳房部位的多种病证，统称乳房病。由于妇女的生理特点决定，乳房病更易发生于女子。常见的乳房病有乳痈、乳疽、乳痨、乳漏、乳头破裂、乳癖及乳岩等。由于足阳明胃经贯乳中，足厥阴肝经布胸胁绕乳头而行，二经与乳房关系密切。乳汁的生成，来源于脾胃的水谷精气，由肝气疏泄。忧思郁怒，肝气郁结，脾失健运，痰浊自生，气滞痰凝而生乳癖。或因肝气不舒，产后过食肥甘厚味，脾胃积热壅滞，胃火上冲，或积乳过剩，气血瘀滞，乳窍不通，或乳头破损，毒邪侵袭，乳汁排泄不畅，均可致乳房发病。总之肝郁气滞为乳房发病的最主要因素。治疗上，总以疏肝解郁、化痰散结、清热解毒、活血化瘀为主要治法。

2.10.1　乳病综论

❖ 龚　信、龚廷贤　乳病综论[**] ❖

证

妇人乳汁不通有二种：有血气壅盛，乳脉涩而不行者；有血气虚弱，乳脉绝少者。夫虚者补之，以钟乳粉、猪蹄、鲫鱼之类；盛者行之，用通草、漏芦之类。

乳硬者，多因乳母不知调养所致。盖乳房阳明之经，乳头厥阴所属，忿怒所逆，郁闷所遏，厚味所酿以成。厥阴之气不行，故窍闭而汁不通；阳明之血沸腾，故热甚而化为脓。或因所乳之子，膈有滞痰，含乳而睡，口气炊热所致，而成结核。初便忍疼，揉令核软，吮令汁透则散，否则结成矣。

治

治以青皮疏厥阴之滞，石膏清阳明之热，生甘草行污浊之血，瓜蒌子消导肿毒，或加没药、青橘叶、皂角刺、金银花、当归尾，或散或汤，须以少酒佐之。若加艾火三壮，于痛处灸之，尤妙。华元化灸三里穴三壮，甚妙。

乳岩始有核，肿如棋子之大，不痛不痒，五七年方成疮。初便宜多服疏气行血之药，须情思如意则可愈。如成疮之后，则如岩穴之凹，或如人口之唇，赤汁浓水浸淫，胸胁气攻疼痛，用五灰膏去其蠹肉，生新血，渐渐收敛。此疾多生于忧郁积忿，中年妇人未破者尚可治，成疮者终不治。宜服十六味流气饮。

——明·龚信撰，龚廷贤续补《古今医鉴·卷之十二·乳病》

【提要】　本论主要阐述乳房病的病因病机及治法。要点如下：其一，乳汁不通，一是气血壅盛，乳脉涩滞所致，治以通草、漏芦，通经下乳；二是气血虚弱，乳少不出，治以钟乳粉、猪蹄、鲫鱼之类，滋补气血。其二，乳房肿硬结核，多因乳母情志郁怒，肝气郁滞，致乳汁不通；或恣食厚味，阳明血热，致热盛肉腐成脓。另外，乳儿含乳头睡觉，热气蕴蒸，亦使乳房硬结形成。治以疏肝清热、消导活血之品。同时强调忍痛揉散，吮令乳汁透散，防止硬结形成。加之艾灸，更妙。其三，乳岩初起有核之时，调节情志，心情舒畅，尚可痊愈；若成疮之后，流淌浓汁，则不可治。

❖ 申拱辰　十种乳病综论[**] ❖

乳肿最大者曰乳发，次曰乳痈。初发即有头曰乳疽，令人憎寒壮热恶心是也。乳房属足阳明胃经，多血多气，乳头属足厥阴肝经，多血少气。有孕为内吹，有儿为外吹，宜急散之，毒舒肝气清，阳明胃气已溃则出脓矣。如妇人年五十以外，气血衰败，常时郁闷，乳中结核，天阴作痛，名曰乳核。久之一年半载，破而脓水淋漓，日久不愈，名曰乳漏。有养螟蛉子为无乳，强与吮之，久则成疮，经年不愈，或腐去半截，似破莲蓬样，苦楚难忍，内中败肉不去，好肉不生，乃阳明胃中湿热而成，名曰乳疳。宜清胃热，大补血气汤丸，再加补气血膏药贴之，加红粉霜妙。又有乳结坚硬如石，数月不溃，时常作痛，名曰乳岩。宜急散郁消肿祛毒，不然难疗，用降霜点之。如乳脑上赤肿有二三寸，围圆无头，名曰乳疖。以上乳症共十款，详审明矣。

——明·申拱辰《外科启玄·卷之五·乳痈》

【提要】 本论主要阐述十种乳病的症状及病因病机。要点如下：十种乳病包括乳发、乳痈、内吹、外吹、乳疽、乳核、乳漏、乳疳、乳岩和乳疖。作者从其形态、病因病机、治法等多个角度，对十种乳病进行详细阐释，为乳病的鉴别诊断提供了依据。

冯兆张 乳症综论※*

妇人之乳，男子之肾，皆性命之根也。人之气血周行无间，寅时始于手太阴肺经，出于云门穴，穴在乳上，丑时归于足厥阴肝经，入于期门穴，穴在乳下。出于上，入于下，肺领气，肝藏血，乳正居于其间也。其足阳明之脉，自缺盆下于乳。又冲脉者，起于气街，并足阳明夹脐上行，至胸中而散，故乳房属足阳明胃经，乳头属足厥阴肝经。妇人不知调养，有伤冲任，且忿怒所逆，郁闷所遏，厚味所酿，以致厥阴之气不行，阳明之血热甚，或为风邪所客，则气壅不散，结聚乳间，或硬或肿，疼痛有核，乳汁不出，名曰妒乳。渐至皮肤焮肿，寒热往来，谓之乳痈。风多则硬肿色白，热多则焮肿色赤，不治则血不流通，气为壅滞，而与乳内津液相搏，腐化为脓。治之之法，凡初起寒热焮痛，即发表散邪，疏肝清胃，速下乳汁，导其壅塞，则病可愈。若不散而不易成脓，宜用托里。若溃后肌肉不生，脓水清稀，宜补脾胃。若脓出反痛，恶寒发热，宜调荣卫。若晡热焮肿作痛，宜补阴血。若食少作呕，宜补胃气。切戒清凉解毒，反伤脾胃也。

乳痈者，俗呼曰吹乳。吹者，风也。风热结泊于乳房之间，血脉凝注，久而不散，溃腐为脓。凡忽然壅肿结核色赤，数日之外，焮痛胀溃，稠脓涌出，此属胆胃热毒，气血壅滞，名曰乳痈，为易治。治法：青皮疏厥阴之滞，石膏清阳明之热，生草节解毒而行污浊之血，荆防散风而兼助药达表，瓜蒌、没药、青桔叶、角刺、金银花、土贝母、当归及酒佐之，毋非疏肝和血解毒而已。加艾隔蒜灸二三十壮，于痛处最效。切忌刀针伤筋溃脉，为害不小。

有因妇人所乳之子，膈有滞痰，口气焮热，含乳而睡，热气吹入乳房，凝滞不散，遂生结核。若初起时忍痛揉软，吮去乳汁即可消散。失此不治，即成痈肿。亦有因小儿断乳后，不能回化，或妇人乳多，婴孩少饮，积滞凝结，又或经候不调，逆行失道。又有邪气内郁，结成痈肿。初发时，切勿用凉药。盖乳本血化，不能漏泄，遂结实肿，乳性清寒，又加凉药，则阴烂宜也，惟凉药用之既破之后则佳。如初发时宜用南星、姜汁敷之，可以内消，更加草乌一味，能破恶血逐块，遇冷则消，遇热则溃，更加乳香、没药以定痛。内则用瓜蒌仁、十宣散、通气散间服之。然年四十以下者，治之多瘥，以气血旺故也。五十以上者，慎勿治之，多死，以天癸绝也，不治自能终其天年。若欲加治，惟调补气血为主。

妇人有忧怒抑郁，朝夕积累，脾气消阻，肝气横逆，气血亏损，筋失荣养，郁滞与痰结成隐核，不赤不痛，积之渐大，数年而发，内溃深烂，名曰乳岩，以其疮形似岩穴也，慎不可治。此乃七情所伤，肝经气血枯槁之证。治法：嫩痛寒热初起，即发表散邪，疏肝之中兼以补养气血之药，如益气养荣汤、加味逍遥散之类。以风药从其性，气药行其滞，参、芪、归、芍补气血，乌药、木通疏积利壅，柴、防、苏叶表散，白芷除脓通荣卫，官桂行血和脉。轻者多服自愈，重者尚可延年。若以清凉行气破血，是速其亡也。

——清·冯兆张《冯氏锦囊秘录·杂症大小合参·卷十六女科·女科杂症门·乳症》

【提要】　本论主要阐述乳房的生理特性、乳病的病因病机、症状及治法。要点如下：其一，乳房属足阳明经，乳头属足厥阴经，肺经与肝经分别于寅时和丑时出于乳上和乳下，气血围绕乳房运行。其二，诸多因素致乳病发生。妇人情志不舒，肝气郁结，加上膏粱厚味，阳明经热气熏蒸，或风热壅聚乳中，致乳房或硬或肿，疼痛有核，乳汁不出，不治则渐红肿嫩热发为乳痈。初期宜疏肝清胃，速下乳汁，导其壅塞，并提出不同阶段的治法。强调忌用清凉解毒治法，易伤脾胃；不可动用刀针，伤筋溃脉。其三，乳结核的成因，有因小儿含乳而睡，热气进入乳房，壅结成核；有因断乳后，或小儿食少，乳汁淤积，凝聚成核。初起揉散即可痊愈，否则蕴积成乳痈。指出五十岁以上的患者，病会自然痊愈。其四，乳岩因长期心情抑郁，肝气不疏，痰气凝聚成核于胸中，不肿不痛积年累月而成，为肝经气血枯槁之证。并给出治法，强调使用清凉行气破血之法，预后不良。

程国彭　乳病综论※*

乳痈者，乳房肿痛，数日之外，嫩肿而溃，稠脓涌出，脓尽而愈。此属胆胃热毒，气血壅滞所致，犹为易治。若乳岩者，初起内结小核，如棋子，不赤不痛，积久渐大崩溃，形如熟榴，内溃深洞，血水淋沥，有巉岩之势，故名曰乳岩。此属脾肺郁结，气血亏损，最为难治。乳痈初期，若服瓜蒌散，敷以香附饼，即见消散。如已成脓，则以神仙太乙膏贴之，吸尽脓自愈矣。乳岩初起，若用加味逍遥散、加味归脾汤二方间服，亦可内消。及其病势已成，虽有卢扁，亦难为力。但当确服前方，补养气血，纵未脱体，亦可延生。若妄用行气破血之剂，是速其危也。更有乳卸证，乳头拖下长一、二尺，此肝经风热发泄也，用小柴胡汤加羌活、防风主之外用羌活、防风、白蔹，烧烟熏之。仍以蓖麻子四十九粒，麝香一分，研烂，涂顶心，俟乳收上，急洗去。此属怪证，女人盛怒者多得之，不可不识。

——清·程国彭《医学心悟·卷五·妇人门·乳痈乳岩》

【提要】　本论主要阐述乳病的病机、症状及治法。要点如下：其一，乳痈表现为红肿流脓，脓水流尽即可痊愈。病由胆胃热毒，气血壅滞所致。乳岩初起乳内有小核，不肿不痛，经年累月，硬核逐渐增大，破溃脓血淋沥。此为脾肺郁结，气血亏损所致。其二，乳痈初期，服瓜蒌散，敷以香附饼。成脓，则以神仙太乙膏贴之。乳岩初期，用加味逍遥散、加味归脾汤二方间服，后期用药可延长生命。同时强调了禁用行气破血之剂，以防加速病情恶化。其三，乳卸症，乳头拖下一二尺，多因大怒，肝经风热所致，治以小柴胡汤加味，并外用药。

《医宗金鉴》 乳证总括

乳房忽然红肿痛，往来寒热乳痈成。乳被儿吹因结核，坚硬不通吹乳名。初起结核不肿痛，年深内溃乳岩凶。乳头生疮名妒乳，细长垂痛乳悬称。

——清·吴谦《医宗金鉴·妇科心法要诀·卷四十九·乳证门·乳证总括》

【提要】 本论主要阐述五种乳病的症状。要点如下：乳痈表现为乳房突然红肿热痛，往来寒热。吹乳表现为乳房坚硬有块，多因乳儿含乳而睡，热气蕴结而成。乳岩初起乳房有结核，但不肿不痛，经年累月发展后破溃，且溃口较深。妒乳即为乳头生疮。乳悬为乳房细长下垂疼痛。

怀 远 乳症论[※*]

《经》云：怒则气上，思则气结。上则逆而不下，结则聚而不行。人之气血，贵于条达，则百脉畅遂，经络流通。苟或怫郁，则气阻者血必滞，于是随其经之所属而为痈肿。况乎乳房阳明胃经所司，常多气多血，乳头厥阴肝经所属，常多血少气，女子心性偏执善怒者，则发而为痈，沉郁者则渐而成岩。痈之为患，乳房红肿，寒热交作，宜化毒为主，瓜蒌、忍冬之属，可使立已；岩之为病，内结成核，久乃穿溃，宜开郁为要，贝母、远志之类，不容少弛。若男子则间有，不似妇人之习见也。陈氏则云微有异者，女损肝胃，男损肝肾。肝虚血燥，肾虚精怯，血脉不得上行，肝筋无以荣养，遂结痈肿，似亦有见。至既溃之后，气血必耗，惟以归脾、逍遥、人参养荣无间调之。又必患者怡情适志，寄怀潇洒，则毋论痈症可痊，而岩症亦庶几克安矣。倘自恃己性，漫不加省，纵有神丹，亦终无如何也。

乳痈，恶寒发热，乳房红肿，用橘叶散。

乳吹，乳房作胀，枳壳散。乳汁不通，膨闷，王不留行汤。

郁怒伤肝，左乳结核，加味逍遥散，入贝母、金银花、青皮、香附；思虑伤脾，右乳结核，加味归脾汤，入贝母、金银花。

乳疬溃后不敛，人参养荣汤、归脾汤、八珍汤，调养之。余毒未解，入忍冬花。

乳岩溃后，须前方久服勿辍，调和情性，若郁结不舒者不治。

——清·怀远《古今医彻·卷之三·杂症·乳症》

【提要】 本论主要阐述乳病的病因病机、症状及治法。其一，乳房为足阳明所过，多气多血，乳头为足厥阴所过，多血少气。痈肿多为气滞血瘀所致，情志易怒，致气滞血瘀，遂成乳痈，甚者渐成乳岩。其二，乳房红肿，寒热交作为乳痈，宜瓜蒌、忍冬化毒为主。乳岩为病，内结成核，久乃穿溃，宜贝母、远志开郁为要。其三，乳岩女性可损肝胃，男性可损肝肾，肝虚血燥，肾虚精枯，不能濡养肝筋，遂结成核。并强调调畅情志的重要性。其四，分别阐述乳痈、乳吹、乳房结核、乳疬及乳岩的症状及用药。

林珮琴 乳症论治

乳症多属肝胃心脾，以乳头属肝经，乳房属胃经，而心脾郁结，多见乳核、乳岩诸症。乳痛燃肿色红，属阳，类由热毒，妇女有之，脓溃易愈。乳岩结核色白，属阴，类由凝痰，男妇皆有，惟孀孤为多，一溃难治。且患乳有儿吮乳易愈，无儿吮乳难瘥。其沥核等，日久转囊穿破，洞见肺腑，损极不复，难以挽回。而乳岩尤为根坚难削，有历数年而后痛，历十数年而后溃者，痛已救迟，溃即不治。须多服归脾、养荣诸汤。切忌攻坚解毒，致伤元气，以速其亡。

乳汁为气血所化，而源出于胃，实水谷精华也。惟冲脉隶于胃，故升而为乳，降而为经。新产三日后，发寒热，名蒸乳，宜逍遥散去术。少妇初产，乳胀不得通畅，宜清利，连翘金贝煎。若产多乳少，由气血不足，宜滋补，异功散加归、芍、枸杞子、熟地、蒌仁，仍以羹臛引之。产后乳自出，属胃气虚，宜固补，七福饮加黄芪、五味子以摄之。乳多胀痛而溢者，以温帛熨而散之。小儿吮乳，鼻风吹入，令乳房壅结肿痛，名外吹，不急治，多成乳痈。内服瓜蒌散，外以南星末敷之，甚则连翘金贝煎。孕妇胎热，寒热乳肿，名内吹，用橘叶散治之。新产儿未能吮乳，余乳停蓄滋胀，发热内渴，肿硬结痛，名妬乳。宜挤去宿乳，或吮通之。以贝母、瓜蒌、甘草节、木通煎服。倘儿或不育，产母蒸乳寒热胀痛，宜断乳法，以炒麦芽一两煎服消之。有气血颇壮，乳汁不即下者，通草猪蹄汤、通草散，或秘传涌泉散行之。痰气阻闭经络，乳汁不下，肥人为多，神效瓜蒌散疏降之。或以丝瓜络连子烧存性，酒下三钱，盖被取汗，即通。其气血虚亏，乳汁不下，玉露散，或八珍汤加黄芪、麦冬调补之。因肺胃虚寒，乳汁不下，《千金》钟乳汤温养之。

妇女胆胃二经热毒，壅遏气血，乳肿燃痛，名乳痈。初起寒热肿痛，肉色燃赤，宜凉血疏邪，四物汤加柴胡、山栀、丹皮、贝母、瓜蒌、甘草。乳房结核，肿痛色赤，宜疏肝清胃，内服牛蒡子汤，外用活鲫鱼，连头骨捣烂，以香腊槽一团研匀，敷上即消。气血凝滞，结核不散，连翘饮子。肝失条畅，乳痈结核，寒热肿溃，清肝解郁汤。心脾郁伤，乳痈发热，结核腐溃，归脾汤，芪、术、草生用。乳疬肿痛，用大贝母、白芷、乳香、没药、当归身，每服四钱，白酒下。乳疬溃烂，用两头尖雄鼠粪，土楝子经霜者佳，露蜂房各三钱，俱煅存性，研末，分三服酒下，间两日一服，痛止脓敛。如脓成不溃，或脓水清稀，用托里消毒散。溃久不敛，用桑根木芝，或菌，烧灰，和梅片末掺之，即愈。

乳内结小核一粒如豆，不红不痛，内热体倦，月事不调，名乳岩。急早调治，若年久渐大，肿坚如石，时作抽痛，数年溃腐，如巉岩深洞，血水淋沥者，不治。溃后大如覆碗，不痛而痒极者，内生蛆虫也。症因忧思郁结，亏损肝脾气血而成。初起小核，用生蟹壳爪数十枚，砂锅内焙，研末酒下，再用归、陈、枳、贝、翘、姜、白芷、甘草节，煎服数十剂，勿间，可消。蟹爪灰与煎剂间服，曾经验过。若未消，内服益气养荣汤，外以木香饼熨之。阴虚晡热，加味逍遥散去焦术，加熟地。寒热抽痛，归脾汤。元气削弱，大剂人参煎服可消。若用攻坚解毒，必致溃败不救。凡溃后，最忌乳、没等药。

产后两乳伸长，细如鸡肠，垂过小腹，痛难刻忍，名乳悬。此怪症也，偶亦有之。急用芎、归各一斤，切片，只取四两，水煎服。令产妇伏桌上，下置火炉，将余片芎、归入炉漫烧，以口鼻及乳吸烟令上，如药尽未收，如前法煎服熏吸，便可缩上。否则用蓖麻子三粒，研涂发顶心，少顷便去之，即收。

——清·林珮琴《类证治裁·卷之八·乳症论治》

【提要】 本论主要阐述乳房诸病的病因病机、症状及治法。其一，乳房病大多是肝胃心脾失调而致。心脾郁结，气机郁滞，多见乳核、乳岩诸症。乳痈属阳毒，为胆胃二经热毒阻遏气血所致，有乳儿将乳汁吮出易愈。列出初起、结核、痈成的内外治法及乳病在肿痛和溃烂时的内外治法。乳岩类似凝痰，属阴，男女都可患。乳岩不可擅用攻毒之法，破溃后不可用乳、没等药，若伤及元气，预后不良。其二，乳汁的来源是胃运化水谷精微，随冲脉上升到胸部为乳汁。详细列举新产蒸乳、初产乳胀不通畅、产多乳少、产后乳自出、乳多胀痛而溢、外吹、内吹、妒乳、断乳法及气血盛乳汁不即下、痰气阻闭经络乳汁不下、气血虚亏乳汁不下及因肺胃虚寒乳汁不下等各病证的详细用药。其三，乳悬表现为两乳过长，介绍了此病内服外治之法。

鲍相璈　妒乳吹乳乳痈论[*]

产后妒乳，因无子食乳，蓄结作胀，或妇人血气方盛，乳房作胀，以致肿痛，憎寒发热，若不以手捏去乳汁及令人吮通之，必致成痈。四物汤调炒麦芽五钱煎服，立消。又妇人乳头生小浅热疮，搔之黄汁出，亦为妒乳，以槲树皮煎洗，或天麻草煎洗。至于吹乳之证，有内吹外吹、上逆下顺之异，总属胆胃二经热毒，气血凝滞。内吹者胎热也，外吹者因儿食乳为口气所吹也，俱令乳汁不通，壅结肿痛，不急治之，多成痈肿。速服瓜蒌散，外以南星末温汤调敷，更以手揉散之。势甚者，惟连翘金贝煎最炒。《正宗》用橘叶散治内、外吹乳。《医通》云：吹乳初起作寒热，即服加味逍遥散，加瓜蒌霜散之。《尊生》治惯吹乳，用清肝解郁汤。又立治吹乳三方，分别初起、身热、结肿施治。至于乳痈一证，即吹乳不散，久积成痈。又云轻为妒乳，重为乳痈，亦胆胃二腑热毒，气血壅滞而成。势甚有余者，宜先以连翘金贝煎治之，甚妙。如初起肿痛，肉色焮赤，或发寒热，或憎寒头痛，烦渴引饮，尚未成痈时，于人参败毒散、加味逍遥散、神效瓜蒌散选择治之，肿自消散。若至数日脓成溃窍，稠脓涌出，脓尽自愈。予治吹乳、结乳、乳痈等证，立消毒饮二方，外用槐艾洗法，通治乳证，效过多人。又瓜蒌贝母饮亦效，并附于各方之后。若产妇气血虚弱，患此等而误用败毒，久不收敛，脓清脉大则难治。《医通》云：脓清脉大，非大剂开郁理气，温补气血，不能收功也。

瓜蒌散：治吹乳肿痛。瓜蒌一个打碎，乳香二钱，用酒煎服。外用南星末，用汤调涂。

——清·鲍相璈《验方新编·卷二十·妇科产后门·妒乳吹乳乳痈论》

【提要】　本论主要阐述妒乳、吹乳、乳痈的病因病机及治法。其一，妒乳的病因为无子食乳，或者气血过盛产乳过多而使乳汁壅积而成痈。乳头起小热疮，亦可称为妒乳。并列举了妒乳的用药。其二，吹乳为胆胃二经热结，气血壅滞，分为内吹、外吹两种。内吹为胎热所致，外吹为乳儿吮乳时口内热气所致，均表现为乳汁不通，乳房肿痛，应尽早医治，否则成痈。并分别介绍了古代医书对此病的治疗。其三，乳痈是吹乳不散，久积成痈而来，轻者为妒乳，重者为乳痈，并介绍了治疗所用方药。

2.10.2　乳痈

乳痈是由热毒入侵乳房而引起的，以乳房局部结块、红肿热痛、乳汁排出不畅为特征的急性化脓性病证。常发生于哺乳期妇女，尤以初产妇多见。根据发病时期的不同，又有多种名称：在哺乳期发生者名外吹乳痈，在妊娠期发生者名内吹乳痈，在非哺乳期和非妊娠期发生者名不乳儿乳痈。其病机有以下几个方面：产后忧思恼怒，肝气失于疏泄，或过食肥甘厚味，胃腑积热，致使肝气、胃热相互郁结，经络气血蕴热阻滞，结肿成痈；或因产妇乳头皲裂，乳汁不能吸尽，或泌乳多而吸乳少，乳汁淤滞，败乳蓄积，化热而成痈；或因产后虚弱，毒邪外侵，或小儿口中热毒之气侵入，乳汁淤滞，败乳成痈；或因胎气旺盛，胸满气胀，气机失于疏泄所致。乳痈可分为初起、成脓和溃脓三期。初起治宜疏肝清热，理气通络。其中哺乳期乳痈必须通乳，妊娠期乳痈应注意安胎。成脓期热毒炽盛欲脓，不宜专用寒凉药物，否则使肿块久久不散，或在溃后肿块难消。溃后期一般不需内服药。如溃后寒热又起，乳房又见肿块，出现传囊现象者，须重用清热解毒之药，或按初期治法处理。调护上当注意调畅情志，保持心情愉悦，饮食清淡，忌食辛辣厚味之品。

🍃 巢元方 论乳痈病因病机※*

妒乳候

此由新产后，儿未能饮之，及饮不泄，或断儿乳，捻其汁法不尽，皆令乳汁蓄结，与血气相搏，即壮热大渴引饮，牢强掣痛，手不得近是也。

初觉便以手助捻其汁，并令旁人助嗍引之，不尔，成疮有脓，其热势盛，则成痈。

乳痈候

肿结皮薄以泽，是痈也。足阳明之经脉，有从缺盆下于乳者，劳伤血气，其脉虚，腠理虚，寒客于经络，寒搏于血，则血涩不通，其气又归之，气积不散，故结聚成痈者。痈气不宣，与血相搏则生热，热盛乘于血，血化成脓。亦有因乳汁蓄结，与血相搏，蕴积生热，结聚而成乳痈。

年四十已还，治之多愈；年五十以上，慎不当治之，多死，不治自当终年。又，怀娠发乳痈肿及体结痈，此无害也。盖怀胎之痈，病起阳明，阳明胃之脉也，主肌肉，不伤脏，故无害。

诊其右手关上脉，沉则为阴，虚者则病乳痈。乳痈久不瘥，因变为瘘。

《养生方》云：热食汗出，露乳伤风，喜发乳肿，名吹乳，因喜作痈。

——隋·巢元方《诸病源候论·卷之四十·妇人杂病诸候》

【提要】 本论主要阐述乳痈的病因病机。要点如下：其一，乳痈的形成，或因劳伤气血，露乳伤风，寒客经络，血瘀气滞，郁而化热，热盛肉腐成脓所致；或因新产儿未能饮，及饮未尽，或断乳时，捻其汁法不尽，乳汁积蓄于内，不能排出，蕴积生热，热盛肉腐，结聚成痈。其二，乳房局部皮薄光泽为成痈的标志。初觉乳房坚硬疼痛，便当以手揉并令人吸吮助乳汁排出，以防成痈。其三，提出妇人患乳痈，因年龄不同，预后亦不同。年四十以下，治之多愈；五十岁以上，预后不良；怀娠发乳痈，则无害。其四，乳痈经久不愈，可变为乳瘘。

🍃 孙思邈 乳痈综论※*

论曰：产后不自饮儿，并失儿无儿饮乳，乳蓄喜结痈。不饮儿令乳上肿者，以鸡子白和小豆散敷乳房，令消结也。若饮儿不泄者，数捻去之，亦可令大孩子含水使口中冷，为嗽取滞乳汁，吐去之。不含水嗽去热，喜令乳头作疮，乳孔塞也。

——唐·孙思邈《备急千金要方·卷第二十三痔漏方·肠痈·妒乳乳痈附》

【提要】 本论主要阐述乳痈的病因病机及治法。要点如下：其一，乳痈多因产后不喂养婴儿，或婴儿夭折，乳汁蓄结而致。其二，用鸡子白和小豆散外敷乳房，可以消散乳痈。同时多揉挤，或让大孩口中含水，使口冷却后吮吸淤积的乳汁，也是重要的方法。

《圣济总录》 乳痈综论[※*]

论曰：足阳明之脉，自缺盆下于乳。又冲脉者，起于气冲，并足阳明之经，夹脐上行，至胸中而散。盖妇人以冲任为本，若失于将理，冲任不和，阳明经热，或为风邪所客，则气壅不散，结聚乳间，或硬或肿，疼痛有核，皮肤焮赤，寒热往来，谓之乳痈。然风多则肿硬色白，热多则肿焮色赤。若不即治，血不流通，气为留滞，与乳内津液相搏，腐化为脓。然此病产后多有者，以冲任之经，上为乳汁，下为月水，新产之人，乳脉正行，若不自乳儿，乳汁蓄结，气血蕴积，即为乳痈。又有因乳子，汗出露风，邪气外客，入于乳内，气留不行，传而为热，则乳脉壅滞，气不疏通，蓄结成脓，疼痛不可忍，世谓之吹奶。速宜下其乳汁，导其壅塞，散其风热，则病可愈。

——宋·赵佶《圣济总录·卷第一百三十八·痈疽门·乳痈》

【提要】 本论主要阐述乳痈的病因病机、症状及治法。要点如下：其一，乳痈由阳明经热，复为风邪所伤，气壅不散，血不流通，与乳内津液相搏，腐化为脓。新产妇，若不喂乳，乳汁蓄结，气血蕴积，发为乳痈。其二，其症状，乳房或硬或肿，疼痛有核，皮肤焮赤，寒热往来。其三，治疗宜速下乳汁，疏导壅塞，散其风热。

杨士瀛 乳痈方论[※*]

男子以肾为重，妇人以乳为重，上下不同而性命之根一也。坐草以后，风邪袭虚，营卫为之凝滞，与夫婴幼未能吮乳，或乳为儿辈所吹，饮而不泄，或断乳之时捻出不尽，皆令乳汁停蓄其间，与血气搏，始而肿痛，继而结硬，至于手不能近，则乳痈之患成矣。乳痈一名妒乳，妇人四十以下，血气周流，患此可疗，年事既高，血气耗涩，患此难瘳。恶寒发热，烦躁大渴，是其证也。甚则呕吐无已，咽膈窒碍，何耶？盖胃属足阳明之经，实通乎乳，血热入胃呕吐何疑？或者不能温散，妄以寒凉疏转之剂行之，即使痈毒自外入里，呕吐尤甚，其咽膈妨碍者，毒气上冲所致也。生姜甘桔汤为咽间要药，乳粉托里散最能返出毒气，二香散加瓜蒌根止呕止渴，两得其便焉，更仗万金一醉膏佐之，能事毕矣。虽然，渴而过饮，水入肠胃，必至下利；医理失节，久而不瘥，必成漏疮。又不可不防其变。

——宋·杨士瀛《仁斋直指方论·卷之二十二·乳痈·乳痈方论》

【提要】 本论主要阐述乳痈的病因病机、症状及治法。要点如下：其一，乳痈的形成，主要发生在哺乳期与断乳之时。哺乳期，若风邪袭虚，气血凝滞，婴幼儿未能吮乳，或婴幼儿口气热吹入乳中，乳汁郁滞不能疏通，停滞乳房，或断乳之时，捻出不尽，乳汁停蓄，均使乳汁与血气相搏，始而肿痛，继而结硬，手不能近，出现乳痈。其二，阐释乳痈四十以下可疗，年高难愈的机理。其三，提出乳痈伴发呕吐，为毒气上冲所致，治以生姜甘桔汤。

张从正　乳痈属风热结薄论※※

夫乳痈发痛者，亦生于心也，俗呼曰吹乳是也。吹者，风也。风热结薄于乳房之间，血脉凝注，久而不散，溃腐为脓也。

——金·张从正《儒门事亲·卷五·乳痈》

【提要】　本论主要阐述乳痈的病因病机。要点如下：乳痈由"风热结薄于乳房之间，血脉凝注，久而不散，溃腐为脓"，其病生于心火。

朱丹溪　乳痈综论※※

乳房阳明所经，乳头厥阴所属。乳子之母，不知调养，怒忿所逆，郁闷所遏，厚味所酿，以致厥阴之气不行，故窍不得通，而汁不得出，阳明之血沸腾，故热甚而化脓。亦有所乳之子，膈有滞痰，口气燆热，合乳而睡，热气所吹，遂生结核。于初起时，便须忍痛，揉令稍软，吮令汁透，自可消散。失此不治，必成痈疖。治法，疏厥阴之滞，以青皮清阳明之热，细研石膏，行污浊之血，以生甘草之节，消肿导毒，以瓜蒌子或加没药、青橘叶、皂角刺、金银花、当归，或汤或散，或加减，随意消息，然须以少酒佐之。若加以艾火两三壮于肿处，其效尤捷。不可辄用针刀，必至危困。

——元·朱丹溪撰，明·程充校补《丹溪心法·卷五·痈疽》

【提要】　本论主要阐述乳痈的病因病机及治法。要点如下：其一，明确提出乳房属阳明胃经，而乳头属厥阴肝经。其观点为后世所继承。哺乳期妇女，因情志不遂，饮食失调，致肝气不行，乳汁瘀滞，合阳明血热而化脓。或因小儿口中热气，含乳而睡，吹乳而生结块。其二，初起应忍痛揉开，预防成脓。成脓后，应以疏肝清胃之法治之，配以艾灸，疗效更佳。

薛　己　乳痈综论※※

妇人乳痈，属胆胃二腑热毒，气血壅滞。故初起肿痛，发于肌表，肉色燆赤，其人表热发热，或发寒热，或憎寒头痛，烦渴引冷，用人参败毒散、神效瓜蒌散、加味逍遥散治之，其自消散。若至数日之间，脓成溃窍，稠脓涌出，脓尽自愈。若气血虚弱，或误用败毒，久不收敛，脓清脉大，则难治。……

大凡乳症，若因恚怒，宜疏肝清热。燆痛寒热，宜发表散邪。肿痛甚，宜清肝消毒，并隔蒜灸。不作脓，或脓不溃，补气血为主。不收敛，或脓稀，补脾胃为主。脓出反痛，或发寒热，补气血为主。或晡热内热，补血为主。若饮食少思，或作呕吐，补胃为主。饮食难化，或作泄泻，补脾为主。劳碌肿痛，补气血为主。怒气肿痛，养肝血为主。儿口所吹，须吮通揉散。成痈，治以前法。潮热暮热，亦主前药。大抵男子多由房劳，耗伤肝肾；妇人郁怒，亏损肝脾。治者审之。（世以孕妇患此，名曰内吹。然其所致之因则一，惟用药不可犯其胎耳。）

——明·薛己《女科撮要·卷上·乳痈乳岩》

【提要】 本论主要阐述乳痈的病因病机及辨证施治。要点如下：其一，妇人乳痈的形成，是因郁怒，或因过劳，或因小儿口气热吸乳，致胆胃热毒，气血壅滞所致。其二，应根据乳病的具体表现及病因病机而确立相应治法，或发表散邪，或大补气血，或疏肝清热。其三，认为男子房劳过度，耗伤肝肾，亦可导致乳痈之病，与女子乳痈多因郁怒损伤肝脾不同，治者应审慎辨别。

陈实功 乳痈论※

乳痈乳岩看法

初起红赤肿痛，身微寒热，无头眩，无口干，微痛者顺；已成燆肿发热，疼痛有时，一囊结肿，不侵别囊者轻；已溃脓黄而稠，肿消疼痛渐止，四边作痒，生肌者顺；溃后脓水自止，肿痛自消，新肉易生，脓口易合者顺。

初起一乳通肿，木痛不红，寒热心烦，呕吐不食者逆；已成不热不红，坚硬如石，口干不眠，胸痞食少者逆；已溃无脓，正头腐烂，肿势愈高，痛势愈盛，流血者死；溃后肉色紫黑，痛苦连心，涴气日深，形体日削者死。

乳痈乳岩治法

初起发热恶寒，头眩体倦，六脉浮数，邪在表，宜散之。发热无寒，恶心呕吐，口干作渴，胸膈不利者，宜清之。忧郁伤肝，思虑伤脾，结肿坚硬微痛者，宜疏肝行气。已成燆肿发热，疼痛有时，已欲作脓者，宜托里消毒。脓已成而胀痛者，宜急开之。又脾胃虚弱，更兼补托。溃而不敛，脓水清稀，肿痛不消，疼痛不止，大补气血。结核如桃不知疼痛，久而渐大，破后惟流污水，养血清肝。

——明·陈实功《外科正宗·卷之三·下部痈毒门·乳痈论》

【提要】 本论主要阐述辨乳痈顺逆的理论。要点如下：其一，初起色红肿痛为顺，宜散之；不红木痛，心烦呕吐者为逆，宜清之。其二，已成发热疼痛为顺，宜托里消毒；若脓成，宜急开之；不觉红痛，坚硬如石者为逆。若忧郁思虑，宜疏肝行气。其三，已溃脓黄疼，肿减轻者，为顺；无脓，疼肿势盛者，为逆。其四，溃后脓口易合者顺，宜补托；溃后脓口腐烂，疼痛连心为逆，宜补气血。

张介宾 论乳痈辨治※*

治法曰：若脓出反痛，或作寒热，气血虚也，十全大补汤。体倦口干，中气虚也，补中益气汤。晡热内热，阴血虚也，八珍汤加五味子。欲呕作呕，胃气虚也，补胃为主，或用香砂六君子汤。食少作呕，胃气虚寒也，前汤加干姜。食少泄泻，脾气虚寒也，理中汤或加人参、附子。若劳碌以致肿痛，气血未复也，八珍汤倍用参、芪、归、术。若因怒气以致肿痛，肝火伤血也，八珍汤加柴胡、山栀。若肝火血虚而结核不消者，四物汤加柴胡、升麻。若肝脾气血俱虚而结核者，四君子加芎、归、柴胡、升麻。郁结伤脾而结核者，归脾汤兼神效瓜蒌散。若为儿所吹而发肿痛，须吮通揉散，否则成痈矣。若兼余证，亦当治以前法。……

又治法曰：若忿怒伤肝，厚味积热，以致气不行，窍不通，乳不出，则结而为肿为痛，此阳明之血热，甚则肉腐为脓。若脓一成，即针出之，以免遍溃诸囊之患。亦有所乳之子，膈有滞痰，口气焮热，含乳而睡，热气所吹，遂成肿痛。于初起时，须吮咂使通，或忍痛揉散之，失治必成痈患。

——明·张介宾《景岳全书·卷四十七贤集·外科钤·乳痈乳岩》

【提要】 本论主要阐述乳痈的辨证施治。要点如下：其一，针对乳痈的不同症状，提出乳痈有气血虚、中气虚、阴血虚、胃气虚、胃气虚寒、脾气虚寒和肝火伤血等不同证候，并提出相应治法。其二，指出乳痈的病因病机，为情志忿怒伤肝，食厚味化热，导致乳汁壅滞乳房，加之阳明血热，肉腐为脓。其三，提出哺乳时，小儿含乳而睡，口中热气吹乳成肿，亦可发展为乳痈。初起时，应吮咂或揉散，避免成痈。

孙文胤 论乳痈病因病机[※*]

夫乳病者，乳房阳明胃经所司，乳头厥阴肝经所属。乳子之母不善调养，以致乳汁浊而壅滞，因恼怒所伤，气滞凝结而成痈毒。

——明·孙文胤《丹台玉案·卷之六·乳痈门》

【提要】 本论主要阐述乳痈的病因病机。要点如下：其一，述朱丹溪之说，乳房归属胃经，乳头归属肝经。其二，乳痈的病因病机，包括两个方面：哺乳产妇，不知调养，而致乳汁壅滞成痈；或因情志不遂而恼怒，致气血凝结成痈毒。

陈士铎 乳痈阳病论[※*]

人有乳上生痈，先痛后肿，寻常发热，变成疡痈。此症男妇皆有，而妇人居多。盖妇人生子，儿食乳时后偶尔贪睡，儿以口气吹之，使乳内之气，闭塞不通，遂至生痈。此时即以解散之药治之，随手而愈。倘因循失治，而乳痈之症成矣。若男子则不然，乃阳明胃火炽盛，不上腾于口舌，而中拥于乳房，乃生此病。故乳痈之症，阳病也，不比他痈有阴有阳，所以无容分阴阳为治法，但当别先后为虚实耳。盖乳痈初起多实邪，久经溃烂为正虚也。虽然邪之有余，仍是正之不足，于补中散邪，亦万全之道，正不必分先宜攻而后宜补也。

——清·陈士铎《辨证录·卷之十三·乳痈门》

【提要】 本论主要阐述乳痈之病皆属阳证，应辨虚实分治。要点如下：其一，乳痈之病男女皆有。妇人多因哺乳时，小儿含乳而睡，口中热气吹入，使乳内气机不通而致；男子则为阳明胃火炽盛，壅于乳房而致。其二，乳痈为阳病而无阴病，乳痈初起多属实证，病程久则伤正，治宜补中散邪。

傅 山 乳痈宜责肝论[※*]

人有左乳忽肿如桃，皮色不变，又不痛，身体发热，形容渐瘦，人以为痰气郁结也，谁知是肝气之不舒乎！夫乳属阳明，而乳痈宜责之阳明胃经，余独言肝者何也？盖阳明胃土，最怕肝木之克，肝气不舒，则胃气亦不舒耳。况乳又近于两胁，正肝之部位也；与肝相远，尚退缩而不敢舒，与肝为邻，亦何敢恣肆而吐气哉？气不舒而肿满之形成，漫肿无头不痛不赤，正显其畏惧也。治之法，不必治阳明之胃，但治肝经之郁，自然毒消肿解矣，方用加味逍遥散。

——清·傅山《青囊秘诀·上卷·乳痈论》

【提要】 本论主要阐述乳痈责之于肝的理论。要点如下：其一，乳房属足阳明胃经，胃属土而肝属木，肝气不舒，木郁克土，胃气亦不舒。其二，乳近两胁，两胁为肝经循行之处，邻近更加其克伐之力，致乳痈漫肿无头不痛不赤。其三，治法只要疏肝解郁，便可毒消肿解，方用加味逍遥散。

2.10.3 乳癖

乳癖是以乳房疼痛结块，与月经周期及情志变化密切相关的病证。本病多因情志内伤，肝郁痰凝，痰瘀互结乳房所致。平素情志抑郁，气滞不舒，血运失度，蕴结于乳房脉络，乳络经脉阻塞不通，引起乳房疼痛；肝气横逆犯胃，脾失健运，痰浊内生，气滞血瘀挟痰结聚为核，循经留聚乳中，故乳中结块；若肾气不足，冲任失调，气血瘀滞，聚于乳房，乳房疼痛而结块。乳癖的治疗原则应以疏肝理气，化痰散结为主，兼以补气以行血。外治宜温阳活血，化痰软坚。注意调畅情志，保持心情愉悦，饮食清淡，忌食辛辣厚味之品。

巢元方 论乳结核病因病机

足阳明之经脉，有从缺盆下于乳者，其经虚，风冷乘之，冷折于血，则结肿。夫肿热则变败血为脓，冷则核不消。又重疲劳，动气而生热，亦焮痒。

——隋·巢元方《诸病源候论·卷之四十·妇人杂病诸候·乳结核候》

【提要】 本论主要阐述乳房结核的病因病机。要点如下：乳癖，在《诸病源候论》中称作"乳结核"，认为其多是足阳明胃经经气虚，风冷乘虚而入，寒凝血瘀而成结肿。若郁而化热，则血败为脓。

窦汉卿 奶癖综论

奶痨
奶痨，此疾因女子十五六岁经脉将行，或一月二次，或过月不行，致生此疾。多生寡薄气体虚弱，宜服败毒散加地黄，再服黄矾丸，其毒自然而散，不致损命。每乳上只有一个核可治，若串成三四个即难疗也。治法逍遥调经汤开郁顺气，解毒汤加减用之。

奶癖
此疾乃五六十岁年老之人生此疾症，不成脓，结毒，莫用凉药付贴。若使凉药付贴，即毒入肺腑即死。用鹿角散相和黄矾丸频频服之，以好为度。

——元·窦汉卿《疮疡经验全书·卷之三》

【提要】　本论主要阐述乳癖的病因病机、症状及治法。要点如下：其一，女子十五六岁伴随月经不调出现的乳房肿块称"奶病"，单发可治，多发难治，治以调经解郁为主，逍遥调经汤开郁顺气，败毒散或解毒汤解毒。其二，五六十岁之人生此疾称"奶癖"，结块不成脓。治以鹿角散和黄矾丸频服，禁用凉药贴敷。

薛　己　论乳房结核辨治※*

乳房属足阳明胃经，乳头属足厥阴肝经。男子房劳恚怒，伤于肝肾。妇人胎产忧郁，损于肝脾。……若肝火血虚而结核者，四物汤加参、术、柴胡、升麻。若肝脾气血虚而结核者，四君子加芎、归、柴胡、升麻。郁结伤脾而结核者，归脾汤兼瓜蒌散。若郁怒伤肝脾而结核，不痒不痛者，名曰乳岩，最难治疗。苟能戒七情，远厚味，解郁结，养气血，亦可保全。

——明·薛己《外科枢要·卷二·论乳痈乳岩结核》

【提要】　本论主要阐述乳房结核的辨证施治。要点如下：其一，女子乳房生癖块，多与情志失常，损伤肝脾有关；男子则与房劳动怒，损伤肝肾有关。其二，若肝火血虚者，四物汤加味。若肝脾气血虚者，四君子加味。郁结伤脾者，归脾汤兼瓜蒌散。若郁怒伤肝脾者，名曰乳岩，最难治疗。其三，调理情志，清淡饮食，疏肝解郁，补气活血，是为最佳治法。

《医宗金鉴》　乳癖综论※*

乳中结核梅李形，按之不移色不红，时时隐痛劳岩渐，证由肝脾郁结成。
注：此证乳房结核坚硬，小者如梅，大者如李，按之不移，推之不动，时时隐痛，皮色如常。由肝脾二经气郁结滞而成。形势虽小，不可轻忽。若耽延日久不消，轻成乳劳，重成乳岩。慎之慎之！初起气实者，宜服清肝解郁汤；气虚宜服香贝养荣汤。若郁结伤脾，食少不寐者，服归脾汤。外俱用木香饼熨法消之，甚效。

——清·吴谦《医宗金鉴·外科心法要诀·卷六十六·胸乳部·乳中结核》

【提要】　本论主要阐述乳癖的病因病机、症状及治法。要点如下：其一，乳癖发病，乳核大小不一，不可推动，时时隐痛，肤色如常。其二，乳癖由肝气、脾气郁滞而成。迁延日久，可转化成乳痨或乳岩。其三，治疗初起气实者，宜服清肝解郁汤；气虚宜服香贝养荣汤。外俱用木香饼熨法，甚效。

陈士铎　乳癖属肝郁论※*

人有左乳内忽大如桃，复又不痛，色亦不赤，身体发热，形渐瘦损，人以为痰气之郁结，孰知肝气之不舒！夫乳属阳明，乳肿宜责之阳明胃经，而谓之肝病者，盖阳明胃土最畏肝木之克，肝气不舒，而胃气亦不舒矣。盖胃见肝木之郁，惟恐肝旺来克，于是胃亦畏首畏尾，伏而不扬。况乳又近于两胁，而两胁正肝之部位也，与肝相远尚退缩而不敢舒，与肝为怜亦何敢恣肆而吐气哉。气不舒而肿满之形成，气不敢舒而畏惧之色现，不痛不赤，正显其畏惧也。治法不必治阳明之胃，但治肝而肿自消矣。方用逍遥散加味治之。

柴胡（二钱） 白芍（五钱） 当归（三钱） 陈皮（五钱） 甘草（一钱） 白术（三钱） 茯神（三钱） 人参（一钱） 川芎（一钱） 瓜蒌（三钱） 半夏（三钱）

水煎服。十剂而内消矣。去瓜蒌，再服十剂，不再发。

逍遥最解肝气之滞，肝气一解，而胃气自舒。况益之瓜蒌、半夏，专能治胸中之积痰，痰去而肿尤易消也。

——清·陈士铎《辨证录·卷之十三·乳痈门》

【提要】 本文主要阐述乳癖的病因病机、症状及治法。要点如下：乳属阳明，阳明胃土最畏肝木克伐。乳癖乃肝气不舒，克伐胃土，气机郁滞而形成肿满。治法"不必治阳明之胃，但治肝而肿自消"，用加味逍遥散。

高秉钧 乳癖综论※*

薛立斋曰：乳房属足阳明胃经，乳头属足厥阴肝经。男子房劳恚怒，伤于肝肾，妇人思虑忧郁，损于肝脾，皆能致疡。第乳之为疡有不同。有乳中结核，形如丸卵，不疼痛，不发寒热，皮色不变，其核随喜怒为消长，此名乳癖，良由肝气不舒郁积而成。若以为痰气郁结，非也。夫乳属阳明，乳中有核，何以不责阳明而责肝？以阳明胃土最畏肝木，肝气有所不舒，胃见木之郁，惟恐来克，伏而不扬，气不敢舒，肝气不舒，而肿硬之形成，胃气不敢舒，而畏惧之色现，不疼不赤，正见其畏惧也。治法不必治胃，但治肝而肿自消矣，逍遥散去姜、薄，加瓜蒌、半夏、人参主之。

有乳中结核，始不作痛，继遂隐隐疼痛，或身发寒热，渐渐成脓溃破者，此名乳痰。或亦由肝经气滞而成，或由于胃经痰气郁蒸所致。用药疏肝之中，必加贝母、半夏、瓜蒌等以治痰，则未脓可消，至已溃必兼补气血，方易收口。

——清·高秉钧《疡科心得集·卷中·辨乳癖乳痰乳岩论》

【提要】 本论主要阐述乳癖、乳痰的病因病机、症状及治法。要点如下：其一，乳癖以乳房有圆形肿块，不痛不痒，无红肿热痛，随情志消长为主证。由肝气不舒郁积而成。其二，治疗应以疏肝解郁为主。其三，提出乳痰由乳中结核发展而成，出现隐隐疼痛，或身发寒热，渐渐成脓溃破。亦由肝经气滞而成，或胃经痰气郁蒸所致。治疗在疏肝药中，必加贝母、半夏、瓜蒌等以治痰，已溃必兼补气血。

邹 岳 乳癖综论※*

乳癖，乳房结核坚硬，始如钱大，渐大如桃如卵，皮色如常，遇寒作痛。总由形寒饮冷，加以气郁痰饮，流入胃络，积聚不散所致。年少气盛，患一二载者，内服和乳汤加附子七分、煨姜一片，即可消散。若老年气衰，患经数载者不治。宜节饮食，息恼怒，庶免乳岩之变。

——清·邹岳《外科真诠·胸乳部·乳癖》

【提要】　本论主要阐述乳癖的病因病机、症状及治法。要点如下：其一，乳癖之病，由内有气郁痰饮，复感受寒邪，积聚阳明胃经所致。乳核逐渐增大，皮色如肤，遇寒作痛。治以和乳汤加附子、煨姜。其二，年轻体健者预后良好，年老体弱者，易发生变证，预后不佳。其三，宜节饮食，息恼怒，以防乳岩之变。

2.11　皮　肤　病

发生于皮肤表面的疾病统称为皮肤病。皮肤病主要包括蛇串疮、疣、癣、疥疮、湿疮、虫咬皮炎、银屑病、白癜风等多种疾病。皮肤病的发病因素复杂，常见的病因有风、湿、热、虫、毒侵犯人体，或血瘀、血虚生风和肝肾不足等而致。凡人体腠理不密，卫气不固，风邪乘虚入侵，阻于皮肤，内不得通，外不得泄，致营卫不和，气血运行失常，肌肤失于濡养，以致发生瘾疹、油风、风瘙痒、白屑风等症证。湿邪侵入肌肤，郁结不散，与气血相搏，多发生疱疹、渗液、糜烂、瘙痒等病证。外感热邪，蕴结肌肤不得外泄，熏蒸肌表，出现红斑、红肿、脓疱、糜烂等变化。由虫致生的皮肤病多种多样，如疥疮、癣病、虫咬皮炎。由毒引起的皮肤病可分为药物毒、食物毒、漆毒、虫毒等，造成皮肤灼红、肿胀、丘疹、水疱、风团、糜烂等多种形态。血瘀为慢性皮肤病的重要病机，造成皮损色黯、紫红、青紫，或出现肌肤甲错、色素沉着、瘀斑、肥厚、结节、肿块、瘢痕等改变。血虚风燥为皮肤病的重要病机，其特点以干燥、肥厚、粗糙、脱屑为主，自觉瘙痒病期较长。皮肤病的慢性期，多见肝肾不足，其皮损表现为干燥、肥厚、粗糙、脱屑或毛发枯槁、脱发、色素沉着、指甲受损或伴生疣目、血痣等。治疗上以外治为主，辨证施治，则采用祛风、清热、祛湿、润燥、活血、温通、软坚、补肾作用的药物内服。同时根据病程的长久、皮损的性质，可选择不同的外物外敷。

2.11.1　蛇串疮

蛇串疮是以身体单侧出现呈带状分布的成簇水疱，痛如火燎为特征的急性疱疹性皮肤病。因其多缠腰而发，又名"缠腰火丹"。本病也可发生于胸胁部、面部和四肢。若发于眼部、耳部，疼痛剧烈，后果严重。有些患者皮疹消退后，可留有持续性疼痛。本病多为情志内伤，肝郁气滞，久而化火，肝经火毒，外溢肌肤而发；或饮食不节，脾失健运，湿邪内生，蕴而化热，湿热内蕴，搏结肌肤而生；或感染毒邪，湿热火毒蕴结于肌肤而成。年老体虚者，常因血虚肝旺，湿热毒盛，气血凝滞，以致疼痛剧烈，病程迁延难愈。本病初期以湿热火毒为主，后期正虚血瘀兼夹湿邪为患。治疗上以清热利湿、行气止痛为主要原则。初期清热利湿，后期活血通络止痛。体虚者，扶正祛邪与通络止痛并用。

🌿 巢元方　论甑带疮病因病机※※ 🌿

甑带疮者，绕腰生。此亦风湿搏血气所生，状如甑带，因以为名。又云：此疮绕腰匝，则杀人。

——隋·巢元方《诸病源候论·卷之三十五·疮病诸候·甑带疮候》

【提要】 本论主要阐述甑带疮病因病机。要点如下：其一，蛇串疮长于腰部者，缠腰而生，状如束甑的带子缠绕于甑的中央，故谓之"甑带疮"。其二，甑带疮是风湿相搏，蕴结气血而生。

王肯堂 缠腰火丹综论

或问：绕腰生疮，累累如珠何如？曰：是名火带疮，亦名缠腰火丹。由心肾不交，肝火内炽，流入膀胱，缠于带脉，故如束带，急服内疏黄连汤。壮实者，一粒金丹下之，活命饮加芩、连、黄柏，外用清热解毒药敷之。此证若不早治，缠腰已遍，则毒由脐入，膨胀不食而死。

——明·王肯堂《证治准绳·疡医·卷之四·腰部·缠腰火丹》

【提要】 本论主要阐述缠腰火丹的命名、病因病机、症状及治法。要点如下：其一，蛇串疮长于腰部者，缠腰而生，累累如珠，烧灼样疼痛，故称"火带疮"或"缠腰火丹"。其二，蛇串疮因心肾不交，肝火妄动，流入膀胱经，缠绕带脉而发。其三，以黄连汤治疗，体壮者可用金丹，外敷清热解毒药。其四，提出蛇串疮，若病情发展两头相连，毒重入脐，则预后不佳。

祁 坤 论缠腰火丹病机与症状

缠腰火丹，一名火带疮，俗名蛇串疮。初生于腰，紫赤如疹，或起水泡，痛如火燎，由心肾不交，肝火内炽，流入膀胱而缠带脉也。

——清·祁坤《外科大成·卷二·分治部上·腰部》

【提要】 本论主要阐述缠腰火丹病机及症状。要点如下：其一，蛇串疮又称"缠腰火丹""火带疮"，生于腰部，疹色红赤，或起水泡，痛如火燎。其二，蛇串疮由于心肾不交，肝火炽盛，流入膀胱而缠及带脉所致。

《医宗金鉴》 蛇串疮综论

缠腰火丹蛇串名，干湿红黄似珠形。肝心脾肺风热湿，缠腰已遍不能生。
注：此证俗名蛇串疮，有干湿不同，红黄之异，皆如累累珠形。干者色红赤，形如云片，上起风粟，作痒发热。此属肝心二经风火，治宜龙胆泻肝汤。湿者色黄白，水疱大小不等，作烂流水，较干者多疼，此属脾肺二经湿热，治宜除湿胃苓汤。若腰肋生之，系肝火妄动，宜用柴胡清肝汤治之，其间小疱，用线针穿破，外用柏叶散敷之；若不速治，缠腰已遍，毒气入脐，令人膨胀闷呕者逆。

——清·吴谦《医宗金鉴·外科心法要诀·卷六十四·腰部·缠腰火丹》

【提要】 本论主要阐述蛇串疮的症状、病因病机及辨证治疗。要点如下：其一，蛇串疮有干湿两类。干者，色红成片，瘙痒不痛，发热，属心肝二经风动火热证，治宜龙胆泻肝汤。

湿者，色黄白，水疱大小不等，疼痛，水泡溃烂流水，属脾肺湿热证，治宜除湿胃苓汤。若疮疡生于腰肋部，属肝火妄动证，宜用柴胡清肝汤治之。其二，蛇串疮初起可用线针穿破，外用柏叶散敷之。若不及时治疗，蛇串疮缠腰则预后不佳。

鲍相璈　缠腰火丹综论[※*]

俗名蛇串疮，有干湿不同，红黄之异，如累累珠形。干者色红，形如云片，上起风粟，作痒发热，此心肝二经风火，治宜龙胆泻肝汤，外敷如意金黄散。湿者色黄白，串其小泡，大小不等，溃流黄水，较干者多疼，此肺脾二经湿热，治宜除湿胃苓汤。若单生腰胁，系肝火妄动，宜服柴胡清肝汤。其丹上小泡，用针穿破，外用柏叶散敷之。若不急治，缠腰已遍，毒气入脐，令人膨闷，毒气入心，令人呕哕，急服清心散、护心丸救解。治蛇缠丹，用旧破草席人睡过后有汗者，烧灰，香油调敷。

又方：赤小豆研末，调鸡蛋白，时时涂之；或用马齿苋捣烂涂之，均极神效。

蛇串丹救急方：此症起在腰间，生小红点成片发痒，甚者身中发热。若不早治，渐渐生开，两头相接，毒即攻心，不治。急用灯火周围打数焦，止其生开。内服云苓、甘草、柴胡、牛蒡子、黄柏、银花各钱半、羌活、枳壳、桔梗、川芎各一钱，薄荷五分，水煎服。外用侧柏叶炒黄五钱，蚯蚓粪不拘多少，黄柏、大黄五钱，赤小豆三钱，共研细末，用猪胆汁调搽即愈。

又，缠腰火丹，如带围住，发红，用龙胆草研末，柿漆调敷。

又，缠腰疮，腰生红瘤，两边生红筋，围至脐不救。用陈京墨，水磨浓，和雄黄末涂之。

——清·鲍相璈《验方新编·卷十九·腰部·缠腰火丹》

【提要】　本论主要阐述蛇串疮的病因病机、症状及治法。要点如下：其一，依据《医宗金鉴》之观点，认为蛇串疮，有干湿不同，红黄之异，皆如累累珠形，治法不同。其二，本论特别提出此症初期，腰间先生小红点，成片发痒，甚者发热，当急用灯火在红点周围熏灼，使红点焦枯，防止其扩散，具有重要的价值。同时给出内服与外敷方药。其三，提出若不早治，渐渐生开，两头相接，毒即攻心，不治。

张觉人　论缠腰火丹证治[※*]

此疮生于腰间系带之处，初起红肿，痛如火烧而不可忍，约三日间破皮出水，但不成脓，乃急症也。治法：内服中九丸解毒，外用青黛敷于患处，以止其痛，看其所敷之物干了又换，至红肿消退而不作热时，再以麻凉膏敷之（加倍子末一两于膏内），如恐其干燥，可滴入少许清油以调剂之，水干即愈。

——清·张觉人《外科十三方考·下编·龙缠疮（俗名缠腰疮）》

【提要】　本论主要阐述蛇串疮的症状及治法。要点如下：其一，缠腰火丹生于腰部，初起红肿热痛，灼热感尤甚，三日之后水泡破溃流水，无脓。其二，可外用青黛止痛，内服中九丸解毒，待红肿热痛消退时，改外用麻凉膏。

2.11.2 疣

疣是一种发生于皮肤浅表的小赘生物。其中以发生的部位、皮损差异而有不同的名称：发于手足背侧、头皮等处者，称千日疮、枯筋箭；发于前臂、颜面者，称扁瘊；发于足跖部者，称跖疣；发于眼睑、颈部者，称线瘊；发于外阴部者，为瘙瘊。本病多因外感风热之毒，阻于肌肤，外搏肌肤而成；或肝火妄动，气血失和；或肝经血燥，血不养筋，筋气不荣；或皮肤外伤，感受病毒；或因接触传染或因搔抓而自身传播接触而发。跖疣则可由外伤、摩擦过度导致局部气血瘀滞而成。治疗一般以外治为主，可选用推疣法、鸦胆子油外敷、艾灸、针刺、结扎等方法。多发性疣则宜内治。

◆ 巢元方 疣目综论※※ ◆

疣目者，人手足边忽生如豆，或如结筋，或五个，或十个，相连肌里，粗强于肉，谓之疣目。此亦是风邪搏于肌肉而变生也。

——隋·巢元方《诸病源候论·卷之三十一·瘿瘤等病诸候·疣目候》

【提要】 本论主要阐述疣的病因病机及症状。要点如下：疣由风邪搏肌肉而变生，发于肌肉中，初发如豆大小，逐渐增大，数目不等，坚硬。

◆ 薛 己 论疣子※ ◆

疣属肝胆少阳经风热血燥，或怒动肝火，或肝客淫气所致。盖肝热水涸，肾气不荣，故精亡而筋挛也。宜以地黄丸滋肾水，以生肝血为善。若用蛛丝缠、螳螂蚀、著艾灸，必多致误。大抵此症，与血燥结核相同，故外用腐蚀等法，内服燥血消毒，则精血愈虚，肝筋受伤，疮口翻突开张，卒成败症。

——明·薛己《外科枢要·卷三·论疣子》

【提要】 本论主要阐述疣的病因病机、治法与禁忌。要点如下：其一，疣属足厥阴肝经、足少阳胆经之病。病因为风热血燥、肝火妄动或外感邪气侵袭于肝，肝肾精血不足，筋失其养而挛缩导致，可用地黄丸滋肾水生肝血。其二，如果外用腐蚀药，内用燥血解毒药物误治后，则会精血亏虚，筋肉受损，导致败症。

◆ 李 梴 论疣病辨治※※ ◆

疣属肝胆小肠经，

多患于手背及指间，或如黄豆大，或如聚粟，或如熟椹，拔之则丝长三四寸许，又曰手背发。

风热怒火或亡精；

风热血燥筋缩者，八味逍遥散加黄连，或清肝益荣汤。怒火者，柴胡清肝汤。亡精肾枯筋缩者，肾气丸。

切忌寒凉系与灸，误犯出血必伤生。

误用寒凉降火之药，及螳螂蚀、蛛丝缠、芫花浆线系、着艾灸等法，轻者反剧，重者大溃，肿痛发热、出血而死。慎之。

——明·李梴《医学入门·卷五·外科·手部》

【提要】　本论主要阐述疣的辨证施治与治疗禁忌。要点如下：其一，疣属足厥阴肝经、足少阳胆经、手太阳小肠经之病，好发于手背及指间，大小不一，拔出有细丝出现，又称"手背发"。其二，风热血燥筋缩者，用八味逍遥散加黄连。肝经怒火者，用柴胡清肝汤。亡精肾枯筋缩者，用肾气丸。其三，治疗忌用寒凉降火之药，忌用系线结扎与艾灸方法，防止出血溃烂发生。

祁　坤　疣病综论※*

疣一名枯筋箭，手太阳虚则生疣，薛又为"肬"，属肝胆少阳经，风热血燥，或肝客淫气所致。盖肝热水涸，肾气不荣，故精亡而筋挛也，宜地黄丸滋肾水生肝血为善。若用蛛丝缠、螳螂蚀、艾著灸，轻者可愈，重者必多致误。此症与结核相同。有大如黄豆，小若黍米，拔之如丝者；有触碎如断束缕，扯之则长，纵之则缩，后两鬓发白点者；有初如赤椹，用杂敷药翻张如菌；又用腐蚀嫩大如瘤者；有腹内一块，攻击作痛，凝为血鳖，治之后，手背结一块，长寸许，形如鳖，再又肢节如豆大者，甚多泥鳖生子发于外者；有肛门周生小颗如鼠奶，大小不一者；有妇人患此月经不行者。种种异类。惟六味地黄丸、补中益气汤、逍遥散、归脾汤等药，益养荣气，久之悉愈。

——清·祁坤《外科大成·卷四·不分部位大毒·内痈总论·疣》

【提要】　本论主要阐述疣的病位、病因病机、症状及治法。要点如下：其一，疣又称"肬""枯筋箭"，属足厥阴肝经、足少阳胆经之病。病因是风热血燥，肝火妄动，邪气客肝。其二，疣的大小形状不一，如米粒或豌豆大小，可生于腹部、手背、肛周等位置，可导致妇女闭经。宜六味地黄丸、补中益气汤、逍遥散、归脾汤滋肾养肝。其三，禁用蛛丝缠、螳螂蚀、艾灸等方法治疗。

《医宗金鉴》　枯筋箭论※*

枯筋箭由肝失荣，筋气外发赤豆形，破突筋头如花蕊，或系或灸便成功。

注：此证一名疣子，由肝失血养，以致筋气外发。初起如赤豆，枯则微槁，日久破裂，钻出筋头，蓬松枯槁，如花之蕊，多生于手足胸乳之间。根蒂细小者，宜用药线齐根系紧，七日后其患自落。以月白珍珠散掺之，其疮收敛。根大顶小者，用铜钱一文套疣子上，以草纸穰代艾连灸三壮，其患枯落。疣形若大，用草纸蘸湿，套在疣上灸之。

——清·吴谦《医宗金鉴·外科心法要诀·卷七十三·发无定处·枯筋箭》

【提要】 本论主要阐述疣的病因病机及治法。要点如下：枯筋箭是疣之别称，由肝失荣所致，赤豆大小，破溃后如花蕊状。治疗以外治法为主。疣根蒂细小者，宜用药线齐根系紧；根大顶小者，用铜钱一文套疣子上，以草纸穰代艾连灸三壮，其患枯落；疣形若大，用草纸蘸湿，套在疣上灸之。

许克昌 疣病综论[※*]

（一名枯筋箭。）初起如赤豆，渐渐微槁，日久破裂钻出筋头，蓬松枯槁如花之蕊，多生于手足胸乳之间，系肝虚血燥，筋气不荣。治宜滋肾水以生肝血，润风燥以荣筋气，归芍地黄汤加牛膝、川芎主之，或为丸常服。外用铜钱一个套疣上，以草纸穰代艾作七纠灸之，次日即落。如疣大者则将草纸蘸湿套在疣上，或灸十四纠，断无不下之理。然不可专用外治，虽暂愈亦必复发。

——清·许克昌《外科证治全书·卷四·发无定处证·疣》

【提要】 本论主要阐述疣的病机、症状及治法。要点如下：疣由肝虚血燥，筋气不荣所致，初起如赤豆，日久破溃，如花蕊状，好发于手足胸乳间。治宜滋肾水以生肝血，润风燥以荣筋气，归芍地黄汤加味，同时结合外治。

2.11.3 癣

癣病是指皮损比较干燥，形态不一，界限清晰的瘙痒性、浸润性的皮肤病。癣有久癣、干癣、湿癣、风癣、牛癣、圆癣、狗癣、雀眼癣及刀癣等不同，多因形状而命名。本病由起居不慎，外感风湿热之毒，蕴积皮肤，病久皮肤失于濡养而致；或久居湿地或感染湿毒，脾胃二经湿热下注而成；或肥胖痰湿之体，外受风毒湿热之邪，蕴积皮肤而致。治疗以外治为主，以祛风清热燥湿，佐以杀虫为原则。

巢元方 癣病综论[※*]

久癣，是诸癣有虫，而经久不瘥者也。癣病之状，皮肉隐胗如钱文，渐渐增长，或圆或斜，痒痛，有框郭，搔之有汁。又有干癣，皮枯索，痒，搔之白屑出。又有湿癣，如虫行，浸淫，赤，湿痒，搔之多汁。又有风癣，搔抓顽痹，不知痛痒。又有牛癣，因饮牛余水洗手面得之，其状皮厚，抓之硬强。又有圆癣，作圆文隐起，四面赤。又有狗癣，因以狗舐余水洗手面得之，其状微白，点缀相连，亦微痒。又有雀眼癣，作细文似雀眼，搔之亦痒痛。又有刀癣，因以磨刀水洗手面得之，其状无框郭，纵邪无定。如此之癣，初得或因风湿客于肌肤，折于血气所生；或因用牛、狗所饮余水洗手面得之。至其病成，皆有虫侵食。转深，连滞不瘥，故成久癣。

——隋·巢元方《诸病源候论·卷之三十五·疮病诸候·久癣候》

【提要】 本论主要阐述癣的分类、症状及病因病机。要点如下：其一，癣有干癣、湿癣、风癣、牛癣、圆癣、狗癣、雀眼癣、刀癣及久癣等不同。皮肤干枯，瘙痒，有白屑者为干癣；皮肤瘙痒，流水者为湿癣；皮肤顽厚称为风癣；皮厚如牛皮，坚硬者为牛癣；形似铜钱，皮损边缘色红者为圆癣；皮损色白，连起成片者为狗癣；形似雀眼，伴有瘙痒者为雀眼癣；皮损边缘不整，无一定形状，纵横排列不定，瘙痒明显称为刀癣。癣病日久，有虫侵蚀，经久不愈者为久癣。其二，癣病多因风湿之邪客于腠理，伤损气血所致。癣病发病，形状不一，初起时如文钱大小，逐渐增大，伴随瘙痒疼痛。

《圣济总录》 论诸癣[※]

论曰：癣之字从"鲜"，言始发于微鲜，纵而弗治，则浸淫滋蔓。其病得之风湿客于腠理，搏于气血，气血否涩，久则因风湿而变化生虫。故风多于湿，则为干癣，但有周郭，皮枯瘙痒，搔之白屑起者是也。湿多于风，则为湿癣，周郭中如虫行，浸淫赤湿，搔痒汁出是也。风折于气血，则为风癣，瘾疹不知痛痒是也。如钱形则为圆癣，如雀目然则为雀目癣，亦皆赤痛而瘙痒。又或牛、犬所饮，刀刃磨淬之余水，取以盥濯，毒气传人，亦能生癣。故得于牛毒者，状似牛皮，于诸癣中，最为瘙厚邪毒之甚者，俗谓之牛皮癣。狗癣白点而连缀，刀癣纵斜无定形。凡此八者，皆风湿毒气折于肌中，故痛痒不已，久而不瘥，又俱谓之久癣。

——宋·赵佶《圣济总录·卷第一百三十七·疮肿门·诸癣》

【提要】 本论主要阐述癣的病因及八癣的鉴别。要点如下：其一，癣病因风湿客于腠理，壅滞气血，久则湿郁生虫而致。其在《诸病源候论》认识的基础上明确指出干癣属风多于湿，湿癣属湿多于风，风癣的病因属风伤气血。其二，提出牛癣属八癣症状最严重的一种，又被称为"牛皮癣"。其三，八癣经久不愈，统称为久癣。

《圣济总录》 小儿癣综论[※]

论曰：小儿体有风热，脾肺不利，或湿邪搏于皮肤，壅滞血气，皮肤顽厚，则变诸癣。或斜或圆，渐渐长大，得寒则稍减，暖则痒闷，搔之即黄汁出。又或在面上，皮如甲错干燥，谓之奶癣。此由饮乳，乳汁渍著乃生，复以乳汁洗之即瘥。

——宋·赵佶《圣济总录·卷第一百八十二·小儿门·小儿癣》

【提要】 本论主要阐述小儿癣的病因病机、症状及治法。要点如下：其一，小儿为纯阳之体，多生热症，且脏腑娇嫩，形气未充，脾肺先天不足，风热或湿热之邪蕴结皮肤，导致气血不通，形成小儿癣病。癣的形状长圆不一，逐渐增大，挠之有黄液渗出，得寒则稍减，暖则痒闷加重。其二，奶癣多因喂奶后，奶汁流至两颊未经及时擦拭，反复刺激导致，皮肤如甲错干燥，以奶擦拭即愈。

王肯堂 论疥与癣的鉴别[*]

夫疥、癣者，皆由脾经湿热，及肺气风毒，客于肌肤所致也。风毒之浮浅者为疥，风毒之深沉者为癣。盖癣则发于肺之风毒，而疥则兼乎脾之湿热而成也。久而不愈，延及遍身，浸淫溃烂，或痒或痛，其状不一。二者皆有细虫，而能传染人也。疥有五种：一曰大疥，焮赤痒痛，作疮有脓；二曰马疥，隐起带根，搔不知痛；三曰水疥，瘖瘟含浆，摘破出水；四曰干疥，痒而搔之，皮起干痂；五曰湿疥，薄皮小疮，常常淫汁是也。癣之状起于肌肤，瘾疹或圆或斜，或如莓苔走散，内藏汁而外有筐，其名亦有六焉：一曰干癣，搔则出白屑，索然凋枯；二曰湿癣，搔则多汁，浸淫如虫行；三曰风癣，搔则痹顽，不知痛痒；四曰牛癣，其状如牛领之皮，厚而且坚；五曰狗癣，时时作微痒，白点相连；六曰刀癣，则轮廓全无，纵横不定是也。治法当以杀虫、渗湿、消毒之药敷之，内服和脾清肺、除风散湿之剂，庶绝其根。又面上风癣，初起瘖瘟，或渐成细疮，时作痛痒，发于春月，名吹花癣，女人多生之。此皆肺经蕴积风热，阳气上升，发于面部，或在眉目之间，久而不愈，恐成风疾。治法当清心火，散肺经之风热，然后以消毒散热之药敷之，则自愈矣。

戴院使云：此虽皮肤小疾不足为害，然疮有恶疮，癣有顽癣、疥癀、嚼肤，尤为烦扰，甚至经年累月不能脱洒。凡病此者，不当专用外敷药，须内宣其毒可也，升麻和气饮、消毒饮、四顺清凉饮、犀角饮皆可用。

——明·王肯堂《证治准绳·疡医·卷之五·疥癣》

【提要】 本论主要阐述癣的病因病机及诸癣的鉴别。要点如下：其一，疥和癣均可由疥虫引起，全身溃烂痒痛，发于皮肤浅表者为疥，发于肌肤深层为癣。疥多兼脾胃湿热，癣多因风毒之邪犯肺。其二，疥分为大疥、马疥、水疥、干疥、湿疥五种，详述其症状。其三，癣起于肌肤，瘾疹或圆或斜，或如莓苔，内藏汁，外有界限，分为干癣、湿癣、风癣、狗癣和刀癣六种。治疗上，外以杀虫、渗湿、消毒之药敷之，内服和脾清肺、除风散湿之剂。其四，面上风癣，名吹花癣，多生女子，由肺经蕴积风热，上于面部而致。治以清心火、散肺经风热，外敷消毒散热之药。其五，引述戴原礼之言，认为恶疮、顽癣、疥癀、嚼肤（蚊虫叮咬），使人烦恼，治疗皮肤病不可专用外敷药，须内服升麻和气饮、消毒饮、四顺清凉饮、犀角饮等解毒药，内外兼治。

王肯堂 诸癣综论※*

风癣者，是恶风冷气客于皮，折于血气所生，亦作圆文框栏，但抓搔顽痹，不知痛痒，内亦有虫。又有逸风疮，生则遍体，状如癣疥而痒，此由风气逸于皮肤，因名为逸风疮也。干癣者，但有框栏，皮枯索痒，搔之白屑起是也。亦是风湿邪气客于腠理，复值寒湿与血气相搏所生。若风毒气多，湿气少，故风沉入深，故无水而为干癣，中亦有虫。又有白癣，其状白色而痒，此由腠理虚而受风，风与气并，血涩而不能荣肌肉故也。湿癣者，亦有框栏，如虫行，浸淫赤湿，遇痒搔之多水成疮。盖风毒气浅，湿气偏多而为湿癣，中亦生虫。

——明·王肯堂《证治准绳·疡医·卷之五·癣》

【提要】 本论主要阐述癣的分类、病因病机及症状。要点如下：其一，风癣由于风冷客于肌肤，损伤气血，内有虫生而发病。以癣的边界清晰、瘙痒为主要症状。另有逸风疮，发于全身，如癣疥而瘙痒。其二，干癣是由于风毒重寒湿气少，客于腠理，气血不通，内有虫生而发病，皮肤干燥起鳞屑。其三，白癣是由于血虚受风，不荣肌肉，导致皮肤起白屑。其四，湿癣多因湿邪重，风毒轻，侵入肌肤而成。证见患处皮肤潮红糜烂，瘙痒不止，搔破出水淋漓，浸淫面不断扩大，皮内似虫行。四癣鉴别上多从症状及病因病机上作区分。

◆ 李 梴　癣病综论※*

五癣湿顽风马牛，总皆血热肺邪留；

疥、癣皆血分热燥，以致风毒充于皮肤。浮浅者为疥，深沉者为癣；疥多挟热，癣多挟湿；疥发手足遍身，癣则肌肉瘾疹，或圆或斜，或如苔霉走散。风癣即干癣，搔之则有白屑。湿癣如虫行，搔之则有汁出。顽癣全然不知痛痒。牛癣如牛颈，皮厚且坚。马癣微痒，白点相连，又曰狗癣。

清热杀虫祛风湿，久则补肾自然收。

诸风湿虫癣，与疥疮大同。初起有可下者，打脓散去黄连、金银花、穿山甲、芒硝，加赤芍、白芍，水、酒各半煎，临熟入大黄，露一宿，五更服；有可汗者，四物汤加荆芥、麻黄各五钱，浮萍一两，葱、豉煎服，取汗。一切癫癣皆效。经久不敢汗下者，只用防风通圣散去硝、黄，加浮萍、皂刺，水煎服。久年不愈，体盛者，兼吞顽癣丸，或古龙虎丹，用何首乌、白芷、苏木等分，入猪油及盐少许，浸酒送下。体虚者，不可妄用风药。气虚者，何首乌散、消风散。血燥者，四圣不老丹，或肾气丸，久服自效。有虫者，俱宜间服蜡矾丸。

外治：干癣，用狼毒、草乌各二钱半，斑蝥七枚，生为末，津唾调搽。湿癣，用枯矾、黄连各五钱，胡粉、黄丹、水银各二钱，为末，用猪脂油二两夹研，令水银星散尽，磁罐收贮，搽之。牛癣，用旧皮鞋底，烧存性，入轻粉少许，为末，麻油调敷。马疥癣，用马鞭草（不犯铁器），捣自然汁半盏，饮尽，十日即愈。通用麻油二两，入巴豆、蓖麻子各十四粒，斑蝥七粒，熬煎三味枯黑去渣，却入白蜡五钱，芦荟末三钱，搅匀，磁罐收贮，括破涂之；或用川槿皮、浙剪草、木鳖子等分为末，醋调敷。洗药：用紫苏、樟脑、苍耳、浮萍煎汤。

——明·李梴《医学入门·卷五·外科·痈疽总论·遍身部》

【提要】　本论主要阐述癣的病因、症状及与疥的鉴别。要点如下：其一，疥与癣的病机皆是血分热燥，风热毒邪蕴于肌肤。疥病位在表皮，癣的病位在肌肉；疥多挟热，癣多挟湿；疥好发手足遍身，癣好发肌肉瘾疹。其二，认为风癣即干癣，风癣有白屑，湿癣流水，顽癣无瘙痒疼痛的症状。其三，治以清热杀虫祛风湿为主，病久则宜补肾，同时给出外治方药。

◆ 陈实功　顽癣风热湿虫为患论※*

顽癣，乃风、热、湿、虫四者为患。发之大小圆斜不一，干湿新久之殊。风癣如云朵，皮肤娇嫩，抓之则起白屑；湿癣如虫形，搔之则有汁出；顽癣抓之则全然不痛；牛皮癣，如牛项之皮，顽硬且坚，抓之如朽木；马皮癣，微痒，白点相连；狗皮癣，白斑相簇：此等总皆血燥风毒克于脾肺二经。初起用消风散加浮萍一两，葱、豉作引，取汗发散。久者服首乌丸、蜡矾丸，外擦土大黄膏，用川槿皮散选而用之，亦可渐效。

——明·陈实功《外科正宗·卷之四·杂疮毒门·顽癣》

【提要】　本论主要阐述癣的病因病机、症状及治法。要点如下：其一，顽癣乃风、热、湿、虫所致，癣的大小形状不一，有干湿、新久的不同，抓之不痛。其二，继承了前人对风癣、湿癣、顽癣、牛皮癣、狗皮癣的认识，提出"马皮癣"，与狗皮癣相似，其症状微痒，有白点相连，病因同属血燥风毒克于脾肺。其三，癣的治疗初起可用消风散，后期可口服首乌丸、蜡矾丸，外擦土大黄膏、槿皮散。

祁　坤　诸癣综论※＊

癣发于肺之风毒，若疥则属于脾之湿热矣，总不外乎风、热、湿、虫四者相合而成。其形有六：搔之起屑者为干癣，有汁水者为湿癣，不知痛痒者为风癣、即顽癣，坚厚如牛领之皮者为牛皮癣，白点相连者为马皮癣，轮廓全无纵横不定者为刀癣。戴院使云，疮有恶疮，癣有顽癣，疥有疥痨，嚼肤烦扰，不当专用外敷，必须内宣其毒，方可除根。然体虚者，忌投风燥之药，复伤元气。如发痒时，勿以指搔，取苎麻线绷紧，于痒处刮之，虽破而血出，无妨。常用此法，则虫随线下，取虫净，癣自愈矣，诚勿药之奇方也。或发痒时，用针刺百余下，出尽毒血，随用盐汤浸洗，内服表散之药，出汗除根。《经》云，湿淫于内，其血不可不砭。至于敷抹之药，如芍药、藜芦，或草乌、白及，或甘草、芫花，每用一反，加轻粉、儿茶酒调，搽之如扫，世称川槿皮癣之圣药也。且难得真者，须用露水磨涂，今人用泉水，故多罔效。诸癣宜灸间使穴。

吹花癣生于面，初起痦瘟作痒，渐成细疮，女子多有之，由风热积郁，久之恐变风症，治宜清心火，除肺风，外以羽白散搽之。

逸风疮生则遍身作痒，状如癣疥，此由风气逸于皮肤也。治宜汗之，久之恐变风癞、风癣。

——清·祁坤《外科大成·卷四·不分小部位小疵·无名肿毒·诸癣》

【提要】　本论主要阐述癣的病因病机、症状及治法。要点如下：其一，疥、癣均由风、热、湿、虫所致。癣多由风毒伤肺而发，疥由湿热困脾而发。其二，沿用前人对干癣、湿癣、风癣、牛皮癣、马皮癣、刀癣的认识，提出止痒的奇方。发痒时，取苎麻线绷紧，于痒处刮之，使虫随线下，癣自愈。或发痒时，针刺百余下，出尽毒血，随用盐汤浸洗，内服表散之药，出汗除根。其三，提出吹花癣由风热郁积所致，治以清心火、除肺风，外以羽白散搽之。其四，逸风疮，初起全身瘙痒，由风热蕴肤所致，治以开散腠理，以防传变。

《医宗金鉴》　六种癣证综论※＊

癣证情形有六般，风热湿虫是根原。干湿风牛松刀癣，春生桃花面上旋。

注：此证总由风热湿邪，侵袭皮肤，郁久风盛，则化为虫，是以搔痒之无休也。其名有六：一曰干癣，搔痒则起白屑，索然凋枯；二曰湿癣，搔痒则出黏汁，浸淫如虫形；三曰风癣，即年久不愈之顽癣也，搔则痹顽，不知痛痒；四曰牛皮癣，状如牛领之皮，厚而且坚；五曰松皮癣，状如苍松之皮，红白斑点相连，时时作痒；六曰刀癣，轮廓全无，纵横不定。总以杀虫渗湿消毒之药敷之。轻者羊蹄根散，久顽者必效散搽之。亦有脾肺风湿过盛肿而痛者，宜服散风苦参丸，解散风湿，其肿痛即消。又有面上风癣，初如痦瘟，或渐成细疮，时作痛痒，发于春

月，又名吹花癣，即俗所谓桃花癣也，妇女多有之。此由肺胃风热，随阳气上升而成，宜服疏风清热饮，外用消风玉容散，每日洗之自效。

——清·吴谦《医宗金鉴·外科心法要诀·卷七十四·发无定处下·癣》

【提要】 本论主要阐述癣的病因病机、症状及治法。要点如下：其一，癣由风热湿邪，侵袭皮肤，蕴于肌肤，郁久化虫所致。其二，癣分六种类型，其中松皮癣即为前人所言马皮癣。总以杀虫渗湿消毒之药敷之。其三，面上风癣，即桃花癣，由肺胃风热上于面而成，治宜疏风清热饮，外用消风玉容散，每日洗脸。

许克昌 论蚝发癣病因 ※*

初起如钱，渐渐增长，或圆或歪，有框廓，痒痛不一，其证有六：一曰干癣，搔痒则起白屑，索然凋枯；二曰湿癣，搔痒则出黏汁，浸淫如虫行；三曰风癣，即痒久不愈之顽疾，搔之痹顽，不知痛痒；四曰牛皮癣，状如牛领之皮，厚而且坚；五曰松皮癣，状如苍松，红白斑点相连；六曰刀癣，轮廓全无，纵横不定。总由风邪湿热浸袭皮肤，郁久而化虫，是以搔痒无休矣，宜用杀虫渗湿逐风之药。轻者绣球丸搽之，重者槿皮酒搽之。年久阴顽恶癣，诸治不效者，鲜角膏、五倍膏随宜敷之。忌动风发物，自无不愈。

——清·许克昌《外科证治全书·卷四·发无定处证·癣》

【提要】 本论主要阐述癣的病因病机、症状及治法。要点如下：癣分六种，分别是干癣、湿癣、风癣、牛皮癣、松皮癣和刀癣，六癣的症状及病因病机沿袭前人观点，提出宜用杀虫渗湿逐风之药，轻者绣球丸搽之，重者槿皮酒搽之。年久顽癣，用鲜角膏、五倍膏敷之。忌食动风发物。

2.11.4 白疕

白疕是以皮肤红斑上反复出现多层银白色干燥鳞屑为主要特征的慢性复发性皮肤病证。因其形状如松皮，又称之为松皮癣。古籍中的干癣、白壳疮也类似本病证。本病由于平素血热，外感风邪，风盛血热而发病。病程日久，阴血耗伤，而致血虚风燥。初发病例季节性明显，多冬重夏轻，但部分患者可相反，数年之后则季节性不明显。

王肯堂 论白疕症状 ※*

遍身起如风疹、疥、丹之状，其色白不痛但瘙痒，抓之起白疕，名曰蛇虱。

——明·王肯堂《证治准绳·疡医·卷五·诸肿》

【提要】 本论主要阐述白疕的症状。要点如下：白疕又称"蛇虱"，初起全身如风疹、疥病和丹毒症状，皮损色白，伴随瘙痒，起白屑，无疼痛。

祁 坤 白疕综论*

白疕，肤如疹疥，色白而痒，搔起白皮，俗呼蛇风。由风邪客于皮肤，血燥不能荣养所致。宜搜风顺气丸、神应养真丹加白蛇之类。

——清·祁坤《外科大成·卷四·不分部位小疵·白疕（蛇风）》

【提要】 本论主要阐述白疕的病因病机、症状及治法。要点如下："白疕"之名，首见于本书，其特征是出现大小不等的白色丘疹，瘙痒，抓之有白色鳞屑，又称"蛇风"。因风邪蕴肤，血燥不荣所致。可用搜风顺气丸、神应养真丹加白蛇治疗。

陈士铎 白壳疮论**

白壳疮，生于两手臂居多，或有生于身上者，亦顽癣之类也。如风癣、花癣、牛皮癣、杨梅癣，皆因毛窍受风湿之邪，而皮肤无气血之润，毒乃附之而生癣矣。此等之疮，非一二剂补气补血可以速愈也，故必须外治为妙。更有一种小儿，食母之湿乳，流落唇吻，积于两颔间，亦生癣疮，名曰湿奶癣，与前疮少异。盖风、花、牛皮、杨梅癣，多是风燥之疮，而奶湿疮实湿症也。惟疮皆白壳，无他异耳。故皆以白壳名之。大约白壳疮，俱用治顽癣方多效，独湿奶疮，用粉霜散而效速，不必用顽癣之方耳。

——清·陈士铎《洞天奥旨·卷九·白壳疮》

【提要】 本论主要阐述白疕的病因病机及与湿奶癣的鉴别。要点如下：其一，白壳疮好发于手臂、躯干部，包括风癣、桃花癣、牛皮癣、杨梅癣及奶癣多种，属于顽癣，因其表面皆有白色疮壳，故名白壳疮。多因风湿蕴肤，气虚血燥所致。其二，白壳疮多属干性，唯有湿奶癣属湿证。因小儿哺乳期间，乳汁滑落于颔间所致，外敷粉霜即消。

《医宗金鉴》 白疕综论*

白疕之形如疹疥，色白而痒多不快，固由风邪客皮肤，亦由血燥难荣外。

注：此证俗名蛇虱。生于皮肤，形如疹疥，色白而痒，搔起白皮。由风邪客于皮肤，血燥不能荣养所致。初服防风通圣散，次服搜风顺气丸，以猪脂、苦杏仁等分共捣论，绢包擦之俱效。

——清·吴谦《医宗金鉴·外科心法要诀·卷七十四·发无定处下·白疕》

【提要】 本论主要阐述白疕的病因病机、症状及治法。要点如下：白疕俗称"蛇虱"，其特征是形状如丘疹、疥疮，白色，瘙痒，因风邪客于皮肤，或血燥不荣所致。初服防风通圣散，次服搜风顺气丸治疗。以猪脂、苦杏仁捣烂擦之亦效。

许克昌 论白疕证治**

皮肤燥痒，起如疹疥而色白，搔之屑起，渐至肢体枯燥坼裂，血出痛楚，十指间皮厚，而莫能搔痒。因岁金太过，至秋深燥金用事，乃得此证。多患于血虚体瘦之人，生血润肤饮主之，用生猪脂搽之。

——清·许克昌《外科证治全书·卷四·发无定处证·白疕》

【提要】 本论主要阐述白疕的病因病机、症状及治法。要点如下：白疕其特征是出现大小不等的白色丘疹，瘙痒，抓之有白色鳞屑，逐渐肢体干燥皲裂，出血疼痛，十指间皮肤粗糙。"因岁金太过，至秋深燥金用事"而致，血虚体瘦之人多患此病，以生血润肤饮治疗，外用生猪油擦拭。

2.12 肛 肠 病

肛肠病是指发生在直肠和肛门周围病证的总称。包括内痔、外痔、混合痔、肛裂、肛瘘、肛周脓肿、脱肛等。常见便血、便秘、肛门部有物脱出、肛门部流黏液或血水、肛门部肿块突起、黏液血便、排便困难等症状。其发病与风、燥、湿、热、气虚、血虚等因素有关。治疗分内治法及外治法。内治法包括清热祛风凉血、清热利湿、清热解毒、润燥通便、补血养血和补中益气等治法。外治法包括熏洗、敷药、枯痔、结扎及塞药等治法。

2.12.1 痔

痔是指肛门部的痔疮，以便血、脱出、肿痛为临床特点。根据其发病部位的不同，可分为内痔、外痔和混合痔。本病系湿热下注，蕴结肛门导致经络阻塞，气血凝滞而成。病因病机有以下几个方面：饮食不节或过食辛辣肥甘之品，燥热内生，致脏腑功能失调，风燥湿热下迫，气血瘀滞不行；或脏腑本虚，静脉壁薄弱，兼久坐，负重远行，或长期便秘，泻痢日久，临厕久蹲努责，或妇女生育过多，致血行不畅，血液瘀积，热与血相搏，结滞不散，而生痔疮。治疗上，初起及已成渐大而便涩作痛者，宜润燥及滋阴。肛门下坠，大便去血，时或疼痛坚硬者，宜清火渗湿。紫色疼痛，大便虚秘兼作痒者，凉血祛风，疏利湿热。肿痛坚硬，后重坠刺，便去难者，外宜熏洗，内当宣利。内痔去血，登厕脱肛而难上收者，当健脾升举中气。便前便后下血，面色萎黄，心悸耳鸣者，宜养血健脾。

🔹 巢元方 论诸痔病因病机[**] 🔹

诸痔候

诸痔者，谓牡痔、牝痔、脉痔、肠痔、血痔也。其形证各条如后章。又有酒痔，肛边生疮，亦有血出。又有气痔，大便难而血出，肛亦出外，良久不肯入。

诸痔皆由伤风，房室不慎，醉饱合阴阳，致劳扰血气，而经脉流溢，渗漏肠间，冲发下部。有一方而治之者，名为诸痔，非为诸病共成一痔。痔久不瘥，变为瘘也。其汤熨针石，别有正方，补养宣导，今附于后。……

牡痔候

肛边生鼠乳，出在外者，时时出脓血者是也。

牡痔候

肛边肿，生疮而出血者，脉痔也。

脉痔候

肛边生疮，痒而复痛，出血者，脉痔也。

肠痔候

肛边肿核痛，发寒热而血出者，肠痔也。

血痔候

因便而清血随出者，血痔也。

——隋·巢元方《诸病源候论·卷之三十四·痔病诸候》

痔病，由劳伤经络，而血流渗之所成也，而有五种：肛边生疮，如鼠乳出在外，时出脓血者，牡痔也；肛边肿，生疮而出血者，牝痔也；肛边生疮，痒而复痛出血者，为血脉痔；肛边肿核痛，发寒热而出血者，肠痔也；因便而清血出者，血痔也。

——隋·巢元方《诸病源候论·卷之四十·妇人杂病诸候·痔病候》

【提要】 本论主要阐述痔病的命名、病因病机及症状。要点如下：其一，根据痔病的症状，将其命名为牡痔、牝痔、脉痔、肠痔及血痔，另有酒痔和气痔两种，是为痔病最早的分类方法。但是据其症状描述，以上七种痔病除了痔疮的症状之外，还有类似于肛瘘、肛周脓肿及脱肛的症状，需要注意鉴别。其二，痔病由伤风、房室不慎、醉饱入房，致劳伤血脉，经脉流溢，渗漏肠间，冲发下部肛门而成。其三，提出导引治疗痔病的方法。

孙思邈 五痔论[**]

论曰：夫五痔者，一曰牡痔，二曰牝痔，三曰脉痔，四曰肠痔，五曰血痔。牡痔者，肛边如鼠乳，时时溃脓血出。牝痔者，肛肿痛生疮。脉痔者，肛边有疮痒痛。肠痔者，肛边核痛，发寒热。血痔者，大便清血，随大便污衣。又，五痔有气痔，寒温劳湿即发，蛇蜕皮主之。

牡痔生肉如鼠乳在孔中，颇出见外，妨于更衣，鳖甲主之。牝痔（《集验》作酒痔）从孔中起，外肿五六日自溃出脓血，猬皮主之。肠痔更衣挺出，久乃缩，母猪左足悬蹄甲主之。脉痔更衣出清血，蜂房主之。五药皆下筛等分，随其病倍其主药为三分，且以井花水服半方寸匕。病甚者，旦暮服之，亦可四五服。禁寒冷、食猪肉、生鱼、菜、房室，唯得食干白肉。病瘥之后百日，乃可通房内。又用药导下部，有疮纳药疮中，无疮纳孔中。又用野葛烧末，刀圭纳药中，服药五日知，二十日若三十日愈。痔痛通忌莼菜。

——唐·孙思邈《备急千金要方·卷二十三·痔瘘方·五痔》

【提要】 本论主要阐述痔病的分型及治法。要点如下：其一，明确提出"五痔"之名，并提出治疗用药。其二，提出"用药导下部，有疮纳药疮中，无疮纳孔中"的外治用药法。其三，提出调养禁忌。禁寒冷、食猪肉、生鱼、菜、房室。病愈后百日方可行房事。

《圣济总录》 痔与漏综论※※

诸痔

论曰：痔有五名，一曰牡痔，二曰牝痔，三曰脉痔，四曰肠痔，五曰血痔。证虽小异，大率皆饮食饱甚，情欲过度之所致也，饮食饱则肠胃伤，情欲过则气血耗，毒气乘虚流入下部，所以澼积而为痔也。……

牡痔

论曰：《内经》谓：饮食自倍，肠胃乃伤。因而饱食，筋脉横解，肠澼为痔。盖饱甚则肠胃满，肠胃满则筋脉横懈，故澼而为痔。其状肛边生鼠乳，或痒或痛，脓血时下，谓之牡痔。治牡痔肛边生肉，如鼠乳，时出脓血，鳖甲丸方。……

牝痔

论曰：牝痔者，由热居肺经，传注大肠，又大肠久虚，风热留滞，故令肛边生疮而出血也，此皆酒食过度，毒气攻注所为，故又谓之酒痔。……

脉痔

论曰：脉痔者，脏腑蕴积风热不得宣通也。风热之气，乘虚流注下部，故肛边生疮，痒痛血出也。盖实为痛，虚为痒。今实热乘虚下攻肛肠，故痒且痛。又脉者，血之府，得热则妄行，故血乃出也。……

血痔

论曰：血痔者，肺热流毒也。肺与大肠为表里，今肺脏蕴热，毒气流渗，入于大肠，血性得热则流散，故因便而肛肠重痛，清血随出也。……

肠痔

论曰：肠痔者，以肠胃有风挟热，二者乘虚入于肠间，冲发下部，故令肛边生核，肿痛不消，病始作，令人寒热，时有血出也。……

气痔

论曰：气痔者，因便下血，或肛头肿凸，良久乃收，风也。此由邪毒气蕴积肠间，及恚怒不节，酒食过伤，令下部气涩壅结而成。……

久痔

论曰：久痔者，以脏腑夙有风冷，加之饥饱不常，将摄乖宜，或缘忧思恚怒，致阴阳不和，气血凝滞，故风毒乘虚，时作时歇，攻注肛肠，痔孔有脓与血间下，肿痒疼闷，故谓之久痔。……

痔瘘

论曰：五痔之疾，或出鼠乳，或发寒热，或生疮，或痒痛，或下血。其证不一。治之不早，劳伤过度，则毒气浸渍，肌肉穿穴，疮口不合，时有脓血，故成痔，《经》曰痔久不瘥变为瘘是也。

——宋·赵佶《圣济总录·卷第一百四十一·痔瘘门》

【提要】　本论主要阐述痔的病因病机及治法。要点如下：其一，痔的病因，"大率皆饮食饱甚，情欲过度之所致"。引《内经》之论，指出饱食之后，食物在胃肠内充满郁积，郁积过久会导致胃肠筋脉松弛不收，燥热内生，下迫大肠，致血行不畅，结滞不散而为痔。情欲过则气血耗伤，毒气乘虚，流入下部，结滞不散而为痔。其二，若生在肛边，状若鼠乳为牡痔。相当于外痔。可用鳖甲丸等方治疗。其三，牝痔由酒食过度，肺热传于大肠所致，又称酒痔。其四，脉痔由脏腑风热流注下部所致，既痒且痛。其五，血痔由肺热流毒入大肠所致，肛门重痛。其六，肠痔由风热入肠间所致，寒热发作。其七，气痔为恚怒、酒食导致邪毒蕴积肠间，下部气壅。其八，久痔为脏腑风冷，调摄不当，情志不遂而导致阴阳不和，气血凝滞，风毒攻注肛肠。其九，痔久不瘥，可发为痔瘘。

杨士瀛　诸痔论

脏腑本虚，外伤风湿，内蕴热毒，醉饱交接，多欲自戕，以故气血下坠，结聚肛门，宿滞不散，而冲突为痔也。肛边发露肉珠，状如鼠孔，时时滴溃脓血，曰牡痔；肛边生疮，肿痛突出一枚，数日脓溃即散，曰牝痔；肠口颗颗发癌，且痛且痒，出血淋沥，曰脉痔；肠内结核有血，寒热往来，登溷脱肛，曰肠痔。若血痔，则每遇大便，清血随下而不止；若酒痔，则每遇饮酒发动，疮肿而血流；若气痔，则忧恐郁怒适临乎前，立见肿痛，大便艰难，强力则肛出而不收矣。此诸痔之外证然也。治法总要：大抵以解热、调血、顺气先之。盖热则血伤，血伤则经滞，经滞则气不运行，气与血俱滞，乘虚而坠入大肠，此其所以为痔也。诸痔出血，肛门间别有小窍，下如血线，不与便物共道。痔久不愈，必至穿穴，疮口不合，漏无已时，此则变而为瘘矣。前乎治法之外，抑犹有说焉。肠风、脏毒之与痔瘘，同出而异名也。岁积月累，淫蚀肠头，湿烂可畏，此果何物致然哉？虫是也。其间执剂又当为之化虫，不然古书何以谓之虫痔？气血下坠，冲突为痔，既不能坐，又不容行，立则愈觉其坠矣。惟高枕偃仰，心平气定，其肿自收。

——宋·杨士瀛《仁斋直指方论·卷之二十三·诸痔·诸痔论》

【提要】　本论主要阐述痔的病因病机、症状及治法。要点如下：其一，痔是因平素体虚，外伤风湿之邪，或饮酒饱食，或房劳无度，致使内蕴热毒，热盛伤血，血伤则气滞，气滞血瘀于肛门所致。其二，详细列举诸痔的外在表现。其三，提出治痔的法则"大抵以解热、调血、顺气先之"。调养则当高枕平躺，心平气定，则肿自消。其四，痔久不愈，疮口不合，可变而为瘘。其五，肠风、脏毒之与痔瘘，同出而异名，皆虫所致，故治疗时又当化虫。

李东垣　痔漏论[※]

《内经》曰：因而饱食，筋脉横解，肠澼为痔。夫大肠，庚也，主津。本性燥清，肃杀之气；本位主收，其所司行津。以从足阳明，旺则生化万物者也，足阳明为中州之土，若阳衰，亦殒杀万物，故曰万物生于土而归于土者是也，以手阳明大肠司其化焉。既在西方本位，为之害蜇，司杀之府。因饱食行房，忍泄前阴之气，归于大肠，木乘火势，而侮燥金，故火就燥也，大便必闭。

其疾甚者，当以苦寒泻火，以辛温和血润燥，疏风止痛，是其治也。以秦艽、当归梢和血润燥；以桃仁润血；以皂角仁除风燥；以地榆破血；以枳实之苦寒补肾，以下泄胃实；以泽泻之淡渗，使气归于前阴，以补清燥受胃之湿邪也；白术之苦甘，以苦补燥气之不足，其甘味以泻火而益元气也，故曰甘寒泻火，乃假枳实之寒也。古人用药，为下焦如渎，又曰在下者引而竭之，多为大便秘涩，以大黄推去之，其津血益不足。以当归和血，及油润之剂，大便自然软利矣。宜作锉汤以与之，是下焦有热，以急治之之法也。以地榆酸苦而坏胃，故宿食消尽，空心作丸服之。……

秦艽苍术汤　治痔疾若破，谓之痔漏。大便秘涩，必作大痛，此由风热乘食饱不通，气逼大肠而作也。受病者，燥气也，为病者，胃湿也，胃刑大肠，则化燥火，以乘燥热之实，胜风附热而来，是湿、热、风、燥四气而合。故大肠头成块者，湿也；作大痛者，风也；若大便燥结者，主病兼受火邪，热结不通也。去此四者，其西方肺主诸气，其体收下，亦助病为邪，须当破气药兼之，治法全矣。以锉汤与之，其效如神。

——金·李东垣《兰室秘藏·卷下·痔漏门·痔漏论》

【提要】　本论主要阐述痔漏的病因病机及治法。要点如下：其一，有关痔漏的病因病机提出三点：一是引《内经》之言，曰过于饱食，肠胃壅满，气血运行瘀滞，致筋脉弛纵不收而致痔病发生。二是认为手阳明大肠主司行津液，若饱食行房，前阴精液耗伤，病及大肠，大肠燥热盛，可致痔病发生。三是由风热乘饱食不通，气郁滞大肠而发病，为"湿、热、风、燥四气而合"。其二，治疗上，提出当苦寒泻火，辛温和血润燥，疏风止痛。肛门肿块属湿，大痛属风，大便燥结属火邪。宜用秦艽、当归、皂角仁、桃仁等油润之剂润燥，不宜用大黄泻下，以免重伤津液。

汪　机　论治痔漏大法

痔病，因风、热、燥三者归于大肠而成，必须清热凉血为本。当以槐花、条芩、黄连等清热，归、地凉血，枳壳疏大肠之滞，升麻清胃提气。如成漏，必须先以大剂参、芪、归、术为主以补之，外以附子为末，津唾捏作饼子如钱厚，以艾炷灸之，令微热。勿使痛，干则易之。或用十全大补汤浓煎成膏，贴之亦效。

——明·汪机《医学原理·卷之十一·痔门·治痔大法》

【提要】　本论主要阐述痔漏的病因病机与治法。要点如下：其一，风、热、燥为导致痔病发病的主要原因。其二，痔的治疗应以清热凉血、升提胃气为主。其三，如形成痔漏，内治法以补益为主，外可用附子饼灸之，或用十全大补汤浓煎成膏贴之。

陈自明、薛　己　妇人痔瘘方论※

妇人痔瘘，因郁怒、风热、厚味膏粱所致。其名有五：肛边如乳出脓者，为牝痔；肿胀出血者，为牡痔；痒痛者，为脉痔；肿核者，为肠痔；登厕出血者，为血痔。治宜审之。

愚按：前症妇人多因胎产经行、饮食起居、六淫七情失调所致。男子多因醉饱入房，筋脉横解，精气脱泄，热毒乘虚而患；或入房强固其精，木乘火势而侮金；或炙煿厚味，阴虚湿热，宜凉血润燥疏风。溃后，当养元气，补阴精。不愈，即成痔漏，有串臀、串阴、穿肠者。其肠头肿块者，湿热也；作痛者，风也；便燥者，火也；溃脓者，热胜血也。大便作痛者，润燥除湿；肛门坠痛者，泻火导湿；小便涩滞者，清肝导湿。《经》云：因而饱食，筋脉横解，肠澼为痔。症属肝肾不足，故用加味地黄及六味丸有效。慎勿敷毒药，及服寒凉之剂。

——宋·陈自明撰，明·薛己校注《校注妇人良方·卷八·妇人痔瘘方论》

【提要】 本论主要阐述妇人痔瘘的病因病机及治法。要点如下：其一，陈自明认为妇人痔瘘的发生，因郁怒、感受风热和过食膏粱厚味所导致，依据症状之不同，分为牝痔、牡痔、脉痔、肠痔和血痔五种。其二，薛己补充说明妇人痔漏还受到胎产和经行的影响，总与湿热火毒下注肛门有关。男子多因醉饱入房，或炙煿厚味，筋脉横解，热毒乘虚而患。其三，治疗以凉血润燥，祛风除湿为主，溃后则以补元益精为主。

周慎斋　气血凝滞生痔论*

经脉主气，络脉主血。肺主气；大肠，肺之表也。经脉横解，则气行不速；气行不速，则肺不主令。饮食之在胃者，至大肠而不能奉肺降下之令，则大肠之气滞矣。气行则血行，气滞则血结，血结气滞于大肠，乃痔之所由生也。

——明·周慎斋《周慎斋遗书·卷五·古经解·经脉横解，肠澼为痔》

【提要】 本论主要阐述气血凝滞而生痔的理论。要点如下：肺气不降则大肠气机阻滞，气滞则血行不畅而成瘀；血气搏结于大肠，可发为痔疾。或因过度饱食，食积胃肠，筋脉松懈不收，食积而生燥热，下迫大肠，热与血结而发病。

徐春甫　治痔漏大法以泻火凉血流湿润燥为主论

东垣云：痔病皆湿、热、风、燥四气为病。其肿而后重者，湿兼热也；大便结者，燥兼热也；肠头成块者，湿也；大痛者，风热也：此皆脏气为病而显其形也。治宜行气和血，泻火疏风，流湿润燥，以调其内，淹洗涂敷，以治其外。肿痛虽定，而痔犹存也，若不去其根本，遇触即发，以枯药消去其痔，而绝其源。亦须调饮食，戒房劳，慎忧怒，内观自养，使火不起，可保全安，否则虽服良药，难复效也。

——明·徐春甫《古今医统大全·卷之七十四·痔漏门·治法·治痔漏大法以泻火凉血流湿润燥为主》

【提要】 本论主要阐述治痔漏大法。要点如下：其一，引东垣之说，认为湿、热、风、燥四种邪气是导致痔病发生的关键因素。提出肿而后重为湿兼热，便秘为燥兼热，肛门肿块为湿，疼痛为风热，皆属脏气为病而表现于外的征象。其二，内治以泻火、凉血、流湿、润燥为主，外治以泡洗涂药。并以枯药消去其痔，而绝其源。其三，日常须调饮食，戒房劳，慎忧怒，内观自养，使火不起，可保平安。

申拱辰　痔疮论※*

夫痔者滞也，盖男女皆有之。富贵者因于酒色，贫贱者劳碌饥饱，僧道者食饱而久坐。《经》云：因而饱食，筋脉横解，肠澼为痔。痔曰肠澼是也。妇女因产难久座，或经行时因气怒伤冷受湿，余血渗入肛边而生。有小儿因过食厚味，或痢而久蹲，或母腹中受毒。大抵痔疮不必缘于酒色也，宜详其原受之因而治之，自应验矣。古书虽有五痔之分，而未尝离于风、湿、燥、热四气郁滞，弗能通泄，气逼大肠所作也。然二十四痔，言其形状也。五痔者，牡痔、牝痔、脉痔、肠痔、血痔，乃病之源也。然未破名曰痔，已破者名曰瘘。有八般气、风、阴、冷、痔、血、瘘枯、瘘腮等八症，各有治法于下，凡观者切之秘之。

——明·申拱辰《外科启玄·卷之十二·痔疮部·论》

【提要】 本论主要阐述痔疮的病因病机与治法。要点如下：其一，痔疮发病和性别无关，男女皆可发病。可因酒色、劳碌饥饿、久坐、妇人难产，或经期受寒湿之气及情绪影响所致。小儿痔疮，可因饮食不节或久痢、胎毒等原因导致。其二，痔疮应根据病因进行治疗。古书中有关五痔的划分，分别为牡痔、牝痔、脉痔、肠痔、血痔，但不外乎风、湿、燥、热四气郁滞，下迫大肠所致。没有破溃者为痔疮；如有破溃，则形成漏。漏有气漏、风漏、阴漏、冷漏、痔漏、血漏、瘘枯漏和瘘腮漏等八种，治法各不相同。

龚廷贤 痔漏综论 [※*]

脉沉小实者易治，浮洪而软弱者难愈。

夫痔漏之原，由乎酒色过度，湿而生热，充乎脏腑，溢于经络，坠乎谷道之左右，冲突为痔，久而成漏者也。痔轻而漏重，痔实而漏虚。治痔之法，不过凉血清热而已。至于治漏，初则宜凉血、清热、燥湿，久则宜涩窍、杀虫而兼乎温散也。或曰痔漏火是根原，何故而用温涩？殊不知痔只出血，始终是热。漏流脓水，始是湿热，终是湿寒。不用温药，何以去湿而散寒乎？非止痔漏，百病中多有始热而终寒者，如泻痢，如呕吐，初作则肠胃气实而热，久作则肠胃气虚而为寒矣。

——明·龚廷贤《寿世保元·戊集五卷·痔漏》

【提要】 本论主要阐述痔漏的病因病机与治法。要点如下：其一，痔的生成多责之于酒色过度，聚湿生热，湿热酒毒下注肛门而致。其二，痔久成漏，痔轻而漏重，痔实而漏虚。痔只出血，始终是热；漏流脓水，始是湿热，终是湿寒。其三，治痔以凉血清热兼以温散为原则，治漏初则凉血清热燥湿，久则涩窍杀虫，兼温散。其四，从脉象来看，脉实者易治，脉软弱者难治。

陈实功 痔疮论 [*]

夫痔者，乃素积湿热，过食炙煿，或因久坐而血脉不行，又因七情而过伤生冷，以及担轻负重，竭力远行，气血纵横，经络交错，又或酒色过度，肠胃受伤，以致浊气瘀血流注肛门，俱能发病。此患不论老幼男妇皆然。盖有生于肛门之内，又突于肛外之旁，治分内外，各自提防。大者若莲花、蜂窠、翻花、鸡冠、菱角、珊瑚等状，小者如樱珠、鼠尾、牛奶、鸡心、核桃、蚬肉之形。故积毒深者，其形异而顽恶；毒浅者，其形正而平常。久则崩溃成漏，新则坠肿刺疼，甚者粪从孔出，血从窍流，气血日有所伤，形容渐有所削，若不早治，终至伤人。因常治法多用针刀、砒、硇、线坠等法，患者受之苦楚，闻此因循都不医治。予疗此症，药味数品，从火煅炼，性即纯和，百试百验，此方法由来异矣。凡疗内痔者，先用通利药汤涤脏腑，然后用唤痔散涂入肛门，片时内痔自然泛出，即用葱汤洗净，搽枯痔散，早、午、晚每日三次，次次温汤洗净搽药，轻者七日，重者十一日，其痔自然枯黑干硬。停止枯药，其时痔边裂缝流脓，换用起痔汤日洗一次，待痔落之后，换搽生肌散或凤雏膏等药生肌敛口，虚者兼服补药，其口半月自可完矣。外痔者，用消毒散煎洗，随用枯痔散照内痔搽法用之，首尾至终无异，完口百日入房乃吉。又至于穿肠久漏者，此则另有二方，亦具于后，以致深患者服之，又不用针刀、挂线，效如拾芥耳。

痔疮看法

初起形如牛奶，不肿不红，无嫩无痛，行走不觉者，轻。已成肿痛，有时遇劳而发，或软或硬，头出黄水者，轻。久如鸡冠、蜂窠、莲花、翻花等状，流脓出血不止者，重。久漏窍通臀腿，脓水淋漓，疼痛不已，粪从孔出者，逆。

痔疮治法

初起及已成渐渐大而便涩作痛者，宜润燥及滋阴。肛门下坠，大便去血，时或疼痛坚硬者，宜清火渗湿。紫色疼痛，大便虚秘兼作痒者，凉血祛风，疏利湿热。肿痛坚硬，后重坠刺，便去难者，外宜熏洗，内当宣利。内痔去血，登厕脱肛而难上收者，当健脾升举中气。便前便后下血，面色萎黄，心忪耳鸣者，宜养血健脾。诸痔欲断其根，必须枯药，当完其窍，必杜房劳乃愈。

——明·陈实功《外科正宗·卷之三·下部痈毒门·痔疮论》

【提要】 本论主要阐述痔疮的病因病机、症状和预后。要点如下：其一，痔疮病的发生，常因脏腑本虚，气血阴阳失调，或因饮食不节，过食辛辣厚味，酿生湿热，下注大肠，或久坐久站，负重远行，导致气血壅滞，经络不通，结聚肛门，冲发为痔。其二，痔疮的发生和性别年龄均无关，且有内痔和外痔之分。其三，痔疮初起时不肿不红，已成则肿痛，久者流脓出血不止，形成痔漏，为逆证。初起及已成者，宜滋阴润燥。肛门下坠，大便下血，时或疼痛坚硬者，宜清火渗湿。紫色疼痛，大便虚秘兼作痒者，宜凉血祛风，疏利湿热。肿痛坚硬，后重便难者，宜外用熏洗，内以宣利。内痔出血、脱肛者，当健脾升阳。便血面黄，心悸耳鸣者，宜养血健脾。

祁坤 二十四痔综论[※*]

痔漏之症，虽疡医之事，而鄙谈之，然择疾而疗，岂仁者之用心乎？予阅《内经》惟云：因而饱食，经脉横解，肠癖为痔。盖为饱食则伤脾土，脾土伤则不能荣养肺金，肺金失养，则肝木无制，而生心火，侮肺金克脾土，于是克所胜而侮所不胜也。然饱食而成此症者，必有其因。其因惟何？盖因饱食之后，或暴怒，或努力，或枯坐，或酒色，妇人或产难，小儿或夜啼等因，致使气血纵横，经络交错，流注肛门而成此痔矣。如其肿者湿也，痛者火也，痒者风也，闭结者燥也。惟宜随其胜者以抑之，乃其治也。第恐学者未得其详，附以专科赵真子家传的本，再附己意于后，稍补缺略云尔。

二十四痔

脏痈痔 肛门肿如馒头，两边合紧，外坚而内溃，脓水常流，此终身之疾，治之无益。

锁肛痔　肛门内外如竹节锁紧，形如海蜇，里急后重，便粪细而带匾，时流臭水，此无治法。

番花痔　肛门四边番出如碗大，肉紫黑，痛流血水，服凉血解毒之药，药水洗之，药线扎之，根未尽者，万忆膏敷三四次，除根，内服犀角地黄丸一料，永不再发。

莲花痔　状如莲花，层层叠起，有细孔，痒痛出脓水，数如圣散七八次，至痔紫黑色住药，待七八日，其痔自落，敷粉霜一次，去根，服槐角地榆丸，以去内毒。

重叠痔　生骑缝中间，层层叠起，干燥无水，只痒而不肿痛，搽如圣散日三四次，七日痔落，不须服药。

钩肠痔　肛门内外有痔，折缝破烂，便如羊粪，粪后出血秽臭大痛者，服养生丹，外用熏洗，每夜塞龙麝丸一丸于谷道内，一月收功。

悬胆痔　生于脏内，悬于肛外，时流脓水，便痛出血，先枯去痔，不须收口，服血竭内消丸。

内外痔　肛门内外皆有，遇大便即出血疼痛，用熊胆冰片膏日搽三四次，用后方熏洗。

内痔　在肛门之里，大解则出血如箭，便毕用手按，良久方入，服番肛散，塞换痔散，即番出洗净，敷如圣散五七次，其痔紫黑色自落，换收口药收口，服收肛散即入，或番出时用药线扎之亦佳，服槐角苦参丸，或凉血地黄丸，前法治之。其大便有七八日难解，须少用饮食，先与患者说明，免惑。

血箭痔　与内痔同，但无痛痒为异耳，若大解则鲜血如箭，不问粪前粪后，宜灸承山穴，内服猬皮象龙丸。

气壮痔　肛门侧边有形无痔，遇劳苦气怒酒色则发，发则肿胀，形若核桃，坚硬如石，俟气消毒散，则平复如初，惟戒气怒，不须医治。

沿肛痔　周围皆有，痛痒出水，搽二仙丹一二次，化为黄水，用槐花、朴硝，煎汤洗之，服凉血解毒丸三四帖，或清金丸半斤，则毒尽根除。

杨梅痔　亦周围皆有，形似杨梅，只痒不痛，干燥无脓，此梅毒将发之候也，先服如圣散一剂，次服托里解毒汤十余剂，外搽射粪丹三四次，自愈。

子母痔　两边相对，或大或小，时肿时疼，头大根小，敷二仙丹，内服槐角地榆丸收功。

雌雄痔　亦两边相对，但一大一小，肿痛出脓，头小根大为异耳，敷如圣散六七次，俟痔落而再医漏，如无漏孔，就可收口，宜服苦参丸，消热解毒。

菱角痔　状如菱角，左右皆有三四孔，一孔通肠流脓水，先宜去痔，次穿漏孔，年久者内有附管，用药丁去管，次穿漏收口，宜服蜡矾丸干脓收口，虚者服十全大补汤六十帖。

葡萄痔　左右如乳头堆起，只痒不痛，遇辛苦出水，或痔有孔出脓，宜先去痔，次穿漏孔，如不通肠，用丁取管收口，服蜡矾丸收功。

核桃痔　肛外一边，形如核桃，有孔肿痛流脓，先用药线扎去痔，次穿漏，服蜡矾丸收口。

石榴痔　生谷道前，形如石榴，破塌疼痛，有孔出脓，宜先去痔，次收口，宜服槐角苦参丸。

樱桃痔　宜先去痔，次穿孔，服琥珀丸收功。

牛奶痔　先用药线扎去，次点万忆膏一二次除根。

鸡冠痔　亦先扎去，敷粉霜一次，痔平即可收口。

鸡心痔、鼠尾痔　俱无痛痒，遇辛苦则发，不治无害。

上痔二十四肿，形色虽殊，而治法则一，开载已悉，学者宜依次调理，不得妄为加减，致取不验，至嘱。

——清·祁坤《外科大成·卷二分治部上（痈疽）·下部后·痔漏》

【提要】　本论主要阐述二十四种痔病的病因病机、症状及治法。要点如下：其一，古籍中凡是长于肛门，或突出于肛门部位的疾病，统称为痔。包括现代意义的痔疮，还包括现代疾病的直肠肿物、直肠息肉、肛瘘等疾病。其二，痔病的原因为饱食之后，或暴怒，或用力排便，或枯坐，或酒色过度，妇人或难产，小儿或夜啼等，致使气血纵横，经络交错，流注肛门而成此痔。肿属湿，痛属火，痒属风，闭结属燥。其三，论中根据"痔疾"的发病阶段、症状，将痔疾分为二十四种类型，包括脏痈痔、锁肛痔、番花痔、莲花痔、重叠痔、钩肠痔、悬胆痔、内外痔、血箭痔、气壮痔、沿肛痔、杨梅痔、子母痔、雌雄痔、菱角痔、葡萄痔、核桃痔、石榴痔、樱桃痔、牛奶痔、鸡冠痔、鸡心痔和鼠尾痔等，详细列举了症状及用药。

《医宗金鉴》　痔疮综论※*

痔疮形名亦多般，不外风湿燥热源，肛门内外俱可发，溃久成漏最难痊。

注：此证系肛门生疮，有生于肛门内者，有生于肛门外者。初起成瘤，不破者为痔，易治；破溃而出脓血，黄水浸淫，淋沥久不止者为漏，难痊。斯证名因形起，其名有二十四种，总不外乎醉饱入房，筋脉横解，精气脱泄，热毒乘虚下注，或忧思太过，蕴积热毒，愤郁之气，致生风、湿、燥、热，四气相合而成。如结肿胀闷成块者，湿盛也；结肿痛如火燎，二便闭者，大肠小肠热盛也；结肿多痒者，风盛也；肛门围绕，折纹破裂，便结者，火燥也。初俱服止痛如神汤消解之，外俱用菩提露或田螺水点之。若坚硬者，以五倍子散，唾津调涂之，兼用朴硝、葱头煎汤洗之。顶大蒂小者，用药线勒于痔根，每日紧线，其痔枯落，随以月白珍珠散撒之收口；亦有顶小蒂大者，用枯痔散枯之。内痔不出者，用唤痔散填入肛门，其痔即出；随以朴硝、葱头煎汤洗之。又有因勤苦劳役，负重远行，以致气血交错而生痔者，俱用止痛如神汤加减服之。又有血箭痔生肛门，或里或外，堵塞坠肿，每逢大便用力，则鲜血急流如箭，不论粪前粪后，由肠胃风热，而兼暴怒成之。初服生熟三黄丸，若唇白、面色萎黄，四肢无力，属气血两虚，宜十全大补汤倍川芎、参、芪服之，外用自己小便洗之，童便热洗亦可，其血自止。亦有肠风下血，点滴而出，粪前者，宜防风秦艽汤，粪后出血者，为酒毒，宜服苦参地黄丸。效后必多服脏连丸二三料除根。又有产后用力太过而生痔者，宜补中益气汤，加桃仁、红花、苏木服之。又有久泻、久痢而生痔者，宜补中益气汤加槐花、皂荚子煅末服之。如痔已通肠，污从漏孔出者，用胡连追毒丸酒服之；服后脓水反多者，药力到也，勿以为惧。如漏有管者，用黄连闭管丸服之，可代针刀药线之力。凡痔未破、已破及成漏者，俱用却毒汤烫洗，或用喇叭花煎汤（喇叭花即土地黄苗），日洗二次。兼戒房劳、河豚、海腥、辛辣、椒酒等物。有久患痔而后咳嗽者，取效甚难；久病咳嗽而后生痔者，多致不救。

——清·吴谦《医宗金鉴·外科心法要诀·卷六十九·臀部·痔疮》

【提要】　本论主要阐述痔疮的病因病机及辨证施治。要点如下：其一，痔疮的发生，多因醉饱入房，筋脉横解，精气脱泄，热毒乘虚下注，或忧思太过，愤郁之气蕴积，热毒下注，或因勤苦劳役，负重远行，以致气血交错而生痔，总由风、湿、燥、热，四气相合所致。其二，辨证有湿盛、热盛、风盛和火燥之不同。肿胀疼痛者，为湿盛；痛如火燎，大小便困难者，为热盛；瘙痒者，为风盛；有折纹破裂，便秘者，为火燥。其三，详细阐释痔疮的外治法及用药。其四，肛门内外皆可发病，若日久成漏，则难治。

黄元御　五脏有病皆可生痔论*

痔漏者，手太阳之病也。手之三阳，自手走头；足之三阳，自头走足。手三阳之走头者，清阳之上升也；足三阳之走足者，浊阴之下降也。足三阳病则上逆而不降，手三阳病则下陷而不升。

《素问·气厥论》：小肠移热于大肠，为虑瘕，为沉痔。五行之理，升极必降，降极必升。升则阴化为阳，降则阳化为阴。水本润下，足少阴以癸水而化君火者，降极则升也；火本炎上，手太阳以丙火而化寒水者，升极则降也。手太阳病则丙火下陷，不上升而化寒水，是以小肠有热。五脏六腑，病则传其所胜，以丙火而化庚金，是以移热于大肠。魄门处大肠之末，丙火传金，陷于至下之地，是以痔生于肛也。

然病在于二肠，而究其根原，实因于脾。《素问·生气通天论》：因而饱食，筋脉横解，肠澼为痔。以过饱伤脾，脾气困败，不能消磨，水谷莫化，下趋二肠，而为泄利。泄则脾与二肠俱陷，丙火陷于肛门，此痔病所由生也。

气统于肺，而肺气之降者，胃土之右转也；血藏于肝，而肝血之升者，脾土之左旋也。凡经络脏腑之气，皆受于肺；凡经络脏腑之血，皆受于肝。戊土一降，而诸气皆降；己土一升，则诸血皆升。脾土湿陷，则肝木下郁而血不上行，故脱失于大便。凝则为虑瘕，流则为沉痔。沉虑者，皆肝血之下陷，无二理也。

《灵枢·邪气脏腑病形》：肾脉微涩，为不月、沉痔。血流于后，则为沉痔；血凝于前，则为不月，不月即虑瘕也。《金匮》：小肠有寒者，其人下重便血；有热者，必痔。痔与下重便血，皆丙火之下陷。火衰而陷者，则下重便血而不痔；火未衰而陷者，则下重便血而痔生。

要之，痔家热在魄门，而脾与小肠，无不寒湿。缘丙火不虚则不陷，陷则下热而中寒。丙火上升而化寒水者，常也；下陷而不化寒水，是以生热。陷而不升，故热在魄门而不在肠胃也。

此病一成，凡遇中气寒郁，则火陷而痔发。无论其平日，即其痔发肛热之时，皆其寒湿内作之会，而医工不知也。经血陷流，习为熟路，岁久年深，时常滴漏，则为漏病，譬如器漏而水泄也。

——清·黄元御《四圣心源·卷九·疮疡解·痔漏根原》

【提要】　本论主要阐述五脏有病皆可生痔的原理。要点如下：痔漏是手太阳小肠经的病变。手三阳经从手走头而清气上升，足三阳经从头走足而浊气下降。若清气不升，浊气不降，气血逆乱则发病。如丙火不升，反而下陷，则小肠之热移于大肠，魄门为大肠之末端，导致痔的生成。饱食伤脾，运化失司，清阳不升，反而下陷，则发生痔疮。人体气机左升右降，左主肝，主血，右主肺，主气。若脾气下陷，则肝血不升而下降，则生痔疮。丙火衰弱者，则只有便血而没有痔疮，丙火不衰者则便血与痔疮并见。总之，痔病的发生在于小肠、大肠。而究其根原，实因于脾，又与肺、肝、肾等相关。

高秉钧　痔疮综论※*

痔疮者，肛门内外四旁忽生红瘰，先痒后疼，后成为痔。或因其人素有湿热，过食炙煿厚味；或因醉饱入房，筋脉横解，精气脱泄，热毒乘虚流注；或因淫极强固其精，以致木乘火势，而反侮金；或因担轻负重，竭力远行，气血纵横，经络交错；或因阴虚火炽；又妇人临产，用力过甚，血逆肛门，亦能致此。若破而不愈，则成漏矣。此证属肝脾肾三经。凡阴精亏损者难治，多成漏证；若肺与大肠二经风热、湿热者，热退自愈；若不守禁忌者，亦成漏证。至成漏后，有串臀者，有串阴者，有串肠者，有秽从疮口而出者，形虽不同，治颇相似。其初起时，肠头肿而成块者，湿热也；作痛者，风热也；大便燥结者，火也；溃而为脓者，热胜血也，当各推其所因而治之。凡遇燃痛便秘，小便不利者，宜清热凉血、润燥疏风；若气血虚而为寒凉伤损者，宜调养脾胃、滋补阴精；若大便秘涩，或作痛者，润燥除湿；肛门坠痛者，泻火导湿；下坠肿痛而痒者，祛风胜湿；小便涩滞肿痛者，清肝导湿；其成漏者，养元气、补阴精为主。大凡痔漏下血，服凉药不应者，必因中气虚不能摄血，非补中升阳之药不能愈也，切忌寒凉之剂。亦有伤湿热之食，或肠澼而下脓血者，宜苦寒之剂内疏之。凡痔漏脉弦绝涩者难治，滑大柔和者易治。《经》云：因而饱食，筋脉横解，肠澼为痔。其属肝脾肾明矣。若有患痔而兼疝，患疝而兼痔，皆属肝肾不足之变证，但用黑地黄丸、益气汤，以滋化源为善。若专服寒凉治火者，无不致祸。凡痔疮溃久不愈，而成漏管者，若内服外洗，纯用苦寒，必致脾元日损，肌肉难生。若妄用刀针，药线系扎，铅丸悬坠，利剪割切，良肉受伤，反以致害。又或日将药纴插入拔出，致疮内四旁新肉磨成硬管，愈插愈深，遂成痼疾，此皆医之过也。

——清·高秉钧《疡科心得集·卷中·辨脱肛痔漏论》

【提要】　本论主要阐述痔的病因病机、症状及治法。要点如下：其一，痔多因外感风、湿、燥、热之邪，内因过食炙煿厚味，或因醉饱入房，或因担轻负重，竭力远行，或妇女血燥，大便秘结，用力努挣而成。亦有因生产用力太过，瘀血流结而成者；更有脾泻肾泄，元气下陷而成者；又有久痢气陷而成者。凡此种种，皆可导致痔的发生。其二，痔的治疗应注意，痔漏下血服寒凉药无效者，宜补中升阳，切忌苦寒之剂。

林珮琴　痔漏论治※

凡泽旁突起高阜为峙，窍中突出瘜肉为痔，故有眼痔、鼻痔、牙痔等名。至肛边肿痛发疮，《经》谓：醉饱入房，筋脉横解，肠澼为痔。又督脉生病，癃痔。言精气脱泄，阴火流注篡间（两阴之交），多患痔疾。然阴虚生热，或服饵辛毒（如椒酒及固精等药。盖川椒烧酒，最能发痔。或用热药，固精不泄，毒气流注，势必至穿漏矣），大肠燥秘，及忧恐气结，奔走劳动，致疮孔生管流脓，斯成漏矣。痔有七：肛外发露肉珠，状如鼠奶，曰牡痔（即外痔）。肛内肿突，脓溃即散（曰牝痔），肛边痛痒，颗颗发癗，更衣辄出清血，曰脉痔。肠内结核，痛而登厕肛脱，曰肠痔。因便血注不止，曰血痔。忧思恐怒，立见肿痛，大便艰难，曰气痔（皆内痔）。饮酒发动，疮痛流血，曰酒痔。其形有鸡冠、莲花、樱桃、胡桃、鸡心、鼠奶之状。久而生虫，便前血射一缕为痔瘘（瘘即漏也。《经》云：陷脉为瘘）。近旁穿穴，中生脆管，流脓不止，即为漏。有串臀者，有串肠者，有串阴者，有秽从疮口出者，漏卮不塞，精血日枯，渐成损怯难治。宜戒酒色，节劳茹淡，滋填精血，如鱼鳔、熟地、龟胶、鹿胶、猪脊髓之类。

——清·林珮琴《类证治裁·卷之七·痔漏·痔漏论治》

【提要】 本论主要阐述七种痔疮的症状。要点如下：肛外发露肉珠，状如鼠奶，为牡痔；肛内肿突，脓溃即散，为牝痔；肛边痛痒，颗颗发瘟，如厕辄出清血，为脉痔；肠内结核，痛而登厕肛脱，为肠痔；因便血注不止，为血痔；忧思恐怒，立见肿痛，大便艰难，为气痔；饮酒发动，疮痛流血，为酒痔。

2.12.2 脱肛

脱肛是大便后或劳累下蹲时肛门内有物脱出肛外的病证。脱肛多因久泻久痢、长期便秘、长期咳嗽，或老人气血虚弱，妇女生育过多，中气下陷，小孩气血未旺，大声喊叫啼哭等因素，致气虚下陷，无力升举而致。治疗分内外治法。脱肛者，气虚为多，宜补中益气汤加收涩药，中气虚寒者加温补药物，肾气虚者用桂附八味丸。大肠湿热者，清热利湿，用地榆散加减。外治有熏洗法、注射法、针灸和手术治疗。

皇甫谧 痔与脱肛针刺治疗[*]

痔痛，攒竹主之。痔，会阴主之。凡痔与阴相通者死。阴中诸病，前后相引痛，不得大小便，皆主。痔，骨蚀，商丘主之。痔，篡痛，飞扬、委中及承扶主之。痔，篡痛，承筋主之。脱肛，刺气街主之。

——晋·皇甫谧《针灸甲乙经·卷九·足太阳脉动发下部痔脱肛》

【提要】 本论主要阐述痔与脱肛的针灸取穴治法。要点如下：其一，针刺攒竹穴可治疗痔的疼痛，且说明痔累积会阴处，与会阴处相通后预后较差。其二，针刺商丘穴可治疗痔。痔所致疼痛，针刺飞扬穴、委中穴、承扶穴、承筋穴都有疗效。其三，针刺气街穴可治疗脱肛。

巢元方 论脱肛病因病机[*]

脱肛者，肛门脱出也，多因久痢后大肠虚冷所为。肛门为大肠之候，大肠虚而伤于寒，痢而用气嗯，其气下冲，则肛门脱出，因谓脱肛也。

——隋·巢元方《诸病源候论·卷之十七·痢病诸候·脱肛候》

脱肛者，肛门脱出也。肛门，大肠之候。小儿患肛门脱出，多因痢大肠虚冷，兼用躯气，故肛门脱出，谓之脱肛也。

——隋·巢元方《诸病源候论·卷之五十·小儿杂病诸候·脱肛候》

【提要】 本论主要阐述脱肛的病因病机。要点如下：其一，脱肛为肛门脱出。以脱肛作为专论论述者，首见于《诸病源候论》。其二，肛门是大肠的门户，痢疾日久，大肠虚弱，复又感受寒邪，寒主凝滞，使气堵塞于大肠，而痢疾下泻，下冲之气，导致肛门脱出。其三，小儿脱肛亦由痢疾日久所致大肠虚冷，加之用力排便而脱出。

孙思邈　肛门论

肛门者，主大行道，肺、大肠候也，号为通事令史，重十二两，长一尺二寸，广二寸二分。应十二时。若脏伤热，则肛门闭塞，大行不通，或肿，缩入生疮；若腑伤寒，则肛门开，大行洞泄，肛门凸出，良久乃入。热则通之，寒则补之，虚实和平，依经调理。

——唐·孙思邈《备急千金要方·卷十八 大肠腑方·肛门论》

【提要】　本论主要阐述肛门的解剖结构、病因病机及治法。要点如下：其一，肛门主行大便，介绍了肛门的解剖知识。其二，不同邪气侵扰脏腑，在肛门出现不同表现：肺脏被热邪所伤，肛门闭塞，大便不通，或者红肿生疮；大肠被寒邪所伤，则肛门大开泄泻，而致肛门脱出。其三，治法上，热则用通法，寒则用补法，使虚实达到平衡。

陈无择　论脱肛病因病机

肛门为肺下口，主大肠。肺脏实则热，热则肛门闭塞；腑虚则大肠寒，寒则肛门脱出。又妇人产蓐用力过多，及小儿叫呼，及久利后，皆使肛门滞出。

——宋·陈无择《三因极一病证方论·卷之十二·脱肛证治》

【提要】　本论主要阐述脱肛的病因病机。要点如下：其一，肺与大肠相表里，肛门为大肠下口，即肺之下口。肺实热，则肛门闭塞；腑易因虚而病，大肠虚寒易致肛门脱出。其二，脱肛还可以由妇女生产时过度用力，小儿大声喊叫啼哭，或久痢等因素导致。

张从正　论脱肛病机治法※*

脱肛　大肠热甚也。用酸浆水煎三五沸，稍热，渫洗三五度；次以苦剂坚之则愈。

——金·张从正《儒门亲事·卷十·〈金匮〉十全之法》

【提要】　本论主要阐述脱肛的病机及治法。要点如下：脱肛为大肠热甚所致。可以用外洗法治疗，或者用苦涩之药治疗。

朱丹溪　论脱肛辨治*

脱肛属气热、气虚、血虚、血热。气虚者，补气，参、芪、归、升麻；血虚，四物汤；血热者，凉血，四物汤加炒柏；气热者，条芩六两，升麻一两，曲糊丸。外用五倍子为末，托而上之。一次未收，至五七次，待收乃止。

又东北方壁土，泡汤，先熏后洗。

——元·朱丹溪撰，明·程充校补《丹溪心法·卷三·脱肛》

【提要】　本论主要阐述脱肛的辨证施治。要点如下：其一，脱肛有气热、气虚、血虚和血热四型。气虚以补气为主；血虚养血，用四物汤；血热以凉血为主，可用四物汤加减；气热用黄芩、升麻。其二，脱肛，外用五倍子为末，外敷，待收乃止。亦可用东北方壁土泡汤，先熏后洗。

◈ 戴思恭　脱肛寒热论*

脱肛一证，最难为药。热则肛门闭，寒则肛门脱。内用磁石研末，每二钱，食前米饮调下，外用铁锈磨汤温洗。

——明·戴思恭《证治要诀·卷八·大小腑门·痢（附痢后风脱肛）》

【提要】　本论主要阐述脱肛的内外治法。要点如下：其一，脱肛为难治之病。热证肛门闭塞不通，寒证肛门脱出。其二，内治以二钱磁石粉末饭前用米汤调服，外用铁锈水温洗。

◈ 薛　己　论脱肛辨治*

脱肛属大肠气血虚而兼湿热。有久痢气血俱虚而脱者，有因肺虚而脱者，有因中气虚而脱者，有因肾虚而脱者。湿热者，升阳除湿汤。血热者，四物加条芩、槐花。血虚者，四物加白术、茯苓。兼痔而痛者，四物加槐花、黄连、升麻。久痢者，补中益气汤加酒炒芍药。中气虚陷者，前汤加半夏、炮姜、茯苓、五味。肾虚者，六味丸。虚寒者，八味丸。肺与大肠为表里，肛者大肠之门，肺实热则秘结，肺虚寒则脱出，肾主大便，故肾虚者多患此症。

——明·薛己《外科枢要·卷三·论脱肛》

【提要】　本论主要阐述脱肛的辨证施治。要点如下：其一，脱肛有因久痢气血俱虚者，有因肺虚脱肛者，有因中气虚而脱肛者，有因肾虚而脱肛者。分别列举了各型方剂及药物加减。其二，肺与大肠相表里，肛门为大肠的下口。肺实热则大便秘结，肺虚寒则肛门脱出。肾主后阴，肾气虚者多患脱肛。

◈ 张介宾　脱肛综论※*

论证

大肠与肺为表里，肺热则大肠燥结，肺虚则大肠滑脱，此其要也。故有因久泻久痢，脾肾气陷而脱者；有因中气虚寒，不能收摄而脱者；有因劳役吐泻，伤肝脾而脱者；有因酒湿伤脾，色欲伤肾而脱者；有因肾气本虚，关门不固而脱者；有因过用寒凉，降多亡阳而脱者；有因湿热下坠而脱者。然热者必有热证，如无热证，便是虚证。且气虚即阳虚，非用温补多不能效。凡小儿元气不实者，常有此证。故陈自明曰：大肠虚寒，其气下陷，则肛门翻出；或因产努力，其肛亦然。是诚确见之论。

论治

《内经》曰下者举之，徐之才曰涩可去脱，皆治脱肛之法也。故古人之治此者，多用参、芪、归、术、川芎、甘草、升麻之类以升之补之，或兼用北五味、乌梅之类以固之涩之，仍外用熏洗收涩之药，则无有不愈。凡中气微虚而脱者，宜四君子汤或五味异功散。中寒吐泻而脱者，五君子煎或温胃饮。泻痢不止而滑脱者，胃关煎，或加乌梅、北五味、文蛤、木香之属以佐之。脾虚下陷而脱者，补中益气汤或举元煎。阴虚肝肾不足而下陷者，补阴益气煎。阴中阳虚而脱者，理阴煎或大补元煎。以上诸证，凡虚中挟火，或热赤，或肿痛，宜用补中益气汤加黄连、黄芩、槐花之类加减治之。然必真有火证火脉，方可酌用寒凉。若非实火，则大忌苦寒，以防其沉降败脾也。若妇人产后用力太过，肛门脱出者，宜六物煎加升麻，或用殿胞煎加人参。仍须用温热汤洗而收之。若湿热下坠，疼痛脱肛甚者，抽薪饮、大分清饮；微者，约营煎。

——明·张介宾《景岳全书·卷三十三贯集·杂证谟·脱肛》

【提要】 本论主要阐述脱肛的病因病机及辨证施治。要点如下：其一，肺与大肠相表里，肺热则大肠燥结，肺虚则大肠滑脱。其二，脱肛之病，"有因久泻久痢脾肾气陷而脱者；有因中气虚寒，不能收摄而脱者；有因劳役吐泻，伤肝脾而脱者；有因酒湿伤脾，色欲伤肾而脱者；有因肾气本虚，关门不固而脱者；有因过用寒凉，降多亡阳而脱者；有因湿热下坠而脱者"。小儿元气不实，产妇因产用力，亦为脱肛的重要原因。系统阐释了脱肛的原因。其三，下者举之，涩可去脱，为治脱肛之大法。多用参、芪、升麻之类药以升之补之，或兼用北五味、乌梅之类以固涩之，外用熏洗收涩之药。并列举了脱肛的辨证施治方药。其四，必真有火证火脉，方可酌用寒凉。若非实火，则大忌苦寒，以防其沉降败脾。气虚即阳虚，必用温补。

祁 坤 论脱肛治法[*]

截肠者，脱肛症也。气虚者用参、芪、归、术。血虚者用归、芍，第虚热者加以黄柏，下陷者佐以升麻。外用薄荷煎汤洗之，陈年酱萝卜切片托之，自效。但其所异者，有已收些须，余者渐渐结痂，偶尔脱落者，截肠症也。无妨，脱落自愈。

——清·祁坤《外科大成·卷二分治部上·下部后·截肠症》

【提要】 本论主要阐述脱肛的治法。要点如下：其一，截肠即是脱肛。有气虚、血虚、虚热、下陷等类型，列举了相应的药物。其二，提出外用薄荷煎汤洗之，并用陈年酱萝卜切片托之的外治方法。其三，特别指出有些脱肛可以自行收回脱出部分，其余部分则结痂，结痂脱落后痊愈。

沈金鳌 论脱肛辨治[※*]

脱肛，大肠气虚病也。大肠之气，虚衰下陷，又或兼有湿热，故成此症。虽治不同，要以升提为主，宜人参、白术、升麻、炙甘草。李士材云：脱肛一症，最难用药，热则肛门闭，寒则肛门出，宜内外兼治。诚哉是言也！内宜服磁石散，外宜用铁铧汤洗。总之，脱肛或由于气虚者，补益为急，宜补中益气汤重用参、芪、升麻。或由于胃家之热，移注大肠者，兼宜清热，宜四君子汤兼黄连、黄柏，而外以涩剂煎汤洗之自平。又或脱肛而痛，由热留于下者，当清理大肠，宜槐花、木香；由于寒者，急用温剂，宜理中汤。此治脱肛之大法也。至其虚实寒热，变迁不同，是在临症按脉时，神而明之，庶无差误。

——清·沈金鳌《杂病源流犀烛·卷三·脱肛源流》

【提要】　本论主要阐述脱肛的辨证施治。要点如下：其一，脱肛是大肠之气虚衰，气机下陷，或者大肠湿热所致，治以升提为主。其二，脱肛要根据虚实寒热的不同而灵活改变治法。气虚者，补益为急；胃肠有热，须清热；脱肛伴疼痛，内有余热，须清理大肠；寒邪所致宜温里。

2.13　其　　他

2.13.1　烧伤

烧伤是受火焰、热水、电灼、化学物品及放射性物质侵害人体所致的疾病。常伤于局部，若波及全身，可出现严重的全身性并发症。本病的临床特点是创面局部以红斑、肿胀、疼痛、水疱、渗出、焦痂为主要表现，严重者伴有休克、全身性感染等并发症，若不及时救治或治疗不当，可危及生命。

刘涓子　论烧伤治法[※*]

治火疮，柏皮膏方。

上皮去黑皮用白肉，以猪脂少多煎去滓，候凝随意使之。……

治汤沃人肉烂坏，术膏方。术（二两）、附子（二枚，大者，炮）、甘草（一两）、羊脂（五两）、松脂（鸡子大，一块）、猪脂（五两，不入水者）。

上六味微火上煎猪脂，后纳羊脂并诸药又煎，膏成绞去滓，候凝涂疮上，日三。

又方

柏树皮（四两，去黑处）　甘草（三两，细切）　淡竹叶（二两，切）。

上三味，以不中水猪脂一升二合入药煎，膏成绞去滓，涂疮上，日三。

又方

麻子（一合，取仁）　柏皮（一两，取白）　白芷（一两）　生柳皮（一两，去白）

上四味㕮咀，以脂一升同煎，膏成滤去滓，候凝傅疮，日三。

——晋·刘涓子撰，南齐·龚庆宣编《刘涓子鬼遗方·卷第五》

【提要】　本论主要阐述热水烫伤和火烧伤的治法。要点如下：其一，治疗热水烫伤用术膏方，详述了制作方法及用法。其二，治疗火烧伤用柏皮膏方，说明了该膏方的制作方法及用法。

巢元方 论烧烫伤注意事项*

凡被汤火烧者，初慎勿以冷物及井下泥、尿泥及蜜淋拓之，其热气得冷即却，深搏至骨，烂人筋也。所以人中汤火后，喜挛缩者，良由此也。

——隋·巢元方《诸病源候论·卷之三十五·伤疮病诸候·汤火疮候》

【提要】 本论主要阐述烫伤或烧伤后的注意事项。要点如下：提出被热水烫伤后不要立即用冷物涂抹创面，灼伤皮肤的热气不能发散出来，遇凉物冷却，反而会渗入筋骨，伤及筋骨，出现筋骨挛缩的恶果。其观点后世多采纳，但是与现代烧伤急救措施正相反。发生烧伤后先要远离热源，及时进行冷疗，将烧伤的部位放在凉水中降温，浸泡时间最好在三十分钟以上。需要在第一时间内将热量从皮肤和皮下组织带走，以免加深对皮肤的伤害。

孙思邈 论火疮治法※*

凡火烧损，慎勿以冷水洗之，火疮得冷，热气更深转入骨，坏人筋骨难瘥。初被火烧，急更向火炙，虽大痛强忍之，一食久即不痛，神验。治火烧，闷绝不识人，以新尿冷饮之，及冷水和蜜饮之，口噤撬开与之，然后治之方。

——唐·孙思邈《备急千金要方·卷二十五·火疮等证》

【提要】 本论主要阐述烧伤的治法。要点如下：其一，沿袭巢元方的观点，认为烧伤后不应用冷水冲洗，以防热气深入筋骨，灼伤筋骨。并进一步提出被火烧伤后，当再用火熏灼，虽然痛苦，但很快就会痛止。此观点被后人反复引用，但确是错误的观点，需要注意。其二，提出对烧伤昏迷之人，先使患者喝新鲜尿液及冷水、蜂蜜促其苏醒，之后再治疗。

《圣济总录》 论汤火疮治法※*

论曰：水火之气，当因其势而利导之。汤火误伤，毒热方炽，通导而泄其气可也。苟救目前痛楚，遽以冷物淋拓，则热毒畏寒而内搏，致有烂骨伤筋之患，非热气本然也。汤火之伤，本非气血所生病，故治不及于汤液，特在乎涂敷膏浴，专治其外而已。

——宋·赵佶《圣济总录·卷第一百三十四·疮肿门·汤火疮》

【提要】 本论主要阐述烧伤的治法。要点如下：提出烧伤的治疗总则要因势利导。因为烧伤本非气血所生之病，所以相对于内服汤药，外用涂抹药膏或药浴作用更大。

申拱辰 论火烧疮与汤烫疮治法*

火烧疮

火之为物，性最急，能烧万物，顷刻为灰，何况人乎！重则至死，轻则为疮皮焦肉卷，苦痛难熬，百计千方，难免于苦。余经验一方，虽出于书，叹人未得其传制度之法。内宜服泄火毒之药，外上此药立止痛，方见后。

汤烫疮

凡滚汤沸油热粥等物，人常遭其害，则令人皮肉烂成疮，非人血气所致也。重亦至死，当察其轻重。有放花爆烧之，有焦池沐浴烫之，俱用此方，无不应验，方见于后，万不失一。

——明·申拱辰《外科启玄·卷之九》

火烧疮方

黄蜀葵花（不拘多少，去蒂心，净不用手取，恐手汗污之）

真香油浸之令匀，虽数年更效，逐年油少添油，花少添花，搽上立止痛生肌。水凉自在，任他结痂，不可揭动。就火药烧坏，亦可救之。内服泻火毒药效。亦治汤烫如神。

——明·申拱辰《外科启玄·卷之十二·杂伤疮部》

【提要】　本论主要阐述火烧伤及汤烫伤的症状和治法。要点如下：其一，烧伤轻者皮焦肉卷，疼痛难忍，重者致死。治疗烧伤应内外兼治，内服汤剂清泄火毒，外用火烧疮方止痛生肌。其二，人被热油热水烫伤后，皮肉腐烂生疮，应辨别烫伤的轻重，外用火烧疮方止痛生肌。

陈实功　汤泼火烧综论[※]

汤泼火烧，此患原无内症，皆从外来也。有汤火热极，逼毒内攻；又有外伤寒凉，极毒入里，外皮损烂者，以清凉膏、粟壳膏涂之。毒气入里，烦躁口干，二便秘涩者，四顺清凉饮下之；泡破，珍珠散搽之自愈。

——明·陈实功《外科正宗·卷之四·杂疮毒门·汤泼火烧》

【提要】　本论主要阐述烧烫伤的病因病机及治法。要点如下：其一，烧烫伤的火毒由外而来，火毒过热可攻入体内；若外伤使用寒凉药物，可使火毒渗入体内。皮肤破损用清凉膏、粟壳膏涂抹。其二，热毒之气入里，则口舌干燥、二便秘涩，内服四顺清凉饮。其三，皮肤水泡破损，可用珍珠散涂擦。

祁　坤　汤泼火伤论[※]

汤泼火伤者，患自外来也，然热甚则火毒攻内，令人烦躁口干，昏愦而闷绝。初伤时用冷烧酒一钟，于无意中望患者胸前一泼，被吃一惊，其气一吸一呵，则内之热毒，随呵而出矣。如仍作烦闷者，取新童便二碗灌之。由烟熏欲死者，捣水萝卜汁灌之。外以烧酒蘸洗汤火伤处，其冷如冰，或以盐末掺之，能护肉不坏，然后敷保肤等膏。二便秘者，四顺清凉饮下之。慎用冷水井泥浸，致使热毒伏于内，寒滞束于外，因而不救者多。

——清·祁坤《外科大成·卷四·不分部位小疵·汤泼火伤》

【提要】　本论主要阐述烧烫伤的治法。要点如下：其一，烧烫伤由外而来，然火毒内攻，可致口干舌燥、胸闷头昏、意识不清。其二，初伤时即用凉酒泼其胸前，使之受惊，大口呼吸，热毒随呼吸而出。烦闷不解，继以童便灌之，清解热毒。烟熏欲死者，灌服水萝卜汁。二便秘者，四顺清凉饮通便。其三，外用烧酒擦洗伤处，或用盐擦伤处，敷保肤膏方。沿袭烧伤后不能用冷敷观点。

《医宗金鉴》　论汤火伤证治※※

汤烫火烧皮烂疼，疱起挑破使毒轻，烦躁作呕防毒陷，便秘神昏气喘凶。

注：此证系好肉暴伤，汤烫火烧，皮肤疼痛，外起燎疱。即将疱挑破，放出毒水，使毒轻也。其证虽属外因，然形势必分轻重。轻者施治应手而愈，重者防火毒热气攻里，令人烦躁、作呕、便秘，甚则神昏闷绝。初伤用冷烧酒一钟，于无意中望患者胸前一泼，被吃一惊，其气必一吸一呵，则内之热毒，随呵而出矣。仍作烦闷者，以新童便灌之。外初用清凉膏涂之，解毒止痛，不致臭烂；次以罂粟膏涂之。痛止生脓时，换黄连膏贴之收敛。火毒攻里者，宜四顺清凉饮服之，务令二便通利，则毒热必解。初终禁用冷水、井泥浸渍伤处，恐热毒伏于内，寒滞束于外，致令皮肉臭烂，神昏便秘，端肩气喘，多致不救。外花炮火药烘燎者，治法同前。

——清·吴谦《医宗金鉴·外科心法要诀·卷七十五·杂证部·汤火伤》

【提要】　本论主要阐述烧烫伤的症状及治法。要点如下：其一，烧烫伤所起水泡，应立即挑破，使毒水流出，以防毒液内渗。其二，烧伤重症，须预防火毒内侵，出现烦躁、恶心呕吐、便秘，甚至胸闷神昏之象。引述祁坤之法，初伤时即以凉酒泼其胸前，促使热毒排出。火毒攻里者，宜服四顺清凉饮，使二便通利，毒热必解。其三，提出外治方药。初用清凉膏涂之，解毒止痛；次以罂粟膏涂之。痛止生脓时，换黄连膏贴之收敛。

2.13.2　肠痈

肠痈是热毒内聚，瘀结肠中而生痈脓的一种病证，临床以发热恶寒、腹部疼痛、腹皮拘急为特征。本病的发生多由饮食不节、寒温不适、暴急奔走、跌仆损伤、忧思郁结等因素，致寒凝、热壅、食滞、湿阻、虫积、气郁、血瘀，终致大肠传导不利，瘀滞阻塞，蕴郁化热，血肉腐败，化而为脓。以上诸因素往往综合致病。本病可分为初期、成痈期、溃脓期三个阶段。肠痈初起可见上腹部或脐周隐痛，数小时后转移到右下腹，呈持续性疼痛，阵发性加剧。此为气滞血瘀，湿热内蕴所致，治宜通腑泄热，行气祛瘀。脓已成者，往往疼痛加剧，局限一处，拒按，触之有块，局部隆起，重则腹胀大，转侧有水声。此为积热不散，热盛肉腐成脓，治宜通腑泄热，消痈化脓。脓溃以后，初以化瘀和血，继则调和气血，终以调理脾胃，切不可贸然进补，以免留邪为害，致余邪不尽，病情缠绵。治疗时须审证求因，切不可一见发热，就投以清热解毒消炎之品。尤其本病初期以郁结为主，当以开郁为先。

张仲景　论肠痈证治※*

肠痈之为病，其身甲错，腹皮急，按之濡如肿状，腹无积聚，身无热，脉数，此为肠内有痈脓，薏苡附子败酱散主之。

薏苡附子败酱散方

薏苡仁（十分） 附子（二分） 败酱（五分）

上三味，杵为末，取方寸匕，以水二升，煎减半，顿服，小便当下。

肠痈者，少腹肿痞，按之即痛，如淋，小便自调，时时发热，自汗出，复恶寒。其脉迟紧者，脓未成，可下之，当有血；脉洪数者，脓已成，不可下也。大黄牡丹汤主之。

大黄牡丹汤方

大黄（四两） 牡丹（一两） 桃仁（五十个） 瓜子（半升） 芒硝（三合）

上五味，以水六升，煮取一升，去滓，纳芒硝，再煎沸，顿服之。有脓当下，如无脓，当下血。

——汉·张仲景《金匮要略方论·卷中·疮痈肠痈浸淫病脉证并治》

【提要】 本论主要阐述肠痈的症状及治法。要点如下：其一，肠痈患者，症见皮肤粗糙干燥、腹皮紧张，按之柔软，无积聚，无发热，为肠内有痈脓，用薏苡附子败酱散方治疗。其二，肠痈患者，可见小腹肿胀、按痛、恶寒发热汗出等症状。若脉迟紧，则脓未成，可下；若脉脉洪数，则脓已成，不可下，用大黄牡丹汤治疗。

巢元方 肠痈综论[※※]

肠痈者，由寒温不适，喜怒无度，使邪气与荣卫相干，在于肠内，遇热加之，血气蕴积，结聚成痈。热积不散，血肉腐坏，化而为脓。其病之状，小腹重而微强，抑之即痛，小便数似淋，时时汗出，复恶寒，其身皮皆甲错，腹皮急如肿状。诊其脉，洪数者，必已有脓也；其脉迟紧者，未有脓也。甚者腹胀大，转侧闻水声；或绕脐生疮，穿而脓出；或脓自脐中出；或大便去脓血。惟宜急治之。又云：大便脓血，似赤白下而实非者，是肠痈也。卒得肠痈而不晓，治之错者，杀人。寸脉滑而数，滑则为实，数则为热；滑则为荣，数则为卫；卫数下降，荣滑上升，荣卫相干，血为浊败，小腹否坚，小便或难，汗出，或复恶寒，脓为已成。设脉迟紧，聚为瘀血，血下则愈，脓成引日。又，诸浮数脉，当发热，而反洗淅恶寒，若有痛处者，当积有脓。脉滑涩相搏，肠痈出血者也。

——隋·巢元方《诸病源候论·卷之三十三·痈疽病诸候·肠痈候》

【提要】 本论主要阐述肠痈的病因病机与症状。要点如下：其一，提出肠痈因外感寒温之邪，或情志损伤，邪气与荣卫相争于肠内，气滞血瘀而成痈，血败肉腐而为脓。其二，肠痈表现为腹痛腹胀，汗出恶寒，小便频数。若腹胀大，转侧有水声，或脐部有脓流出，或大便有脓血，均为急症，需急治。其三，提出可以通过脉诊判断肠痈是否有脓。

《圣济总录》 肠痈综论[※※]

论曰：肠痈由恚怒不节，忧思过甚，肠胃虚弱，寒温不调，邪热交攻，故荣卫相干，血为败浊，流渗入肠，不能传导，蓄结成痈，津液腐化，变为脓汁。其候少腹硬满，按之内痛，小便淋数，汗出恶寒，身皮甲错，腹满如肿，动摇转侧，声如裹。或绕脐生疮，脓从疮出；或脓出脐中；或大便下脓血。宜急治之，不尔则邪毒内攻，腐烂肠胃，不可救矣。诊其脉洪数者，脓已成。设脉迟紧，虽脓未就，已有瘀血也。

——宋·赵佶《圣济总录·卷第一百二十九·痈疽门·肠痈》

【提要】　本论主要阐述肠痈的病因病机与症状。要点如下：其一，肠痈为病，可因情志所伤，郁怒伤肝，肝失疏泄，或忧思伤脾，气机不畅，肠内痞塞，食积痰凝，瘀结化热等所致；或因寒温不适，外邪侵入肠中，经络受阻，郁久化热而成。其二，以少腹部硬满、疼痛、小便数、恶寒汗出、皮肤甲错等为主要表现。其三，需要注意的是，如果有脓从疮出，或脓从脐出或便脓血的情况，需急治。

陈无择　论肠痈证治*

痈疽初无定处，随其所发即命名，在外则为发背、发脑；在内则为肠痈、内痈、心痈、肾痈、肺痈、脐痈等。治得其法则生，失法则死。外证易识，内证难明，不可不备述也。肠痈为病，身甲错，腹皮急，按之濡，如肿状，腹无聚积，身无热，脉数，此为肠内有脓，久积阴冷所成也，故《金匮》用附子温之。小腹肿痞，按之痛如淋，小便自调，发热，身无汗，复恶寒，其脉迟紧者，脓未成，可下之，当有血；洪数者，脓已成，不可下。此以内结热所成也，故《金匮》用大黄利之。甚者腹胀大，转侧闻水声，或绕脐生疮，或脓从脐出，或大便出脓血，不治必死。其如五内生疮，亦止分阴阳利而已，不比外痈，须依四节八事之次第也。《千金》引官羽林妇病，医诊之，其脉滑数，滑则为实，数则为热，滑则为荣，数则为卫，卫数下降，荣滑上升，荣卫相干，血为败浊，少腹痞坚，小便或涩，或复汗出，或复恶寒，脓为已成，设脉迟紧，即为瘀血，血下即愈。更《内经》所载，有息积病。比见有得之二三年，遍身微肿，续乃大肠与脐连日出脓，遂致不救，此亦肠痈之类也，不可不审。

——宋·陈无择《三因极一病证方论·卷之十五·外科·肠痈证治》

【提要】　本论主要阐述肠痈的辨证分型与治法。要点如下：其一，肠痈为病，有久积阴寒和结热的不同。表现为腹部拘急疼痛，如肿状，按之柔软，皮肤甲错，脉数无发热者属阴寒，可用附子温之。表现为腹部肿胀痞满，按之疼痛如淋，小便自调，发热恶寒无汗，脉迟紧者为脓未成，可下之。脉洪数者为脓已成，不可下。属结热，可用大黄利之。其二，如果有腹部胀大，转侧有水声或者绕脐生疮，有脓从疮出，或脓从脐出，或便脓血，则为不治之证。

杨士瀛　肠痈论

夫痈发于外，人可得见者，犹为危急之疾，而况隐伏肠间，痛无定处，人不可得而见者乎？盖痈疽五发，在外则为发背、发脑、发眉、发须、发颐，在内则为肠痈、心痈、肾痈、肺痈、脐痈等患。治之得法，尚庶几焉；一着小差，枰棋去矣。何则？肠痈为病，身皮甲错，腹皮紧急，如肿之状，而按之濡，体无烘热，腹无积聚者，此积阴冷之所致也，当以温药调之；发热无汗，洒淅恶寒，小腹肿强而按之痛，小便涩数，其候如淋者，此内结热之所致也，当以凉剂利之。其脉迟紧，脓未成者，可下；其脉洪数，脓已成者，不可下。甚者腹肚胀大，转侧闻有水声，或绕脐生疮，脓汁穿出，或脐中常常出脓，或大便屡下脓血，凡此皆为恶证。其间寒热气急，烦渴悸惊，呕恶唾脓，咳嗽痰涎，自汗自利，如寻常发痈之状，亦类有此，妇人尤多得之，但恐世俗不识其证耳。抑余闻焉，《内经》有曰息贲病，有人得之二三年，遍身微肿，其后大肠与脐俱出脓血，遂至不救，此亦肠痈之类也，又可不审思而明辨之乎？

——宋·杨士瀛《仁斋直指方论·卷之二十三·肠痈·肠痈论》

【提要】　本论主要阐述肠痈的症状、病机及辨证施治。要点如下：其一，引张仲景之论，提出肠痈病表现为肌肤甲错、腹胀、腹肌紧张。其二，对不同的症状表现进行辨治。若出现脉濡、无热及腹部积聚的症状，为阴冷凝积所致，应用温药治疗；若出现恶寒发热、腹痛腹胀、小便如淋的症状，则为内有结热所致，当用寒凉药治疗。其三，根据脉象辨别脓已成或未成，同时遵循脓未成可下，脓成则不可下的原则。其四，提出肠痈恶证的辨别要点。

汪　机　论肠痈下法托法

小腹硬痛，脉迟紧者，瘀血也，宜下之。

小腹软痛，脉洪数者，脓成也，宜托之。

一产妇小腹痛，小便不利，以薏苡仁汤二剂痛止，更以四物加桃仁、红花，下瘀血升许而愈。

大抵此证，皆因荣卫不调，或瘀血停滞所致。若脉洪数，已有脓；脉但数，微有脓；脉迟紧，乃瘀血，下之则愈。若患甚者，腹胀大转侧作水声，或脓从脐出，或从大便出，宜蜡矾丸、太乙膏，及托里药。

——明·汪机《外科理例·卷七·肠痈》

【提要】　本论主要阐述肠痈的病因病机及治法。要点如下：其一，肠痈为病，若小腹硬，脉迟而紧，为瘀血所致，用下法；若小腹软，脉洪而数，为脓已成，用托法。其二，肠痈发病可因营卫不调，或因瘀血停滞。其三，如患者出现腹部胀大，转侧有水声，或者脐部出脓，或者大便有脓，宜用托里药治疗。

孙一奎　肠痈综论

夫肠痈者，乃阴阳偏胜，喜怒无时，伏于脏腑之中，结在肠胃之内，血凝气滞，回旋失度，不能通行，聚结成痈，致生肿痛。孙真人云：卒得肠痈而不晓其病候，错则杀人。其病初起，觉腹中微痛，小腹肿而强抑之则痛，小便涩似淋，时时汗出复恶寒，其身皮甲错，腹皮紧急，如肿之状，按之濡，或发热无汗，洒淅恶寒，皆其候也。其脉洪数者，为有脓也，可下；脉迟紧者，未有脓，不可下也。甚者腹胀，转侧有水声，或绕脐生痈，汁从脐出，或大便下脓血，或一足不能举，凡此皆为恶候。胃脘痈者，《经》曰：胃脉沉细，沉细者气逆，逆者人迎反盛，则热聚于胃口而不行，故胃脘为痈也。治法亦与肠痈颇同，初以疏利之药导其滞，次以排脓消毒托里之药调之，此其大法也。

——明·孙一奎《赤水玄珠·第三十卷·肠痈门》

【提要】 本论主要阐述肠痈的病机、症状及治法，并提出与胃脘痛的鉴别。要点如下：其一，认为肠痈由阴阳偏胜，情志失常，邪气结在肠胃之内，气滞血瘀，蕴结为痈。其二，提出了肠痈初起及有脓无脓的症状。其三，引用《内经》之论，说明胃脘痛的脉象特点，提出肠痈与胃脘痛治法颇同，临床治疗过程中要掌握其大法，辨证施治。

薛 己 论肠痈辨治※*

孙真人云：肠痈为病，小腹重，强按之则痛，小便如淋，时时汗出，复恶寒，身皮甲错，腹皮急如肿，甚者腹胀大，转侧有水声，或绕脐生疮，或脓从脐出，或从大便下，盖因七情饮食所致。治法：脉迟紧者，未有脓也，用大黄汤下之。脉洪数者，已有脓也，用薏苡仁汤排之。小腹疼痛，小便不利，脓壅滞也，牡丹皮散主之。若大便或脐间出脓者，不治。《内经》云：肠痈为病，不可惊，惊则肠断而死。故患是者，其坐卧转侧，理宜徐缓，时少饮薄粥，乃服八珍汤，固其元气，静养调理，庶可保全其生。

——明·薛己《外科枢要·卷二·论肠痈》

【提要】 本论主要阐述肠痈的辨证施治。要点如下：其一，肠痈为病，主要有小腹部疼痛、小便淋数、汗出恶寒、皮肤甲错、腹部胀满、转侧时伴有水声、或有绕脐生疮等症状。其二，脓未成用大黄汤下之，脓已成用薏苡仁汤排脓，脓壅滞者用牡丹皮散。如果有脓血便或脐间出脓，为不治。其三，需要注意的是，肠痈为病不可受惊，且坐卧转侧时动作需缓慢，清淡饮食。可服八珍汤固本培元。

陈实功 肠痈论

夫肠痈者，皆湿热瘀血流入小肠而成也。又由来有三：男子暴急奔走，以致肠胃传送不能舒利，败血浊气壅遏而成者，一也；妇人产后，体虚多卧，未经起坐，又或坐草艰难，用力太过，育后失逐败瘀，以致败血停积，肠胃结滞而成者，二也；饥饱劳伤，担负重物，致伤肠胃，又或醉饱房劳，过伤精力，或生冷并进，以致气血乖违，湿动痰生，多致肠胃窒塞，运化不通，气血凝滞而成者，三也。总之，初起外症发热恶风，脉芤而数，皮毛错纵，腹急渐肿，按之急痛，大便坠重，小便涩滞若淋甚者，脐突腹胀，转侧水声，此等并见，则内痈已成也。初起未成时，小腹殷殷作痛，俨似奔豚，小便淋涩者，当大黄汤下之，瘀血去尽自安。体虚脉细不敢下者，活血散瘀汤和利之。已成，腹中疼痛，胀满不食，便淋刺痛者，薏苡仁汤主之。腹濡而痛，小腹急胀，时时下脓者，毒未解也，用牡丹皮汤治之。如脓从脐出，腹胀不除，饮食减少，面白神劳，此皆气血俱虚，宜八珍汤加牡丹皮、肉桂、黄芪、五味子，敛而补之。如积袭日久，因循不识此症，误作胀病治之，以致毒攻内脏，肠胃受伤，或致阴器攻烂，腐腐黑斑，色败无脓，每流污水，腹连阴痛，烦躁不止，身热口干，衾帏多臭，卧房难进者，凡犯之俱为不治证。宜斟酌之。

肠痈看法

初起小腹疼痛，小便不利，六脉微缓，不作寒热者轻。已成小腹肿而坚硬，小便数而不利，六脉洪数者险。已溃时时下脓，里急后重，日夜无度，疼痛不减者重。溃后脓腥臭秽，或流败水浊瘀，虚热更增不食者死。

肠痈治法

初起小腹疼痛，或软或硬，脉芤数者，瘀血也，宜下之。小腹作痛有块，大便秘涩，小便如淋者，宜和而利之。已溃时时下脓，复痛不止，饮食无味者，宜托而补之。产妇恶露不尽，流注小肠作痛脉数者，宜和而导之。腹胀日久，脐高突出，转侧响如水声，脓内蓄，急针之。

——明·陈实功《外科正宗·卷之三·下部痈毒门·肠痈论》

【提要】 本论主要阐述肠痈的病因病机、症状及治法。要点如下：其一，提出肠痈可因男子饱食之后，暴急奔走，或跌扑损伤，导致肠腑血络损伤，瘀血凝滞，肠腑化热，瘀热互结，血败肉腐而成脓；或因女子产后久卧，恶露未尽，败血停积，肠胃结滞；或因进食厚味，恣食生冷，暴饮暴食，以致脾胃损伤，胃肠传化功能不利，气机壅塞而成。总的病机，为湿热瘀血下注小肠，蕴于肠间，化腐成脓而发肠痈。其二，提出肠痈初起、脓成、脓下等不同症状及分期论治方药。其三，阐述了肠痈不治之危证。其四，列举了肠痈的危重证。其五，提出治疗方法：肠痈瘀血者，宜下之；大便秘结，小便淋者，宜和而利之；有脓者，宜托而补之；产妇恶露者，宜和而导之；日久脐高，脓内蓄者，急以针刺。

秦昌遇 肠痈腹痛综论※*

肠痈腹痛之症：缩脚皱眉，小便如淋，痛有肿处，手不可按，夜来每发寒热，或绕脐生疮，或腹皮紧急，肌肤甲错，或时时出汗，此肠痈腹痛之症也。

肠痈腹痛之因：或膏粱厚味，蕴积肠胃；或劳动跌扑，损伤气血；或六淫之邪内伏；或恼怒郁结，气血凝聚；或偶有他病，误用温热补塞之药，亦能成痈。

肠痈腹痛之脉：多见滑数。脉小而数，将有脓也；洪大而数，已有脓也；脉迟而小，未有脓也。脉迟而涩，内蓄血也。

肠痈腹痛之治：脉小数，将有脓者，四圣散。脉洪而数，已有脓者，薏苡仁汤排之。内蓄血者，桃仁承气汤。

——明·秦昌遇《症因脉治·卷四·腹痛论·附肠痈腹痛》

【提要】 本论主要阐述肠痈腹痛的脉证、病因病机及治法。要点如下：其一，肠痈腹痛之症，为腹部疼痛拒按，腹胀，往来寒热等。其二，肠痈腹痛之因，为食积胃肠，积久生热；或为劳伤气血，或为外来之邪内伏；或为肝气郁结，气血凝滞；或为误用温热补益药物所致。其三，指出肠痈已有脓、将有脓和内蓄血之脉象，以脉法为基础，遣方用药。

沈金鳌 肠痈综论※*

因七情饮食，或经行、产后瘀血留积，以致大肠实火坚热所生病也。《经》云关元穴属小肠，天枢穴属大肠，丹田穴属三焦，其穴分隐痛者为疽，上肉微起者为痈。是古人之分大小肠痈，只以发现于本部位者名之，而其为病则相似，故古人之书，概曰肠痈也。仲景云：肠痈为病，小腹肿而强，按之则痛，小便数似淋，时时汗出，发热而复恶寒，身皮甲错，腹皮急如肿状，甚者腹胀大，转侧有水声，或绕脐生疮，脓从疮出，或有出脐者，惟大便下脓血者自愈。仲景之言，虽统大小肠痈皆然，其中有当分辨者。如小便数似淋，惟小肠痈有之；大便下脓血，则又大肠痈证居多。盖小肠痈竟有脓血从小便中出者，若大肠痈，脓血断无出自小便者也。其致病之由，总因湿毒郁积肠内，却又有寒热之分。其腹皮急，按之濡，身不热者，乃阴寒所成，宜牡丹散，内托十宣散加茯苓。其小腹痞坚，按之痛，身发热者，乃结热所成，宜大黄牡丹汤、黄黑散。固不可不辨也。然所谓寒，要是湿邪寒冷之气蕴结；所谓热，亦是湿邪郁热之气淹留耳。而其治之之方，当分先后。或脉迟紧，则脓尚未成，急解毒，使无内攻，兼须止痛，宜通肠饮或大黄汤下之；或脉滑数，则脓已成，以下脓为主，宜太乙膏。或脉洪数，小腹疼，尿涩，则为脓滞，以宣通为要，宜牡丹散。或腹濡痛，时时下脓，则由元虚，当于下脓药中兼补益，宜丹皮散；或溃后疼痛过甚，淋沥不已，则为气血大亏，须用峻补，宜参芪地黄汤。而其尤要者，凡患大小肠痈，切不可使病人着惊，惊则肠断而死，坐卧转侧，皆宜徐缓，尝少进稀粥，静养调摄，饮食不可过饱，庶可保生。

——清·沈金鳌《杂病源流犀烛·卷三·大肠病源流·大肠痈》

【提要】　本论主要阐述大肠痈和小肠痈的病因病机及治法。要点如下：其一，大肠痈，因七情、饮食所伤，或经行、产后瘀血留积，郁而化火，以致大肠实火热盛而生病。也有湿毒蕴积肠内而生病者。其二，提出肠痈有大肠痈和小肠痈之别，以疼痛部位不同而命名。天枢穴附近作痛者为小肠痈，关元穴附近作痛者为大肠痈。同时提出，以小便出脓血，作为鉴别小肠痈的要点。其三，湿毒蕴积肠内，又有寒湿与湿热之分，临床可根据其症状鉴别诊断。其四，依据寒热属性，以及脓成或未成，提出治法、方药及禁忌。切忌不可使患者受惊，注重调养。

高秉钧　大小肠痈综论*

夫大肠生痈者，或其人平素醇酒炙煿，湿热郁蒸，相傅受伤，肺气不能宣降，致湿热下注，壅遏气血而发（肺与大肠为表里，肺伤则湿热下注于大肠而生痈也）。或由七情所伤，饥饱劳役，担负重物，致使气血乖违，湿动痰生，肠胃痞塞，运化不通而结。初起发热恶寒，脉数而芤，皮毛甲错，右足屈而不伸，腹急渐肿，按之急痛，大便坠重，小便涩滞若淋。如痈未成者，宜以大黄汤下之，瘀血去尽自安；如体虚脉细，不敢下者，以活血散瘀汤和利之。痈已成，腹中疼痛，胀满不食，便淋刺痛者，以薏苡仁汤决之。如脓从大便出者易治；若在脐旁出头者，即以卧针刺之，若从脐内出脓者不治。亦有脐突肿硬，绕脐生疮者，此名盘肠痈证，治法与上同。

小肠痈者，少腹肿而硬，按之则痛，左足屈而不伸，溲数似淋，时时汗出，复恶寒，身皮甲错，腹皮急，甚则腹胀大。此证或由于肝邪积聚，寒凝气阻而成，或由于产后、经期气滞瘀凝，营卫失和而发，至若奔走暴急，负重远行，或醉饱房劳，生冷并进，致肠胃受伤，败血浊气壅遏，皆能致之。其因久积阴冷所成者，宜用温热之剂以温发之，《金匮》之用附子苡仁败酱散是也；其因内结热所成者，宜利之，《金匮》之用大黄汤是也。若气滞瘀凝者，宜用旋覆葱绛汤。又薛立斋曰：脉迟紧者，未有脓也，宜牡丹皮汤下之，当有血下；脉洪数者，已有脓也，用薏苡仁汤排之。小腹疼痛，小便不利，脓壅滞也，用牡丹皮散主之；气血虚者，宜用八珍汤加黄芪、肉桂、丹皮、北五味，敛而补之。古人治法，可以酌用。

　　要知成脓后，外有头可刺者为顺；若外不可刺，而或从小便出脓者死。盖大小肠二痈，虽名为肠痈，大抵生于皮里膜外者多，故能在外出脓，是为易愈；若外无头者，必生于肠内，而肠皮甚薄，易于腐烂，此恶证也。彼大肠痈之从大便出脓者，以湿热内结，腑气通而顺势下趋，出尽秽浊，故可愈。至从脐内出脓者，大便必结而不通，邪从上泄，难以去尽，久则烂肠，故不治耳。而小肠痈之脓从小便出者，以其邪传入膀胱渗泄，或恐腑气不能宣达，而秽浊即未能循窍下行，因致正虚邪着，延久而毙者多矣。

——清·高秉钧《疡科心得集·卷中·辨大肠痈小肠痈论》

　　【提要】　本论主要阐述大肠痈和小肠痈的病因病机、症状及治法。要点如下：其一，大肠痈主要因为嗜食醇酒炙煿，湿热下注，壅遏气血，或因七情、饮食所伤，劳役过重，气血湿痰，痞塞肠胃，运化不通所致。小肠痈主要因为肝邪积聚，寒凝气阻，或产后、经期气滞瘀凝而发，或奔走暴急，负重远行，或醉饱房劳，生冷并进，肠胃受伤，败血浊气壅遏而成。其二，治疗遵循寒者热之，热者寒之，实则泻之，虚则补之的原则，根据痈成、未成，及患者体质、治法等不同，分别阐释了易治和不治之证。其三，依据出脓的部位，辨别预后，并说明原因。

林珮琴　大小肠痈论治※

　　小肠在脐之左（关元穴属小肠），患痈则左腿不能伸；大肠在脐之右（天枢穴属大肠），患痈则右腿不能伸。部位虽分，为病相似，治亦略同，故《金匮》《千金》概名肠痈也。其症小腹痞肿，按之痛，小便数似淋，发热，时自汗出，复恶寒，身皮甲错，腹皮急如肿状，脉迟紧者，脓未成，可下之，桃仁承气汤。脉洪数者，脓已成，大黄牡丹汤。脓从疮出，或有出脐者，惟大便下脓血者自愈。按：小便数似淋，或小便出脓血者，为小肠痈；大便出脓血者，为大肠痈；脓从脐中出者，为盘肠痈，多不治。此症总因湿毒瘀血，结滞肠内而成。其始发热恶寒，小腹满痛，反侧不便，或腿缩难伸，即肠痈确候。其腹皮急，按之濡，不烦渴者，属阴寒，牡丹散、内托十宣散；其小腹痞坚，按之痛而烦热者，属结热，大黄牡丹汤。或脉迟紧，则脓尚未成，急解毒，通肠饮，或大黄煎；若脉滑数，则脓已成，宜排脓，太乙膏、排脓散；如脉洪数，小腹胀痛，不食溺涩，为脓壅滞，宜疏通，薏苡仁汤排之。有瘀血，小腹硬痛，四物延胡汤；若腹濡痛，时下脓，由元气虚，宜排脓药中兼补益，丹皮散；或溃后痛甚，淋脓不止，由气血大亏，须峻补，参芪地黄汤。凡患肠痈者不可惊，惊则肠断而死。坐卧转侧宜徐缓，饮食不宜过饱，庶可保生。

——清·林珮琴《类证治裁·卷之七·肠痈·大小肠痈论治》

　　【提要】　本论主要阐述大肠痈和小肠痈的病因病机及治法。要点如下：其一，小肠痈发于左侧，大肠痈发于右侧。其二，小便数似淋，或小便出脓血者，为小肠痈。大便出脓血者，为大肠痈。脓从脐中出者，为盘肠痈，多不治。本论在前人基础上，提出盘肠痈的概念，并明确其证候转归。其三，大小肠痈的治疗，需要根据疾病的寒热属性，脓成与未成以及正气盛衰情况辨证施治。需要注意的是，肠痈患者不可受惊吓，坐卧转侧时动作需缓慢，且需注意饮食调养，但不宜饱食。

高学山　肠痈论※*

原文：肠痈之为病，其身甲错，腹皮急，按之濡，如肿状，腹无积聚，身无热，脉数。此为腹内有痈脓，薏苡附子败酱散主之。

薏苡附子败酱散方

薏苡仁（十分）　附子（二分）　败酱（五分）

上三味，杵为散，取方寸匕，以水二升，煎减半，顿服，小便当下。

高注：此及下文两条，就诸痈而抽言肠痈之病脉症治也。但本条为小肠痈，下条为大肠痈之别耳。小肠之痈，起于阳虚，不能运水而聚湿，湿久则生虚热，湿热交蒸于小肠，则肠中之气血壅塞，而拥起成痈矣。大肠闭结，而其气积热，气热而郁滞，则血不流行，故痈。此前后两方，一系责阳虚，而除湿热，一系责血热，而攻气滞之不同也。小肠紧承胃之下口，其气虚寒，则不能胜湿而化热，小肠湿热，则上逼胃中，胃土外应肌肉，湿热熏蒸，则血色不化，故身必甲错，湿热外浮，而腹与小肠为尤近，故其皮如急状，盖湿鼓而腾热之应也。然湿热蒸腹皮，而痈肿在肠内，与皮内肠外之空处无涉，故按之濡，腹如肿状，而实非肿者。此也，夫腹中有积聚，则气机之往来短促，而脉数于里者有之；身有表热，则阳浮气胜，而脉数于表者有之。若俱无此，而脉见数，则数为气血不通，而热聚搏激之应，以症准之，则为腹内痈脓无疑矣。主本方者，湿为本病，故君甘寒之薏苡以除湿。但除湿者，非扶真阳以呵导之，则其湿不能骤去，故佐以生阳之附子也。热为标病，故兼用苦寒而攻暴热，及善破痈脓之败酱耳。为散，水煎而顿服，欲其少停胃中，所以并治身之甲错，及腹皮之急如肿状也。小便当下，合未脓、已脓而言。盖未脓而小便不通，则附子扶阳，薏苡渗湿，败酱泄痈脓于扶阳渗湿之中，而痈自消散；已脓而小便不通，则败酱破脓，薏苡泄毒，而以生阳之附子，为内合疮口之助。仲景之方，真海市蜃楼，顷刻万状者也。

肠痈者，少腹肿痞，按之即痛如淋，小便自调，时时发热，自汗出，复恶寒，其脉迟紧者，脓未成，可下之，当有血。脉洪数者，脓已成，不可下也，大黄牡丹汤主之。

原文：肠痈者，少腹肿痞，按之即痛如淋，小便自调，时时发热，自汗出，复恶寒。其脉迟紧者，脓未成，可下之，当有血。脉洪数者，脓已成，不可下也。大黄牡丹汤主之。

大黄牡丹汤方

大黄（四两）　牡丹皮（一两）　芒硝（三合）　瓜子（半升）　桃仁（五十个）

上五味，以水六升，煮取一升，去滓，纳芒硝，再煎沸，顿服之。有脓当下，如无脓，当下血。（玩"有脓当下"四字，知脓未成而可下者，非此汤矣。）

高注：此言痈在大肠之病脉症治也。大肠承小肠之下口，而丽少腹，痈则气血壅塞而拥起，故少腹外肿而如痞。大肠与膀胱之下口相贴，热势从邻近而逼溺管，故按之而肠痈自痛，溺管自急如淋状，所以知其非真淋者，以小肠无病，而小便自调故也。小肠之痈为寒因，故不作表热。大肠之痈为热因，实热上蒸外被，故时时发表热也。自汗与大承症之自汗同义。肠实者，胃亦实也。恶寒与白虎症之背恶寒同义，里热者，外反寒也。前后两"脉"字，当指右尺而言，以《内经》之候大肠者，在此也。脉迟，为气阻之诊；脉紧，为聚痛之应。气方阻而尚在聚痛，搏故知脓未成耳，可下不可下，非谓下文之大黄牡丹汤，当指大承及桃核承气，或抵当丸而言。盖初起而痛势未成，大承下之，则实去热消，而痛固可散；即痛成而未脓者，犹可以桃核、抵当等方下之，泻血以泻气，而痛亦可除故也。若夫洪为阴虚，数为火炽，痛脉阴虚，非营血内溃而何；痛脉火炽，非热毒外搏而何，内溃之势已欲外搏，搏故知脓已成矣。脓已成者，不特大承之徒下实热不可任，即桃核、抵当之单下瘀血，亦不可任，故曰不可下。犹言此不得以寻常之例下之耳。主大黄牡丹汤者，妙在用瓜子一味，盖瓜子生在瓜穰中，而其仁则饱具生阳，常有努芽欲出之势，故能善入痈中，而主透痈溃毒之用；佐气窜性行之桃仁，以破瘀逐血；味咸润下之芒硝，以软坚消肿也；牡丹皮详肾气丸注，本方取以为使，却又另是一番妙义，盖牡丹之皮，固为升降生阳之品，入肾气丸之桂、附阳药中者，取其升性而正用之，所以使之上补心气，而蒸填虚悸，入于本方之硝、黄阴药中者，又取其降性而倒用之，所以使之外摄寒热，而下趋大肠也。然后统以苦寒沉雄之大黄，扫除涤荡之，则实热脓血俱去矣。名之曰大黄牡丹汤，而三物不与者，是以芒硝、桃仁，建左攻右取之勋；瓜子奏诈降内应之捷，及其成功，元戎之外，惟檄文露布之参谋，转得同垂史册之道也。

——清·高学山《高注金匮要略·卷下·疮痈肠痈浸淫病脉证并治》

【提要】　本论主要阐述张仲景治疗肠痈的机理。要点如下：其一，指出小肠痈责之阳虚不能运水而湿聚，湿久郁而化热，湿热交蒸于小肠，肠中气血壅塞，蕴结而成痈。分析张仲景以薏苡附子败酱散治疗小肠痈之理。其二，根据脉象，脉迟紧者为脓未成，可下；脉洪数者为脓已成，不可下，需用大黄牡丹汤治疗。根据大肠和小肠的解剖位置特点，可有少腹肿痞，按痛如淋，小便自调等症状。小肠痈因于寒，故无表热。大肠痈因于热，可有表热。根据脉诊，如脓未成，可用承气汤类或抵挡丸下之，则可去实热、下瘀血，痛固可散。如脓已成，不可单去实热或单下瘀血，需用大黄牡丹汤。

陈士铎　论肠痈辨治[*]

大肠痈

腹痛甚，手不可按，右足屈不伸，人谓火盛存食，谁知大肠生痈乎！凡腹痛，足不能伸者，肠内生痈。大肠生痈，足尤不能伸。但大肠痈无不成于火，火盛不散，郁结成痈。然火有余，本水不足，水衰火旺无制，乃养毒不解。法宜壮水以制火，则毒自化，用清肠饮：金银花三两，当归二两，地榆、麦冬、玄参一两，生草三钱，苡仁五钱，黄芩二钱。四剂毒尽。方纯润肠，又活血解毒，虽泻火，实滋阴。故相济相成。倘不益阴润肠，惟攻毒降火，则大肠先损，何胜火毒之凌烁？

大肠痈，右足不伸，饮食不思，腹痛甚，便脓血，肛门如刀割，此已溃也。能食生，不能食死，然亦有因火毒炽不能食者。凡疮以胃气为主，无胃气，毒无论阴阳多不救，故治痈以扶胃气为第一治法，加败脓祛毒，正无伤，火毒又散。今痈破，不思食，则胃气尽降，大危症。不补胃但治痈，必死。用开胃救亡汤：

参、术、玄参、山药、苡仁一两，金银花二两，生草三钱，山羊血末一钱。水煎调服。四剂全愈。方救胃败毒，祛脓在其中。妙在金银花治毒仍滋阴，又得参、术助力，散毒尤神。山羊血止血消浊且通气，引药直入痈中解散之，合用则调和，抚绥有人，攻剿有人，自胃气大开，化精微，转输大肠。倘胃气未伤，尤效，勿疑畏以枉人命。

大肠生痈，小腹痛甚，淋漓不已，精神衰少，饮食无味，面萎黄，肢软，自汗盗汗，不能卧，人谓火盛生痈，谁知水衰不润乎！大肠传导，全借肾水灌注，今醉饱房劳，过伤精力，致火动水涸，又加生冷，致气血乖违，湿动痰生，肠胃痞塞，运化不通，气血凝滞成痈。然先本肾水不足，溃后复流其水，是因虚复虚。若作火毒治，必变死症。必大补肾水，并补脾胃气，则脾胃化精，生水更易，枯涸得滂沱，自淹贯重苏。不治痈，痈已化，气血足，肌肉生。用加味六味地黄汤：

熟地二两，山药、枣皮八钱，丹皮六钱，茯苓三钱，泽泻一钱，人参、麦冬一两，黄芪五钱。数剂顿愈。用六味补水，人参、芪、麦冬补脾胃土，土旺自生金。肺与大肠相表里，且又为肾母，自子母相需，表里相顾，故神。

小肠痈

腹痛口渴，左足屈不伸，按痛处更不可忍。夫大肠痈屈右足，小肠痈屈左足，此小肠生痈也。但大肠泄火从糟粕出，小肠泄火必从溺出，用泄毒至神汤：金银花三两，生草、车前子、刘寄奴、泽泻三钱，茯苓、苡仁一两，肉桂一分。不必四剂。方俱利水，只银花消毒，何独神？盖小肠毒必内消，内消舍银花无二味。以他药损正，小肠断不可损，故以银花为君。但不能直入小肠，用苡、苓、前、泻引入小肠。又加肉桂一分，得其气味引入膀胱，从溲化。又恐火毒盛，不能迅逐，更加刘寄奴速祛。甘草和调，既无留滞，复无峻烈，自火毒从溺出。

腹痛呼号，痛却在左腹，按之不可忍，医谓食积大肠，谁知小肠外生痈乎！凡痈生肠内，在大肠屈右足，在小肠屈左足。痈生肠外，皆不屈足，但小肠痛左，大肠痛右。况食积时痛时止，不若痈痛不移不止，故痛在左，明是小肠生痈。痈生肠内尚可溃，生肠外，必不可使溃，以肠外无可出之路，小肠尤甚，必早治，用内化丹：金银花四两，当归二两，车前子五钱，生草三钱，茯苓、苡仁一两。四剂愈。此即前方之变方也。但前方于利水中，行败毒，此于利水中，补血以败毒。盖痈破利水，则毒随水出；未破，不补血，则水泄血虚，难于消化。然须早治，否则痈虽愈，瘀留肠外，必终身腹痛。

腹痛骤甚，小水流血，左足不伸，人谓小肠生痈，谁知小肠火盛乎！生痈必由于微，未有一旦骤生。痈久脓生，脓净血出，岂有不溃不脓，先出血者。然左足不伸者何？盖小肠细，大肠宽，宽可容邪，细难容邪，理也。受火熬煎，肠中逼迫，肠不能舒，左足应之，暂屈不伸。但不若生痈之长屈不伸也，切不可因足不伸，误作痈，妄用解毒。宜于初痛足屈，察小便无血，乃生痈；若小便有血，乃火痛，断不差。宜泄火邪，不必化毒，痛止足伸，用小柴胡汤加味治：柴胡、甘草、人参、半夏一钱，黄芩三钱，茯苓五钱。二剂愈。小柴胡汤非治小肠药，何效捷？因小肠火盛，起于肝胆之郁也。木郁火生，不犯心而犯小肠。火炎上，反下炽，拂火性矣，此小肠受之作痛也。小便流血者何？盖火逼小肠之血，血恐火烁，故越出于小肠，走膀胱，反违水道不行而流血。小柴胡舒肝胆气，则火自炎上，又茯苓清水气，水流血自归。

——清·陈士铎《辨证奇闻·卷十四》

【提要】 本论主要阐述依据症状辨治小肠痈和大肠痈的方法。要点如下：其一，小肠痈有小肠生痈、小肠外生痈和小肠火盛三种不同。小肠痈由火毒产生，治疗总以清热泻火为原则，配合补血排毒之法，使毒去而正不亏。并阐释了肠痈三方之泄毒至神汤、内化丹、小柴胡汤治痈的机理。其二，若火盛致肠痈，主要表现为腹痛，右足不能伸，治以壮水治火为主的清肠饮。若肠痈主要表现为腹痛，脓血便，治以补胃治痈为主的开胃救亡汤。若肠痈主要表现为小腹痛，小便淋漓，肢软汗出等，治以大补肾气治痈为主的加味六味地黄汤。

2.13.3　破伤风

破伤风是指皮肉破伤，风毒之邪乘虚侵入而发痉的急性疾病，又称伤痉。临床上以外伤所致者最常见。其特点是有皮肉破伤史，有一定的潜伏期，以发作时呈现全身或局部肌肉强直性痉挛和阵发性抽搐为主要特征。间歇期全身肌肉仍持续性紧张收缩，可伴有发热但神志始终清楚，多因并发症而死亡。破伤风的病因是外伤导致皮肉破损之后，未及时对伤口进行处理，风邪趁机侵袭体内，行于经络肌肉之间，致身体强直，角弓反张，口噤不开，四肢颤抖。刘完素提出对破伤风的治疗可与伤寒的治疗相类似，根据风邪入侵在表、在里、在半表半里的脉象不同加以区别，再分别使用汗法、下法、和解之法治疗。另外，破伤风病传变迅速，需要尽早施治，若风邪传入三阴经，为死证，不易治疗。

◆ 刘涓子　论治金疮弓弩所中※*　◆

治金疮弓弩所中，闷绝无所识，琥珀散方。琥珀随多少，捣筛，以童子小便服之，乃热，不过三服便瘥。

治金疮弓弩所中，筋急，屈伸不得，败弩散方。

干地黄（十分）　干枣（三枚）　杜仲（二分）　当归（四分）　附子（四分，炮）　故败弩筋（烧灰，取五分）

上七味，合捣筛，理令匀，温酒服方寸匕，日三服，夜一，增一至三。

——晋·刘涓子撰，南齐·龚庆宣编《刘涓子鬼遗方·卷二》

【提要】　本论主要阐述破伤风的两种类型及治法。要点如下：被弓弩所伤，出现破伤风昏迷无意识者，治以琥珀方；筋脉拘急，屈伸不利者，用败弩散。

◆ 巢元方　论金疮痉病因病机*　◆

夫金疮痉者，此由血脉虚竭，饮食未复，未满月日，荣卫伤穿，风气得入，五脏受寒则痉。其状，口急背直，摇头马鸣，腰为反折，须臾十发，气息如绝，汗出如雨。不及时救者，皆死。

凡金疮卒无汗者，中风也；边自出黄汁者，中水也。并欲作痉，急治之。又，痛不在疮处者，伤经络，亦死。

——隋·巢元方《诸病源候论·卷之三十六·金疮病诸候·金疮中风痉候》

【提要】　本论主要阐述破伤风的病因病机。要点如下：其一，巢元方称破伤风为"金疮痉"，由兵器创伤后，血脉枯竭，风邪经伤口而入肌肤筋脉，营卫不得宣通，以致筋脉拘急，腰背反折。内传五脏，则疾病危重，气息如绝。其二，认为金创后，伤口无汁流出为中风；伤口有黄汁流出是中水。二者皆欲变为破伤风，当紧急救治。

蔺道人 论破伤风病因[※*]

凡脑骨伤碎，轻轻用手撙令平正。若皮不破，用黑龙散敷贴；若破，用风流散填疮口，绢片包之，不可见风着水，恐成破伤风。若水与风入脑，成破伤风，则必发头痛，不复可治。在发内者，须剪去发傅之。

——唐·蔺道人《仙授理伤续断秘方·医治整理补接次第口诀》

【提要】 本论主要阐述破伤风的病因。要点如下：指出头骨破碎、头皮破损者，当用风流散填好创口，绢布包扎，创口不可见水见风。若水与风入脑内，是破伤风发病的原因。

《太平圣惠方》 破伤风综论[※*]

夫刀箭所伤，针疮灸烙，跌折筋骨，痈肿疮痍，或新有损伤，或久患疮口未合，不能畏慎，触冒风寒，毒气风邪从外所中，始则伤于血脉，又则攻于脏腑，致身体强直，口噤不开，筋脉拘挛，四肢颤掉，骨髓疼痛，面目㖞斜，如此之间，便致难救。此皆损伤之处，中于风邪，故名破伤风也。

——宋·王怀隐《太平圣惠方·卷二十一·治破伤风诸方》

【提要】 本论主要阐述破伤风的命名与病因病机及症状。要点如下：其一，因风邪从伤处进入体内，故名破伤风。其二，破伤风之病因，或为刀箭外伤、针疮灸烙、折伤筋骨、痈肿疮痍，或新有损伤，或久患疮口未合，养护不慎，触冒风寒，毒气风邪从外所中于血脉，又攻于脏腑，出现身体强直、角弓反张、口噤不开、四肢颤抖、筋骨疼痛，口眼㖞斜等症状。本论后附二十首治疗方剂，内容丰富。

许叔微 论破伤风治疗[※*]

玉真散 治破伤风及打扑伤损。
天南星（汤洗七次） 防风（去钗股，各等分）
上细末，如破伤以药敷贴疮口，然后以温酒调下一钱。如牙关急紧，角弓反张，用药二钱，童子小便调下。

——宋·许叔微《普济本事方·卷第六·金疮痈疽打扑诸疮破伤风》

【提要】 本论主要阐述破伤风的治疗方药。要点如下：玉真散为治疗破伤之药，皮肤破损后，可以玉真散内服用温酒调下，并外用敷贴疮口。若出现牙关紧急，角弓反张等破伤风的症状，则以童子小便调下，用量加倍。

刘完素 破伤风论※

论曰：夫风者，百病之始也，清净则腠理闭拒，虽有大风苛毒，而弗能为害也。故破伤风者，通于表里，分别阴阳，同伤寒证治。闾阎往往有不知者，只知有发表者，不知有攻里者、和解者，此汗、下、和三法也，亦同伤寒证。有在表者，有在里者，有半在表半在里者。在里宜下，在表宜发汗，在表里之间宜和解。然汗下亦不可过其法也。故破伤风者，从外至内，甚于内者则病也。因此卒暴伤损风袭之间，传播经络，至使寒热更作，身体反强，口噤不开，甚者邪气入脏，则分汗、下之治。诸疮不瘥，荣卫虚，肌肉不生，疮眼不合者，风邪亦能外入于疮，为破伤风之候。故诸疮不瘥时，举世皆言着灸为上，是谓熟疮。而不知火热客毒逐诸经，诸变不可胜数。微则发热，甚则生风而搐，或角弓反张，口噤目斜，皆因疮郁结于荣卫，不得宣通而生。亦有破伤不灸而病此者，疮着白痂，疮口闭塞，气难通泄，故阳热易为郁结，而热甚则生风也。故表脉浮而无力者，太阳也；脉长而有力者，阳明也；脉浮而弦小者，少阳也。太阳宜汗，阳明宜下，少阳宜和解。若明此三法，而治不中病者，未之有也。

——金·刘完素《素问病机气宜保命集·卷中·破伤风论》

【提要】 本论主要阐述破伤风的病因病机、症状及治法。要点如下：其一，破伤风的致病因素有因外伤而致和因疮而致的不同。突发伤损，风邪内袭，传入经络，致使寒热交作，身体反强，口噤不开，甚者邪气入脏，病情危重。诸疮不愈，风邪亦能外入于疮，或疮着白痂，疮口闭塞，阳热郁结，热甚生风，均可变生破伤风之证。若疮上灸治，火热毒邪逐经传变，亦致破伤风发生。其二，治疗上认为"破伤风者，通于表里，分别阴阳，同伤寒证治"，在里宜下，在表宜发汗，在表里之间宜和解，改变前人"只知有发表者，不知有攻里者、和解者"的观点，提倡表里双解之法。

刘完素 论破伤风病机与治法※※

大法破伤中风，风热燥甚，怫郁在表，而里气尚平者，善伸数欠，筋脉拘急，或时恶寒，或筋惕而搐，脉浮数而弦也。宜以辛热治风之药，开冲结滞，荣卫宣通而愈。犹伤寒表热怫郁，而以麻黄汤辛热发散者也。凡用辛热开冲，风热转甚也，犹《伤寒论》热药发表不中效，则热转甚也。故发热用麻黄、桂枝汤类热药发表，须加寒药，不然则热甚发黄或斑出矣。故发表诸方，佐以黄芩、石膏、知母、柴胡、地黄、芍药、栀子、茵陈、葱白、豆豉之类寒药消息用之。如世以甘草、滑石、葱、豉寒药发散甚妙。是以甘草甘能缓急，湿能润燥；滑石淡能利窍，滑能通利；葱辛甘微寒；豉咸寒润燥：皆散结缓急、润燥除热之物。因热服之，因热而玄府郁结得通，而怫热无由再作，病势虽甚，而不得顿愈者，亦获小效，而无加害耳！此方散结，无问上下中外，但有益而无损矣。散结之方，何必辛热而已耶！

——金·刘完素《素问病机原病式·六气为病·火类（暴病暴死）》

【提要】 本论主要阐述破伤风的病机及治法。要点如下：破伤风的病机为"风热燥甚，怫郁在表，而里气尚平"，故其治法主以辛热治风之药，开冲结滞，宣通荣卫。同时指出凡用辛热开冲风热，其热转甚者，与伤寒热药发表不效，反而热转甚道理相同，所以对热证用麻黄、桂枝汤类热药发表，须加寒药，发表方中佐以黄芩、石膏、知母、柴胡、地黄、芍药、栀子、茵陈、葱白、豆豉之类寒药加减用之。

张元素 论破伤风辨治*

破伤风

脉浮在表，当汗之；脉沉在里，当下之。背后搐者，羌活、防风、独活、甘草；向前搐者，升麻、白芷、防风、独活、甘草；两旁搐者，柴胡、防风、甘草；右搐者，白芷加之。

破伤中风法

经曰：凡疮热甚郁结，而营卫不得宣通，故多发白痂，是时疮口闭塞，气不通泄，热甚则生风也。《治法》曰：破伤中风，风热燥甚，怫郁在表，而里气尚平者，善伸数欠，筋脉拘急，或时恶寒而搐，脉浮数而弦者，以辛热治风之药，开冲结滞，营卫宣通而愈也。凡用辛热之药，或以寒凉之药佐之尤妙，免致药不中病，而风转甚。

若破伤中风，表不已，而渐入于里，则病势转甚。若里未太甚，而脉在肌肉者，宜以退风热、开结滞之寒药调之，或以微加治风辛热药，亦得以意消息，不可妄也。至宝丹，亦凉药也。如热甚于里，以大承气汤下之。

——金·张元素《医学启源·卷之上·主治心法·破伤中风法》

【提要】 本论主要阐述破伤风的辨证施治。要点如下：其一，提出破伤风不同抽搐方向所用药物。其二，沿袭刘完素有关破伤风的观点，补充了破伤风由表入里，及入里未甚，用退风热、开结滞药，并加少量治风辛热药。若入里过甚，用大承气汤。

朱丹溪 论破伤风病机与用药※*

破伤风多死。防风、全蝎之类，非全蝎不开，十个为末，酒调，日三次。破伤风血凝心，鸦翅烧灰存性，研细，酒调一钱。

——元·朱丹溪撰，明·程充补注《丹溪心法·卷四·破伤风》

【提要】 本论主要阐述破伤风的病机及用药。要点如下：破伤风病情危重，其病机为血凝心脉，可服用防风、全蝎治疗，并强调必用全蝎才有功效。

徐彦纯 论破伤风所因不同

《病机》云：破伤风者，有因卒暴伤损，风袭之间，传播经络，至使寒热更作，身体反张，口噤不开，甚者邪气入脏。有因诸疮不瘥，荣卫虚，肌肉不生，疮眼不合，风邪亦能外入于疮，为破伤风之候。有诸疮不瘥，举世皆言著灸为上，是谓热疮，而不知火热客毒，逐经诸变，不可胜数，微则发热，甚则生风而搐，或角弓反张，口噤目斜。亦有破伤不灸而病此者，因疮著白痂，疮口闭塞，气难通泄，故阳热易为郁结，热甚则生风也。

按：此论所因有四：二者因疮口入风，似属外因；一者因灸逐热，似属不内外因；一者因疮口闭塞，内热生风，似属内因也。

谨按：破伤风证，古方药论甚少，岂非以此疾与中风同论，故不另立条目也？唯河间论伤寒表里中三法同治，用药甚详。其言病因，有因外伤于风，有因灸及内热所作者，然与中风相似也。但中风之人，尚可淹延岁月，而破伤风者，犯之多致不救。盖中风有在经、在腑、在脏之异，独入脏者最难治。破伤风或始而出血过多，或疮早闭合，瘀血停滞，俱是血受病。血属阴，五脏之所主，故此风所伤，始虽在表，随即必传入脏，故多死也。又此病，或疮口坦露，不避风寒而无所伤，或疮口闭合，密避风邪而反病此，或病已十分安全，而忽有此，大抵皆由内气虚，而有郁热者得之。若内气壮实，而无郁热者，虽伤而无所害也。

——明·徐彦纯撰，刘纯续增《玉机微义·卷四十二·破伤风门·论破伤风所因不同》

【提要】　本论主要阐述破伤风的病因。要点如下：其一，作者将破伤风的病因分内因、外因和不内外因三类：因疮口入风者，属外因；因灸热毒入里者，属不内外因；因疮口闭塞，内热生风者，属内因。而患病者"大抵皆由内气虚，而有郁热者得之"。其二，古人认为破伤风与中风病因相似，遂与中风同治，但中风病中只有中脏腑最难治，而破伤风虽初始病邪在表但传里迅速，传入脏腑，多为死证。其三，破伤风若正气充实不虚，且没有郁热在里，大多预后较好。

虞抟　破伤风综论[※※]

论

《内经》曰：风者百病之始也，清净则腠理闭拒，虽有大风苛毒，而弗能为害也。若夫破伤风证，因事击破皮肉，往往视为寻常，殊不知风邪乘虚而客袭之，渐至变为恶候。又诸疮久不合口，风邪亦能内袭，或用汤淋洗，或著艾焚灸，其汤火之毒气，亦与破伤风邪无异。其为证也，皆能传播经络，烧烁真气，是以寒热间作，甚则口噤目斜，身体强直，如角弓反张之状，死在旦夕，诚可哀悯！治之之法，当同伤寒处治，因其有在表、在里、半表半里三者之不同，故不离乎汗、下、和三法也。是故在表汗之，在里者下之，在表里之间者宜和解之，又不可过其法也。闾阎野人，多不识此证杀人之易，早不求医治疗，而袖手待毙，哀哉！

脉法

表脉浮而无力，太阳也。脉长有力，阳明也。脉浮而弦小者，少阳也。河间曰：太阳宜汗，阳明宜下，少阳宜和解，若能明此三法而治，不中病者未之有也。愚按：河间先生论破伤风脉证，详明甚矣，何其但云三阳，而不及于三阴？盖风邪在于三阳之经，便宜按法早治而愈。若待传入三阴，其证已危，或腹满自利，口燥咽干，舌卷卵缩，皆无可生之证，故置而弗论也。

——明·虞抟《医学正传·卷之六·破伤风》

【提要】　本论主要阐述破伤风的病因病机、症状及治法。要点如下：其一，沿袭刘完素的观点，认为破伤风此病是外伤损伤皮肉后对伤口不予处理，风邪趁机而入，或因疮久不合口，风邪亦能内袭，或用热水淋洗，或用艾焚灸，其火热之毒气内侵所致。其二，破伤风的症状，时冷时热，身体强直，角弓反张，预后较差。其三，治疗与伤寒相似，根据风邪处于表、里、半表半里的不同而分别选用汗、下、和三法，并说明了风邪处于不同位置的脉象表现。其四，破伤风若在三阳经时，尽早医治或可痊愈；若风邪传入三阴经，多为死证。

薛己　论破伤风辨治※*

破伤风，河间云：风症善行数变，入脏甚速，死生在反掌之间，宜急分表里虚实而治之。邪在表者，则筋脉拘急，时或寒热，筋惕搐搦，脉浮弦，用羌活防风汤散之。在半表半里者，则头微汗，身无汗，用羌活汤和之。传入里者，舌强口噤，项背反张，筋惕搐搦，痰涎壅盛，胸腹满闷，便溺闭赤，时或汗出，脉洪数而弦，以大芎黄汤导之。既下而汗仍出，表虚也，以白术防风汤补之，不时灌以粥饮为善。前云乃气虚未损之法也，若脓血太泄，阳随阴散，气血俱虚，而类前症者，悉宜大补脾胃，切忌祛风之药。

——明·薛己《正体类要·正体主治大法》

【提要】　本论主要阐述破伤风的辨证施治。要点如下：其一，破伤风传变十分迅速，应及时分辨表里虚实而治之。其二，邪在表，用羌活防风汤散之；在半表半里，用羌活汤和之；在里以大芎黄汤导之。其三，强调了破伤风若气血俱虚应大补脾胃，切忌使用祛风之药。

王肯堂　论破伤风证治※*

夫风者，百病之始也，清净则腠理闭拒，虽有大风苛毒，莫之能害。诸疮不瘥，荣卫虚肌肉不生，疮眼不合而风邪入之，为破伤风之候。亦有因疮热郁结，多着白痂，疮口闭塞，气难宣通，故热甚而生风者。先辨疮口，平无汁者，中风也；边自出黄水者，中水也，并欲作痓。急治之。东垣云：破伤风者，通于表里，分别阴阳，同伤寒证治。人知有发表，不知有攻里、和解。夫脉浮而无力太阳也，在表宜汗。脉长而有力阳明也，在里宜下。脉浮而弦小者少阳也，半在表半在里，宜和解。明此三法，而治不中病者，未之有也。（此但云三阳，不及三阴者，盖风邪在三阳经，便宜按法早治而愈。若得传入三阴，其证已危，或腹满自利，口燥嗌干，舌卷卵缩，皆无生理，故置而勿论也。）河间云：破伤风，风热燥甚，怫郁在表，而里气尚平者，善伸数欠，筋脉拘急，或时恶寒，或筋惕而搐，脉浮数而弦也。宜以辛热治风之药，开冲结滞而愈。犹伤寒表热怫郁，而以麻黄汤辛热发散也。凡用辛热开冲风热结滞，宜以寒药佐之则良，免致药中病而风热转甚也。如治伤寒发热，用麻黄、桂枝，加黄芩、知母、石膏之类是也。若止以甘草、滑石、葱、豉寒药发散甚妙。若表不已，渐传入里，里又未太甚，而脉弦小者，宜以退风热开结滞之寒药调之，或微加治风辛热药亦得，犹伤寒在半表半里而以小柴胡和解之也。若里势已甚，而舌强口噤，项背反张，惊惕搐搦，涎唾稠黏，胸腹满塞，便溺秘结，或时汗出，脉沉洪数而弦也。然汗出者，由风热郁甚于里，而表热稍罢，则腠理疏泄而心火热甚，故汗出也。法宜除风散结寒药下之，后以退风热、开结滞之寒药调之，则热退结散而风自愈矣。解表，羌活防风汤、防风汤、九味羌活汤、蜈蚣散。解后实之白术防风汤。攻里，大芎黄汤、江鳔丸、左龙丸。后服小羌活汤。和解，羌活汤、地榆防风散、小柴胡汤。日久气血渐虚，邪气入胃，宜养血四物汤，加防风、藁本、白芷各等分，细辛减半，为粗末。每服五钱水煎。服风药过多自汗出者，白术黄芪汤。大汗不止，筋挛搐搦，白术升麻汤。搐痉不已，蠲痉汤。背后搐者，羌活、独活、防风、甘草。向前搐者，升麻、白芷、独活、防风、甘草。两旁搐者，柴胡、防风、甘草。右搐加滑石。手足颤掉不已，朱砂指甲散。四般恶证不可治：第一头目青黑色，第二额上汗珠不流，第三眼小目瞪，第四身上汗出如油。又痛不在疮处者，伤经络亦死证也。

——明·王肯堂《证治准绳·杂病·第五册·诸风门·破伤风》

【提要】 本论主要阐述破伤风的病因病机及治法。要点如下：其一，引用刘完素的观点，说明破伤风的两种病因及根据创面有无汁水分为两类。并针对病位不同及病情不同补充了具体用药。其二，引用李东垣治疗破伤风的观点，说明根据脉象的不同，辨别风邪在表、里、半表半里，分别使用汗、下、和解之法。其三，指出四种表现病情较重，不可救治。并提及若疼痛处为创口以外的地方，也是病情较重的表现。

陈实功 破伤风综论※*

破伤风，因皮肉损破，复被外风袭入经络，渐传入里，其患寒热交作，口噤咬牙，角弓反张，口吐涎沫，入阴则身凉自汗，伤处反为平陷如故，其毒内收矣。当用万灵丹发汗，令风邪反出；次以玉真散患上贴之，得脓为效。如汗后前症不退，伤处不高，渐醒渐昏，时发时止，口噤不开，语声不出者，终为死候。

——明·陈实功《外科正宗·卷之四·杂疮毒门·破伤风》

【提要】 本论主要阐述破伤风的病因病机、治法及预后。要点如下：其一，破伤风为皮肉破损，风邪侵袭经络，由表传里而致。表现为时冷时热，口噤不开，角弓反张。若身凉不热，自汗出，创面不高突，则邪入阴经，毒邪内收于里。其二，治以万灵丹发汗祛风，以玉真散贴敷伤处。其三，汗后症状未缓解，时而昏迷，时而清醒，口噤不语，则为死证。

程国彭 论破伤风病因与治法*

破伤风，因跌打伤头脑，而客邪乘之，以致手足搐搦，人事昏愦，天麻散主之。

——清·程国彭《医学心悟·附录·外科证治方药·破伤风》

【提要】 本论主要阐述破伤风的病因及治法。要点如下：破伤风由外伤损及头部，风邪趁虚而入，致其四肢抽搐，意识不清。治以天麻散。

《医宗金鉴》 破伤风综论※*

皮肉损破外伤风，初觉牙关噤不松，甚则角弓反张状，吐涎抽搐不时宁。四因动静惊溃审，陷缩神昏不语凶。在表宜汗里宜下，半表半里以和平。

注：此证由破伤皮肉，风邪袭入经络。初起先发寒热，牙关噤急，甚则身如角弓反张之状，口吐涎沫，四肢抽搐，无有宁时，不省人事，伤口锈涩。然伤风有四：因动受、静受、惊受、疮溃后受，皆可伤风。动而受者，怒则气上，其人跳跃，皮肉触破，虽被风伤，风入在表，因

气血鼓旺，不致深入，属轻。静受者，起作和平之时，气不充鼓，偶被破伤，风邪易于入里，属重。惊受者，惊则气陷，偶被伤破，风邪随气直陷入里，多致不救属逆。若风邪传入阴经者，则身凉自汗，伤处反觉平塌陷缩，其则神昏不语，噤口舌短。其证贵乎早治，当分风邪在表、在里，或半表半里，以施汗、下、和三法。如邪在表者，寒热拘急，口噤咬牙，宜服千里奔散，或雄鼠散汗之；次以蜈蚣星风散频服，追尽臭汗。如邪在里者，则惊而抽搐，脏腑秘涩，宜江鳔丸下之。如邪在半表半里无汗者，宜羌麻汤主之。若头汗多出，而身无汗者，不可发汗，宜榆丁散和之；若自汗不止，二便秘赤者，宜大芎黄汤主之。又有发表太过，脏腑虽和，自汗不止者，宜防风当归散服之。发表之后，表热不止者，宜小芎黄汤服之。攻里之后，里热不止，宜栝石汤服之。若伤时血出过多，不可再汗，宜当归地黄汤主之。至于生疮溃后受风者，因生疮，溃而未合，失于调护，风邪乘虚侵入疮口，先从疮围起粟作痒，重则牙紧，项软，下视，不宜发汗，误汗令人成痉，当以参归养荣汤加僵蚕主之，先固根本，风邪自定。若手足战掉不已者，宜朱砂指甲散主之；若痰盛抽搐身凉者，宜黑花蛇散主之。外治之法，遇初破之时，一二日间，当用灸法，令汗出其风邪方解。若日数已多，即禁用灸法，宜羊尾油煮微熟，绢包乘热熨破处，数换，拔尽风邪，未尽者，次日再熨，兼用漱口水洗之，日敷玉真散，至破口不锈生脓时，换贴生肌玉红膏，缓缓收敛。

按：刘完素只论三阳汗、下、和三法，而不论三阴者，盖风邪传入阴经，其证已危。如腹满自利，口燥咽干，舌卷囊缩等类，皆无可生之证，故置而不论也。

——清·吴谦《医宗金鉴·外科心法要诀·卷七十五·杂证部·破伤风》

【提要】　本论主要阐述破伤风病因病机、症状及治法。要点如下：其一，破伤风是由皮肉破损后，风邪袭入经络而致，初起先发寒热，牙关噤急，甚则身如角弓反张之状，口吐涎沫，四肢抽搐，无有宁时，不省人事，伤口锈涩。其二，伤风有四种情况，因动受、静受、惊受、疮溃后受，皆可伤风，轻重不同。其三，治疗时当分风邪在表、在里，或半表半里，以施汗、下、和三法，详细列举治疗方药。

2.13.4　臁疮

臁疮是指发生小腿下部内外臁的慢性溃疡。多由久立、久行，或负担重物，致下肢脉络瘀滞不畅，局部气滞血瘀，湿热下注，加之抓搔、碰伤、虫咬等损伤染毒而成。臁疮有外臁、内臁之分。外臁是臁疮生于小腿外侧，由湿热聚于三阳经，热盛肉腐而致。此处气血俱盛，若早施治，此病易于痊愈。内臁是臁疮生于小腿内侧，多属血分虚热，下蕴湿毒，皮烂肉腐，邪实正虚，缠绵难愈。治疗上，须内外同治。内治：初发者，痒痛红肿，宜清热渗湿，疏风解毒，用草薢渗湿汤。稍久皮色紫黑，属血瘀者，加活血化瘀之药。如日久不愈，皮肉凹陷乌黑者，宜温补脾肾，用金匮肾气丸。外治：溃面腐肉难脱者，外敷红油膏、夹纸膏；溃面干净，肉芽始生，用生肌白玉膏、生肌散外敷。

薛己　论臁疮

臁疮生于两臁，初起赤肿，久而腐溃，或津淫瘙痒，破而脓水淋漓。盖因饮食起居，亏损肝肾，或因阴火下流，外邪相搏而致。外臁属足三阳湿热，可治。内臁属足三阴虚热，难治。若初起恶寒壮热，肿焮作痛者，属湿热，用槟苏败毒散。若漫肿作痛，或不肿不痛者，属阴虚，用补阴八珍汤。若脓水淋漓，体倦食少，内热口干者，属脾虚，用补中益气加茯苓、酒炒白芍药。若午后热，或作痛，头目不清者，属阴火，前汤加酒炒黑黄柏，及六味地黄丸。若午后发热，至子时分方止，是血虚，前汤加芎、归、熟地。若郁结伤脾而甚，用归脾汤加柴胡、山栀。若怒动肝火而甚，用补中益气汤加川芎、山栀、黄芩。内热口干，肢体倦怠，或痰涎上升，或口舌生疮，属脾肾虚热，用六味地黄丸、补中益气汤。若患处黑黯，肢体畏寒，饮食少思，属脾肾虚败，用八味地黄丸。若误用攻伐，复损胃气，绝其化源，治亦难矣。

——明·薛己《外科枢要·卷三·论臁疮》

【提要】 本论主要阐述臁疮的病因病机、症状及治法。要点如下：其一，臁疮因饮食起居，亏损肝肾，或因阴火下流，外邪相搏而致。外臁属足三阳经湿热为患，可治，内臁属足三阴虚热为患，难治。其二，臁疮的症状，初起两臁红肿，久则溃烂，瘙痒难耐，甚至流脓。其三，分别介绍了湿热、脾虚、阴虚、阴火、血虚、郁结伤脾、怒动肝火、脾肾虚热及脾肾虚败等类型的臁疮的辨证用药。

龚 信、龚廷贤 臁疮综论※*

证

夫臁疮者，皆由肾脏虚寒，风邪毒气外攻三里之旁，灌于阴交之侧，风热毒气流注两脚，生疮肿烂，疼痛臭秽，步履艰难。此疮于臁骨为重，以其骨上肉少皮薄，故难愈。至有多年无已，疮口开阔，皮烂肉见，臭秽可畏。

治

治法当先去虫，然后敷贴。仍宜内服蜡矾之类，如隔纸膏诸药之类，须翘足端坐，勿多行履，庶可痊愈矣。

——明·龚信撰，龚廷贤续补《古今医鉴·卷十五·臁疮》

【提要】 本论主要阐述臁疮的病因病机、症状及治法。要点如下：其一，臁疮是由平素肾阳虚寒，风热毒气乘虚侵袭足三里及三阴交之部位，风热毒气渗入肌肤，致皮肤肌肉烂肿疼痛，乃至行走困难。其二，此疮生臁骨上最为严重，此处肌肉少，皮肤薄，很难痊愈，预后较差。其三，臁疮多年不愈，疮口开放，肉骨外露，当先取虫，再敷药。其四，用隔纸膏等外用药时，须抬起患肢，勿多行走，静养才可痊愈。

申拱辰 论里外臁疮*

里臁疮

此疮在里臁骨上，是足厥阴肝经，多血少气。如生于蠡沟、中都二穴上下，皆因湿毒，或因打扑抓磕，虫犬破伤，日久不愈。亦由沾阴致令黑肉瘀血腐坏，流水不止。治法在后。

外臁疮

此疮在外臁骨上，是足阳明胃经，多气多血。或上、下臁二穴，乃温毒之所生也。年月深远，久占房事，致令疮黑腐臭。如骨不腐可治。内服补中解毒，外以艾火，次以药上之即愈。

——明·申拱辰《外科启玄·卷之七》

【提要】 本论主要阐述里外臁疮的病因病机及治法。要点如下：其一，内臁疮生于小腿内臁蠡沟、中都二穴附近，足厥阴肝经循行于此，此处血盛而气少。病因多为湿邪缠绵，或磕碰、虫咬，瘀血滞留，皮肉腐坏而致。其二，外臁疮生于小腿外侧上臁、下臁二穴附近，足阳明胃经循行于此，气血俱盛。病因是温毒内生，蕴结于此，皮肉腐烂而致。治宜内服补中解毒药，外以艾火灸治，外敷药。若腐烂未及骨，可治。

◆ 陈实功　臁疮论*

臁疮者，风热湿毒相聚而成，有新久之别，内外之殊。新者，只有三香膏、乳香法纸贴之自愈；稍久紫黑者，以解毒紫金膏搭扎渐可。又年久顽臁，皮肉乌黑下陷，臭秽不堪者，用蜈蚣钱法去风毒、化瘀腐，方可得愈。外臁多服四生丸，内臁多服肾气丸妙。

——明·陈实功《外科正宗·卷之四·杂疮毒门·臁疮论》

【提要】 本论主要阐述臁疮的病因病机及治法。要点如下：臁疮的病因是风热湿毒相聚于臁骨处而成。有病程长短、外臁、内臁之别，并分别给出相应的方药。

◆ 蒋示吉　论臁疮辨治*

臁疮红者多热，肿者多湿，痒者多风，痛者属实。早宽而暮肿者，属气虚下陷。初起者，风热湿毒为多；日久者下陷，湿热为胜。初起者，荆防败毒散加牛膝、木瓜、米仁，湿胜加苍术，热甚加黄柏，痒甚倍防风，大便结者加酒煮大黄，痛甚加乳没；日久者用补中益气汤加苍术、米仁、茯苓，热甚加黄柏：此内治法也。其外治法：先用葱艾汤洗净，疮色紫黑者用桑枝灸法，四围有硬肉者用红升丹，瘀肉未净者用千槌膏，新肉将生，湿毒未退，用白玉膏，疮肉已满不敛，用太素膏。此皆神验之方也。若臁上百物打破，急用熟石膏三钱，东丹一钱，为细末，填实缚紧良验。

——清·蒋示吉《医宗说约·卷之五·臁疮》

【提要】 本论主要阐述臁疮的辨证施治。要点如下：其一，指出臁疮色红者多热，肿者多湿，痒者多风，痛者属实，早宽而暮肿者属气虚下陷。其二，提出初起者，风热湿毒为多，荆防败毒散加味；日久者下陷，湿热为胜，补中益气汤加味。其三，提出臁疮的外治方药，如葱艾汤、桑枝灸法、红升丹、千槌膏、白玉膏及太素膏等。

◆ 陈士铎　论内外臁疮*

臁疮有内外之殊，内臁属足厥阴肝经之部位，外臁属足阳明胃经之部位也。似乎外臁轻于内臁，以胃为多气多血之府，以肝为多血少气之府耳。然而，臁疮虽分内外，而脏腑无湿毒，则左右内外俱不生也。惟是臁疮自感湿气，因而生疮者居多，但亦有因打扑抓磕，或遇毒虫恶性犬咬破损伤，遂至成疮。苟非胃肝原有湿毒，未必日久而不愈也。故治法活血以去湿，未必骨腐。无如世人不知禁忌，久占房事，以致皮黑肉烂，臭秽难当。若夫妇人女子经期血散，亦往往肉黑肌坏，故经年累月而不愈也。所以男妇苟生内外臁疮，必当节欲慎房，始易奏功耳。内用补中解毒之剂，外用隔纸神膏贴之，不须数个，便可速愈矣。

——清·陈士铎《洞天奥旨·卷八·内外臁疮》

【提要】 本论主要阐述臁疮的病因病机及治法。要点如下：其一，臁疮有内臁、外臁之区别，外臁病情较内臁轻，因内臁为肝经循行之处，而外臁为胃经循行之处，胃气血充足，肝经血多气少，内臁缺少气血充养，遂较难痊愈。其二，提出脏腑湿毒是产生臁疮的根本，但也有因跌扑损伤、虫兽咬伤而造成的臁疮，且此类臁疮较易痊愈。其三，治法当活血祛湿，并应当注意节欲房事，内外兼治。

冯兆张 臁疮综论[※*]

妇人两臁生疮，或胎产调理失宜，伤损脾胃，或忧思郁怒，亏损肝脾，以致湿热下注。外臁属足三阳，易治；内臁属足三阴，难痊。若初起发肿赤痛，属湿热毒所乘，人参败毒散。若漫肿作痛，或不肿不痛，属脾虚湿热下注，补中益气汤或八珍汤加萆薢、金银花之类。若脓水淋沥，体倦少食，内热口干，属脾气虚弱，补中益气汤加茯苓、酒芍。若午后发热体倦，属血虚，前汤加川芎、熟地，或六味地黄丸。若肢体畏寒，饮食少思，属脾肾虚寒，十全汤、八味丸。色赤属热毒，易治；色黯属虚寒，难治。

——清·冯兆张《冯氏锦囊秘录·杂症大小合参·卷十六女科·女科杂症门·足跟疮肿臁疮》

【提要】 本论主要阐述臁疮的病因病机及治法。要点如下：其一，妇人生臁疮，或胎产调理失宜，伤损脾胃，或忧思郁怒，亏损肝脾，以致湿热下注所致。其二，提出臁疮的辨证分型有湿毒、脾虚湿热下注、脾气虚弱、血虚及脾肾虚寒等不同，分别给出治疗方药。其三，提出色赤属热毒，易治；色黯属虚寒，难治。

王维德 臁疮综论[*]

生于小腿，男人谓之烂腿，女人谓之裙边疮。因气滞血凝，经年累月，臭烂憎人。初起或腿上搔破，或生小疮。因经热汤汤气，或食毒物，或用疮疖膏贴，烂成一孔，以乌金膏治之。乌金膏：用乌铅一斤，入碰三钱熔化，次日铅面刮下者，名金顶砒。再以铅熔，浇薄如纸片，照患孔大小剪如膏药一方，针刺二三十眼，取光面贴孔。日煎紫花地丁汤洗孔，并洗膏二次，三日内毒水流尽，色变红活，以水飞伏龙散撒上，仍用前膏贴外。戒多立、行走、房事、食毒物。凡妇人须待月信之后贴起。

——清·王维德《外科证治全生集·治法·下部治法·臁疮治法》

【提要】 本论主要阐述臁疮病因病机及治法。要点如下：其一，臁疮生于小腿，男子称为烂腿，女子称为裙风。其二，臁疮初起，因为抓挠，饮食不当，或者热水熏洗，创面由小扩大，气血瘀滞日久，疮面溃烂。其三，介绍了用乌金膏、紫花地丁汤、水飞伏龙散等外治的方法。其四，提出戒多立、行走、房事、食毒物的禁忌。提出妇人应在月经后应用乌金膏外治。

《医宗金鉴》 内外臁疮综论※*

臁疮当分内外廉，外臁易治内难痊，外属三阳湿热结，内属三阴虚热缠。法宜搜风除湿热，外贴三香夹纸钱。

注：此证生在两胫内外廉骨，外廉属足三阳经湿热结聚，早治易于见效；内廉属三阴有湿，兼血分虚热而成，更兼廉骨皮肉浇薄，难得见效，极其缠绵。初发先痒后痛，红肿成片，破津紫水。新起宜贴三香膏，色紫贴夹纸膏；日久疮色紫黑，贴解毒紫金膏；又年久顽臁，疮皮乌黑下陷，臭秽不堪者，用蜈蚣钱法，去风毒，化瘀腐，盖贴黄蜡膏，渐效。初服黄芪丸，日久者服四生丸，下元虚冷者宜虎潜丸，常服甚效。但腿胫在至阴之下，生疮者当戒劳动、发物，其证可愈，否则难痊。

——清·吴谦《医宗金鉴·外科心法要诀·卷十一·胫部·臁疮》

【提要】 本论主要阐述内外臁疮的病因病机、症状及治法。要点如下：外臁属足三阳经湿热结聚，早治易于见效；内臁属足三阴有湿，兼血分虚热而成，更兼臁骨皮肉浇薄，难得见效，极其缠绵。治法宜搜风除湿热，新起宜贴三香膏，色紫贴夹纸膏；日久疮色紫黑，贴解毒紫金膏。

郑玉坛 妇人臁疮综论※*

妇女忧思郁怒，伤损肝脾，或饮食不调，损其胃气，则湿热下注，更被寒湿客入，致两臁生疮。外臁属三阳，病浅易治；内臁属三阴，病深难痊。

大法：初起红肿兼发寒热者，服荆防败毒散。溃后脓水淋滴，服益气养荣汤、补中益气汤。若更兼晡热，是为阴虚，服六味地黄汤。如食少体倦，晡热憎寒，则为真阳不足，当服八味地黄丸。……凡臁疮肿溃，俱贴千槌膏。

——清·郑玉坛《彤园妇人科·卷六·足部摘要·臁疮》

【提要】 本论主要阐述妇人臁疮的病因病机及治法。要点如下：其一，妇人生臁疮的病因多为忧思郁怒，损伤肝脾，或是饮食不调损伤胃气，而导致湿热下注，又感受外部寒湿之邪，而使两臁生疮。其二，提出臁疮初起红肿、溃后流脓、阴虚、真阳不足不同时期、不同证型所应内服的方药。其三，提出臁疮肿痛及破溃后均可用千槌膏外敷。

高秉钧 臁疮论※*

臁疮者，生于两臁，初起发肿，久而腐溃，或浸淫瘙痒，破而脓水淋漓，乃风热湿毒相聚而成，或因饮食起居，亏损肝肾，阴火下流，外邪相搏而致。外臁属三阳经湿热，易治；内臁属三阴经湿，兼血分虚热，难治。蒋示吉谓：色红者多热，肿者多湿，痒者多风，痛者属实，早宽而暮肿者属气虚下陷。初起者，风热湿毒为多；日久者下陷，湿热为胜。初宜用独活、防己、黄柏、苍术、萆薢、牛膝、归尾、苡仁、丹皮、赤芍、银花、黑栀、猪苓、泽泻等，又二妙丸、四妙丸之类。若脾虚湿热下注，则用补中益气，或八珍汤加萆薢、银花之属，外用夹纸膏贴之。

——清·高秉钧《疡科心得集·卷下·辨臁疮血风疮论》

【提要】 本论主要阐述臁疮的病因病机及辨证施治。要点如下：其一，臁疮多因风热湿毒相聚于臁骨之旁而成，或因饮食起居，亏损肝肾，阴火下流，外邪相搏而致。其二，臁疮的症状常见臁骨旁初起红肿，之后会疮溃肉腐，瘙痒，创面破溃流脓水。其三，沿袭《医宗说约》之言"色红者多热，肿者多湿，痒者多风，痛者属实，早宽而暮肿者属气虚下陷。初起者，风热湿毒为多；日久者下陷，湿热为胜"，提出相应的治疗用药。

许克昌 论臁疮证治※*

生于两胫内外臁骨，外臁属足三阳湿热下注，外邪搏聚易治，内臁属足三阴亏损，虚邪缠绵难治。初发先痒后痛，红肿成片，人参败毒散加牛膝、木瓜、薏苡仁主之，热加酒炒黄柏，痒加防风，痛加乳香、没药，破流紫水八味逍遥散加减如前。日久腐烂，脓水淋漓，内热倦怠，或疮内出血不止或疮色紫暗，日轻夜重，则用补中益气汤加茯苓、酒炒白芍、盐炒黄柏兼六味地黄丸服之。外用葱艾汤洗，夹纸膏贴，以软帛缚定，三日一易。

——清·许克昌《外科证治全书·卷三·胫部证治·臁疮》

【提要】 本论主要阐述臁疮的症状及治法。要点如下：其一，臁疮生于内外臁骨，且外臁处由足三阳经循行，多感受外部湿热之邪，较易医治，内臁处由足三阴经循行，多由三阴经气血亏损所致，虚损所致病症缠绵难愈。其二，臁疮初起，瘙痒红肿热痛，可用人参败毒散加味；破溃流水，可用八味逍遥散。臁疮经久不愈，腐烂流脓，或疮面出血，用补中益气汤加减，外用葱艾汤洗。

第四篇

妇科

概　要

　　中医妇科是以中医学的基础理论为指导，认识和研究妇女与经、带、胎、产有关的解剖生理、病理特点、诊断辨证规律和防治妇女特有疾病的一门临床学科。

　　妇女以血为本，血生化于脾胃，统属于心，藏受于肝，源源不断，灌溉全身，又得到肾精的滋养。妇女月经、胎孕、产育和哺乳等特点，又都与冲、任两脉息息相关。妇女由于生理原因，数伤于血，以致气分偏盛，性情易于激动，常常影响心、脾、肝、肾的正常功能，导致冲任损伤，产生经、带、胎、产诸病。因而临证治疗中，应根据妇女在不同阶段的生理、病理特点，运用调气血、和脾胃、疏肝气、补肾气等基本法则，调整和恢复全身功能。

　　本篇分总论与各论两部分来论述妇科疾病。总论主要包括妇科的生理病理特点、病因病机、共性诊疗规律。各论包括月经病、带下病、妊娠病、产后病及妇科杂病五部分具体病证的诊疗理论。

1
妇 科 总 论

1.1　综　　论

《素问》　论女子生长发育衰老[※*]

女子七岁，肾气盛，齿更发长。二七而天癸至，任脉通，太冲脉盛，月事以时下，故有子。三七，肾气平均，故真牙生而长极。四七，筋骨坚，发长极，身体盛壮。五七，阳明脉衰，面始焦，发始堕。六七，三阳脉衰于上，面皆焦，发始白。七七，任脉虚，太冲脉衰少，天癸竭，地道不通，故形坏而无子也。

——《素问·上古天真论》

【提要】　本论主要阐述女子生长、发育、生育及衰老的全过程。要点如下：其一，女子肾气、天癸、冲任随年龄而发生盛衰变化，由此出现生长、生育能力和体态外貌的变化。其二，女子天癸至，冲任脉盛，是月经来潮、孕育的关键所在。其三，任脉虚，冲脉衰，天癸竭，则是绝经的关键。本论是后世医家认识女子月经失调及不孕病机的理论源头。

张仲景　妇人病综论[※*]

妇人之病，因虚、积冷、结气，为诸经水断绝，至有历年，血寒积结胞门。寒伤经络，凝坚在上，呕吐涎唾，久成肺痈，形体损分；在中盘结，绕脐寒疝，或两胁疼痛，与脏相连，或结热中，痛在关元，脉数无疮，肌若鱼鳞，时着男子，非止女身；在下未多，经候不匀，令阴掣痛，少腹恶寒，或引腰脊，下根气街，气冲急痛，膝胫疼烦，奄忽眩冒，状如厥癫，或有忧惨，悲伤多嗔，此皆带下，非有鬼神。久则羸瘦，脉虚多寒。三十六病，千变万端，审脉阴阳，虚实紧弦，行其针药，治危得安，其虽同病，脉各异源，子当辨记，勿谓不然。

——汉·张仲景《金匮要略方论·卷下·妇人杂病脉证并治》

【提要】　本论主要阐述因虚、积冷、结气所致的妇科疾病。要点如下：其一，妇科病多因虚、寒、气机郁结伤及胞脉，凝结经络而致，列举了十六种疾病。其二，指出妇人三十六种疾病，虽然千变万化，但重在审其阴阳虚实，观其脉证，随证治之。

❧ 褚 澄 精血论 ❧

饮食五味，养髓、骨、肉、血、肌、肤、毛、发。男子为阳，阳中必有阴，阴中之数八，故一八而阳精升，二八而阳精溢；女子为阴，阴中必有阳，阳中之数七，故一七而阴血升，二七而阴血溢。阳精阴血，皆饮食五味之实秀也。方其升也，智虑开明，齿牙更始，发黄者黑，筋弱者强；暨其溢也，凡充身肢体、手足、耳目之余，虽针芥之沥，无有不下。凡子形肖父母者，以其精血尝于父母之身无所不历也。是以父一肢废，则子一肢不肖其父；母一目亏，则子一目不肖其母。然雌鸟牝兽，无天癸而成胎者，何也？鸟兽精血，往来尾间也。精未通而御女，以通其精，则五体有不满之处，异日有难状之疾。阴已痿而思色，以降其精，则精不出，内败，小便道涩而为淋；精已耗而复竭之，则大小便道牵疼，愈疼则欲大小便，愈便则愈疼。女人天癸既至，逾十年无男子合则不调，未逾十年思男子合亦不调，不调则旧血不出，新血不生，或渍而入骨，或变而之肿，或虽合而难以。合男子多则沥枯虚人，产乳众则血枯杀人，观其精血，思过半矣。

——南齐·褚澄《褚氏遗书·精血》

【提要】 本论主要阐述精血在人身之重要性。要点如下：其一，首列"精血"篇，提出女子为阴，以精血为主的理论。指出天癸的形成，月经的调和，是否如期而至，均与精血密切相关。其二，强调精血难成而易亏，房劳多产，损耗精血，是导致月经不调的原因之一。其三，强调女子应当适时婚嫁，不可过早或过迟。过早或过迟，均会导致气血不畅，旧血不出，新血不生，血不归经，成为月经不调的一个重要原因。

❧ 孙思邈 妇科立方论 ❧

论曰：夫妇人之别有方者，以其胎妊、生产、崩伤之异故也。是以妇人之病，比之男子十倍难疗。经言，妇人者，众阴所集，常与湿居，十四以上，阴气浮溢，百想经心，内伤五脏，外损姿颜，月水去留，前后交互，瘀血停凝，中道断绝，其中伤堕，不可具论。然五脏虚实交错，恶血内漏，气脉损竭，或饮食无度，损伤非一，或疮痍未愈，便合阴阳，或便利于悬厕之上，风从下入，便成十二痼疾，所以妇人别立方也。若是四时节气为病，虚实冷热为患者，故与丈夫同也。惟怀胎妊而挟病者，避其毒药耳。其杂病与丈夫同，则散在诸卷中，可得而知也。然而女人嗜欲多于丈夫，感病倍于男子，加以慈恋爱憎，嫉妒忧恚，染着坚牢，情不自抑，所以为病根深，疗之难瘥。

——唐·孙思邈《备急千金要方·卷二·妇人方上·求子》

【提要】 本论主要阐述女子因有经、孕、产而另立"妇人方"的原因。要点如下：其一，女子属阴，十四岁天癸至之后，常有情感变化，月经不调，导致其他疾病不断出现，故为"妇人别立方"。其二，女子孕期兼有他病，治疗用药上要有禁忌。其三，女子深居闺房，七情之感犹多，又不能控制，故病多而重，治疗难愈。

❧ 《圣济总录》 血气统论 ❧

论曰：血为荣，气为卫，行阴行阳，昼夜共五十周，内之五脏六腑，外之百骸九窍，莫不假此而致养。矧妇人纯阴，以血为本，以气为用，在上为乳饮，在下为月事。养之得道，则荣卫流行而不乖；调之失理，则气血愆期而不应。卫生之经，不可不察。

——宋·赵佶《圣济总录·卷第一百五十一·妇人血气门·血气统论》

【提要】 本论主要阐述妇人"以血为本，以气为用"的理论。要点如下：妇人属阴，其经、带、胎、产等一切生理活动均以血为根本。气为血之帅，气行则血行，故其以气为功用。气血充盛调和，荣卫周流于脏腑及百骸，在上化为乳汁，在下化为月水。若气血失调，则月经失常。故妇人病，调摄养生不可不察气血。此观点被后世广为沿用。

 陈自明 论立科大概*

经脉不调，众疾生焉，故以次之。

《极一方》总论第一

夫天地造端于夫妇，乾坤配合于阴阳，虽清浊动静之不同，而成像效法之有类。原兹妇人之病与男子不同者，亦有数焉。古方以妇人病比男子十倍难治，不亦言之深乎！但三十六病，产蓐一门，男子无之。其余外伤风暑寒湿，内积喜怒忧思、饮食、房劳、虚实、寒热，悉与丈夫一同也。依源治疗，可得而知之。

《产宝方》论第二

古书治妇人别著方论者，以其胎妊、生产、崩伤之异，况妇人之病比之男子十倍难疗。盖女子嗜欲多于丈夫，感病倍于男子，加之慈恋、爱憎、嫉妒、忧患，染着坚牢，情不自抑，所以为病根深，治之难瘥。况怀胎、妊娠而挟病也，不特避其毒药，仍须审其虚实、冷热而调治之，无使妄投汤剂，以致夭枉。

《博济方》论第三

夫人将摄顺理，则血气调和，风寒暑湿不能为害；若劳伤血气，则风冷乘虚而干之，或作之于经络，或循入于腹中，内受风邪，脾胃虚弱，故不能消于饮食也。食既不充，荣卫凝涩，肌肤黄燥，面不光泽。若大肠气虚，则变为下利；若流入关元，致绝子嗣。随其所伤而变成疾。医经云：凡妇人三十六种病，皆由子脏冷热、劳损而挟带下，起于胞内也。是故冲任之脉，为十二经之会海。妇人之病，皆见手少阴、太阳之经而候之。

——宋·陈自明《妇人大全良方·卷之二·众疾门》

【提要】 本论主要阐述妇科立科的缘由。要点如下：其一，本书首次将"调经门"置于各卷之首，并在篇首指出"凡医妇人，先须调经，故以为初"，强调治疗妇人疾病，必须先调经，以此为根本，妇人月经调和则众疾不生。受其影响，后世医家多将调经门置于妇科卷首。其二，据《极一方》《产宝方》指出，妇人病比男子十倍难疗。自《金匮要略》以来，言妇人三十六种病，其中唯有经、带、胎、产等妇人病与男子不同，究其根源，多因女子重于情志，且难以自制，故患病往往重于男子，病深而难治。故将妇人病独立为一科，应重在审其虚实、寒热。其三，据《博济方》所论，妇人三十六种病的主要病因，在内劳伤气血，在外感受风冷，损伤冲任，而根源不外乎气血失调，皆为手太阴肺、手少阴心经之病候。

万全 立科大概

夫男女者，均禀天地之气以生。有生之后，男则气血俱足，女则气有余而血不足也。至于受病，外感内伤之症，未尝不同。但女则别有调经、胎前、产后之治，此所以更立一科也。调经，专以理气补心脾为主；胎前，专以清热补脾为主；产后，专以大补气血兼行滞为主：此妇人科调治之大略云。

——明·万全《万氏妇人科·卷之一·立科大概》

【提要】 本论主要阐述妇科立科的原因及总体治疗原则。要点如下：其一，宋代陈自明提出"立科大概"，万全进一步分析了妇人病独立成科的原因。认为人虽禀天地之气而生，但男女不同，男子气血充足，女子往往气有余而血不足。不同之根本，在于女子有经、带、胎、产等不同生理特点。其二，概括地提出妇科病的治疗总则：调经，当理气补心脾为主；胎前，以清热补脾为主；产后大补气血兼以行滞，气行则血行。

张介宾 论妇科病分类*

妇人诸病，本与男子无异，而其有异者，则惟经水胎产之属。故本门亦止列此九证，曰：经脉类、胎孕类、产育类、产后类、带浊类、乳病类、子嗣类、癥瘕类、前阴类。凡此九者，乃其最切之病，不得不另详方论。此外杂证，但与男子相同者，自有各门论治之法，故不以男女分而资赘于此。

——明·张介宾《景岳全书·卷三十八人集·妇人规·总论类·妇人九证》

【提要】 本论主要阐述妇科病证的分类。要点如下：其一，妇人疾病不同于男子的只有月经、胎产一类疾病，其余疾病辨治皆与男子相同。其二，对于妇人来说，月经、胎产疾病又尤为迫切，作者将此类疾病分为九个病证分别进行详细阐述。

张介宾 论治妇人病的难易*

谚云：宁治十男子，莫治一妇人。此谓妇人之病不易治也。何也？不知妇人之病，本与男子同；而妇人之情，则与男子异。盖以妇人幽居多郁，常无所伸，阴性偏拗，每不可解，加之慈恋爱憎，嫉妒忧患，罔知义命，每多怨尤，或有怀不能畅遂，或有病不可告人，或信师巫，或畏药饵，故染着坚牢，根深蒂固，而治之有不易耳！此其情之使然也。然尚有人事之难，如寇宗奭引黄帝之论曰：凡治病，察其形气色泽。形气相得，谓之可治；色泽以浮，谓之易已；形气相失，色夭不泽，谓之难治。又曰：诊病之道，观人勇怯、骨肉、皮肤，能知其虚实，以为诊法。故曰：治之要极，无失色脉，此治之大则也。今富贵之家，居奥室之中，处帷幔之内，复有以绵帕蒙其手者，既不能行望色之神，又不能尽切脉之巧。使脉有弗合，未免多问，问之觉繁，必谓医学不精，往往并药不信。不知问亦非易，其有善问者，正非医之善者不能也。望闻问切，欲于四者去其三，吾恐神医不神矣。世之通患，若此最多，此妇人之所以不易也。故凡医家病家，皆当以此为意。

——明·张介宾《景岳全书·卷三十八人集·妇人规·总论类·论难易》

【提要】　本论主要阐述妇人病难治的原因。要点如下：其一，妇人情志多郁，易于忧患感伤，不易疏解。其二，妇人病多有所隐晦，不便告知他人。亦有信巫不信医者，有畏惧不愿服食药物者。其三，人事之难。所谓人事之难，在于妇人病望其神色、切其脉象不易，多加问诊，又被认为医术不精，使医生难以望闻问切四诊合参。这一点也是妇人病不易治的最主要原因。

1.2　病 因 病 机

严用和　血气论治※

《内经》云：百病皆生于气。《经》有所谓七气，有所谓九气。喜、怒、忧、思、悲、恐、惊者，七气也。七情之外，益之以寒、热二证，而为九气也。气之为病，男子妇人皆有之，惟妇人血气为患尤甚。盖人身血随气行，气一壅滞，则血与气并。或月事不调，心腹作痛；或月事将行，预先作痛；或月事已行，淋沥不断，心胀作痛；或连腰胁，或引背膂，上下攻刺，吐逆不食，甚则手足搐搦，状类惊痫；或作寒热；或为癥瘕，肌肉消瘦。非特不能受孕，久而不治，转而为瘵疾者多矣。

玄胡索汤，治妇人室女，七情伤感，遂使血与气并，心腹作痛，或连腰胁，或引背膂，上下攻刺，甚作搐搦，经候不调，但是一切血气疼痛，并可服之。……

琥珀散，治妇人、室女月水凝滞，胁肋胀刺，脐腹疼痛不可忍，及恶露不下，血上攻心，迷闷不省。凡有血气腹痛，并皆治之。……

三神圆，治室女血气相抟，腹中刺痛，痛引心端，经行涩少，或经事不调，以致疼痛。

——宋·严用和《严氏济生方·卷之十·妇人室女杂病论治·血气论治》

【提要】　本论主要阐述妇人病以气血为主的机理及治疗。要点如下：其一，《内经》指出"百病皆生于气"，在此基础上提出"人之气道贵乎顺"，无论是内伤七情还是外感寒热之气，均应以顺气为先。其二，妇人虽以血为用，但人身之血随气行，气行则血行，气滞则血瘀，故妇人血气致病最为多见。创制的方剂，如玄胡索汤、琥珀散、三神丸，多为养血行气之方。后世《济阴纲目》《女科经纶》均引用此文，赞同其观点。

杨士瀛　妇人气血并重论※※

男女均有此血气，人皆曰妇人以血为本，何邪？盖其血胜于气耳！血藏于肝，流注子脏，而主其血者在心，上为乳汁，下为月水，合精而为胞胎，独非血乎？血之所以流畅于经络者，气实使之，又不可举一而遗一也。女子十四而天癸至（男子二八天癸至，精气溢泻，冲任二脉男女均有），任脉通，太冲之脉盛，故月候以时而行。冲任者，血之海也；月候者，经络之余也。经言其常，其来有期，无过不及，反此皆病，其不行则尤甚，百病生焉。

——宋·杨士瀛《仁斋直指方论·卷之二十六·妇人·妇人论》

【提要】 本论主要阐述医治妇人当气血并重。要点如下：针对"妇人以血为本"之说认为，血藏于肝，流注子宫，上泌为乳汁，下为月经，与男子之精相合而为胞胎，血具有重要的作用。然而血行离不开气的推动，故当气血并重。若气血不调，则变生诸病。

◀ 张介宾 经脉诸脏病因 ▶

女人以血为主，血王则经调，而子嗣身体之盛衰，无不肇端于此。故治妇人之病，当以经血为先。而血之所主，在古方书皆言心主血，肝藏血，脾统血，故凡伤心伤脾伤肝者，均能为经脉之病。又曰：肾为阴中之阴，肾主闭藏；肝为阴中之阳，肝主疏泄。二脏俱有相火，其系上属于心，故心火一动，则相火翕然从之，多致血不静而妄行。此固一说。然相火动而妄行者有之，由火之盛也。若中气脱陷，及门户不固而妄行者亦有之，此由脾肾之虚，不得尽言为火也。再如气道逆而不行者有之，由肝之滞也。若精血败而不行者亦有之，此由真阴之枯竭，其证极多，不得误以为滞也。是固心脾肝肾四脏之病，而独于肺脏多不言及，不知血之行与不行，无不由气。如《经脉别论》曰：饮入于胃，游溢精气，上输于脾，脾气散精，上归于肺，通调水道，下输膀胱，水精四布，五经并行，合于四时五行阴阳，揆度以为常也。此言由胃达脾，由脾达肺，而后传布诸经。故血脱者当益气，气滞者当调气，气主于肺，其义可知，是皆诸经之当辨者如此。

然其微甚本末，则犹有当辨者。盖其病之肇端，则或由思虑，或由郁怒，或以积劳，或以六淫饮食，多起于心肺肝脾四脏。及其甚也，则四脏相移，必归脾肾。盖阳分日亏，则饮食日减，而脾气胃气竭矣。阴分日亏，则精血日涸，而冲任肾气竭矣。故予曰：阳邪之至，害必归阴；五脏之伤，穷必及肾。此源流之必然，即治疗之要着。故凡治经脉之病，或其未甚，则宜解初病，而先其所因。若其已剧，则必计所归，而专当顾本。甚至脾肾大伤，泉源日涸，由色淡而短少，由短少而继绝，此其枯竭已甚也。昧者无知，犹云积血，而通之破之，祸不旋踵矣。

——明·张介宾《景岳全书·卷之三十八人集·妇人规·经脉类·经脉诸脏病因》

【提要】 本论主要阐述五脏皆可致妇科病的病因病机。要点如下：其一，思虑、郁怒、劳伤、外感六淫、饮食等损伤，皆可影响五脏，突破了传统所言妇人病多病在心脾肝的理论。其二，强调心肺肝脾四脏的损伤，日久必损及肾，所以治疗更应当固本培元。这也充分体现了作者作为温补派重视温补命门的特点。

1.3 辨 证 论 治

◀ 徐灵胎 妇科病论治* ▶

妇人之疾，与男子无异，惟经期胎产之病不同，并多癥瘕之疾。其所以多癥瘕之故，亦以经带胎产之血易于凝滞，故较之男子为多。故古人名妇科谓之带下医，以其病总属于带下也。

凡治妇人，必先明冲任之脉。冲脉起于气街（在毛际两旁），并少阴之经挟脐上行，至胸中而散。任脉起于中极之下（脐下四寸），以上毛际，循腹里，上关元。又云：冲任脉皆起于胞中，上循背里，为经脉之海。此皆血之所从生，而胎之所由系。明于冲任之故，则本原洞悉，而后其所生之病，千条万绪，可以知其所从起。更参合古人所用之方，而神明变化之，则每症必有传受，不概治以男子泛用之药，自能所治辄效矣。至如世俗相传之邪说，如胎前宜凉，产后宜温等论，夫胎前宜凉，理或有之。若产后宜温，则脱血之后，阴气大伤，孤阳独炽，又瘀血未净，结为蕴热，乃反用姜、桂等药，我见时医以此杀人无数。观仲景先生于产后之疾，以石膏、白薇、竹茹等药治之，无不神效。或云产后瘀血，得寒则凝，得热则行。此大谬也。凡瘀血凝结，因热而凝者，得寒降而解；因寒而凝者，得热降而解。如桃仁承气汤，非寒散而何？未闻此汤能凝血也。盖产后瘀血，热结为多。热瘀成块，更益以热，则炼成干血，永无解散之日。其重者阴涸而即死，轻者成坚痞、褥劳等疾。惟实见其真属寒气所结之瘀，则宜用温散。故凡之病之法，不本于古圣，而反宗后人之邪说，皆足以害人。诸科皆然，不独妇科也。

——清·徐灵胎《医学源流论·卷下·书论·妇科论》

【提要】　本论主要阐述妇科病的治疗原则。要点如下：其一，妇人经带胎产易形成癥瘕之疾，其原因在于经带胎产之血易于凝滞。其二，指出并非胎前宜凉，产后宜热，而应该详细辨析。产后瘀血，既有寒凝，也有热结；寒凝者温之，热结者凉之，不可拘泥一定之规。

石寿棠　论妇科病辨证施治的原则*

《经》曰：女子二七天癸至，任脉通，太冲脉盛，月事以时下。月为天之真水，故潮汐涨落，上应月之盈亏，而有常期者也。女子属阴，血为水类，故亦上应月之盈亏，而有常期者也，愆期则病生焉，故古人谓女子首重调经。夫首重调经是也，但欲调其所不调，必推其所以不调之源，从而调之，而经始调。奈方书调经诸方，多是行气破血之品，不知人身气血，只有不足，断无有余，其见为有余者，皆不足所致，皆不足而邪凑之所致，岂有重伤气血而能调经之理？又谓女子多郁，必兼开郁。夫郁者，不畅之谓，必用微辛微润诸品，得春和之气，寓生发之机，乃能畅达气机，又岂有用辛燥干涩之药，而能流畅遏郁之理？《诗》云：陟彼阿邱，言采其虻。虻，贝母也。朱子谓其能解郁结之疾。试观贝母微辛微苦，微润微凉，得土金之气，禀清肃之令。微辛微润则能通，微苦微凉则能降，而且色白形圆，象类心肺，所以主解郁结之疾。后人谓其清热化痰者，皆散结之功也。一隅三反，可类推矣。

又有先期为热，后期为寒之说，亦不尽然。余谓欲诊其人之病，须先辨其人之气质阴阳。金水之质，其人肥白，多属气虚；再验之色、脉，如面色唇舌惨淡，脉息柔濡，此气虚见证。气虚则脾胃不能健运，食少化迟，化源即薄，冲任自衰，或气不摄血，为先期，为崩漏，或气不化血，为血少，为后期，色必淡红，无胀无痛，阳虚化湿，必多黄水白带，法宜归脾一类，以补气血生化之源。若久则气不化血，血虚化燥，又成气血双亏之候。木火之质，其人苍瘦，多属血虚；再验之色脉，如面色唇舌多红多燥，脉息细涩，或弦或数，此血虚见证。血虚则肝阴不濡，肝阳内炽，或血热妄行，为先期，为崩漏，或血虚留滞，为后期，为胀痛，法宜滋燥养营为主。其因虚留滞者，佐咸柔以软之，辛润以通之，自可获效。久则阴虚燥急，经枯月闭，延为肝风眩晕、多怒多烦、胁肋作痛，甚则咳嗽吐血、咽痛骨蒸，为干血成劳之候。

又有气血不足，燥湿之邪乘虚凑入，此类酿患，尤属多多。夫气为水母，凡饮入于胃，赖脾肺气机吸摄，水精四布，五经并行。气虚者，默运无权，津液不归正，化变为带浊，暗损真元。血虚者，湿热混入营分，每成痛经。平日时行黄水，黏浊而热，粘著皮肤则痒；临期腹痛，由肩背下抵腰足，无不酸痛，四肢乏力，皮里发热，血色紫黑晦暗。湿热瘀浊下行，如烂鱼肠样，腥秽异常，行后又多黄水，若湿热瘀浊不下则腹痛更甚。法宜于养血剂中，佐辛润以通之，参苦辛以化之。苦多辛多，尤必因其人之热重、湿重用之，乃可获效。若久久不治，则湿热瘀浊凝聚成块。其初聚而未结，营气尚往来于其间，以故推揉有声，按之觉痛，古谓气聚为瘕，聚散不定，即此类也。巢氏不察其原，徒立八瘕名目（黄瘕、青瘕、脂瘕、狐瘕、蛇瘕、鳖瘕、燥瘕、血瘕），最足误事。其曰青瘕、黄瘕，下青黄浊汁，脂瘕精血杂下如脂膏，湿热下行，有明证也。即用前法，再加咸软如龟板、鳖甲、决明、牡蛎之类，既能燥湿清热软坚，又能养阴，断无不效之理。尝见痛经之证，久之血虚化燥，肠胃之外、经络之间，结成硬块，营气不得往来于其间，以故坚固不移，按之不痛，古谓血结为癥，推移不动，即此类也。法当滋燥养营，或用清润，或用温润，亦视其人之寒热施之，仍须参以辛润咸软，自可渐化。

——清·石寿棠《医原·卷下·女科论》

【提要】　本论主要阐述妇人病辨证施治的原则。要点如下：其一，提出妇人病的治疗总则在于调经。调经重在补益气血兼开郁结，宜用微辛微润之品调畅气机，忌用辛燥干涩与大剂行气活血之品损其不足。其二，不拘泥于先期为热、后期为寒之说，从体质、阴阳、色、脉等方面辨析妇科病。认为气虚者应补益气血，血虚者应滋燥养营，虚而留瘀者佐以咸软辛燥之品。其三，指出气血不足兼感湿热之邪易致带下病，并从带下量、色、质、味来辨别轻重缓急，治疗之法在于养血同时佐以辛苦燥湿之品。其四，指出巢元方所立八瘕之名称不准确，其中之青瘕、黄瘕可按带下病的治疗原则佐以软坚散结，而对于癥瘕，无论寒热，治疗应当滋燥养营，软坚散结。

雷丰　胎前产后慎药论

胎前之病，如恶阻、胞阻、胎漏、堕胎等证是也；产后之病，如血块、血晕等证是也。妇科书中已详，可毋备述。而其最要述者，惟胎前产后用药宜慎。凡治胎前之病，必须保护其胎，古人虽有"有故无殒，亦无殒也。大积大聚，其可犯也，衰其大半而止"之训，奈今人胶执"有故无殒"之句，一遇里积之证，恣意用攻，往往非伤其子，即伤其母，盖缘忽略"衰其大半"之文耳！窃揣胎在腹中，一旦被邪盘踞，攻其邪则胎必损，安其胎必碍乎邪，静而筹之，莫若攻下方中，兼以护胎为妥。此非违悖《内经》，实今人之气体，不及古人万一也。且不但重病宜慎其药，即寻常小恙，亦要留心。如化痰之半夏，消食之神曲，宽胀之厚朴，清肠之槐花，凉血之丹皮、茅根，去寒之干姜、桂、附，利湿之米仁、通、滑，截疟之草果、常山，皆为犯胎之品，最易误投，医者可不儆惧乎！至于产后之病，尝见医家不分虚实，必用生化成方，感时邪者，重投古拜，体实者未尝不可，虚者攻之而里益虚，散之而表益虚，虚虚之祸，即旋踵矣！又有一等病人信虚，医人信补，不分虚实，开口便说丹溪治产后之法，每每大补气血，体虚者未尝不可，倘外有时邪者，得补益剧，内有恶露者，得补弥留，变证迭加，不自知其用补之咎耳。要之，胎前必须步步护胎，产后当分虚实而治，毫厘差谬，性命攸关。惟望同志者，凡遇胎前产后之疴，用药勿宜孟浪，慎之慎之！

——清·雷丰《时病论·附论·胎前产后慎药论》

【提要】 本论主要阐述妇人胎前产后应当慎重用药的原则。要点如下：其一，凡治胎前之病，必须步步护胎，在攻下方中，兼以护胎为妥。即使寻常小病，亦要慎用伤胎之药。其二，产后不可随意应用生化汤，或大补气血，当分虚实而治。

2 妇科各论

2.1 月 经 病

月经病，包括月经的周期、经量、经色、经质等改变，以及经行腹痛、吐衄等方面。临床常见月经病包括月经先期、经行后期、经行先后无定期、月经过多、月经过少、崩漏、经闭、痛经、经行吐衄及经行泄泻等。月经病主要由于外感六淫、内伤七情、劳倦过度、饮食不节、多产乳众、体质禀赋等因素导致脏腑功能失调，气血失和，冲任损伤而致。病位在脾肝肾。其总的治疗原则在于调经治本。治疗方法主要包括两方面：一则调理气血。病在气者，当以治气为主，佐以理血；病在血者，当以治血为主，佐以理气。二则调理脏腑功能，采取补肾、疏肝、实脾等法。补肾为调经之本，治宜补益肾气，滋补精血。疏肝为调经之要，治宜通调气机，开郁行气，并佐以养肝柔肝之品。实脾为调经之源，治宜健脾益气，除湿化痰，使生化有源，统摄有权，痰湿可化。

《素问》 经脉应于天地论※*

夫圣人之起度数，必应于天地，故天有宿度，地有经水，人有经脉。天地温和，则经水安静；天寒地冻，则经水凝泣；天暑地热，则经水沸溢；卒风暴起，则经水波涌而陇起。夫邪之入于脉也，寒则血凝泣，暑则气淖泽，虚邪因而入客，亦如经水之得风也，经之动脉，其至也亦时陇起。

——《素问·离合真邪论》

【提要】 本论主要阐述经脉与天地相应的理论。要点如下：本段所言"地有经水"，指地之十二条水道，人身的经脉与之相应。马莳注曰："若夫邪气之入于脉也，天寒则人血凝涩，犹之天寒地冻经水凝涩也。天暑则人气淖泽，犹之天暑地热经水沸溢也。""月水是经络之余"（巢元方），故月经与人身经脉的动、静、溢、涩有一定的关系，月经病的诊断，亦可参考以上诸种情况。

巢元方 月经不调体虚风冷论※*

妇人月水不调，由劳伤气血，致体虚受风冷，风冷之气客于胞内，伤冲脉、任脉，损手太阳、少阴之经也。冲任之脉，皆起于胞内，为经络之海。手太阳小肠之经、手少阴心之经，此二经为表里，主上为乳汁，下为月水。然则月水是经络之余，若冷热调和，则冲脉、任脉气盛，太阳、少阴所主之血宣流，以时而下。若寒温乖适，经脉则虚，有风冷乘之，邪搏于血，或寒或温，寒则血结，温则血消，故月水乍多乍少，为不调也。

——隋·巢元方《诸病源候论·卷之三十七·妇人杂病诸候·月水不调候》

【提要】　本论主要阐述体虚受风冷所致月经不调的机理。要点如下：妇人月经不调的病因，在于劳伤血气而致体虚，风冷之邪或寒热之邪，乘虚侵入，客于胞内，损伤冲任及手太阳、少阴之经脉；寒温之邪，与血搏结，寒邪凝滞，温热则消灼经血，故出现妇人月水不调。后世多沿袭此观点。

《圣济总录》 论月经不调的概念与病机[※]

论曰：月水不调者，经脉或多或少，或清或浊，或先期而来，或后期而至是也。盖由失于调养而冲任虚损，天癸之气乖于常度。故《内经》曰：任脉通，冲脉盛，月事以时下。言其有常度也。

——宋·赵佶《圣济总录·卷第一百五十一·妇人血气门·妇人月水不调》

【提要】　本论主要阐述月经不调的概念及由冲任虚损致病的机理。要点如下：《圣济总录》最早界定了月经不调的病名和证候，指出月经不调包括月经期（先期、后期）、量（量多、量少）和质（质稠、质稀）的异常，明确月经不调的病机，责之于冲任虚损。

陈自明 月经绪论

岐伯曰：女子七岁肾气盛，齿更发长；二七而天癸至，任脉通，太冲脉盛，月事以时下。天，谓天真之气降；癸，谓壬癸，水名，故云天癸也。然冲为血海，任主胞胎，肾气全盛，二脉流通，经血渐盈，应时而下。所以谓之月事者，平和之气，常以三旬一见，以像月盈则亏也。若遇经脉行时，最宜谨于将理。将理失宜，似产后一般受病，轻为宿疾，重可死矣。盖被惊则血气错乱，经脉斩然不行，逆于身则为血分、痨瘵等疾。若其时劳力，则生虚热，变为疼痛之根。若恚怒则气逆，气逆则血逆，逆于腰腿，则遇经行时腰腿痛重，过期即安也。逆于头、腹、心、肺、背、胁、手足之间，则遇经行时，其证亦然。若怒极则伤肝，而有眼晕、胁痛、呕血、瘰疬、痈疡之病，加之经血渗漏于其间，遂成窍穴，淋沥无有已也。凡此之时，中风则病风，感冷则病冷，久而不愈，变证百出，不可言者。所谓犯时微若秋毫，感病重如山岳，可不畏哉！

——宋·陈自明《妇人大全良方·卷之一·调经门·月经绪论》

【提要】　本论主要阐述月经来潮的机理和月经期保健的重要性。要点如下：其一，以《内经》理论为基础，提出月经产生之源在于肾气充盛，任脉通，冲脉盛，体气平和，月经按期而至。其二，经期若将养失宜，受惊发怒、劳役过度或中风感寒，如同产后受病，导致各种病证发生。其三，经期要谨慎养护，列举养护失宜出现的各种病证，强调经期保健的重要性。后世《女科经纶》与《女科精要》亦赞成并引述此观点。

陈自明 女子调其血论*

大率治病，先论其所主。男子调其气，女子调其血。气血，人之神也，不可不谨调护。然妇人以血为基本，气血宣行，其神自清。所谓血室，不蓄则气和；血凝结，则水火相刑。月水如期，谓之月信。不然血凝成孕，此乃调燮之常。其血不来，则因风热伤于经血，故血不通。或外感风寒，内受邪热，脾胃虚弱，不能饮食。食既不充，荣卫抑遏，肌肤黄燥，面无光泽，时发寒热，腹胀作痛，难于子息。子脏冷热，久而劳损，必挟带下，便多淋沥，忽致崩漏。《经》云：腹中如块，忽聚忽散，其病乃瘕；血涸不流而搏，腹胀，时作寒热，此乃成痕。或先后爽期，虽通而或多或寡，究病之源，盖本于此。

——宋·陈自明《妇人大全良方·卷之一·调经门·〈产宝方〉序论》

【提要】 本论主要阐述月经病的治疗当以调血为先。要点如下：妇人以血为基本，若气血宣通，其神自清。若因风寒、风热伤于经血，或脾胃虚弱，不能饮食，致血不通，或久劳虚损，均会出现月经病。故提出"女子调其血"，以调血为治病之本。

朱丹溪 经水或紫或黑论*

经水者，阴血也。阴必从阳，故其色红，禀火色也。血为气之配，气热则热，气寒则寒，气升则升，气降则降，气凝则凝，气滞则滞，气清则清，气浊则浊。往往见有成块者，气之凝也；将行而痛者，气之滞也；来后作痛者，气血俱虚也。色淡者，亦虚也。错经妄行者，气之乱也。紫者，气之热也；黑者，热之甚也。人但见其紫者、黑者、作痛者、成块者，率指为风冷，而行温热之剂，祸不旋踵矣。良由《病源》论月水诸病，皆曰风冷乘之，宜其相习而成俗也。或曰：黑，北方水之色也。淡紫于黑，非冷而何？予曰：《经》曰：亢则害，承乃制。热甚者，必兼水化。所以热则紫，甚则黑也。况妇人性执而见鄙，嗜欲加倍，脏腑厥阳之火，无日不起，非热而何？若夫风冷必须外得，设或有之，盖千百而一二者也。

——元·朱丹溪《格致余论·经水或紫或黑论》

【提要】 本论主要阐述经色紫黑属热的观点。要点如下：其一，针对世人见经色紫黑或痛经，或月经兼夹血块，一概当作寒盛，投治温热之药治疗，提出不同的观点。认为经水属阴应月，其色红属阳，阴阳相应，可以通过月经的经色、经量、经质辨析月经不调产生的机理。如色淡为血少，色紫为气热，色黑为热甚，成块为气凝，经未行而疼痛为气滞，经行后而疼痛为气血俱虚。其二，经色的紫黑，源于妇人多有肝火盛，热甚则必兼水化，出现热则紫，甚则黑的情况，当清热治疗。

虞 抟 寒湿客于经脉论**

月事有调、有不调者，何也？盖冲为血海，任主胞胎。手太阳小肠之经也，此二经相为表里，主上为乳汁，下为月水，是月水乃经络之余。若平人冷热调和，气血不伤，则冲任二脉气盛，太阳、少阴所主之血，宣流依时而下，三旬一见，有似月盈则亏之义，故曰月事。若劳伤血气，寒湿乖适，经脉则虚，虚则邪气乘之，邪客于血，或寒或湿，寒则血结，湿则血消，此月事因之而不调，即《经》所谓"月事不来，胞脉闭"者是也。推其不调之证，有经闭不通者，有经绝不行者，有终身不月者，有先期、后期、乍行乍止、血鲜、血淡、疼痛、带浊之不同，治当推类求之。

——明·虞抟《苍生司命·卷八（贞集）·调经证》

【提要】 本论主要阐述妇人月经不调的病因病机。要点如下：《诸病源候论》提出妇人月经不调的病因，在于劳伤气血兼感风冷或寒热之邪所致。在此基础上，提出人体过劳，耗气伤血，经脉乃虚，或寒或湿之邪乘虚而入，寒湿搏结血脉，寒则血结，湿则血消，导致月经不调的发生。

汪 机 调经养血调气论*

妇人属阴，以血为本。但人肖天地，阴常不足，且妇人加以乳哺月经之耗，阴血愈亏，是以妇人血病者众。夫月经者，津液血脉之所成，人苟荣卫和，经候自然应期，如月之盈亏，不失常候，故曰月经。苟气血一有所忤，则月水或先或后，而无常候，且多寡不均，或闭绝不行，百病由此变生。因状种种不同，必在分因而疗。如真水亏败，阳火内炽，血海枯竭，经绝不通，治宜补养阴血而经自行。如因寒客胞门子户，涩血不通而为癥瘕之候者，治宜散寒逐污而病自愈。虽然，但血乃气之配，其升降、寒热、虚实、清浊，一从乎气，是以气热血热而色紫，气寒血寒而色凝，气升血逆而上出，气陷血随而下崩，气滞血积，气和血调。是以丹溪谓：血成块者，气之凝也；将行作痛者，气之滞也；来后反痛者，气血虚也；色淡者亦虚，犹水之混也；错经妄行者，气之乱也；先期而至者，热也；后期而至者，虚也；崩漏者，气陷不能升举也。亦有损伤冲任而致者，由冲任乃经脉之海，血气之宗，外循经络，内荣脏腑，若劳役过度，致使冲任亏损，不能约制经水，遂使崩症生焉。治疗之法，虚者补之，热者凉之，滞者行之，寒者温之，全在合宜应变，毋实实，毋虚虚，夭人天命。

——明·汪机《医学原理·卷之十二·月经门·论》

【提要】 本论主要阐述调经之要在于养血调气。要点如下：自《圣济总录》明确提出妇人"以血为本，以气为用"之说，朱丹溪提出气血相配理论，便被后世广为沿用。汪机继承朱丹溪的观点，详论月经病与气血的关系，指出妇人属阴，阴常不足，以血为本，血病多见，但是"血乃气之配"，血的升降、寒热、虚实、清浊，由气支配，故调经在于养血调气，辨证施治。

方 广 论经病辨治*

妇人经病，有月候不调者，有月候不通者。然不调、不通之中，有兼疼痛者，有兼发热者，此分而为四也。然四者之中，若细推之，不调之中有趋前者，有退后者，则趋前为热，退后为虚也；不通之中，有血滞者，有血枯者，则血滞宜破，血枯宜补也。疼痛之中，有常时作痛者，有经前经后作痛者，则常时与经前作痛为血积，经后为血虚也。发热之中有常时发热者，有经行发热者，则常时为血虚，有积经行为血虚有热也。此又分而为八焉。大抵妇人经病，内因忧思忿怒，外因饮冷形寒，何则？人之气血周流，忽因忧思忿怒所触，则郁结不行；人之经前产后，忽遇饮冷形寒，则恶露不尽。此经候不调不通、作痛发热之所由也。调其气而破其血，开其郁而补其虚，凉其血而清其热，治之有道也钦！抑尝论之，气行血行，气止血止，故治血病以行气为先，香附之类是也，热则流通，寒则凝结，故治血病以热药为佐，肉桂之类是也。

——元·朱丹溪撰，明·方广撰辑《丹溪心法附余·卷之二十·妇人门上·经病》

【提要】　本论主要阐述妇人月经病的辨证施治。要点如下：其一，妇人月经病可分为月经不调、月经不通、经病疼痛、经行发热。其二，月经不调者，提前为热，退后为虚；月经不通为血滞、血枯。平时及经前疼痛为血积，经后疼痛为血虚。平时发热为血虚，经行发热为血虚有热。其三，其病因多由内伤情志，外而饮冷形寒所致。其四，提出调经大法，以调气破血，开郁补虚，清热凉血为其根本。

方　广　月经病开郁行气论*

夫妇人以血为海。妇人伏于人者，凡事不得专行，每多忧思忿怒也。医书云：气行则血行，气止则血止。盖妇人忧思过度则气结，气结则血亦结矣。又云：气顺则血顺，气逆则血逆。盖妇人忿怒过度则气逆，气逆而血亦逆矣。……大抵妇人血用事，气行则无病，而古人治妇人之病多用香附、缩砂、木香、槟榔、青皮、枳壳者，行气故也。抑尝论之，凡治妇人之病，先问月候紧要，以月候如期为安。先期而来者，血热也；过期而来者，血虚也；或疼痛，或发热者，气血郁结也。凡妇人之病多是血气郁结，故治妇人之病，以开郁行气为主，郁开气行而诸病自瘥矣。

——元·朱丹溪撰，明·方广撰辑《丹溪心法附余·卷二十一·妇人门下·诸病》

【提要】　本论主要阐述月经病开郁行气的诊疗原则。要点如下：由于妇人处于服侍人的地位，情志不得舒展，易于忧思忿怒，而导致气结血瘀，或气机逆乱。气为血之帅，气行则血行，气止则血止，气顺则血顺，气逆则血逆，气结则血结。因此提出治妇人之病多用香附、缩砂、木香、槟榔、青皮、枳壳，以开郁行气为主要原则。

薛　己　月经不调综论**

《经》曰：饮食入胃，游溢精气，上输于脾，脾气散精，上归于肺，通调水道，下输膀胱，水经四布，五经并行。故心脾平和，则经候如常。苟或七情内伤，六淫外侵，饮食失节，起居失宜，脾胃虚损，则月经不调矣。若先期而至者，有因脾经血燥，有因脾经郁滞，有因肝经怒火，有因血分有热，有因劳役火动；其过期而至者，有因脾经血虚，有因肝经血少，有因气虚血弱。主治之法，脾经血燥者，加味逍遥散。脾经郁滞者，归脾汤。肝经怒火者，加味小柴胡汤。血分有热者，加味四物汤。劳役火动者，补中益气汤。脾经血虚者，人参养荣汤。肝经血少者，六味地黄丸。气虚血弱者，八珍汤。盖血生于脾土，故云脾统血。凡血病当用苦甘之剂，以助其阳气而生阴血，俱属不足。大凡肝脾血燥，四物为主；肝脾血弱，补中益气为主；肝脾郁结，归脾汤为主；肝经怒火，加味逍遥为主。

——明·薛己《女科撮要·卷上·经候不调》

【提要】 本论主要阐述月经不调的病因病机及辨证施治。要点如下：其一，以《内经》理论为依据，提出"心脾平和，经候如常"的观点，认为七情内伤、六淫外侵、饮食失节、起居失宜，均可致脾胃虚损，心脾受累而出现月经不调。其二，月经不调有先期和后期的不同。先期的病机在于血热，后期的病机在于血虚或气虚血弱。其三，先期分脾经血燥、脾经郁滞、肝经怒火、血分有热和劳役火动等类型，月经后期分脾经血虚、肝经血少和气虚血弱等类型，并分别提出相应的治法与方药。后世多沿用其观点。

万　全　济阴通元赋 [*]

阴阳异质，男女殊科，特立专门之证治，以救在室之沉疴。因其血之亏也，故调之必使流通；因其气之盈也，故抑之不使郁遏。体本娇柔，性最偏颇。肥白者多痰，瘦黑者多火。胃太过者气结，养不足者血涸。专宠爱者，治合异乎孤冷；饫膏粱者，疗莫同于藜藿。月事时下兮，如潮汐之应期；血海常满兮，似江汉之流波。谓之无病，可以勿药。或不及期而先来兮，气有余而血易亏；或过期而后来兮，气不足而血本弱。花气淡淡兮，由血室之水虚；桃浪紫色兮，被胞户之火灼。经未行而腹痛兮，气滞血涩而可调；经已行而腹痛兮，和气养血而勿错。或一月再行兮，邪火迫而气血不藏；或数月而一行兮，元气亏而生化不多。皆是损真之证，贵在调理之和。满而不泄兮，为经闭，为血枯，为癥瘕；泄而不满兮，为崩中，为带下，为漏浊。常满者，恶其中满；常泄者，虑其气脱。脉惟喜于芤涩，诊切忌乎洪数。或隐忍而病盛兮，愚妇自速其亡；妄攻补而病增兮，庸医反助其虐。

——明·万全《万氏妇人科·卷之一·济阴通元赋》

【提要】 本论主要阐述月经不调的病因病机及辨证施治。要点如下：其一，妇人病多为血亏而气盛的"损真之证"，提出"济阴通元"的治疗原则。妇人血易亏，当调经使经水流通；气易盛，当减损之，使其不致郁滞。其二，从体质、经期、经色、有无疼痛，详辨月经病的发病机理。肥人多痰湿，湿邪凝滞而气结；瘦人多火，消灼阴液而血亏。气有余而血易亏，气有余便是火，火热之邪耗血动血，血亏且妄行，故月经先期而至；气不足而血本弱，血海本空虚，又兼气虚运血无力，故月经不能按时来潮，过期而至。血海空虚，经血不足，故而色淡；火灼胞宫，经血凝炼而色紫。

万　全　论月经不调病机有三 [※※]

妇人经候不调有三：一曰脾虚，二曰冲任损伤，三曰脂痰凝塞。治病之工，不可不审。

脾胃虚弱者，《经》曰：二阳之病，发心脾，女子不月。夫二阳者，阳明胃也。胃主受纳五谷，长养血气，灌溉脏腑，流行经隧，乃水谷之海，血气之母也。惟忧愁思虑则伤心，心气受伤，脾气失养，郁结不通，腐化不行，胃虽能受，而所谓长养灌溉流行者，皆失其令矣。故脾胃虚弱，饮食减少，气日渐耗，血日渐少，斯有血枯、血闭及血少色淡、过期始行、数月一行之病。

冲任损伤者，《经》曰：气以吹（煦）之，血以濡之。故气行则血行，气止则血止也。女子之性，执拗偏急，忿怒妒忌，以伤肝气。肝为血海冲任之系，冲任失守，血气妄行也。又褚氏曰：女子血未行而强合以动其血，则他日有难名之疾。故女未及二七天癸之期，而男子强与之合，或于月事适来未断之时，而男子纵欲不已，冲任内伤，血海不固。由斯二者，为崩为漏，有一月再行、不及期而行者矣。

脂痰凝塞者，盖妇女之身，内而肠胃开通，无所阻塞，外而经隧流利，无所碍滞，则血气和畅，经水应期。惟彼肥硕者，膏脂充满，元室之户不开，挟痰者痰涎壅滞，血海之波不流，故有过期而经始行，或数月而经一行，及为浊为带为经闭，为无子之病。

——明·万全《万氏妇人科·卷一·调经章》

【提要】　本论主要阐述月经不调的三种病机。要点如下：朱丹溪最早提出，痰湿壅滞为月经不调的病机之一。万全在《内经》理论及薛己、朱丹溪等医家所论基础上，将月经不调的病机概括为脾虚、冲任损伤、痰脂凝塞三个方面。其一，若忧愁思虑则伤心，脾气失养，脾胃虚弱，气血渐少，就会有闭经及血少色淡、过期之病。其二，若女子情志不悦，肝气损伤，冲任失守，则有崩漏、月经先期等疾病。其三，若妇女肥胖，膏脂充满，胞宫为痰涎壅滞，则有月经后期等病发生。

万　全　调经以平为期论※*

谨按：《经》云：女子二七而天癸至，冲任满盛，月事以时下，乃有期候。得其常候者为无病，不可妄投调经之剂。苟或不及期而经先行者，或过期而经后行者，或一月而经再行者，或数月而经一行者，或经闭不行者，或崩者，或漏下者，此皆失其常候，不可不调也。大抵调治之法，热则清之，冷则温之，虚则补之，滞则行之，滑则固之，下陷则举之，对症施治，以平为期。如芩、连、栀、柏，清经之药也；丁、桂、姜、附，温暖之药也；参、术、归、茯，补虚之药也；川芎、香附、青皮、元胡，行滞之药也；牡蛎、赤石脂、棕榈炭、侧柏叶，固精之药也；升麻、柴胡、荆芥、白芷，升举之药也。随其症而用之，鲜有不效者矣。

——明·万全《万氏妇人科·卷之一·调经章》

【提要】　本论主要阐述调经当以平为期。要点如下：其一，妇人月经不调有先期、后期、先后不定期、闭经或崩漏等种种不同，调治之法应以对症施治、以平为期为总体治疗原则。其二，针对不同的病机，分别采用不同的治法。血热者清热，血寒者温补，血虚者补血养血，气滞者行气，滑脱者固摄，下陷者升举。并提出随症所用之药。

徐春甫　加减四物汤论※

甫按：四物汤，古方为血病而制。当归养血为君，熟地为臣，芍药滋阴为佐，川芎行血为向导之使。此立方之本旨，固为血之妙剂也。后谓诸女人以血为事，则以四物汤主之。养血调经，胎前产后，悉以资用。盖自常而言之，诚有不可遗焉者。及用之弗效，而反加病者有之，甚则至于误死者有之，其故何也？盖四物治血，虽工用之于脾胃无伤，只是血病，则四物之功，岂复能有过之者？今人不察脾胃虚实，一概放用，以故误也。何则？脾胃虚者，用之益虚，饮食浸减，元气浸衰，而血益无资生之地矣。不理会者，久服不已，即脾泄而中满之证作矣。甫见如此而伤生者何限，调经养血又乌足以语哉！凡用四物治血，须审其人脾胃。虚者，必先用六君子、补中益气之类以养胃，然后合四物而用之，万无一失。盖六君子、益气汤亦能益血，四物汤不能益气补脾胃，多用之，则为脾胃之害。所以脾泄中满之证，非四物之害而何？殊不知血由脾胃所生，依气而充行经脉。书曰：血不自行，随气而至。人只气一耗，则血虽独存，而必无能生之理。则气绝而死者，血初未常破耗也。可见血无气而不能以独生人，补血而不补气，斯可别矣。

——明·徐春甫《古今医统大全·卷之八十四·加减四物汤论附》

【提要】　本论主要阐述妇女养血调经不可单用四物汤的原因。要点如下：其一，古人创制四物汤为补血之要药，妇女养血调经，胎前产后，均有应用，但应用四物汤时，当先审脾胃，虚者不可一概用之。其二，女子虽以血为本，但以气为用，所谓气行则血行，气虚则血无以化生；强调妇人病虽从虚而论治，但不可单补其血，而应辨证施治。其三，提出脾虚之人，应健脾养胃，增益气血生化之源，先用六君子汤、补中益气汤养胃，然后合四物汤，是为得当。

罗周彦　调经养心实脾论※*

妇人得阴柔之体，以血为本。阴血如水之行地，阳气若风之旋天。故风行则水动，阳畅则血调，此自然之理也。《经》云：二七而天癸至，任脉通，太冲脉盛，月事以时下，交感则有子矣。其天癸者，天一生水也；任脉通者，阳用之道泰也；太冲脉盛者，气血俱盛也。何谓之月经？月者，阴也；经者，经络也。良方善曰：月信，信者实也。对月而来，应时则合。常度参差，则曰不调，调之则疾病不生，逆之则疾病蜂起，过期而行经者血寒也，未期而先行者血热也，经行作痛气之滞也，来后作疼气之虚也。其色紫者为风，黑者多热，淡者多痰，如烟尘水者，血不足也。予考古方耗其经以调其气，以鄙见人之正气不宜耗也。太冲者，气也。任脉者，血也。气升则升，气降则降，血随气由无暂息。若独耗其气，血无所施；正气既虚，邪气必胜，故百病生焉，其经安得调乎？况心生血，脾统之，胃为卫之元也，养其心则血生，实其脾则血足。气胜则血行矣，安得独耗其气哉？此调经之至要也。

——明·罗周彦《医宗粹言·卷十一·妇人门·妇人调经论》

【提要】　本论主要阐述调经不可独耗其气，应养心实脾的观点。要点如下：其一，引用方谷《医学绳墨》的观点，指出阴血如同水行于地，阳气若风旋于天，"风行则水动，阳畅则血调"，经血不调，则百病由生。其二，依据《内经》"正气存内，邪不可干，邪之所凑，其气必虚"的理论，指出"耗气以调其经"的做法不妥。因妇人以血为本，气行则血行；若独耗其气，气耗则血无所依。据此概括总结调经之法，在于"调经不可独耗其气，应养心实脾"，心生血，脾统之，养心实脾则气血化生充足，"此调经之至要也"。

赵献可 调经总论

凡妇女经事，谓之月水，又谓之潮水。曰"月"者一月一至也，曰"潮"者取其信也。上蓄为乳汁，下行为月水。夫阴必从阳，故禀火色而红。血为气配，气寒则寒，气热则热，气降则降，气凝则凝，气滞则滞，气行则行。平和之气，三旬一见，应月盈焉，其行有常，故名曰月经。贵调其气以行其血，血盛气聚是谓之从，从则孕而无损。若将理失宜，变证百出，为病不浅。有枯闭不通者，有淋漓不止者，有不及期与过期者，有先通而后止者，有错经而妄行者。有紫黑块而行痛者，有全白色而似鱼脑者，有黄绿色而似牛髓者，有肥人痰多。血海弥满而经闭者，有瘦人精气不聚，子宫无血者。有因久患潮热消血者，有因久发盗汗耗血者，有因脾弱不生血者，有因七情气结而经闭者。有泻痢失血者，有年久经不绝者，有一生经不至者。有来时发谵语如见鬼状者，有临行遍身痛而浮肿者，或赤白淋浊，或崩中带下，或七疝八瘕，或聚或散，乍有乍无，其余病证未能悉举。其将来而痛者，血之滞也；块而下者，气之凉也；来后作痛者，气血俱虚也；色淡者，亦虚也；错经妄行者，气乱也；色紫者，气热也；黑者，热甚也。参前者，气热而速也；迟后者，气滞而涩也。一月两至者，血热，故多也；两月一至者，血冷，故少也。血得热则行，得冷则凝也；热用冷药，冷用热药，不可一途而取。明矣！

——明·赵献可《邯郸遗稿·卷之一·调经总论》

【提要】 本论主要阐述女子失于调养，月经不调，变证百出的病因病机。要点如下：其一，赵献可受朱丹溪女子月经阴阳相应，气血相配思想的影响，认为妇人经水属阴，受气之支配，气寒则寒，气热则热，气降则降，气凝则凝，气滞则滞，气行则行，平和之气，百病不生。其二，由各种原因，失于保养，则经行先期后期、闭经、经行浮肿等病症层出不穷。其三，强调治疗上贵在调其气以行其血，血盛气聚，才能疾病不生。

赵献可 调经以滋水为主论[※※]

或问：论调经以滋水为主，不须补血，何也？曰：《经》曰：女子七岁，肾气盛，齿更发长；二七而天癸至，任脉通，太冲脉盛，月事以时下，故有子。天者天一之真，癸者壬癸之水，月者水之精，以一月而盈，盈则昃。女人经水一月以时而下，能有子；不以时下，或过期，或不及，皆为病，病则不能有子。所以必须调经，调经必须滋水为主。又问曰：同一红色，非血而何？曰：女人系胞之所而养经之处，养之一月而行，行则虚矣；以时交感，以虚而受，人若有孕，此水即化为乳而不月。乳之色白也，何谓血乎？至四十九而天癸绝，其所绝者天癸水也，其流行之血不见其亏，故不须四物汤补血，补血兼不得滋水，滋水必兼补血，故必以六味丸滋水。何也？盖血乃后天饮食入胃，游溢精气而成，以为流行之用。若经水乃冲任所主，人身中有奇经八脉，俱属肾经无形之脉。其冲任者，奇经之二，其脉起于胞中，为经脉之海，与手太阳、手少阴为表里，上为乳汁，下为月水，女人独禀此水以为生生之原，与男子二八之精同气，从天一之源而来，精则一月而满，满则溢，似血实非血也。

——明·赵献可《邯郸遗稿·卷之一·经候》

【提要】　本论主要阐述调经必须滋肾水的治疗原则。要点如下：其一，天癸是天一之真水，藏于命门，而月经为水中精华，由冲任所主，似血实非血，未孕时下行为月水，一月一行，生子后化生为乳汁，"女人独禀此水以为生生之原"。故女子月经不调，或过期，或先期，必须调经，而调经以滋肾水为主。其二，女子虽以血为用，但是不可仅补血；因补血不能兼滋水，而滋水必可兼补血，精满则血实。故赵献可用六味地黄丸而非四物汤，反映了赵献可对命门理论的重视。

赵献可　调经滋水更当养火论[※*]

冲任起于胞中，男子藏精，女子系胞，其间又恃一点命门之火为之主宰。火旺则红，火衰则淡，火太旺则紫，火太衰则白，所以滋水更当养火。甚有干涸不通者，虽曰火盛之极，亦不宜以苦寒之药降火，只宜大补其水——天一之原，以养之使满，满则溢，万无有毒药可通之理！此调经之法类如此。

——明·赵献可《邯郸遗稿·卷之一·经候》

【提要】　本论主要阐述调经当同补肾阴肾阳的观点。要点如下：其一，调经以滋水为主，同时论及命门之火为全身之主宰，命门火衰则无以化生气血，亦可致经色淡白，火旺则经色变紫。其二，对于阴虚火旺的月经病，宜大补肾水，不可轻易用苦寒泻火之药。

武之望　论心脾为经血主统[※]

薛立斋曰：《经》云：饮食入胃，游溢精气，上输于脾，脾气散精，上归于肺，通调水道，下输膀胱，水精四布，五经并行。东垣先生所谓，脾为生化之源，心统诸经之血，诚哉是言也！窃谓心脾平和，则经候如常，苟或七情内伤，六淫外侵，饮食失节，起居失宜，脾胃虚损，心火妄动，则月经不调矣。大抵血生于脾土，故云脾统血。凡血病当用苦甘之药，以助阳气而生阴血也。

——明·武之望《济阴纲目·卷之一·调经门·论心脾为经血主统》

【提要】　本论主要阐述月经由心脾主统的理论。要点如下：其一，作者吸取各家思想之所长，在薛己"心脾平和，经候如常"、李东垣"脾为生化之源，心统诸经之血"、王肯堂"脾胃虚损，心火妄动，则月经不调""血病当用苦甘之药，以助阳气，而生阴血"等理论的基础上，进一步补充了对心脾失调的认识。认为脾胃为气血生化之源，心所统之血，亦借脾气化生，脾气化液入心，变化为赤而为血。其二，七情内伤，六淫外侵，饮食失节，起居失宜等原因，导致的脾胃虚损，心火妄动，均可致月经不调。据此提出"心脾为经血主统"之论。

陶本学　调经顺气养血为先论[※*]

妇人经病，多是气盛血虚，宜顺气养血为先。经水或前或后，或多或少，或逾月不来，或一月两来，俱是不调之故也。先期而来，血虚有热，当补血清热，其经自准。过期不来作痛，乃血虚有寒，温经养血，其痛自止。将来作痛，腹中阵阵，乍作乍止，血实气滞，当行经顺气，痛自息也。经行着气，心腹腰胁俱发疼痛，乃瘀血也，顺气消瘀，病即已矣。过期紫黑成块，气郁血滞，凉血去瘀，顺气自平。过期色淡，乃痰多也，活血化痰。过期作痛，血虚有热，生血清热，导瘀行气。过多不止，久之而成血崩，凉血补血。行后作痛，气血俱虚，补气养血。去多不止，乃发肿满，是脾经血虚，健脾养血消肿。月水不行，发生肿满，是瘀血渗入脾经，活血健脾，行气消肿。日久不行，腹胁有块作痛，是为血结癥瘕，调经止痛，块能渐消。他如错经妄行，口鼻出血，是火载血而上行气乱也，滋阴降火，顺气调经。但脉若芤涩而不治，必成虚怯。经行身痛麻痹，寒热头疼，因触经感冒，用五积散之类是也。

——明·陶本学《孕育玄机·卷上·调经总诀》

【提要】　本论主要阐述月经病宜顺气养血为先。要点如下：其一，妇人经病，多是气盛血虚，宜顺气养血为先。其二，妇女月经不调，有月经先期后期、量多量少，或伴疼痛，或错经妄行等不同。其病机各异，或血虚有热、血虚有寒，或血实气滞、气郁血滞、瘀血，或痰多，或血随火升，又当辨证施治。

张介宾　论经脉之本

《上古天真论》曰：女子二七，天癸至，任脉通，太冲脉盛，月事以时下，故有子。盖天癸者，言后天之阴气，阴气足而月事通，是即所为月经也。正以女体属阴，其气应月，月以三旬而一盈，经以三旬而一至，月月如期，经常不变，故谓之月经，又谓之月信。夫经者，常也，一有不调，则失其常度而诸病见矣。然经本阴血，何脏无之？惟脏腑之血皆归冲脉，而冲为五脏六腑之血海，故《经》言太冲脉盛，则月事以时下，此可见冲脉为月经之本也。然血气之化，由于水谷，水谷盛则血气亦盛，水谷衰则血气亦衰，而水谷之海，又在阳明。考之《痿论》曰：阳明者，五脏六腑之海，主润宗筋，宗筋主束骨而利机关也。冲脉者，经脉之海也，主渗灌溪谷，与阳明合于宗筋。阴阳总宗筋之会，会于气街，而阳明为之长。是以男精女血，皆由前阴而降，此可见冲脉之血，又总由阳明水谷之所化，而阳明胃气又为冲脉之本也。故月经之本，所重在冲脉，所重在胃气，所重在心脾生化之源耳。其他如七情六淫，饮食起居之失宜者，无非皆心脾胃气之贼。何者当顾，何者当去，学者于此当知所从矣。

——明·张介宾《景岳全书·卷三十八人集·妇人规·经脉类·论经脉之本》

【提要】　本论主要阐述心脾胃为月经的根本。要点如下：其一，引用《素问·上古天真论》之言，首先提出天癸属于后天之阴气，阴气足而月经通。其二，冲为五脏六腑之血海，冲脉为月经之本。而冲脉之血，又总由阳明水谷之所化，故提出"月经之本，所重在冲脉，所重在胃气，所重在心脾，生化之源耳"的论断，将心脾胃病，作为月经不调的根本。

张介宾　论月经不调病因[※*]

经血为水谷之精气，和调于五脏，洒陈于六腑，乃能入于脉也。凡其源源而来，生化于脾，总统于心，藏受于肝，宣布于肺，施泄于肾，以灌溉一身。在男子则化而为精，妇人则上为乳汁，下归血海而为经脉。但使精气无损，情志调和，饮食得宜，则阳生阴长，而百脉充实，又何不调之有？苟不知慎，则七情之伤为甚，而劳倦次之，又或为欲不谨，强弱相凌，以致冲任不守者，亦复不少。此外则外感内伤，或医药误谬，但伤营气，无不有以致之。凡人有衰弱多病，不耐寒暑，不胜劳役，虽先天禀弱者常有之，然有以气血方长，而纵情亏损，或精血未满，而早为斫丧，致伤生化之源，则终身受害。此未病之先，所当深察而调之者也。若欲调其既病，则为虚实阴阳四者为要。

——明·张介宾《景岳全书·卷三十八人集·妇人规·经脉类·经不调》

【提要】　本论主要阐述月经不调产生的原因。要点如下：月经不调的产生，有情志失调、劳倦损伤、冲任不守、外感侵袭、医药误谬、先天禀弱和纵情亏损等原因。情志致病为首，劳倦次之，外感及误服药物也是致病的常见因素。以上病因，均可导致气血生化乏源，而致月经不调。

张介宾　调经补脾养肾论※※

若欲调其既病，则惟虚实阴阳四者为要。丹溪曰：先期而至者，血热也；后期而至者，血虚也。王子亨曰：阳太过则先期而至，阴不及则后时而来。其有乍多乍少，断绝不行，崩漏不止，皆由阴阳盛衰所致，是固不调之大略也。然先期而至，虽曰有火，若虚而挟火，则所重在虚，当以养营安血为主。矧亦有无火而先期者，则或补中气，或固命门，皆不宜过用寒凉也。后期而至者，本属血虚，然亦有血热而燥瘀者，不得不为清补，有血逆而留滞者，不得不为疏利。总之，调经之法，但欲得其和平，在详察其脉证耳。若形气脉气俱有余，方可用清用利。然虚者极多，实者极少，故调经之要，贵在补脾胃以资血之源，养肾气以安血之室，知斯二者，则尽善矣。若营气本虚，而不知培养，则未有不日枯而竭者，不可不察也。

——明·张介宾《景岳全书·卷三十八人集·妇人规·经脉类·经不调》

【提要】　本论主要阐述补脾养肾为调经大法。要点如下：其一，调经当重虚、实、阴、阳四个方面。其二，列举月经不调的病机，先期者属血热、气虚，而血热又分虚热、实热，后期者属血虚，故而得出"虚者极多，实者极少"的判断。其三，提出月经不调总的治疗原则为补脾养肾，补脾胃以资气血生化之源，养肾气以固摄冲任血海，以此达到气血充盈，血海满而不溢，经水按期而来的目的。

陈　沂、陈文昭　妇人诸疾由于经水不调论

《全书》：凡治妇女之疾，先须调经。经者，常也，每月一至，故曰月信。每三旬而下，其候有常，故曰月经。经来或过期，或不及期，或乍多乍少，或忽来忽断，皆属不调。来时或痛或不痛，或紫或黑，或红或淡，或成块或散血，形症各异。不调，则寒热往来，癥瘕痃癖，浮肿胀满，骨蒸劳瘵，诸证由此而生，甚或闭而不通，尤为难治。

补按：妇人之病，与男子同。惟安胎、保产、调经与男子异，治之尤难。粗工忽略，寒温

补泄，例行逆施。盖一经不调，则有阻滞，或壅于胸膈，或留于肠胃，或聚于脏腑，或渗于肌肉，或溃于皮毛，或流于四肢，或注于经络，或隐于腰胁，五积六聚，七癥八瘕，膨胀浮肿，喘嗽痰逆，眩晕郁冒，昼夜骨蒸，日晡潮热，寒热往来，饮食减少，虚寒洞泄，内热熏灼，肌肉消瘦，或血闭经枯，或绝产不孕，种种变症，皆由于经水不调所致。其间病之虚实，脉之浮沉滑涩，饮食之多少，小水之清白黄赤，大便之燥结溏泄，肌肤肥瘦，尤宜细察。

补按：经水不调，有内因、外因、有内外因。经行时，或大小产后，为风寒湿热乘虚外袭，致成癥瘕痞块等症，是为外因。惊恐劳怒，忧郁不解，或恣食生冷炙煿及一切伤脾之物，以致停痰积饮，浮沫顽涎裹聚瘀血，亦成痞满积聚诸症，是属内因。更有始因六淫盛袭，兼受七情郁结，内外交伤，饮食日减，肌肉渐消，面黄发落，甚且潮热骨蒸，月水经年累月不至，名曰"血枯"。治法，寒者温之，热者清之，滞者通之，虚者补之，随症用治，总以调经为主。

补按：有因病而致经不调者。久疟、泻痢、伤寒瘥后，劳复、食复、女劳复，辗转失治，心火亢盛，消烁阴血，久咳失血，因此经水断绝，但治其病，病愈则经自来。有因经不调而致病者。风寒客于胞门，伤冲任二脉，血得寒则凝；怒则气逆，惊则气乱，悲则气促，忧则气结，恐则气怯，劳则气虚，四肢倦怠，气不宣通，经血因而闭滞。或为积聚癥瘕，或为痰逆呕吐，或为腰腹刺痛，或为肢体肿满，或寒热往来，骨蒸潮热，但调其经，则病自愈。

——宋·陈沂撰，明·陈文昭补解《陈素庵妇科补解·调经门·卷之一·妇人诸疾由于经水不调》

【提要】 陈沂，字素庵，为南宋高宗时太医，著有《素庵医要》。其十九世孙陈文昭，对此书作了补解。然据张志斌考证，《素庵医要》的唯一记载，见于清代朱绪曾的《开有益斋读书志》，而此书中所载《素庵医要》为医案，并非医论，且卷数不符。从内容上来看，《陈素庵妇科补解》也与南宋时的妇科水平不相吻合，当是明末至清的后人托名之作。

本论主要阐述妇人月经不调可变生诸疾，以及月经不调产生的原因与治则。要点如下：其一，指出"凡治妇女之疾，先须调经"，经不调则诸病由生。其二，月经不调产生的原因，外因为外感风寒湿热之邪，内因为情志或劳倦饮食所伤，内外因为六淫、七情合而伤人。其三，总的治疗原则以调经为主，妇人经调则诸病自愈。强调辨别寒热虚实，寒者温之，热者清之，滞者通之，虚者补之。

陈 沂、陈文昭 调经宜和气论

《全书》：妇人经水不调，多因气郁所致。治宜开郁行气，则血随气行，自不致阻塞作痛，当用香附、肉桂、木香、乌药，辛温行气以开之。

补按：妇人多气，以深居闺帷，性情不能舒畅，兼之忧思忿怒，执拗妒忌，肝火无时不动，每每郁结，以致月事不调。缘气乃为阳，主动；血乃为阴，主静。阴从阳以升降，血随气之流通。调经者，但于养血药中加香附行气开郁，配肉桂逐寒祛痰，佐以木香顺三焦，乌药利腰膝，辛温之性，能使旧血散而新血生。不然，血为气并，其害有不可胜言者矣。

人之一身，有元气，有七气，又有寒热二气。元气者，无形之神气，胃中生发之气，行脉外之卫气，少火所生之气，皆是也。七气者，喜怒忧思悲恐惊，七情所结之气，反为元气害者也。二气，寒热阴阳，外感乘虚而袭者。二气外侵，七气内结，则元气伤。

元气伤，则无以流行乎一身，充周乎四体，肌肉筋脉、经络骨节之间，阻塞不通，而血之滞者，愈壅遏而不行矣，不行则旧血不去，新血误行，渗溃流注，百病蜂起，调治更难，故调经必以行气为先也。

——宋·陈沂撰，明·陈文昭补解《陈素庵妇科补解·调经门·卷之一·调经宜和气》

【提要】 本论主要阐述月经不调以行气为先的治疗原则。要点如下：妇人易于情志郁结，忧思忿怒，执拗妒忌，所以月经不调多为气郁而致。血随气行，气机郁滞则血行不畅，故调经应当在养血的同时，兼以香附、肉桂、木香、乌药，辛温行气开郁，气顺则血行，旧血得去，新血得行，诸疾不生。

萧 埙 调经宜补养脾胃为先论

何松菴曰：乾道成男，坤道成女。女以坤道用事，故治妇人以阴血为主。女子二七天癸至，阴气盛，盛则溢泄，此自然之理也。若禀性旺，则不及二七而至，弱则逾二七而至。凡治此证，当察脾胃何如。如女子月事不调，因脾胃伤损，不能生血所致，须以补养脾胃为先。脾旺则能统血，而经自行。切不可遽用攻克之剂，伤其中气，则愈不调矣。

——清·萧埙《女科经纶·卷一·月经门·调经宜补养脾胃为先论》

【提要】 本论主要阐述调经宜补养脾胃为先。要点如下：萧埙引何松菴之言，论及脾胃乃后天之本，气血生化之源，妇人经血不调，多因脾胃伤损，化源不足。故治疗月经不调，必审脾气化生之源，而健胃补脾为调经的重要法则，调经主于补土，宜补养脾胃为先，切不可应用攻伐之剂，损伤脾胃。

《医宗金鉴》 外因经病

天地温和经水安，寒凝热沸风荡然，邪入胞中任冲损，妇人经病本同参。

注：《经》曰：天地温和，则经水安静；天寒地冻，则经水凝泣；天暑地热，则经水沸溢；卒风暴起，则经水波涌而陇起。六淫之邪入于胞中，则损伤冲任，故妇人经病本此同参也。如寒则血凝，热则血沸，风则血荡然波涌而大下，亦犹经水之被寒、热、风而不得安澜也。

——清·吴谦《医宗金鉴·妇科心法要诀·卷四十四·调经门·外因经病》

【提要】 本论主要阐述月经不调的外感病因。要点如下：人与天地相参，与四时相应，自然界寒热温凉的气候变化，会影响到人体，使人体出现各种相应变化。若六淫之邪入于胞中，损伤冲任，寒则血凝，热则血沸，风则血动荡，因而致月经不调。

《医宗金鉴》 内因经病

妇人从人不专主，病多忧忿郁伤情，血之行止与顺逆，皆由一气率而行。

注：妇人从人，凡事不得专主，忧思忿怒郁气所伤，故经病因于七情者居多。盖以血之行、

止、顺、逆，皆由一气率之而行也。

——清·吴谦《医宗金鉴·妇科心法要诀·卷四十四·调经门·内因经病》

【提要】　本论主要阐述月经不调的内因。要点如下：历代医家对于情志所致月经不调各有论述，至张介宾开始明确指出情志致病为首。本论提出"经病因于七情者居多"，认为月经病的内因在于情志所伤，妇人易于忧思恚怒气郁，情志不畅，致气机紊乱，而血的运行、固摄都有赖于气的统摄。气机紊乱，导致妇人气血失和而月经不调。

《医宗金鉴》　不内外因经病

血者水谷之精气，若伤脾胃何以生，不调液竭血枯病，合之非道损伤成。

注：血者，水谷之精气也。在男子则化为精；在妇人则化为血，上为乳汁，下为月水。若内伤脾胃，健运失职，饮食减少，血无以生，则经必不调。亦有女子天癸既至，逾期不得与男子合，未期思与男子合，与夫经正行时而合，此皆合之非道，亦致不调。或过淫合多则液竭，产多乳众则血枯，亦皆能损伤阴血致成经病也。

——清·吴谦《医宗金鉴·妇科心法要诀·卷四十四·调经门·不内外因经病》

【提要】　本论主要阐述月经病的不内外因。要点如下：以褚澄、薛己等医家的论述为基础，阐述了不内外因经病在于内伤脾胃、合之非道。月经不调为血枯之病，多由脾胃气血生化乏源而成。同时，非正常的合房，损伤阴血亦成经病。此外，女子房劳过度，肾经耗竭，或者生子过多，也会耗伤气血，终致月经不调。

《医宗金鉴》　血色不正病因

血从阳化色正红，色变紫黑热之征，黄泔淡红湿虚化，更审瘀块黯与明。

注：血属阴，从阳化，故其色以正红为正，虽有经病，亦易为治也。若色变深红、紫黑，乃热之征也。或黄如米泔，乃湿化也。浅淡红白，乃虚象也。更当审其有瘀、有块、色黯、色明以治之。若黯而紫黑，兼见冷证，多属寒凝；若明而紫黑，兼见热证，多属热结也。

——清·吴谦《医宗金鉴·妇科心法要诀·卷四十四·调经门·血色不正病因》

【提要】　本论主要阐述从经血的颜色辨别月经不调病机。要点如下：根据月经颜色深浅的不同，提出正常经色应为正红色，若经色淡红为虚证，经色黄为湿邪所致，经色深红、紫黑为感受热邪，经色黯而紫黑为寒凝所致，经色明而紫黑为热结所致。

《医宗金鉴》　气秽清浊病因

热化稠黏臭必秽，寒化清彻臭则腥，内溃五色有脏气，时下而多命必倾。

注：凡血为热所化，则必稠黏臭秽；为寒所化，则必清彻臭腥。若是内溃，则所下之物杂

见五色，似乎脓血。若更有脏腐败气，且时下不止而多者，是危证也，其命必倾矣！

——清·吴谦《医宗金鉴·妇科心法要诀·卷四十四·调经门·气秽清浊病因》

【提要】　本论主要阐述以经血质地、气味来辨别寒热及病情轻重。要点如下：经血质地黏稠而臭秽者，多为热邪灼伤经血；经血质地清澈而臭腥者，多为寒邪伤及经血。如若经血如脓，混杂而下，多为脏气溃败。同时，脓血多而不止者，为危重病候。

2.1.1　月经先期

月经先期是以月经周期提前七天以上，甚至十余天一行，并且连续两个周期以上为主要症状的病证。又称"经行先期""经水不及期""经早"等。本病多因外感热邪、七情失调、劳伤过度、体质禀赋等因素致使热扰冲任或统摄失职致月经先期而下。月经先期的病机主要在于血热和气虚。血热则热扰冲任，血海不宁，迫血妄行；气虚则统摄无权，冲任不固。血热又有实热、虚热之分，实热可分阳盛血热与肝郁血热，虚热可分阴虚火旺、气虚血热和血虚有热。气虚多为脾气虚弱与肾气不固。本病的治疗，阳盛血热者，清热凉血。肝郁血热者，疏肝清热，凉血调经。虚热者，治宜滋阴养血，清虚热。脾气虚弱者，补益脾气，固摄止血。肾气不固，补肾益气，调经固冲。

朱丹溪　论月经先期辨治[※※]

经水不及期而来者，血热也，四物加黄连。……未及期先来，乃是气血俱热，宜凉气血，柴胡、黄芩、当归、白芍、生地黄、香附之属。……痰多，占住血海地位，因而下多者，目必渐昏，肥人如此，用南星、苍术、川芎、香附，作丸子服之。肥人不及日数而多者，痰多血虚有热，亦用前丸，药中更加黄连、白术丸服。

——元·朱丹溪撰，明·程充校补《丹溪心法·卷五·妇人》

【提要】　本论主要阐述月经先期的辨证施治。要点如下：其一，明确提出"血热"为月经先期的主要病机，其中又有气血俱热和痰多血虚有热之不同。其二，血热者，以四物汤加黄连为主药，补血清热。气血俱热者，以柴胡、黄芩、当归、白芍、生地黄、香附之属，疏解肝郁，凉气血。痰多者，以南星、苍术、川芎、香附丸服，痰多血虚有热加黄连、白术，清热燥湿，行气化痰。

薛　己　论月经先期辨治[※※]

若先期而至者，有因脾经血燥，有因脾经郁滞，有因肝经怒火，有因血分有热，有因劳役火动。……主治之法：脾经血燥者，加味逍遥散。脾经郁滞者，归脾汤。肝经怒火者，加味小柴胡汤。血分有热者，加味四物汤。劳役火动者，补中益气汤。

——明·薛己《女科撮要·卷上·经候不调》

【提要】　本论主要阐述月经先期的辨证施治。要点如下：月经先期而致，主要责之肝脾，治疗上重视疏肝理脾。如脾经血燥，治以加味逍遥散，疏肝健脾，清热凉血。脾经郁滞，治以归脾汤，益气养血，理气健脾。肝经怒火，治以加味小柴胡汤，调和肝脾，清热调经。血分有热，治以加味四物汤，清热养血调经。劳役火动，治以补中益气汤，健脾益气，固经摄血。

万　全　月经先期血热论※*

不及期而经先行，如德性温和，素无他疾者，责其血盛，且有热也。……如形瘦素无他疾者，责其血热也。……如形瘦素多疾且热者，责其冲任内伤也。……如曾误服辛热暖宫之药者，责其冲任伏火也。……如形肥多痰多郁者，责其血虚气热也。

——明·万全《万氏妇人科·卷之一·调经章》

【提要】　本论主要阐述血热所致月经先期的病机。要点如下：其一，素无他疾者，为血盛有余，热扰冲任。其二，形体瘦弱素多热疾者，为血热扰及冲任。其三，误服辛热之药者，为热伏冲任。其四，形体肥胖多痰多郁之人，属血虚气热。

万　全　月经先期冲任损伤论※*

冲任损伤者，《经》曰：气以吹（煦）之，血以濡之。故气行则血行，气止则血止也。女子之性，执拗偏急，忿怒妒忌，以伤肝气。肝为血海冲任之系，冲任失守，血气妄行也。又褚氏曰：女子血未行而强合以动其血，则他日有难名之疾。故女未及二七天癸之期，而男子强与之合，或于月事适来未断之时，而男子纵欲不已，冲任内伤，血海不固。由斯二者，为崩为漏，有一月再行，不及期而行者矣。

——明·万全《万氏妇人科·卷之一·调经章》

【提要】　本论主要阐述冲任损伤而致月经先期的因素。要点如下：其一，肝藏血，为冲任血海之所系，女子性情易于忿怒妒忌，郁滞伤肝，致气机逆乱，冲任失守，经血先期妄行。其二，女子非时而合，或经血未净而纵欲，致损伤冲任，血海不固，经血妄行。

赵献可　月经先期从热从虚论※*

经水先期而来者，有血热、有气伤血海。血热者腹多不痛，乃是火也，宜服凉血地黄汤，或四物汤加芩、连、柴胡、香附，或加黄柏、知母、陈皮为丸。……肥人亦兼痰治之。虚热者，宜逍遥散、补中益气汤加知母、黄柏。……气伤血海者，宜大用芎、归之剂，盖此证以肚腹痛为别。若泻，腹中冷痛，用五个散；干嗽者，逍遥散治之。……经水如不及期而来者，有火也，宜以六味地黄丸滋水，则火自平矣。如不及期而来多者，本方加海螵蛸、柴胡、白芍。如半月或十日而来，且绵延不止，此属气虚，用补中汤。如过期而来者，火衰也，本方加艾叶。如迟而色淡者，本方加桂。此其大略也。其间亦有不及期而无火者，有过期而有火者，多寡不同，不可拘于一定，当察脉之迟数，视禀之虚实、强弱，但以滋水为主，随证加减。凡紫与黑色者多属火旺之甚，亦有虚寒而紫黑者，不可不察脉审证，若淡白则无火明矣。

——明·赵献可《邯郸遗稿·卷之一·经候》

【提要】　本论主要阐述月经先期血热、气滞与气虚的辨别及治疗原则。要点如下：其一，血热月经先期，腹多不痛，用凉血地黄汤、六味地黄丸，滋养命门之水以降火；虚热者多用逍遥丸、补中益气汤，补脾胃，益气养血以降虚热。其二，气伤血海者，腹痛，则以行气之品，行气养血。其三，气虚者，经量多且绵延不止，用补中汤。其四，妇人月经病重在审其脉证，辨其虚实强弱，并以经色的深浅辨别有火、无火，但总的治疗原则侧重于滋养命门之水。

陶本学　论月经先期辨治※*

　　妇人经血，一月一行，不失其候，故谓之月信。无病之人，应时而至。或前或后，以气之冷热不同，虚实各异也。又有一月之内三四至者，或五六日一来，或十日一来，或半月一来，谓之错经妄行。古云：错经妄行者，气之乱也。盖血随气行，气乱则血亦乱，理固然耳，然岂无致之之因乎？究其因，或因于脾气困弱，不能统摄，致血下陷而然者；或由于血虚血热，沸腾而然者；或由于心多愁郁，不能主血而然者；或由于肝有郁火，血不归经而然者。所因不同，治法各异。慎毋曰血热则行，专以寒凉之药止之也。若脾经虚弱者，用补中益气汤加地榆之类；血虚血热者，四物汤加芩、连之类；心多愁郁者，四七汤兼归脾汤之类；肝有怒火者，小柴胡汤加山栀、香附、胆草之类。俱以顺气之药佐之，气一顺，则血循经而错妄者愈矣。

　　又按：有经行之日，出于口鼻，是火载血上，治当滋阴降火。有三月一行者，是谓居经，俗名按季。有一年一行者，是谓避年。有一生经不行而受胎者，是谓暗经。有受胎之后，月月行经而产子者，是谓盛胎，俗名垢胎。有受胎数月，血忽大下，而胎不陨者，是谓漏胎。此虽以气血有余、不足言，而异于常矣，此皆错妄之类。然错妄者，病也；调经者，所当驱治者也。若居经、避年之类，乃禀赋所然，固不必疗以药矣，医家不可不知也。

——明·陶本学《孕育玄机·卷上·经血错乱妄行》

【提要】　本论主要阐述月经先期的病因病机及辨证施治。要点如下：其一，本文所谓错经妄行，指月经不能按时来潮，或一月之内三四至者，或五六日一来，或十日一来，或半月一来，实为月经先期。其二，病位主要在心肝脾。病机或因于脾虚不统血；或血虚血热，迫血妄行；或心多愁郁，不能主血；或肝火旺盛，血不归经。其三，治疗上，脾经虚弱者，治以补中益气汤加地榆。血虚血热者，四物汤加芩、连。心多愁郁者，四七汤兼归脾汤。肝有怒火者，小柴胡汤加山栀、香附、胆草，以顺气之药佐之。其四，提示月经先期不可误作血热，专以寒凉之药泻火止血。

张介宾　血热经早

　　凡血热者，多有先期而至，然必察其阴气之虚实。若形色多赤，或紫而浓，或去多，其脉洪滑，其脏气饮食喜冷畏热，皆火之类也。治血热有火者，宜清化饮主之。若火之甚者，如抽薪饮之类，亦可暂用。但不可以假火作真火，以虚火作实火。……若微火阴虚而经多早者，治宜滋阴清火，用保阴煎之类主之。所谓经早者，当以每月大概论；所谓血热者，当以通身藏象论。勿以素多不调，而偶见先期者为早；勿以脉证无火，而单以经早者为热。若脉证无火，而经早不及期者，乃其心脾气虚，不能固摄而然。宜大营煎、大补元煎，或五福饮加杜仲、五味子之类主之。此辈极多，若作火治，必误之矣。若一月二三至，或半月，或旬日而至者，此血气败乱之证，当因其寒热而调治之，不得以经早者并论。

——明·张介宾《景岳全书·卷三十八人集·妇人规·经脉类·血热经早》

【提要】 本论主要阐述"血热经早"的概念、病因病机及辨证施治。要点如下：其一，提出"血热经早"的概念，将其明确为以每月月经提前为"经早"，不可因偶而提前一次作为"经早"，月经一月两至或三至，或半月十日一行，均不能混称为"经早"。其二，朱丹溪提出月经先期的病机为血热，张介宾在此基础上详加论述，将月经先期的病机分为有火经早和无火两种。血热有火，治以清化饮；阴虚微火，治以保阴煎。无火经早，多为心脾气虚，以大营煎、大补元煎或五福饮加杜仲、五味子之类主之，健脾益气补血。

◆ 陈　沂、陈文昭　经水先期方论 ◆

《全书》：妇人经水，谓之"月信"者。男子属阳，气为阳，故阳气应日而一举。女子属阴，血为阴，故阴血应月而一下，其来有常数。过与不及，谓之不调。若不及三十日而先至者，血热，当清热凉血。或营经有风，风生热故也，宜大安营煎。

补按：先期至者为血热。有劳心火旺，不能主血，有怒动肝火，不能藏血，有脾经郁火，不能统血，以至经水先期而至。或营分受风，则阴血妄动。前三症乃内伤所致，后一症系外感所伤。清热泻火祛风，则经自调，如期而至。是方以四物、川断养血，丹皮、焦栀、黑柏、黄芩清热，茯苓、甘草泻火，秦艽、薄荷祛风。养血所以固其本，清热、泻火、祛风，所谓治其标也。

补按：先期固属血热，然有内热挟虚而致者，又不可过用凉血之剂，当以补血为主，而佐以清热，八珍汤大补气血，略加丹皮、栀子、甘草、秦艽等味。盖无阳则阴无以生，无阴则阳无以化，故用四物以补阴，四君以补阳，而丹皮以清血中伏火，山栀以清肠胃屈曲之火，白茯苓、生甘草以泻膀胱、小肠之火，秦艽祛风除热，恐风自火出，火得风而愈炽矣。

补按：因肝火，前方中有丹皮、山栀（二味专泻肝火）。因心火，前方中有茯苓、生甘草泻其腑也。因脾火，前方中有四物补血，所以安脏，且黄柏、甘草亦治火。因风热，前方中有秦艽、薄荷。

——宋·陈沂撰，明·陈文昭补解《陈素庵妇科补解·调经门·卷之一·经水先期方论》

【提要】 本论主要阐述月经先期血热证的病因病机及大安营煎的组方特点。要点如下：其一，月经先期多责之于血热。血热病机的产生，或因外感，或因内伤。内伤则因劳伤心火、暴怒肝火、郁滞脾火，外感则营分感受风热之邪。其二，血热月经先期，治以清热凉血祛风。大安营煎中，以四物汤补血固其本，以丹皮、栀子、秦艽等清热祛风治其标。

汪　淇　脾经郁滞虚实论※*

丹溪云：经水不及期而来者，血热也，四物汤加芩、连、香附。肥人不及日数而多者，痰多血虚有热，南星、白术、苍术、黄连、香附、川芎作丸。

薛氏曰：先期而至，有因脾经血燥者，宜加味逍遥散。有因脾经郁滞者，宜归脾汤。有因肝经怒火者，宜小柴胡汤加生地黄。有因血分有热者，宜四物汤加柴胡、牡丹皮、山栀子。有因劳役火动者，宜补中益气汤。

眉批：丹溪翁只主一"热"字，而热症内又用苍术、南星等，谁其信之？立斋又分肝、脾、血分、劳役五种，尤为详明。愚谓脾虚气郁，宜归脾汤；脾实气郁，宜越鞠丸之类为当。

——明·武之望辑，汪淇重订《济阴纲目·卷之一·调经门·论经候愆期》

【提要】　本论主要阐述脾经郁滞须辨别虚实。要点如下：其一，武之望引用朱丹溪、薛己之说，主张月经先期属热，辨证分脾经、肝经、血分、劳役动火之不同，并增补了原方剂"加味"之药。其二，清康熙四年，汪淇重订《济阴纲目》，并在每一论下以眉批形式加以注释，指出脾经郁滞又有虚实之不同。虚者为脾虚气郁，实者为脾实气郁。提出脾虚气郁者，宜用归脾汤益气养血，健脾养心；脾实气郁者，宜用越鞠丸理气解郁，疏解肝脾之郁滞。

傅　山　肾中水火太旺论※*

妇人有先期经来者，其经甚多，人以为血热之极也，谁知是肾中水火太旺乎！夫火太旺则血热，水太旺则血多，此有余之病，非不足之症也。似宜不药，有喜。但过于有余，则子宫太热，亦难受孕，更恐有烁干男精之虑。过者损之，谓非既济之道乎！然而火不可任其有余，而水断不可使之不足。治之法但少清其热，不必泄其水也，方用清经散。

——清·傅山《傅青主女科·女科上卷·调经》

【提要】　本论主要阐述肾中水火太旺致月经先期的机理与治法。要点如下：其一，作者不拘于历代医家对月经先期以血热立论，首次提出月经先期为肾中水火太旺而致。水太旺，则经血自溢；火太旺，则扰动冲任，血海不宁。故水火太旺则满溢之经血先期而下，致月经先期。其二，女子以血为本，故肾水不可不足，肾火不可有余。治疗之法在于少清其热，不可泄肾中之水，方用清经散。

傅　山　肾阴虚火旺论※*

又有先期经来只一二点者，人以为血热之极也，谁知肾中火旺而阴水亏乎！夫同是先期之来，何以分虚实之异？盖妇人之经最难调，苟不分别细微，用药鲜克有效。先期者火气之冲，多寡者水气之验。故先期而来多者，火热而水有余也；先期而来少者，火热而水不足也。倘一见先期之来，俱以为有余之热，但泄火而不补水，或水火两泄之，有不更增其病者乎！治之法不必泄火，只专补水，水既足而火自消矣，亦既济之道也，方用两地汤。

——清·傅山《傅青主女科·女科上卷·调经》

【提要】 本论主要阐述肾虚火旺月经先期量少的病机与治法。要点如下：其一，作者从肾中水火来论述月经先期的病机，认为月经先期为肾中火热有余。又以月经量多少来判断肾水的盈亏，认为月经先期量多者为肾中水火俱旺，月经先期而量少者为肾阴虚火旺。其二，提出治疗无须泄火，专补肾中之水即可，水足火自消，方用两地汤。

顾靖远　先期情志所伤论[**]

丹溪云：先期而至者热血也，其色鲜红；若紫黑者，为热之甚；成片成块者，虽云气之滞，亦热极所致，治宜凉血清热而补肝肾。然有因恚怒伤肝，肝火盛而沸血妄行先期者；有因郁结伤脾，郁火发而逼血妄行先期者；有因思虑伤心，虚火动而致血错行先期者：各随其所因以施治。

——清·顾靖远《顾松园医镜·卷十六·数集·调经》

【提要】 本论主要阐述妇人情志所伤而致月经先期的辨证施治。要点如下：其一，对于血热月经先期，不可拘泥于朱丹溪之说，一味凉血清热，而应该辨清病因。其二，月经先期，或因恚怒伤肝，或因郁结伤脾，或因思虑伤心，均与妇人情志所伤密切相关。其三，肝火旺盛则疏肝泻火，虚火扰动则养血滋阴以达泻火。总的治疗原则，在于随其病因病机而辨证施治。

2.1.2　月经后期

月经后期是以月经周期延后七天以上，甚至三至五个月一行，并且连续发生两个周期以上为主要症状的一类病证。又称"经水过期""经行后期"和"经迟"等。本病多因外感寒邪、情志不畅、劳倦伤阳、素体虚弱、形肥多痰致冲任阻滞或血海空虚而经行后期。其病机有虚和实两方面，虚者由血虚、虚寒或肾虚，致冲任血虚，血海不能按时满溢，而见经行后期。实者由血寒、气滞或痰湿，致冲任受阻，血海不能按时满溢，以致经行后期。本病的治疗，血虚者补气养血。虚寒者扶阳散寒，温养血气。肾虚者补肾调经，滋养阴血。实寒者温经散寒，活血调经。气滞者行气开郁，活血调经。若兼血瘀者，行气活血，祛瘀调经。痰湿者健脾化湿，涤痰通经。

朱丹溪　论月经后期辨治[**]

妇人经水过期，血少也，四物加参、术；带痰，加南星、半夏、陈皮之类。……过期紫黑有块，亦血热也，必作痛，四物加香附、黄连。过期淡色来者，痰多也，二陈加川芎、当归。过期而来，乃是血虚，宜补血，用四物加黄芪、陈皮、升麻。……肥胖饮食过度之人，而经水不调者，乃是湿痰，宜苍术、半夏、滑石、茯苓、白术、香附、川芎、当归。

——元·朱丹溪撰，明·程充校补《丹溪心法·卷五·妇人》

【提要】 本论主要阐述月经后期的辨证施治。要点如下：其一，从血少、血热、湿痰三个方面，论述月经后期的辨证施治。血少可致经水不能按时而下，治以四物加参、术，补气养血；若经色浅淡，为痰多所致，前方加南星、半夏、陈皮化痰湿；若经色紫黑且有块，为血热所致，治以四物加香附、黄连，补血活血清热。其二，肥胖体质，饮食过度，而经水不调者，属于湿痰，宜苍术、半夏、滑石、茯苓、白术、香附、川芎、当归，健脾燥湿化痰。

万　全　后期情志与体质论※*

经过期后行，如德性温和，素无疾者，责其血虚少也。……如性急躁，多怒多妒者，责其气逆血少也。……如形瘦素无他疾者，责其气血俱不足也。……如形瘦食少，责其脾胃衰弱，气血虚少也。……如肥人及饮食过多之人，责其湿痰壅滞，躯肢迫塞也。……如素多痰者，责其脾胃虚损，气血失养也。

——明·万全《万氏妇人科·卷之一·调经章》

【提要】　本论主要阐述月经后期的辨证施治。要点如下：作者最早对月经后期进行专门的论述，注意到妇人情志与体质因素对月经的影响。性情温和之人月经后期，多为血虚；性情急躁之人，多为肝郁气逆血少；形体消瘦之人，则为气血俱不足；形体肥胖之人，为湿痰壅滞；平素多痰之人，为脾胃虚损，不化气血反生痰湿，气血失养。

万　全　后期脾胃虚弱论※*

脾胃虚弱者，《经》曰：二阳之病，发心脾，女子不月。夫二阳者，阳明胃也。胃主受纳五谷，长养血气，灌溉脏腑，流行经隧，乃水谷之海，血气之母也。惟忧愁思虑则伤心，心气受伤，脾气失养，郁结不通，腐化不行，胃虽能受，而所谓长养灌溉流行者，皆失其令矣。故脾胃虚弱，饮食减少，气日渐耗，血日渐少，斯有血枯、血闭及血少色淡、过期始行、数月一行之病。

——明·万全《万氏妇人科·卷之一·调经章》

【提要】　本论主要阐述月经后期的病机在于脾胃虚弱。要点如下：在《内经》"二阳之病发心脾"的理论基础上，进一步指出二阳为气血之母，心主血，脾统血，为气血生化之源。故忧愁思虑伤心脾，脾胃虚弱，气血生化乏源，经亏血少，血海空虚，而致月经后期。认为月经后期多由血虚、血少及气血不足所致。

万　全　后期脂痰凝塞论※*

脂痰凝塞者，盖妇女之身，内而肠胃开通，无所阻塞，外而经隧流利，无所碍滞，则血气和畅，经水应期。惟彼肥硕者，膏脂充满，元室之户不开，挟痰者痰涎壅滞，血海之波不流，故有过期而经始行，或数月而经一行，及为浊为带之经闭，为无子之病。

——明·万全《万氏妇人科·卷之一·调经章》

【提要】　本论主要阐述月经后期的病机为脂痰凝塞。要点如下：作者将人的体质与月经后期相联系单独予以阐述。指出平素肥胖之人，脂痰凝塞，壅滞冲任，血海不流，故致月经后期，甚则闭经、不孕。这一观点，被后世《邯郸遗稿》《竹林女科证治》等书赞成并引用。

龚廷贤 论月经后期辨治※※

经水过期不来作痛者，血虚有寒也。治当温经养血，痛自止也。……经水过期而来，紫黑成块者，气郁血滞也。治当调经顺气，经自准也。……经水过期而来，色淡者，痰多也。治当活血化痰，经自调也。……经水过期而来作痛者，血虚有热也。治当生血清热，痛自止也。

——明·龚廷贤《万病回春·卷之六·调经》

【提要】 本论主要阐述月经后期的辨证施治。要点如下：其一，月经后期分为血虚有寒、血虚有热、气郁血滞及痰多凝滞四种类型，从是否作痛，来辨证分析血虚有寒和血虚有热，从经色深浅来分辨气郁血滞和痰多凝滞。其二，在治疗上，辨证施治。血虚有寒者，温经养血；血虚有热者，生血清热；气郁血滞者，调经顺气；痰多者，活血化痰。

赵献可 论月经后期辨治※※

经水过期而来，有血虚、血寒、血滞、血热。血虚者，腹不痛，微微身热，宜生血调气，用八物汤加香附，或四物汤加黄芪、升麻、陈皮。……过期而来，并色淡者，此痰多血少也，宜补血豁痰，治以川芎、当归、生地合二陈，或加参、阿胶。……肥人过期，是气虚挟痰也，以二四汤去熟地，加香附、参、芪，或二陈加芎、归、苍、附、南星。……瘦人过期，是热多血少也，宜四物加归、地、甘、芪，少佐桃仁、红花。……经水过期紫黑有二：有气血混并而成紫黑者，有块痛是也；有血热而成紫黑色者，腹不痛是也。统以四物加连、附治之。经水过期而似鱼脑者，痰多血少也。有绿黄如泥土者，血寒气虚也。其黄绿者，宜暖经和血，忌用凉剂；其淡白者，宜补血导痰，以二陈加芎、归、参、芪、胶、地。

——明·赵献可《邯郸遗稿·卷之一·经候》

【提要】 本论主要阐述月经后期的病机及治法。要点如下：月经后期的基本病机为血虚、血寒、血滞、血热，并进一步从体质、腹痛与否、经色、经质来辨别其不同。肥胖之人过期行经为气虚挟痰，瘦弱之人过期行经为热多血少。腹不痛并微发热为血虚，色淡为血少痰多，色紫黑无腹痛为血热。经质似鱼脑状，为痰多血少；经质绿黄如泥，为血寒气虚。并分别提出相应的治法方药。

张介宾 血热经迟※

血热者，经期常早，此营血流利及未甚亏者多有之。其有阴火内烁，血本热而亦每过期者，此水亏血少，燥涩而然。治宜清火滋阴，以加味四物汤、加减一阴煎、滋阴八味丸之类主之。

——明·张介宾《景岳全书·卷三十八人集·妇人规·经脉类·血热经迟》

【提要】 本论主要阐述"血热经迟"的病因病机及治法。要点如下：提出"血热经迟"的概念，指出阴虚不能制阳，阳亢火动，消灼津血，致使经亏血少，月经后期而致。其"血热"实指阴血虚生内热，非为实热。治以清火滋阴为主，以加味四物汤、加减一阴煎或滋阴八味丸主之。

张介宾　血寒经迟※

凡血寒者，经必后期而至。然血何以寒？亦惟阳气不足，则寒从内生，而生化失期，是即所谓寒也。至若阴寒由外而入，生冷由内而伤，或至血逆，或为疼痛，是又寒滞之证，非血寒经迟之谓也，当详辨也。

凡阳气不足，血寒经迟者，色多不鲜，或色见沉黑，或涩滞而少，其脉或微或细，或沉迟弦涩，其脏气形气必恶寒喜暖。凡此者，皆无火之证，治宜温养血气，以大营煎、理阴煎之类加减主之。

——明·张介宾《景岳全书·卷三十八人集·妇人规·经脉类·血寒经迟》

【提要】　本论主要阐述"血寒经迟"的病因病机及治法。要点如下：历代医家虽有论及因寒而致月经后期者，但并未加以明确阐述。本论提出的"血寒经迟"，专指因阳气不足，阳虚生内寒，失于温煦，生化失期，血无以生，而使月经后期而至。当与阴寒由外而入，生冷由内而伤的寒滞证相鉴别。血寒经迟，伴见恶寒喜暖、经色多黯或黑、量少滞涩、脉微细或沉迟弦涩等症候表现，治宜温养血气，以大营煎、理阴煎加减治疗。

陈　沂、陈文昭　经水后期方论

《全书》：妇人经水后期而至者，血虚也。此由脾胃衰弱，饮食减少，不能生血所致。当补脾胃，以滋生化之源。血生于至阴，至阴者脾也，宜服补中汤。

补按：血者，水谷之精气也。胃主纳受，脾主运化，大肠主传导，水谷盛则阴血旺。然脾禀气于胃，胃虚不能纳受水谷，而脾无所资。脾虚不能为胃行其津液，而血不生，此经水所以后期而渐少也。欲补脾健胃，必先补命门之火，使之熏蒸水谷。若火衰，水谷不能运化而湿聚于脾，脾聚湿而饮食不消则必泄泻，泄泻则胃亦病而呕恶作矣。饮食日减，血从何生？是方四君、山药、陈皮以补脾土，四物以养阴血，香附行气运脾，炒葛根上行升发胃中生气，脾胃健则饮食进，水气、谷气日隆，阴血自然充足，三旬一下，无后期之患矣。

——宋·陈沂撰，明·陈文昭补解《陈素庵妇科补解·调经门·卷之一·经水后期方论》

【提要】　本论主要阐述血虚而致月经后期的病机与治法。要点如下：胃主受纳，脾主运化；若脾胃衰弱，气血生化乏源，血虚可致月经后期。治疗当补脾胃，以滋气血生化之源，方用补中汤。方中四君子汤补益脾气，四物汤补养阴血，并佐以行气之品，使气血充足畅通，月经按期来潮。

傅　山　后期血寒论※※

妇人有经水后期而来多者，人以为血虚之病也，谁知非血虚乎！盖后期之多少，实有不同，不可执一而论。盖后期而来少，血寒而不足；后期而来多，血寒而有余。夫经本于肾，而其流五脏六腑之血皆归之，故经来而诸经之血尽来附益，以经水行而门启不遑迅阖，诸经之血乘其隙而皆出也，但血既出矣，则成不足。治法宜于补中温散之，不得曰后期者俱不足也，方用温经摄血汤。

——清·傅山《傅青主女科·女科上卷·调经》

【提要】　本论主要阐述血寒月经后期的病机与治法。要点如下：其一，继承了张介宾对于月经后期血虚、血寒病机的论述，又提出当结合月经量多少来辨别实寒、虚寒，认为不可一概以血虚立论。月经后期又量少者，为血寒而不足；月经后期而量多者，为血寒而有余。其二，月经之水本于肾，又有赖于诸经之血的充盈。血寒则凝，故治疗之法不可全在补虚，应在补虚的同时温养散瘀，方用温经摄血汤。

顾靖远　后期情志所伤及湿痰壅滞论[※※]

后期而至者，血虚也，其色淡红；若淡白者，为虚之甚。亦有因恚怒伤肝，因郁结伤脾，致血少后期，甚至经闭者；有因肥人湿痰壅滞，而经水后期，或致不行者。或补血，或消痰，随症治之。

——清·顾靖远《顾松园医镜·卷十六·数集·调经》

【提要】　本论主要阐述血虚或湿痰壅滞所致月经后期病因病机及辨证施治。要点如下：其一，月经后期有血虚，血海空虚所致者；亦有因恚怒伤肝或郁结伤脾，脾虚生化乏源所致者；还有肥人湿痰壅滞，血海不流所致者。其二，治疗原则在于或补血，或消痰，随证治之。

《医宗金鉴》　过期虚实论[*]

过期饮

过期血滞物桃红，附莪桂草木香通。血虚期过无胀热，双和圣愈及养荣。

注：经水过期不至，因血气凝滞胀痛者，用过期饮，其方即四物汤加桃仁、红花、香附、莪术、肉桂、甘草、木香、木通也。若过期不至，并不胀痛者，乃无血可行，是血虚也，宜用双和饮、圣愈汤、人参养荣汤。

——清·吴谦《医宗金鉴·妇科心法要诀·卷四十四·调经门·过期证治》

【提要】　本论主要阐述月经后期病机与辨证施治。要点如下：以有无腹部胀痛作为辨别月经后期病机虚实的依据。月经过期而腹部胀痛者，为气血凝滞，冲任受阻，血行不畅而致；月经过期无胀痛者，为血海空虚，无血可行，属于血虚。治疗血滞者用过期饮，血虚者用双和饮、圣愈汤、人参养荣汤。

吴道源　论月经后期辨治[*]

凡妇人女子月事过期而来，其说有三：有血虚者，有血寒者，有湿滞者。血虚腹不痛，身微热，然亦有腹痛者，乃空痛也，宜服生气补血之药，八物汤加香附。血寒者，归附丸。以脉辨之，若浮大而无力，微濡芤细皆虚也。沉迟弦紧皆寒也。王肯堂云：经水过期而至，血虚也。

其色必淡，治宜补血为主，以四物加香附、艾叶、五味、麦冬之类，倍加当归、熟地。血淡而稠黏者，以化痰为主，二陈汤加香附、生姜、砂仁。

——清·吴道源《女科切要·卷一·经水过期而来》

【提要】　本论主要阐述月经后期血虚、血寒、湿滞的病机及辨证施治。要点如下：将月经后期病机归纳为血虚、血寒和湿滞三种，强调通过腹痛与否、经血的颜色与质地、脉象变化等方面进行辨证。阐明了血虚者宜补气血，湿滞者宜化痰的治疗原则。血虚用八物汤加香附，血寒用归附丸，湿滞用二陈汤加香附、生姜、砂仁。

竹林寺僧　后期气血虚论[※※]

妇人德性温和，有痰而过期经行，此气血两虚也，宜服八物汤。如性躁多怒而过期经行，亦气血虚也，宜服八物汤加青皮、香附，兼服苍附丸。……形瘦素无他症，而过期经行者，此气血不足也，宜服十全大补汤。如食少而脾胃虚弱，过期经行者，此气衰血少也，宜服异功散，合芎归汤，兼服地黄丸。

——清·竹林寺僧《竹林女科证治·卷一·调经上》

【提要】　本论主要阐述气血虚所致月经后期的病因病机及辨证施治。要点如下：无论性情温和，性躁多怒，以及体质胖瘦，月经后期的病机均责之于气血虚弱。但因具体证候及病因有别，故治法以补益气血为主，兼以理气养血活血，同时提出了治疗方药。

2.1.3　月经先后无定期

月经先后无定期是以月经周期时或提前时或延后七天以上，连续三个周期以上为主要症状的一类病证。又称"经行或前或后""经乱""月经愆期""经候愆期"。本病多因七情所伤、劳伤过度而致气血失于调节，冲任功能紊乱，而血海蓄溢失常。其病机主要在于肝郁、肾虚和脾虚。肝郁者，气血失调，冲任失司，血海蓄溢失常。肾虚者，藏泄失司，冲任失调，应藏不藏则经水先期而至，当泄不泄则经水后时而来，藏泄紊乱。脾虚者，统摄无权或生化不足，冲任气血失调，血海蓄溢失常。治疗上以调理冲任气血为原则。肝郁者，治宜疏肝解郁，理气调经。肾虚者，治宜补肾调经。脾虚者，治宜补脾益气，养血调经。

许叔微　阴阳相胜论[※※]

妇人病多是月经乍多乍少，或前或后，时发疼痛，医者一例呼为经病，不曾说得是阴胜阳，是阳胜阴，所以服药少得有效。盖阴气盛乘阳，则胞寒气冷，血不运行，《经》所谓天寒地冻，水凝成冰，故令乍少，而在月后。若阳气乘阴，则血流散溢，《经》所谓天暑地热，经水沸溢，故令乍多，而在月前。当和其阴阳，调其气血，使不相乘，以平为福。

——宋·许叔微《普济本事方·卷第十·妇人诸疾》

【提要】　本论主要阐述月经先后无定期的病机在于阴阳失调。要点如下：其一，月经先后无定期的根本在于阴阳失调。阴气盛则寒凝胞脉，月经过期而来且量少；阳气盛则血流散溢，月经先期而来且量多；阴阳不和，气血失调，则月经先后无定期。其二，治疗当调和阴阳，以平为期。后世齐仲甫、陈自明、王肯堂、萧埙多遵从其说。

陈自明　阴阳盛衰论*

论曰：经者常候，谓候其一身之阴阳愆伏，知其安危。故其来必以月，太过不及，皆为不调。过于阳则前期而来，过于阴则后时而至。其有乍多乍少，断绝不行，崩漏不止，亦由阴阳衰盛，寒热为邪。

——宋·陈自明《妇人大全良方·卷之一·调经门·王子亨方论》

【提要】　本论主要阐述月经先后无定期由阴阳盛衰所致。要点如下：引用王子亨所论，指出月经之常候为按期来潮，阴阳太过与不及均会导致月经不调。阳太过则月经前期而来，阴太过则月经后时而至；经水先后无定期，则由阴阳的盛衰所导致。

张介宾　血虚经乱

女人血虚者，或迟或早，经多不调。此当察脏气，审阴阳，详参形证脉色，辨而治之，庶无误也。盖血虚之候，或色淡，或涩少，或过期不至，或行后反痛，痛则喜暖喜按，或经后则困惫难支，腰膝如折，或脉息则微弱弦涩，或饮食素少，或形色薄弱。凡经有不调，而值此不足之证，皆不可妄行克削及寒凉等剂，再伤脾肾，以伐生气，则惟有日甚矣。凡肝脾血虚，微滞微痛者，宜四物汤主之，或加肉桂，或加黄芩，随寒热而用之，自无不可。三阴亏弱，无热无寒，平脏者，宜小营煎、五福饮、六物煎之类主之，此常人最宜之剂。或八珍汤、十全大补汤之类，皆宜择用。三阴亏弱兼阳虚者，宜大营煎、理阴煎之类主之。忧思过度，心脾受伤者，七福饮、归脾汤之类主之。脾土不健，饮食减少，宜燥宜温者，温胃饮、理中汤之类主之。脾土虚陷，不能统摄营气，而为漏为频者，宜五福饮、归脾汤、寿脾煎、秘元煎，或四君子加芎归主之。肝虚不能藏血，或多惊惕，或多小腹急痛，宜三阴煎、补肝散之类主之。若阴血虚，水不制火，而邪火盛者，或为夜热盗汗，或为烦渴生痰，是即劳损之渐，速宜调治，用一、二、三、四、五阴等煎，择宜治之，否则恐成血枯也。

——明·张介宾《景岳全书·卷三十八人集·妇人规·经脉类·血虚经乱》

【提要】　本论主要阐述"血虚经乱"的概念、证候表现及治法。要点如下：其一，血虚可以导致血海蓄溢失常，冲任功能紊乱，出现经行先后无定期。其二，血虚之证可见经色淡、量少滞涩、经行后腹痛、喜温喜按、腰膝酸痛、脉微弱弦涩等症状。其三，血虚经乱为不足之证，不可用消导、寒凉之品，以免损伤脾肾阳气，以四物汤、小营煎、五福饮、六物煎，或八珍汤、十全大补汤等方剂治疗。

张介宾 肾虚经乱

妇人因情欲房室，以致经脉不调者，其病皆在肾经。此证最多，所当辨而治之。凡欲念不遂，沉思积郁，心脾气结，致伤冲任之源，而肾气日消，轻则或早或迟，重则渐成枯闭。此宜兼治心脾肾，以逍遥饮、秘元煎之类主之。若或欲火炽盛，以致真阴日溃者，宜保阴煎、滋阴八味丸之类主之。若房室纵肆不慎者，必伤冲任之流，而肾气不守，治须峻固命门，宜固阴煎、秘元煎之类主之。若左肾真阴不足，而经脉不调者，宜左归饮、左归丸、六味地黄丸之类主之。若右肾真阳不足，而经有不调者，宜右归饮、右归丸、八味地黄丸之类主之。若思郁不解致病者，非得情舒愿遂，多难取效。房室不慎致病者，使非勇于节欲，亦难全恃药饵也。

——明·张介宾《景岳全书·卷三十八人集·妇人规·经脉类·肾虚经乱》

【提要】 本论主要阐述"肾虚经乱"的病因病机与辨治。要点如下：其一，提出"肾虚经乱"的概念，指出肾虚经乱多因情志不遂，沉思郁结，损伤心脾，或房事过度，损伤肾气所致。其二，肾虚则封藏施泄失职，冲任功能紊乱，血海蓄溢失常，故经行先后无定期。其三，肾虚经乱应兼治心脾肾，以逍遥饮、秘元煎等方治疗。

《医宗金鉴》 愆期前后多少论

经来前后为愆期，前热后滞有虚实，淡少为虚不胀痛，紫多胀痛属有余。

注：经来或前或后，谓之愆期，皆属经病。经来往前赶，日不足三旬者，属血热。若下血多，色深红而浊，则为有余之热；若下血少，色浅淡而清，则为不足之热也。经来往后退，日过三旬后者，属血滞。若色浅淡、血少，不胀痛者，则属气虚，血少涩滞，不足之病；若色紫血多，腹胀痛者，则属气实，血多瘀滞，有余之病也。

——清·吴谦《医宗金鉴·妇科心法要诀·卷四十四·调经门·愆期前后多少论》

【提要】 本论主要阐述月经愆期的概念及病因病机。要点如下：其一，作者最早明确了"愆期"的概念，将月经或前或后称为愆期。同时，根据量、色、质，及是否腹痛进行辨证。其二，月经赶前为血热，量多色深质稠为实热，量少色淡质稀为虚热；月经错后为血滞，量少色淡，无腹痛，为气虚血少；量多色紫，腹胀痛，为气滞血瘀。

叶 桂 脾胃虚弱经乱论※*

月经或前或后，脾土不胜，不思饮食，由此血衰，故月水往后，或次月饮食多进，月水又往前矣。治宜理脾，脾旺则血匀气顺，自然应期，宜用紫金丸。……经来或前或后，名曰愆期。此由脾胃虚弱，冲任损伤，气血不足。宜服加减八物汤，兼服调经乌鸡丸。

——清·叶桂《叶氏女科证治·卷一·调经上》

【提要】 本论主要阐述脾胃虚弱而致经乱的机理与治疗。要点如下：其一，月经愆期的病机，当责之于脾胃虚弱，生化之源，经亏血少。其二，治疗当以理脾为主，脾气健旺，气血调和，月经如期而至。治以加减八物汤，兼服调经乌鸡丸，或用紫金丸。

2.1.4　月经过多

月经过多是指月经量较既往明显增多，并且连续两个周期以上为主要症状的病证。又称为"经水过多""月水过多"等，多与月经周期异常、经期异常并发。本病病因与月经先期相似，多因外感热邪、七情失调、劳伤过度、失治误治、体质禀赋等因素致冲任不固，经血失于制约，或血不循经而月经量多。其病机以血热、气虚为多见，亦可见血瘀、痰湿和虚热。本病的治疗，在经期和平时采取不同的治疗原则，平时重在固本调经，经期重在固冲止血。血热者，治宜清热凉血以固经。气虚者，治宜补益脾气，固摄止血。血瘀者，治宜活血化瘀，固冲止血。痰湿者，治宜燥湿化痰，健脾调经。虚热者，治宜滋补阴精、清热固冲。同时慎用温燥动血之品，以免动血耗血。

朱丹溪　经水过多血虚论※*

有痰多占住血海地位，因而下多者，目必渐昏，肥人如此，用南星、香附、川芎、苍术，作丸服。肥人不及日数而多者，痰多血虚有热，南星、白术、苍术、黄连、香附、川芎，末之，为丸。

——元·朱丹溪著，明·高宾校正《丹溪治法心要·卷七妇人科·经病》

【提要】　本论主要阐述月经过多的病机及治法。要点如下：其一，作者最早提出肥胖之人月经不调与痰湿密切相关。痰湿壅滞血海，血不循经，故而月经量多。痰湿壅盛且血虚而有热，月经量多且提前而致。其二，所用药物多为白术、苍术、胆南星等燥湿化痰之品，兼以香附、川芎以行气。

万　全　论月经过多病机※*

凡经水来太多者，不问肥瘦，皆属热也，四物加芩连汤主之。
归身　白芍（酒洗）知母　条芩　黄连（各一钱）川芎　生地（各五分）黄柏（七分）。

——明·万全《万氏妇人科·卷之一·调经章·经水多少》

【提要】　本论主要阐述月经过多的病机及治法。要点如下：其一，月经过多无论体质胖瘦，其病机都在于热。其二，月经过多的治疗原则在于滋阴清热，补血养血。以四物汤补血养血，加生地、知母滋其阴，黄连、黄芩、黄柏清其热。

傅　山　经水过多血虚论※*

妇人有经水过多，行后复行，面色萎黄，身体倦怠，而困乏愈甚者，人以为血热有余之故，谁知是血虚而不归经乎！失血旺始经多，血虚当经缩。今日血虚而反经多，是何言欤？殊不知血归于经，虽旺而经亦不多；血不归经，虽衰而经亦不少。世之人见经水过多，谓是血之旺也，此治之所以多错耳。倘经多果是血旺，自是健壮之体，须当一行即止，精力如常，何至一行后而再行，而困乏无力耶？惟经多是血之虚，故再行而不胜其困乏，血损精散，骨中髓空，所以不能色华于面也。治法宜大补血而引之归经，又安有行后复行之病哉？方用加减四物汤。

——清·傅山《傅青主女科·女科上卷·调经·经水过多》

【提要】 　本论主要阐述月经过多的病机及治法。要点如下：其一，月经过多并非都责之于血热有余，亦有血虚而致。血虚失于固摄，血不归经，而致月经量多。其二，治疗以补血、引血归经为原则，血归经则静，不致妄行，方用加减四物汤。

沈金鳌　论月经过多辨治※＊

经水过多不止，平日肥壮，不发热者，体虚寒也，宜姜棕散。经水过多不止，平日瘦弱，常发热者，由火旺也，宜龟板丸。经来不止及血崩者，血溢也，宜必效散。妇人四十九岁，经当止，今每月却行过多，及五旬外，月事比少时更多者，血热或血不归经也，宜芩心丸、琥珀丸。

——清·沈金鳌《妇科玉尺·卷一·月经》

【提要】 　本论主要阐述月经过多的辨证施治。要点如下：其一，月经过多分为四类，包含虚寒、阴虚火旺、血溢、血热或血不归经。其二，从体质论月经过多的辨证，体质肥胖者属虚寒，体质瘦弱者属阴虚火旺。其三，提出月经过多的治疗方法。虚寒者，用姜棕散治疗；虚热者，用龟板丸治疗；月经过多以致崩漏重症，宜用必效散治疗；血热或血不归经，用芩心丸、琥珀丸治疗。

怀　远　论月经过多辨治※＊

妇人多思虑，损伤于脾，月水过多，归脾汤主之；兼郁火，先期而至，加柴胡、山栀、牡丹皮。妇人劳役所伤，面黄唇白，四肢乏力，经水过多，或暴下不止，补中益气汤加阿胶珠、炮姜炭、五味子。……妇人肥盛多痰，经行过多，六君子汤加归、芍、阿胶。……妇人心火炽甚，烦热脉数，经水过多，加味归脾汤加麦门冬，或清心莲子饮加山栀。……妇人受暑热，经水过多，清暑益气汤，虚者生脉散，实者香薷饮。

——清·怀远《古今医彻·卷之四·女科·调经论》

【提要】 　本论主要阐述月经过多的辨证施治。要点如下：其一，月经过多出现的原因有四种：思虑过度，或劳役所伤，致脾气虚不统血；心火炽盛，迫血妄行；感受暑热之邪，热迫血行而致月经量多；妇人形体肥胖多痰而致月经量多。其二，依据辨证分型，提出了治疗方药。

郑寿全　经水来多而色紫成块

按经水紫色成块一证，诸书皆称火化太过，热盛极矣，多以凉血汤及生地四物加芩、连之类，法实可从，其病形定是有余可征。若无有余足征，而人见昏迷，困倦嗜卧，少气懒言，神衰已极，又当以气虚血滞，阳不化阴，阴凝而色故紫，故成块，不得妄以清凉施之。法宜温固本元为主，如理中汤加香附、甘草干姜汤、建中汤之类，方不为害。总之众人皆云是火，我不敢即云是火，全在有神无神处，仔细详情判之自无差矣。

——清·郑寿全《医法圆通·卷二·女科门·经水来多而色紫成块》

【提要】　本论主要阐述经水过多且色紫成块的病机与治则。要点如下：月经量多而色紫成块，世人多认为是血热盛极，治以凉血之法。而此证亦有神气衰极者，气虚统摄无权则月经量多，气虚推动无力，瘀血阻滞，则血凝色紫成块，故治疗不可一味施以清凉之法，宜温固本元。

2.1.5　月经过少

月经过少是女性月经周期正常，月经量较既往明显减少，甚或点滴即净，或行经时间不足两天，并且连续两个周期以上为主要症状的病证。又称为"月水过少""经水涩少""月水滞涩"等，多与月经周期异常并见。本病多因外感风冷、内伤七情、体质禀赋、劳倦伤阳、下利伤津等因素而导致。病机有虚实两类。虚者为肾虚或血虚而精亏血少，冲任不充，血海匮乏而月经量少。实者为血寒、血瘀和痰湿，阻滞冲任，血行不畅，而致月经量少。治疗上，肾虚者，补肾填精，养血调经。血虚者，养血益气调经。血寒者，温经散寒，活血调经。血瘀者，活血化瘀，理气调经。痰湿者，燥湿化痰调经。总之，虚者重在资经血之源，不可妄用攻伐之品；实者重在活血通利，当中病即止，不可多用久用。

❦ 王叔和　经水少论❋❋ ❧

师曰：有一妇人来诊，言经水少，不如前者，何也？师曰：曾更下利，若汗出小便利者，可。何以故？师曰：亡其津液，故令经水少。设经下反多于前者，当所苦困。当言恐大便难，身无复汗也。

——晋·王叔和《脉经·卷九·平妊娠胎动血分水分吐下腹痛证》

【提要】　本论主要阐述月经过少的病名及病因病机。王叔和的《脉经》最早指出月经量少为"经水少"，并提出月经过少为"亡其津液"而致，认为下利、汗出、小便多，均可致损伤津液，因津血同源，血海亏虚而月经量少。

❦ 巢元方　月经过少虚损汗多论❋❋ ❧

人以水谷之精，化为血气津液，津液行于腠理。若劳伤损动，阳气外虚，腠理开，血气衰弱，故津液泄越，令多汗也。其虚汗不止，则变短气，柴瘦而羸瘠也，亦令血脉减损，经水否涩，甚者闭断不通也。

——隋·巢元方《诸病源候论·卷之三十七·妇人杂病诸候·虚汗候》

【提要】　本论主要阐述月经过少的病因。本论指出月经过少的病因与津液外泄有密切关系。妇人劳伤阳气，致阳虚卫外不固，腠理开泄，虚汗多不止，以致津液亡失。所谓津血同源，津亏则血少，故令经血否涩而月经量过少，甚则闭经。

齐仲甫　月经过少虚劳风冷论

妇人月水，有四经之所主，一者冲任二脉，二者手太阳、少阴二经。然冲为血海，任为主胞胎，二者相资，故令有子。手太阳者，小肠之经，为腑而主表，表属阳；手少阴者，心之经，为脏而主里，里属阴。此二经，在上为乳汁，在下为月水。或劳伤气血，致令体虚而受乎风冷，风冷客于经络，搏于血气，血得冷则壅滞，故令月水不宣利也。

——宋·齐仲甫《女科百问·卷上·第七问·月水依时来不快利者，何也》

【提要】　本论主要阐述月经过少的病因。要点如下：本论继承《诸病源候论》的观点，将妇人月经之本概括为四经所主，即冲任二脉及手太阳、少阴二经。冲任二脉相互资生，手太阳、少阴二经表里阴阳相应，故妇人产后在上则化为乳汁，平素在下则生成月水。然劳伤气血，兼感受风冷之邪，使寒凝经络，致气血凝滞，月水来而不利，量少滞涩。

万　全　论月经过少辨治

瘦人经水来少者，责其血虚少也，四物加人参汤主之。

人参　归身　川芎　白芍　生地　香附（童便浸，炒）　炙草（各一钱）　姜枣引。

肥人经水来少者，责其痰碍经隧也，用二陈加芎归汤主之。

陈皮　白茯　归身　川芎　香附（童便浸炒）　枳壳（炒，各一钱）　半夏（泡七次，八分）　甘草（五分）　滑石（二分）　姜引。

——明·万全《万氏妇人科·卷之一·调经章·经水多少》

【提要】　本论主要阐述月经过少的辨证施治。要点如下：从体质角度阐释月经过少的辨证施治：瘦弱者月经量少，多因血虚，治以四物加人参汤，补血养血，兼以益气生血；肥胖者月经量少，多因痰凝经脉，治以二陈加芎归汤，化痰除湿，行气养血。

王肯堂　论月经过少治法

经水涩少，为虚为涩，虚则补之，涩则濡之。

〔海〕四物加葵花汤，治经水涩少。四物汤加熟地黄当归汤，治经水少而色和。

——明·王肯堂《女科证治准绳·卷之一·调经门·经候总论》

【提要】　本论主要阐述月经过少的病机及治疗原则。要点如下：其一，月经过少有虚、涩两个方面。虚者化源不足，血海亏虚，或精血衰少，血海不充，故经来量少。涩者为瘀血、气滞、痰凝阻滞，血行不畅，滞涩难下，故经来量少。其二，提出虚则补之，涩则濡之的治疗原则。以四物加葵花汤，治经水涩少；以四物汤加熟地黄当归汤，治经水少而色和。

罗国纲　论月经过少辨治[※*]

经有定期，而其多少，亦素有定规。平日少而忽然多者，不问肥瘦，皆以热论；平日多而忽然少者，非病后体虚，即外因阻滞也。亦有痰碍经隧者，必其体肥，而脾土或者亏败，不能燥痰也。凡此之类，宜察形、气、脉息以调养之，庶多者不致沸腾，少者不致枯闭也。……

补虚四物汤　治瘦人经水渐少，属血虚也。脉弱无神，宜大补气血。

当归（三五钱）　川芎（八分）　熟地（五七钱）　白芍（酒炒，一钱五分）　山药（二钱）　枸杞（二三钱）　黄芪（蜜炒，二钱）　杜仲（盐炒，钱半）　肉桂（一钱）

水煎，温服。或用十全大补汤、人参养荣汤，大宜多服，以体旺血足为期。

芎归二陈汤　治肥人经水少者，痰碍经隧也（脉息迟滑）。

当归　茯苓　半夏（各钱半）　陈皮　川芎　香附（童便炒，各一钱）　甘草（炙，八分）　枳壳（一钱）　滑石（五分）

姜引，煎服。

——清·罗国纲《罗氏会约医镜·卷十四·妇科·经脉门·论经水多少》

【提要】　本论主要阐述月经过少的辨证施治。要点如下：其一，月经过少的病机在于血虚、邪气阻滞和痰凝经脉。其二，素体虚弱，形瘦血亏，脉弱无神者，大补气血，治以补虚四物汤、十全大补汤、人参养荣汤。其三，痰凝经脉者，多因脾虚不能燥湿化痰，此类人必湿邪壅盛，素体肥胖，故须四诊合参，与寒邪阻滞月经过少相鉴别，方用芎归二陈汤。

郑寿全　经水来少而色淡论[※*]

按经水少而色淡一证，诸书皆称血虚，统以四物加人参汤主之，以为血虚者宜补其血。予谓此证，明是火化不足阳衰之征。阳气健则化血赤，阳气微则化血淡。阳气盛则血自多，阳气衰则血自少，乃一定之理，法当扶阳以生血，即天一生水的宗旨。何得专以四物人参汤一派甘寒之品乎？此皆后人不识阴阳盈虚之妙，故有如此之说也。予见当以黄芪建中汤、当归补血汤加附子，或甘草干姜汤合补血汤，如此治此，方不误事。

——清·郑寿全《医法圆通·卷二·女科门·经水来少而色淡》

【提要】　本论阐释了月经过少的病机为阳衰火化不足的观点。要点如下：月经量少而色淡，世人多以血虚论治，而此证亦有阳气衰，化生不足而致者，治疗当扶阳以生血，方用黄芪建中汤、当归补血汤加附子、甘草干姜汤和补血汤。

2.1.6　经期延长

经期延长是以月经周期基本正常，行经时间超过七天以上，甚或淋漓半月方净为主要症状的病证。又称为"经事延长""月水不断""月水不绝"等。本病多因七情失调、饮食不节、多产房劳等因素致冲任不固，经血失于制约或瘀阻冲任，血不循经而致经期延长。其病机在于气虚、虚热或血瘀。气虚者，中气不足，冲任不固。虚热者，暗耗阴血，阴血内热，热扰冲任。血瘀者，多因肝气郁结，气滞血瘀，或经期产后余血未尽，瘀阻冲任，血不循经。本病的治疗原则重在固摄冲任，止血调经。气虚者，补气摄血，固冲调经。虚热者，滋阴清热，固冲止血。血瘀者，活血止血，去瘀生新。本病可与月经过多并见，若治疗不及时或失治误治，多易发展为崩漏。

巢元方　经期延长冲任不固论※*

妇人月水不断者，由损伤经血，冲脉、任脉虚损故也。冲任之脉，为经脉之海；手太阳小肠之经也，手少阴心之经也，此二经为表里，主下为月水。劳伤经脉，冲任之气虚损，故不能制其经血，故令月水不断也。凡月水不止而合阴阳，冷气上入脏，令人身体面目萎黄，亦令绝子不产也。

——隋·巢元方《诸病源候论·卷之三十七·妇人杂病诸候·月水不断候》

【提要】　本论主要阐述经期延长的病因病机。要点如下：其一，经期延长由劳伤过度，冲任气虚，不能固摄经血，而致经血淋漓不净。其二，经期若行房事，外感风寒之邪，上入子宫，使月经不断，亦可令人不孕。

陈自明　经期延长冲任虚损论※*

夫妇人月水不断者，由损伤精血，冲任脉虚损故也。冲任之脉，为经脉之海。手太阳小肠之经也，手少阴心之经也，此二经为表里，主下为月水。若劳伤经脉，冲任气虚，故不能制经血，令月水不断也。凡月水不止而合阴阳，则冷气上入于脏，令人身体面目萎黄，亦令绝子不产也。

——宋·陈自明《妇人大全良方·卷之一·调经门·月水不断方论》

【提要】　本论主要阐述经期延长的病因病机。要点如下：作者沿用巢元方的观点，认为劳伤过度，损伤冲任二脉，经血失于固摄，而经血淋漓致经期延长。并进一步指出经水不止，行房事易致不孕。

陈自明、薛　己　经期延长综论※*

妇人月水不断，淋沥腹痛，或因劳损气血而伤冲任，或因经行而合阴阳，以致外邪客于胞内，滞于血海故也。但调养元气，而病邪自愈。若攻其邪，则元气反伤矣。

愚按：前症若郁结伤脾，用归脾汤。恚怒伤肝，逍遥散；肝火妄动，加味四物汤。脾气虚弱，六君子汤。元气下陷，补中益气汤。热伤元气，前汤加五味、麦门、炒黑黄柏。

——宋·陈自明撰，明·薛己校注《校注妇人良方·调经门·月水不断方论》

【提要】　本论主要阐述经期延长的病因病机及辨证施治。要点如下：其一，陈氏认为经期延长因劳损气血而伤冲任，或因经行而行房事，以致外邪客于胞内，滞于血海而致。强调"调养元气，而病邪自愈"。其二，薛己补充说明了病有郁结伤脾、恚怒伤肝、肝火妄动、脾气虚弱、元气下陷及热伤元气等不同证候，当辨证施治，分别应用归脾汤、逍遥散、加味四物汤、六君子汤、补中益气汤等治疗。

王肯堂　论经期延长虚实病机※*

妇人月水不断，淋沥无时，或因劳损气血而伤冲任，或因经行而合阴阳，皆令气虚不能摄血。若时止时行，腹痛，脉沉细，此寒热邪气客于胞中，非因虚弱也。

——明·王肯堂《女科证治准绳·卷之一·调经门·经候总论·月水不断》

【提要】　本论主要阐述经期延长的病因病机。要点如下：作者突破前人观点，指出经期延长重在辨别虚实，不仅有劳损气虚，还可因外感寒热之邪阻滞胞宫而致，并以经行时断时续、伴有腹痛、脉沉细为辨证要点。

陶本学　经期延长综论※*

妇人月水不断淋沥，或因劳伤气血而伤冲任；或因经行而合阴阳，以致外邪客于胞内，滞于血海故也。

薛云：若郁结伤脾，用归脾汤；恚怒伤肝，用逍遥散；肝火妄动，加味四物汤；脾气虚弱，六君子汤；元气下陷，补中益气汤；热伤元气，前汤加五味子、麦冬、炒黑黄柏。

愚按：月水之行，妇人无病者恒以三日而净。元气既弱，不能统摄，多有四五六日者。此外淋沥不止，谓之不断。究其致病之因，或因劳伤，气血虚弱，冲任不能约制于经血，或由于寒热邪气客于胞内，滞于血海，此一恒人能辨也。余思世俗妇人，纵性者多怒，多怒则肝伤。夫血藏于肝，肝有怒火，其气盛满，不纳不藏，所以血下不断，非如风寒与冲任气虚者比，必用柴胡、香附、芎、芍、防风、山栀、胆草、黄芩，加以六味丸料，则血自止矣，屡验。此因血去多则生风，故用六味以补血，山栀、防风等以泻肝火，神效。

——明·陶本学《孕育玄机·卷上·月水不断》

【提要】　本论主要阐述经期延长的病因病机及其治疗。要点如下：其一，作者在继承前人经期延长由气血虚弱，冲任不能制约经血，以及寒热邪气客于胞内，阻滞血海的原因外，强调禀性易怒之人，多怒伤肝，肝郁化火，可致冲任不固，经血淋漓不断。其二，治疗上，气血虚弱者，治宜健脾益气补血，选用四物汤、补中益气汤、加味四物汤及归脾汤等。肝郁化火者，治宜疏肝解郁泻火，用六味丸加柴胡、香附、芎、芍、防风、山栀、胆草、黄芩等。病久阴血亏虚而生风者，治宜滋阴养血清热，用六味丸加山栀、防风等养血兼泻肝火。

陈　沂、陈文昭　经期延长综论※*

《全书》：妇人经行，多则六七日，少则四五日，血海自净。若迟至半月或一月，尚淋漓不止，非冲任内虚，气不能摄血，即风冷外感，使血滞经络，故点滴不已，久则成经漏，为虚劳、血淋等症。若经行合房，以致血漏，尤为难治。宜服棕蒲散（棕榈皮、蒲黄二味为君）。

棕榈散

棕蒲二味（俱炒黑存性）各二钱　归身（酒炒）　白芍（炒）　川芎　生地黄　丹皮　秦艽　泽兰　杜仲

补按：经行淋漓不止，大率劳伤冲任，以致气虚不能摄血者，十之七八。若外邪客于胞门，血滞血海，虽不甚多，渗入阴窍，淋漓有延至半月或一月者。然由风冷外邪者，必腹痛，此易辨也。至于经行合房，年少男、妇每患此，内则败血不出，外则积精相射，混于胞门，流入血海，使败精瘀血相搏，阴络既伤，遂成经漏，久而不已，变为虚痨。是方以棕灰、炒黑蒲黄二味为君。棕皮性涩，蒲黄炒黑，其性亦涩，黑则从水化，以治淋漓，尤为上品。秦艽、泽兰以祛风，丹皮、黄芩以清热，四物加杜仲以补血，引入厥阴血分。愈后兼进补中益气汤。气旺则能摄血，升荣上达，使不下陷，而淋漓之症自除也。

——宋·陈沂撰，明·陈文昭补解《陈素庵妇科补解·调经门·卷之一·经水淋漓不止方论》

【提要】　本论主要阐述经期延长的病因病机、症状及治法。要点如下：其一，经期延长在于气虚不能摄血，经血妄行，或外感风冷，阻滞冲任，或经行合房，损伤冲任。其二，气虚经期延长最为多见，外感风冷所致少见。辨别外感风冷经期延长的要点在于是否腹痛。其三，经行合房，损伤经络，日久不愈以致崩漏，甚则虚劳。治宜清热凉血，止血固冲，方用棕蒲散。并于恢复期用补中益气汤益气升提，摄血止淋。

萧　埙　论经期延长病因病机[※]

妇人经行，每月一至，如潮之来，故曰月信。若每月既至，或三日，或四五日即应止。而淋漓不断，非冲任气虚，不能约制，为内伤不足，即劳伤气血，外邪客胞而外感有余。有余不足，当参以人之强弱也。

——清·萧埙《女科经纶·卷一·月经门·妇人月水不断属外邪客于胞内》

【提要】　本论主要阐述经期延长的病因病机。要点如下：其一，明确了经期延长的证候表现。月经如期而至，淋漓不断，当止不止为经期延长。其二，经期延长的病因有外感和内伤两方面。外感邪气，阻滞冲任；内伤在于劳伤过度，气血失和。二者的辨别，须参看个人的体质禀赋强弱。

竹林寺僧　论血热经期延长证治[※]

经来十日半月不止，乃血热妄行也。当审其妇曾吃椒姜热物过度，治之犹易。宜用金狗汤。

金狗汤

金毛狗脊　川续断　阿胶　地榆　川芎　当归　白芷各一钱　白芍　黄芩各八分　熟地

黄二钱

水煎，空心服。

——清·竹林寺僧《竹林寺女科证治·卷一·调经上·经来不止》

【提要】 本论主要阐述血热经期延长的病因病机、症状及治法。要点如下：其一，饮食不节，过食辛辣，致血热扰及冲任，迫血妄行，经血淋漓不断。其二，血热经期延长治以金狗汤，重在养血清热，固冲止血。

2.1.7 崩漏

崩漏是以妇女阴道不规则出血为主要症状的一类病证。其中来势急迫，出血量多者为"崩"；来势较缓，出血淋漓不断者为"漏"。崩漏在发病过程中常互相转化，如崩血渐少，可能致漏，漏势发展又可转变为崩，故临床常以"崩漏"并称。崩漏的病因病机较为复杂，分析崩漏的成因有以下几种：有因劳倦或思虑伤脾，脾虚不能统摄者；有肝火内炽，热扰冲任，迫血妄行者；有肾阴不足，阴虚内热，而冲任不能固摄者；有肾阳虚衰，闭藏失职，冲任不固而致者；也有因房室损伤，相火大动而致者；有因元气大虚，气陷于下，气不摄血者；有因经期产后，瘀阻冲任，瘀血不去，新血不得归经者。在治法方面，本着急则治其标，缓则治其本的原则，灵活掌握塞流、澄源、复旧三法。塞流即止血，在暴崩之际当止血防脱。虚者补而止之，实者行而止之，热者清而止之，寒者温而涩之。澄源是澄清本源之意。血热者，宜清热凉血；血寒者，宜温经养血；气虚者，宜补气摄血；血瘀者，宜化瘀活血。复旧即调理善后之法，重在培补气血。

巢元方 论崩漏病因病机**

漏下五色俱下候

漏下之病，由劳伤血气，冲任之脉虚损故也。冲脉、任脉为经脉之海，起于胞内，手太阳小肠之经也，手少阴心之经也，此二经之血，主上为乳汁，下为月水。冲任之脉虚损，不能约制其经血，故血非时而下，淋沥成漏也。五脏皆禀血气，虚则淋沥漏下，致五脏伤损。五脏之色，随脏不同，若五脏皆虚损者，则漏五色，随血而下。

崩中候

崩中者，腑脏伤损，冲脉、任脉血气俱虚故也。冲任之脉，为经脉之海，血气之行，外循经络，内荣腑脏。若无伤，则腑脏平和，而气血调适，经下以时；若劳动过度，致腑脏俱伤，而冲任之气虚，不能约制其经血，故忽然暴下，谓之崩中。

诊其寸口脉微迟，尺脉微于寸，寸迟为寒在上焦，但吐耳。今尺脉迟而弦，如此小腹痛，腰脊痛者，必下血也。

崩中漏下候

崩中之病，是伤损冲任之脉。冲任之脉皆起于胞内，为经脉之海。劳伤过度，冲任气虚，不能约制经血，故忽然崩下，谓之崩中。崩而内有瘀血，故时崩时止，淋沥不断，名曰崩中漏下。

——隋·巢元方《诸病源候论·卷之三十八·妇人杂病诸候》

【提要】　本论主要阐述崩漏的病因病机。要点如下：其一，《诸病源候论》首立"漏下候""崩中候""崩中漏下候"，阐释了漏下、崩中和崩中漏下三种病证的含义。其二，漏下由劳伤血气，冲任虚损，不能制约经血，血非经期而下，淋沥成漏。五脏血虚，造成不同颜色漏下，五脏皆虚则漏下五色。其三，崩中由劳动过度，脏腑俱伤，冲任气虚，不能约制其经血，忽然暴下而致。其四，崩中内有瘀血，时崩时止，淋沥不断，名为崩中漏下。观察到崩与漏可以互见，具有临床指导意义。

《圣济总录》　论崩漏病因病机※*

论曰：漏下之病，经血淋沥不断是也。夫冲任之脉，所至有时，非时而下，犹器之津泄，故谓之漏下。盖由血虚气衰，不能约制，又有瘀血在内，因冷热不调，致使血败。其色或赤如豆汁，黄如烂瓜，黑如虾血，青如蓝色，白如脓涕，五色随五脏虚损而漏应焉。

——宋·赵佶《圣济总录·卷第一百五十二·带下·漏下》

【提要】　本论主要崩漏的病因病机。要点如下：其一，漏下是由于气血虚，不能制约所致。其二，冷热不调，使瘀血留内，可致血败漏下。漏下有五色，对应虚损的五脏。

杨士瀛　阴虚阳搏崩漏论※*

《素问》云：阴虚阳搏谓之崩。此即血得热则宣流之意也。四物汤可以助阴，生料枳壳散可以抑阳，其间更以茯苓二陈汤和之，使阴阳两得其平，血自循于经络矣。若夫冲任不固，下元久虚，以致血无关锁，则用胶艾汤加当归、木香，咽下震灵丹为妙。

——宋·杨士瀛《仁斋直指方论·卷之二·证治提纲·血崩》

【提要】　本论主要崩漏的病因病机及治法。要点如下：其一，《内经》言"阴虚阳搏谓之崩"，言肾阴虚火盛而致虚热崩漏，治以滋阴抑阳，方用四物汤、枳壳散、茯苓二陈汤。其二，肾阳虚，封藏失司，冲任不固，不能制约经血的崩漏，用胶艾汤加当归、木香，另服震灵丹。

李东垣　经漏不止有二论※

《阴阳别论》云：阴虚阳搏谓之崩。妇人脾胃虚损，致命门脉沉细而数疾，或沉弦而洪大有力，寸关脉亦然，皆由脾胃有亏，下陷于肾，与相火相合，湿热下迫，经漏不止。其色紫黑，如夏月腐肉之臭，中有白带者，脉必弦细，寒作于中，中有赤带者，其脉洪数，疾热明矣。必腰痛或脐下痛，临经欲行，先见寒热往来，两胁急缩，兼脾胃证出见，或四肢困热，心烦不得眠卧，心下急，宜大补脾胃而升举血气，可一服而愈。或人故贵脱势，人事疏少，或先富后贫，心气不足，其火大炽，旺于血脉之中，又致脾胃饮食失节，火乘其中，形质肌肉容颜，似不病者，此心病也。不形于诊，故脾胃饮食不调其证显矣。而经水不时而下，或适来适断，暴下不止。治当先说恶死之言，劝谕令欢，死而心不动，以大补气血之药养脾胃，微加镇坠心火之药，治其心，补阴泻阳，经自止矣。《痿论》云：悲哀太甚，则胞络绝也。阳气内动，发则心下崩，数溲血也。故《本病》曰大经空虚，发则肌痹，传为脉痿，此之谓也。

——金·李东垣《兰室秘藏·卷中·妇人门·经漏不止有二论》

【提要】　本论主要阐述崩漏的辨证施治。要点如下：其一，妇人脾胃虚弱，脾湿下陷于肾，与相火相合，湿热下迫，致经漏不止。治疗当除湿去热，益风气，土伸以胜其湿。其二，妇人由于身份地位的变化，情志失常，心气不足，心火旺，又饮食失节，损伤脾胃，致月经或漏或崩。治疗当先以语言疏导，再以大补气血之药养脾胃，微加镇坠心火之药，治其心，补阴泻阳，则经自止。

朱丹溪　论崩漏辨治*

血崩，东垣有治法，但不言热，其主在寒，学者宜寻思之。急则治其标，用白芷汤调百草霜末，甚者用棕榈灰，后用四物汤加炒干姜调理。因劳者，用参、芪带升补药；因寒者，用干姜；因热者，黄芩；崩过多者，先用五灵脂末一服，当分寒热。盖五灵脂能行能止。紫色成块者热，以四物汤加黄连之类。妇人血崩，用香附白芷丸服。气虚血虚者，皆以四物汤加参、芪。漏下乃热而虚，四物加黄连。崩中白带，用椒目末，又用白芷、石灰炒去灰为末，茜草少许，粥丸服。一方，用生狗头骨烧灰存性，或酒调服，或入药服。一方，五灵脂半生半炒为末，酒调服。经血逆行，或血腥，或吐血，或唾血，用韭菜汁服效。

夫妇人崩中者，由脏腑伤损，冲任二脉血气俱虚故也。二脉为经脉之海，血气之行，外循经络，内荣脏腑。若气血调适，经下依时；若劳动过极，脏腑俱伤，冲任之气虚，不能约制其经血，故忽然而下，谓之崩中暴下。治宜当大补气血之药，举养脾胃，微加镇坠心火之药，治其心，补阴泻阳，经自止矣。

——元·朱丹溪撰，明·程充校补《丹溪心法·卷五·崩漏》

【提要】　本论主要阐述崩漏的辨证施治。要点如下：其一，血崩，急则治其标，用白芷汤调百草霜末、棕榈灰止血，后用四物汤加炒干姜补血温中。并依据因劳、因寒、因热、血崩量多、紫色成块、气虚血虚之不同，分而治之。其二，漏下属热而虚，治以四物汤加黄连。其三，引用东垣之言，认为崩中为冲任之气虚，不能约制其经血。治宜大补气血，举养脾胃，微加镇坠心火之药。

薛　己　崩漏综论**

《经》云：阴虚阳搏谓之崩。又云：阳络伤血外溢，阴络伤血内溢。又云：脾统血，肝藏血。其为患因脾胃虚损，不能摄血归源；或因肝经有火，血得热而下行；或因肝经有风，血得风而妄行；或因怒动肝火，血热而沸腾；或因脾经郁结，血伤而不归经；或因悲哀太过，胞络伤而下崩。治疗之法，脾胃虚弱者，六君子汤加当归、川芎、柴胡。脾胃虚陷者，补中益气汤加酒炒芍药、山栀。肝经血热者，四物汤加柴胡、山栀、苓、术。肝经怒火者，小柴胡汤加山栀、芍药、丹皮。脾经郁火者，归脾汤加山栀、柴胡、丹皮。哀伤胞络者，四君子汤加柴胡、升麻、山栀。故东垣、丹溪诸先生云：凡下血症，须用四君子以收功。斯言厥有旨哉！若大吐血后，毋以脉诊，当急用独参汤救之。其发热潮热，咳嗽脉数，乃是元气虚弱，假热之脉也，尤当用人参之类。此等症候，无不由脾胃先损而患，故脉洪大，察其中有胃气受补可救。设用寒凉之药，复伤脾胃生气，使血反不归源也。

——明·薛己《女科撮要·卷上·经漏不止》

【提要】　本论主要阐述崩漏的病因病机及辨证施治。要点如下：其一，强调崩漏病因病机与肝脾密切相关，或因脾胃虚损，或因肝经有火，或因肝经有风，或因怒动肝火，或因脾经郁结，或因悲哀太过。并列举各证的治疗方药。其二，推崇东垣、丹溪诸先生之言，"凡下血症，须用四君子以收功"。其三，指出大出血后，应舍脉从证，急用独参汤救治，反对用寒凉之药，以免损伤脾胃。

万　全　论崩漏病机与治法*

崩

妇人崩中之病，皆因中气虚，不能收敛其血，加以积热在里，迫血妄行，故令经血暴下而成崩中。崩久不止，遂成下漏。叔和《脉诀》云：崩中日久为白带，漏下时多肾水枯也。治有三法，初止血，次清热，后补其虚，未有不痊者也。

凡妇人女子，初得崩中暴下之病者，宜用止血之剂，乃急则治其标也。四物汤调十灰散服之，以血止为度。十灰散：

藕节　莲蓬　艾叶　棕榈　大小蓟根　侧柏　干姜　油发　干漆

以上十味，各烧存性，为灰等分和匀，每服三钱。或用醋煮糯米粉为丸，每服百丸，不喜散者用之。血止即服清热之剂，用凉血地黄汤主之。

生地　当归（各一钱）　黄连　黄柏　知母　藁本　川芎　升麻（各五分）　柴胡　羌活　防风（各七分）　黄芩　炙草　细辛　荆芥穗　蔓荆子（各四分）　红花（一分）

煎服。如血未尽，再吞十灰丸。

血已止，里热已除，宜用补中之剂，加味补中益气汤主之。

炙芪　人参　白术　陈皮　归身　白芍（酒炒）　熟地（各一钱）　炙草　白茯　升麻　柴胡　知母　黄柏（炒，各五分）

姜枣引。更宜早服地黄丸，夕服参术大补丸，以平为期。

漏

凡崩久成漏，连年不休者，此中气下陷，下元不固也，宜用前加味补中益气汤，兼服鹿角霜丸主之。

鹿角霜丸

鹿角霜　柏子仁（去壳，炒）　归身　茯神　龙骨（煅）　阿胶（蛤粉炒成珠，各一两）　川芎（七钱）　香附（醋炒，二两）　炙草（五钱）　川续断（两半）

共末。山药五两，研作糊为丸。每服五十丸，空心温酒下。

——明·万全《万氏妇人科·卷之一·崩漏章》

【提要】 本论主要阐述崩漏的病机及治法。要点如下：其一，崩的病机为气虚不能摄血，加之积热在内。提出著名的治血三法：初期应止血，用十灰散；中期清热，用凉血地黄汤；后期补虚，用加味补中益气汤。其二，指出崩长久不愈而成漏，为中气下陷，下元不固所致。宜用加味补中益气汤，兼服鹿角霜丸。

方 广 论治崩三法*

血属阴也，静则循经荣内，动则错经妄行。盖今之七情过极，则动五志之火，五志之火亢甚，则经血暴下，失期而来，久而不止，谓之崩中。如风动木摇，火燃水沸类也。治崩次第，初用止血，以塞其流；中用清热凉血，以澄其源；末用补血，以还其旧。若止塞其流，而不澄其源，则滔天之势不能遏；若止澄其源，而不复其旧，则孤子之阳无以立。故本末勿遗，前后罔紊，方可以言治也。

——明·方广《丹溪心法附余·卷二十·崩漏》

【提要】 本论主要阐述崩漏的病机及治疗大法。要点如下：其一，崩漏由七情过极，五志之火亢盛而致，出现经血暴下，非经期而来，或久而不止等崩中漏下的症状。其二，提出治疗崩漏的大法："初用止血，以塞其流；中用清热凉血，以澄其源；末用补血，以还其旧。"并阐述其机理："若止塞其流，而不澄其源，则滔天之势不能遏；若止澄其源，而不复其旧，则孤子之阳无以立。"成为后世治疗崩漏的重要原则。

李 梴 崩漏综论*

崩漏有虚亦有热，热则流通虚溜泄；

血热则流，虚则溜。凡非时血行淋沥不已，谓之漏下；忽然暴下，若山崩然，谓之崩中。有五色以应五脏。

虚多房劳挟火邪，

经行犯房，及劳役过度，损伤冲任，气血俱虚，不能制约，经血忽然暴下，宜大补气血，大温经汤。气虚者，四物汤加参、芪。血虚者，四物汤加胶、艾、炒干姜。久不止者，百子附归丸、墨附丸。虚寒脐腹冷痛者，伏龙肝散。一切虚证，内炙散。虚火，凉血地黄汤、生地芩连汤、补阴丸。久者，当归龙骨丸、大小乌鸡丸

热只饮食不调节。

有因膏粱厚味，以致脾湿下流于肾，与相火合为湿热，迫经下漏，其色紫黑腐臭，宜解毒四物汤、凉血地黄汤、胶艾四物汤加黄芩，或单芩心丸、四物坎离丸、固经丸。有因饮食失节，火乘脾胃下陷，颜容似无病者，外见脾困倦，烦热不卧等证，经水不时暴至，或适来适断，只宜举养脾胃，加以镇坠心火之药，补阴泻阳自止，升阳调经汤、升阳举经汤。

或因四气苦相侵，

子宫为四气相搏，则血亦难停。大概风冷搏动者，五积散去麻黄，入醋煎服，或不换金正气散加川芎、官桂，或四物汤加荆芥。寒冷所乘，及年老久崩者，伏龙肝散加附子、鹿茸、阿

胶、蒲黄，糯米糊丸服。暑月，单芩心丸，或益元散加百草霜。湿者，升阳除湿汤。

或为悲忧心痛切；

悲哀甚则胞络绝，胞络绝则阳气内动，发则心下崩，数溲血也，宜备金散、四制香附丸、乌药汤、古橘归丸。忧郁因先富后贫，先顺后逆，心事不足，郁火旺于血脉之中，宜四物汤加香附、白术各一钱，地榆、黄芪、人参各五分，升麻二分，甚者加棕榈灰，酒调服。心痛甚者，名杀血心痛。小产后血过多，心痛者亦同，用乌贼鱼墨炒为末，醋汤调服。

势急须宜止且行，

《经》曰：阴搏阳谓之崩。言属热者多也。崩乃经血错乱，不循故道，淖溢妄行。遽止便有积瘀凝成窠臼，不止又恐昏晕，必先服五灵脂末一钱，其性能行能止，然后分虚热，用调和气血之药一二帖，后再服单五灵脂散，去故生新。如更不止，乌纱帽散、十灰散、古黑神散、单夏枯草膏。有火者，固经丸。虚者，女金丹。

养胃安心还旧血。

血崩止后，宜四物汤加炒干姜调之。气弱加参、芪；有郁加香附；挟火加芩、连少许，更服二宜丸。四物汤以还旧血，免致孤阳，防其再发。如脾胃气弱者，补中益气汤；心神不安者，宁神膏、滋阴宁神汤。此疾有心血不足者，有心火亢甚者，若不早治，变为白浊、白淫、血枯发热，不可治矣。

——明·李梴《医学入门·外集卷五·妇人门·崩漏》

【提要】　本论主要阐述崩漏的病因病机及辨证施治。要点如下：其一，崩漏的病因有虚与热。其二，崩漏虚证多因房劳及劳役过度损伤冲任所致，并阐述了气血两虚、气虚、血虚、虚寒及虚火等证的治疗。其三，热证是因为饮食失节，过食膏粱厚味导致湿热；或饮食失节，火乘脾胃下陷而致崩漏。列举其辨证用药。其四，论述外感风冷、寒冷、暑、湿导致崩漏的辨治用药。其五，论述由于情志损伤，"悲哀甚则胞络绝"的辨治用药。其六，治疗崩漏当速止血，骤然止血会致血瘀，故用五灵脂散，去故生新。其七，崩漏血止之后，又当补血益脾胃，防止传变。

张介宾　崩漏综论※*

崩淋经漏不止

崩漏不止，经乱之甚者也。盖乱则或前或后，漏则不时妄行，由漏而淋，由淋而崩，总因血病，而但以其微甚耳。《阴阳别论》曰：阴虚阳搏谓之崩。《百病始生》篇曰：阳络伤则血外溢，阴络伤则血内溢。故凡阳搏必属阴虚，络伤必致血溢。知斯二者，而崩淋之义及治疗之法，思过半矣。惟是阴虚之说，则但伤营气，无匪阴虚，而五脏之阴皆能受病。故神伤则血无所主，病在心也；气伤则血无所从，病在肺也；意伤则不能统血摄血，病在脾也；魂伤则不能蓄血藏血，病在肝也；志伤则不能固闭真阴，病在肾也。所以五脏皆有阴虚，五脏皆有阳搏。故病阴虚者，单以脏气受伤，血因之而失守；病阳搏者，兼以火居阴分，血得热而妄行也。凡治此之法，宜审脏气，宜察阴阳。无火者，求其脏而培之补之；有火者，察其经而清之养之。此不易之良法也。然有火者不得不清，但元气既虚，极多假热，设或不明真假，而误用寒凉，必复伤脾胃，生气日见殆矣。先贤有云：凡下血证，须用四君子辈以收功。又云：若大吐血后，毋以脉诊，当急用独参汤救之。厥旨深矣。故凡见血脱等证，必当用甘药先补脾胃，以益发生之气。盖甘能生血，甘能养营，但使脾胃气强，则阳生阴长，而血自归经矣，故曰脾统血。

治崩淋经漏之法

若阴虚血热妄行者，宜保阴煎、加减一阴煎。若火盛迫血妄行而无虚证者，宜徙薪饮、黄芩散加续断、丹参。若血热兼滑者，宜保阴煎、槐榆散、生地黄汤。若肝经怒火动血者，加味四物汤。若肝经怒火动血，逆气未散者，化肝煎，或保阴煎加减主之。若血有滞，逆而妄行者，四物汤、丹参散。若营气不足，血不能调而妄行者，五福饮、四物汤、四君子汤、八珍汤，择宜用之。若脾气虚陷，不能收摄而脱血者，寿脾煎、归脾汤、四君子加芎、归，再甚者，举元煎。若脾肾虚寒，兼呕兼溏泄而畏寒者，理阴煎、五君子煎、理中汤。若阳气大虚脱陷者，四维散。若脾肾阴气不固者，固阴煎、五阴煎、秘元煎。若肝胆气虚，不能藏血者，必多惊恐畏怯，宜五福饮、七福饮、八珍汤；兼阳虚者，仍加姜、桂。若去血过多，血脱气竭者，当速用独参汤提掇其气，以防脱绝，或用当归补血汤。若崩淋既久，血滑不禁，宜涩宜固者，龙骨散、如圣散、七灰散之类，同人参兼用之。凡血淋治法，大约如前。但其秽臭脉滑者多火，宜从清凉；若腥臭清寒脉细者多寒，必须温补。其或久病则精去无穷，尾闾易竭，非大加培补不可，惟固阴煎，及十全大补汤之类为宜。

崩淋之病，有暴崩者，有久崩者。暴崩者，其来骤，其治亦易；久崩者，其患深，其治亦难。且凡血因崩去，热必渐少，少而不止，病则为淋。此等证候，未有不由忧思郁怒，先损脾胃，次及冲任而然者。崩淋既久，真阴日亏，多致寒热咳嗽，脉见弦数或豁大等证。此乃元气亏损、阴虚假热之脉，尤当用参、地、归、术甘温之属，以峻培本源，庶可望生。但得胃气未败，受补可救；若不能受补，而日事清凉，以苟延目前，则终非吉兆也。

崩淋病，治有五脏之分，然有可分者，有不可分者。可分者，如心肺居于膈上，二阳脏也，肝脾肾居于膈下，三阴脏也，治阳者宜治其气，治阴者宜治其精，此可分之谓也。然五脏相移，精气相错，此又其不可分者也。即如病本于心，君火受伤，必移困于脾土，故治脾即所以治心也。病本于肺，治节失职，必残及于肾水，故治肾即所以治肺也。脾为中州之官，水谷所司，饷道不资，必五路俱病，不究其母，则必非治脾良策。肝为将军之官，郁怒是病，胜则伐脾，败则自困，不知强弱，则攻补不无倒施。不独此也，且五脏五气，无不相涉，故五脏中皆有神气，皆有肺气，皆有胃气，皆有肝气，皆有肾气，而其中之或此或彼，为利为害，各有互相倚伏之妙。故必悟脏气之大本，其强弱何在？死生之大权，其缓急何在？精气之大要，其消长何在？攻补之大法，其先后何在？斯足称慧然之明哲。若谓心以枣仁、远志，肺以桔梗、麦冬，脾以白术、甘草，肝以青皮、芍药，肾以独活、玄参之类，是不过肤毛之见，又安知性命之道也？诸证皆然，不止崩淋者若此。

妇人于四旬外，经期将断之年，多有渐见阻隔，经期不至者。当此之际，最宜防察。若果气血和平，素无他疾，此固渐止而然，无足虑也。若素多忧郁不调之患，而见此过期阻隔，便有崩决之兆。若隔之浅者，其崩尚轻；隔之久者，其崩必甚。此因隔而崩者也，当预服四物、八珍之类以调之，否则恐其郁久而决，则为患滋大也。若其既崩之后，则当辨其有火无火。有火者，因火逼血，宜保阴煎主之。无火者，因隔而决，或其有滞，当去其故而养其新，宜调经饮先以理之，然后各因其宜，可养则养，用小营煎，可固则固，用固阴煎之类主之。

——明·张介宾《景岳全书·卷三十八人集·妇人规·经脉类·崩淋经漏不止》

【提要】　本论主要阐述崩漏的辨证施治。要点如下：其一，"崩漏不止，经乱之甚者也"，张氏明确提出崩漏为月经严重紊乱，属月经病的范畴，纠正了以往认为凡非时下血概属崩漏的概念。其二，崩漏病机是阴虚火旺，而五脏皆可有此证，治疗必审五脏之气，辨阴阳后，方可治疗。其三，阐述阴虚血热妄行、火盛迫血妄行而无虚证、血热兼滑、肝经怒火动血、血滞逆而妄行、血不能调而妄行、脾气虚陷不能摄血、脾肾虚寒、阳气大虚脱陷、脾肾阴气不固、肝胆气虚不能藏血、血脱气竭及血滑不禁等证的治疗。治疗上主张升阳益胃法，以四君子汤补气摄血，并创立了举元煎、保阴煎、固阴煎等名方。其四，提出崩漏日久元气亏损、阴虚假热者，当培补本源。其五，认为更年期妇女易发崩漏，并阐释其预防与治法。

何　涛、浦天球　崩漏综论^{※※}

第一节崩漏总论

夫血气之行，外行经络，内荣脏腑，故冲任二脉为经血之海，阴阳和平，则经以时下。若心火亢甚，肝肾之相火挟心火之势，亦从而相煽，以致肝实而不纳血，血脉泛溢，错经妄行，崩漏不止，甚则化为白浊白淫、血枯发热痨极之症，不可治矣。若一时劳伤，不能约制，忽然暴下，为之崩中。有因喜怒不常，伤于肝，肝为血之府，肝伤则不能藏血而致者；有因脾胃气虚，清气下陷于膀胱，与相火相合，湿热相迫而致者。其血必紫黑，腰脐下痛，两胁急，当大补脾胃，升提血气，升阳益胃汤主之。有悲思伤胞络，阳气内聚，真阴乃虚，不能镇守胞相火而致者，当养血宣气，清火安神，用四君子汤加柴胡、栀子、升麻。若肝经风火沸腾而致者，用奇效物汤，或加柴胡、山栀子、茯苓、白术，或加味逍遥散。若大失血之后，毋以脉论，当用独参汤救之。若潮热咳嗽，脉数，尤当用人参治之。大抵此症无不由于脾胃先损，正气虚不能统摄所致，须察其胃气，能受补则犹可救。

第二节崩中漏下

崩者，其血暴下，若江河决而崩裂也；漏者，下血不以时，常常泄漏者是也。崩为急症，漏为缓症。崩有因于气者，有血热妄行者，有湿热相搏者，有污血阻碍不得归经而下者，有因脾胃气虚下陷者，治宜理气、降火、升提为主。漏则因房劳过度，伤损冲任二脉，气虚不能约束经血，或其人素多火，血不能安，故为漏泄也，治宜补阴养气血为主。……

第三节虚而挟热

气血两虚，四物汤加人参、黄芪。血崩不止，小蓟汤、荆芥散、如圣散之类，选而用之。血虚甚者，四物汤加黑姜。崩不止者，香白芷、百草霜、棕榈炭之属。肾虚不能镇相火而崩，凉血地黄汤。阳盛阴虚，血热沸溢，黄芩汤。经漏下血，脉虚洪，其血紫黑，此热极反兼水化制之，故色紫黑成块，热极也，生地黄散或四物汤加黄连、黄芩、黄柏、知母。……

第四节劳损崩漏

因劳损冲任脉虚，血非时下，脐腹疼痛，崩中脉迟，伏龙肝散主之。先因劳碌，脾胃虚损，气短气逆，自汗身热，懒食，大便或泄或秘，体倦无力，崩中不止，当归芍药汤主之；劳损气血，人参、黄芪合升提之药治之。……

第五节湿痰崩漏

痰郁胸中，清气不升，故经脉阻遏而降下。盖浊气盛，郁遏久，即成湿热，追血妄行。若不开痰郁，不足以行气；不升提，则血不归隧道。其症或腹满如孕，或脐腹疼痛，或血出则块，止则烦闷。大法宜开结痰，行滞气，消污血，升清气为主，用二陈汤加抚芎、香附、枳壳，以渐调理为佳。如恶心甚用探吐，吐完服药亦可。

——清·何涛、浦天球《女科正宗·第三章崩漏门》

【提要】　本论主要阐述崩漏的病因病机及辨证施治。要点如下：其一，总结前人对崩漏因机证治的认识，论述心火亢甚、劳伤、肝伤不藏血、脾胃气虚与相火相合为湿热、阴虚相火动、肝经风火等证的因机治疗。其二，崩证因气、因血热妄行、因湿热、因瘀血、因脾虚气陷者，治宜理气降火升提为主。漏证因气虚、或因火旺，治宜补阴养气血为主。其三，论述虚而夹热的崩漏证治，阐述气血两虚、血虚、肾虚不能镇相火、阳盛阴虚、热极等证的治疗方药。其四，论述关于劳累损伤所致的崩漏的治疗，有劳损冲任、劳损脾胃、劳损气血等证。其五，论述湿痰崩漏的证治，大法以开结痰，行滞气，消污血，升清气为主，方药用二陈汤加抚芎、香附、枳壳。

傅　山　论崩漏辨治※*

血崩昏暗

妇人有一时血崩，两目黑暗，昏晕在地，不省人事者，人莫不谓火盛动血也。然此火非实火，乃虚火耳。世人一见血崩，往往用止涩之品，虽亦能取效于一时，但不用补阴之药，则虚火易于冲击，恐随止随发，以致经年累月不能全愈者有之。是止崩之药，不可独用，必须于补阴之中行止崩之法。方用固本止崩汤。……

年老血崩

妇人有年老血崩者，其症亦与前血崩昏暗者同，人以为老妇之虚耳，谁知是不慎房帏之故乎！夫妇人至五十岁之后，天癸匮乏，原宜闭关守寨，不宜出阵战争，苟或适性，不过草草了事，尚不至肾火大动。倘兴酣浪战，亦如少年之好合，鲜不血室大开，崩决而坠矣。方用加减当归补血汤。……

郁结血崩

妇人有怀抱甚郁，口干舌渴，呕吐吞酸，而血下崩者，人皆以火治之，时而效，时而不效，其故何也？是不识为肝气之郁结也。夫肝主藏血，气结而血亦结，何以反至崩漏？盖肝之性急，气结则其急更甚，更急则血不能藏，故崩不免也。治法宜以开郁为主，若徒开其郁，而不知平肝，则肝气大开，肝火更炽，而血亦不能止矣。方用平肝开郁止血汤。

——清·傅山《傅青主女科·女科上卷·血崩》

【提要】　本论主要阐述崩漏的辨证施治。要点如下：其一，血崩昏迷为虚火，不可一味收涩止血，治疗应于补阴之中行止崩之法，方用固本止崩汤。其二，老年妇女血崩往往由于房事过度，方用加减当归补血汤。其三，由于情志郁结造成的血崩，应开郁平肝，方用平肝开郁止血汤。

《医宗金鉴》　崩漏总括

淋沥不断名为漏，忽然大下谓之崩。紫黑块痛多属热，日久行多损任冲。脾虚不摄中气陷，暴怒伤肝血妄行。临证察因须细辨，虚补瘀消热用清。

注：妇人经行之后，淋沥不止，名曰经漏。经血忽然大下不止，名为经崩。若其色紫黑成块，腹胁胀痛者，属热瘀；若日久不止，及去血过多而无块痛者，多系损伤任、冲二经所致。更有忧思伤脾，脾虚不能摄血者；有中气下陷，不能固血者；有暴怒伤肝，肝不藏血而血妄行者。临证之时，须详审其因，而细细辨之。虚者补之，瘀者消之，热者清之。治之得法，自无不愈。

——清·吴谦《医宗金鉴·妇科心法要诀·卷四十五·崩漏门·崩漏总括》

【提要】　本论主要阐述崩漏的病因病机与治法。要点如下：其一，明确崩与漏的不同："淋沥不断名为漏，忽然大下谓之崩。"其二，崩漏的病因病机，分为热瘀、损伤冲任、脾虚不摄、中气下陷及暴怒伤肝等类型。其三，治疗崩漏之法，虚者补之，瘀者消之，热者清之。

2.1.8　闭经

发育正常的女子，一般在 14 岁左右，月经即应来潮。如超龄过久而月经未来，或曾来而又中断，以及经行如常，忽然又数月不至，同时出现其他症状者均称为闭经。也称为"经闭"。闭经的原因有虚实之不同。虚证多由肾气不足，冲任未充；或肝肾亏虚，精血匮乏；或阴虚血燥，血海干涸；或脾胃虚弱，气血乏源。实证多因气滞血瘀，或痰湿阻滞，以致冲任不通，脉道阻隔。治疗上，虚者分别以补益肾气、填精滋肝、益气养血、养阴润燥为主，使肾气充盛，冲任通畅，血海充盈，月经方能应时而下。实者当依据寒、郁、痰、湿之不同，分别以温经散寒、行气解郁、祛痰除湿及活血通经为治。另外，治疗闭经也应分清经病和他病的先后，若先因他病而致闭经，则当先治他病，病愈则经水自通。

《素问》　二阳之病发心脾闭经论

二阳之病发心脾，有不得隐曲，女子不月，其传为风消，其传为息贲者，死，不治。

——《素问·阴阳别论》

【提要】　本论主要阐述心、脾、胃受病导致闭经。要点如下：《素问·阴阳别论》首次提出胃肠发病影响心脾，无以化生精血，导致血虚经闭的理论。王冰注曰："二阳，谓阳明大肠及胃之脉也。隐曲，谓隐蔽委婉之事也。夫肠胃发病，心脾受之。心受之则血不流，脾受之则味不化，血不流故女子不月。""二阳"指手阳明大肠和足阳明胃。胃为受纳之府，大肠为传化之府，肠胃既病，心脾无所资，则无以运化而生精血，以致血脉枯竭，在女子则月事不来。故心脾胃三者之虚，为导致经闭的主要原因。此理论对于后世医家，产生了较大影响。

《素问》　血枯闭经论

帝曰：有病胸胁支满者，妨于食，病至则先闻腥臊臭，出清液，先唾血，四肢清，目眩，时时前后血，病名为何？何以得之？岐伯曰：病名血枯。此得之年少时，有所大脱血；若醉入房，中气竭，肝伤，故月事衰少不来也。帝曰：治之奈何？复以何术？岐伯曰：以四乌鲗骨一芦茹，二物并合之，丸以雀卵，大如小豆，以五丸为，后饭，饮以鲍鱼汁，利肠中及伤肝也。

——《素问·腹中论》

【提要】 本论主要阐述血枯经闭的病因病机及其治方。要点如下：《素问·腹中论》首次提出血枯经闭的理论。张介宾注："血枯者，月水断绝也。致此之由，其源有二：一则以少时有所大脱血，如胎产既多及崩淋吐衄之类皆是也；一则以醉后行房，血盛而热，因而纵肆，则阴精尽泄，精去则气去，故中气竭也。夫肾主闭藏，肝主疏泄，不惟伤肾，而且伤肝，及至其久，则三阴俱亏，所以有先见诸证如上文所云，而终必至于血枯，则月事衰少不来也。"此条论闭经，责之于大脱血而致血虚；或肝劳伤过度，则肝血枯涸不荣；或酒醉入房，肾气竭精伤。此亦是《内经》对于因失血、房劳造成肝肾虚损而月事不来之病因病机的论述。四乌鲗骨一芦茹丸，功用益精气，养气血，调补肝肾，活血通经，开创以补肾活血法治疗闭经的先河。

张仲景 因虚积冷结气闭经论[※*]

妇人之病，因虚、积冷、结气，为诸经水断绝，至有历年，血寒积结胞门，寒伤经络。

——汉·张仲景《金匮要略方论·卷下·妇人杂病脉证并治》

【提要】 本论主要阐述闭经的三种原因。要点如下：首次提出体虚、沉寒痼冷和气机郁滞，均可导致经水不利，甚至出现闭经的观点。妇人若气血充足，血脉流通，气机通畅，则月经按时而下。若出现上述因素，日久则会经水断绝。本论对后世产生较大影响。

王叔和 下利失血闭经论[※*]

问曰：妇人病下利，而经水反断者，何也？师曰：但当止利，经自当下，勿怪。所以利不止而经断者，但下利亡津液，故经断。利止，津液复，经当自下。

妇人血下，咽干而不渴，其经必断。此荣不足，本自有微寒，故不引饮。渴而引饮者，津液得通，荣卫自和，其经必复下。

——晋·王叔和《脉经·卷九·平带下绝产无子亡血居经证》

【提要】 本论主要阐述下利、失血导致闭经的机理。要点如下：其一，妇人下利，津液亏虚，津血同源，故可导致闭经。治疗上当先止利，保存津液，津液得复，经水自下。其二，吐血、衄血或下血等病证，均可导致血虚，胞宫无血可下，导致闭经。

巢元方 论闭经病因病机[※*]

妇人月水不通者，由劳损血气，致令体虚受风冷，风冷邪气客于胞内，伤损冲任之脉，并手太阳、少阴之经，致胞络内绝，血气不通故也。冲任之脉，起于胞内，为经脉之海；手太阳小肠之经也，手少阴心之经也，此二经为表里，主下为月水。风冷伤其经血，血性得温则宣流，得寒则涩闭，既为冷所结搏，血结在内，故令月水不通。

又云：肠中鸣，则月事不来，病本于胃。所以然者，风冷干于胃气，胃气虚，不能分别水谷，使津液不生，血气不成故也。

又云：醉以入房，则内气竭绝，伤肝，使月事衰少不来也。所以尔者，肝藏于血，劳伤过度，血气枯竭于内也。

又，先经唾血，及吐血、下血，谓之脱血，使血枯，亦月事不来也。

又，利血，经水亦断，所以尔者，津液减耗故也。利止，津液生，其经自下。

诊其肾脉微涩，为不利者，是月水不来也。又左手关后尺内浮，为阳；阳绝者，无膀胱脉也，月事则闭。又，肝脉沉之而急，浮之亦然，时小便难，苦头眩痛，腰背痛，足为寒，时疼，月事不来，时恐，得之少之时有所堕坠也。

——隋·巢元方《诸病源候论·卷之三十七·妇人杂病诸候·月水不通候》

【提要】 本论主要阐述闭经的病因病机。要点如下：其一，劳损血气，体虚受风冷，风冷乘虚侵入胞内，伤损冲任之经血，血得寒则凝，而致闭经。其二，风冷伤胃气，胃气虚，气血津液不生，而致闭经。其三，醉以入房，劳伤过度，血气枯竭于内，而致闭经。其四，各种脱血，致使血枯经闭。其五，下利，津液耗损，致使闭经。其六，少时有所堕坠，瘀血在内，而致闭经。其理论汇总前代对闭经的认识，又对后世产生深远的影响。

《圣济总录》 论闭经病因病机

论曰：月水不通者，所致不一。有气不化血，微不通；有先期太过，后期不通；有大病后热燥不通；有寒凝结滞不通；有积聚气结不通；有心气抑滞不通。凡此所受不同，治之亦异。盖妇人假血为本，以气为用，血气稽留，则涩而不行，其为病或寒或热，脐腹坚痛，肌肉消瘦，久则为痨瘵之证。

——宋·赵佶《圣济总录·卷第一百五十一·妇人血气门·妇人月水不通》

【提要】 本论主要阐述闭经的病因病机。要点如下：《圣济总录》对宋以前闭经的病因病机加以归纳，指出妇人闭经有多种原因，包括气不化血、伤血不通、热燥不通、凝寒结滞、积聚气结、心气抑滞等。其中，有实证，有虚证，有寒证，有热证，总因"妇人假血为本，以气为用，血气稽留，则涩而不行"所致。此外，还提出闭经长久不愈，则会导致痨瘵的发生。

陈自明 饮食失宜闭经论

《产宝方》论

论曰：经脉不通日久，此非细事，实为沉病。若是室女经脉不通，初因贪食酸咸之物，遂致血脉干涸，变成劳疾。若因经脉正行，误食热面、生冷、房室，遂成此疾。腹内颗块，误认为胎，时日稍深，必见困笃。

——宋·陈自明《妇人大全良方·卷之一·调经门·月水不通方论》

【提要】 本论主要阐述饮食失宜导致闭经。要点如下：作者引用《产宝方》之论，指出室女若常贪食酸咸之物，且在经期难以忌口，则致津液收涩，血脉枯竭，月水不通。若行经时过食辛热生冷之物，寒热过偏则血凝，也会发为闭经。

陈自明　气虚血衰闭经论※*

初虞世云：女子十四，天癸至，任脉通，月事以时下，故令有子。天癸者，物之自然。月者，以月至；经者，有常也。其来不可过与不及、多与少，反此皆谓之病。不行尤甚，百疾生焉。血既不能滋养百体，则发落面黄，身羸瘦。血虚则发热，故身多热。水不足则燥气燔，燥气燔则金受邪，金受邪则肺家嗽，嗽则肺痈、肺痿必矣。医见经不行，则用虻虫、水蛭等行血药，见热则用除热诸寒药，实出妄意。就中不行，以药行之，为害滋大。经水枯竭，则无以滋养，其能行乎？譬犹索万金于乞丐之人，虽捶楚并下，不可得也。但服以养气益血诸药，天癸自行。又有一种妇人盛实，月经瘀闭，利之则行，自有证候，学者宜审焉。

——宋·陈自明《妇人大全良方·卷之一 调经门·〈养生必用〉论经病》

【提要】 本论主要阐述闭经的证治。要点如下：初虞世为宋代医家，字和甫，深研《素问》《难经》，著有《古今录验养生必用方》。陈自明引用初虞世之说，论及女子十四岁，天癸至，任脉通，月事以时下。若气虚血衰，无以滋养，则经量少而闭经，是为虚证，当采用养气益血之法，天癸自行；不可轻用活血化瘀或诸寒药除热。若妇人盛实，月经瘀闭，是为实证，当以通利之法，消除盛实之邪，月经必通。

杨士瀛　闭经脉候论※*

然经脉不行，其候有三：一则血气盛实，经络遏闭，其脉滑实见之（当通经疏利）。一则形体憔悴，经络涸竭，其脉虚弱见之（当滋养血气）。一则风冷内伤，七情内贼，以致经络痹滞，其脉浮涩见之（解散风冷，去淤生热）。经脉不行，此诸病之所由生也。

——宋·杨士瀛《仁斋直指方论·卷之二十六·妇人·妇人论》

【提要】 本论主要阐述闭经常见的三种脉候、病因病机与治法。要点如下：其一，提出闭经常见的三种脉象及病机：一是脉象滑实，属气滞血瘀；二是脉象虚弱，属气血虚弱；三是脉象浮涩，属风寒内侵，寒凝血瘀。其二，分别提出行气通经、滋养气血、疏散风寒并温经祛瘀的治法。其三，提出闭经是引起妇科其他疾病的主要原因，当予以重视。

薛古愚、郑敷政　五虚闭经论※*

夫妇人月经，气血盈亏于是焉察之，病之有无于是焉候之，生息孕育于是焉系之，其通其闭，关于妇人为甚重。调养失宜，经候不能顺时而下，经年累月，当行不行，病曰经闭。夫经何由而闭也？其病虽有血虚、血实、血寒、血热、血滞、血脱之不同。推原其因，得之于血虚者，其症有五，盖血生于脾，若饮食失节，脾胃受伤，使饮食减少，或呕吐泻利，或腹满肠鸣，脾胃内虚，不能生血，而冲任虚空，此当用人参、白术、茯苓、山药以健其脾，当归、川芎、白芍、熟地以补其血，佐以活血行经之剂。……至如血阴而气阳，阴生阳者也，若或饮食劳役，内伤元气，以至自汗、盗汗，或腹痛泄泻，耳鸣头眩，唇干口燥，形衰体倦，不思饮食，有此形症，气虚之明验也。气虚则阳衰，阳衰则阴不足，而血日消。此当以补中益气为主，如参、术、茯、甘、升、柴、陈皮之属，而佐之以当归、芍药、熟地以养其血。……又有因病致虚，如疟劳、房劳、失血劳、阴虚劳等症，日久不愈，真阴内虚。自汗、盗汗，饮食到口，只闻腥臊，食则作胀，食少体羸，不生津液，渐成骨蒸，蒸郁不止，阴血日消，冲任空虚，谓之血枯。……

又有诸火逼血妄行，以致呕血、吐血、鼻血，亡血于上，肠风、痔漏，亡血于下，上下竭逆，月经不行者，血竭而冲任不贮也。……

又有积想在心，或深思极虑，劳心过度，损伤心经。心经受伤则心血不足而灵源之舍空，是血虚于其上也；心经伤则脾血因而不行，致津液枯，津液枯则冲任之舍空，是血虚于其下也。上下竭逆，经闭不行，实由于此，法当以参归养荣汤。……此斯五者，皆不足之症也。经虽不通，症涉于虚，法当补益，补益日久，冲任自实，不必用通经破血之剂，如桃仁、红花、牛膝、丹皮、蒲黄之属，而经自通。医不达此，一见经闭，概投通经。如至，有用干漆、斑蝥、水蛭以重其虚，经虽得通，是竭其巢也，可不慎诸！

——宋·薛古愚撰，明·郑敷政编撰《薛氏济阴万金书·卷二·经闭》

【提要】　本论主要阐述疏通经闭的重要性，及五种血虚闭经的病因病机与辨证施治。要点如下：其一，指出气血盈亏与否、病之有无、能否孕育，均可以通过月经反映出来，而"通其闭"，对于妇女至关重要。其二，指出闭经有血虚、血实、血寒、血热、血滞及血脱之不同。详细论述了五种导致血虚经闭的病因病机与施治原则与方药。提出脾虚不能生血、气血两虚、因病致虚的血枯病、亡血血竭及心脾两虚，均可导致闭经。总以补益为治疗大法，不必用通经破血之剂。

薛古愚、郑敷政　四实闭经论※※

至于因实而得之者，《经》曰：天寒地冻，凝结成冰。此可以喻得寒而凝之理。是故有阳虚阴盛，阴乘于阳，以生内寒而血凝者；有经来登厕，风冷入于胞中，血寒而凝者；有饮食不节，内伤生冷，寒气客于脾胃，凝于冲任而血滞者。是其寒与血搏，则绕脐腹痛，或恶寒喜热，或呕吐清涎，面青肌冷，大便溏泄，或小便清白，心不烦，口不渴，寒之象也，法当以温经散寒为主，而佐之以开滞行血之剂。……至于血燥而得之者，《经》曰：天暑地暖，经血沸腾。此以喻血得热则燥之意也。是故有阴虚而阳盛，阳乘于阴，以生内热而血燥者；有如食辛辣，伏炼金石，以动肾火；悲哀惊恐，以动肺火；思谋过忧，以动心火；劳碌动苦，以动脾火；恼怒忿郁，以动肝火；思想淫欲，以动肾火。五火相扇，燔烁津液，润气不行，以致阴血燥结，不得流通，而月不下者：心烦口渴，面赤肌热，口舌生疮，胸腹胀满，小便赤涩，大便秘结，知燥热结也。《机要》曰：热者清之，如芩、连、山栀、石膏、柴胡、龙胆草，及一切苦寒之剂，以泻诸火，是泻火之标而不能息火之源。润气不行，而燥不解，法当用当归、芍药、生地，以益其血，滋阴所以抑阳也；用黄柏、知母，以滋其水，补水所以降火也；用麦冬、桃仁，以润其燥；用红花、牛膝，以行其血。盖润气行则燥自开，阴气行则血自通，是为"壮水之主，以制阳光"也。如此而经犹不通，少佐以元胡、寄奴、紫葳花之属，以泄其闭可也。乃若气郁而血滞，如肝气郁而愤怒，心气郁而积想，脾气郁于忧思，肺气郁于悲哀，肾气郁于恐惧，郁而不散，聚于胞中，与血相搏，气滞血涩，不得宣行，而经为之闭者，血滞于气也，理宜以顺气开郁为主，如香附、抚芎、乌药、蓬术、青皮为主，而佐之以桃仁、红花、牛膝、元胡、紫葳花，少加蔻仁、沉香、槟榔，以通顺乎三焦。……如此则气血流通，郁结自散矣。他如气血实为病，或有跌仆损伤，或为经行受冷，或为吐衄，失血不尽，餐寒饮冷，以致经血壅于经络，积于胞门，结为癥瘕，为癖块，为肠覃，诸血潮聚，渐以益大如盆如杯。《经》云：邪气盛则实，正气夺则虚。诸症痃癖，邪气实也。实者，夺之散之，当用桃仁、红花、牛膝、蓬术、肉桂、干姜，以温散其血；用元胡索、五灵脂，以安其痛；用瓦楞子、朴消，以软其坚；用香附、乌药以调其气。若气血虚，又用当归、人参以养其血气，则气行血散而癥瘕可消，并不用速攻之品，如干漆、青娘子、斑蝥、水蛭、虻虫一切耗气耗血之药，类聚以求速效，使瘀积与经俱下，则晕厥之患至矣！前用之药消其大半，则加四物并活血之剂，以安养之，使其潜消默夺，安养之久，则冲任满而经自行矣。乃若肥人脂满多痰，而痰或潜住血海，亦主经闭，法当用导痰汤加黄连、川芎，不可用生地，恐其性腻膈，若用必以生姜炒过为妙。此以上四者，皆有余之症也。症属于有余，补益非宜，法当攻散，因症处治，寒则温之，气则开之，燥则润之，实者通之，其要机也。

——宋·薛古愚撰，明·郑敷政编撰《薛氏济阴万金书·卷二·经闭》

【提要】 本论主要阐述四种实证闭经的病因病机与辨证施治。作者提出，因实而得之的经闭，包括寒凝血瘀、阴血燥结、气滞血瘀（包括瘀积结块）及脂满多痰四种，详细分析了其产生的原因，提出法当攻散，寒则温之，气则开之，燥则润之，实者通之，并提出相应的用药。不过，论中所言"血燥"，实为阴虚内热，非为实热，当用"补水所以降火"的方法治疗。

刘完素　邪热伤血闭经论※※

以妇人月水一月一来如期，谓之月信。其不来，则风热伤于经血，故血在内不通；或内受邪热，脾胃虚损，不能饮食，食既不克，营卫凝涩，肌肤黄燥，面不光泽。或大肠虚，变为下利，流入关元，致绝子嗣。

——金·刘完素《黄帝素问宣明论方·妇人门·妇人总论》

【提要】 本论主要阐述邪热伤血可致闭经。要点如下：作者力主火热致病，提出感受邪热导致闭经的理论。外感风热，伤于经血，血在内不通；或内受邪热，脾胃虚损，阴血不生，均可发为闭经。

李东垣　经闭不行有三论

《阴阳别论》云：二阳之病发心脾，有不得隐曲，女子不月。其传为风消，为息贲者，死，不治。妇人脾胃久虚，或形羸，气血俱衰，而致经水断绝不行，或病中消，胃热，善食渐瘦，津液不生。夫经者，血脉津液所化，津液既绝，为热所烁，肌肉消瘦，时见渴燥，血海枯竭，病名曰血枯经绝。宜泄胃之燥热，补益气血，经自行矣。此证或经适行而有子，子不安为胎病者有矣。

或心包脉洪数，躁作，时见大便秘涩，小便虽清不利，而经水闭绝不行，此乃血海干枯。宜调血脉，除包络中火邪，而经自行矣。《内经》所谓"小肠移热于大肠，为癥瘕、为沉"，脉涩不利，则月事沉滞而不利，故云为癥瘕，为沉也。

或因劳心，心火上行，月事不来，安心和血泻火，经自行矣。故《内经》云："月事不来者，胞脉闭也。胞脉者，属心而络于胞中，今气上迫肺，心气不得下，故月事不来也。"

——金·李东垣《兰室秘藏·卷中·妇人门·经闭不行有三论》

【提要】　本论主要阐述闭经的病因病机与治法。要点如下：继承《内经》有关闭经的理论，并在此基础上有较大的发挥。提出闭经的原因与治法：一为上焦心肺热结，二为中焦热结，三为下焦胞脉热结。上焦心肺热结，乃因心气不下，郁而化火，心火上行，致胞脉闭阻，宜安心补血泻火。中焦热结，则胃热津液不生，血海枯竭，宜泻胃之燥热，补益气血。下焦胞脉热结，小肠移热于大肠，下焦热结，致血海干枯者，当除其火邪。其病位在于胞脉，宜调血脉，除包络中火邪。

薛　己　血虚闭经论[※*]

夫经水阴血也，属冲任二脉主，上为乳汁，下为月水。其为患，有因脾虚而不能生血者，有因脾郁伤而血耗损者，有因胃火而血消烁者，有因脾胃损而血少者，有因劳伤心而血少者，有因怒伤肝而血少者，有因肾水不能生肝而血少者，有因肺气虚不能行血而闭者。治疗之法：若脾虚而不行者，调而补之；脾郁而不行者，解而补之；胃火而不行者，清而补之；脾胃损而不行者，调而补之；劳伤心血而不行者，静而补之；怒伤肝而不行者，和而补之；肺气虚而不行者，补脾胃；肾虚而不行者，补脾肺。《经》云：损其肺者，益其气；损其心者，调其荣卫；损其脾者，调其饮食，适其寒温；损其肝者，缓其中；损其肾者，益其精。审而治之，庶无误矣。

——明·薛己《女科撮要·卷上·经闭不行》

【提要】　本论主要阐述诸血虚所致闭经的病因病机与治法。要点如下：其一，指出脾虚、脾郁、胃火盛、脾胃损、劳伤心、怒伤肝及肾水不生肝等皆可导致血虚闭经，而肺气虚不能行血，亦可致闭经。其二，依据《难经·十四难》所言"损其肺者，益其气"等理论，提出相应的治疗之法。如脾虚则调脾补脾，脾郁则解郁补脾，胃火盛则清泻胃火，脾胃损则调补脾胃，劳伤心则静心补心，怒伤肝则和肝补肝，肺气虚则补益脾胃，肾虚则补益脾肺，总以化生气血，阴血充盛为目标。

万　全　闭经综论[※*]

妇人女子，经闭不行，其候有三：乃脾胃伤损，饮食减少，气耗血枯而不行者，法当补其脾胃，养其气血，以待气充血生，经自行矣。不可妄用通经之剂，则中气益损，阴血益干，致成痨瘵之疾而不可救。所谓索千金于乞丐，棰楚日加，徒毙其生而已。一则忧愁思虑，恼怒怨恨，气郁血滞，而经不行者，法当开郁气，行滞血而经自行。苟用补剂，则气得补而益结，血益凝聚，致成癥瘕胀满之疾，所谓养虎自遗患也。一则躯肢迫塞，痰涎壅滞，而经不行者，法当行气导痰，使经得行。斯谓之良工矣。

——明·万全《万氏女科·卷之一·调经章·经闭不行》

【提要】 本论主要阐述闭经的病因病机及治法。要点如下：在继承前人观点的基础上，总括妇人闭经的原因有以下三种：一是脾胃伤损，气虚血少；二是情志异常，气郁血滞；三是躯肢迫塞，痰涎壅滞。针对三种不同的病机，分别提出相应的治法及禁忌：补益脾胃，以生气血，不可妄用通经之剂；行气化瘀，不可用补剂；行气导痰，使经得行。

赵献可 血枯经闭论※*

妇人血枯经闭，有因胃气虚，水谷难化，津液不生，而血虚不来者；有因少时吐衄，崩漏大脱血，气亦不足者；有因潮热骨蒸，不生津液，而经水闭绝者；有因房劳多产，枯竭于内，而经不通者。以上四者，总名血枯。

——明·赵献可《邯郸遗稿·经候》

【提要】 本论主要阐述导致血枯闭经的各种原因。要点如下：归纳了历代医家对血枯闭经形成的认识，认为胃气虚不化精微、各种失血证、潮热阴虚及房劳多产，是形成血枯闭经的主要原因。

陶本学 闭经综论※*

妇人经闭不通者，或因食少，胃气之化源薄，而血无所荣；或因中消胃热，内火盛而津液内损；或因堕胎，及多产伤血；或久患潮热耗血；或久发盗汗耗血；或因劳心，致心火上炎，而胞脉闭；或七情伤心，心气停结，而血不行。此数者，皆令经脉不通。大率以生血为主，补血除热之剂随症用之。其心火上炎者，宜降火而安心。心气停结者，宜通心而解郁，兼以血药补之，则经脉自通。又云：经闭者，多因损伤脾胃，以致血少不行，只宜补脾益荣汤，使脾旺则能生血，经自行矣。有积滞者，加曲蘖为妙。果因血块凝结，方宜破血通经，但不可轻用耳。

薛云：经血，阴水也。属冲任二脉，上为乳汁，下为月水。其经闭者，有因脾气不能生血者，有因脾郁而血不行者，有因胃火而血消烁者，有因劳伤心而血少者，有因怒伤肝而血少者，有因肾水不能生肝而血少者，有因肺气虚而不能行血者。

愚按：妇人经脉不行者，其暂时不行，或由于疟痢之后，或由于伤寒之后，或因于瘵病之后，如前薛氏所言之类，各有不同，治各因其因而药之，可愈矣。其有久久不行者，予因思世俗妇人患此者，多由郁结在心，郁怒在肝，忧思在脾，三经之气，不能畅达，则荣身之血，日且耗减，尚安望其血之有余，流灌冲任，下为月水哉？一妇人怒而且郁，以同室之妒也，月事不至者，半载有奇，且兼夜热、咳嗽吐血、声哑喉疮，容颜枯槁。多医视之，以为必危；家人视若死灰不复再燃。余曰：病由情志，倘诱以喜，而善调以药，犹可挽回。众在疑信。予用枸杞子一两，茯苓、远志、枣仁、当归、生地、麦冬、香附、贝母等，补心生血解郁之药，兼以百事顺其情，而无少拂之意。一月之内，枯叶再荣，经通声亮，血止嗽除。斯见郁结者，则血脉干涸，而意适者，则血脉自畅也。大抵妇人女子，所见极狭，拂郁者恒多。患此者，惟能自解，斯可耳。有等妇室，天禀素弱，一旦月事不来，或数月，或半载，诊其脉体安静，不鼓不躁，又无咳嗽、夜热之症，此惟调补之剂，俟其元气稍充，自然经行。不可因其不月，遂用疏导之剂。若急遽苟且，反成坏症。慎之慎之！

养真汤 治经闭，脐下一块，已经久远，百药不效，服数剂经行，又数剂块消。

当归　川芎　白芍（酒炒）　熟地（姜汁炒）　黑山栀　山萸肉　茯苓　小茴香（炒）　益母草　香附（四制）　陈皮各等分

上锉，六剂水煎服。经通之后作丸服。

——明·陶本学《孕育玄机·卷上·经闭》

【提要】 本论主要阐述闭经的病因病机及治方。要点如下：其一，总结闭经的原因有以下几种：因食少无以生血；或因实热、虚热，火盛伤津；或因堕胎、多产、盗汗伤血；或因劳心，心火上炎，而胞脉闭；或七情伤心，气结血不行；还有疟痢、伤寒、瘰疬等病后损伤，各有不同。作者尤其强调妇人多郁结在心，郁怒在肝，忧思在脾，心肝脾气机不畅，荣血日渐亏虚而致闭经。其二，治疗上依据病因病机的不同，提出以生血为主，补血除热之剂随症用之的方法，给出不同病机的治法与方药。其三，提出妇人体弱闭经，若无咳嗽夜热等，当调补身体，待元气充盛，自然经行，不可骤用疏导之剂。

张介宾　辨血枯与血隔闭经※※

血枯之与血隔，本自不同。盖隔者，阻隔也；枯者，枯竭也。阻隔者，因邪气之隔滞，血有所逆也；枯竭者，因冲任之亏败，源断其流也。凡妇女病损，至旬月半载之后，则未有不闭经者。正因阴竭，所以血枯。"枯"之为义，无血而然。故或以羸弱，或以困倦，或以咳嗽，或以夜热，或以食饮减少，或以亡血失血，及一切无胀无痛，无阻无隔，而经有久不至者，即无非血枯经闭之候。欲其不枯，无如养营；欲以通之，无如充之。但使雪消则春水自来，血盈则经脉自至，源泉混混，又孰有能阻之者？奈何今之为治者，不论有滞无滞，多兼开导之药，其有甚者，则专以桃仁、红花之类，通利为事，岂知血滞者可通，血枯者不可通也。血既枯矣，而复通之，则枯者愈枯，其与榨干汁者何异？为不知"枯"字之义耳，为害不小，无或蹈此弊也。此之治法，当与前"血虚""肾虚"二条，参而用之。

——明·张介宾《景岳全书·卷三十八人集·妇人规·经脉类·血枯经闭》

【提要】 本论主要阐述血枯与血滞闭经的辨析。要点如下：针对当时医者不论有滞无滞，多兼开导之药，以通利治之的做法，提出反对意见。认为血枯与血隔不同，当仔细辨析。血隔，是因邪气之隔滞，血有所逆；血枯，是因冲任血源亏败，无血可流。进而提出"欲其不枯，无如养营；欲以通之，无如充之"的闭经治疗原则。

陈 沂、陈文昭 瘀血闭经论[**]

《全书》：妇人月水不通，属瘀血凝滞者，十之七八。日久不治，必成癥瘕。有热结下焦而经闭者，有寒袭胞门而经闭者。此症必时时作痛，或少腹板急，宜服红花桃仁煎。……

补按：瘀血凝滞，因而月水断绝，虽有热结、寒结之分，然寒结久则生郁热，辛温之药亦不宜过剂也。大约于行血药中加顺气之药，气行则血不滞。

——宋·陈沂撰，明·陈文昭补解《陈素庵妇科补解·调经门·卷之一·经水不通属血瘀方论》

【提要】 本论主要阐述瘀血导致闭经的病因病机与治疗。要点如下：陈沂认为，妇人闭经的主因为瘀血凝滞，占十分之七八，其中又有热结下焦和寒袭胞门的不同，主用红花桃仁煎治疗。陈文昭补充说明寒结久郁则生热，故治疗时不宜过用辛温之药。同时提出，在行血药中加入行气之药，气行则血行，更有利于治疗。

陈 沂、陈文昭 痰滞闭经论[**]

《全书》：经水不通有属积痰者。大率脾气虚，土不能制水，水谷不化精，生痰不生血。痰久则下流胞门，闭塞不行，或积久成块，占住血海，经水闭绝。亦有妇人体肥脑满，积痰生热，热结则血不通。宜用四物合二陈汤，导痰行血。……

补按：痰，水类也。痰之所由，实生于脾。脾虚，无以运化水谷，而湿痰停聚下焦，久则流塞胞门，占住血海，而经血不行。妇人体肥者，往往患此。且体肥则脑满，合而不孕。由于子室阻碍，中不空虚，不能受精也。

——宋·陈沂撰，明·陈文昭补解《陈素庵妇科补解·调经门·卷之一·经水不通有痰滞方论》

【提要】 本论主要阐述积痰导致闭经的病因病机和治疗。要点如下：陈沂提出积痰也是造成闭经的原因之一。由于脾虚湿盛，生痰不生血，积痰下流于胞门；或痰多成块，占住血海，经水不行；或肥人脂满，积痰生热，热结血不通。治以四物合二陈汤，导痰行血。陈文昭又补充说明，妇人体胖导致闭经，亦可导致不孕。其原因是痰阻子宫，中不空虚，不能受精。

陈 沂、陈文昭 情志郁结闭经论[**]

《全书》：七情者，喜怒忧思悲恐惊也。七情中惟喜不伤人，余者皆属内伤。而妇人多居闺阁，性多执拗，忧怒悲思，肺肝脾三经气血，由此衰耗。惊恐伤胆及肾，亦或十之三四。肝脾主血，肺主气，肾主水，一有郁结，则诸经受伤。始起，或先或后，或多或少，久则闭绝不行。治法以调气开郁为主，宜用乌药散。……

补按：病经闭而方中全用气药者，何也？病之本在气不在血，但调其气则血自通。故用乌、香、广、附、苏子以行气，柴、丹、栀子以清肝火解脾郁，薄荷轻清上升，甘草甘温下降，芎、归辛温养血。气药多，则血药亦从而入气分，即此之谓也。

——宋·陈沂撰，明·陈文昭补解《陈素庵妇科补解·调经门·卷之一·经水不通属七情郁结方论》

【提要】 本论主要阐述情志郁结导致闭经的观点。要点如下：陈沂提出，妇人多居闺阁，性多执拗，易出现忧怒悲思，进而损及肺肝脾三经气血；同时易惊恐，伤及胆与肾。肝脾肺肾，一有郁结，则诸经受损，出现月经不调，甚或闭经。提出以调气开郁为主，用乌药散治疗。陈文昭则针对乌药散方中气药为主的问题，阐明"病之本在气不在血，但调其气则血自通"，而且"气药多，则血药亦从而入气分"的道理。

陈 沂、陈文昭 脾胃虚弱闭经论※*

《全书》：经血应期三旬一下，皆由脾胃之旺，能易生血。若脾胃虚，水谷减少，血无由生，始则血来少而色淡，后且闭绝不通。治以大补脾胃为主。不然饮食日减，面色萎黄，肌肉消瘦，渐至尪羸，为不可治之症。先宜补脾，稍愈，再服二术丸。……

补按：血者，水谷之精气也。《经》云："得谷则昌，失谷则亡。"若劳伤、忧郁、恼怒，有伤中气，则胃虚不能藏纳。水谷之入者少，则脾无所藉。脾土虚，则血从何生？始则经来甚少，色淡而不甚红，此营血将竭之檄也。久则饮食日减，阳明气虚，面色萎黄（阳明之脉上营于面），肌肉消瘦（阳明主肌肉），经水断绝，非大补脾胃以培其本，则病不愈。

——宋·陈沂撰，明·陈文昭补解《陈素庵妇科补解·调经门·卷之一·经水不通属脾胃虚弱方论》

【提要】 本论主要阐述脾胃虚弱导致闭经的机理及治疗法则。要点如下：陈沂认为，脾胃虚弱则饮食减少，血液化源不足，渐至闭经发生，治当以大补脾胃为主，再服二术丸。陈文昭进一步补充了导致脾胃虚弱的原因，以及脾胃虚弱的症状。

陈 沂、陈文昭 二阳之病闭经论※*

《全书》：《经》云："二阳之病发心脾，有不得隐曲者，女子不月。其传为风消、为息贲者，死，不治。"二阳，阳明也。足阳明胃、手阳明大肠发于心脾，及于心脾也。不得隐曲，阳道衰也。不月，阴血竭也。风消，肌肉消瘦也。息贲，息粗气喘也。而其发病，则由于胃。治宜清心火，养脾血，可服升阳益胃汤。……

补按：胃为水谷之海，大肠为传导之官。脾与胃为表里，胃与心为子母。胃主纳水谷，化营卫而润宗筋。胃病则腑伤，而脏亦伤，故病发于脾也。胃虚，则子病而母亦病，故发于心也。心主血，脾生血，心火旺则阴血消烁，脾土衰则生化之源绝。故男子则阳道衰，女子则月事闭也。

——宋·陈沂撰，明·陈文昭补解《陈素庵妇科补解·调经门·卷之一·经水不通属二阳之病方论》

【提要】 本论主要阐述《内经》"二阳之病发心脾"导致女子闭经的理论内涵。要点如下：陈沂认为其为足阳明胃、手阳明大肠发病，而及于心、脾。提出清心火，养脾血的治法，用升阳益胃汤治疗。需要注意的是，作者认为"不得隐曲"指男子阳痿。陈文昭补充说明了其机理。心脾生病，心火旺消烁阴血，脾土衰生化之源，故导致"男子阳道衰，女子月事闭"。此观点已经被后人接受。

陈　沂、陈文昭　闭经虚实论

《全书》：经水不通，分有余、不足，差之毫厘，谬之千里。有余者，调之通之，不足则补之。外感风寒冷湿、热结痰结、瘀血内伤、忧郁劳怒，俱宜分别主治。惟血枯一症，即虚损痨瘵之由，若不急治，便成不救，宜服回天大补膏。……

补按：《经》云：太冲脉盛，月事以时下。又，心与小肠二经之血，上为乳汁，下为月水。是经血之应期，由于冲脉之盛，而冲脉为诸经之血海，诸经之脉盛则灌注血海，而月事始得三旬一下，无过无不及也。冲为血之海，为血之主，妇人或劳伤过力，或忧郁损脾，或忿怒动肝火，或饮食不节，脾胃受伤，或房劳过度，肾水枯竭，诸经之血不能灌注于血海，则血枯，血枯则月水断绝。脉候左寸、左右尺必微而涩；右关必沉弦，左关必虚细。其外症畏寒发热，肌肉消瘦，皮肤干涩，爪甲青而不润，饮食减少，大便溏泻，小便痛而数，口干咽燥，渐成痨瘵，危而难治。

——宋·陈沂撰，明·陈文昭补解《陈素庵妇科补解·调经门·卷之一·经水不通属血枯方论》

【提要】 本论主要阐述虚实两类闭经的病因病机与脉证。要点如下：陈沂将闭经分为有余和血枯两大类。有余者为外感风寒冷湿、热结痰结、瘀血内伤、忧郁劳怒所致；血枯为虚损痨瘵之由，治以回天大补膏。陈文昭又具体论述了血枯闭经的原因及出现的脉证。认为妇女劳伤过度，或忧郁损脾，或忿怒动肝火，或饮食不节，脾胃受伤，或房劳过度，肾水涸竭，致诸经之血不能灌注血海，是血枯闭经发生的主要机理，并论述了相应的脉证。

陈　沂、陈文昭　肾虚精竭闭经论

《全书》：肾藏志，主受五脏六腑之精。男女交媾时，男之阳精色白，女之阴精淡红。若房劳过度，则肾脏虚，肾虚则津液耗损，合多则高骨坏而肝气伤，肝伤则筋懈脉弛，二经既病，则水不升火不降，亢火上炎煎迫肺金，心气不得下通，则胞脉闭而月事不来也，宜服补肾地黄汤。……

补按：《易》卦取象，其义甚明。水在上，火在下，则为既济。火在上，水在下，则为未济。女子多合，则精耗而肾亏，由是心火独旺，肺金受伤，肾水绝生化之源而经血自闭。犹大旱之年，沟渎干枯，虽百计疏浚，无益也。

——宋·陈沂撰，明·陈文昭补解《陈素庵妇科补解·调经门·卷之一·经水不通属肾虚津竭方论》

【提要】 本论主要阐述肾虚精竭导致闭经的机理。要点如下：陈沂认为，房劳过度导致肾虚，肾精耗损又无以养肝，肝肾既病，阴水不升，心火不降，心气不得下通，则胞脉闭而月事不来，宜服补肾地黄汤治疗。陈文昭进一步明确指出，妇人房事过度，则精耗而肾亏，由是心火独旺，肺金受伤，肾水绝生化之源而闭经。

陈　沂、陈文昭　调经与通经不同论

《全书》：经闭而断绝不来则宜通。经来或先或后，或多或少，适来适断，则宜调。滞久则闭，通则行其滞也。不和则有过、不及，调者使之和，而无过不及也。然有虚有实，有热有寒，有湿痰，宜分别主治。

补按：妇人月经受病，未有不由外感六淫、内伤七情而致者，然外感内伤未有不脾胃先病者。热结而致经闭者，上中下三焦之火，煎烁阴血，津液内枯，金水二脏无所禀受。始则或先或后，或多或少，久则闭而不行。风寒冷湿，客于胞门，伤于冲任而致经闭者，血得寒则凝。始则气与血搏，新血又与旧血相连，渐坚硬成块，或四五十日一至，或数月一至，来时作痛，胃中痞满，饮食少思，久则闭而不行。痰湿凝而致经闭者，停痰溢饮，脾胃聚湿，呕恶泄泻，久则痰多，阻塞经络，初时或下黄浊之水，与血相浑，久则闭而不行。以上三症，始或精神未衰，其症似实，渐且营卫不调，总属不足。宜先用药以调之，调而仍闭则通之。至于血枯经闭，全由七情郁结，脾胃衰弱所致。肌肉黄瘦，昼夜骨蒸，饮食日减。治之大法，惟有补脾生血，清心养志，加行气开结，用药无误，十有一生。非可峻厉克伐之药，姿行通利也。

——宋·陈沂撰，明·陈文昭补解《陈素庵妇科补解·调经门·卷之一·调经与通经不同论》

【提要】　本论主要阐述闭经与月经不调的辨治。要点如下：陈沂认为，月经不调治宜调和，闭经治疗在于通滞，然又有虚实、寒热与湿痰等不同，宜分别主治。陈文昭补充了闭经的病因病机与治疗。认为闭经的病机有以下三种情况：三焦热盛，煎熬阴血，津枯而致；风寒湿冷，寒凝胞宫而致；痰湿凝结，阻塞经络而致。初病之时，似为实证，病久则营卫不调，成为虚证。治疗先以药调经，不效再行通利之法。而血枯经闭，源于七情郁结，脾胃虚弱，是为纯虚之证，治以补脾生血，清心养志，行气开结。

陈　沂、陈文昭　调经不宜过用寒凉药论

《全书》：妇人月水不通，有因火盛致经不行者，治当清热凉血，泻其火则经自行。但不得过用寒凉，先伤胃气，复阻经血，细审治之。

补按：《经》云：月事不来者，胞脉闭也。闭者，劳心太过，心火上升，煎迫肺金，心气不得下通，故经不来也。亦有胃中热结，善饥多渴，津液渐耗，血海枯竭，则经不来。又胞络中有伏火，大便闭，小便浊，热结下焦，因而经水断绝。三者皆由热结经阻，法当清热泻火，滋阴生水。上焦清心火，中焦清胃火，下焦清胞络火。更须平肝木，使相火不炽，不通经而经自通矣。如过用苦寒，热结虽除，瘀血未尽，火退寒生，祸不旋踵。

——宋·陈沂撰，明·陈文昭补解《陈素庵妇科补解·调经门·卷之一·调经不宜过用寒凉药论》

【提要】 本论主要阐述治疗闭经不宜过用寒凉药的机理。要点如下：陈沂认为，火盛导致闭经者，治当清热凉血，泻其火则经自行。但是不得过用寒凉，以防先伤胃气，再瘀阻经血。陈文昭依据李东垣的观点，补充说明了三焦火盛导致闭经的机理及其治法，最后告诫医者过用苦寒，热结虽除，瘀血未尽，火退寒生，后患无穷。

陈　沂、陈文昭　调经不宜过用大辛热药论

《全书》：妇女月水不通，大率因风冷寒湿，以致血滞不行，治宜温经散寒，行滞祛瘀，则经自通。然辛热之药，中病即已，不宜过剂，恐血热妄行，有崩败暴下诸症，反伤阴血。

补按：妇人产后，或经行时，风寒客于胞门子户，血便凝滞，腹脐疼痛，久则经闭不行。香附、肉桂为调经要药，香附行气开郁，肉桂祛寒逐瘀。体虚者，加当归、川芎、丹参、杜仲、川断、山药、白术、远志等药。气滞久者，加木香、青皮、乌药等。风寒冷湿久者，加炮姜、五灵脂、良姜等药。如尽用姜、桂、乌、附辛大热，加以红花、桃仁、延胡、蓬术、三棱峻厉驱逐之剂，未免过伤阴血，血大热则妄行，上为吐衄，下为奔败，不可救药。

补按：妇人胞门子户，冲任二经，僻在下部，稍不小心，风冷寒湿，乘虚易袭。非辛温之药，岂能使寒邪散，而滞血通而经行。及产后解衣登厕，尤宜谨慎。盖经闭不行，由于热结者少，由于寒结者多，其痰结阻塞血道，致经不行者间有一二。世医遇此，每每用虻虫、干漆、大黄、桂、附，只求经行而不知所伤实多也。前二论，谆谆以不得过用苦寒、辛温为戒，而佐以养血调经之药，庶元气不伤，脾胃充实，旧血自去，而新血自生矣。

——宋·陈沂撰，明·陈文昭补解《陈素庵妇科补解·调经门·卷之一·调经不宜过用大辛热药论》

【提要】 本论主要阐述治疗闭经不宜过用大辛热药的机理。要点如下：陈沂认为，妇女闭经的原因多是感受风冷寒湿，寒凝血滞，提出香附、肉桂为调经要药，香附行气开郁，肉桂祛寒逐瘀，并根据兼证加减用药，共达温经散寒、活血祛瘀之目的。然而辛热之药，当中病即已，不宜过剂，恐血热妄行，出现崩漏下血诸症，反伤阴血。陈文昭又补充了寒凝血瘀闭经的治法用药，提出"经闭不行，由于热结者少，由于寒结者多"，告诫妇女时刻防范风寒的侵袭。

萧　埙　经闭血滞血枯有虚热痰气之四证论

叶以潜曰：血滞血枯，不越虚热痰气四证而已。血滞亦有虚热，血枯亦有虚热。故滞者不宜过于宣通，通后又须养血益阴，使津血流通，血枯亦不可峻行补益，恐本主无力，而辛热之剂反燥精血矣。

——清·萧埙《女科经纶·卷一·月经门·经闭血滞血枯有虚热痰气之四证》

【提要】 本论阐述经闭四证的辨治。叶以潜，名云龙，字以潜，明代医家。其采用金元四大家学说并诸家精义，著《士林余业医学全书》六卷。其中，卷六为妇科秘旨，分述经、带、胎、产及十余种妇人杂病。萧埙引述叶以潜之说，阐明闭经不外乎虚、热、痰、气四证，四证

之间又相互夹杂，血滞中亦有虚热，血枯亦有虚热。所以，提出血滞证不宜过于宣通，通后又须养血益阴，使津血流通；血枯亦不可峻行补益，不可用辛热之剂耗伤精血。

傅　山　心肝脾气郁及肾虚闭经论※*

《经》云：女子七七而天癸绝。有年未至七七而经水先断者，人以为血枯经闭也，谁知是心肝脾之气郁乎！使其血枯，安能久延于人世？医见其经水不行，妄谓之血枯耳。其实非血之枯，乃经之闭也。且经原非血也，乃天一之水，出自肾中，是至阴之精而有至阳之气，故其色赤红似血，而实非血，所以谓之天癸。世人以经为血，此千古之误，牢不可破。倘果是血，何不名之曰血水，而曰经水乎？古昔贤圣创乎经水之名者，原以水出于肾，乃癸干之化，故以名之。无如世人沿袭而不深思其旨，皆以血视之。然则经水早断，似乎肾水衰涸，吾以为心肝脾气之郁者，盖以肾水之生，原不由于心肝脾，而肾水之化，实有关于心肝脾。使水位之下无土气以承之，则水滥灭火，肾气不能化；火位之下无水气以承之，则火炎铄金，肾气无所生；木位之下无金气以承之，则木妄破土，肾气无以成。倘心肝脾有一经之郁，则其气不能入于肾中，肾之气即郁而不宣矣。况心肝脾俱郁，即肾气真足而无亏，尚有茹而难吐之势。矧肾气本虚，又何能盈满而化经水外泄耶！《经》曰"亢则害"，此之谓也。此经之所以闭塞，有似乎血枯，而实非血枯耳。治法必须散心肝脾之郁，而大补其肾水，仍大补其心肝脾之气，则精溢而经水自通矣，方用益经汤。

——清·傅山《傅青主女科·女科上卷·调经·年未老经水断》

【提要】　本论主要阐述心肝脾气郁及肾虚导致闭经的机理。要点如下：指出"经水"之"水"出于肾，乃是天癸所化生，实非血。而血枯"实非血之枯，乃经之闭"，而经闭之原因，并非肾水衰涸，而是心肝脾气郁滞，肾水无以化生所致。提出闭经当散心肝脾之郁，补心肝脾之气，大补肾水的治法，方用益经汤。

徐灵胎　闭经综论※*

月事不来者，胞之络脉闭也。胞脉者，属心而络于胞中。气上迫肺，心气不得下通，或寒闭其经，热壅其络，痰凝子宫，气滞胞脉，而血瘀血枯，皆能令女子经闭。

脉法：肾脉微涩为不月，肝脉紧涩为经闭，滑数热壅，细涩寒瘀。

治法：调经必先去病。血热者，宜清凉以利血脉；血寒者，宜温热以资化源；血瘀者，宜破宜消；血枯者，宜润宜补。

——清·徐灵胎《女科指要·卷一·经候门·经闭》

【提要】　本论主要阐述闭经的病因病机与辨证施治。要点如下：作者归纳了《内经》及诸家有关闭经的理论，阐明闭经是由"胞之络脉闭"所致。其原因有气上迫肺、寒闭其经、热壅其络、痰凝子宫、气滞胞脉、血瘀和血枯等多种，将闭经分为血热、血寒、血瘀、血枯四种类型，以"调经必先去病"及辨证施治为原则。如血热者，宜清凉以利血脉；血寒者，宜温热以资化源；血瘀者，宜破宜消；血枯者，宜润宜补。

吴道源　经闭总论

经闭为女人病者，盖因女子以血为主也，使其经脉调和，往来有准，有以应水道潮汐之期，旧血既尽，新血复生，有以合造化盈亏之数，则周身百脉，无不融液而和畅，夫何病之有？设或闭焉，则新血滞而不流，旧血凝而日积，诸病丛生。凡血癖、血风与夫热入血室之证，多自此而始矣。然要其经闭之由，必有所因：或月事适至之时，因渴饮水，并食生冷之物，及坐冷水中洗浴，寒气内入，血即凝滞，遂令经闭；又或因堕胎多产而伤其血；或因久患潮热而销其血；或因久发盗汗而耗其血；或脾胃不和，饮食减少，而不能生血。凡此类皆能令人经闭。其肥白妇人经闭而不能者，必是湿痰与脂膜壅塞之故也。宜以枳实为君，佐以苍术、半夏、香附、乌药、厚朴、牛膝、桃仁之类，则湿痰去而脂膜开，其经自通矣。黑瘦之妇经闭者，血枯气滞也，治宜补血理气，君以归身、白芍、人参、广皮、香附之类。或因堕胎多产而伤其血，或久患潮热而销其血者，不可用行血之剂，宜以四物为主，佐以木香、香附、厚朴、甘草之类，兼调其气，久而自通矣。有因感暴怒而经闭者，治宜开郁活血，君以郁金，佐以官桂、香附、木香、桃仁、牛膝之类，煮酒煎服。或因食生冷而经闭者，君以官桂，佐以干姜、木香、厚朴、香附、红花、归尾之类。因坐冷水而经闭者，君以附子，佐以官桂、木香、山楂、桃仁、当归、干姜、川芎之类。室女及笄而天癸不至，而饮食如常者，只是气血未足，人间往往有之，必服药疗其杂病，时至，经自流通。亦有年长大而经竟不来者，仍能受孕，名曰暗经。每月至期，必作腰痛，此前人之所未发也。有至期而经水不行，上逆而呕血者，名曰倒经，治宜当归大黄汤。有室女经水既通，而至期复又不来者，必须视其有证无证，验其似疾非疾。若面色不改，饮食如常，身无内热，名曰歇经，非疾也，乃血不足也。若面黄肌瘦内热，是为童痨。诊其肝脉，弦出寸口上鱼际，非药所能治也，急与之成婚，则阴阳和，自然经行而疾去矣，否则十死八九。亦有气血不足者，必面黄肌瘦，常带微热，虽歇几年，服药亦可通之，但不可用破血刚猛之药，如䗪虫、山甲、三棱、蓬术之类。只宜用补血生血之药，以四物、归脾加减可也。至寡妇、尼姑经闭，乃因有怀不遂，法当开郁而理其经为妥。

大凡妇人经闭，气不调和，因而血不流转故也。故调经须以理气为先。亦有血海虚寒，小腹冷痛者是，宜服大温经汤。有气血虚损者，外发潮热，头痛昏重，肢体倦怠，五心烦热，心忡面赤，口燥神焦，腰背酸疼，盗汗出者是也，宜服丹皮散。有气血凝滞，腹中结块，腰腿重疼者是也，宜服通经六合汤，或红花当归散，以逐其瘀，通其经络也。亦有胃气不调者，貌本壮实，饮食渐减者是也。盖胃气不调，亦能令人经水不通，当以异功散、逍遥散之类间服。一以消食健脾，使饮食加而元气复；一以和其气血，使气血调而经自行矣。凡妇人女子骨蒸潮热痰嗽，经水不行，诊其脉七八至，视其骨肉消瘦，必死之症，不必用药。大抵男子与妇人同。

——清·吴道源《女科切要·卷一·调经门》

【提要】　本论主要阐述闭经的病因病机与辨证施治。要点如下：其一，将闭经分为寒凝血瘀、湿痰壅塞、气滞血瘀、血枯气滞、气血虚损、脾胃不和及血海虚寒等类，全面地论述了闭经的病因病机、证候、治法与预后。强调"妇人经闭，气不调和，因而血不流转故也，故调经须以理气为先"的治疗原则。其二，提出妇人闭经不属于疾病的几种情况，如暗经与歇经。其三，针对室女、尼姑等特殊人群的闭经，提出发病机理及相应的治法。

《女科秘要》　闭经生血补血调血论

夫经闭不通，或坠胎及多产伤血，或久患潮热消血，或久发盗汗耗血；或脾胃不和，食少而不生血；或痢疾伤风失血；或七情伤心，气结郁结，故血闭而不行也。治宜生血、补血、调血。

——清·静光禅师《女科秘要·卷一·经闭》

【提要】　本论主要阐述闭经的原因与治法。要点如下：其一，闭经有各种伤血、耗血及不生血导致的阴血亏虚，以及七情郁滞而血闭不行两方面的原因。其二，提出治疗总以生血、补血、调血为主要原则。

唐宗海　论闭经辨治

妇女经闭有四：一寒证，一热证，一实证，一虚证。

寒闭者，积冷结气，经水断绝，至有历年，胞门为寒所伤，经络凝坚，阴中掣痛，少腹恶寒，上引腰脊，绕脐寒疝；或瘀血不行，留为石瘕。皆霜凝冰结之象也。用温经汤主之，或用温药下之，附子理中汤加当归、桃仁、大黄、细辛、牛膝、肉桂，生化汤下之尤稳。经通之后，再服肾气丸收功。

热证者，胞为血室，血室为肝之所司，肝火横逆，从胞脉上迫于心肺。心肺之气，不得下通，则发寒热，头晕耳鸣，烦躁多怒，咳逆气上。治宜平其肝火，使肺气得下降，心血得下注，斯经通矣。当归芦荟丸加桃仁以攻之，丹栀逍遥散加桃仁以和之。又曰：冲任两脉起于胞中，上属阳明。若胞中火逆，随冲任两脉上冲，头晕颊赤，咽喉不利，发热口渴，咳逆喘息，此乃胞气上逆，合于阳明之气，而为躁动之证。法宜从阳明以折冲逆，使火下降，斯经通矣，玉烛散治之。如脾胃素虚，不便攻治者，玉女煎加桃仁、丹皮治之。《金匮》麦门冬汤尤能逆折冲气。数方皆从阳明降气，使气下达胞中，则经自通。又有从肾中引气下行，以通经之法，用六味地黄汤加知、柏、牛膝、桃仁，此又引冲气下行隔治之法。

实证经闭者，妇人少腹如敦状，小便微难而不渴，此为水与血结在血室也，大黄甘遂汤主之。又仲景曰：妇人伤寒中风，经水适断，胸胁满，如结胸状，谵语者，此为热入血室也，小柴胡汤主之。妇人经闭，脏坚癖不止者，中有干血，湿热腐变，化出白物，矾石末纳入阴户。吾谓可用土瓜根汤加黄柏、防己治之。又或小腹结痛，大便黑色，小便不利，明知血欲行而不肯利下，宜抵当汤主之，时方可用膈下逐瘀汤。

虚证经闭者，或因失血过多，面与爪甲之色俱浅淡黄白，血既从上而脱，更何从再注胞中，以为经水哉？治法宜止其吐衄之血，使其下行，再补其虚，则血生而气顺，下注胞中，斯经得通矣，四物汤加牛膝、枳壳、降香、郁金、血余、童便、茯苓、甘草、阿胶。或因过淫精竭，肾中天癸之水不至胞中，则不能引动冲脉之血，是为阳不倡阴，水不化血，宜滋补其水，以益天癸，左归饮主之，三才汤亦主之。或因生产过多，伤血血枯，圣愈汤主之。或室女血枯，名为童痨。室女正当血盛之时，而仍经少血枯，以致骨蒸肌热，面色枯白，两颧发赤，懒于饮食，皮干消瘦，咳嗽喘息，此宜大滋其血之化源，使血骤生，而诸病乃退，炙甘草汤主之。又或妇人女子，不得隐曲，心念不遂，脾气抑郁，以致胃病，不思饮食，倦怠少神，怔忡健忘，脾不化汁，心不化赤，是血虚而无经水。

——清·唐宗海《血证论·卷五·经闭》

【提要】 本论主要阐述经闭的辨证施治。要点如下：其一，指出闭经有寒、热、虚、实四个方面。寒证为积冷结气致闭经，用温经汤治疗。其二，热证又分两类，肝火横逆，上迫心肺者，治宜平肝火，降肺气，用丹栀逍遥散、当归芦荟丸。胞中火逆，引动阳明实火者，治宜降阳明之火，用玉烛散。还可运用知柏地黄汤，从肾中引气下行以通经。其三，实证有水结血室与热入血室两类，前者用大黄甘遂汤，后者用小柴胡汤、土瓜根汤、膈下逐瘀汤或抵当汤。其四，虚证又有几方面的不同：失血过多闭经者，宜止血补血，用四物汤加减；房事过度精亏者，滋补肾阴，用左归饮；产子过多血枯者，用圣愈汤；室女血枯者，宜大补脾胃，滋其化源，用炙甘草汤。

2.1.9 痛经

痛经是以每次月经期间，或行经前后，小腹及腰部疼痛，甚至剧痛难忍为主要症状的一类病证。痛经有寒热虚实之分，主要是根据疼痛发生的时间、性质来区分。一般以刺痛属热；绞痛、冷痛属寒；小腹胀痛，或腹痛阵作属气滞；小腹痛甚，块下痛减属血瘀；喜按喜揉者，属虚；拒按者，属实；得热痛减属寒；得热痛剧属热。痛在经前、经后亦有虚、实之分。大抵以经前、经期痛者为实，经后痛者为虚。治疗痛经，以调理气血冲任为主。寒邪凝滞，治宜温经散寒。气滞血瘀，偏气滞者，治宜行气解郁；若偏血瘀者，治宜活血化瘀。气血虚弱，治宜益气补血；肝肾亏损，治宜滋肾养肝。

巢元方 风冷客于胞络痛经论*

妇人月水来腹痛者，由劳伤血气，以致体虚，受风冷之气，客于胞络，损冲任之脉、手太阳少阴之经。冲脉、任脉皆起于胞内，为经脉之海也；手太阳小肠之经、手少阴心之经也，此二经共为表里，主下为月水。其经血虚，受风冷，故月水将下之际，血气动于风冷，风冷与血气相击，故令痛也。

——隋·巢元方《诸病源候论·卷之三十八·妇人杂病诸候·月水来腹痛候》

【提要】 本论主要阐述痛经的病因病机。要点如下：痛经由劳伤气血，体虚而受风冷，客于胞络，损伤主调节月经的冲、任、手少阴、太阳四脉，当月经之时，风冷与血气相击产生痛经。

《圣济总录》 室女痛经论**

论曰：室女月水来腹痛者，以天癸乍至，荣卫未和，心神不宁，间为寒气所客，其血与气两不流利，致令月水结搏于脐腹间，疠刺疼痛，治法宜顺血气，无令蕴滞，则痛自愈。

——宋·赵佶《圣济总录·卷第一百五十一·妇人血气门·室女月水来腹痛》

【提要】　本论主要阐述痛经的病因病机与治法。要点如下：室女月经初潮，心神不宁，又为寒邪侵袭，气血运行不畅，气血郁结脐腹间，腹部刺痛。治当调气行血。

陈自明　痛经综论※*

论曰：夫妇人月经来腹痛者，由劳伤气血，致令体虚，风冷之气客于胞络，损于冲任之脉，手太阳、少阴之经。冲脉、任脉皆起于胞内，为经脉之海也。手太阳小肠之经、手少阴心之经也，此二经为表里，主下为月水。其经血虚，则受风冷。故月水将行之际，血气动于风冷，风冷与血气相击，故令痛也。

若经道不通，绕脐寒疝痛彻，其脉沉紧，此由寒气客于血室，血凝不行，结积血为气所冲，新血与故血相搏，所以发痛。譬如天寒地冻，水凝成冰。宜温经汤及桂枝桃仁汤、万病丸。

——宋·陈自明《妇人大全良方·卷之一·调经门·月水行或不行心腹刺痛方论》

【提要】　本论主要阐述痛经的病因病机及治法。要点如下：其一，继承巢元方的理论，认为劳伤气血，体虚受风冷，风冷客于胞络，不通则痛，致经行腹痛。其二，寒邪侵袭血室，血凝为瘀，瘀血与月经新血相搏结，亦致痛经。治以温经汤及桂枝桃仁汤、万病丸。以温经汤治疗寒凝血室，为后世所推崇。

朱丹溪　论痛经辨治※*

过期，紫黑有块，亦血热也，必作痛，四物加香附、黄连。……经不调而血水淡血，宜补气血，参、芪、芎、归、香附、白芍。腹痛，加胶珠、艾叶、玄胡索。经候过而作痛者，乃虚中有热，所以作痛。经水将来作痛者，血实也（一云气滞），四物加桃仁、黄连、香附。临行时腰疼腹痛，乃是郁滞，有瘀血，宜四物加红花、桃仁、莪术、玄胡索、香附、木香。……临经来时肚痛者，四物汤加陈皮、玄胡索、牡丹、甘草。痛甚者，豆淋酒；痛缓者，童便煮莎，入炒条芩末为丸。

——元·朱丹溪撰，明·程充校补《丹溪心法·卷五·妇人科》

【提要】　本论主要阐述痛经的辨证施治。要点如下：其一，痛经有经期疼痛、过期痛和先期痛三种情况，依据月经颜色，以四物汤为主方辨证施治。其二，月经不调，色淡，腹痛，是为气血两虚，宜补气血，兼活血止痛。其三，过期而痛有虚热和实热之不同，若经色紫黑有血块是为血热。其四，经水将来作痛，为血热。若腰腹痛，乃是气滞血瘀，宜补血活血，行气通经。

陈自明、薛　己　月水行止腹痛方论*

妇人经来腹痛，由风冷客于胞络冲任，或伤手太阳、少阴经，用温经汤、桂枝桃仁汤。若忧思气郁而血滞，用桂枝桃仁汤、地黄通经丸。若血积而成块，用万病丸。

愚按：前症若风寒伤脾者，六君加炮姜；思虑伤血者，四物加参、术；思虑伤气者，归脾加柴、栀；郁怒伤血者，归脾、逍遥兼服。

附治验

愚按：前症若肝经怒气，用加味逍遥散；若肝经血虚，用四物、参、术、柴胡、牡丹皮；若肝经血热，用四物、牡丹皮；若肝肾虚火，用六味地黄丸；若肝脾血虚，用八珍加牡丹皮；若肝脾郁怒，用加味归脾汤；若气虚血弱，用补中益气汤；若脾不能摄血，用六君子加川芎、当归；若肝虚不能藏血，用补肝散。

——宋·陈自明撰，明·薛己校注《校注妇人良方·卷一·调经门·月水行止腹痛方论》

【提要】 本论主要阐述痛经的病因病机。要点如下：其一，陈氏认为痛经有风寒客于胞络冲任，或伤手太阳、少阴经所致，或忧思伤脾，气郁伤肝，气滞血瘀而致。并给出治疗方药。其二，在承袭《妇人大全良方》理论的基础上，薛氏对痛经的病因、病机及用药作了进一步的补充。认为痛经的发生与风寒内侵，思虑伤脾，郁怒伤肝有关，分肝经血虚、肝经血热、肝肾阴虚火旺、肝脾血虚及气血虚弱等证候，并分别给出治疗方药。

万 全 论痛经辨治[*]

凡经水将行，腰胀腹痛者，此气滞血实也，桃仁四物汤主之。

归尾 川芎 赤芍 丹皮 香附（醋浸） 玄胡索（各一钱） 生地 红花（各五分） 桃仁（二十五粒）水煎，入桃泥在内倾出服。

如瘦人责其有火，加黄连、黄芩（炒）各一钱。肥人责其有痰，加枳壳、苍术各一钱。

凡经水过后腹中痛者，此虚中有滞也，加减八物汤主之。

人参 白术 茯苓 归身 川芎 白芍 生地（各一钱） 甘草（炙） 木香（各五分） 青皮（七分） 香附（醋炒，一钱）

姜枣引。

——明·万全《万氏妇人科·卷之一·调经章·经期腹痛》

【提要】 本论主要阐述痛经的辨证施治。要点如下：其一，月经将行时痛经为气滞血瘀，血海气机不利，经血运行不畅，治宜桃仁四物汤。瘦人为有火，加黄连、黄芩清热泻火；肥人为有痰，加枳壳、苍术燥湿祛痰。其二，月经过后痛经则为气血虚兼有瘀滞，治宜加减八物汤。

张介宾 论经期腹痛辨治[**]

经行腹痛，证有虚实。实者，或因寒滞，或因血滞，或因气滞，或因热滞；虚者，有因血虚，有因气虚。然实痛者，多痛于未行之前，经通而痛自减；虚痛者，于既行之后，血去而痛未止，或血去而痛益甚。大都可按可揉者为虚，拒按拒揉者为实。有滞无滞，于此可察。但实中有虚，虚中亦有实，此当于形气禀质，兼而辨之，当以意察，言不能悉也。

凡妇人经期有气逆作痛，全滞而不虚者，须顺其气，宜调经饮主之，甚者如排气饮之类亦可用。若血瘀不行，全滞无虚者，但破其血，宜通瘀煎主之。若气血俱滞者，宜失笑散主之。

若寒滞于经，或因外寒所逆，或素日不慎寒凉，以致凝结不行，则留聚为痛而无虚者，须去其寒，宜调经饮加姜、桂、吴茱萸之类主之，或和胃饮亦可酌用。若血热血燥，以致滞涩不行而作痛者，宜加味四物汤，或用保阴煎去续断加减主之。以上五证，但察其有滞无虚，方是真实；若或兼虚，弗得任行克伐。

凡妇人经行作痛，挟虚者多，全实者少，即如以可按拒按及经前经后辨虚实，固其大法也。然有气血本虚，而血未得行者，亦每拒按，故于经前亦常有此证，此以气虚血滞，无力流通而然。但察其形证脉息，凡涉虚弱不足，而经滞作痛者，惟用决津煎、五物煎加减主之，其效如神，或用四神散之类亦可。若痛在经后者，多由血虚，当用大小营煎，随宜加减治之，或四物、八珍俱可用，然必察其寒热虚实以为佐使，自无不效。其有余滞未行者，惟决津煎为妙。凡妇人但遇经期则必作痛，或食则呕吐，肢体困倦，或兼寒热者，是必素禀气血不足，止宜八珍汤、大营煎之类。若虚而寒甚者，宜理阴煎，渐加培补，久必自愈。有因带浊多而虚痛者，亦宜大、小营煎，随其寒热，加佐使主之。

——明·张介宾《景岳全书·卷三十八人集·妇人规·经脉类·经期腹痛》

【提要】 本论主要阐述痛经的病因病机。要点如下：其一，痛经证有虚实。实者，或因寒凝，或因血瘀，或因气滞，或因热壅；虚者，有血虚与气虚的不同。其二，实痛，多痛于月经之前，经通而痛自减；虚痛，痛于行之后，经行痛未止，或经行痛益甚。大都可按可揉者为虚，拒按拒揉者为实。其三，列举气逆、血瘀、气滞血瘀、寒凝及血热血燥五种实证，提出治疗方药。其四，痛经兼有虚证者多，全实证者少，列举气虚血滞、血虚及气血不足等虚证以及治疗方药。

陈 沂、陈文昭 经欲来腹痛方论

《全书》：妇女经欲来而腹痛者，气滞也。法当行气和血，宜调气饮。

调气饮

当归一钱五分 远志肉一钱五分 川芎一钱 青皮一钱 乌药一钱 香附一钱五分 红花六分 大茴香八分 肉桂五分 延胡一钱 山楂二钱艾叶（熟）一钱 加砂仁、生姜、川断。

补按：妇人当经期欲来而腹先痛，是气滞，而血亦随滞，故未来而腹先痛也。青皮、乌药、香附之辛温以行气，红花、延胡、肉桂之辛温以行血，艾叶、茴香以暖命门，归、芎、远志、川断以补血和血，山楂兼行气血之滞，腹痛自止。

补按：寒者，倍肉桂。因怒者，加木香、柴胡。饮食停滞，加神曲、枳壳。血少气滞，加人参、白术、丹参。肥人多痰者，加半夏、茯苓。暑令去肉桂。

——宋·陈沂撰，明·陈文昭补解《陈素庵妇科补解·调经门卷之一·经欲来腹痛方论》

【提要】 本论主要阐释经欲来腹痛的病机与治疗。要点如下：其一，月经来时腹痛为气滞血瘀，当行气和血，用调气饮。其二，对调气饮治疗痛经的功效进行解释。其三，论述应用调气饮治疗痛经时的加减变化。如因寒、因怒、血少气滞、肥人多痰以及夏天等不同证、不同人群、不同季节，应用不同的方药。

陈　沂、陈文昭　经正行腹痛方论

《全书》：妇人经正来而腹痛者，血滞也。法当行血和气。宜服大玄胡索散。

大玄胡索散

延胡索一钱五分　肉桂一钱　木香八分　红花八分　青皮八分　枳壳八分　香附（醋炒）一钱五分　艾叶（搓熟）一钱　当归二钱　川芎一钱五分　赤芍一钱　生地一钱五分　吴茱萸（川连二分，汁拌炒）

补按：妇人经正行而腹痛，是血滞。或旧有风寒客胞门，其血来不甚多，两尺沉涩，腹中疼痛。治法当以行血药中加行气之药。是方延胡索、红花、赤芍、生地行血，肉桂、吴茱萸祛寒逐滞，香附、青皮、木香、枳壳行气止痛，当归、川芎、艾叶补血温经，行周身筋骨。经正后，更宜服十全大补，或四物加红花、丹参、香附。

——宋·陈沂撰，明·陈文昭补解《陈素庵妇科补解·调经门卷之一·经正行腹痛方论》

【提要】　本论主要阐述痛经的病因病机及其治疗。要点如下：其一，经期腹痛病机为血瘀，或旧有寒客胞门，寒凝血瘀。治疗应活血行气，方用大玄胡索散。其二，陈文昭对大玄胡索散治疗痛经的功效进行解释。

陈　沂、陈文昭　经行后腹痛方论

《全书》：妇人经行后腹痛者，是气血两虚也。法当大补气血，以固脾胃为主。或余血未尽，加行滞药一二味。可服三才大补丸。

三才大补丸

人参　白术　杜仲　熟地黄　当归　川芎　香附　黄芪　白芍　熟艾补骨脂　阿胶　山药

如余血未尽，作痛不止者，可先服艾附丸二三两，姜汤服。

艾附丸

熟艾（揉极细作饼，焙）四两　香附（醋酒同煎，捣）六两

以上二味同姜汁和神曲为丸，砂仁汤服。

补按：经已行，则血海空。血去多，亡阴，则阳气无辅。虚则生寒，故腹痛。非气血俱补，将来虚症陡起，久则经闭。或经行时腹痛，过后仍痛，是余血未尽也。以大补药中加一二行滞药，则痛自止。是方人参、白术、黄芪、山药以补阳；归、芎、芍、地以补阴；杜仲、阿胶以固左尺，滋阴血；熟艾、补骨脂以助右尺，暖命门、丹田；香附以行气，使上、中、下三焦诸气运行不滞，经血自如期而止，不致作痛矣。

——宋·陈沂撰，明·陈文昭补解《陈素庵妇科补解·调经门卷之一·经行后腹痛方论》

【提要】　本论主要阐述痛经的病因病机及其治疗。要点如下：其一，经行后血海空虚，亡阴则阳无所依，虚则生寒，故经后腹痛。或经行后仍痛，是余血未尽。其二，治疗上，气血两虚，治以大补气血，方用三才大补丸。余血未尽，先服艾附丸。其三，陈文昭在按语中对于气血两虚痛经进行阐述，并对治疗方剂进行解析。

傅 山 痛经综论※*

经水未来腹先疼痛

妇人有经前腹疼数日，而后经水行者，其经来多是紫黑块，人以为寒极而然也，谁知是热极而火不化乎！夫肝属木，其中有火，舒则通畅，郁则不扬，经欲行而肝不应，则抑拂其气而疼生。然经满则不能内藏，而肝中之郁火焚烧，内逼经出，则其火亦因之而怒泄。其紫黑者，水火两战之象也；其成块者，火煎成形之状也。经失其为经者，正郁火内夺其权耳。治法似宜大泄肝中之火，然泄肝之火，而不解肝之郁，则热之标可去，而热之本未除也，其何能益？方用宣郁通经汤。

白芍（五钱，酒炒） 当归（五钱，酒洗） 丹皮（五钱） 山栀子（三钱，炒） 白芥子（二钱，炒研） 柴胡（一钱） 香附（一钱，酒炒） 川郁金（一钱，醋炒） 黄芩（一钱，酒炒） 生甘草（一钱）

水煎。连服四剂，下月断不先腹疼而后行经矣。此方补肝之血，而解肝之郁，利肝之气，而降肝之火，所以奏功之速。

行经后少腹疼痛

妇人有少腹疼于行经之后者，人以为气血之虚也，谁知是肾气之涸乎！夫经水者，乃天一之真水也，满则溢而虚则闭，亦其常耳，何以虚能作疼哉？盖肾水一虚则水不能生木，而肝木必克脾土，木土相争，则气必逆，故尔作疼。治法必须以舒肝气为主，而益之以补肾之味，则水足而肝气益安，肝气安而逆气自顺，又何疼痛之有哉？方用调肝汤。

山药（五钱，炒） 阿胶（三钱，白面炒） 当归（三钱，酒洗） 白芍（三钱，酒炒） 山萸肉（三钱，蒸熟） 巴戟（一钱，盐水浸） 甘草（一钱）

水煎服。此方平调肝气，既能转逆气，又善止郁疼。经后之症，以此方调理最佳。不特治经后腹疼之症也。

——清·傅山《傅青主女科·女科上卷·调经》

【提要】 本论主要阐述痛经的病因病机及治法。要点如下：其一，经前腹痛，经来紫黑有块，乃肝郁化火，火热煎熬而致。治以解肝郁，降肝火，方用宣郁通经汤。其二，经后腹痛，源于肾阴虚，水不涵木，肝木克脾，气机逆乱。治以疏肝和气，滋补肾阴，方用调肝汤。

萧 埙 经行腹痛属寒湿抟于冲任

滑伯仁曰：有经行前脐腹绞痛如刺，寒热交作，下如黑豆汁，两尺沉涩，余皆弦急，此由下焦寒湿之邪，抟于冲任。冲为血海，任主胞胎，为妇人之血室。经事来，邪与血争，故作疼痛。寒湿生浊，下如豆汁，宜治下焦，以辛散苦温血药治之。

——清·萧埙《女科经纶·卷一·经行腹痛属寒湿抟于冲任》

【提要】 本论主要阐述痛经的病因病机及治法。要点如下：经前腹部绞痛，下如黑豆汁，为下焦寒湿之邪，抟于冲任所致。以辛散、苦燥、温热、行血之药治之。

2.1.10 经行泄泻

经行泄泻是以经期或行经前后周期性出现泄泻，甚则水泄，日解数次为主要症状的一类病证。亦称"经来泄泻"。其病位在肝脾肾。病因病机为素体脾阳亏虚，值经行气血下注血海，脾气愈虚，运化失司，水湿内停，下注大肠则发为泄泻，或脾虚肝旺，肝木乘脾而致腹痛泄泻。若肾阳本虚，复房劳多产，致命门火衰，肾阳不能上行温暖脾阳，脾失温煦，运化无权，水湿下渗大肠亦可发为泄泻。本病以脾阳虚和肾阳虚为主，但临床上脾肾两脏合病也较为常见。若大便溏薄，脘腹胀满，多属脾阳虚损；若排泄物清稀如水，畏寒肢冷，每在凌晨前泻者属肾虚。治疗上，脾阳亏虚，补脾益气，除湿止泻。若出现肝木乘脾，则疏肝健脾，调气止泻。肾阳虚，则温肾健脾，化湿止泻。

陈 沂、陈文昭 经行泄泻方论[※]

《全书》：经正行忽病泄泻，乃脾虚。亦有外感风冷，内伤饮食而致脾气不实者。虚者补之，风冷所感则温之，饮食所伤则消之。宜服运脾饮，可随症加减。

运脾饮

香附 半夏 苍术 厚朴 陈皮 甘草 茯苓 草豆蔻 山楂 泽泻 神曲

风，加防风；寒，加羌活；伤食，加莱菔子（炒）。

补按：脾主中州，主运化水谷。脾虚火衰，则失其健运之常，加以风寒外侵，饮食内伤，而泄泻之症作矣。虽属脾虚，初泻以消，健脾为先务，泻久以虚，补脾为上策，必兼外感、内伤，百无一失。是方香、夏、朴、陈、草蔻温中运脾，苍术力猛，祛风散寒，逐湿发汗，楂、曲消食宽中，苓、泻、甘草利水止泻。病愈，可服六君子及归脾汤，及家传二术丸、艾附丸。泄泻之症，大约脾气不足，致水不从小肠而出，并入大肠而泻也。或水粪各半，或水多粪少，非洞泄完谷不化，属虚寒，亦非滞下里急后重，似赤白痢也。治法运脾利水，温胃节食，则病自愈。若遽用参、芪、熟、术、桂、附等药，病必延久，不能速效。当审症酌治，不可执经行为虚，而骤致峻补也。

——宋·陈素庵，明·陈文昭补解《陈素庵妇科补解·调经门卷之一·经行泄泻方论》

【提要】 本论主要阐述经行泄泻的病因病机及辨证施治。要点如下：其一，经行泄泻可因素体脾阳亏虚，复伤于饮食不节，或感受风冷，致摄纳运化水液失司而引发。将运脾饮作为治疗经期泄泻的基础方，从温中运脾、散寒化湿、消食宽中、利水止泻等四方面分析了方药功效。其二，提出泄泻治法重在运脾利水、温胃节食，强调治疗上必兼顾外感、内伤，且不可峻补。

萧 埙 经行泄泻属于脾虚多湿[※]

汪石山曰：有妇人经行，必先泻二三日，然后经下，诊其脉皆濡弱，此脾虚也。脾主血，属湿，经水将动，脾血先已流注血海，然后下流为经。脾血既亏，则虚而不能运行其湿，以参苓白术散服之，月余而经行不泻矣。

——清·萧埙《女科经纶·卷一·月经门·经行泄泻属于脾虚多湿》

【提要】　本论主要阐述经前泄泻的病因病机及治方。要点如下：引用汪石山之论，指出经期泄泻主要因于脾虚水运失司。经期将至，脾血必下注血海以充经血，故脾虚更甚，不能运化水湿而致泄泻发生。脉象当为濡弱。治以参苓白术散，健脾运湿。

《医宗金鉴》　论经行泄泻辨治[**]

经泻参苓白术散，鸭溏清痛理中汤，肌热渴泻七味散，呕饮香砂六君汤。

注：经来泄泻，乃脾虚也，宜用参苓白术散。鸭溏清彻冷痛，乃虚寒也，宜用理中汤。肌热渴泻乃虚热也，宜用七味白术散。呕饮痰水，乃虚湿也，宜用香砂六君子汤。

——清·吴谦《医宗金鉴·妇科心法要诀·卷四十四·调经门·经行吐泻证治》

【提要】　本论主要阐述经行泄泻的辨证施治。要点如下：经行泄泻分脾虚、虚寒、虚热和虚湿（脾虚湿盛）四种证型。脾虚，宜用参苓白术散。虚寒，宜用理中汤。虚热，宜用七味白术散。虚湿（脾虚湿盛），宜用香砂六君子汤。

竹林寺僧　经行五更泻论治[**]

经来之时，五更泄泻，如乳儿尿。此乃肾虚，不必治脾，宜服理中汤七剂。

理中汤

人参　白术各八分（蜜炙）　五味子　甘草各三分　干姜五分

水煎，空心服。

——清·竹林寺僧《竹林寺女科证治·卷一·调经上·经来泄泻》

【提要】　本论主要阐述月经期五更泻的病机与治疗。要点如下：经期凌晨泄泻，排泄物稀软成糊状，为肾虚，治以理中汤。

张山雷　论经行泄泻辨治[**]

汪石山曰：经行泄泻，属脾虚多湿，宜参苓白术散。

王孟英按：亦有肝木侮土者。

笺正：脾阳不振，最多此候，宜加干葛少许，以生清气。王氏所谓肝木侮土者，则左脉当弦，而右脉当弱，宜扶土而柔肝。亦有左关反软，而右关反劲者，所谓木乘土位，肝尤横而土德益衰。宜参、芪升陷，而参用柔驯肝木之法。

——清·沈又彭辑，王士雄续按，张山雷《沈氏女科辑要笺正·卷上·第四节·经行声哑及目暗泄泻带下等证》

【提要】　本论主要阐述经行泄泻的辨证施治。要点如下：其一，沈氏引汪石山和王孟英之言，说明经行泄泻有脾虚湿困和肝木侮土两种证型。其二，张山雷认为治疗脾虚湿困，应适当加入葛根，提升脾之清阳。肝郁脾虚者，左手脉弦，右手脉弱，治当扶土柔肝；肝木过于强盛而脾土极衰者，左手关脉弱，而右手关脉强劲，治疗当用参、芪之类，大补脾土，并加柔肝疏肝之品以制肝木。

2.1.11 经行吐衄

经行吐衄是指每逢经期或经行前后发生周期性吐血或衄血的一类病证。因常伴随月经量减少，好似经血倒行，又称"倒经""逆经"。本病主要病因为火热（虚火、实火）上炎，血出于口者为吐血，出于鼻者为衄血，临床以鼻衄多见。基本病机为平素易怒抑郁，或暴怒伤肝，肝郁化火，又因冲脉附于肝，肝移热于冲脉，时当经期血海充盈，冲气旺盛，血海之血随冲气逆上而为吐血、衄血。若素为肺肾阴虚之体，值经期阴血下注血海，阴血益亏，虚火上炎，灼伤肺络，络伤血溢，故引发吐衄。治疗应遵循"热者清之""逆者平之"的原则。辨证有虚、实之别。实证多表现为血量多、血色鲜红，心烦易怒，两胁胀痛，舌红苔黄，脉弦数，治以清降逆火，引血调经；虚证则血量少、血色黯红，头晕耳鸣，手足心热，舌花剥或无苔，脉细数，治以滋阴降火，引血下行。

齐仲甫 论经行吐衄等证病因病机[※*]

气属乎阳，血属乎阴，阴盛则阳亏，阳盛则阴亏。《经》所谓阳胜则阴病，阴胜则阳病。诸吐血、衄血系阳气胜，阴之气被伤，血失常道，或从口出，或从鼻出，皆谓之妄行。其脉洪数者逆，微细者顺。阳明之经，行络于颐颔，阳明受邪，热血从齿出也。脾气通于口，心气通于舌，心脾二经被伤，血故从舌出也。营血内通于脏腑，外系于经络，藏则舍于肝经，行则出于心脏，又心之液为汗，令肝心二脏俱虚，血随汗液出也。

——宋·齐仲甫《女科百问·卷上·第二十五问·吐血衄血齿衄舌上出血汗血》

【提要】 本论主要阐述经行吐血、衄血、齿衄、舌上出血、汗血等证的病因病机。要点如下：其一，认为经期阳气太盛，使阴血不能循常道运行，逆行从口鼻出则发为吐血、衄血。其二，经行吐衄者，若脉洪数多为逆证，反之若脉微细多为顺证，临床可据此判断预后。其三，若手足阳明经受邪，热迫血妄行，则血出于齿龈；心脾二经受邪，则血出于舌；心肝二经俱虚，则血随汗出。

龚廷贤 论经行吐衄病机与治法[※*]

错经妄行于口鼻者，是火载血上，气之乱也。治当滋阴降火，顺气调经，经自准也。脉必芤涩，久而不治，乃成虚怯也。

当归 川芎 白芍 生地黄 黄芩 山栀 牡丹皮 阿胶（炒） 犀角 白茯苓（去皮）麦门冬（去心） 陈皮

上锉一剂，水煎服。

——明·龚廷贤《万病回春·卷之六·调经》

【提要】 本论主要阐述经行吐衄的病机与治疗。要点如下：经期火盛使气血逆行从口鼻出则发为吐衄，其人脉必芤而艰涩。日久不愈，则易发展为虚损之病。治疗当以滋阴降火、顺气调经为法，并附方药。

傅 山 经前吐血综论※*

妇人有经未行之前一二日，忽然腹疼而吐血，人以为火热之极也，谁知是肝气之逆乎！夫肝之性最急，宜顺而不宜逆，顺则气安，逆则气动。血随气为行止，气安则血安，气动则血动，亦勿怪其然也。或谓经逆在肾不在肝，何以随血妄行，竟至从口上出也，是肝不藏血之故乎？抑肾不纳气而然乎？殊不知少阴之火急如奔马，得肝火直冲而上，其势最捷，反经而为血，亦至便也。正不必肝不藏血，始成吐血之症。但此等吐血与各经之吐血有不同者。盖各经之吐血，由内伤而成；经逆而吐血，乃内溢而激之使然也。其症有绝异，而其气逆则一也。治法似宜平肝以顺气，而不必益精以补肾矣。虽然，经逆而吐血虽不大损夫血，而反复颠倒，未免太伤肾气，必须于补肾之中，用顺气之法始为得当。

方用顺经汤

当归（五钱，酒洗） 大熟地（五钱，九蒸） 白芍（二钱，酒炒） 丹皮（五钱） 白茯苓（三钱） 沙参（三钱） 黑芥穗（三钱）

水煎服。一剂而吐血止，二剂而经顺，十剂不再发。此方于补肾调经之中，而用引血归经之品，是和血之法，实寓顺气之法也。肝不逆而肾气自顺，肾气既顺，又何经逆之有哉？

——清·傅山《傅青主女科·女科上卷·调经·经前腹疼吐血》

【提要】 本论主要阐述经前吐血的病因病机及治疗。要点如下：其一，经行之前一二日，因肝气上逆，使经血随之上行，从口中吐出则为经前吐血。其二，肝气上逆所致吐血为实证，肝气逆而肾未虚，治疗上以平肝为主，无须补肾。若反复发作则伤及肾气，治以顺经汤，补肾顺气，使上逆之血归经。

《医宗金鉴》 经行吐衄综论※*

错经妄行成吐衄崩

逆行吐血错行崩，热伤阴阳络妄行；血多热去当用补，血少虽虚须主清。

注：妇女经血逆行，上为吐血、衄血，及错行下为崩血者，皆因热盛也。伤阴络则下行为崩，伤阳络则上行为吐衄也。若去血过多，则热随血去，当以补为主；如血少热尚未减，虽虚仍当以清为主也。

经行吐衄证治

经前吐衄为热壅，三黄四物大芩连；经后吐衄仍有热，犀角地黄芍牡丹。

注：经前吐血、衄血，乃内热壅迫其血，宜用三黄四物汤泻之，其方即四物汤加大黄、黄芩、黄连。经后吐血、衄血，虽仍有热，亦不宜泻，但当用犀角地黄汤清之，其方即犀角、生地黄、赤芍药、牡丹皮也。

——清·吴谦《医宗金鉴·妇科心法要诀·卷四十四·调经门》

【提要】 本论主要阐述经行吐衄的病因病机及治疗。要点如下：其一，经期前吐衄多因实热壅盛，经期后吐衄多为血分有热。其二，吐血量较多则热随血去，治当以补法；若吐血量较少，则热难去除，治当用清法。其三，经前期吐衄，治当用三黄四物汤泻热理血，经后吐衄当用犀角地黄汤去热调经。

🞀 郑寿全 暗泄吐衄倒经综论※※ 🞂

按经水后期而至，诸书称为虚中有寒，为不及，为气之缩，多以桂、附之类加入四物汤治之，以为血中有寒，寒得温而散，血自流通，经即如常。予谓不尽属寒，其中多有暗泄处，不可不知。暗泄者何？其人或常自汗不止，或夜多盗汗，或常流鼻血，或偶吐血，或多泄水，或饮食减少。如此之人，切不可照常通经、赶经法施治，当审其病而调之。……若是鼻血、吐血，审是火旺，逼血外行，自有火形可征，法宜清凉，如桃仁、地黄、犀角汤之类。审是阳虚不能镇纳阴气，阴血上僭外越，自有阳虚病情可考，不得即为倒经，而妄用通经凉血止血之方，惟有扶阳抑阴，温中固土为准，如甘草干姜汤、潜阳、建中等汤。

——清·郑寿全《医法圆通·卷二·经水后期而致》

【提要】 本论主要阐述暗泄、吐衄和倒经的病因病机、症状及治法。要点如下：其一，月经迟发不仅因于虚寒，其人或有"暗泄"之处，如患者自汗、盗汗、吐血、衄血、泄泻、食少等均属"暗泄"。治疗暗泄不可妄用通经之法，须详审病因，针对治疗。其二，吐衄者多因火热迫血妄行，或阳虚无以摄纳阴血；若月经错后，而见吐衄，且无明显火热或阳虚征象者为倒经。其三，指出吐衄治当滋阴清热，活血养血；倒经治当扶阳抑阴，温中固土，切不可用凉血止血的方药。

2.2 带 下 病

带下病是以带下量明显增多，色、质、气味发生异常，或伴有全身或局部症状的一类病证。带下病发病原因，主要由内外湿邪影响任、带二脉，以致带脉失约，任脉不固所致。包括脾虚肝郁，湿热下注；或肾气不足，下元亏损；亦有感受湿毒而起者。因带下颜色不同，又有白带、黄带、赤带、青带、黑带及赤白带、五色带等名称。临床上以白带、黄带、赤白带为常见。带下病的辨证，首先要辨别量、色、气味。色深、质稠、臭秽者，多属实属热；色淡、质稀、或有腥气者，多属虚属寒。本病的治疗，以健脾升阳除湿为主要原则。结合临床见证，辨其虚实寒热。湿热者，清热利湿；脾肾两虚者，温补脾肾；热毒者，清热解毒。同时注意生活的调摄，做好疾病的预防。

🞀 巢元方 带下总论※※ 🞂

带下者，由劳伤过度，损动经血，致令体虚受风冷，风冷入于胞络，搏其血之所成也。冲脉、任脉为经络之海。任之为病，女子则带下。而手太阳为小肠之经也，手少阴为心之经也，心为脏，主于里，小肠为腑，主于表。此二经之血，在于妇人，上为乳汁，下为月水，冲任所统也。冲任脉既起于胞内，阴阳过度，则伤胞络，故风邪乘虚而入于胞中，损冲任之经，伤太阳、少阴之血，致令胞络之间，秽液与血相兼，连带而下。冷则多白，热则多赤，故名带下。

——隋·巢元方《诸病源候论·卷之三十七·妇人杂病诸候·带下候》

【提要】　本论主要阐述带下病的病因病机及脉证。要点如下："带下"之名，首见于《素问·骨空论》："任脉为病，男子内结七疝，女子带下瘕聚。"此为广义的带下，是妇科病的统称。此后，《金匮要略》《脉经》等书所言"带下"，亦泛指妇科病。巢元方始以"带下"作为独立病名加以阐释，认为带下病因房劳过度，风邪乘虚入于胞中，损动冲脉、任脉、太阳、少阴之经血，致令胞络之间，秽液与血相连带而下致带下病。带下又分为属于寒盛的白带和属于热盛的赤带。

巢元方　五色带下论[※*]

带五色俱下候

带下病者，由劳伤血气，损动冲脉、任脉，致令其血与秽液兼带而下也。冲任之脉，为经脉之海。经血之行，内荣五脏，五脏之色，随脏不同。伤损经血，或冷或热，而五脏俱虚损者，故其色随秽液而下，为带五色俱下。

带下青候

此由劳伤血气，损动冲脉、任脉。冲任之脉，皆起于胞内，为经脉之海。手太阳小肠之经也、手少阴心之经也，此二经主下为月水。若经脉伤损，冲任气虚，不能约制经血，则与秽液相兼而成带下。然五脏皆禀血气，其色则随脏而不同。肝脏之色青，带下青者，是肝脏虚损，故带下而挟青色。

带下黄候

劳伤血气，损动冲脉、任脉。冲任之脉，皆起于胞内，为经脉之海。手太阳小肠之经也、手少阴心之经也，此二经主下为月水。若经脉伤损，冲任气虚，不能约制经血，则血与秽液相兼而成带下。然五脏皆禀血气，其色则随脏不同。脾脏之色黄，带下黄者，是脾脏虚损，故带下而挟黄色。

带下赤候

劳伤血气，损动冲脉、任脉。冲任之脉，皆起于胞内，为经脉之海。手太阳小肠之经也、手少阴心之经也，此二经主下为月水。若经脉伤损，冲任气虚，不能约制经血，则与秽液相兼而成带下。然五脏皆禀血气，其色则随脏不同。心脏之色赤，带下赤者，是心脏虚损，故带下而挟赤色。

带下白候

劳伤血气，损动冲脉、任脉。冲任之脉，皆起于胞内，为经脉之海。手太阳小肠之经也、手少阴心之经也，此二经主下为月水。若经脉伤损，冲任气虚，不能约制经血，则血与秽液相兼而成带下。然五脏皆禀血气，其色则随脏不同。肺脏之色白，带下白者，肺脏虚损，故带下而挟白色也。

带下黑候

劳伤血气，损动冲脉、任脉。冲任之脉，皆起于胞内，为经脉之海。手太阳小肠之经也，手少阴心之经也，此二经主下为月水。若经脉伤损，冲任气虚，不能约制经血，则血与秽液相兼而成带下。然五脏皆禀血气，其色则随脏不同。肾脏之色黑，带下黑者，是肾脏虚损，故带下而挟黑色也。

——隋·巢元方《诸病源候论·卷之三十七·妇人杂病诸候》

【提要】 本论主要阐述五色带下的病因病机。要点如下：其一，"带五色俱下候"是为五色带下之概论，指出由于五脏虚损不同，带下的颜色随所伤之脏而呈现五色。如带下青色为肝病，带下黄色为脾病，赤色为心病，白色为肺病，黑色为肾病。其二，"带下青候"等五候，具体论述了五色带下产生的原因，提出因为"五脏皆禀血气，其色则随脏而不同"，而有赤带、白带、黄带、黑带、青带及五色带之分。不过其五色带下，实际上包含阴道流血之病证，并非后世之"带下"。治疗带下，当结合病情的寒热虚实而辨证施治。

《太平圣惠方》 论带下属风冷入胞※*

妇人带下者，由劳伤过度，损动经血，致令体虚，受于风冷，风冷入于胞络，搏其血之所成也。

——宋·王怀隐《太平圣惠方·卷第七十三·治妇人赤白带下诸方》

【提要】 本论主要阐述带下属于风冷入胞所致。要点如下：继承了巢元方的观点，阐明妇人带下由劳伤过度，损伤经血，经血亏虚，身体虚弱，感受风冷，风冷入于胞络，与血相搏所致。

陈自明 论五色带下病因病机※*

论曰：崩中带下者何？答曰：其患有五。……夫此病者，起于风气寒热之所伤，或产后早起，不避风邪，风邪之气入于胞门，或中经脉，流传脏腑而发下血，名为带下。若伤足厥阴肝之经，其色则青如泥色；若伤手少阴心之经，其色赤如红津；若伤手太阴肺之经，其色则白形如涕；若伤足太阴脾之经，则其色黄如烂瓜；若伤足少阴肾之经，则其色黑如衃血。此为其因也。……

又问：何以名为带下？复有冷热者何？答曰：脉有数经，名字不同，奇经八脉，有带在腰，如带之状，其病生于带脉之下。其有冷热者，即随其性也。

——宋·陈自明《妇人大全良方·卷之一·调经门·崩中带下方论》

【提要】 本论主要阐述五色带下的病因病机。要点如下：作者在《诸病源候论》带下病因病机理论基础上，补充了带下的病因，即"起于风气、寒热之所伤，或产后早起，不避风邪，风邪之气入于胞门；或中经脉，流传脏腑而发下血"。文中所言妇人五种带下，虽言伤及经脉，但实则邪伤相应脏腑，与《诸病源候论》以青、黄、赤、白、黑，五色分属五脏内容是一致的，对于临床辨证有一定的价值。

杨士瀛　赤白带下论※*

冲任气虚，内欲过度，风邪冷热诸气入于胞门，秽液与血相兼而下，冷则多白，热则多赤，冷热不调，赤白相半，谓之赤白带。

——宋·杨士瀛《仁斋直指方论·卷之二十六·妇人·妇人论》

【提要】　本论主要阐述赤白带下的病因病机。要点如下：赤白带下因寒热不调所致，寒则色白，热则色赤，总由冲任气虚，房事过度，外遇寒热邪气侵袭，秽液与血相兼而下所致。

刘完素　湿热带下论※*

论曰：赤者，热入小肠；白者，热入大肠。原其本也，皆湿热结于脉，故津液涌溢，是为赤白带下。本不病，缘五脉经虚，结热屈滞于带，故女子脐下疞痛而绵绵阴器中时下也。

故《经》曰：任脉为病，男子内结七疝，女子带下瘕聚。王注曰：任脉自胞上过带脉，贯于脐上，故男子内结七疝，女子带下。带脉起于季胁章门，如束带状。今湿热冤结不散，故为病也。《经》曰："脾传之肾，病名曰瘕疝，少腹冤热而痛，出白，一名曰蛊。"所以为带下。冤，屈也。冤，结也。屈滞而病热不散，先以十枣汤下之，后服苦楝丸，大玄胡散调下之。

——金·刘完素《素问病机气宜保命集·卷下·妇人胎产论》

【提要】　本论主要阐述湿热带下的病因病机与辨证施治。要点如下：其一，作者突破了自《诸病源候论》以来认为带下是感受风冷所致的局限，提出带下的病因为"湿热"，病位在任脉，湿热郁滞任脉，津液涌溢，而致带下绵绵。治疗上，先以十枣汤泻下，后服苦楝丸，大玄胡散。其二，赤带与白带病位不同，赤带为热入小肠，白带为热入大肠。其三，带下病的发病特点为脐下疼痛，阴部绵绵不断带下不时而下。这一解释，已接近现代医家对带下病的认识。《济阴纲目》《证治准绳·女科》《女科经纶》，赞同其理论并收录其论。

刘完素　带下属任脉湿热论※*

至如带下之理，犹诸痢也。但分经络与标之殊，病之本气则一。举世皆言白带下为寒者，误矣。所谓带下者，任脉之病也。《经》曰：任脉者，起于中极之下，以上毛际，循腹里，上关元，至咽喉，上颐，循面入目络舌。任脉自胞上过带脉，贯脐而上。然其病所发，正在过带脉之分，而淋沥以下，故曰带下也。赤白与下痢义同，而无寒者也。大法头目昏眩，口苦舌干，咽嗌不利，小便赤涩，大便秘滞，脉实而数者，皆热证也。凡带下者，亦多有之。果为病寒，岂能若此？《经》曰：亢则害，承乃制。谓亢过极，则反兼胜己之化，制其甚也。如以火炼金，热极则反为水。又如六月热极，则物反出液而湿润，林木流津。故肝热甚则出泣，心热甚则出汗，脾热甚则出涎，肺热甚则出涕，肾热甚则出唾。亦犹煎汤，热甚则沸溢，及热气熏蒸于物，而生津者也。故下部任脉湿热甚者，津液涌溢而为带下也。每见俗医治白带下者，但依近世方论，而用辛热之药，病之微者，虽或误中，能令郁结开通，气液宣行，流湿润燥，热散气和而愈。其或势甚而郁结不能开通者，旧病转加，热证新起，以至于死，终无所悟。曷若以辛苦寒药，按法治之，使微者、甚者，皆得郁结开通，湿去燥除，热散气和而愈。无不中其病，而免加其害。且如一切怫热郁结者，不必止以辛甘热药能开发也，如石膏、滑石、甘草、葱、豉之类寒药，皆能开发郁结，以其本热，故得寒则散也。

——金·刘完素《素问玄机原病式·六气为病·热类·分述》

【提要】　本论主要阐述带下属任脉湿热为病。要点如下：作者以自然界"六月热极，则物反出液而湿润，林木流津"为类比，阐述了"由下部任脉湿热甚，津液溢而为带下"的道理；反对用辛热药治白带，提出以辛苦寒药治之，使郁结开通，湿去燥除，热散气和而治愈带下的新方法，可谓首开寒凉治疗带下之先河。

张元素　带下属任脉之病论**

带下者，任脉之病也。《经》曰：任脉者，起于中极之下，以上毛际，循腹里，上关元，至于喉咽，上颐循面入目。注言：任脉自胞上过带脉，贯络而上。然其病所发，正在带脉之分，而淋沥以下，故曰带下也。

——金·张元素《医学启源·卷之上·主治心法·妇人》

【提要】　本论主要阐述带下属于任脉病的道理。要点如下：带下属于任脉之病，引经文说明任脉自胞宫向上过带脉，带下病的部位，正在带脉所属范围，故曰带下，而其病本于任脉。

张从正　证妇人带下赤白错分寒热解

《圣惠方》二十三卷，论妇人赤白带下云：妇人带下者，由劳神过度，损动经血，致令身虚，受于风冷，风冷入于胞络，传其血之所成也。又有巢氏内篇四十四卷，论任脉为经之海。其任之为病，女子则为带下。手太阳为小肠之经也，手少阴为心之经也，心为脏，主于里，小肠为腑，主于表。二经之血，在于妇人，上为乳汁，下为月水，冲任之所统也。冲任之脉，既起于胞内，阴阳过度，则伤胞络。故风邪乘虚而入于胞中，损冲任之经，伤太阳少阳之血，致令胞络之间，秽与血相兼带而下，冷则多白，热则多赤，二家之说皆非也。

夫治病当先识经络。《灵枢》十二经中，有是动之病，有所生之病。大经有十二，奇经有八脉。言十二经之外，复有此八道经脉也。十二经与八道经脉，通身往来，经络共二十道，上下流走，相贯周环，昼夜不息，与天同度。自手太阴肺经起，行阳二十五度，行阴亦二十五度，复会于手太阴肺经也。然此二十道经络，上下周流者，止一十九道耳。惟带脉起少腹侧季胁之端，乃章门穴是也。环身一周，无上下之源，络胞而过，如束带之于身。《难经》曰：带之为病，溶溶如坐水中。冲任者，是经脉之海也，循腹胁，夹脐旁，传流于气冲，属于带脉，络于督脉。督脉者，起于关元穴。任脉者，女子任养胎孕之所。督脉乃是督领妇人经脉之海也。冲、任、督三脉，同起而异行，一源而三歧，皆络带脉。冲、任、督三脉，皆统于篡户，巡阴器，行廷孔、溺孔上端。冲、任、督三脉，以带脉束之。

因余经上下往来，遗热于带脉之间。热者血也，血积多日不流，火则从金之化。金曰从革而为白，乘少腹间冤热，白物滑溢，随溲而下，绵绵不绝，多不痛也。或有痛者则壅碍，因壅而成痛也。《内经》曰：少腹冤热，溲出白液。冤者，屈滞也。病非本经，为他经冤抑而成此疾也。冤，一作"客"。客，犹寄也。遗客热于少腹，久不去，从金化而为白。设若赤白痢，赤者新积也，从心火，白者旧积也，从肺金。故赤白痢，不可曲分寒热，止可分新旧而治之。假如痛疮，始赤血，次溃白脓，又岂为寒者哉！而病者未信也，此今之刘河间常言之矣！皆云寒多则白，以干姜、赤石脂、桃花丸治痢，虽愈，后必生血疾。如白带下病，径以白芍药、干姜，白带虽愈，则小溲必不利。治泻痢与治带下，皆不可骤用峻热之药燥之，燥之则内水涸，内水涸则必烦渴，烦渴则小溲不利，小溲不利则足肿面浮，渐至不治。

《内经》曰：思想无穷，所愿不得，意淫于外，入房太甚，发为筋痿。淫衍白物，如精之状，男子因溲而下，女子绵绵而下。《左传》曰：少男惑长女，风落山之象，是为惑蛊之疾。其文三虫同皿曰蛊。乃是思慕色欲，内生后蚀，甚不可便用燥热之药攻之，渐至形削羸瘦脉大者，必死而不救。且赤白痢者，是邪热传于大肠，下广肠出赤白也。带下者，传于小肠，入脬经下赤白也。据此二证，皆可同治湿法治之。先以导水、禹功，泻讫，次以淡剂降心火，益肾水，下小溲，分水道，则自愈矣！

——金·张从正《儒门事亲·卷一·证妇人带下赤白错分寒热解》

【提要】 本论旨在对带下赤白分寒热的观点进行批驳，认为带下是湿热所致。要点如下：其一，对于带下的病因，自《诸病源候论》主风冷侵入胞宫，其后《太平圣惠方》沿袭，医家遂多沿袭此说。至金元时期，刘完素提出湿热导致带下的观点，张从正继承了刘完素的学说，强调带下病由湿热蕴结，传于小肠，热入胞络而引起，力辩《诸病源候论》和《太平圣惠方》"冷则多白，热则多赤"观点有误。其二，主张采取"治湿法治之"，先利水道，次降心火，益肾水，利小便，除掉湿热，以治实证之法攻下治疗。

张从正 带下属浊水热乘太阳经论※※

息城李左衙之妻，病白带如水，窈满中绵绵不绝，臭秽之气不可近，面黄食减，已三年矣。诸医皆云积冷，起石、硫黄、姜、附之药，重重燥补，污水转多。……戴人断之曰：此带浊水，本热乘太阳经，其寒水不可胜，如此也。夫水自高而趋下，宜先绝其上源。乃涌痰水二三升，次日下沃水十余行。三遍，汗出周身。至明旦，病人云：污已不下矣。次用寒凉之剂，服及半载，产一子。《内经》曰：少腹冤热，溲出白液。带之为病，溶溶然若坐水中，故治带下同治湿法，泻痢，皆宜逐水利小溲。勿以赤为热，白为寒。

——金·张从正《儒门事亲·卷六·湿形·白带》

【提要】 本论主要阐述带下属浊水热乘太阳经。要点如下：其一，带下污浊，绵绵不绝，臭秽不可近者，属于热乘太阳经，湿热盛之故。其二，治以逐水利小便，或涌吐，以断绝水之上源，次用寒凉之剂治热证。其三，告诫医者，勿以赤为热，白为寒。

李东垣 带下血枯津亡论治*

白文举正室，白带常漏久矣，诸药不效。诊得心包尺脉极微，其白带下流不止。叔和云：崩中日久为白带，漏下多时骨亦枯。崩中者，始病血崩，久则血少，复亡其阳，故白滑之物下流不止。是本经血海将枯，津液复亡，枯干不能滋养筋骨。以本经行经药为引用，为使；以大辛甘油腻之药，润其枯燥，而滋益津液；以大辛热之气味药，补其阳道，生其血脉；以苦寒之药，泄其肺而救上。热伤气，以人参补之，以微苦温之药为佐，而益元气。

——金·李东垣《兰室秘藏·卷中·妇人门·半产误用寒凉之药论·补经固真汤》

【提要】 本论主要阐述带下血枯津亡用补经固真汤治疗的机理。要点如下：其一，崩漏病久，血少津亏，进而阳虚不固，故白带下流不止。其二，当以辛甘油腻之药，润其枯燥，滋养津液；以辛热气味之药，补其阳虚，生其血脉；以人参补气，以微苦温之药为佐，而益元气。同时，从"以苦寒之药，泄其肺而救上热"及方中用生黄芩推断，病人当有肺热之征象。

朱丹溪 论带下赤白辨治*

赤属血，白属气，主治燥湿为先。

带、漏俱是胃中痰积流下，渗入膀胱，宜升。无人知此。肥人多是湿痰，海石、半夏、南星、苍术、川芎、椿皮、黄柏。

瘦人带病少，如有带者，是热也，黄柏、滑石、川芎、椿皮、海石。甚者上必用吐，以提其气；下用二陈汤加苍术、白术，仍用丸子。

又云：赤白带皆属于热，出于大肠小肠之分。

一方：黄荆子炒焦为末，米饮汤下，治白带，亦治心痛。

罗先生治法：或十枣汤，或神佑丸，或玉烛散，皆可用，不可峻攻。实者可用此法，虚则不宜。

血虚者，加减四物汤。气虚者，以参、术、陈皮间与之。湿甚者，用固肠丸。相火动者，于诸药中少加炒柏。滑者，加龙骨、赤石脂。滞者，加葵花。性燥者，加黄连。寒月少入姜、附。临机应变，必须断厚味。

良姜 芍药 黄柏（二钱，各烧灰）入椿树皮末（一两半）

上为末，粥为丸。每服三四十丸。

痰气带下者，苍术、香附、滑石、蛤粉、半夏、茯苓。

妇人上有头风鼻涕，下有白带，南星、苍术、黄柏炒焦、滑石、半夏、川芎、辛夷、牡蛎粉炒、茯苓。白带并痛风，半夏、茯苓、川芎、陈皮、甘草、苍术炒浸、南星、牛膝、黄柏酒浸、晒干炒。

——元·朱丹溪撰，明·戴思恭辑《金匮钩玄·卷之三·带下赤白》

【提要】 本论主要阐述赤白带下的辨证施治。要点如下：其一，带下之病为胃中痰积流下，渗入膀胱导致，主治燥湿为先，宜升提，病重者上用吐法。其二，带下赤者属血热，白属气虚，肥人多是湿痰。其观点被后人采纳。其三，认为带下有血虚、气虚、湿甚、相火动、滑者、滞者、性燥及痰气带下等不同类型，提出相应治疗药物。寒月当稍微增加姜、附，以温阳化湿。要临机应变，断绝厚味。

刘　纯　论赤白带下※

《机要》云：赤者，热入小肠；白者，热入大肠；其本实热冤结于脉不散，故为赤白带下也。冤，屈也，结也，屈滞而病热不散。先以十枣汤下之，后服苦楝丸、大玄胡散调下之。热去湿除，病自除也。

按：此只是论有余之证也，论见下。

《良方》论云：带下起于风气寒热之所伤，或产后早起，不避风邪，风邪之气入于胞门，或中经脉，流传脏腑，而发下血，名为带下。若伤足厥阴肝之经，其色青如泥；伤手少阴心之经，其色赤如红津；伤手太阴肺之经，其色白，形如涕；伤足太阴脾之经，则其色黄如烂瓜；伤足少阴肾之经，则色黑如衃血。此其因也。

按：此言风气寒热之所伤诸脏致证，似言外邪。大抵此证多本阴虚阳竭，荣气不升，经脉凝泣，卫气下陷，精气累滞下焦奇经之分，蕴积而成。其病或醉饱房劳，服燥剂所致也。……亦有湿痰流注于下焦，或肾肝阴淫之湿胜；或因惊恐，而木乘土位，浊液下流；或思慕为筋痿，《内经》所谓"二阳之证发心脾"是也；或余经湿热屈滞于少腹、小腹之下。而病本殊，则皆为气血虚损，荣卫之精气累滞而成，其病标一也。前人立论，殆尽病机，则治法无定。若戴人以带下得两手脉俱滑大有力，乃上用宣去痰饮，下以导水丸泄湿热，继以淡剂渗之，此泻实也。如其诸脉微细，或沉紧而涩，按之空虚，或洪大而涩，按之无力，正元气不足，阴虚筋痿，虚极中寒等证，东垣有补阳、调经、固真等例，乃兼责虚也。丹溪先生治因湿痰下注，用海石、南星、椿根皮之类，较之前人下之而复吐，以提其气，或发中兼补，补中兼利，燥中兼升发，润中益气，温而兼收涩之例不同。盖病机有轻重浅深之异尔。

——明·徐彦纯著，刘纯增补《玉机微义·卷四十九·妇人门·论赤白带下》

【提要】　本论主要阐述带下病的病因病机及治法。要点如下：其一，带下病有多种致病因素，或饱醉房劳，服燥剂所致，或湿痰流注下焦，或肾肝湿胜，或因惊恐，肝气犯脾，浊液下流，或湿热蕴结少腹，而病机均是"气血虚损，荣卫之精气累滞而成"。其二，历数各家治疗带下之法，如有张从正祛除痰饮、泄热去湿的泻实之法，有李东垣以补阳调经之剂治疗元气不足、阴虚中寒证的温补之法，有朱丹溪利湿化痰并加升提之法，治法不一，皆因"病机有轻重浅深之异"。

戴思恭　赤白带下下元虚冷论※

赤白带下，皆因七情内伤，或下元虚冷，感非一端。大率下白带多，间有下赤者，并宜顺气散，吞震灵丹，仍佐艾附丸，或米饮调沙参末。带下不止成尪羸者，四物汤加煅牡蛎粉半钱，吞固阳丸，多服取效。

有带疾愈后一二月或再发，半年一发，先血而后下带，来不可遏，停蓄未几，又复倾泻，此名漏带，最难治。

下截之血，小腹主之。有因血虚，而虚热陷入小肠，致小便涩痛，色白如泔，或成沙粒，皆不可作淋治，用冷剂，宜以四物汤五苓饮各半帖和煎。

——明·戴思恭《秘传证治要诀及类方·卷十二·妇人门·赤白带》

【提要】 本论阐述了带下赤白的病因病机。要点如下：戴思恭为朱丹溪之弟子，对带下病因病机的认识，又不同于其师，可谓见解独到。他认为带下源于"七情内伤，或下元虚冷"，用顺气散，吞震灵丹，仍佐艾附丸，或米饮调沙参末治疗。提出肾阳虚导致带下的理论与治方，对张介宾提出"命门不固"的理论具有一定的影响。戴思恭还提出"漏带"之名，且已认识到带下病缠绵难愈，容易复发的特点。

董 宿 带下风冷客邪论※※

未嫁之女，月经初下，止而即浴以冷水，或热而当风，此室女病带下之由也。有家之妇，阴阳过多，即伤胞络，风邪乘虚而入，胞络触冷，遂成秽液，与血水相混而下也。产后带下，由亡血过多则气脱，伤动胞络，玉门未闭，外风袭体虚，风冷乘之，冷与热搏，则成液而下。

——明·董宿《奇效良方·卷之六十三·妇人门·调经通治方》

【提要】 本论主要阐述妇人带下属风冷客邪的观点。要点如下：将妇女带下分未婚带下、已婚带下和产后带下三种，提出病因虽不相同，但是总由体虚感受风冷，胞络触冷，遂成秽液，与血水相混而下而成。

薛 己 带下综论*

或因六淫七情，或因醉饱房劳，或因膏粱厚味，或服燥剂所致，脾胃亏损，阳气下陷，或湿痰下注，蕴积而成，故言带也。凡此皆当壮脾胃、升阳气为主，佐以各经见症之药。若属肝则青，小柴胡加山栀。或湿热壅滞，小便赤涩，龙胆泻肝汤。属心则赤，小柴胡加黄连、山栀、当归。属肺则白，补中益气加山栀。属脾则黄，六君子加山栀、柴胡；不应，归脾汤。属肾则黑，六味地黄丸。若气血俱虚，八珍汤。阳气下陷，补中益气汤。湿痰下注，前汤加茯苓、半夏、苍术、黄柏。气虚痰饮下注，四七汤送肾气丸。

——明·薛己《女科撮要·卷上·带下》

【提要】 本论主要阐述带下的病因病机和辨证施治。要点如下：其一，带下或因六淫七情，或因醉饱房劳，或因膏粱厚味，或服燥剂所致。其二，其病机有脾胃亏损、阳气下陷，或湿痰下注，或湿热壅滞，或气血俱虚的不同。其三，治疗当以壮脾胃、升阳气为主。同时，根据带下颜色的不同，佐以各经见症之药。其观点后世多有继承。

徐春甫 妇女赤白带下论※

凡妇人女子赤白带下，多由脾胃湿热所致。白多为气虚，赤多为血热。久之，渐次虚寒，面黄体瘦。始初须是调胃健脾，清热渗湿，如六君子汤、五苓散加姜炒黄连之属。人多不以为急，延患既久，脾胃渐弱，至于月经不调，甚则淋沥崩中，遂成大患，调治费工。须方药合宜，庶可获效。如人参黄芪汤、补中益气汤为主，加升固之药是也。

——明·徐春甫《古今医统大全·卷之八十三·妇科心镜·妇女赤白带下论》

【提要】 本论主要阐述赤白带下的病因病机与辨证施治。要点如下：其一，女子赤白带下，初始多由脾胃湿热所致，当调胃健脾，清热渗湿，用六君子汤、五苓散加姜炒黄连之属。其二，沿用朱丹溪的观点，认为带下色白者多为气虚，色赤者为血热。其三，白带迁延日久，渐至脾胃虚寒，甚至月经不调，淋漓崩漏，应以补虚升提为主，以人参黄芪汤、补中益气汤加升固之药。完善了对带下病的认识。

楼 英 治带下先攻后补论※※

[洁]治带下，少腹冤结而痛者，先以十枣汤下之，次服苦楝丸、大玄胡散调之，是先攻后补之法也。

[丹]治结痰白带，先于半饥时，以津下小胃丹十余粒，服至郁积行，却用白术四物等药补之，亦先攻后补之药也。

——明·楼英《医学纲目·卷之三十四·妇人部·调经》

【提要】 本论主要阐述先攻后补治疗带下的方法。要点如下：其一，引用张洁古治带下之法，先以十枣汤利水，次服苦楝丸、大延胡散补虚，属先攻后补法。其二，所引丹溪之言，见于《丹溪心法·带下》，原文作"治结痰白带，先以小胃丹，半饥半饱，津液下数丸，候郁积开，却宜服补药"。作者言以白术、四物汤诸药补之，亦属先攻后补法。总以祛除痰湿郁结为先。

李 梴 带下综论*

带下赤白皆湿热，脐腹痛甚湿热结；

《经》曰：小腹冤热，溲出白液。冤者，湿热屈抑凝滞，结于任脉，自胞上而过带脉，出于大小肠之分，淋沥以下，故曰带下。赤属血，白属气。其症头昏目眩，口苦舌干，咽噫，大便或闭或溏，小便涩，皆热证也，如赤白痢浊一般，但不痛耳。间有痛者，湿热怫郁，甚则肚腹引痛。妇人服食燥热，性行乖戾，以致肝旺脾亏而生湿热，热则流通，古人有用导水丸下之，继以淡剂渗之，或苦楝丸、大玄胡索散调之。如脐腹痛者，暂以辛温开导，如大温经汤、补经固真汤、龟柏姜栀丸是也。

热多瘦妇必潮烦，

瘦人多热，脉数，外证潮烦，乃阴虚火盛也，芩柏樗皮丸。带不止者，用地骨皮一两，生地五两，酒十盏，煎至三盏，分三次服，或白芷散、单益母丸。白带兼痛风者，二陈汤加苍、柏、南星、牛膝、川芎；兼头风鼻涕者，苍柏辛芎散；兼七情者，侧柏樗皮丸。

湿胜肥黄痰作孽；

肥人多湿，身黄脉缓，阴户如水，或痛，白带，升阳燥湿汤、四炒固真丹。湿痰流下，渗入膀胱，宜二陈汤加二术、升麻、柴胡，或苍柏樗皮丸。如结痰白带，淋沥不已者，先以小胃丹，半饥半饱，津液下数丸。候郁积开，服芩术芍葵丸。通用五苓散合四物汤，或单樗白皮炒为末，酒糊丸，血虚加四物汤；气虚加参、术、陈皮；火动加黄柏；滑久加龙骨、赤石脂；性躁加黄连；腹痛加干姜。

间有虚寒带臭腥，阴中冷痛何曾歇；

虚因月水淋沥不已，或崩中暴下，或产后去血过多，以致阴亏阳竭，荣气不升，经脉凝泣，卫气下陷，精气累滞于下焦，蕴积而成，白滑如涕，下流腥臭者，黄芪建中汤去桂，加当归，水煎，吞苦楝丸。久不止，脐腹引阴冷痛者，东垣固真丸；虚中有火者，补经固真汤、大乌鸡丸。常用：气虚，四君子汤；血虚，四物汤。有火加黄柏，有寒加桂、附。寒始因亡血，复亡其阳，阳气虚极，带下腥臭，多悲不乐，附桂汤；腹痛阴冷者，四物汤加桂、附。常用酒煮当归丸、小乌鸡丸、螽斯丸、琥珀调经丸。

外感风邪传各经，

风邪入于胞门，或中经脉，流传脏腑。若伤肝经，青如泥色；心经，赤如红津；肺经，白形如涕；脾经，黄如烂瓜；肾经，黑如衃血。宜胃风汤，或五积散去麻黄主之，通用单地榆散。

一种白淫思虑切；

思想无穷，所愿不得，意淫于外，入房太甚，发为筋痿，久为白淫。谓白物淫如白精之状，不可误作白带过服热药。又有日夜流津，如清米泔，或如藕胶者，谓之白崩，与白淫大同。多忧思过度所致，诚难治疗，宜平补镇心丹。因思伤脾胃者，四七汤下白丸子，或归脾汤；痞闷少食者，沉香降气汤；因劳伤肾气，心肾不交者，金锁正元丹、小菟丝子丸、威喜丸、硫苓丸。

室女胎产法相同，

室女经水初下，一时惊悸，或浴以冷水，或当风取凉，故经水止而即患带下，宜琥珀朱砂丸。孕妇带下，全是湿热，宜芩术樗皮丸。平时阴阳过多，及产后亡血下虚，风邪乘虚入于胞络，宜暖宫丸加姜、附、吴萸，或黄芪建中汤去桂，加当归，水煎，吞苦楝丸。

补卫调脾循故辙。

凡崩中带下，或用升提，如升阳调经汤；或用收涩，如伏龙肝散、白芷散。然暂止而终不止者，盖卫司开阖，而为荣血之主，脾胃为血海水液之会，卫气与胃气俱虚，则血液无所约制。是以古方有用桂枝汤加附子以固卫气者，四君子汤加草果、丁香、木香以燥水健脾者，或用理中汤加陈皮、半夏，或单半夏丸，用芎、归煎汤下，或补中益气汤、平胃散，皆补卫厚脾，使气血自循故辙，而不专于收涩以劫夺之也。

——明·李梴《医学入门·外集·卷五·妇人门·带下》

【提要】 本论主要阐述带下病的病因病机与辨证施治。要点如下：其一，通过歌诀形式总结了《内经》《诸病源候论》及金元四大家对带下病的认识。指出带下有湿热、阴虚火盛、虚寒、外感风邪等不同，并详细阐发了其发生的机理及相应的治法，总以补卫调脾为治疗大法。其二，提出室女、孕妇和产后带下治法相同。其三，提出带下病应与白淫、白崩相鉴别，不可混淆。李梴首次提出，带下是因月经淋沥不已，或崩中暴下，或产后去血过多，以致阴亏阳竭，荣气不升，经脉凝泣，卫气下陷，精气累滞于下焦蕴积而成，其白滑如涕，下流腥臭。此观点，后世多有继承。

吴 崑 白葵花红葵花治赤白带下考

凡人腰脐之间有带脉，奇经八脉之一也，回身一周，如束带焉。下焦虚损，督、任有亏，则下焦气血乘虚而袭之，陷于带脉之下，气病为白，血病为赤，名曰赤白带下也。东垣曰：白葵花治白带，红葵花治赤带。赤治血燥，白治气燥，此何言哉？崑谓：葵花者，朝阳之尊也，禀草木之阴，涵天地之阳，故能润燥而升阳，使营卫上行，不复陷于带脉之下，而为带下也。或问带下一疾耳，此言气血陷于带脉之下为带下，前言胃中湿热，下注为带下，何相悖也？余曰：妇人无病容，单下白者，责之湿热下注。妇人久病赤白并下，责之气血下陷，多成瘵也。又曰：有言白者属寒，赤者属热，其说何如？余曰：曾见寒者固有赤带，热者益多白带，此白寒赤热之言不足征矣。必若所言，则赤白并下者，是寒热并耶，见道之言不如此。

——明·吴崑《医方考·卷六·妇人门·白葵花红葵花治赤白带下考》

【提要】 本论主要阐述赤白带下的发病机理，要点如下：其一，带下病与任督带脉相关，下焦虚损，督任亏虚，下焦气血陷于带脉之下，气病为白带，血病为赤带。其二，病程短，单下白带，属湿热下注；久病赤带白带并下，为气血下陷。其三，"寒者固有赤带，热者益多白带"，批驳了白带者属寒，赤者带属热的观点。

王肯堂 带下肠中有脓血败浊论*

排脓

治带下，并肠有败脓淋露不已，腥秽殊甚，遂至脐腹更增冷痛。此盖败脓血所致，卒无已期，须以此排脓。

白芷（一两） 单叶红蜀葵根（二两） 白芍药 白矾（各半两）

矾烧枯另研，余为末，同以蜡丸如桐子大。空肚及饭前米饮下十丸或十五丸。候脓尽，仍别以补药佐之。

——明·王肯堂《女科证治准绳·卷之一·调经门·赤白带下》

【提要】 本论主要阐述带下属肠中有脓血败浊的观点。要点如下：妇人带下，可由肠中蕴脓血肉腐败导致。出现败脓淋沥不已、腥秽严重、脐腹冷痛等症状。治以排脓为主，脓尽再以补药补之。

罗周彦 带下中焦湿热浊气渗入膀胱论*

带者，荣卫滞气之所成也。《经》分赤白之殊，感病有浅深之异，所以男子遗精白浊，女子赤下白淫，故赤者属荣，白者属卫，虽病之常言，其疾皆因喜怒忧思，素有湿热，或有房劳伤于胞络，使浊气渗入膀胱，故流秽物，产白如涕，或赤如红津，或黄如烂瓜，或青如泥滓，或黑如衃水，皆合五脏之色也。轻则来而不来，重则来而无度，下流不止，面色无光，使腰腿酸疼，使便红而淋沥，以饮食减常，精神短少，皆带之所致。诀云通下时多骨本枯，此之谓也。又云，论之血气皆虚冷，变作崩中漏下危矣。此世俗皆因温补燥热涩剂，从而治效者有之，因而绵延者亦有之矣。上知下焦白带之虚寒，不知中焦之湿热，殊不知燥热之剂偏助，心火既盛，其阴血销铄，故病越笃。譬如猪脂，烹之则熔，冷之则凝。中焦湿热，淫气不清，则为白带。所以火升水降，则上热下冷，下焦虚寒，凝结浊物，故为之带下。热气熏蒸，则为腥腐之气，安得独言虚寒者乎？昔人所谓水升火降，故曰既济火升水降，故曰未济既济者吉，未济者凶，斯言信矣。治疗之法，当行清上实下，清浊自分，理脾养血，湿热自解，更能清心薄滋味，然后温补下元，带自除矣。

——明·罗周彦《医宗粹言·卷十一·妇人门·妇人调经论》

【提要】 本论主要阐述带下属湿热的观点。要点如下：其一，妇人情志不畅，或产育房劳，或素有湿热，使中焦浊气渗入膀胱而致带下发生。出现带下秽白如涕，下流不止；或因热气熏蒸，出现腥腐之气。其二，治疗上提出清上实下，清浊自分；理脾养血，湿热自解；更能清心远厚味，然后温补下元，则带自除。

缪希雍 白带脾虚论※*

妇人多忧思郁怒，损伤心脾，肝火时发，血走不归经，可以多患赤白带也。白带多是脾虚，盖肝气郁则脾受伤，脾伤则湿土之气下陷，是脾精不守，不能输为荣血，而下白滑之物矣，皆由风木郁于地中使然耳。法当开提肝气，补助脾元，宜以补中益气汤，加酸枣仁、茯苓、山药、黄柏、苍术、麦门冬之类，浓煎，不时饮之。再用六味地黄丸中加牡蛎粉、海螵蛸、杜仲、牛膝，蜜丸，光大如豆，空心饥时吞下五六钱。阴虚火炽，加枸杞子、五味子、黄柏。白带多属气虚，补气健脾，治法之要领也。

带下如浓泔而臭秽特甚者，湿热甚也，且多有湿痰下坠者，宜苍术、白术、黄柏、黄芩、车前子为主，佐以升提。

带下如鸡子清者，脾肾极虚也。面色必不华，足胫必浮，腰腿必酸，宜五味子八味丸，间用开脾养心之剂，如归脾汤之类。阴虚有火，宜八味丸中加五味子、菟丝子、车前子、黄柏。叔和云：崩中日久为白带，漏下多时肾水枯。盖言崩久气血虚脱，而白滑之物下不止耳。此证虽有气血寒热之分，要归总属于虚。

赤带多因于心火、肝火时炽不已，久而阴血渐虚，中气渐损，遂下赤矣。治宜养心为主，兼以和肝缓中，凉血清气。赤带久不止，则血虚，宜胶艾四物汤加煅牡蛎粉、酸枣仁、麦门冬。

——明·缪希雍《神农本草经疏·卷之二·续序例下·妇人门·赤白带下》

【提要】 本论主要阐述赤白带下的病因病机与辨证施治。要点如下：其一，白带多是脾虚，缘于妇女忧思郁怒，肝郁犯脾，脾虚湿盛气陷，而带下淋漓。带下虽有气血寒热之分，总属于虚，补气健脾，为其要领。其二，白带也有湿热甚、脾肾极虚、阴虚火旺等不同类型，当分别治疗，治以升提，或补益脾肾，或开脾养心。其三，赤带多因心肝火炽，久而渐耗阴血，中气渐损而致，治宜养心血，兼和肝缓中，凉血清气。同时，提示赤带久不止，则会导致血虚。

赵献可 带下补肾论[※*]

白带，如带不断者是也。其所以然之故，带者奇经八脉之一也，腰脐间回身一周，如束带然，八脉俱属肾，人身带脉统摄一身无形之水，下焦肾气虚损，带脉漏下。白为气虚，赤为有火，治法俱补肾为主。白者多，赤者少。有脾虚者，六君子汤加升麻；有气虚者，补中汤；肝虚者，逍遥散兼六味地黄丸。

——明·赵献可《邯郸遗稿·卷二·带下》

【提要】 本论主要阐述带下病与带脉及肾相关。要点如下：其一，肾虚是带下的主要病机。认为人身奇经八脉俱属肾，"带脉统摄一身无形之水"，若下焦肾气虚损，无以固涩，则带脉漏下。其二，白带属气虚，赤带为有火，治法俱以补肾为主。其三，治疗在补肾之外，当根据病机不同随证用药。如脾虚用六君子汤，气虚用补中汤，肝虚用逍遥散兼六味地黄丸。

张介宾 带下命门不固论[※*]

凡妇人淋带，虽分微甚，而实为同类。盖带其微而淋其甚者也，总由命门不固。而不固之病，其因有六：盖一以心旌之摇之也。心旌摇则命门应，命门应则失其所守，此由于不遂者也。一以多欲之滑之也。情欲无度，纵肆不节，则精道滑而命门不禁，此由于太遂者也。一以房室之逆之也。凡男女相临，迟速有异，此际权由男子，而妇人心兴多致中道而止，止则逆，逆则为浊为淋，此由于遂而不遂，乃女子之最多而最不肯言者也。以上三证，凡带浊之由乎此者，十居八九，而三者之治，必得各清其源，庶可取效。然源未必清，而且旋触旋发，故药饵之功，必不能与情窦争胜，此带浊之所以不易治也。

——明·张介宾《景岳全书·卷三十九人集·妇人规·带浊遗淋类·带下》

【提要】 本论主要阐述命门不固导致带下的机理。要点如下：明初戴原礼提出，妇人带下由"下元虚冷"所致。张介宾在此基础上，提出妇人带下总由命门不固而致，其原因有如下三点，占带下病的十之八九：一是心火上炎，心肾不交，命门失守；二是房事无度，肾气亏虚，命门不固；三是房事过程中，中途而止，致妇女情志不悦，反致出现带下。对其治疗，必须各清其源，庶可取效。

萧埙 带下为任脉与小肠经之病论

慎斋按：以上《经》论三条，序带下为任脉、小肠经之病，而其因或得之思想、入房所致也。《经》言白蛊、白液、白淫，即是男子白浊之属。妇人带下亦属白物，王太仆以为阴中绵绵下，即是白带之物也。若思想无穷，入房太甚，乃梦遗证也，与带下证有别。因前贤论带下，必引经文数条为证，故载之。

——清·萧埙《女科经纶·卷七·崩带门》

【提要】 慎斋为萧埙之号。作者将《内经》中与妇女带下相关的条文加以汇总分析，总括为"《经》论带下属任脉为病""《经》论带下属小肠冤结""《经》论带下属思想无穷所致"三条，阐明《内经》所言带下为任脉、小肠经之病，得之于思想不遂，或入房太甚。同时要与"白盅""白液""白淫"相区别。

萧 埙 血枯脾虚肾虚带下论

慎斋按：以上四条，序带下属于血枯、脾虚、肾虚为病也。带证自外邪、风冷、湿热，内伤、瘀血、湿痰，皆有余之病。若东垣以血海将枯，津液复亡，是原其病在血虚也；仲淳以脾精不守，元气下陷，是原其病在气虚也；养葵更推原带脉为病，下焦肾气虚损所致，尤为探本之要。此吴梅坡以十六味保元汤、六龙固本丸治妇人带下证，盖有自来矣。

——清·萧埙《女科经纶·卷七·崩带门·赤带属心肝二火阴血渐虚》

【提要】 本论主要阐述带下属于血枯、脾虚、肾虚为病的观点。要点如下：前文"以上四条"，列举了李东垣的"带下属血海枯津液内竭"论、缪希雍的"带下属脾虚气陷"论、赵献可的"带下属于下焦肾气虚损"论、缪希雍的"赤带属心肝二火阴血渐虚"论；阐明带下虽因外邪风冷湿热、内伤瘀血湿痰所致，又有血虚、脾气虚和肾气虚带下之别，治疗当各求其本。

萧 埙 带下补养固本为主论*

吴梅坡曰：妇女下赤白而不甚稠者，曰白淫。与男子白浊同系于相火，如龙雷之扰而不澄清也，属少阴、足太阴，治当清补为主。如有滑白稠黏者，谓之带下，属心包手厥阴、少阳。即如男子自遗之精，甚如砂石之淋，原乎心包，系乎脊，络于带脉，通于任脉，下抵涌泉，上至泥丸，治宜血肉之剂以培之。此穷源探本之论。时人皆泥于常套，作流痰治，以牡蛎、龙骨、地榆、胶、艾之类涩之，和以四物，加以升提。殊不知根本损伤，以致腐败而来，彼塞滞不清之物，则益加其滞，升提不正之气，则愈增其郁，唯以六龙固本丸、十六味保元汤主之。证属于虚，宜当补养。其他书以痰以湿，俗谓内脏冷，又云白属气，赤属血，皆泛而不切之言也。明于斯道者，必有神悟焉。

——清·萧埙《女科经纶·卷七·崩带门·治带下不可作湿痰治以补养固本为主》

【提要】 本论主要阐述治带下不可作湿痰治以补养固本为主。要点如下：吴梅坡为明代医家，明嘉言，字梅坡，精于医，曾著《医经会元》。萧埙引吴梅坡之说，认为世人治疗妇女赤白带下，以痰以湿，或谓五脏冷，或认为白属气，赤属血，皆为不切实际之言。以流痰治带下，升提不正之气，皆为错误的治法。指出带下本属足少阴、足太阴损伤，是为脾肾之虚，当补养固本为主，补以血肉之剂。

萧 埙 论治带下之大法*

慎斋按：以上七条，序治带下之大法也。带下有寒冷、湿热、虚实之不同，故诸家治法有攻下、温补之不一。如子和、太无、洁古用攻下之法也。丹溪、约之、宗厚用攻补兼施之法也。至杨仁斋、薛立斋，以厚脾壮胃立论，与东垣、仲淳之旨，为共贯矣。吴梅坡以补肾固本为治，与养葵之旨有先得矣。此皆探本穷源之学，与张、刘之燥湿清热，丹溪之消痰升涩，又有标本内外之殊，读者当会通之。

——清·萧埙《女科经纶·卷七·崩带门》

　　【提要】　本论评述八位医家论治带下的治法。包括张子和论"治带下同治湿之法"，楼英论"治带下有先攻后补之法"，朱丹溪论"治带下用药之法"，方约之论"治带下分寒热用药之法"，刘宗厚论"治带下分诸因有虚实之法"，杨士瀛论"治带下属卫胃俱虚以固卫厚脾为主"，吴梅坡论"治带下不可作湿痰治，以补养固本为主"，薛立斋论"治带下以壮脾胃升阳气为主"等各家之说。可见带下有寒冷、湿热、虚实属性之不同，各家治法亦有攻下温补之不一，"读者当会通之"，实为治带下之大法。

傅　山　带下俱是湿症论[*]

　　夫带下俱是湿症，而以"带"名者，因带脉不能约束，而有此病，故以名之。盖带脉通于任、督，任、督病而带脉始病。带脉者，所以约束胞胎之系也。带脉无力，则难以提系，必然胞胎不固。故曰带弱则胎易坠，带伤则胎不牢。然而带脉之伤，非独跌闪挫气已也。或行房而放纵，或饮酒而癫狂，虽无疼痛之苦，而有暗耗之害，则气不能化经水，而反变为带病矣。故病带者，惟尼僧、寡妇、出嫁之女多有之，而在室女则少也。况加以脾气之虚、肝气之郁、湿气之侵、热气之逼，安得不成带之病哉？故妇人有终年累月下流白物，如涕如唾，不能禁止，甚则臭秽者，所谓白带也。夫白带乃湿盛而火衰，肝郁而气弱，则脾土受伤，湿土之气下陷。是以脾精不守，不能化荣血以为经水，反变成白滑之物，由阴门直下，欲自禁而不可得也。治法宜大补脾胃之气，稍佐以舒肝之品，使风木不闭塞于地中，则地气自升腾于天上，脾气健而湿气消，自无白带之患矣。

——清·傅山《傅青主女科·女科上卷·带下》

　　【提要】　本论主要阐述带下俱是湿症，祛湿为治病之本的观点。要点如下：带脉受伤，不只跌闪挫气，行房放纵，或饮酒癫狂，有暗耗之害，湿盛而火衰，肝郁而气弱，导致脾失健运，脾精不守，终致带下。治疗当大补脾胃之气，佐以疏肝解郁。

傅　山　黑带火热之极论^{**}

　　妇人有带下而色黑者，甚则如黑豆汁，其气亦腥，所谓黑带也。夫黑带者，火热之极也。或疑火色本红，何以成黑？谓为下寒之极或有之。殊不知火极似水，乃假象也。其症必腹中疼痛，小便时如刀刺，阴门必发肿，面色必发红，日久必黄瘦，饮食必兼人，口中必热渴，饮以凉水，少觉宽快。此胃火太旺，与命门、膀胱、三焦之火合而熬煎，所以熬干而变为炭色，断是火热之极之变，而非少有寒气也。此等之症，不至发狂者，全赖肾水与肺金无病，其生生不息之气，润心济胃以救之耳。所以但成黑带之症，是火结于下而不炎于上也。治法惟以泄火为主，火热退而湿自除矣。

——清·傅山《傅青主女科·女科上卷·带下》

【提要】 本论主要阐述黑带的病机、症状及其治法。认为妇人带下而色黑，甚则如黑豆汁，其味秽臭，为胃火炽盛，并与膀胱三焦之火相合，煎熬津液而致，是"火结于下而不炎于上"的"火极似水"之证。治疗应以泻火为主，佐以健脾利湿。但是，也应注意黑带亦有下焦虚寒，带脉亏损所致者，又不可拘泥于本段之论述。

《医宗金鉴》 五色带下总括

带下劳伤冲与任，邪入胞中五色分，青肝黄脾白主肺，衃血黑肾赤属心，随入五脏兼湿化，治从补泻燥寒温，更审疮脓瘀血化，须别胞膀浊与淫。

注：带下者，由于劳伤冲任，风邪入于胞中，血受其邪，随人脏气湿热、湿寒所化。故色青者属肝，为风湿；色赤属心，为热湿；色黄属脾，为虚湿；色白属肺，为清湿；色黑属肾，为寒湿也。其从补、从泻、从燥、从涩、从寒、从温，则随证治之。更审其带久淋沥之物，或臭或腥秽，乃败血所化，是胞中病也；若似疮脓，则非瘀血所化，是内痈脓也。若如米泔，兼尿窍不利，乃膀胱白浊病也；若尿窍通利，从精窍出，或如胶黏，乃胞中白淫病也。

——清·吴谦《医宗金鉴·妇科心法要诀·卷四十五·带下门·五色带下总括》

【提要】 本论主要阐述五色带下的病因病机与辨证施治。要点如下：其一，带下由劳伤冲任，风邪侵入胞中经血所致。由于体质不同，而出现寒湿与湿热的转化。青带属肝为风湿，赤带属心为湿热，黄带属脾为虚为湿，白带属肺为清湿，黑带属肾为寒湿，从补、泻、燥、涩、寒、温六个方面进行治疗。其二，创造性地提出，若带下病程长久淋沥，或臭或腥秽，则判断为"败血所化，是胞中病也"；或者"似疮脓，则非瘀血所化，是内痈脓也"，属于危重之证。这种认识，难能可贵。其三，提出白带与白浊、白淫的鉴别诊断要点。

沈金鳌 带下综论[※]

带下之因如下：一因气虚，脾精不能上升而下陷也；一因胃中湿热及痰流注于带脉，溢于膀胱，故下浊液也；一因伤于五脏，故下五色之带也；一因风寒入于胞门，或中经脉，流传脏腑而下也。然有赤白之分者，何也？赤者属血属热，热入小肠而成；若实热郁结，则为赤白兼下；白者属气属寒，寒入大肠而成，因血少复亡其阳，故白滑之物下流。亦有湿痰流注下焦，或肝肾阴淫之湿，或缘惊恐而木乘土位，浊液下流，或色欲太甚，肾精亏损之故，或产多之妇，伤血伤液，皆能成带下之疾。宜概用莲须、杜仲、续断之辈。大抵属痰与热者居多，以湿热下注而化痰也，宜投止涩升提之品。寒者十无一二，宜投鹿角胶温涩之品。然总要健脾燥湿，升提胃气，佐以补涩，如茯苓、白术、柴胡、川芎之类。总之，妇人多郁，郁则伤肝，肝伤则脾受克，湿土下陷，脾精不守，不能输为营血，而白物下流，宜开郁补脾。

若色如浓泔臭秽者，湿热甚也，宜二术、芩、柏、半夏、车前，佐以升提。

下如鸡子白状，脾肾虚也，腰腿酸疼，面目浮肿，必脾肾双补，宜归脾丸、八味丸。

　　妇人又多忧思恚怒，伤损心脾，肺脏之火时发，血走不归经，而患赤白带下。白是脾虚，盖肝气郁则脾受伤，脾伤则湿胜，皆由风木郁于地中使然耳。宜开提肝气，助补脾元。宜补中益气汤加茯苓、枣仁、山药、苍术、黄柏、麦冬，或六味丸加杜仲、牡蛎、牛膝、海螵蛸。

　　若阴虚火盛，则以滋阴清火为要，宜六味丸加五味子、杞子、黄柏、车前、菟丝子。

　　昔人云：崩中日久，变为白带；漏下多时，骨水枯竭。何谓也？盖崩久气血虚脱，故白滑之物，下流不止也，必大补之。赤带多因心火，时炽不已，久而阴血渐虚，中气渐损，而下赤矣。必养心和肝缓中，凉血清气之品。

　　若赤带久不止，必血虚矣，宜胶艾四物汤加麦冬、杏仁、牡蛎。带下之因，不外乎此。

——清·沈金鳌《妇科玉尺·卷五·带下》

　　【提要】　本论主要阐述带下病的病因病机、症状及治法，要点如下：其一，在系统总结前人对带下病认识的基础上，提出带下病常见的四种原因：一是气虚，脾精不能上升而下陷；二是胃中湿热及痰，流注于带脉，溢于膀胱；三是伤于五脏，故下五色之带；四是风寒入于胞门，或中经脉，流传脏腑而下。其二，提出湿痰流注下焦、肾精亏损、产多伤血伤液、湿热下注而化痰、郁则伤肝而脾精不守、脾肾两虚、心脾两虚、气血虚脱等，皆能成带下之疾。而"大抵属痰与热者居多""寒者十无一二"。至此，对带下病因病机的认识逐步完善。其三，治疗上，提出健脾燥湿、升提胃气、佐以补涩的原则，并根据症状辨证施治。

罗国纲　带下疏肝补脾论※*

　　赤带者属热，兼虚兼火治之，以妇人多忧思郁怒，肝火甚，而血不归经，所以病此。法宜补血凉血，以养肝疏肝也。白带者，出于胞宫，精之余也。多由脾肾虚寒而滑，亦以所思不遂，肝气郁，则木侮土而脾受伤，故湿土之气下陷，不能输为荣血，而下白滑之物，清冷稠黏。法当开提肝气，补助脾元。若有秽气者，须兼湿而有热治之。

——清·罗国纲《罗氏会约医镜·卷十四·论赤带白带白浊白淫》

　　【提要】　本论主要阐述疏肝补脾治疗带下的机理。要点如下：带下虽有赤带与白带不同，其病因均与妇女情志不遂，郁怒伤肝相关。若肝火旺，迫血妄行而致赤带，法宜补血凉血，养肝疏肝。若肝气犯脾，脾虚不生荣血，带下色白，多为脾肾虚寒而下滑，肝郁脾虚所致，法在开提肝气，补助脾元。若带下污秽，为有湿热，又当利湿清热。

2.3　妊　娠　病

　　妊娠期间，发生与妊娠有关的疾病，称"妊娠病"。妊娠病不但影响孕妇的健康，还可妨碍胎儿的发育，甚或导致堕胎、小产，故必须注意平时的预防和发病后的治疗。妊娠常见的疾病有恶阻、妊娠腹痛、胎漏、胎动不安、堕胎、妊娠肿胀、妊娠咳嗽、妊娠小便不通等。妊娠病的发病机制，首先是受孕以后，阴血聚于冲任以养胎，致使孕妇阴血偏虚，阳气偏亢；同时随着胎儿逐渐增大，影响气机升降。这些生理变化，多数孕妇皆能适应，若素有脏腑气血偏胜偏衰，或孕后复感邪气，则可伤及脏腑气血，从而发生妊娠病。妊娠病的治疗原则是治病与安胎并举，治法以补肾培脾为主。补肾为固胎之本，培脾乃益血之源，本固血充，则胎自安。用药时，应注意妊娠药禁。凡峻下、滑利、行血、破血、耗气、散气及一切有毒的药品，都要慎重使用或禁用；同时须严格掌握剂量，"衰其大半而止"，以免伤胎。

2.3.1 妊娠恶阻

妊娠恶阻是妊娠早期出现恶心呕吐，头晕倦怠，甚至食入即吐为主要症状的一类病证。孕后血聚于下以养胎元，冲脉之气偏盛而上逆，若遇胃气虚弱、肝胃不和及胃阴不足，则冲气挟胃气上逆而致恶阻。本病病位在脾胃，病机或为胃气素虚，冲脉之气上逆，胃气不降；或肝郁气滞，失于疏泄，肝气上逆犯胃；或痰湿之体，或脾虚停饮，孕后血壅气盛，冲气上逆，挟痰饮上泛，胃失和降所致。本病的诊断，首先根据病史、症状及有关检查确诊是否有孕。妊娠早期，若仅见恶心嗜酸，晨间偶有呕吐痰涎，为妊娠早期的正常反应，一般三个月后即可逐渐消失。若怀孕后出现恶心、呕吐或食入即吐，则为妊娠恶阻，需要辨证治疗。或健胃和中，降逆止呕；或清肝和胃，降逆止呕；或化痰除湿，降逆止呕。

巢元方 论恶阻病因病机※*

恶阻病者，心中愦闷，头眩，四肢烦疼，懈惰不欲执作，恶闻食气，欲啖咸酸果实，多睡少起，世云"恶食"，又云"恶"字是也。乃至三四月日以上，大剧者，不能自胜举也。此由妇人元本虚羸，血气不足，肾气又弱，兼当风饮冷太过，心下有痰水挟之而有娠。经血既闭，水渍于脏，脏气不宣通，故心烦愦闷，气逆而呕吐也；血脉不通，经络否涩，则四肢沉重；挟风则头目眩。故欲有胎，而病恶阻。所谓欲有胎者，其人月水尚来，而颜色皮肤如常，但苦沉重愦闷，不欲食饮，又不知其患所在，脉理顺时平和，即是欲有胎也。如此经二月日后，便觉不通，则结胎也。

——隋·巢元方《诸病源候论·卷之四十一·妇人妊娠病诸候·妊娠恶阻候》

【提要】 本论主要阐述妊娠恶阻的病因病机。要点如下：巢元方首次提出"妊娠恶阻"之病名，并对病机进行了阐述。认为恶阻主要由于妇人体虚，气血不足，肾气不足，又外感风邪，食寒饮冷，致胃中痰凝水聚，经血壅闭，气机上逆而致。若妇人月经正常，脉象正常，但感觉沉重愦闷，不欲饮食，是为怀孕的征象。

《太平圣惠方》 胃气逆恶阻论※*

夫妊娠呕逆者，由胃气逆。胃为水谷之海，其气不调，而有风冷乘之，冷搏于胃气，胃气逆，则令呕逆也。

——宋·王怀隐《太平圣惠方·卷第七十五·治妊娠呕逆不下食诸方》

【提要】 本论主要阐述妊娠恶阻的病因病机。要点如下：妊娠恶阻之呕逆因中焦气机升降失调，胃气不降，风冷邪气与胃气相搏结，胃失和降，气机上逆而致。

《圣济总录》 五味不化中气壅实恶阻论※*

论曰：妇人所食谷味，化为血气，下为月水。凡妊娠之初，月水乍聚，一月为膜，二月为胚，三月为胎，胎成则男女分，方食于母而口如鸟。在膜胚之时，血气未用，五味不化，中气壅实，所以脾胃不思谷味，闻见于物，故恶心有所阻也。其病心中愦闷，头重目眩，四肢怠惰，恶闻食气是矣。

——宋·赵佶《圣济总录·卷第一百五十四·妊娠门·妊娠恶阻》

【提要】 本论主要阐述妊娠恶阻的病因与症状。要点如下：妇人怀孕初期，"五味不化，中气壅实，所以脾胃不思谷味，闻见于物，故恶心有所阻也"。

陈自明 妊娠恶阻方论※

夫妊娠阻病者，按晋殷《产宝方》谓之"子病"，《巢氏病源》谓之"恶阻"。若妇人禀受怯弱，或有风气，或有痰饮，既妊娠便有是病。其状颜色如故，脉息和顺，但觉肢体沉重，头目昏眩，择食，恶闻食气，好食酸咸；甚者或作寒热，心中愦闷，呕吐痰水，胸府烦满，恍惚不能支持。不拘初娠，但疾苦有轻重耳。轻者不服药亦不妨，重者须以药疗之。《千金方》有半夏茯苓汤、茯苓丸二方，专治阻病。然此二药，比来少有服者，以半夏有动胎之性。盖胎初结，虑其易散，此不可不谨也。张仲景《伤寒论》云：妇人伤风，续得寒热，发作有时，此为热入血室。有用黄龙汤者，小柴胡汤去半夏也。此盖为妊妇而设焉。王子亨则有白术散，《局方》则有人参丁香散，用之良验。然三方皆大同而小异。杨振则有人参橘皮汤，齐士明则有醒脾饮，余试之亦效，皆不用半夏动胎等药，服者知之。

白术散 治恶阻吐清水，甚则十余日粥浆不入者。……

人参橘皮汤 治阻病，呕吐痰水。……

人参丁香散 治妊娠恶阻，胃寒呕逆，翻胃吐食及心腹刺痛。……

醒脾饮子 治妊妇阻病，呕逆不食，甚者中满，口中无味，或作寒热。（此出王氏《博济方》）……

《古今录验》疗恶食。……凡妊娠恶食者，以所思食任意食之，必愈。……

《近效》方 疗妊娠恶食，心中烦愦，热闷呕吐。

青竹茹 麦门冬（各三两） 前胡（二两） 橘皮（一两） 芦根（一握）

上细切，以水一大升，煮取半升，去滓，分二服。食前一服。一方无麦门冬，用小麦三合。体热、四肢烦热者，加地骨皮。（医人夏候五录方）

李莐翁先生云：若左脉弱而呕，服诸药不止者，当服理血归源药则愈。《经》云：无阴则呕是也。

治妊娠恶阻，呕吐不止，头痛，全不入食，服诸药无效者，用此药理血归源则愈。

人参 甘草 川芎 当归 京芍药 丁香（各半两） 白茯苓 白术 陈皮（各一两半）苦梗（炒） 枳壳（去穰，炒，各一分） 半夏（泡洗七次，切，炒黄，三两）

上咬咀，每服三钱重。生姜五片，枣一枚，煎。

——宋·陈自明《妇人大全良方·卷之十二·妊娠门·妊娠恶阻方论》

【提要】 本论主要阐述妊娠恶阻的病因病机、症状及治法。要点如下：其一，妇人体虚，或外感风邪，胃有痰饮，妊娠后即出现恶闻食气，好食酸咸等恶阻症状。其二，恶阻有脾胃虚寒、胃寒、胃热、痰饮等不同，分别选用白术散、人参丁香散、人参橘皮汤、醒脾饮治疗。强调因"胎初结，虑其易散"，故治疗时"不用半夏动胎等药"。但是陈氏在本门"妊娠痰逆不思食方论"半夏茯苓汤论中亦言"半夏虽能动胎，若炒过则无妨"。其三，引李先生之言，肾阴虚，肝失所养，出现左脉弱而呕，当服养血平肝之药，正是《经》"无阴则呕"之意。其四，引《古今录验方》之言，强调"凡妊娠恶食者，以所思食任意食之，必愈"。

◆ 严用和 恶阻论治[*] ◆

《内经》云：阴搏阳别，谓之有子。三部脉浮沉正等，无病者，乃知有娠也。妊既受矣，多病恶阻。恶阻者，世谚所谓"恶食"是也。此由妇人本虚，平时喜怒不节，当风取冷，中脘宿有痰饮，受妊经血既闭，饮血相搏，气不宣通，遂致心下愦闷，头晕眼花，四肢沉重懈怠，恶闻食气，喜食咸酸，多卧少起，甚则吐逆不自胜持。治疗之法，顺气理血，豁痰导水，然后平安矣。

——宋·严用和《严氏济生方·妇人门·恶阻论治》

【提要】 本论主要阐述妊娠恶阻的病因病机。要点如下：恶阻源于妇人体虚，又喜怒不节，外感风寒，胃有痰饮，妊娠后经血既闭，以至于痰饮与气血相搏，而致妊娠恶阻。治以顺气理血，豁痰导水。

◆ 朱丹溪 恶阻从痰论治[**] ◆

恶阻从痰治，多用二陈汤。
戴云：恶阻者，谓妇人有孕恶心，阻其饮食者是也。肥者有痰，瘦者有热，须用二陈汤。
入方
白术（不拘多少）
上为末，水丸。随所好，或汤或水下。

——元·朱丹溪撰，明·程充校补《丹溪心法·卷五·产前》

【提要】 本论主要阐述妊娠恶阻的病机与治法。要点如下：朱氏认为"恶阻从痰治"，当多用二陈汤。戴原礼补充肥人多痰湿，治以二陈汤。瘦人有热，又当清热。

◆ 朱丹溪 怒气伤肝恶阻论[**] ◆

一妇人年近三十，怀孕两月，病呕吐，头眩目晕，不可禁持，以参、术、芎、陈皮、茯苓之药，五七日愈沉重，脉弦，左为甚而且弱，此是恶阻病。因怒气所激，肝气既逆，又挟胎气，参、术之补，大非所宜，只以茯苓汤下抑青丸二十四粒。

——元·朱震亨著，明·高宾校正《丹溪治法心要·卷七·妇人科·胎孕》

【提要】 本论主要阐述怒气伤肝致恶阻的病机及治疗。要点如下：妊娠恶阻可由怒气伤肝而致。妇女怀孕后，血聚养胎，肝血虚，肝火盛，冲脉气盛。若大怒，则冲脉之气挟肝火上逆犯胃，遂致恶心呕吐。治以茯苓汤下抑青丸。

李 梴　恶阻综论**

　　恶心阻食名恶阻，

　　或大吐，或时吐清水，恶闻食臭，由子宫经络络于胃口，故逢食气，引动精气冲上，必食吐尽而后精气乃安。亦有娱交合而子宫秽盛者，过百日则愈。

　　瘦人多热肥人痰，

　　二陈汤加竹茹、生姜，热加芩、连；因怒者，单黄连丸，茯苓煎汤下。

　　亦有无阴并气弱。

　　无阴则呕者，左脉必弱，头疼全不入食者，八物汤合二陈汤，加枳、梗。气弱者，四君子汤加陈皮、麦门冬、厚朴、竹茹。日久水浆不入口，吐清水者，并加丁香。恶闻食气，多卧少起者，旋覆花散。

——明·李梴《医学入门·外集·卷五·妇人门·胎前》

　　【提要】　本论主要阐述妊娠恶阻的病因病机、症状及治法。要点如下：其一，胞宫的络脉"络于胃口，故逢食气，引动精气冲上，必食吐尽而后精气乃安"，是为恶阻的原因。其二，继承前人的观点，认为"瘦人多热，肥人痰"，依据病证，给予相应的治疗方药。

赵献可　论恶阻辨治**

　　妇人经水二三月不行，身如病状，六脉洪大，此孕脉也。精神如故，好食咸酸，恶闻食气，或但嗜一物，或呕吐痰水，或饱闷，寒热，名曰"恶阻"。俗谓"病儿"，恶心嫌食是也。切不可以寒热病治之，须顺气豁痰，服保生汤，倍加丁香、生姜治之。

　　保生汤　人参　白术　茯苓　甘草　陈皮　厚朴　生姜　丁香

　　恶阻多在三个月之时，相火化胎之候。壮火食气，上冲胃口，食入即呕吐。少阴肾水既养胎，少阳之火益炽。先用逍遥散止呕，再用清肝滋肾汤加杜仲、续断，甚者加川连、吴茱萸。

　　清肝滋肾汤　地黄　山萸肉　山药　柴胡　丹皮　泽泻　茯苓　白芍

　　恶阻呕吐，以紫苏饮加茯苓、半夏、枳实、草果。盖此是气上停痰与食所致。若心闷头眩，呕吐，恶寒，汗出，宜四七汤，或半夏茯苓汤。若吐逆不食，心虚烦闷，宜参橘散；如胃寒呕逆，心腹胀满，加丁香、藿香。……

　　凡呕吐择食，因中脘停痰气滞，宜二陈汤加白术、藿香、砂仁。若脉弱呕吐，服药不效，当理血归源，古云"带阴则呕"也，以二四汤去地黄，加丁香、枳壳、桔梗。若闷饱，恶食，呕逆及胎不安，腰腹痛，宜安胎饮。

　　若伤寒，烦热，头疼，胎气不安，吐逆不食，宜人参白术散。

　　若胃虚气逆，呕吐清水，数日不食，宜参术散加砂仁、竹茹。恶心，加干姜；如胸膈不宽，加枳实。

——明·赵献可《邯郸遗稿·卷之三·妊娠》

【提要】　本论主要阐述妊娠恶阻的辨证施治。要点如下：其一，怀孕早期单纯恶心厌食，须顺气豁痰，服保生汤。其二，怀孕三月时，"少阴肾水既养胎，少阳之火益炽"，少阳之火上冲胃口，当用逍遥散止呕，再服清肝滋肾汤。其三，对于痰食阻滞、胃寒呕逆、中脘停痰气滞及胃虚气逆等不同证型，分别给予方药治疗。

张介宾　论恶阻辨治※*

妊娠之妇，每多恶心呕吐，胀满不食，《巢氏病源》谓之恶阻。此证惟胃气弱而兼滞者多有之，或嗜酸择食，或肢体困倦，或烦闷胀满，皆其候也。然亦有虚实不同，所当辨而治之。

凡恶阻多由胃虚气滞，然亦有素本不虚，而忽受胎妊，则冲任上壅，气不下行，故为呕逆等证。及三月余而呕吐渐止者，何也？盖胎元渐大，则脏气仅供胎气，故无暇上逆矣。凡治此者，宜以半夏茯苓汤、人参橘皮汤之类，随宜调理，使之渐安，必俟及期，方得帖然也。若中脘多痰者，用二陈汤加枳壳，或用半夏茯苓汤。若饮食停滞作胀者，宜小和中饮加减主之。若气逆作胀者，宜半夏茯苓汤加枳壳、苏梗、香附。若脾胃气虚者，宜五味异功散、六君子汤、人参橘皮汤之类主之。若胃虚兼寒多呕者，宜六味异功煎、温胃饮之类主之。若肝肾阳虚作呕者，宜理阴煎主之。

立斋曰：半夏乃健脾气化痰滞之主药也。脾胃虚弱而呕吐，或痰涎壅滞，饮食少思，胎不安，必用茯苓半夏汤，倍加白术，以半夏、白术、茯苓、陈皮、砂仁善能安胎气，健脾胃，予常用，验矣。

———明·张介宾《景岳全书·卷三十八人集·妇人规·胎孕类·恶阻》

【提要】　本论主要阐述恶阻的辨治。要点如下：其一，若妊娠三月内，冲任之气上壅，而为呕逆，三月后呕吐自止。其二，恶阻之证，总由胃虚气滞所致，辨证当分虚实。实证包括中脘多痰、饮食停滞作胀、气逆作胀，虚证包括脾胃气虚、胃虚兼寒、肝肾阳虚作呕。依证型列举常用方药。其三，引薛己之论"半夏乃健脾气化痰滞之主药"，赞同用于恶阻。

萧　埙　妊娠呕吐属肝挟冲脉之火冲上论

罗太无曰：有孕妇三月，呕吐痰并饮食，每寅卯时作，作时觉少腹有气上冲，然后膈满而吐，此肝脉挟冲脉之火冲上也。用沉香磨水化抱龙丸，一服膈宽，气不上，吐止。

———清·萧埙《女科经纶·卷三·胎前证上·妊娠呕吐属肝挟冲脉之火冲上》

【提要】　本论主要阐述妊娠恶阻的病机。要点如下：引用罗知悌之言，认为妊娠三月，呕吐痰食，每寅卯时（3～7 点）发作，为"肝脉挟冲脉之火冲上"所致。用沉香磨水化抱龙丸，一服吐止。

傅　山　肝血虚恶阻论※*

妇人怀娠之后，恶心呕吐，思酸解渴，见食憎恶，困倦欲卧，人皆曰妊娠恶阻也，谁知是肝血太燥乎！夫妇人受妊，本于肾气之旺也，肾旺是以摄精，然肾一受精而成娠，则肾水生胎，不暇化润于五脏；而肝为肾之子，日食母气以舒，一日无津液之养，则肝气迫索，而肾水不能应，则肝益急，肝急则火动而逆也；肝气既逆，是以呕吐恶心之症生焉。呕吐纵不至太甚，而其伤气则一也。气既受伤，则肝血愈耗，世人用四物汤治胎前诸症者，正以其能生肝之血也。然补肝以生血，未为不佳，但生血而不知生气，则脾胃衰微，不胜频呕，犹恐气虚则血不易生也。故于平肝补血之中，加以健脾开胃之品，以生阳气，则气能生血，尤益胎气耳。或疑气逆而用补气之药，不益助其逆乎！不知妊娠恶阻，其逆不甚，且逆是因虚而逆，非因邪而逆也。因邪而逆者，助其气则逆增；因虚而逆者，补其气则逆转。况补气于补血之中，则阴足以制阳，又何虑其增逆乎！宜用顺肝益气汤。

——清·傅山《傅青主女科·女科下卷·妊娠·妊娠恶阻》

【提要】 本论主要阐述妊娠恶阻的病因病机。要点如下：妇人妊娠，肾水养胎，不润五脏，肝失所养，肝血虚火盛，肝火上逆犯胃，则生恶心呕吐之证。故于平肝补血之中，加健脾开胃之品，以生阳气，气能生血，尤益胎气，宜用顺肝益气汤。

《医宗金鉴》 论恶阻辨治 ***

恶 阻 总 括

恶心呕吐名恶阻，择食任意过期安，重者须药主胃弱，更分胎逆痰热寒。

注：妇人受孕月余之后，时时呕吐者，名曰恶阻。若无他病择食者，须随其意而与之。轻者过期自然勿药而愈，重者须以药治之。当以胃弱为主，更审其或因胎气阻逆，或痰饮阻逆，与夫兼热、兼寒而分治之。

恶 阻 证 治

保生汤

胎气阻逆惟呕吐，无他兼症保生汤，砂术香附乌陈草，量加参枳引生姜。

注：恶阻，有因胎气阻逆者，乃受胎后胞门闭塞，脏气内阻，挟胎气上逆于胃，故令恶心呕吐也。若平素胃虚所致，虽无痰饮寒热相兼，而亦有恶阻证者，宜用保生汤，即砂仁、白术、香附、乌药、陈皮、甘草也。引用生姜者，以止其呕也。若气弱者，量加人参；气实者，量加枳壳。

加味六君汤

痰饮恶阻吐痰水，烦眩加味六君汤，枇杷藿香旋缩枳，热秘芩军寒桂姜。

注：恶阻因于痰饮者，其吐必多痰水，且心烦头目眩晕，必其人平素胃虚，中停痰饮也。宜用加味六君汤，于六君汤内加枇杷叶、藿香、旋覆花、缩砂、枳壳。若胃热便秘，加黄芩、大黄以利之；胃寒喜热，加肉桂、干姜以温之。

六君汤

加味温胆汤

热阻恶食喜凉浆，心烦愦闷温胆汤，橘半茯甘与枳竹，更加芩连芦麦姜。

注：恶阻因于胃热者，必呕吐，心中热烦，愦闷喜饮凉浆也。宜用加味温胆汤，其方即陈皮、半夏、茯苓、甘草、枳实、竹茹（名温胆汤），更加黄芩、黄连、芦根、麦门冬，引

生姜也。

——清·吴谦《医宗金鉴·妇科心法要诀·卷四十六·胎前诸证门》

【提要】 本论主要阐述恶阻的辨证施治。要点如下：其一，恶阻之病，或因胎气阻逆，或痰饮阻逆，或因于胃热，或因胃寒而致。其二，受胎后胞门闭塞，脏气内阻，挟胎气上逆于胃者，宜用保生汤。平素胃虚，痰饮内停者，用加味六君子汤。因于胃热者，用加味温胆汤。

🏵 沈又彭 论妊娠恶阻病机※※ 🏵

尧封又曰：呕吐不外肝、胃两经病。人身脏腑，本是接壤，怀妊则腹中增了一物，脏腑机栝，为之不灵，水谷之精微，不能上蒸为气血，凝聚而为痰饮，窒塞胃口，所以食入作呕，此是胃病。又妇人既娠，则精血养胎，无以摄纳肝阳，而肝阳易升，肝之经脉夹胃，肝阳过升，则饮食自不能下胃，此自肝病。

——清·沈又彭辑著，王孟英注，张山雷笺正《沈氏女科辑要笺正·卷上·第十六节·恶阻》

【提要】 本论主要阐述妊娠恶阻的病机。要点如下：妊娠后致脏腑功能减弱，水谷精微不化气血，反生痰湿，痰湿聚于胃口，食入即吐。另外，妊娠后精血养胎，血不养肝，故肝火易升，肝脉夹胃，故肝火犯胃，而致恶阻。

2.3.2 妊娠腹痛

妊娠腹痛是妊娠期出现以小腹部疼痛，或小腹绵绵作痛，或冷痛不适，或小腹连及胁肋疼痛为主要特征的一类病证。亦名"胞阻""痛胎""胎痛""妊娠小腹痛"。临床多由血虚、虚寒、气郁、血瘀等原因，致胞脉阻滞或失养，气血运行不畅，"不通则痛"，或"不荣则痛"。本病病位在胞脉、胞络。辨证时，根据腹痛的性质，结合兼证，辨其虚实。虚痛多绵绵作痛，实痛多胀痛。绵绵而痛，按之痛减为血虚；小腹冷痛，得热痛减为虚寒；胀痛，拒按者为气滞；刺痛，拒按，素有癥瘕者为血瘀。其治疗原则，应以调气安胎为主。因为气调则血畅，而阻滞自通。但不宜过用辛温香燥、行血耗气之药，以免伤胎。

🏵 张仲景 论妊娠腹痛证治※※ 🏵

妇人怀娠六七月，脉弦发热，其胎愈胀，腹痛恶寒者，少腹如扇。所以然者，子脏开故也，当以附子汤温其脏。

师曰：妇人有漏下者，有半产后因续下血都不绝者，有妊娠下血者，假令妊娠腹中痛，为胞阻，胶艾汤主之。

芎归胶艾汤方（一方加干姜一两。胡洽治妇人胞动无干姜。）

川芎　阿胶　甘草（各二两）　艾叶　当归（各三两）　芍药（四两）　干地黄（六两）

上七味，以水五升，清酒三升，合煮取三升，去滓，纳胶，令消尽，温服一升，日三服。不瘥更作。

妇人怀妊，腹中疗痛，当归芍药散主之。

当归芍药散方

当归（三两）　芍药（一斤）　茯苓（四两）　白术（四两）　泽泻（半斤）　川芎（半斤，一作三两）

上六味，杵为散，取方寸匕，酒和，日三服。

——汉·张仲景《金匮要略方论·卷下·妇人妊娠病脉证并治》

【提要】　本论主要阐述妊娠腹痛的辨证施治。要点如下：其一，妇人妊娠六七月，阳虚寒盛，自觉胞胎胀大，少腹作冷，治以附子汤温阳散寒，暖宫安胎。其二，妊娠下血，腹中痛，为冲任失调，阴血下漏，胞胎失养，病名胞阻。方用胶艾汤调补冲任，固经养血。其三，妇人妊娠，血虚肝郁，克伐脾土，腹中急痛，治以当归芍药散，养血疏肝，健脾利湿。

巢元方　风寒妊娠腹痛论※*

妊娠腹痛候

腹痛皆由风邪入于腑脏，与血气相击搏所为。妊娠之人，或宿挟冷疹，或新触风邪，疗结而痛。其腹痛不已，邪正相干，血气相乱，致伤损胞络，则令动胎也。

妊娠小腹痛候

妊娠小腹痛者，由胞络宿有冷，而妊娠血不通，冷血相搏，故痛也。痛甚亦令动胎也。

——隋·巢元方《诸病源候论·卷之四十一·妇人妊娠病诸候》

【提要】　本论主要阐述妊娠腹痛的病因病机。要点如下：妊娠腹痛，或因受风，或由胞络宿有寒，寒血相搏，致令腹痛。若伤胞络，可令动胎。

《圣济总录》　寒湿妊娠腹痛论※*

论曰：妊娠脏腑虚弱，冒寒湿之气，邪气与正气相击，故令腹痛。病不已，则伤胞络，令胎不安。治法宜祛散寒湿，安和胎气，则痛自愈。

——宋·赵佶《圣济总录·卷第一百五十五·妊娠猝下血·妊娠腹痛》

【提要】　本论主要阐述妊娠腹痛的病因病机及治法。要点如下：孕妇脏腑虚弱，又外感寒湿，邪正相搏故腹痛。久之伤及胞络，致胎动不安。治以祛散寒湿、安和胎气。

陈自明　妊娠腹痛综论※*

妊娠心腹痛方论

夫妊娠心腹痛者，或由宿有冷疹，或新触风寒，皆由脏虚而致发动也。邪正相击，而并于气，随气上下冲于心，则心痛；下攻于腹则腹痛，故令心腹痛也。妊娠而痛者，邪正二气交攻于内，若不时瘥者，其痛冲击胞络，必致动胎，甚则伤堕也。又云：妊娠心腹疼痛，多是风寒湿冷、痰饮与脏气相击，故令腹痛。攻伤不已，则致胎动也。……

香术散

治妊娠五个月以后，常胸腹间气刺满痛，或肠鸣，以致呕逆减食。此由喜怒忧虑过度，饮食失节之所致。蔡元度宠人有子，夫人怒欲逐之，遂病。医官王师处此方，三服而愈，后用果验。

广中莪术（一两，煨） 丁香（半两） 粉草（一分）

上为细末，空心，盐汤点服一大钱，觉胸中如物按下之状。

妊娠小腹痛方论

论曰：妊娠小腹痛者，由胞络宿有风冷，而妊娠血不通，冷血相搏故痛甚，亦令胎动也。

——宋·陈自明《妇人大全良方·卷之十二·妊娠门》

【提要】 本论主要阐述妊娠腹痛的病因病机。要点如下：其一，妊娠腹痛，有多种原因：孕妇胞络之间夙有风冷，与血相搏，停结小腹；或风寒湿冷、痰饮与脏气相击；或忿怒忧思过度，饮食失节所致。若腹痛不止，则致胎动不安。其二，忿怒忧思过度所致腹痛，治以香术散。

陈自明、薛 己 妊娠腹痛综论※*

妊娠小腹痛，由胞络虚，风寒相搏。痛甚，亦令胎动也。

愚按：前证若风寒所搏，用紫苏饮加生姜。气血虚，用八珍汤。脾气虚，用六君子汤。中气虚，用补中益气汤。若腹胀痛，用安胎饮加升麻、白术；不应，兼补中益气汤。

——宋·陈自明撰，明·薛己校注《校注妇人良方·卷十二·妊娠疾病门·妊娠小腹痛方论》

【提要】 本论主要阐述妊娠腹痛的病因病机及辨证施治。要点如下：其一，陈氏认为妊娠腹痛缘于胞络虚，感受风寒之邪而致，痛甚可致胎动不安。其二，薛氏补充妊娠腹痛虚实的证治。实者风寒所感，紫苏饮加生姜。虚者，气血虚用八珍汤，脾气虚用六君子汤，中气虚用补中益气汤。其三，腹胀痛，则用安胎饮加升麻、白术，或加补中益气汤。

方 广 妊娠胸腹刺痛属忿怒忧思※*

香术散（《大全良方》）治妊娠五个月已后，常常胸腹间气刺满痛，或肠鸣，以致呕逆减食。此由喜怒忧虑过度，饮食失节所致。蔡元度宠人有子，夫人怒欲逐之，遂成此病。医官王师复处此方，三服而愈。……

广按：此方所言，妇人忿怒忧思过度，以致胸腹间气刺满痛，此言良是。盖妇人上有舅姑丈夫，事触物忤，不能自决，忧思忿怒，沉郁于中。故丹溪云气郁便是火，火载胎上，荣卫不通，则胸腹间胀满痛作矣。

——元·朱丹溪撰，明·方广撰辑《丹溪心法附余·卷之二十一·妇人门下·产前·子悬》

【提要】 本论主要阐述妊娠腹痛属肝郁所致的机理。要点如下：孕妇因其身份地位所限，情志不得舒展，忧思忿怒，肝气郁滞，肝火旺盛，遂致胸腹间胀满作痛。

萧 埙 论虚性妊娠腹痛病机与治法**

慎斋按：以上四条，序胎前腹痛，有气阻、气虚、血虚，为不足病也。胎有脾胃气虚而腹痛者，用补气调气之法；有阴亏血虚而腹痛者，用补血温经之法。与前条风寒痰饮之证迥别，临证审之。

——清·萧埙《女科经纶·卷三·胎前证上·妊娠胎痛用地黄当归汤倍熟地》

【提要】 本论主要阐述虚性妊娠腹痛的病机与治法。要点如下：虚性妊娠腹痛，有气阻、气虚、血虚之不同。脾胃气虚而腹痛者，用补气调气之法；阴亏血虚而腹痛者，用补血温经之法。

傅 山 脾肾亏虚妊娠腹痛论**

妊娠少腹作疼，胎动不安，如有下堕之状，人只知带脉无力也，谁知是脾肾之亏乎！夫胞胎虽系于带脉，而带脉实关于脾肾。脾肾亏损，则带脉无力，胞胎即无以胜任矣。况人之脾肾亏损者，非饮食之过伤，即色欲之太甚。脾肾亏则带脉急，胞胎所以有下坠之状也。然则胞胎之系，通于心与肾，而不通于脾，补肾可也，何故补脾？然脾为后天，肾为先天，脾非先天之气不能化，肾非后天之气不能生，补肾而不补脾，则肾之精何以遽生也？是补后天之脾，正所以补先天之肾也；补先后二天之脾与肾，正所以固胞胎之气与血，脾肾可不均补乎！方用安奠二天汤。

——清·傅山《傅青主女科·女科下卷·妊娠·妊娠少腹疼》

【提要】 本论主要阐述妊娠少腹痛的病机和治法。要点如下：孕妇饮食失节，或色欲太甚，致脾肾亏损，带脉无力，所以胞胎下坠而少腹作疼。治法脾肾均补，"补后天之脾，正所以补先天之肾也；补先后二天之脾与肾，正所以固胞胎之气与血"，方用安奠二天汤。

2.3.3 胎漏与胎动不安

胎漏以妊娠期间阴道少量出血，时下时止，或淋漓不断，但无腰酸腹痛、小腹坠胀为主要症状的一类病证。亦称"胞漏""漏胎""漏胞""漏下"。若妊娠期先感胎动下坠，腰酸腹痛，或坠胀不适，或伴有少量出血者，称为"胎动不安"。胎漏与胎动不安在症状上有所不同，但有时又很难截然分开，且其病因病机、辨证施治、预后与转归基本相同，故常以胎漏、胎动不安并称而讨论。胎漏、胎动不安若不及时治疗，常可发展为堕胎、小产，或子死腹中，故临床应予重视。本病发生的原因有母体和胎元两个方面。因胎病而致者，多因父母先天精气不足，胎元先天不足，胎元不固而堕胎。母体方面的因素有肾虚、气血虚弱、血热、肝郁、癥瘕、外力或毒物等损伤冲任，以致胎元不固而发生本病。治疗上虚证气血不足，不能荣养固摄者，当补益气血，以安胎元固血脉。素体阴液不足，虚火扰动者，当滋其阴液，略清其余火，使虚火潜藏，而胎元得安血脉得宁。外感邪热者，当直清其热邪，然又当中病即止，使邪火去而胎元不受药损。肝郁气滞血脉逆乱者，当养血疏肝，使肝木柔顺血脉通和而胎元得养。素有癥瘕者，又当渐消缓散，使癥瘕去血脉和，胎元自安。外伤所致胎元血络受损者，又当养血止血以安胎。

张仲景 论胎漏病机与治法※*

妇人宿有癥病，经断未及三月，而得漏下不止，胎动在脐上者，为癥痼害。妊娠六月动者，前三月经水利时，胎也。下血者，后断三月衃也。所以血不止者，其癥不去故也，当下其癥，桂枝茯苓圆主之。

桂枝茯苓丸方

桂枝　茯苓　牡丹（去心）　桃仁（去皮尖，熬）　芍药（各等分）

上五味，末之。炼蜜和丸如兔屎大，每日食前服一丸。不知，加至三丸。

——汉·张仲景《金匮要略方论·卷下·妇人妊娠病脉证并治》

【提要】　本论主要阐述胎漏的病机及治法。要点如下：其一，妇人素有癥病，孕后胎漏，若觉动在脐下，为胎动欲落以致胎漏。其二，漏下的病机为癥瘕阻滞气血，气血不和而致。其三，治疗用消瘀化癥之轻剂桂枝茯苓丸，缓消瘀癥，以达祛瘀保胎之目的。

巢元方 论胎漏病机*

漏胞者，谓妊娠数月而经水时下。此由冲脉、任脉虚，不能约制太阳、少阴之经血故也。冲任之脉，为经脉之海，皆起于胞内。手太阳，小肠脉也；手少阴，心脉也。是二经为表里，上为乳汁，下为月水。有娠之人，经水所以断者，壅之以养胎，而蓄之为乳汁。冲任气虚，则胞内泄漏，不能制其经血，故月水时下，亦名胞阻。漏血尽，则人毙也。

——隋·巢元方《诸病源候论·卷之四十一·妇人妊娠病诸候·妊娠漏胞候》

【提要】　本论主要阐述了胎漏的病机。要点如下：其一，胎漏下血，《诸病源候论》称之为"漏胞"并为之定义，即妇人妊娠以至数月，本当月经断绝，而反月经不时而下，名为胞漏。其二，若冲任气虚，气虚不能固摄经血，故令本该涵养胎元之血漏下不止。

巢元方 母疾胎疾先治后治论※*

胎动不安者，多因劳役气力，或触冒冷热，或饮食不适，或居处失宜。轻者止转动不安，重者便致伤堕。若其母有疾以动胎，治母则胎安；若其胎有不牢固，致动以病母者，治胎则母瘥。若伤动甚者，候其母，面赤舌青者，儿死母活；母唇口青，口两边沫出者，母子俱死；母面青舌赤，口中沫出，母死子活。

——隋·巢元方《诸病源候论·卷之四十一·妇人妊娠病诸候·妊娠胎动候》

【提要】 本论主要阐述胎动不安的病因病机及辨证施治。要点如下：其一，胎动不安多因过度劳役，或外感寒热，或饮食不节，或居处失宜所致。其二，巢元方首次提出，治疗胎动不安，当分别儿病或母病的不同。"若其母有疾以动胎，治母则胎安；若其胎有不牢固，致动以病母者，治胎则母瘥"。此亦治病求本之意。其三，提出本病的预后，轻者转动不安，重则堕胎，甚至子死腹中。可通过望诊判断母子的生死。

陈自明 论胎动不安病因病机[*]

妇人妊娠，常胎动不安者，由冲任经虚，胞门、子户受胎不实故也，并有饮酒、房事过度，有所损动不安者。巢氏云：妇人冲任二经，夹风寒而有胎，故不以日月多寡。因误有击触而胎动者；有喜怒不常，气宇不舒，伤于心肝，触动血脉，冲任经虚，乃致胞门不固；或因登高上厕，风攻阴户，入于子宫。如此皆令胎动不安也。

——宋·陈自明《妇人大全良方·卷之十二·妊娠门·胎动不安方论》

【提要】 本论主要阐述胎动不安的病因病机。要点如下：其一，孕妇冲任经虚，受胎不实，则胎儿因禀赋之虚而动作不安。其二，孕妇饮酒、房事过度，亦可致胎动不安。其三，因登高入厕，风寒入于子宫，扰动胎儿；或因误击腹部而胎动；或常怀忧郁，则气机不畅，血脉不和，冲任经虚，亦可致胎动不安。

陈自明 妊娠虚羸挟病动胎论^{**}

夫妊娠羸瘦，或夹疾病，脏腑虚损，气血枯竭，既不能养胎，致胎动而不坚固，终不能安者，则可下之，免害妊妇也。

——宋·陈自明《妇人大全良方·卷之十三·妊娠胎动安不得却须下方论》

【提要】 本论主要阐述体质因素所致胎动不安。要点如下：妇人形体羸瘦，或有宿疾，可因"脏腑虚损，气血枯竭"而令胎动不安。形羸则气血不足，脏腑不充；宿疾则消损真元。气血不足，脏腑亏虚，则不能荣养胎元，胎失所养，虚而不安。

陈自明 妊娠坠仆动胎论^{**}

夫妊娠惊胎者，是怀妊月将满，其胎神识已具，或将产之时，从高坠下，伤损胞络，致血下胎动，遂上抢心胸，气绝不醒。

——宋·陈自明《妇人大全良方·卷之十二·妊娠惊胎及僵仆方论》

【提要】 本论主要阐述坠仆导致胎漏下血的病机。要点如下：胞络即胞脉，是分布在胞宫的脉络。从高处坠下跌倒，外力伤及胞络，使胞络受损，故令胎元失养，血不循经，以致胎漏下血。因此，妇女怀孕时当注意保护腹部，避免外力触碰和跌倒。

陈自明 妊娠有疾衰其大半论

凡妊娠有疾，投以汤药，有伤胎破血者之忌，何也？《内经》云：妇人重身，毒之奈何？岐伯答曰：有故无殒，衰其大半而已也。盖妊妇有疾不可不投药也，必在医者审度疾势轻重，量度药性高下，处以中庸，不必多品，视其疾势已衰，药宜便止。则病去母安，子亦无损，复何惧于攻治哉！

——宋·陈自明《妇人大全良方·卷之十·胎教门·娠子论》

【提要】 本论主要阐述妊娠的用药原则。要点如下：依据《内经》"有故无殒，衰其大半而已"的治疗原则指出，妊娠妇人，若因外邪、实邪等致使胎动不安，则必用攻邪之药以祛邪安正。而攻邪之药力多猛烈，多用恐其"伤胎破血"，故当病去大半即改用平和之药以善后，则邪去而胎不伤。

王 纶 清热养血安胎论

调理妊娠，在于清热养血。条实黄芩为安胎圣药，清热故也，暑月宜加用之。养胎全在脾胃，譬如钟悬于梁，梁软则钟下，坠折则堕矣，故白术补脾为安胎君药。若因气恼致胎不安者，宜用川芎、陈皮、茯苓、甘草，多加缩砂，少佐木香以行气。

——明·王纶撰，薛己注《明医杂著·卷之三·妇人半产》

【提要】 本论主要阐述安胎以清热养血为主。要点如下：本说源自朱丹溪。《丹溪心法·产前》中说："产前当清热养血……产前安胎，白术、黄芩为妙药也。"王纶继承了朱丹溪的理论，进而明确提出"调理妊娠，在于清热养血""养胎全在脾胃"的论断，并首次提出"条实黄芩为安胎圣药""白术补脾，为安胎君药"。以上所述清热养血安胎学说，及养胎全在脾胃的理论，对后世医家产生了较大的影响。

万 全 论胎漏病机与治法

漏胎者，谓既有孕而复血下也。女子之血，在上为乳汁，在下为经水。一朝有孕，而乳汁、经水俱不行者，聚之子宫以养胎也。今胎漏下则是气虚血虚，胞中有热，下元不固也。法当四君子以补其气，四物以补其血，黄芩、黄柏以清其热，艾叶以止其血，杜仲、续断以补下元之虚，未有不安者矣。增损八物汤主之。

人参 白术 归身 白芍 熟地 艾叶 条芩 黄柏 知母 阿胶 炙草（各等分）
姜枣引。水煎，食远服。兼用杜仲丸。

——明·万全《万氏妇人科·卷之二·胎前章·妊娠漏胎》

【提要】 本论主要阐述胎漏的病机与治疗。要点如下：胎漏的病机为气血亏虚兼有内热。气血亏虚不能固摄，又有内热迫血妄行，故令下元不能固摄，下血不止。治以补气血、益下元、清热、止血，增损八物汤主之。

李　梴　清热养血安胎论

胎漏下血腹不痛，

心腹痛而下血者，为胎动；不痛者，为胎漏。

血多为热少为虚，

热者，下血必多。内热作渴者，四物汤加白术、芩、连、益母草，或《金匮》当归散、加味养荣丸。血黑成片者，三补丸加香附、白芍。血虚来少者，古胶艾汤，或合四物汤、长胎白术丸。气虚者，四君子汤加黄芩、阿胶。因劳役感寒，以致气虚下血欲坠者，芎归补中汤；或下血如月信，以致胞干，子母俱损者，用熟地、炒干姜各二钱为末，米饮调服。

惟有犯房难救止，

胎漏亦有肥盛妇人月水当来者，或因登厕，风攻阴户者，虽不服药，亦或无恙，但作胎漏，遽用涩药治之反堕。惟犯房下血者，乃真漏胎也，八物汤加胶、艾救之。

偶然尿血莫模糊。

尿血自尿门下血，胎漏自人门下血。妊娠尿血属胞热者多，四物汤加山栀、发灰，单苦荬菜饮亦妙。因暑者，益元散加升麻煎汤下；稍虚者，胶艾四物汤；久者，用龙骨一钱，蒲黄五钱为末，酒调服。

——明·李梴《医学入门·外集·卷五·妇人门·胎前》

【提要】　本论主要阐述胎漏的病机与治疗。要点如下：其一，指出胎动与胎漏有别，胎动下血多伴腹痛，胎漏下血多无腹痛。其二，胎漏血多者为热，血少者为虚。热又分虚热与实热。虚热以养阴血为主，略清其余热；实热清其热邪为主。虚分血虚、气虚。血虚以补血为主，气虚以补气为主。若劳役气虚感寒，扰动胎元，胎动下血，补益为主，兼散风寒。恐去血过多，又以养血止血为先。房事触动，伤及胎元血络下血，亦当养血止血为先。其三，尿血与胎漏，其下血之来源自有不同。

王肯堂　妊娠毒药伤胎论

阿胶散，治妊娠不问月数深浅，或因顿仆，或因毒药，胎动不安，腰痛腹满，或有所下，或胎上抢心，短气乏力。

——明·王肯堂《女科证治准绳·卷四·跌扑伤胎毒药伤胎》

【提要】　本论主要阐述药毒可伤胎致损。要点如下：大毒药物消损真元，破散血脉，则胎元失养而动。同篇"夺命丸"亦治"或食毒物，或误服草药，伤动胎气，下血不止"者，故而提醒孕妇孕期避免服用不明药物。

赵献可　安胎宜固肾论

或问曰：黄芩、白术，安胎之圣药，此二味恐胎前必不可缺乎？曰：未必然也。胎茎之系于脾，犹钟之系于梁也。若栋柱不固，栋梁必挠。所以安胎先固两肾，使肾中和暖，始脾有生气,何必定以白术、黄芩为安胎耶!凡腹中有热胎不安,固用凉药;腹中有寒胎亦不安,必用温药,此常法也。殊不知两肾中具水火之原、冲任之根,胎元之所系,甚要,非白术、黄芩之所能安也。如肾中无水胎不安,用六味地黄丸壮水;肾中无火,用八味地黄益火。

——明·赵献可《邯郸遗稿·卷之三·妊娠》

【提要】 本论主要阐述安胎当固肾的观点。要点如下:针对"黄芩、白术,安胎之圣药,此二味恐胎前必不可缺"的观点,强调安胎除了注重脾胃,尤当注重肾中水火。因为肾中水火是脾胃之根,以肾中有水而脾润,肾中有火而脾温,水火平均则脾中始有生气。同时肾为"冲任之根,胎元之所系",安胎当重肾。若肾中无水而胎不安,用六味地黄丸壮水;肾中无火而胎不安,用八味地黄丸益火。本论是后世安胎重视脾肾的理论源头之一。

张介宾 胎动不安综论※※

凡妊娠胎气不安者,证本非一,治亦不同。盖胎气不安,必有所因,或虚或实,或寒或热,皆能为胎气之病,去其所病,便是安胎之法。故安胎之方不可执,亦不可泥其月数,但当随证随经,因其病而药之,乃为至善。若谓白术、黄芩乃安胎之圣药,执而用之,鲜不误矣。

胎气有寒而不安者,其证或吞酸吐酸,或呕恶胀满,或喜热畏凉,或下寒泄泻,或脉多沉细,或绝无火证,而胎有不安者,皆属阳虚寒证,但温其中而胎自安矣,宜用温胃饮、理阴煎之类加减主之。亦当以平素之脏气,察其何如,酌而用之。

胎气有热而不安者,其证必多烦热,或渴或躁,或上下不清,或漏血溺赤,或六脉滑数等证,宜凉胎饮、保阴煎之类主之。若但热无虚者,如枳壳汤、一母丸、黄芩散之类,皆可择用,清其火而胎自安矣。

胎气有虚而不安者,最费调停。然有先天虚者,有后天虚者,胎元攸系,尽在于此。先天虚者,由于禀赋,当随其阴阳之偏,渐加培补,万毋欲速,以期保全。后天虚者,由于人事,凡色欲劳倦、饮食七情之类,皆能伤及胎气。治此者,当察其所致之由,因病而调,仍加戒慎可也。然总之不离于血气之虚,皆当以胎元饮为主。若心脾气虚于上者,宜逍遥饮、归脾汤、寿脾煎之类主之。若肝肾不足于下者,宜左归饮、右归饮、固阴煎主之。若气血俱虚者,宜五福饮、八珍汤、十全大补汤之类主之。若脾肾气虚而兼带浊者,宜秘元煎、菟丝煎之类主之。若多呕恶者,当随前证前方,各加二陈汤之类以和之。凡治虚证,贵在随机应变,诚有不可以凿执言者。

胎气有实滞气滞,凡为恶阻、为胀满而不安者,惟其素本不虚,而或多郁滞者乃有之,但察其所由而开之导之,诸治实者固无难也。呕吐不止者,二陈汤加枳壳、砂仁主之,或用人参橘皮汤亦妙。食滞胀满不安者,小和中饮加减主之。肝气滞逆,胀满不安者,解肝煎主之。怒动肝气兼火者,化肝煎主之。脾肺气滞,上攻做痛者,紫苏饮主之。气滞兼痰者,四七汤、二陈汤加当归主之。气滞兼火,为胀为烦者,枳壳汤、束胎丸之类主之。

——明·张介宾《景岳全书·卷三十八人集·妇人规·胎孕类·安胎》

【提要】 本论从寒、热、虚、实角度,对胎动不安作了系统的阐述。要点如下:其一,胎寒不安属阳虚内寒之证,其脉沉细而绝无火证,当温中安胎。其二,热性胎动不安,又分阴虚生热与内蕴有偏，气阴又无亏损者，常导致胎漏下血。需要注意的是，此处所言热邪均属内生，并非外来温热邪气所致。所以，内蕴有偏，用药也不过略用凉药以平其偏颇。其三，虚性胎动来源有先天、后天之别，但病机上总不外乎"气血之虚"，治疗以气血统论，又以脏腑分治。其四，实性胎动不安，包含食滞、气滞、肝气郁滞数种不同，治疗当"察其所由而开之导之"。其辨治全面而详尽，提出不可拘泥月数，当随证随经，因其病而药之，"去其所病，便是安胎之法"的治疗总则，具有临床指导意义。

张介宾 辨黄芩白术安胎论※*

王节斋曰：调理妊妇，在于清热养血，白术补脾，为安胎君药，条实黄芩为安胎圣药，清热故也，暑月宜加用之。此一说者，虽若有理，而实有大病，不可不辨也。夫孕之胎气，必随母之脏气，大都阴虚者多热气，阳虚者多寒气。寒之则寒，热之则热者，是为平气。今以十人言之，则寒者居其三，热者居其三，平者居其四，此大较也。若谓受胎之后，必增内热，自与常人不同，则何以治恶阻者必用二陈、六君、生姜、半夏之属而后效？其果增热否乎？故治热宜黄芩，寒则不宜也，非惟寒者不宜，即平气者亦不宜。盖凡今之胎妇，气实者少，气虚者多。气虚则阳虚，而再用黄芩，有即受其损而病者，有用时虽或未觉，而阴损胎元，暗残母气，以致产妇羸困，或儿多脾病者，多由乎此。奈今人不能察理，但以"圣药"二字认为胎家必用之药，无论人之阴阳强弱，凡属安胎，无不用之，其害盖不少矣。至若白术，虽善安胎，然或用不得善，则其性燥而气闭，故凡阴虚者非可独用，气滞者亦当权宜。是以用药之难，当如盘珠，有不可胶柱而鼓瑟也。

——明·张介宾《景岳全书·卷三十八人集·妇人规·胎孕类·安胎》

【提要】 本论批驳了受胎必增内热之说，提出用药当审辨其寒热。王节斋，即明代医家王纶，字汝言，号节斋。本论中，张介宾针对王纶"调理妊妇，在于清热养血，白术补脾为安胎君药，条实黄芩为安胎圣药"之论，提出辨正安胎之法，不能执于黄芩、白术之论。张介宾认为，妇人妊娠，"寒者居其三，热者居其三，平者居其四"。故而不能以"受胎增内热"一概而论。朱丹溪论黄芩、白术安胎之理，在于白术健脾气，脾健则水谷精微生化无穷而胎有养。黄芩清上热降火气，使血归经内，亦使火安胞宫而有益于胎。但人禀赋不齐，不可执常以论非常。若虚寒则黄芩不宜入，若阴虚则白术当斟酌配伍。此皆医家活法，又当遵从张介宾所言，用药不可胶柱鼓瑟。

张介宾 胎漏综论※*

妊妇经血不固者，谓之胎漏。而胎漏之由，有因胎气者，有因病气者。而胎气之由，亦有二焉。余尝诊一妇人，脉见滑数，而别无风热等病，问其经脉，则如常不断，而但较前略少耳。余曰：此必受妊者也。因胎小血盛有余而然。后于三月之外经脉方止。果产一男。故胎妊之妇多有此类。今常见怀胎七八个月而生子，人但以血止为度，谓之不足月。然其受胎于未止之前，至此而足而实，人所不知也。第此等胎气，亦有阴阳盛衰之辨。如母气壮盛，荫胎有余而血之溢者，其血虽漏而生子仍不弱，此阴之强也，不必治之。若父气薄弱，胎有不能全受而血之漏者，乃以精血俱亏，而生子必萎小，此阳之衰也，而亦人所不知也。凡此皆先天之由，若无可以为力者。然栽培根本，岂果无斡旋之道乎？第见有于无之目及转强于弱之手，为不易得，是乌可以寻常语也。至若因病而漏者，亦不过因病治之而已耳。

妊娠血热而漏者，保阴煎、清化饮择而用之。怒动肝火漏血者，保阴煎，甚者化肝煎主之。脾虚不能摄血者，寿脾煎、四君子之类主之。脾虚血热气滞者，四圣散主之。脾肾兼虚者，五阴煎主之。三焦气血俱虚者，五福饮、七福饮之类主之。劳倦伤而动血者，寿脾煎、归脾汤主之。偶因伤触动血者，五福饮、安胎散主之。冲任气虚，不能约制，血滑易动者，固阴煎、秘元煎主之。

——明·张介宾《景岳全书·卷三十八人集·妇人规·胎孕类·胎漏》

【提要】 本论主要阐述胎漏的病因病机、症状及治法。要点如下：其一，胎漏有先天因素所致，有因病所致。若母体气血盛实，虽有胎漏，胎亦不损，无须治疗。若因病所致，则必须用药治疗。其二，胎漏主要有因虚、内火和外力触动三方面。虚证包括脾气虚、脾肾亏虚、气血亏虚和冲任气虚；内火包括素体阴虚火旺与情志之火；外力触碰，会损伤血络，以致下血。此外还有虚实夹杂者，脾虚血热气滞以致胎漏。针对各类证型，提出相应的治法与用药。

张介宾 论胎漏辨治※*

妊娠忽然下血，其证有四：或因火热，迫血则妄行；或因郁怒，气逆则动血；或因损触胎气，胞宫受伤而下血；或因脾肾气陷，命门不固而脱血。凡此皆动血之最者也。不速为调理，则必致堕胎矣。然治此者，必先察其血去之多少，及于血去之后，尤当察其邪之微甚。如火犹未清，仍当清火；气犹未顺，仍当顺气。若因邪而动血，血去而营虚，则速当专顾元气，以防脱陷。此中或当治标，或当救本，或当兼标本而调理之。倘不知先后缓急，将恐治标未已而救本无暇也，当详察之。

若火盛迫血妄行者，当察其火之微甚。火之微者，凉胎饮；稍甚者，徙薪饮；再甚者，保阴煎、子芩散。若肝经有风热而血下者，宜防风黄芩丸。若怒气伤肝，气逆血动而暴至者，宜保阴煎；若气有未顺而胀满者，四七汤、二陈汤，或加芎、归之类；若兼肝火者，宜化肝煎。若触损胎气，胞宫受伤而血下者，宜安胎散、胶艾汤；去血多者，倍加人参。若从高坠下，伤动胎气而下血者，宜益母地黄汤、安胎散；若因惊气虚而陷者，仍加人参。若脾胃素弱，或偶因伤脾下血者，宜寿脾煎、归脾汤；或中气下陷者，补中益气汤。若血虚微热，漏血尿血者，续断汤。以上诸动血证，若去血未多，血无所积，胎未至伤而不止者，宜凉则凉，宜补则补，惟以安之固之为主治。若血已离位，蓄积胞宫，为胀为痛，而余血未出者，欲以留之，有不可得，欲去其血而不伤营气，则惟四物汤大加当归为最宜也。若察其胎气已动，势有难留，则五物煎、决津煎皆切要之药。

——明·张介宾《景岳全书·卷三十八人集·妇人规·胎孕类·妊娠卒然下血》

【提要】 本论主要阐述胎漏的辨证施治。要点如下：其一，胎漏的病机有四种：或因火热，迫血则妄行；或因郁怒，气逆则动血；或因损触胎气，胞宫受伤而下血；或因脾肾气陷，命门不固而脱血。不速调理，必致堕胎。其二，详细列举了各种胎漏下血的证型及其治法方药。其三，胎漏的治疗当重标本缓急。邪气盛者，当以治标为主。血去多正气虚者，当以固本为先。若血溢脉外，蓄积胞宫，病势急迫者，当急去其离经之血。

冯兆张　黄芩白术安胎论**

古人用黄芩安胎，是因子气过热不宁，故用苦寒以安之。然气血旺，脾胃和，胎自无虞；一或有乖，其胎即堕。是以胎元全赖气血以滋养，而气血又藉谷气以化生。故脾为一身之津梁，主内外诸气，而胎息运化之机，全赖脾土，故用白术以助之。然惟形瘦血热，营行过疾，胎常上逼，过动不安者为相宜。

——清·冯兆张《冯氏锦囊秘录·杂症大小合参·卷十七女科·受胎总论》

【提要】　本论主要阐述黄芩、白术安胎的道理。要点如下：本论重视脾胃与气血对胎元的荣养作用。黄芩苦寒降火，故适用于热扰胞宫，形瘦脉数而胎动不安者。白术健脾，脾旺则气血生化，为胎元所滋之本。

阎纯玺　胎动安胎论*

妊娠胎动，有伤仆忤触动而不安者，人皆见证施治，故无差谬。若内伤而动，所因不同，治法亦异，人多错误。虽然，要不外乎虚实寒热四端，人能察其病之所由而调剂焉，自无不安者。所以安胎之方，不可执一。若泥定某经月数，按月用药，犹胶柱鼓瑟，执滞而不通矣。考安胎之药，方书多用清凉，然间有宜用温补者，不可不知。如虚而不安者，或冲任不足，受胎不实，或脾胃气虚不能提固，又或由色欲劳倦，饮食七情所伤，务须分别在气在血，虚热虚寒，或假寒假热，察其所由，随其疾苦而调之，虚者补之，治无不效，仍加戒慎可也。如实而不安者，或由食滞、气滞，或由于郁怒伤肝，郁结伤脾，触动血脉不安，须察其由而开之导之可也。如寒而不安者，或吐酸呕恶，喜热畏寒，下寒泄泻，或惯于小产，虚寒滑脱，屡用清补安胎而不效，脉必现沉微细弱，此属阳虚寒证，宜用温中安胎可也。……若夫胎热而不安者，或烦热渴燥，或漏血溺血，或信用暖补之药，反受其害，动而不安，须用清热养血可也。此虚实寒热之各异如此。但有因母病而胎动者，治其母病，而胎自安。有因胎动而及母病者，当安其胎，则母病自愈矣。凡胎动而轻，转动不安，或微见血，察其不甚者，速用安胎饮安之。若腹痛腰酸下坠，势若难留者，用佛手散。胎未损，服之可安；已损，服之可下。下后，随证调补之。医者当细心详审，圆机活法以施治，庶得保全八九。

——清·阎纯玺《胎产心法·卷之上·胎动安胎论》

【提要】　本论主要阐述胎动不安的诊疗理论。要点如下：胎动不安有寒热虚实之不同，治疗时当仔细审辨，灵活应用，有两点值得注意。其一，安胎的方法，历代医家言清热养血为多，但也有妇人素禀不足，必用温补而后能安者，则不可拘泥于清热养血之说。其二，胎动的病因，有内伤、外感之异，病机有寒、热、虚、实之分，故而强调医者必须详细审查病因病机的来龙去脉,圆机活法以施治。本论较为全面地涵盖了胎动不安的各种证候类型及其治疗法则,具有一定的临床参考价值。

傅 山 肝气不通胎动论治※*

妊娠有怀抱忧郁,以致胎动不安,两胁闷而疼痛,如弓上弦。人止知是子悬之病也,谁知是肝气不通乎!夫养胎半系于肾水,然非肝血相助,则肾水实有独力难支之势。故保胎必滋肾水,而肝血断不可不顾。使肝气不郁,则肝之气不闭,而肝之血必旺,自然灌溉胞胎,合肾水而并协养胎之力。今肝气因忧郁而闭塞,则胎无血荫,肾难独任,而胎安得不上升以觅食,此乃郁气使然也。莫认为子之欲自悬,而妄用泄子之品则得矣。治法宜开肝气之郁结,补肝血之燥干,则子悬自定矣。

——清·傅山《傅青主女科·女科下卷·妊娠》

【提要】 本论主要阐述肝郁胎动的病因病机与辨证施治。要点如下:肝郁胎动,在《妇人大全良方》中已有论述。本论则更详细地论述了其外症、病机、治法。强调胎借水养,亦须血养,故而安胎"必滋肾水,而肝血断不可不顾"。若肝气郁结,肝血不畅,则胎失血养,亦令胎动不安。其症胎动不安,两胁闷痛。胁为肝之部位,肝气不舒则胁肋胀满。治当开肝之郁,润肝之血,肝气疏散,肝血充足,则胎得养而安。

陈士铎 脾肾亏虚胎动论※*

然人致脾肾之亏者,非因于饮食之过多,即由于色欲之太甚,不补脾补肾,而带脉迫急,胞胎所以下坠也。第胞胎通于心肾,不通于脾,补肾可也,何必补脾?不知脾胃为后天,肾为先天,脾非先天之气不能化,肾非后天之气不能生,补肾不补脾,则肾之精正不能遽生也。补后天之脾,正所以补先天之肾;补先后天之脾肾,正所以固胞胎之气。盖胞胎原备先后天之气,安可不兼补先后天脾肾哉?

——清·陈士铎《辨证录·卷之十二·安胎门》

【提要】 本论主要阐述脾肾亏虚所致胎动的病因病机与治法。要点如下:安胎重脾肾之说,在陈自明书中已有论述。陈士铎则进一步阐明"补先后天之脾肾,正所以固胞胎之气"。因脾胃为后天之本,消磨水谷,传输精气,位居中土以灌溉四旁;肾为先天之本,内藏精元,凡五脏之精皆藏之于肾。然肾中精气,非后天脾胃运化水谷精微不能增长。脾运水谷,非肾水以润,肾火以坚,亦不能生化无穷。脾肾相关,脾肾充足则精气无亏,胞胎方得养而安固。故而虚性胎动,当先察其脾肾有无亏损。

陈士铎 补肺金滋肾水安胎论※*

妇人怀妊至三四月,自觉口干舌燥,咽喉微痛,无津以润,以致胎动不安,甚则血流如经水,人以为火动之故也,谁知水虚之故乎!夫胎非男精不结,亦非女精不成,逐月养胎,古人每分经络，其实不能离肾水以养之也。故肾水足而胎安，肾水缺而胎动，又必肾火动而胎始不宁。盖火之有余，仍是水之不足，火旺动胎，补肾水则足以安之矣。惟是肾水不能遽生，必须上补肺金，则金能生水，而水有化源，无根之火，何难制乎？方中少加清热之品，则胎气易安。

——清·陈士铎《辨证录·卷之十二·安胎门》

【提要】　本论主要阐述肾阴虚胎动的病机证治。要点如下：肾水亏虚，肾火失藏，火扰胞宫，故令胎动不安。治疗自当补水，但水不能速生，故当补金以生水，使金水相生，则"无根之火，何难制乎"。补金以助生水，此为陈士铎的独到见解。

竹林寺僧　安胎总论

妊娠脾胃旺，气血充，则胎安产易，子亦多寿，何必服药。若气血衰，脾胃弱而饮食少思，则虚证百出。或不妊，或妊而屡堕，更或外感六淫，内伤七情，耗散真元，皆堕胎之由也。故参、术、条芩乃安胎之圣药，芎、归、熟地实补血之良方。佐以苏叶、陈皮可为常服之剂。妊成六月之前，其胎尚未转运，茯苓性降，不宜多用。黄芪肥胎，岂可常加。香附虽胎喘宜加，久服则虚人有害。砂仁虽止呕定痛，多服亦动血行胎。历考丹溪之论不过数言。安胎之方止于三四，若能加减医治，可以十全八九。

——清·竹林寺僧《竹林女科证治·卷二·安胎上·安胎总论》

【提要】　本论主要阐述脾胃与气血为安胎的关键。要点如下：脾胃功能健运，则饮食水谷化生气血精微而滋养胎元，胎有所养自然安而不动。若脾胃弱，气血衰，则胎失所养；更或外感六淫，内伤七情，则胎元更难耐其邪气削伐，为伤堕之原由。故而其用药以参、术、归、芎之类补气血为主，用黄芩降火，是取法于白术黄芩安胎之说，又兼以苏叶、陈皮以疏运气机，是为安胎守常之法。

石寿棠　补气养血安胎论※※

夫保胎之法，不外气血。胞胎在腹，如天之包地，如鸡之含卵，四面皆血以养之，气以摄之，不专恃一条胞脉，系肾以为根绊。若气虚不足以提摄，血虚不足以涵濡，则其胎自落。彼巢元方分经养胎之说，谓十二经脉养胎，以五行分四时，殊难凭信。人身经脉，一气贯通，岂有分任各养之理？以系肾而言，腰者肾之府，肾为人身之根蒂，肾虚则吸纳之权废，实足以致落，故腰痛胎必落。大抵世之因气虚落胎者，十之二三；因血虚落胎者，十之六七。其有每至两三月即落者，总由阴虚热烁，如涸泽之鱼，不能久活。法宜清补肾阴为主，兼忌厚味炙煿、香燥破耗等物，自可无虞。古有黄芩、白术安胎之说，不知此二药，系苦燥、辛燥之体，与胎大不相宜，想古人为孕妇脾有湿热者用之，后人不察，误认为安胎圣药，岂不相反？吴又可谓大黄为安胎圣药，此指客邪传胃腑者言之，去邪即是安胎，岂无此实证，而亦用之乎？又古人因胎气上逆，用银苎酒，取其镇逆、清热、和气血，后人不悟此理，尝于闪挫欲堕者，而亦用之，岂非速其堕乎？总之，安胎之法，有客邪致胎不安者，但当去邪，即是安胎，邪早去一日，胎早安一日，《经》故曰"有故无殒"。其有不因客邪而胎自不安者，当究其所以不安之原以治之，而胎自安。其因闪挫欲堕者，宜培养气血，稍参调气治之。

——清·石寿棠《医原·卷下·女科论》

【提要】 本论主要阐述保胎需要注意的几个问题。要点如下：其一，保胎之法，不离气血。胞胎由气血摄养，系肾为根，气血虚弱、肾虚腰痛，则胎自落。其二，胎儿受母体一身经脉的滋养，《诸病源候论》的分经养胎说不可信。其三，滑胎者，总由阴虚内热导致，法宜清补肾阴为主，兼忌厚味炙煿、香燥破耗等物。其四，认为黄芩、白术安胎，本为孕妇脾有湿热者所用；大黄安胎，为客邪传入胃腑所设，不可误作安胎圣药。其五，提出安胎之法，有邪者去邪安胎，无邪而胎自不安者，查找不安之原因而治之。另外，闪挫欲堕胎者，补气养血，稍加调气药治之。

2.3.4 滑胎

滑胎是以堕胎或小产连续发生 3 次或 3 次以上，屡孕屡堕，应期而堕为主要症状的一类疾病。本病多由肾虚、脾肾虚弱、气血两虚、血热和血瘀所致，冲任损伤，胎元不固，或胚胎缺陷，不能成形，故而屡孕屡堕。治疗上应本"虚则补之"的施治原则和预防为主，防治结合的阶段性原则。孕前应以补肾健脾、益气养血、调固冲任为主；孕后应积极保胎治疗，并维持超过既往堕胎、小产时间 2 周以上，万不可等到发生流产先兆以后再进行治疗。对于滑胎病人应言明"预培其损"的重要性和孕后坚持用药的必要性。

巢元方 论数堕胎的病因病机[※*]

阳施阴化，故得有胎。荣卫和调，则经养周足，故胎得安，而能成长。若血气虚损者，子脏为风冷所居，则血气不足，故不能养胎，所以致胎数堕。候其妊娠而恒腰痛者，喜堕胎也。

——隋·巢元方《诸病源候论·卷之四十一·妇人妊娠病诸候·妊娠数堕胎候》

肾主腰脚。其经虚，风冷客之，则腰痛；冷气乘虚入腹，则腹痛。故令腰腹相引而痛不止，多动胎，腰痛甚者，则胎堕也。

——隋·巢元方《诸病源候论·卷之四十一·妇人妊娠病诸候·妊娠腰腹痛候》

【提要】 本论主要阐述滑胎的病因病机。要点如下：其一，本病证首见于《诸病源候论》，称之为"妊娠数堕胎"。指出妇人荣卫和调，气血充足对胎儿健康的重要性。气血不足，外感风寒和肾虚是堕胎的主要原因。其二，妊娠腰痛过甚，会导致堕胎，强调了肾虚腰痛与滑胎有重要的关系，并防止腰痛出现。

《太平圣惠方》 妊娠数堕胎诸方论[※*]

夫阳施阴化，故得有胎。荣卫和调，则经养周足，故胎得安，则能成长。若血气虚损者，子脏为风冷所居，则血气不足，故不能养胎，所以堕胎数也。其妊娠而腰疼者，喜堕胎也。

治妊娠数堕胎，皆因气血虚损，子脏风冷，致令胎不坚固，频有所伤，宜服卷柏丸方。……

治妇人风冷在子宫，致有子恒落，宜服补益紫石英丸方。……

治怀胎数落而不结实者，此是子宫虚冷所致，熟干地黄散方。

——宋·王怀隐《太平圣惠方·卷第七十七·治妊娠数堕胎诸方》

【提要】　本论主要阐述滑胎的病因病机、症状及治法方药。要点如下：其一，《太平圣惠方》沿袭巢元方关于堕胎的病因病机的论述，明确提出滑胎的病位在子宫，孕妇气血亏虚，风冷内伤而致滑胎发生。其二，提出滑胎的辨治方药。气血亏损而致堕胎，治以卷柏丸；子宫受寒而致堕胎，宜服补益紫石英丸；若多次堕胎，多由子宫虚冷而致，宜服熟干地黄散。

《圣济总录》　论数堕胎病因病机

论曰：胚胎之始，赖血气以滋育。若妊娠血气盛强，阴阳之至和，相与流薄于一体。唯能顺时数，谨人事，勿动而伤，则生育之道得矣，若冲任气虚，将摄失宜，子脏风冷，不能滋养于胎，故每有妊则数致伤堕也。

——宋·赵佶《圣济总录·卷第一百五十七·妊娠数堕胎》

【提要】　本论主要阐述滑胎的病因病机。要点如下：《圣济总录》对滑胎的认识总体上继承了巢氏的观点，同时进一步明确"冲任气虚，将摄失宜"是子宫受冷感寒，不能滋养胎儿而致滑胎的重要条件。论后附有11首方剂，为后世治疗滑胎奠定了基础。

齐仲甫　论数堕胎病因病机

第五十八问：妊娠三月，曾经堕胎，至其月日复坠者，何也？

答曰：阳施阴化，则有胎也。若血气和调，胎气乃成。若血气虚损，子脏为风冷所乘，致亏营卫，不能荫养其胎，故数堕也。假令妊娠三月，当手心主包络经养之，不善摄生伤经，则胎堕。后虽再有妊，至其月日，仍前犯之，所以复堕也。又有因坠堕惊恐，或吐血、下血者，皆能损胎。若妊娠常腰疼者，喜堕胎也。盖腰为肾府，女子以系胎也。

——宋·齐仲甫《女科百问·卷下·第五十八问·妊娠三月，曾经堕胎，致其月日复坠者，何也？》

【提要】　本论主要阐述滑胎的病因病机。要点如下：其一，气血虚弱，子宫又为风冷所袭，阴血不能荣养胎儿，故致数堕。其二，首次提出"数堕胎"的临床特点，即在妊娠三月应期而下，而不摄生调养，不按经养胎或者惊恐、吐血下血都导致"数堕胎"的原因。其三，指出腰为肾之府，女子以系胎，补肾安胎是防治滑胎的关键。

朱丹溪　胎自堕论

阳施阴化，胎孕乃成。血气虚损，不足荣养，其胎自堕。或劳怒伤情，内火便动，亦能堕胎。推原其本，皆因于热。火能消物，造化自然，《病源》乃谓风冷伤于子脏而堕，此未得病情者也。

予见贾氏妇，但有孕，至三个月左右必堕。诊其脉，左手大而无力，重取则涩，知其少血也。以其妙年，只补中气，使血自荣。时正初夏，教以浓煎白术汤下黄芩末一钱，服三四十帖，遂得保全而生。因而思之，堕于内热而虚者，于理为多。曰热曰虚，当分轻重。好生之工，幸毋轻视。

——元·朱丹溪《格致余论·胎自堕论》

【提要】 本论主要阐述滑胎的病因病机。要点如下：其一，堕胎的原因无论是气血不足，还是情志因素，归根到底都因热而致，故治以清热凉血安胎。其二，通过贾氏妇人的例子，指出妇人以血为主，内热而虚的堕胎临床上多见，治疗上应该注意患者热和虚的轻重，以补虚清热预防堕胎。

《普济方》 论数堕胎病因病机※※

夫胚胎之始，赖血气以滋育。若妊娠血气盛强，阴阳之至和相与流薄于一体。惟能顺时数，谨人事，勿动而伤，则生育之道得矣。若冲任气虚，将摄失宜，子脏风冷，不能滋养于胎，故每有妊则数致伤堕也。

夫阳施阴化，故得有胎，营卫调和，则经养周足，故胎得安，则能成长。若血气虚损者，子脏为风寒所苦，则血不足，故不能养胎，所以数堕胎也。其妊娠腰痛者，善堕胎也。夫堕胎后，复损于经脉；经脉既虚，故下血不止也。下血多者，便致烦闷，乃至死矣。

——明·朱橚《普济方·卷三百四十三·妊娠诸疾门·堕胎》

【提要】 本论主要阐述滑胎的病因病机。要点如下：其一，阴阳气血调和，顺时数，谨人事，是生育之道，反之则损伤胎元，导致堕胎。其二，强调了母体虚弱，气血不足，胎失濡养，肾虚是导致滑胎的基本原因。其三，需要注意堕胎之后，胞脉受损，气虚摄血无权，有出血不止之虚证，严重者出现烦闷而死。

王　纶　论数堕胎服药法※※

妇人半产，多在三个月及五月、七月，除跌扑损伤不拘外，若前次三个月而堕，则下次必如期复然。盖先于此时受伤，故后至期必应，乘其虚也。遇有半产者，产后须多服养气血、固胎元之药，以补其虚损。下次有胎，先于两个半月后，即用固胎药十数服，以防三月之堕；至四个半月后，再服八九服防过五月；又至六个半月后，再服以防七月；及至九个月内，服丹溪达生散十数服，可保无虞。其有连堕数次，胎元损甚者，服药须多，久则可以留。方用四物汤加白术、人参、陈皮、茯苓、甘草、阿胶、艾叶、条芩，多气加香附、缩砂，有痰加姜制半夏。

——明·王纶撰，薛己注《明医杂著·卷之三·续医论·妇人半产》

【提要】 本论主要阐述预防滑胎的服药法。要点如下：其一，孕妇若有孕期流产的历史，当再次怀孕时，预先服药，"先于两个半月后，即用固胎药十数服，以防三月之堕"，以后持续服药，直至生产。其二，对于滑胎者，更须长久服药，"其有连堕数次，胎元损甚者，服药须多，久则可以留"。

汪 机 论滑胎治法※*

石山治一妇，长瘦，色黄白，性躁急，年三十余，常患堕胎，已七八见矣。诊其脉皆柔软无力，两尺虽浮而弱不任寻按。曰：此因堕胎太多，气血耗甚，胎无滋养，故频堕。譬之水涸而禾枯，土削而木倒也。况三月五月，正属少阳火动之时，加以性躁而激发之，故堕多在三五七月也。宜用大补汤去桂，加黄柏、黄芩，煎服，仍用研末，蜜丸服之，庶可保生。服半年，胎固而生二子。

——清·俞震《古今医案按·卷九·女科·堕胎》

【提要】 本论主要阐述滑胎的病因病机及治法。要点如下：妇人堕胎多由于性躁少阳火动而致。其频繁堕胎的病因是气血亏虚，情志过极，脉象"柔软无力，两尺虽浮而弱，不任循按"。治疗应服大补汤。

张介宾 数堕胎综论※*

夫胎以阳生阴长，气行血随，营卫调和则及期而产，若或滋养之机少有间断，则源流不继而胎不固矣。譬之种植者，津液一有不到，则枝枯而果落，藤萎而花坠。故《五常政大论》曰：根于中者，命曰神机，神去则机息。根于外者，命曰气立，气止则化绝。正此谓也。凡妊娠之数见堕胎者，必以气脉亏损而然。而亏损之由，有禀质之素弱者，有年力之衰残者，有忧怒劳苦而困其精力者，有色欲不慎而盗损其生气者。此外如跌扑、饮食之类，皆能伤其气脉，气脉有伤而胎可无恙者，非先天之最完固者不能，而常人则未之有也。且胎怀十月，经养各有所主，所以屡见小产堕胎者，多在三个月及五月七月之间，而下次之堕必如期复然。正以先次伤此一经，而再值此经，则遇阙不能过矣。况妇人肾以系胞，而腰为肾之府，故胎妊之妇最虑腰痛，痛甚则坠，不可不防。故凡畏堕胎者，必当察此所伤之由，而切为戒慎。凡治堕胎者，必当察此养胎之源，而预培其损，保胎之法无出于此。若待临期，恐无及也。凡胎孕不固，无非气血损伤之病。盖气虚则提摄不固，血虚则灌溉不周，所以多致小产。故善保胎者，必当专顾血虚，宜以胎元饮为主而加减用之，其次则芍药芎归汤，再次则泰山磐石散，或《千金》保孕丸，皆有夺造化之功，所当酌用者也。又凡胎热者血易动，血动者胎不安，故堕于内热而虚者亦常有之。若脾气虚而血热者，宜四圣散；肝肾虚而血热者，宜凉胎饮；肝脾虚而血热者，宜固胎煎。又立斋法：治血虚血热，数堕胎者，于调补之外，时值初夏，教以浓煎白术汤下黄芩末二钱，与数十帖，得保而生，亦可法也。此外，凡有他证而胎不安者，当于安胎条中酌而治之。

——明·张介宾《景岳全书·卷三十八·妇人规·胎孕类·数堕胎》

【提要】 本论主要阐述滑胎的病因病机、症状及治法。要点如下：其一，"数堕胎"由"气脉亏损"胎元不固所致。发病有先天禀赋不足、孕妇年老体衰等先天因素，又有后天损伤之原因，如劳累过度、房事过度、跌倒、饮食失节等因素。其二，指明滑胎的发病规律："多在三个月及五月七月之间，而下次之堕必如期复然"，为预防奠定了理论基础。同时强调肾虚腰痛易致滑胎的现象。其三，提出了"凡治堕胎者，必当察此养胎之源，而预培其损"防治原则，否则"若待临期，恐无及也"。主张用补益气血的药物，使母体气血充足，冲任牢固，从而防止滑胎。所载胎元饮、泰山磐石散应用至今。其四，认为血热也是导致滑胎的重要原因，并记述血热滑胎的辨治用药。

《医宗金鉴》 论滑胎概念与病因※※

若怀胎三五七月，无故而胎自堕，至下次受孕亦复如是，数数堕胎，则谓之滑胎。多因房劳太过，欲火煎熬，其胎因而不安，不可不慎者也。

——清·吴谦《医宗金鉴·女科心法要诀·卷四十六·胎前诸证门·胎不安小产堕胎总括》

【提要】 本论主要阐述滑胎的概念及病因。要点如下：本论首次明确提出滑胎的概念："怀胎三五七月，无故而胎自堕，至下次受孕亦复如是，数数堕胎，则谓之滑胎。"责其因为"房劳太过，欲火煎熬"，火热动胎。

竹林寺僧 论滑胎病因与预防※※

半产多在三个月及五七月，除跌扑损伤外，若前次怀胎三个月而堕者，下次有孕，如期复然。盖先于此时受伤，故后期必应，乘其虚也。必须预服健脾、益气、养荣药于一有孕之日，日日不可缺乃可。

——清·竹林寺僧《女科秘旨·卷一·小产》

【提要】 本论主要阐述滑胎的病因和预防。要点如下：其一，孕妇若前次怀胎三个月而流产，下次怀孕会"如期复然"。其原因为"先于此时受伤，故后期必应，乘其虚也"。其二，提出在怀孕之初，预先服用健脾益气养血之药，坚持"日日不可缺"，是为预防滑胎的重要措施。

郑玉坛 论滑胎病因与预防※※

滑胎者，怀孕每至三五七个月内，无故而胎自堕，至下次受孕，亦复如是，数数堕胎，则谓之滑胎。多因房劳太过，欲火煎熬其胎，因而不安。亦因贪食厚味生冷，湿热伤胎者。孕妇总宜清心寡欲，调养气血，预服药饵丸散，以防滑脱。

——清·郑玉坛《彤园医书（妇人科）·卷四·胎前本病门·滑胎》

【提要】　本论主要阐述滑胎的病因和预防。要点如下：沿袭《医宗金鉴》的观点，补充指出滑胎的病因也与"贪食厚味生冷，湿热伤胎"有关。主张孕妇平时须清心寡欲，调养气血，配合药物治疗，从而预防滑胎。

王清任　少腹逐瘀汤治疗滑胎论※*

孕妇体壮气足，饮食不减，并无伤损，三个月前后，无故小产，常有连伤数胎者，医书颇多，仍然议论滋阴养血、健脾养胃、安胎保胎，效方甚少。不知子宫内，先有瘀血占其地，胎至三月再长，其内无容身之地，胎病靠挤，血不能入胎胞，从旁流而下，故先见血。血既不入胎胞，胎无血养，故小产。如曾经三月前后小产，或连伤三五胎，今又怀胎，至两个月前后，将此方服三五付，或七八付，将子宫内瘀血化净，小儿身长有容身之地，断不至再小产。若已经小产，将此方服三五付，以后存胎，可保无事。此方去疾，种子，安胎，尽善尽美，真良善之方也。

——清·王清任《医林改错·卷下·少腹逐瘀汤说》

【提要】　本论主要阐述少腹逐瘀汤治疗滑胎的机理。要点如下：其一，认为妇人滑胎的原因为"子宫内，先有瘀血占其地，胎至三月再长，其内无容身之地"，血不能进去养胎而致滑胎的新观点。其二，创立少腹逐瘀汤治疗滑胎"将子宫内瘀血化净"的新治法，弥补了前人的不足，至今仍为后人所推崇。

张锡纯　寿胎丸治疗滑胎论*

寿胎丸

治滑胎。

菟丝子（炒熟四两）　桑寄生（二两）　川续断（二两）　真阿胶（二两）

上药将前三味轧细，水化阿胶和为丸，一分重（干足一分）。每服二十丸，开水送下，日再服。气虚者，加人参二两，大气陷者，加生黄芪三两，食少者，加炒白术二两，凉者，加炒补骨脂二两，热者，加生地二两。

胎在母腹，若果善吸其母之气化，自无下坠之虞。且男女生育，皆赖肾脏作强。菟丝大能补肾，肾旺自能荫胎也。寄生根不着土，寄生树上，又复隆冬茂盛，雪地冰天之际，叶翠子红，亦善吸空中气化之物。且寄生于树上，亦犹胎之寄母腹中，气类相感，大能使胎气强壮，故《本经》载其能安胎。续断亦补肾之药……阿胶系驴皮所熬……最善伏藏血脉，滋阴补肾，故《本经》亦载其能安胎也。至若气虚者，加人参以补气。大气陷者，加黄芪以升补大气。饮食减少者，加白术以健补脾胃。凉者，加补骨脂以助肾中之阳（补骨脂善保胎，修园曾详论之）。热者，加生地黄以滋肾中之阴。临时斟酌适宜，用之无不效者。

此方乃思患预防之法，非救急之法。若胎气已动，或至下血者，又另有急救之方。曾治一少妇，其初次有妊，五六月而坠。后又有妊，六七月间，忽胎动下血，急投以生黄芪、生地黄各二两，白术、山萸肉（去净核）、龙骨（煅捣）、牡蛎（煅捣）各一两，煎汤一大碗，顿服之，胎气遂安。将药减半，又服一剂。后举一男，强壮无恙。

流产为妇人恒有之病，而方书所载保胎之方，未有用之必效者。诚以保胎所用之药，当注重于胎，以变化胎之性情气质，使之善吸其母之气化以自养，自无流产之虞。若但补助妊妇，使其气血壮旺固摄，以为母强自能荫子，此又非熟筹完全也。是以愚临证考验以来，见有屡次流产者，其人恒身体强壮，分毫无病；而身体软弱者，恐生育多则身体愈弱，欲其流产，而偏不流产。于以知：或流产，或不流产，不尽关于妊妇身体之强弱，实兼视所受之胎善吸取其母之气化否也。由斯而论，愚于千百味药中，得一最善治流产之药，乃菟丝子是也。

愚拟有寿胎丸，重用菟丝子为主药，而以续断、寄生、阿胶诸药辅之，凡受妊之妇，于两月之后徐服一料，必无流产之弊。此乃于最易流产者屡次用之皆效。至陈修园谓宜用大补大温之剂，使子宫常得暖气，则胎自日长而有成，彼盖因其夫人服白术、黄芩连坠胎五次，后服四物汤加鹿角胶、补骨脂、续断而胎安，遂疑凉药能坠胎，笃信热药能安胎。不知黄芩之所以能坠胎者，非以其凉也。《神农本草经》谓黄芩下血闭，岂有善下血闭之药而能保胎者乎？盖汉唐以前，名医用药皆谨遵《本经》，所以可为经方，用其方者鲜有流弊。迨至宋元以还，诸家恒师心自智，其用药或至显背《本经》。是以医如丹溪，犹粗忽如此，竟用黄芩为保胎之药，俾用其方者不惟无益，而反有所损，此所以为近代之名医也。所可异者，修园固笃信《本经》者也，何于用白术、黄芩之坠胎，不知黄芩之能开血闭，而但谓其性凉不利于胎乎？究之胎得其养，全在温度适宜，过凉之药，固不可以保胎，即药过于热，亦非所以保胎也。惟修园生平用药喜热恶凉，是以立论稍有所偏耳。

——民国·张锡纯《医学衷中参西录·医方·治女科方·寿胎丸》

【提要】 本论主要阐述寿胎丸治疗滑胎的机理。要点如下：其一，认为胎儿是否流产不仅看母亲身体的强壮与否，还要看胎儿"善吸取其母之气化否"。其二，"男女生育，皆赖肾脏作强"，以寿胎丸治疗肾虚所致滑胎，为"思患预防之法"，强调治疗滑胎"防重于治"的原则。其三，保胎之药，当注重于胎儿，当温度适宜，过凉或过热之药，均非保胎所宜。

2.3.5 子肿

子肿是妊娠中晚期，孕妇出现不同程度的肢体、面目肿胀的一类病证。子肿多由脏腑虚弱、饮食不慎、七情所伤而致。其主要病机为素体脾肾阳虚，怀孕后更感不足，脾阳虚不能运化水湿，肾阳虚上不能温煦脾阳，下不能温化膀胱，水道不利，泛溢肌肤，而致子肿。此外，胎气壅阻，气机滞碍，水湿不化，也加重肿胀。本病根据临床表现，有脾虚、肾虚和气滞三种不同证型。脾虚者，治以健脾利水；肾虚者，治以温肾行水；气滞者，治以理气化湿。按照治病与安胎并举的原则，以运化水湿为主，适当加入养血安胎之品，慎用温燥、寒凉、峻下、滑利之品，以免伤胎。

◈ 张仲景 论子肿※※ ◈

妊娠，有水气，身重，小便不利，洒淅恶寒，起即头眩，葵子茯苓散主之。

葵子茯苓散方

葵子（一斤）茯苓（三两）

上二味，杵为散，饮服方寸匕，日三服，小便利则愈。……

妇人伤胎，怀身腹满，不得小便，从腰以下重，如有水气状，怀身七月，太阴当养不养，此心气实，当刺泻劳宫及关元，小便微利则愈。

——汉·张仲景《金匮要略方论·卷下·妇人妊娠病脉证并治》

【提要】　本论主要阐述子肿的病机、症状及治法。要点如下：其一，妇人妊娠，脾虚湿盛，水气内停，阳气被阻，导致水肿、身重腰以下为甚、小便不利等症状出现。其二，治以葵子茯苓散，通窍利小便。也可采用针刺劳宫及关元的针刺疗法。利小便之法，为后世广泛采用。

巢元方　子肿脾胃虚弱论※＊

胎间水气，子满体肿者，此由脾胃虚弱，脏腑之间有停水，而挟以妊娠故也。妊娠之人，经血壅闭，以养于胎。若挟有水气，则水血相搏，水渍于胎，兼伤腑脏。脾胃主身之肌肉，故气虚弱，肌肉则虚，水气流溢于肌，故令体肿；水渍于胞，则令胎坏。

然妊娠临将产之月而脚微肿者，其产易。所以尔者，胞藏水血俱多，故令易产，而水乘于外，故微肿，但须将产之月耳。若初任而肿者，是水气过多，儿未成具，故坏胎也。

怀胎脉浮者，必腹满而喘，怀娠为水肿。

——隋·巢元方《诸病源候论·卷之四十一·妇人妊娠病诸候·妊娠胎间水气子满体肿候》

【提要】　本论主要阐述子肿的病因病机。要点如下：其一，脾胃虚弱，水湿内停于脏腑，加之妊娠之人，经血壅闭，导致水血相搏，内伤脏腑，外溢肌肤而致体肿，腹满而喘。其二，提出妊娠将产之月脚微肿，为正常现象；若妊娠之初而肿者，易损伤胎儿。

昝　殷　论子肿病机※＊

论曰：脏气本弱，因产重虚，土不克水，血散入四肢，遂致腹胀，手足面目皆浮肿，小便秘涩。

——唐·昝殷《经效产宝·卷之上·治妊娠水气身肿腹胀方论》

【提要】　本论主要阐述子肿的病机。要点如下：素体虚弱，产后伤气血而加重，脾失健运，水湿内生，外溢肌肤，出现腹胀、手足面目四肢皆肿、小便不利等症状。

《圣济总录》　论子肿病机※＊

论曰：脾合土，候肌肉，土气和平，则能制水，水自传化，无有停积。若妊娠脾胃气虚，经血壅闭，则水饮不化，湿气淫溢，外攻形体，内注胞胎。怀妊之始肿满者，必伤胎气，如临月而脚微肿者，利其小便，则病可愈。

——宋·赵佶《圣济总录·卷第一百五十七·妊娠胎间水气肌肤浮肿》

【提要】 本论主要阐述子肿的病机。要点如下：其一，脾胃气虚，运化失司，水湿内停，外攻形体，内注胞胎而致本病。其二，妊娠之初发病，必损伤胎气；妊娠后期胎儿足月临产时出现脚微肿症状，采用通利小便的方法，则病可治愈。

陈无择 论子肿鉴别[※*]

凡妇人宿有风寒冷湿，妊娠喜脚肿，俗呼为皱脚；亦有通身肿满，心腹急胀，名曰胎水。

——宋·陈无择《三因极一病证方论·卷之十七·胎水证治》

【提要】 本论主要阐述皱脚和胎水的鉴别。要点如下：其一，妇人素体风寒湿重是妊娠水肿的主要原因。其二，症状分脚肿或周身肿胀不同。其中妊娠脚肿者，称作"皱脚"；全身肿胀，腹部胀满者，称作"胎水"。

陈自明 论子肿病机[※*]

《产宝》论曰：夫妊娠肿满，由脏气本弱，因产重虚，土不克水，血散入四肢，遂致腹胀，手足、面目皆浮肿，小便秘涩。……

论曰：凡妊娠之人，无使气极。若心静气和，则胎气安稳；若中风寒邪气及有所触犯，则随邪而生病也。凡妊娠，经血壅闭以养胎。若忽然虚肿，乃胎中挟水，水血相搏。脾胃恶湿，主身之肌肉。湿渍气弱，则肌肉虚；水气流溢，故令身肿满也。然其由有自，或因泄泻下痢，脏腑虚滑，耗损脾胃，或因寒热疟疾，烦渴引饮太过，湿渍脾胃，皆能使头面或手足浮肿也。然水渍于胞，儿未成形，则胎多损坏。及其临产日脚微肿，乃胞脏水少血多，水出于外，故现微肿，则易生也。宿有寒气，因寒冷所触，故能令腹胀肿满也。

——宋·陈自明《妇人大全良方·卷之十五·方论》

【提要】 本论主要阐述妊娠胎水肿满的病因病机。要点如下：其一，妊娠期间外感风寒邪气，或平素脾胃虚弱，或因泄泻、疟疾等疾病，或因过度饮水，均可加重脾胃虚弱，湿渍脾胃，水湿内停，泛溢肌肤，出现头面或手足浮肿。其二，发病时期不同，预后不同。儿未成形，则胎多损坏；临产时出现脚微肿，反而容易生产。

李 梴 子肿综论[※*]

胎水遍身虚肿浮，

妊孕经血闭以养胎，胎中挟水湿，与血相搏，湿气流溢，故令面目肢体遍身浮肿，名曰胎水，又曰子肿，多五六个月有之。原因烦渴引饮太过，或泄泻损伤脾胃，脾虚不能制水，血化为水所致，宜五皮散，倍加白术为君。气喘小便不利者，防己散。湿热盛者，单山栀炒为末，米饮调服，或单山栀丸。

——明·李梴《医学入门·外集·卷五·妇人门·胎前》

【提要】　本论主要阐述子肿的病因病机及辨证施治。要点如下：其一，妇人妊娠五六个月时，因饮水过多或泄泻导致脾虚不能运化水湿，水湿内停，胎中挟水湿，与血相搏，湿气泛溢肌肤，出现面目肢体遍身浮肿等症状者，称为胎水，又称子肿。其二，依据不同证型，辨证施治。脾虚湿盛，治以五皮散，重用白术为君药；气喘小便不利者，治以防己散；湿热盛者，治以山栀子清热利湿。

沈又彭　论子肿病机***

沈尧封曰：妊妇腹过胀满，或一身及手足面目俱浮，病名子满，或名子肿，或名子气，或名胎水，或名琉璃胎。但两脚肿者，或名皱脚，或名脆脚。名色虽多，不外有形之水病，与无形之气病而已。何则？胎碍脏腑，机栝不灵。肾者胃之关也，或关门不利，因而聚水；或脾不能散精行肺；或肺不能水精四布：此有形之水病也。又腹中增一物，则大气升降之道窒塞，此无形之气病也。病在有形之水，其证必皮薄色白而亮；病在无形之气，其证必皮厚色不变。说见《内经·胀论》，细玩自明。更有痰滞一证，痰虽水类，然凝聚质厚，不能遍及皮肤，惟壅滞气道，使气不宣通，亦能作肿，其皮色不变，故用理气药不应，加化痰之品，自然获效。

——清·沈又彭辑著，王孟英注，张山雷笺正《沈氏女科辑要笺正·第十九节·妊娠肿胀》

【提要】　本论主要阐述子肿的病名病机、分型及其症状。要点如下：其一，妊娠腹部胀满，或一身及手足面目浮肿，依部位不同有多种称谓，名子满，或子肿、子气、胎水、琉璃胎。脚肿者，名皱脚或脆脚。其二，本病之病机"不外有形之水病，与无形之气病"。有形之水病，皮肤薄色白而亮，源于肾阳虚水泛、脾不运化水湿或肺失宣散；无形之气病，皮肤厚色不变，由妊娠胎体逐渐长大，气机升降之机栝不利所致。另有痰滞之证，痰凝质厚，壅滞气道，气不宣通，亦能作肿，当加化痰之品，方能取效。

2.3.6　子嗽

子嗽是以妊娠期间伴发咳嗽或久咳不已为主要特征的一类病证。本病病位在肺。多因平素阴虚，怀孕后精血聚以养胎，阴精不能上承，肺阴亏损所致；或风寒犯肺，肺气不得宣散而致咳嗽；或阴虚火旺，虚热内燔，炼液成痰，痰火犯肺而致；或平素脾虚，运化失职，聚湿生痰，痰饮上犯，肺失清肃而致。本病治疗以润肺化痰止咳为总则，辨证施治，同时注意护养胎元。阴虚燥咳，治以养阴润肺，止咳安胎；脾虚痰湿咳嗽，治以健脾化痰，止嗽安胎；外感咳嗽，治以祛风散寒，止咳安胎。对于降气、豁痰、滑利等碍胎药物，必须慎用。

巢元方　论妊娠咳嗽病因病机***

肺感于微寒，寒伤于肺，则成咳嗽。所以然者，肺主气，候皮毛，寒之伤人，先客皮毛，故肺受之。又五脏六腑，俱受气于肺，以四时更王。五脏六腑亦皆有咳嗽，各以其时感于寒，而为咳嗽也。秋则肺受之，冬则肾受之，春则肝受之，夏则心受之。其诸脏咳嗽不已，各传于腑。妊娠而病之者，久不已，伤于胎也。

——隋·巢元方《诸病源候论·卷之四十二·妇人妊娠病诸候下·妊娠咳嗽候》

【提要】 本论主要阐述子嗽的病因病机。要点如下：《诸病源候论》首列"妊娠咳嗽候"，强调妊娠咳嗽病位在肺，由寒邪伤肺所致，而根据季节的变更，感邪的脏腑亦各不相同，皆可令人咳嗽。同时提出孕妇咳嗽日久会累及胎儿，故须加以注意。

《圣济总录》 妊娠咳嗽肺感寒气论※※

论曰：妊娠咳嗽者，以肺感寒气故也，《经》谓"形寒饮冷则伤肺"。久咳不已，则寒气相移，不惟孕育有伤，而肺气痿弱，皮毛枯悴。治法宜发散寒邪，滋补胎气，则咳嗽自已。

——宋·赵佶《圣济总录·卷第一百五十六·妊娠咳嗽》

【提要】 本论主要阐述子嗽的病因病机及治则。要点如下：其一，依据《内经》"形寒饮冷则伤肺"的理论，提出妊娠咳嗽多因寒邪犯肺所致。其二，指出久咳不停，寒邪转移，不但损及胎儿，且因肺气虚损，致皮毛枯槁。其三，治疗上提出发散寒邪，滋补胎气的治则。

齐仲甫 何谓子嗽※

第六十九问 何谓子嗽？

答曰：肺主气，外合皮毛，风寒外感入射于肺，故为咳也。有涎者谓之嗽，无痰者名曰咳。夫五脏六腑，俱受气于肺，各以其时感于寒而为病也。秋则肺受之，冬则肾受之，春则肝受之，夏则心受之，长夏则脾受之。长夏者，夏末秋初也。诸脏不已，各传于腑也。妊娠而嗽者，谓之子嗽。久而不已，则伤胎。

天门冬汤 治恶热咽燥，脉数，咳嗽甚则咯血。……

百合散 治妊娠咳嗽，心胸不利，烦闷不欲饮食。……

缓息丹 治肺气不调，痰壅咳嗽，上气喘满，咳嗽唾痰沫，日夕不安止。

——宋·齐仲甫《女科百问·卷下·第六十九问何谓子嗽》

【提要】 本论主要阐述子嗽的病因病机及治疗方药。要点如下：其一，本论首次提出子嗽的定义："妊娠而嗽者，谓之子嗽。"认为外感风寒，入射于肺而为咳，有涎者谓之嗽，无痰者名曰咳。其二，提出以天门冬汤治疗燥咳，以百合散治疗咳嗽胸闷，以缓息丹治疗痰涎壅盛的咳嗽。

陈自明 妊娠咳嗽方论※

夫肺感于寒，寒伤于肺，则成咳嗽也。所以然者，肺主气而外合皮毛，毛窍不密，则寒邪乘虚而入，故肺受之也。五脏六腑俱受气于肺，以其时感于寒而为嗽也。秋则肺受之，冬则肾受之，春则肝受之，夏则心受之。其诸脏嗽不已，则传于腑。妊娠病久不已者，则伤胎也。

款冬花散 疗妊娠心膈痰毒壅滞，肺气不顺，咳嗽头疼。……

桔梗散 治妊娠肺壅咳嗽喘急，不食。……

马兜铃散 治妊娠胎气壅滞，咳嗽喘急。……

麻黄散 治妊娠外伤风冷，痰逆，咳嗽不食。……

百合散 治妊娠咳嗽，心胸不利，烦闷不食。……

紫菀汤 治妊娠咳嗽不止，胎不安。

——宋·陈自明《妇人大全良方·卷之十三·妊娠咳嗽方论》

【提要】 本论主要阐述子嗽的病因病机及治疗方药。要点如下：沿袭《诸病源候论》观点，在治疗子嗽的方证中提出对子嗽病因病机的新认识。认为妊娠心膈痰毒壅滞，肺气不顺而致咳嗽；妊娠胎气壅滞，会导致咳嗽喘急；妊娠外伤风冷，痰逆致咳嗽。并列出治疗子嗽的六首方剂。

陈自明、薛 己 论子嗽辨治※*

夫肺内主气，外司皮毛，皮毛不密，寒邪乘之则咳嗽。秋则肺受之，冬则肾受之，春则肝受之，夏则心受之。其嗽不已，乃传于腑。妊娠病久不已，则伤胎也。

愚按：前症若秋间风邪伤肺，用金沸草散。夏间火邪克金，用人参平肺散。冬间寒邪伤肺，用人参败毒散。春间风邪伤肺，用参苏饮。若肺脾气虚，用六君、芎、归、桔梗。若血虚，四物、桑皮、杏仁、桔梗。肾火上炎，用六味丸加五味子煎服。脾胃气虚，风寒所伤，则补中益气加桑皮、杏仁、桔梗。盖肺属辛金，生于己土，嗽久不愈者，多因脾土虚而不能生肺气，而腠理不密，以致外邪复感，或因肺气虚不能生水，以致阴火上炎所致。治法当壮土金，生肾水为善。

——宋·陈自明撰，明·薛己校注《校注妇人良方·卷十三·妊娠咳嗽方论》

【提要】 本论主要阐述脏腑、季节与子嗽发病的关系及辨证施治。要点如下：其一，陈氏认为不同季节感受风、热、寒邪，伤于肺则咳嗽。久咳不已则伤胎。其二，薛氏将妊娠咳嗽分为肺脾气虚、血虚、肾虚火旺、脾胃气虚风寒所伤等证候，分别用六君子汤，四物汤，六味丸，补中益气汤加桑皮、杏仁、桔梗等药治疗。其三，久咳不愈者，多由脾虚卫气不固，复感外邪，或由肺气虚不能生水，阴火上炎所致。治以补脾肺，生肾水。

万 全 论妊娠咳嗽辨治※*

如初得之，恶风寒发热，鼻塞声重，或鼻流清涕者，宜发散，加减参苏饮主之。

人参 紫苏 陈皮 白茯 甘草 桔梗 枳壳 前胡 黄芩（各一钱）

薄荷叶少许，姜引，水煎，食后服，得微汗而解。

久嗽不已，谓之子嗽，引动其气，恐其堕胎，人参阿胶散主之。

人参　白术　黄芩　茯苓　炙甘草　苏叶　阿胶（炒）　桔梗　乌梅（一个去核）

水煎，食后服。

——明·万全《万氏女科·卷之二·胎前章·妊娠咳嗽》

【提要】　本论主要阐述妊娠咳嗽的辨证施治。要点如下：其一，病程初起，恶风寒发热，鼻塞声重或者鼻流清涕，当发散，用加减参苏饮治疗。其二，久嗽不愈，会引动胎气，用人参阿胶散治疗。需要注意的是本论认为"久嗽不已，谓之子嗽"，其概念范围明显缩小。

陈　沂、陈文昭　子嗽综论※*

《全书》：妊娠咳嗽因感冒，寒邪伤于肺经，以致咳嗽而不停也。肺主气，外合皮毛，腠理不密，则寒邪乘虚入肺。或昼甚夜安，昼安夜甚，或有痰，或无痰，名曰子嗽，久则伤胎，宜紫菀汤。……

补按：《经》云：形寒饮冷则伤肺。治肺而用苦寒之品，非本治也。然寒久不去，积而为热。肺，金脏也。热伤肺，久嗽必致成痿。痿者，肺叶焦而不舒。又失久不治变成痈。痈者，咯出脓血，不可治也。况妇人怀孕，周身气血皆聚养胎，久嗽胎气必伤，卧不安枕，昼则或吐水饮，必用凉补之剂，清肺而滋肾水，十可一生。

——宋·陈沂撰，明·陈文昭补解《陈素庵妇科补解·胎前杂症门卷之三·妊娠咳嗽方论》

【提要】　本论主要阐述子嗽的病因、病机、症状及治法。要点如下：其一，妊娠咳嗽由感冒而引起，寒邪伤肺，导致咳嗽不停。其二，描述了子嗽的症状"或昼甚夜安，昼安夜甚，或有痰，或无痰"。其三，咳嗽日久会损伤胎儿，宜用紫菀汤治疗，喘重者加马兜铃、款冬花。其四，妊娠咳嗽，寒邪郁久化热，邪热伤肺，可致肺痿，或致肺痈，无法治疗，需要注意。其五，妇人怀孕，气血滋养胎儿，久咳必然损伤胎气，治疗时当注意清肺热滋养肾水。

萧　埙　论妊娠咳嗽属肺燥郁热※

朱丹溪曰：胎前咳嗽，由津血聚养胎元，肺乏濡润，又兼郁火上炎所致。法当润肺为主，天冬汤主之。……

咳嗽属肺病，《大全》主于外感寒邪，丹溪主于内伤肺燥。若立斋则分四时所感，五脏均受，有风寒火之不同，外感内伤之各别。虽不专属胎前咳嗽论，而治法无殊，总兼安胎为主也。

——清·萧埙《女科经纶·卷四·胎前证下》

【提要】　本论主要阐述咳嗽的病因、病机及其治疗。要点如下：其一，引用朱丹溪之言，认为妊娠咳嗽是由于津血聚养胎儿，肺乏濡润，肺燥郁热而致。治以润肺为主，天冬汤主之。其二，总结各家对妊娠咳嗽的认识，或为外感寒邪所致，或为内伤肺燥所致，或因四时所感风寒火不同。强调治法总以安胎为主。

《医宗金鉴》　论子嗽辨治※*

妊娠咳嗽名子嗽，阴虚痰饮感风寒。痰饮二陈加枳桔；风寒桔梗汤可安，紫苏桔梗麻桑杏，赤苓天冬合贝前。久嗽阴虚宜清润，六味地黄汤自痊。

——清·吴谦《医宗金鉴·妇科心法要诀·卷四十六·胎前诸证门·子嗽证治》

【提要】　本论主要阐述子嗽的辨证施治。要点如下：其一，妊娠咳嗽又名子嗽，阴虚、痰饮、外感风寒均可导致。其二，治疗上，痰饮所致用二陈加枳桔，风寒所致用桔梗汤，久嗽阴虚者用六味地黄汤清润治疗。

2.4　产　后　病

产妇在新产后或产褥期内发生与分娩或产褥有关的疾病统称产后病。由于分娩时造成的产创和出血，元气受损，抗病力弱，若摄生不慎，便会引起产后疾病。常见的产后病有产后血晕、恶露不下、恶露不绝、产后腹痛、产后发热、产后大便难、产后小便不通、缺乳、乳汁自出等。产后病的病因病机：一是亡血伤津，元气亏损；二是瘀血内阻，败血妄行；三是外感六淫，或饮食房劳所伤。总以"虚""瘀"居多，阴血骤虚，阳易浮散，又多瘀血，故有产后"多虚多瘀"之说。对于产后病的诊断，古人尤其重视"三审"之法。一是先审小腹痛与不痛，以辨有无恶露停滞；再审大便通与不通，以验津液的盛与衰；三审乳汁的行与不行，以及饮食多少，以察胃气的强弱。通过三审，结合产妇体质、脉象、症状等综合分析，方能做出正确诊断。根据产后亡血伤津，多虚多瘀的特点，产后病总的治则为补虚祛邪，补虚与活血通瘀，两者不可偏废。对于产后病证，勿忘产后，亦不可泥于产后，选方用药，必须照顾气血，开郁无过耗散，消导必兼扶脾，寒不宜过用温燥，热不宜过用寒凉，斟酌病情，辨证施治。

2.4.1　产后发热

产后发热是指产褥期内，出现发热持续不退，或突然高热寒战，并伴有其他症状的一种病证。产后发热的病机有以下几种：感染邪毒，正邪交争；或外邪袭表，营卫不和；或阴血骤虚，阳气外散；或败血停滞，营卫不通。产后发热，有虚实轻重之别，临证应根据发热的特点、恶露与小腹痛等情况及伴随的全身症状，综合分析明辨。若高热寒战，持续不退，恶露紫黯秽臭，小腹疼痛拒按，心烦口渴，多属感染邪毒；若恶寒发热，头痛身痛，为外感发热；寒热时作，恶露量少，色黯有块，小腹疼痛拒按，属血瘀发热；若低热不退，恶露量少色淡，腹痛绵绵，头晕心悸，乃血虚发热。治疗以调气血、和营卫为主，应时时重视产后多虚多瘀的特点，实证不过于发表攻里，虚证不片面强调补虚，辨证论治。感染邪毒证为产后发热之危重症，应予以重视。

张仲景　论产后发热的辨治※*

产后七八日，无太阳证，少腹坚痛，此恶露不尽。不大便，烦躁发热，切脉微实，再倍发热，日晡时烦躁者，不食，食则谵语，至夜即愈，宜大承气汤主之。热在里，结在膀胱也。

产后风续续数十日不解，头微痛恶寒，时时有热，心下闷，干呕汗出，虽久，阳旦证续在耳，可与阳旦汤。（即桂枝汤）

产后中风发热，面正赤，喘而头痛，竹叶汤主之。

——汉·张仲景《金匮要略方论·卷下·妇人产后病脉证治》

【提要】 本论主要阐述产后发热的辨证施治。要点如下：其一，产后发热可因多种因素引起，如产后恶露不尽、便秘、产后感受风邪所致。其二，产后恶露不尽，则胞宫瘀阻；便秘，烦躁发热，为阳明里实，热结在里。治以大承气汤泻热通便，同时使瘀血随热去便通而下。其三，产后中风，太阳表证仍在，头微痛恶寒，痞闷干呕，汗出，方用桂枝汤解表祛邪，调和营卫。其四，产后气血虚，风邪侵袭，发热头痛，同时血虚虚阳外浮，面赤喘促，治以扶正祛邪，用竹叶汤。

巢元方 论产后发热病因病机*

产后虚热候

产后腑脏劳伤，血虚不复，而风邪乘之，搏于血气，使气不宣泄，而否涩生热，或肢节烦愦，或唇干燥，但因虚生热，故谓之虚热也。

产后时气热病候

四时之间，忽有非节之气而为病者，谓之时气。产后体虚，而非节之热气伤之，故为产后时气热病也。

诊其脉弦小者，足温则生，足寒则死。凡热病，脉应浮滑而悬急，以为不顺，手足应温而反冷，为四逆，必死也。

产后伤寒候

触冒寒气而为病，谓之伤寒。产妇血气俱虚，日月未满，而起早劳动，为寒所伤，则啬啬恶寒，吸吸微热，数日乃歇。重者，头及骨节皆痛，七八日乃瘥也。

产后寒热候

因产劳伤血气，使阴阳不和，互相乘克，阳胜则热，阴胜则寒，阴阳相加，故发寒热。

凡产余血在内，亦令寒热，其腹时刺痛者是也。

——隋·巢元方《诸病源候论·卷之四十四·妇人产后病诸候》

【提要】 本论主要阐述产后发热的类型。要点如下：其一，产后发热分为产后虚热、产后时气热、产后伤寒和产后寒热四种证候。其二，各种类型的产后发热，都与产后气血俱虚的特点密切相关，在此基础上感受风邪、时热和寒气而发病。其基本病机有二，一是因产劳伤气血，阴阳不和，寒热相争而为；二是产后恶露不畅，血瘀于内，瘀阻气机，营卫失和而发寒热。其三，产后虚热、产后寒热两候，明确提出了因虚发热、因虚生瘀的观点，强调因虚致病。其四，在产后时气热病中，将脉象与触诊结合，判断病情预后。

朱丹溪　论产后发热治法※*

产后无得令虚，当大补气血为先。虽有杂证，以末治之。一切病多是血虚，皆不可发表。产后不可用芍药，以其酸寒伐生发之气故也。……产后大发热，必用干姜，轻者用茯苓，淡渗其热，一应寒苦并发表之药，皆不可用。产后发热恶寒，皆属血虚。左手脉不足，补血药多于补气药。恶寒发热腹痛者，当去恶血，腹满者不是。产后发热，乳汁不通及膨者，无子当消，用麦蘖二两炒，研细末，清汤调下，作四服。有子者，用木通、通草、猪蹄煎服。凡产后有病，先固正气。

前条云：产后大热，必用干姜。或曰：用姜者何也？曰：此热非有余之热，乃阴虚生内热耳，故以补阴药大剂服之。且干姜能入肺，和肺气，入肝分引血药生血，然不可独用，必与补阴药同用。此造化自然之妙，非天下之至神，孰能与于此乎？

—— 元·朱丹溪撰，明·程充校补《丹溪心法·卷五·产后》

【提要】　本论主要阐述产后发热的治法。要点如下：其一，产后以虚为主，先当大补气血，后治他证。同时不可发表，不可用苦寒药。其二，提出了产后发热血虚、血瘀和乳汁不通的用药。乳汁不通又分为有子和无子两种情况，分别用通法和消法。其三，明确提出了产后发热多为阴虚内热，必用干姜和肺气，引药入肝，并配伍补阴药。

万　全　产后发热综论※*

问云：云者何？曰：产后血虚则阴虚，阴虚则生内热。其症心胸烦满，呼吸气短，头痛闷乱，日晡转甚，与大病后虚烦相似，人参当归散主之。……

产后大热，必用干姜，何也？曰：此非有余之热，乃阴虚生内热也。故以补阴药大剂服之。且干姜能入肺和肺气，入肝分引血药生血，然不可独用，必与补阴药同用。此造化自然之妙，惟天下至神，可以语此。

—— 明·万全《万氏女科·卷之三·产后章·产后发热》

问云：云者何？曰：败血未尽，阴阳不和，皆能发寒热也。何以别之？曰：败血为病，则小腹刺痛，此为异耳。故败血未尽者，以去滞为主；阴阳不和者，以补虚为主。若作疟治，误矣。

问：败血不尽，乍寒乍热者何？曰：败血留滞，则经脉皆闭，荣卫不通。闭于荣，则血甚而寒；闭于卫，则阳甚而热；荣卫俱闭，则寒热交作，荣卫气行则即解矣。惟黑神散、卷荷散为去滞血之要药也。……

问：似疟真疟，何以别之？曰：似疟寒不凛凛，热不蒸蒸，发作无时，亦不甚苦，此正气虚而无邪气也。真疟者，寒则汤火不能御，热则冰水不能解，发作有时，烦苦困顿，此正气虚而邪气相搏者也。

—— 明·万全《万氏女科·卷之三·产后章·产后乍寒乍热似疟》

【提要】　本论主要阐述产后发热的病机症状及与疟疾的鉴别。要点如下：其一，产后发热的基本病机为血虚阴虚，阴虚生内热。其二，产后发热分为败血未尽和阴阳不和两种，以小腹刺痛与否为辨证要点，败血未尽者当去滞，阴阳不和者当补虚。其三，从营卫不通解释产后血瘀乍寒乍热的病机，并提出用黑神散、卷荷散治疗。其四，对产后乍寒乍热似疟和真疟进行鉴别：产后寒热似疟，寒热不甚，发作无时，正虚无邪；真疟寒热不解，发作有时，正虚邪盛。

张介宾 论产后发热辨治※*

产后发热，有风寒外感而热者，有邪火内盛而热者，有水亏阴虚而热者，有因产劳倦虚烦而热者，有去血过多头晕闷乱烦热者。诸证不同，治当辨察。

产后有外感发热者，盖临盆之际，多有露体用力，无暇他顾，此时或遇寒邪，则乘虚而入，感之最易。若见头疼身痛，憎寒发热，或腰背拘急，脉见紧数，即产后外感证也。然此等外感，不过随感随病，自与正伤寒宿感者不同，故略加解散即自痊。可勿谓新产之后不宜表散，但当酌其虚实而用得其宜耳。凡产后感邪，气不甚虚者，宜三柴胡饮。若气虚脾弱而感者，宜四柴胡、五柴胡饮。若肝脾肾三阴不足而感者，宜补阴益气煎。若虚寒之甚者，宜理阴煎。若产妇强壮气实而感者，宜正柴胡饮。若兼内火盛而外邪不解者，宜一柴胡饮。若风寒俱感，表里俱滞者，宜五积散。

产后有火证发热者，但外感之热多在表，火证之热多在里。此必以调摄太过，或时令热甚，或强以酒，或误用参、术、姜、桂大补之药，或过用炭火，或窗牖太密，人气太盛，或气体本实而过于动作。凡属太过，皆能生火。火盛于内，多见潮热内热，烦渴喜冷，或头痛多汗，便实溺赤，及血热妄行，但无表证，脉见缓滑不紧而发者，便是火证，宜清化饮、保阴煎之类主之。若本元不虚，或火之甚而势之急者，即徙薪饮、抽薪饮亦所常用，不必疑也。

产后有阴虚发热者，必素禀脾肾不足，及产后气血俱虚，故多有之。其证则倏忽往来，时作时止，或昼或夜，进退不常，或精神困倦，怔忡恍惚，但察其外无表证，而脉见弦数，或浮弦豁大，或微细无力。其来也渐，非若他证之暴至者，是即阴虚之候，治当专补真阴，宜小营煎、三阴煎、五阴煎之类，随宜主之。若阴虚兼火而微热者，宜一阴煎。若阴虚兼火之甚而大热者，宜加减一阴煎。若阴虚火盛，热而多汗者，宜当归六黄汤。若阴中之阳虚，火不归源而热者，宜大营煎、理阴煎、右归饮之类主之。若血虚阳不附阴，烦热作渴者，宜人参当归汤。若气血俱虚，发热烦躁，面赤作渴，宜八珍汤、十全大补汤。若热甚而脉微者，宜急加桂、附，或认为火，则祸在反掌。

产后有去血过多发热者，其证必烦渴短气，头痛头晕，闷乱内热，是亦阴虚之属，宜人参当归汤主之。

立斋曰：大凡元气虚弱而发热者，皆内真寒而外假热也。但用六君或补中益气加炮姜温补脾气，诸证自退。若四肢畏冷，急加附子。凡新产阴血暴伤，阳无所附而外热，宜用四物、炮姜，补阴以配阳。若因误服寒凉克伐之剂而外热，此为寒气格阳于外，宜用四君子加姜、桂；如不应，急加附子。若或肌肤发热，面目赤色，烦渴引饮，此血脱发躁，宜用当归补血汤。

——明·张介宾《景岳全书·卷三十九人集·妇人规·产后类·产后发热》

【提要】　本论主要阐述产后发热的辨证施治。要点如下：其一，产后发热有外感风寒、火邪内盛、肾阴亏虚和产后血亏的不同，论述了各型产后发热的原因、症状、治疗原则及选方。论述极为详尽。其二，外感发热多为外感风寒，反对产后不宜表散的观点，可酌其虚实适当应用表散之法。火证发热多因温补太过或居处闷热所致，宜清热滋阴。阴虚发热为脾肾不足，气血亏虚，治宜补气补血，专补真阴。产后血亏亦属阴虚发热。其三，记述薛立斋的相关观点，因元气虚弱而发热的原因是内真寒外假热，并列举了选方用药。

陈　沂　产后发热总论※

《全书》：产后发热，其症不一。有属外因者。外感风邪发热；伤寒发热；夏月产室人喧，热气遏郁，冒暑发热；七日内玉门未闭，进风发热；或七日内，手试冷水发热；产后未满月，或爱洁，或畏暑当风，浴不拭干，凉风外袭发热：皆属外因。治宜分别主治，仍当产后血虚为主，而加见症之药。有属内因者。劳动太早，体虚发热；瘀血闭而不行，阴阳乖度发热；三日内蒸乳发热；产后去血多，肝虚血燥，阴火上炎，迫阳于外发热；产后胃气未复，饮食不节，停滞胸膈，或伤于生冷，呕吐恶心发热；产未满月交合，劳伤肾气发热：皆属内因。治宜分别，皆当从产后大补气血为主，而加见症之药。

　　——宋·陈沂撰，明·陈文昭补解《陈素庵妇科补解·产后众疾门卷之五·产后发热总论》

【提要】　本论主要阐述产后发热的病因病机。要点如下：其一，产后发热病因分外因和内因两方面。外因包括外感风、寒、暑、湿之邪。内因包括劳伤、瘀血、血燥、饮食和房劳。其二，治疗多围绕血虚，以大补气血为主。其三，本文较之前人论述，重视产后的保健和调护，如"手试冷水""浴不拭干"等，是产后护理不当，"产未满月交合"是产后房事摄生不当。

《医宗金鉴》　产后发热综论※※

发热总括
产后发热不一端，内伤饮食外风寒，瘀血血虚与劳力，三朝蒸乳亦当然，阴虚血脱阳外散，攻补温凉细细参。

注：产后发热之故，非止一端。如食饮太过，胸满呕吐恶食者，则为伤食发热；若早起劳动，感受风寒，则为外感发热；若恶露不去，瘀血停留，则为瘀血发热；若去血过爽，阴血不足，则为血虚发热。亦有因产时伤力劳乏发热者，三日蒸乳发热者。当详其有余不足，或攻或补，或用凉药正治，或用温热反治，要在临证细细参考也。

发热证治
加味四物汤　加味异功散　生化汤
产后发热多血伤，大法四物加炮姜。头疼恶寒外感热，四物柴胡葱白良。呕吐胀闷伤食气，异功楂曲厚朴姜，脾不化食六君子，瘀血腹痛生化汤，当归川芎丹参共，桃仁红花炮干姜。

注：产后发热，多因阴血暴伤，阳无所附，大法宜四物汤加炮姜，从阴引阳为正治。若头疼恶寒而发热者，属外感，不当作伤寒治，惟宜用四物加柴胡、葱白服之。若呕吐胀闷，属伤

食。若倦怠气乏者，属伤气，宜用异功散加山楂、神曲、厚朴、生姜治之。若因脾虚不能化食而停食发热者，宜六君子汤。若因瘀血发热者，必兼腹痛，宜用生化汤，即当归、川芎、丹参、桃仁、红花、姜炭也。

——清·吴谦《医宗金鉴·妇科心法要诀·卷四十八·产后门》

【提要】 本论主要阐述产后发热的病因病机、症状及治法。要点如下：其一，产后发热分伤食发热、外感发热、瘀血发热、血虚发热、劳伤发热和蒸乳发热等不同。其二，产后发热治疗以补血为主，辨外感、伤食、伤气、脾虚、血瘀分别辨证施治。

沈又彭、王士雄 论产后发热辨治

沈尧封曰：产后发热，所因不同，当与证参看。感冒者鼻塞，亦不可过汗，经有夺血无汗之禁，只宜芎归汤；停食者嗳腐饱闷，宜平剂消食；血虚发热，无别证者，脉大而芤，宜归、芪；阴虚者烦渴脉细，宜生地、阿胶。更有一种表热里寒，下利清谷，烦渴恶热，脉微细者，此少阴危证，宜四逆汤。

王孟英按：暴感发热，可以鼻塞验之。苟胎前伏邪，娩后陡发者，何尝有头疼、鼻塞之形证乎？虽脉亦有不即显露者，惟舌苔颇有可征：或厚白而腻，或黄腻黄燥，或有黑点，或微苔舌赤。或口苦，或口渴，或胸闷，或溲热。此皆温湿、暑热之邪内蕴，世人不察，再饮以糖酒生化汤之类。则轻者重而重者危。不遇明眼，人亦但知其产亡，而不知其死于何病，误于何药也。我见实多，每为太息。其后条之乍寒乍热，亦当如是谛察，庶免遗人夭殃也。

——清·沈又彭辑著，王孟英注，张山雷笺正《沈氏女科辑要笺正·卷下·第十四节发热》

【提要】 本论主要阐述产后发热辨证施治。要点如下：其一，沈氏将产后发热按病因分为感冒、停食、血虚、阴虚、表热里寒五型，并论述了相应症状、脉象和治疗选方。其二，王孟英按语中提出，产后外感发热与普通外感发热比较，鼻塞等表证不明显，可从舌苔辨证。温湿、暑热之邪内蕴，如若不察，贻害无穷。

2.4.2 产后血晕

产后血晕是指产妇分娩后突然头昏眼花，不能起坐，或心中闷满，恶心呕吐，痰涌气急，不省人事的一种病证。导致产后血晕的原因不外虚、实两端。虚者为血虚气脱，多由阴血暴亡，心神失守而发；实者为瘀阻气闭，多因瘀血上攻，扰乱心神所致。本病为危重症，治疗应辨其虚实。虚者为脱证，恶露多，面苍白，眼闭口开，手撒肢冷，多见于产后大出血，治当益气固脱；实者为闭证，恶露少，面紫黯，心腹胀痛，两手紧握，属产后"三冲"（冲心、冲肺、冲胃）范围，治当行血逐瘀。产后血晕必要时可中西医结合治疗，以免延误病情。

巢元方 论产后血晕证候

运闷之状，心烦气欲绝是也。亦去血过多，亦有下血极少，皆令运。若产去血过多，血虚气极，如此而运闷者，但烦闷而已；若下血过少，而气逆者，则因随气上掩于心，亦令运闷，则烦闷而心满急。二者为异，亦当候其产妇血下多少，则知其产后应运与不运也。然烦闷不止，则毙人。凡产时当向坐卧，若触犯禁忌，多令运闷，故血下或多或少。是以产处及坐卧，须顺四时方面，避五行禁忌，若有触犯，多招灾祸也。

——隋·巢元方《诸病源候论·卷之四十三·妇人产后病诸候·产后血运闷候》

【提要】　本论主要阐述的产后血晕的证候。要点如下：其一，产后出现心烦、气欲绝症状为产后血晕。其辨证分型有血虚和气逆两种。血虚由产后出血过多，气血俱虚，不能上荣清窍所致，症见眩晕，烦闷。气逆由产后恶露不下，血随气逆，气血阻滞心脉所致，症见眩晕，心满急。其二，当时认为产后违逆四时、五行禁忌，亦会导致血晕。

《太平圣惠方》　论产后血晕辨证※＊

夫产后血运者，是产后下血，或多或少，皆令五脏运动，气血未定，败血奔逆，攻冲心肝。若产去血过多，则血虚气极；若下血少而气逆，则血随气上逼心也。二者皆令人运闷，心烦满急。若血运不止，则毙矣。若败血攻于肝，肝脏气虚，所以眼花心闷而欲绝也。

——宋·王怀隐《太平圣惠方·卷第八十·治产后血运诸方》

【提要】　本论主要阐述产后血晕的辨证及预后。要点如下：其一，产后恶露不下或恶露不畅，可使五脏气血失衡，瘀血随气上逆攻冲心肝而致血晕眼花，败血攻肝，则出现胸闷及濒死感。其二，产后失血过多，则气血衰竭，无以上荣，亦致眩晕。

陈自明　产后血晕属败血入肝经论※＊

论曰：产后血晕者，由败血流入肝经，眼见黑花，头目旋晕，不能起坐，甚致昏闷不省人事，谓之血晕。细酒调黑神散最佳。庸医或作暗风、中风治之。凡晕，血热乘虚，逆上凑心，故昏迷不省、气闭欲绝是也。然其由有三：有用心使力过多而晕者，有下血多而晕者，有下血少而晕者。其晕虽同，其治特异，当详审之。下血多而晕者，但昏闷烦乱而已，当以补血清心药治之。下血少而晕者，乃恶露不下，上抢于心，心下满急，神昏口噤，绝不知人，当以破血行血药治之。古法有云：产妇才分娩了，预烧秤锤或江中黄石子，硬炭烧令通赤，置器中，急于床前以醋沃之，得醋气可除血晕。产后一腊，不妨时作为妙。崔氏云：凡晕者，皆是虚热，血气奔并，腹中空所致。欲分娩者，第一须先取釅醋以涂口鼻，仍置醋于旁，使闻其气，兼细细饮之，此为上法。如觉晕即以醋噀面，苏来即饮醋，仍少与解（一云仍少以水解之）。一法烧干漆，令烟浓熏产母面即醒（如无干漆以旧破漆器，以猛火烧熏之亦妙）。

郭稽中论曰：产后血晕者何？答曰：产后气血暴虚，未得安静，血随气上，迷乱心神，故眼前生花。极甚者，令人闷绝不知人，口噤，神昏气冷。医者不识，呼为暗风，若作此治之，病必难愈。但服清魂散即省。

——宋·陈自明《妇人大全良方·卷之十八·产后门·产后血晕方论》

【提要】 本论主要阐述产后血晕的病因病机、辨证施治及外治法。要点如下：其一，产后血晕的基本病机为败血入肝经，须与暗风、中风相区别。其二，产后劳累、出血过多或产后恶露不下，三方面导致血热乘虚，逆上凑心，而致昏迷不醒，气闭欲绝。下血过多者宜补血清心，恶露不下者宜破血行血。其三，提出外治法，醋熏法、饮醋法及烧干漆烟熏法。

薛 己 产后血晕属瘀痰论※＊

产后元气亏损，恶露乘虚上攻，眼花头晕，或心下满闷，神昏口噤，或痰壅盛者，急用失笑散主之。若血下多而晕，或神昏烦乱者，大剂芎归汤补之，或芸薹子散，或童子小便，有痰加二陈汤。若因劳心力而致者，宜补中益气加香附。若因气血虚极，不省人事，用清魂散，继以芎归汤及大补气血之剂。凡产，可预烧称锤令赤，以器盛之，急至床前，以醋沃之；或以醋涂口鼻，闻之即醒；或用破旧漆器，或干漆烧烟熏之；或用半夏末，冷水和丸，入鼻孔中，并无前患。丹溪先生云：血晕因气血俱虚，痰火泛上，宜以二陈导痰，或加减朱砂安神丸，以麦门冬汤下亦可。大凡产后口眼㖞斜等症，当大补气血为主，而兼以治痰。若脾胃虚而不能固者，用六君子汤；至五七个月，宜服安胎饮；至八九个月，再加大腹皮、黄杨脑；如临产时，更宜服保生无忧散，庶无前患。

——明·薛己《女科撮要·卷下·产后血晕并失血》

【提要】 本论主要阐述产后血晕的病因病机、症状及治法。要点如下：其一，产后血晕多见恶露瘀血上攻，或可夹痰，宜祛瘀化痰。其二，若劳伤中气，可予补中益气汤加减，气血虚极宜大补气血。其三，产后晕厥，可用熏醋法、干漆烟熏法或半夏末和丸塞鼻法，使人醒转。其四，遵朱丹溪产后血晕气血俱虚，痰火泛上之病机，祛痰降火。产后口眼歪斜者，宜大补气血兼治痰。产前调理宜调补脾胃安胎。

张介宾 产后气脱血晕论※＊

产时胎胞既下，气血俱去，忽尔眼黑头眩，神昏口噤，昏不知人，古人多云恶露乘虚上攻，故致血晕，不知此证有二：曰血晕，曰气脱也。若以气脱作血晕，而用辛香逐血化痰等剂，则立刻毙矣，不可不慎也。气脱证：产时血既大行，则血去气亦去，多致昏晕不省，微虚者少顷即苏，大虚者脱竭即死。但察其面白眼闭，口开手冷，六脉细微之甚，是即气脱证也。速用人参一二两，急煎浓汤，徐徐灌之，但得下咽，即可救活，若少迟延，则无及矣。余尝救此数人，无不随手而愈，此最要法也。又尝见有禁参而毙者，云新产后不可用参，用参则补住恶血，必致为害，即劝之亦不肯用，直待毙而后悔者亦数人矣。又有云产后必过七日方可用参，此等愚昧讹传，不知始自何人，误人不浅，万万不可信也。

血晕之证，本由气虚，所以一时昏晕，然血壅痰盛者亦或有之。如果形气脉气俱有余，胸腹胀痛上冲，此血逆证也，宜失笑散。若痰盛气粗，宜二陈汤。如无胀痛气粗之类，悉属气虚，宜大剂芎归汤、八珍汤之类主之。

猝时昏晕，药有未及，宜烧秤锤令赤，用器盛至床前，以醋沃之；或以醋涂口鼻，令酸气入鼻，收神即醒；或以破旧漆器，或用干漆烧烟熏之，使鼻受其气皆可。但此法惟轻而暴晕者所宜，若气虚之甚而昏厥者，非用大补之剂，终无益也。

——明·张介宾《景岳全书·卷三十九人集·妇人规·产育类·气脱血晕》

【提要】 本论主要阐述气脱血晕的病因病机及辨证施治。要点如下：其一，前人普遍认为产后晕眩为恶露上攻的观点，张介宾认为气脱也可导致产后晕眩，故不可一味使用逐瘀祛痰之品，而当时世人产后用参的禁忌贻害不浅，强调产后气脱当用人参煎汤急救。其二，血晕也可由血壅痰盛与血逆导致。若痰盛气粗，宜二陈汤；血逆之证，宜失笑散。其三，指出醋熏和干漆烟熏之法只对暴晕者适用，气虚极者必当大补其气方能收效。

陈 沂 产后血晕败血冲心论**

《全书》：产后血晕，因败血冲心故也。产后恶露，乃胞内瘀血及裹胞浊浆。一产之后，即宜保生锭子及桃姜煎，以逐瘀血生新血，稍不谨则风冷袭于胞门，恶露不下，而上逆冲心则发晕，额出冷汗，口噤牙紧，甚至不测。宜桃姜煎及琥珀保生锭子。……

产妇三日内最险之症有三：败血冲心则血晕，冲肺则发喘气急，冲胃则呕吐胀急，甚或发秽（俗名呃忒，秽当作"哕"），以其不下行而反上逆。心藏神主血，产后气血两亏，心神已恍惚不定，梦寐惊恐，乃瘀血乘虚冲逆，神为之散，失其主宰，遂至昏晕，不省人事。非辛热之药，安能以逐瘀？桃仁、干姜、红花、泽兰，味虽辛热，而性不猛，佐以黑荆，则入血分，配以黑豆，风热尽去，加以童便，清心安神，而芎、归二味，所以生新。如牙关紧闭，先调保生锭子，服下即苏。

产后血晕，有虚有实，有寒有热。然虚而晕，热而晕者，十之六七；实而晕，寒而晕，十之二三也。产后分娩后，阴血暴亡，阳气下陷，神无所养。心为一身之主，得血则安，失则烦躁不宁，故发昏晕，卒然人事不知，此虚候也。亦有血虚，阴火载血，妄行上逆，神不能安。

血热乘虚而炎上，故发晕，眼生黑花，头目旋转，如坐车舟也。更有风冷乘虚，客于胞门，子户瘀血结成硬块，填塞心胸，则不但发晕，而且按之极痛。此虚为本，而实为标，急则治标，当用辛温行血之药，以逐瘀祛寒，迟则不救。

人之一身，心藏神，肺藏魄。心为神明之主，肺主气，胃为水谷之海，肺居至高而最清，纤毫浊秽皆不可犯。血，阴类。败血乃可去而不可留之物，宜通不宜瘀，宜下不宜上。然瘀而反能冲上者，虚火随气而炎上也。入心则神无所依；入肺则窍为之塞，喘急所自来也；入胃则阻水谷，水入则呕，谷入则吐，久则胃气败故发呃忒，黑气见于口鼻：三者皆不治之症也。

——宋·陈沂撰，明·陈文昭补解《陈素庵妇科补解·产后众疾门卷之五·产后血晕方论》

【提要】 本论主要阐述产后血晕的病因病机、治疗及产后三险症。要点如下：其一，产妇新产三日内有三险，分别为败血冲心、败血冲肺和败血冲胃。败血冲心，影响心神，则为产后血晕，当用辛热之药活血逐瘀，清心安神。其二，产后血晕有虚实寒热之分，虚者热者多，实者寒者少，主要由于产后失血，中气下陷，阴火载血上行而致。其三，若风冷乘于胞门，子户血瘀，为本虚标实，当急治其标，逐瘀祛寒。其四，产后败血不可留，宜通宜下，勿使上冲入心、入肺、入胃。

❧ 傅 山 论产后血晕证治※* ❧

分娩之后，眼见黑花，头眩昏晕，不省人事者，一因劳倦甚而气竭神昏，二因大脱血而气欲绝，三因痰火乘虚泛上而神不守。当急服生化汤二三帖，外用韭菜细切，纳有嘴瓶中，用滚醋二钟冲入瓶内，急冲产母鼻中，即醒。若偏信古方，认为恶血抢心，而轻用散血之剂，认为疫火，而用无补消降之方，误甚矣。

如晕厥，牙关紧闭，速煎生化汤，挖开口，将鹅毛探喉，酒盏盛而灌之。如灌下腹中渐温暖，不可拘帖数，外用热手在单衣上，从心揉按至腹，常热火暖之，一二时，服生化汤，四帖完，即神清。始少缓药，方进粥，服至十服而安。故犯此者，速灌药、火暖，不可弃而不救。若在冬月，妇人身欠暖，亦有大害。临产时必予煎生化汤，预烧秤锤、硬石子，候儿下地，连服二三贴。又产妇枕边，行醋韭投醋瓶之法，决无晕症。又儿生时，合家不可喜子而慢母，产母不可顾子忘倦，又不可产讫即卧，或忿怒逆气，皆致血晕，慎之慎之！

——清·傅山《傅青主女科·产后编上卷·产后诸证治法·血晕》

【提要】 本论主要阐述产后血晕的病因病机及辨证施治。要点如下：其一，产后血晕有三因：劳倦气竭、气随血脱和痰火上泛。其二，若偏信恶血上攻和疫火之理，滥用逐瘀和消降之法，忽视补虚，则为误治。其三，产后昏厥者，可急用生化汤灌药并应用火暖之法温身，可救。其四，产后调护可注意保暖，毋要动怒活动，可一定程度上防止血晕的发生。

❧ 《医宗金鉴》 论产后血晕证治※* ❧

产后血晕恶露少，面唇色赤是停瘀，恶露去多唇面白，乃属血脱不须疑。虚用清魂荆芥穗，人参芎草泽兰随；腹疼停瘀佛手散，醋漆熏法总相宜。

注：产后血晕，有因恶露去少，内有停瘀上攻迷晕者，面唇必赤色。有因去血过多，血脱而晕者，面唇必色白。血弱者宜用清魂散，即荆芥穗、人参、川芎、甘草、泽兰叶也。若停瘀腹痛者，用佛手散。二者俱宜频烧干漆及用火烧铁钉淬醋，不时熏之。

——清·吴谦《医宗金鉴·妇科心法要诀·卷四十八·产后门·血晕证治》

【提要】 本论主要阐述产后血晕的辨证施治。要点如下：产后血晕有血瘀和血脱两种，以恶露多少和面唇颜色为辨证要点。血瘀者，去血少，面唇赤，腹痛，用佛手散；血脱者，去血多，面唇白，用清魂散。

❧ 江 秋 论产后血晕※* ❧

产后血晕者，瘀血上攻，胸腹胀痛拒按，宜归芎汤下失笑丸。若去血过多，心慌自汗，用归姜饮加人参，甚则加熟附子。

——清·江秋《笔花医镜·卷四·产后诸证》

【提要】 本论主要阐述产后血晕的辨治。要点如下：产后血晕有瘀血上攻和血虚气脱两种证型。血瘀者，用归芎汤下失笑丸，活血祛瘀。血虚者，用归姜饮加人参或附子，补气补血温阳。

2.4.3　产后腹痛

产后腹痛是指产妇在产褥期内，发生与分娩或产褥有关的小腹疼痛，临床以小腹阵发性剧烈疼痛或隐隐作痛，常伴恶露改变为主要症状。其中因瘀血引起者，又称"儿枕痛"。其主要病因病机分为二种：产后失血过多，冲任血虚，胞宫失养，不荣而痛；或产后感寒，或情志所伤，或食积郁滞，气血运行不畅，瘀阻胞中，不通则通。产后腹痛的辨治，须分清虚实。血虚者，小腹隐痛，按之痛减，恶露量少色淡。若小腹疼痛拒按，恶露量少，色暗有血块，是为实证。实证又有寒凝、血瘀和食滞之不同。若腹冷痛，得热痛减，手足不温为寒凝；若伴腹胀或胸胁胀痛，为血瘀；若脘腹胀满而痛，嗳腐吞酸为食积。产后腹痛属产后常见病，轻证可不药而愈，重者，当依据虚实不同而治之，总以"补虚化瘀，调畅气血"为原则，注意在补血之中行逐瘀之法，避免耗伤气血。

张仲景　论产后腹痛辨治[※※]

产后腹中疠痛，当归生姜羊肉汤主之，并治腹中寒疝，虚劳不足。……

产后腹痛，烦满不得卧，枳实芍药散主之。……

师曰：产妇腹痛，法当以枳实芍药散。假令不愈者，此为腹中有干血着脐下，宜下瘀血汤主之；亦主经水不利。

——汉·张仲景《金匮要略方论·卷下·妇人产后病脉证治》

【提要】　本文主要阐述产后腹痛的辨治。要点如下：产后腹痛最早见于《金匮要略》。张仲景认为产后多虚、多瘀、易外感，也由此将产后腹痛分为血虚里寒、血虚气滞和瘀血内结三种类型。并根据其不同症状进行辨证，记载了当归生姜羊肉汤、枳实芍药散和下瘀血汤等方，至今应用于临床。

巢元方　论产后腹痛病因病机[※※]

产后恶露不尽腹痛候

妊娠取风冷过度，胞络有冷，比产血下则少。或新产血露未尽，而取风凉，皆令风冷搏于血，血则壅滞不宣消，蓄积在内，内有冷气，共相搏击，故令痛也，甚者则变成血瘕，亦令月水不通也。

产后腹中痛候

产后脏虚，或宿挟风寒，或新触冷，与气相击搏，故腹痛。若气逆上者，亦令心痛、胸胁痛也，久则变成疝瘕。

产后小腹痛候

上由产时恶露下少，胞络之间，有余血者，与气相击搏，令小腹痛也。因重遇冷则血结，变成血瘕，亦月水不利也。

——隋·巢元方《诸病源候论·卷之四十三·妇人产后病诸候》

【提要】 本段阐述了产后腹痛的病因病机。要点如下：其一，按照疼痛的部位，产后腹痛有腹中痛和小腹痛之别。其二，产后腹痛之因，或因产后体虚，外感风寒之邪，或产后恶露下少，瘀血未尽而风寒侵袭，寒凝血瘀，致产后腹痛。其三，本病若不及时治疗，久之有血瘕及闭经之患。

《太平圣惠方》 论产后腹痛病因病机※※

治产后儿枕腹痛诸方

夫儿枕者，由母胎中宿有血块，因产时，其血则破散与儿俱下，则无患也。若产妇脏腑风冷，使血凝滞，在于小腹，不能流通，则令结聚疼痛，名曰儿枕也。

治产后小腹疼痛诸方

夫产后小腹痛者，此由产时恶露下少，胞络之间有余血与气相击搏，令小腹痛也。因重遇于冷，则血结变成血瘕，亦令月水不利也。

——宋·王怀隐《太平圣惠方·卷第八十一》

【提要】 本论主要阐述产后腹痛的病因病机。要点如下：其一，"儿枕腹痛"之名首见于《太平圣惠方》。其认为孕妇子宫内素有血块，由于风寒侵袭和瘀血内结，血凝胞宫，出现的产后小腹痛，称为"儿枕腹痛"。其二，对于产后小腹痛的认识，沿袭巢元方的观点，认为是产后恶露排出较少，瘀血阻滞而致。

薛 己 论产后腹痛辨治※※

产后小腹作痛，俗名儿枕块，用失笑散行散之。若恶露既去而仍痛，用四神散调补之；若不应，用八珍汤。若痛而恶心，或欲作呕，用六君子汤。若痛而泄泻，用六君子汤送四神丸。若泄泻痛而或后重，用补中益气汤送四神丸。若胸膈饱胀，或恶食吞酸，或腹痛手不可按，此是饮食所致，当用二陈加白术、山楂以消导。若食既消而仍痛，或按之不痛，或更加头痛，烦热作渴，恶寒欲呕等症，此是中气被伤，宜补脾胃为主。若发热腹痛，按之痛甚，不恶食，不吞酸，此是瘀血停滞，用失笑散以消之。若只是发热头痛，或兼腹痛，按之却不痛，此是血虚，用四物加炮姜、参、术以补之。《病机机要》云：胎产之病，从厥阴经论之，无犯胃气及上二焦，为之三禁，不可汗，不可下，不可利小便。发汗者同伤寒下早之症，利大便则脉数而已动于脾，利小便则内亡津液，胃中枯燥。制药之法，能不犯三禁，则荣卫自和，而寒热止矣。如发渴用白虎，气弱用黄芪，血刺痛则用当归，腹中痛则加芍药，宜详察脉症而用之。丹溪先生云：产后当大补气血为先，虽有杂症，从末治之，一切病多是血虚，皆不可发表。

——明·薛己《女科撮要·卷下·产后腹痛》

【提要】 本论主要阐述产后腹痛的辨证施治。要点如下：其一，对各种证型的产后腹痛提出不同的治法方药。如儿枕痛用失笑散；伤食腹痛用二陈汤加山楂、白术；血虚腹痛用四物汤加炮姜等。治疗多以益气和血、补肾培脾为主。其二，引用《病机机要》治疗胎产病的思想，强调了产后用药禁汗、禁下、禁利小便的治疗原则。其三，指出产后腹痛有不同伴随症状，用药时要注意脉诊。其四，引用朱丹溪对产后病的治病原则，认为产后病多血虚，治疗应大补气血为先。

万　全　产后腹痛综论※※

产后腹痛

问云：云者何？曰：女人之血，未有胎时，则为经水，经水不来则病；产时则为恶露，恶露不来则病。故产妇中气多虚，不能行血，血斯凝滞，或闭而不来，或来而不尽，败血入腹，故为腹痛，乍作乍止，其痛如刺，手不可近，黑神散主之。盖败血随其所止之处，无不成病。

或产后血虚，外受风冷之气，内伤寒冷之物，以致腹痛者，得人按摩略止，或热物熨之略止者是也。当归建中汤主之。……

或小腹痛者，脐下胞胎所系之处，血之所聚也，产后血去不尽，即成痛症。其症无时刺痛，痛则有形，须臾痛止，又不见形。黑神散主之。……

又有因产时寒气客于子门，入于小腹，或坐卧不谨，使风冷之气乘虚而入，此寒证也，但不作胀，且无形影为异。金铃子散主之。

产后儿枕痛

问云：云者何？曰：腹中有块，上下时动，痛不可忍，此由产前聚血，产后气虚，恶露未尽，新血与故血相搏而痛，俗谓之儿枕痛，即血瘕之类也。当归元胡索汤主之。……

又羊肉汤　通治上腹痛、小腹痛、儿枕痛之神方也，专治虚羸。

——明·万全《万氏女科·卷之三·产后章》

【提要】　本论主要阐述产后腹痛的病因病机和辨证施治。要点如下：其一，产后腹痛多由"败血"所致。其因或由气虚不能行血，瘀血内阻；或产后恶露不行，行而不尽，败血留滞；或产后血虚，外受风冷之气，内伤寒冷之物，寒凝胞胎，不通则通。其二，提出产后腹痛有气虚血瘀、血虚寒凝、寒证及儿枕痛等几种证型，指出疼痛的特点及治疗方药。其三，指出儿枕痛腹中有包块，由于产前血瘀，产后气虚，恶露不尽，形成血块而痛。

张介宾　产后腹痛综论※※

产后腹痛，最当辨察虚实。血有留瘀而痛者，实痛也；无血而痛者，虚痛也。大都痛而且胀，或上冲胸胁，或拒按而手不可近者，皆实痛也，宜行之散之。若无胀满，或喜揉按，或喜热熨，或得食稍缓者，皆属虚痛，不可妄用推逐等剂。

凡新产之后，多有儿枕腹痛者，摸之亦有块，按之亦微拒手，故古方谓之儿枕，皆指为胞中之宿血，此大不然。夫胎胞俱去，血亦岂能独留？盖子宫蓄子既久，忽尔相离，血海陡虚，所以作痛。胞门受伤，必致壅肿，所以亦若有块，而实非真块。肿既未消，所以亦颇拒按。治此者但宜安养其脏，不久即愈，惟殿胞煎为最妙，其次则四神散、五物煎皆极佳者。若误认为瘀而妄用桃仁、红花、玄胡、青皮之属，反损脏气，必增虚病。

有母体本虚而血少者，即于产时亦无多血，此辈尤非血滞。若有疼痛，只宜治以前法，或以大、小营煎、黄雌鸡汤主之。

凡新产之后，其有阳气虚弱而寒从中生，或寒由外入，以致心腹作痛，呕吐不食，四肢厥冷者，宜九蜜煎、大岩蜜汤，或理阴煎主之。

产当寒月，以致寒气入腹，脐下胀痛，手不可近者，宜羊肉汤主之。若气实寒甚者，宜蟠葱散。

产后恶露不尽，留滞作痛者，亦常有之。然此与虚痛者不同，必其由渐而甚，或大小便不行，或小腹硬实作胀，痛极不可近手，或自下上冲心腹，或痛极牙关紧急，有此实证，当速去其血。近上者宜失笑散，近下者宜通瘀煎、夺命丹、回生丹。如或未效，当用决津煎为善。

产后有脾虚肾虚而为腹痛者，此不由产而由脏气之不足。若脾气虚寒，为呕吐，为食少，而兼腹痛者，宜五君子煎、六君子汤、温胃饮之类主之。若肾气虚寒，为泻为痢，而兼腹痛者，宜胃关煎、理阴煎之类主之。

产后有饮食停滞及气逆作痛，亦当因其类而消去之，如排气饮、大和中饮之类，皆可酌用。

——明·张介宾《景岳全书·卷三十九人集·妇人规·产后类·产后腹痛》

【提要】 本论主要阐述产后腹痛的病因病机和辨证施治。要点如下：其一，产后腹痛首先根据恶露多少、腹痛性质，辨别虚实治法。有血瘀者为实痛，无血者为虚痛；胀痛、疼痛拒按为实痛；无胀满，喜温喜按，食后痛减者为虚痛。实证宜消散，虚证宜调补，"不可妄用推逐等剂"。其二，认为儿枕腹痛可由胞门受伤壅肿所致，并非均属瘀血。提出"但宜安养其脏，不久即愈"，"若误认为瘀而妄用桃仁、红花、玄胡、青皮之属，反损脏气，必增虚病"。其三，分别列举产后腹痛血虚腹痛、阳虚寒凝腹痛、阴寒腹痛、瘀血腹痛、脏虚腹痛、食滞腹痛及气逆作痛等虚实夹杂证的症状，提出治疗方药。

傅 山 产后腹痛瘀血未散论※*

妇人产后少腹疼痛，甚则结成一块，按之愈疼，人以为儿枕之疼也，谁知是瘀血作祟乎！夫儿枕者，前人谓儿头枕之物也。儿枕之不疼，岂儿生不枕而反疼，是非儿枕可知矣。既非儿枕，何故作疼？乃是瘀血未散，结作成团而作疼耳。凡此等症，多是壮健之妇，血有余而非血不足也。似乎可用破血之药。然血活则瘀自除，血结则瘀作祟。若不补血而反败血，虽瘀血可消，毕竟耗损难免，不若于补血之中，以行逐瘀之法，则气血不耗，而瘀亦尽消矣。

方用散结定疼汤。

当归（一两，酒洗） 川芎（五钱，酒洗） 丹皮（二钱，炒） 益母草（三钱） 黑芥穗（二钱） 乳香（一钱，去油） 山楂（十粒，炒黑） 桃仁（七粒，泡去皮尖，炒，研）

水煎服。一剂而疼止而愈，不必再剂也。此方逐瘀于补血之中，消块于生血之内，妙在不专攻疼痛而疼痛止。彼世人一见儿枕之疼，动用元胡、苏木、蒲黄、灵脂之类以化块，又何足论哉！

妇人产后少腹疼痛，按之即止，人亦以为儿枕之疼也，谁知是血虚而然乎！夫产后亡血过多，血室空虚，原能腹疼，十妇九然。但疼有虚实之分，不可不辨。如燥糠触体光景，是虚疼而非实疼也。大凡虚疼宜补，而产后之虚疼，尤宜补焉。惟是血虚之疼，必须用补血之药，而补血之味，多是润滑之品，恐与大肠不无相碍。然产后血虚，肠多干燥，润滑正相宜也，何碍之有？

方用肠宁汤。

当归（一两，酒洗）　熟地（一两，九蒸）　人参（三钱）　麦冬（三钱，去心）　阿胶（三钱，蛤粉炒）　山药（三钱，炒）　续断（二钱）　甘草（一钱）　肉桂（二分，去粗，研）

水煎服。一剂而疼轻，二剂而疼止，多服更宜。此方补气补血之药也，然补气而无太郁之忧，补血而无太滞之患。气血既生，不必止疼而疼自止矣。

——清·傅山《傅青主女科·下卷·产后·产后少腹痛》

腹痛

先问有块无块。块痛只服生化汤，调失笑散二钱，加元胡一钱；无块则是遇风冷作痛，宜服加减生化汤。

小腹痛

产后虚中，感寒饮冷，其寒下攻小腹作痛，又有血块作痛者，又产后血虚脐下痛者，并治之以加减生化汤。

川芎（一钱）　当归（三钱）　黑姜（四分）　炙草（四分）　桃仁（十粒）

有块痛者，本方中送前胡散，亦治寒痛；若无块，但小腹痛，亦可按而少止者，属血虚，加熟地三钱，前胡、肉桂各一钱，为末，名前胡散。

——清·傅山《傅青主女科·产后编下卷》

【提要】　本论主要阐述产后腹痛的病因病机和治疗。要点如下：其一，认为儿枕腹痛之说不实，为"瘀血未散，结作成团而作疼"提出"于补血之中，以行逐瘀之法"，使气血不耗，瘀血尽消，用散结定痛汤。其二，产后腹痛多由产后体虚、外感风寒、瘀血内阻或者血虚所致。治疗应根据血块有无和虚寒不同，辨别用药。有块疼痛用生化汤，血虚疼痛用肠宁汤，感寒饮冷疼痛用加减生化汤。用药推崇生化汤。

《医宗金鉴》　产后腹痛综论

腹痛证治

去血过多血虚痛，去少壅瘀有余疼，伤食恶食多胀闷，寒入胞中见冷形。血虚当归建中治，瘀壅失笑有奇功，伤食异功加楂曲，胞寒香桂桂归芎。

少腹痛证治

少腹痛微名儿枕，硬痛尿利血瘀疼，尿涩淋痛蓄水证，红肿须防痈疝瘕。儿枕瘀血延胡散，归芎蒲桂琥珀红，蓄水须用五苓散，痈疝吴萸温散行。

——清·吴谦《医宗金鉴·妇科心法要诀·卷四十八·产后门》

【提要】　本论主要阐述产后腹痛的病因和辨证施治。要点如下：其一，对产后腹痛的病因病机高度概括，分为血虚、瘀血、伤食和风寒，并根据其不同病因选方用药也各有侧重。其二，提出产后少腹痛与蓄水证、癥瘕、癃闭出现的少腹痛当认真区分，辨证施治。

2.4.4　产后恶露不绝

产后恶露持续三周以上，仍淋漓不尽者，称为恶露不绝。亦称为"恶露不尽"或"恶露不止"。本病主要病机为冲任为病，气血运行失常。恶露为血所化，冲为血海，任主胞胎，气虚、血热、血瘀是影响冲任而致产后恶露不绝的主要三个方面。气虚下陷，冲任不固，血失统摄而恶露不绝；阴虚血热，热扰冲任，迫血下行而恶露不尽；寒邪搏结，瘀血内停，血不归经则恶露不止。恶露不绝可通过恶露的量、色、质、味等方面辨其寒热虚实。恶露量多，色淡，质稀，气味淡者，多属气虚；色红或紫，质稠，气味臭秽者，多属血热；色紫黯或夹有血块者，多属血瘀。治疗宜遵循虚者补之，热者清之，瘀者攻之的治则。有血瘀者不可轻用固涩之品，以防变生他病。

◆ 巢元方　论产后恶露不绝病因病机 ※*

产后血露不尽候

凡妊娠当风取凉，则胞络有冷，至于产时，其血下必少，或新产而取风凉，皆令风冷搏于血，致使血不宣消，蓄积在内，则有时血露淋沥下不尽。

产后恶露不尽腹痛候

妊娠取风冷过度，胞络有冷，比产血下则少，或新产血露未尽，而取风凉，皆令风冷搏于血，血则壅滞不宣消，蓄积在内，内有冷气，共相搏击，故令痛也，甚者则变成血瘕，亦令月水不通也。

产后崩中恶露不尽候

产伤于经血，其后虚损未平复，或劳役损动，而血暴崩下，遂因淋沥不断时来，故为崩中恶露不尽。凡崩中，若小腹急满，为内有瘀血，不可断之。断之终不断，而加小腹胀满，为难矣。若无瘀血则可断，易治也。

——隋·巢元方《诸病源候论·卷之四十四·妇人产后病诸候》

【提要】　本论主要阐述产后恶露不绝的病因病机。要点如下：《诸病源候论》首立"产后恶露不绝候"，认为恶露不绝病机可分为虚实两方面，实者为寒凝血瘀，虚者为气虚不摄。其一，妇人妊娠或产后感受风凉，入于胞络，与血相搏，寒凝血瘀，甚或形成血瘕，致使产后恶露淋沥不尽。因其瘀血阻滞，不通则痛，故常伴腹痛。其二，产伤或劳役，损伤中气，气虚不能摄血，故恶露不绝。若有血瘀者，应以祛瘀为要，不可盲目止血。若无血瘀者，当以止血为先。妊娠或产后感受风凉则可能蓄积在内，与血相搏形成血瘕。

◆ 《太平圣惠方》　论产后恶露不绝病因病机 ※*

夫恶露不绝者，由产后伤于经血，虚损不足，或分解之时，恶血不尽，在于腹中，而脏腑挟于宿冷，致气血不调，故令恶露淋沥不绝也。

——宋·王怀隐《太平圣惠方·卷第八十·治产后恶露不绝诸方》

【提要】　本论主要阐述产后恶露不绝的病因病机。要点如下：本论继承了巢元方有关产后恶露不绝的观点，认为产后伤经血与恶血不尽留于腹中，脏腑宿冷挟瘀，是导致产后恶露不绝的基本病因病机。

陈自明　论产后恶露不绝腹痛

论曰：产后恶露不尽，腹痛者何？答曰：产后恶血虽常通行，或因外感五邪，内伤七气，致令斩然而止；余血停积，壅滞不行，所下不尽，故令腹痛。《产宝》云：皆因妊娠当风取凉，则胞络有冷，至于产时，其血必少，或新产时而取风凉，皆令风冷搏于血，血则壅滞不得宣通，蓄积在内，有时恶露不尽，故令腹痛。

——宋·陈自明《妇人大全良方·卷之二十·治产后恶露不尽腹痛方论第六》

【提要】　本论主要阐述产后恶露不绝腹痛的病因病机。要点如下：产后恶露不绝导致腹痛的原因是外感或内伤导致血液壅滞不通，或因风寒导致血液运行不畅，二者均可责之于血瘀阻滞，不通则痛。

张介宾　论产后恶露不止辨治

产后恶露不止，若因血热者，宜保阴煎、清化饮。有伤冲任之络而不止者，宜固阴煎加减用之。若肝脾气虚，不能收摄而血不止者，宜寿脾煎，或补中益气汤。若气血俱虚而瘀血津津不已者，宜大补丸煎，或十全大补汤。若怒火伤肝而血不藏者，宜加味四物汤。若风热在肝而血下泄者，宜一味防风散。

——明·张介宾《景岳全书·卷三十九人集·妇人规·产后类·产后恶露不止》

【提要】　本论主要阐述产后恶露不绝的辨证施治。要点如下：产后恶露不绝有血热、劳伤冲任、肝脾俱虚、气血俱虚、怒火伤肝和肝经风热等不同，治疗多用补气补血、清热养阴的方剂，并列举了治疗用药。

陈　沂、陈文昭　产后恶露不绝综论

《全书》：产后恶露不绝者，由产后劳伤经血虚损，或分娩时血去不尽，在于腹中，脏腑挟于宿冷，冷则血欲行而或阻，故恶露淋漓不绝也，宜独圣散。……

补按：产后恶露宜去，但七日后，或半月内，当去尽而止。若迁延不止，淋漓不断者，大约劳伤筋脉所致。至于分娩时血去不尽，在于腹中，风冷乘之，行而复阻，淋漓不快。未产前服固经药太多，以致血滞不化，至月余犹来。此二者，理固有之，然名是恶露，则非新生之血，不可复留，若迟至一二月，犹点滴未尽，则又非恶血可比矣。或肝虚不能藏血，或脾虚不能摄

血，或肝虚生热，致血妄行，或脾郁生热，血不归源，亦未可知。况淋漓不断，则又非产后血崩、血败诸症，可以例治。是方芎、归、芍、生地、熟地、艾、断以补血；黄芪、陈皮、甘草以补气；伏龙肝之温，牡蛎之涩，地榆、醋芩之凉以止淋漓。产后经血虚损而致者，服之有效，若脏腑挟宿冷者，榆、芩二味恐不宜入。

补按：前方只为劳伤经血，以致恶露淋漓者设也。若肝虚不能藏血，四物合逍遥散。肝火妄行，四物加丹皮、地榆、生地、黑蒲黄。肝经风热，加防风、柴胡、黄芩、丹皮。脾虚不能摄血，八珍加丹皮、远志、龙眼肉、黄芪、山药。脾经郁热，胃气下陷，肌热夜热，胃纳不思，十全大补加丹参、沙参。盖淋漓不止，自属血虚，或兼有火。至于生产时，血来或不尽，胎前服固经药太多，以致恶露不绝，十不一二也。

——宋·陈沂撰，明·陈文昭补解《陈素庵妇科补解·产后众疾门卷之五·产后恶露不止方论》

【提要】 本论主要阐述产后恶露不绝的病因病机、症状及治法。要点如下：其一，劳伤、产伤或过服固经药均可导致恶露不绝。其二，产后恶露不绝多与肝脾有关，根据肝脾与血密切的生理关系，将产后恶露不绝分为肝不藏血、脾不摄血、肝虚生热和脾郁生热四型。其中肝虚生热又分为肝火妄行和肝经风热。针对此五种证型分别予以相应方药。其三，治疗产后恶露不绝的虚证，可采用补血、补气、温阳、收涩和凉血之法，但脏腑挟冷者不宜凉血。

傅 山 论产后恶露不绝成因与变证[※※]

恶露，即系裹儿污血，产时恶露随下，则腹不痛而产自安。若腹欠温暖，或伤冷物，以致恶露凝块，日久不散，则虚症百出。或身热骨蒸，食少羸瘦，或五心烦热，月水不行，其块在两胁，动则雷鸣，嘈杂晕眩，发热似疟，时作时止，如此数症，治者欲泄其邪，先补其虚，必用补中益气汤送三消丸，则元气不损，恶露可消。

——清·傅山《傅青主女科·产后编下卷·恶露》

【提要】 本论主要阐述恶露的成因、变证及治法。要点如下：其一，指出恶露为裹儿污血，正常生产时随儿下行。若阳虚生寒或伤于冷物，寒性凝滞，不能温运恶露排出，凝结成块，蓄积体内，则恶露不绝。其二，恶露不绝易变生为诸多虚热之证，以"欲泄其邪，先补其虚"为治则，方用补消兼施之剂，注重培益元气，用补中益气汤送三消丸。

阎纯玺 恶露不止论[※]

产后恶露不止，非如崩证暴下之多也。由于产时伤其经血，虚损不足，不能收摄，或恶血不尽，则好血难安，相并而下，日久不止，渐成虚劳。当大补气血，使旧血得行，新血得生。不可轻用固涩之剂，致败血聚为癥瘕，反成终身之害。十全大补汤主之。如小腹刺痛者，蒲索四物汤主之。如产后月余，经血淋沥不止，宜用升陷固血汤。《全书》云：因血热者，宜保阴煎、清化饮。因伤冲任之络而不止者，固阴煎加减用之。若肝脾气虚，不能收摄而血不止者，宜寿脾煎。若气血俱虚，而瘀血津津不已者，宜大补元煎。若怒火伤肝，而血不藏者，宜薛氏加味四物汤。若风热在肝，而血下泄者，宜一味防风散。以上诸治法，与《济阴纲目》理同。血崩门亦可参看通治。

——清·阎纯玺《胎产心法·卷之下·恶露不止论》

【提要】　本论主要阐述产后恶露不绝的原因和用药。要点如下：其一，恶露不止与产后血崩有所区别。恶露不绝出血量较少，血崩出血量较大。其二，产后恶露不止的原因有二：产伤经血，虚损不摄；或恶血不尽，新血不生，久成虚劳。其三，兼有血瘀之恶露不绝，不可轻用固涩之剂，恐聚为癥瘕。

《医宗金鉴》　恶露不绝证治※

恶露不绝伤任冲，不固时时淋漓行。或因虚损血不摄，或因瘀血腹中停。审色污淡臭腥秽，虚补实攻要辨明。虚用十全加胶续，瘀宜佛手补而行。

注：产后恶露，乃裹儿污血，产时当随胎而下。若日久不断，时时淋漓者，或因冲任虚损，血不收摄，或因瘀行不尽，停留腹内，随化随行者。当审其血之色，或污浊不明，或浅淡不鲜，或臭或腥或秽，辨其为实为虚而攻补之。虚宜十全大补汤加阿胶、续断，以补而固之。瘀宜佛手散，以补而行之。

——清·吴谦《医宗金鉴·妇科心法要诀·卷四十八·产后门·恶露不绝证治》

【提要】　本论主要阐述产后恶露不绝的证治。要点如下：其一，产后恶露不绝可分为虚实两端。虚者冲任受损，不能摄血。实者血瘀血虚，虚实夹杂。其二，产后恶露不绝的虚实辨证可通过恶露的颜色浓淡和气味腥臭来判断。其三，根据其虚实拟定攻补治法。虚者补益为要，以十全大补汤加阿胶、续断，补而固之；实者补中兼行，宜佛手散，补而行之。

江　秋　论产后恶露不绝证治※*

恶露不绝者，因肝气不和，用逍遥散，因脾不统血，用归脾汤，若因瘀滞而新血不得归经，必腹痛拒按，归芎汤下失笑丸。

——清·江秋《笔花医镜·卷四·女科证治·产后诸证》

【提要】　本论主要阐述产后恶露不绝的证治。要点如下：本论将产后恶露不绝分为三个证型，并分别予以治疗方药。肝气不和，用逍遥散疏肝养血；脾不统血，用归脾汤补益气血；血瘀新血不归，归芎汤下失笑丸祛瘀生新。

2.4.5　产后缺乳

产后缺乳是指哺乳期内，产妇乳汁甚少或全无的一种病证。多由产后失血耗气，或情志抑郁所致。主要病机为气血虚弱，化源不足，无乳可下，或肝郁气滞，经脉阻塞，乳不得下。辨证宜分虚实。乳房柔软，乳汁清稀，多属虚证；乳房胀硬或疼痛，乳汁稠厚，多属实证。气血虚弱,治以补气养血通乳;肝郁气滞,治以疏肝解郁,活络通乳。

巢元方 论产后乳无汁[※][※]

妇人手太阳、少阴之脉,下为月水,上为乳汁。妊娠之人,月水不通,初以养胎,即产则水血俱下,津液暴竭,经血不足者,故无乳汁也。

——隋·巢元方《诸病源候论·卷四十四·产后乳无汁候》

【提要】 本论主要阐述产后缺乳的病因病机。要点如下:本段概括了月水与乳汁产生的机理,小肠分清泌浊,心主血脉,故手太阳小肠经与手少阴心经与血的生成与运化密切相关。而月经和乳汁由血化生,故妊娠之人血以养胎而无月水,产后血下津亏,无以生化乳汁而无乳。

《圣济总录》 论产后乳汁不下[※][※][※]

论曰:新产水血俱下,暴伤津液,气脉未顺,所以乳汁不下也。若能调其冲任,治手太阴、少阳之经不足,则乳脉自然流行。若其经虚气脉闭而不通,虽强治之,亦无益也。

——宋·赵佶《圣济总录·卷第一百六十六·产后乳汁不下》

【提要】 本论主要阐述了新产无乳汁的原因。要点如下:产后缺乳为血亏津伤,气脉不顺所致。指出当“调冲任,治手太阴、少阳之经不足”对于经虚气脉闭之缺乳,不可强行通经。

陈无择 下乳治法[※]

产妇有二种乳脉不行,有气血盛而壅闭不行者,有血少气弱涩而不行者。虚当补之,盛当疏之。盛者,当用通草、漏芦、土瓜根辈;虚者,当用成炼钟乳粉、猪蹄、鲫鱼之属,概可见矣。

——宋·陈无择《三因极一病证方论·卷十八·下乳治法》

【提要】 本论主要阐述了乳汁不行的原因与治法。要点如下:产后乳汁不行的原因,一是气血壅闭,二是气血虚弱。治疗上前者当用通草、漏芦等药疏通,后者当用猪蹄、鲫鱼等补益。

陈自明、薛 己 论产后乳少[※][※]

妇人乳汁,乃气血所化,若元气虚弱,则乳汁短少。初产乳房焮胀,此乳未通。若怒气乳出,此肝经风热。若累产无乳,此内亡津液。盖乳汁资于冲任,若妇人疾在冲任,乳少而色黄者,生子则怯弱而多疾。

愚按：前症若气血虚弱而不能化生，宜壮脾胃。怒动肝胆而乳肿汁出，宜清肝火。夫乳汁乃气血所化，在上为乳，在下为经，若屡产无乳，或大便涩滞，当滋化源。

——宋·陈自明撰，明·薛己校注《校注妇人良方·卷二十三·产后乳少或止方论》

【提要】　本论主要阐述产后乳汁稀少的原因及治法。要点如下：其一，陈氏认为"妇人乳汁，乃气血所化"，元气虚弱、乳房不通、肝经风热和累产亡津均可导致产后乳汁短少。冲任为病，乳汁短少，产子先天不足，故体弱多病。其二，薛氏补充相应的治法。气血虚弱，当壮脾胃；若肝经风热，当清肝火；若累产无乳，当滋其化源。

张介宾　乳少论*

妇人乳汁，乃冲任气血所化，故下则为经，上则为乳。若产后乳迟乳少者，由气血之不足；而犹或无乳者，其为冲任之虚弱无疑也。治当补化源而兼通利，宜猪蹄汤。若乳将至而未得通畅者，宜涌泉散。

产妇乳汁不来，其原有二：盖一因气血不足，故乳汁不来，宜用猪蹄汤，是即虚者补之也。一因肥胖妇人痰气壅盛，乳滞不来者，宜用漏芦汤之类，是壅者行之也。

——明·张介宾《景岳全书·卷三十九人集·妇人规·乳病类·乳少》

【提要】　本论主要阐述产后乳汁迟少或不下的原因及治法。要点如下：其一，产后缺乳表现为乳汁迟下、下少或不下，其病机总体上有虚实两端，治法上虚者补之，壅者行之。其二，气血不足，冲任虚弱，治当补益兼通利，用猪蹄汤。其三，痰气壅盛，乳滞不来，治宜通利，用漏芦汤。若乳将至而未得通畅者，宜涌泉散。

陈　沂、陈文昭　论产后乳汁不行及乳少^{※*}

《全书》：产后乳汁不行，有血少，有火郁。血少宜大补阴血，火郁宜清肝火，开脾郁。如血少兼七情所伤，暴怒则伤肝，忧郁则生脾火，宜补血药中加清肝疏肝、解郁扶脾之剂，口服芍药地黄汤。……

补按：乳头属厥阴，乳房属阳明，乳汁则手少阴、手太阳二经血也。若乳汁不行，多属血虚，而兼忧怒所伤。若乳少，全属脾胃虚而饮食减少之故。是方四物补血，丹皮、焦栀、柴胡清肝火，香、陈解脾郁，以泽兰、荆芥祛风热，桔梗开乳窍，甘草泻内热，数剂后乳汁自通。至于产后乳少，大补气血则胃气平复，胃旺则水谷之精以生新血，血充则乳自足，又何必用柴胡、荆芥等药也？

——宋·陈沂撰，明·陈文昭补解《陈素庵妇科补解·产后众疾门卷之五·产后乳汁不行及乳少方论》

【提要】　本论主要阐述产后乳汁不行乳少的原因及治法。要点如下：其一，产后缺乳有血少、火郁两类。血少者大补阴血，火郁者清肝火，开脾郁。若血少与火郁兼见，则补血与清肝疏肝并行。其二，阐述了乳头、乳房、乳汁与十二经脉的联系。其三，乳汁不行为血虚兼情志所伤，宜补血兼解郁。乳少为脾胃虚弱，生化乏源宜大补气血，健运脾胃。

傅　山　产后缺乳综论

产后气血两虚乳汁不下

妇人产后绝无点滴之乳，人以为乳管之闭也，谁知是气与血之两涸乎！夫乳乃气血之所化而成也，无血固不能生乳汁，无气亦不能生乳汁，然二者之中，血之化乳，又不若气之所化为尤速。新产之妇，血已大亏，血本自顾不暇，又何能以化乳？乳全赖气之力，以行血而化之也。今产后数日，而乳不下点滴之汁，其血少气衰可知。气旺则乳汁旺，气衰则乳汁衰，气涸则乳汁亦涸，必然之势也。世人不知大补气血之妙，而一味通乳，岂知无气则乳无以化，无血则乳无以生。不几向饥人而乞食，贫人而索金乎！治法宜补气以生血，而乳汁自下，不必利窍以通乳也。方名通乳丹。

产后郁结乳汁不通

少壮之妇，于生产之后，或闻丈夫之嫌，或听翁姑之谇，遂致两乳胀满疼痛，乳汁不通，人以为阳明之火热也，谁知是肝气之郁结乎！夫阳明属胃，乃多气多血之府也。乳汁之化，原属阳明，然阳明属土，壮妇产后，虽云亡血，而阳明之气，实未尽衰，必得肝木之气以相通，始能化成乳汁，未可全责之阳明也。盖乳汁之化，全在气而不在血，今产后数日，宜其有乳，而两乳胀满作痛，是欲化乳而不可得，非气郁而何？明明是羞愤成郁，土木相结，又安能化乳而成汁也。治法宜大舒其肝木之气，而阳明之气血自通，而乳亦通矣，不必专去通乳也。方名通肝生乳汤。

——清·傅山《傅青主女科·女科下卷·产后》

【提要】　本论主要阐述产后缺乳汁的原因及治法。要点如下：其一，乳汁由气血所化，而气化乳为最速，血化乳次之，故气血不足之缺乳宜补气补血，尤重补气以生血，方用通乳丹，切不可通乳。其二，肝气郁结，气机失常，则阳明不通，乳汁郁滞不下，治宜疏肝理气，方用通肝生乳汤。阳明自通，乳汁自下，不用专门通乳。

亟斋居士　论乳少

乳少者，血虚之故。如产母去血过多，又或产前有病，以及贫俭之家，仆婢下人，产后失于调养，血脉枯槁，或年至四十，血气渐衰，皆能无乳。但服通脉汤，自有乳。若乱用穿山甲、王不留行等物，往往不效。即或勉强打通，乳汁清薄，令儿不寿，且损伤气血，产后多病，不久便干，反为不美。

——清·亟斋居士《达生编·卷中·乳少》

【提要】　本论主要阐述血虚乳少的机理。要点如下：产妇因产中失血过多，或产前有病，或产后失于调养，或生产年龄较大，导致产后无乳，治以补血通乳之通脉汤，若乱用穿山甲、王不留行等药，虽可打通乳脉，但会损伤气血，乳汁清薄，血亏津枯。

阎纯玺　乳少无乳论[※][*]

产妇冲任血旺，脾胃气壮，则乳足而浓，乃生化之源旺也。如无他证但少乳，是气血滞，用行气下乳汤。若脾胃气弱，饮食少进，冲任素亏，其人面必黄色，则乳少而薄，所乳之子，亦怯弱而多病。务服滋养气血，兼通利之剂，宜十全大补汤加红花五分，或四物汤加茯苓、花粉、甘草、王不留行、麦冬、漏芦、穿山甲、通草、猪蹄汁煎服。如既服通利之药，亦无大效，仍然乳少，系此妇气血亏甚，津液短少，何以为乳？须另觅乳母可耳。至于选乳母之法，择其人肥瘦适中，无病经调善食者佳。太肥则多痰，太瘦则多火，儿饮其乳，亦复如是。且人乳原无定性，随饮食性气而变。故饮食之调摄，乳母又不可不慎也。但凡乳汁，须要验其浓白光彩，入盏中，上面莹然如玉为上，白色清薄为下，不可使之哺儿也。至于产后乳汁不行，身体壮热，头目昏痛，或乳下发热身痛，玉露散主之。世有产妇气血旺而壅滞不行者，法当疏而通之，生化汤加木香、青皮、白芷、花粉、穿山甲煎服。又有用麦冬、瓜蒌仁、天花粉、人参、葵子、猪胰、木通、漏芦、猪蹄之类，煮食而乳行矣。再考《全书》内，治肥盛妇人，痰气壅结，乳汁不行，用漏芦汤利之。至于血气虚而燥涩阻滞不行者，宜十全、八珍之类，补其虚而自行。《全书》内有猪蹄汤二方，治气血不足，乳汁不行。如脾虚饮食少无乳，宜香砂四君子汤。若乳将至而未得通畅者，宜猪蹄羹、涌泉散。

——清·阎纯玺《胎产心法·卷下·乳少无乳并乳汁自出论》

【提要】　本论主要阐述产后乳少、无乳的原因及治法。要点如下：其一，乳汁的生成与脾胃强弱密切相关，脾胃健旺，则气血充盛，冲任盈满，乳汁生化有源。治法常用滋养气血，佐以通利之剂。其二，若产妇血亏津竭，则不能产生乳汁。从乳母的筛选条件可以看出火和痰亦是影响乳汁多少的因素之一。其三，乳汁的性质随饮食而改变，乳汁以浓厚莹然如玉为上。其四，乳汁不通主要有气血壅滞、痰气壅结和血虚燥涩三方面原因。前二者宜疏通利之，血虚燥涩宜补虚而乳自行，同时注重补益脾胃。

沈金鳌　乳少综论[※][*]

至于生子有乳，乃天地化生自然之理。所谓有是子，则有所以养是子者。其或不行，皆由气血虚弱，经络不调所致。或产后乳胀疼痛，由年少之人，初经产乳，内有风热也，须服清利药则乳行。若累经产而无乳，亡津液故也，须服滋阴药。若虽有乳，却苦其少，须服通经药，并引以羹臛。盖乳资于冲脉与胃经通也。此其大略也。其或产后血气盛实而乳汁不通，宜通草散。其或妇人肥盛，气脉壅滞而乳不通，又经络凝滞，乳内胀痛，欲作痈肿，宜漏芦散、秘传涌泉散。其或乳汁不通，或乳房结硬疼痛，宜皂角散。其或气血虚而乳不通，宜加味四物汤。其或乳脉不行，身体壮热疼痛，头目昏痛，大便涩滞，宜玉露散。其或气脉不足，经血衰弱，而乳汁涩少，宜通乳汤。皆当随症而各与以药。

——清·沈金鳌《妇科玉尺·卷四·产后》

【提要】　本论主要阐述产后乳少的原因及治法。要点如下：其一，产后缺乳总以气血虚弱，经络不调为原因。其二，根据缺乳证型不同，分虚实辨证施治。初产风热，宜清利；累产亡津，宜滋阴。同时，注重补充营养。气、血、痰壅阻乳络，甚或欲作痈肿，结硬疼痛，多用通经散结之剂。气血虚少，涩滞不通者以补气血通乳。

2.5 妇科杂病

妇科疾病，以经带胎产为主，其不属于经带胎产范围者，都称为"妇科杂病"。包括孕育、癥瘕及前阴诸病等。妇科杂病的原因，归纳起来，不外起居不慎，情志不调，津亏液少和气血虚弱。其治疗原则，一般来说，不孕宜温养肾气，调理气血为主。癥瘕宜破血清癥，理气散结，然亦须察其正气盛衰，掌握攻补。阴脱宜补气升提，夹湿热者又宜清热渗湿。

2.5.1 不孕症

不孕症是指妇女婚后一年以上，配偶生殖功能正常，有正常房事而不能受孕，或曾受孕，而又一年以上不能再受孕的一类病证。又称"无子""全不产""断绪"。女子受孕的生理功能与肾精、胞宫、冲任等脏腑精气血密切相关，女子不孕的病机可分虚实两类。虚者为冲任、肝肾等脏腑精气血不足，以致胞宫失养，难以摄精成孕；实者为外感邪气、气机内郁、痰湿、瘀血、癥瘕等实邪阻滞胞宫生化，以致不能摄精成孕。对于虚证的治疗：或温补下元，胞宫和暖而后能种子；或养阴降火，使火安其位；或益其气血，胞宫得养而后能生化。实证的治疗：或辛温散邪，邪去宫暖，则易于种子；或宽其情志，养血以柔肝，使气血通和，胞宫得养而后能孕子；或补其脾胃，化其痰湿，使痰湿得去气血不伤；或消其瘀血，使瘀血得去新血得生，胞络通和而能有子；渐消缓散，攻补并施，令积聚得去而气血不伤，血气渐和而后能有子。

巢元方 妇人不孕属积聚论[注][*]

积者，五脏所生；聚者，六腑所成。五脏之气积，名曰积；六腑之气聚，名曰聚也。积者，其痛不离其部；聚者，其痛无有常处。皆由阴阳不和，风冷搏于脏腑而生积聚也。妇人病积经久，则令无子，亦令月水不通。所以然者，积聚起于冷气，结入子脏，故令无子；若冷气入于胞络，冷搏于血，血冷则涩结，故令月水不通。

——隋·巢元方《诸病源候论·卷之三十八·妇人杂病诸候·积聚候》

【提要】 本论主要阐述积聚所致不孕的病因病机。要点如下：《灵枢·水胀》首言子宫内生长积块，导致闭经，即"石瘕生于胞中，寒气客于子门，子门闭塞，气不得通，恶血当泻不泻，衃以留止，日以益大，状如怀子，月事不以时下"。本论中"积聚起于冷气，结入子脏，故令无子"的认识，是对《内经》上述理论的发挥，成为后世治疗癥瘕不孕的理论源头。

巢元方　风寒袭于子宫不孕论※*

妇人挟疾无子，皆由劳伤血气，冷热不调，而受风寒，客于子宫，致使胞内生病，或月经涩闭，或崩血带下，致阴阳之气不和，经血之行乖候，故无子也。

——隋·巢元方《诸病源候论·卷之三十八·妇人杂病诸候·无子候》

【提要】　本论主要阐述风寒内侵所致不孕的病机。要点如下：劳损气血则正气不足，风寒邪气乘虚内客胞中，邪正相搏，气血凝涩，故令月经不调而无子。其理论为后世医家所继承。如《备急千金要方》中治疗不孕的方剂，常用祛风散寒类药物，即体现了这一认识。

《圣济总录》　冲任不足肾气虚寒不孕论※*

论曰：妇人所以无子者，冲任不足，肾气虚寒也。《内经》谓女子二七天癸至，任脉通，太冲脉盛，阴阳和，故能有子。若冲任不足，肾气虚寒，不能系胞，故令无子。

——宋·赵佶《圣济总录·卷第一百五十三·妇人无子》

【提要】　本论主要阐述肾气虚寒不孕的基本病机。要点如下：冲任不足之论，源自《内经》。本论又指出肾气虚寒的病机，为后世历代医家所重。冲为血海，任主胞胎，冲任两脉气血充盛，方能温润胞宫。肾藏精气，精气有余，故能滋养胞宫。故而若冲任不足，肾气虚寒，胞宫失养，则难以孕子。

陈自明　体虚风冷不孕论※*

然妇人夹疾无子，皆由劳伤血气生病。或月经闭涩，或崩漏带下，致阴阳之气不和，经血之行乖候，故无子也。诊其右手关尺脉浮，浮则为阳。阳脉绝，无子也。尺脉微涩，中年得此，为绝产也。少阴脉如浮紧，则绝产。恶寒，脉尺寸俱微弱者，则绝产也。又有因将摄失宜，饮食不节，乘风取冷，或劳伤过度，致令风冷之气乘其经血，结于子脏，子脏得冷，故令无子也。

——宋·陈自明《妇人大全良方·卷之九求嗣门·妇人无子论》

【提要】　本论主要阐述不孕的病机与脉诊。要点如下：病机分虚实，虚性病机为"劳伤血气"，致使"阴阳之气不和"，故难有子。实性病机，是将息失宜等，致风冷邪气侵袭胞宫，故难有子。诊断上重视审查右手尺脉，若脉见微、涩、弱、紧，则为肾气虚寒之象，故难有子。

陈自明　燥药耗损天癸不孕论※*

有人以妇人无子，问西京常器之者，乃曰：女人自少多病，服燥药无节，使天癸耗动且早，故终身无子。又有问襄阳宋大亨者，亦然。

——宋·陈自明《妇人大全良方·卷之十·胎教门·娠子论》

【提要】 本论主要阐述过服温燥药令人无子的机理。要点如下：其一，过用温药耗损天癸，则难以有子。这也是后来朱丹溪秦桂丸论所警示者。其二，真阴不足，亦不能摄精成孕。

张从正 实痰不孕论※※

一妇，年三十四岁，夜梦与鬼神交，惊怕异常，及见神堂阴府、舟楫、桥梁，如此一十五年，竟无娠孕。……戴人曰：阳火盛于上，阴火盛于下。鬼神者，阴之灵；神堂者，阴之所；舟楫、桥梁，水之用。两手寸脉，皆沉而伏，知胸中有痰实也。凡三涌、三泄、三汗，不旬日而无梦，一月而有孕。

——金·张从正《儒门事亲·卷六·湿形·泻儿》

【提要】 本论主要阐述实痰壅滞导致不孕。要点如下：作者以其人两手寸脉沉伏不见，故推知必是痰饮留于胸中，阻碍胸阳。并用涌吐法以逐上、中二焦痰实，泄以疏导下焦壅滞，汗以通和营卫表气，气血通和故能有孕。张从正攻邪，亦必候其人身形壮实；若其人身形不足，则当用先补后攻之活法。

朱丹溪 血少不能摄精不孕论※※

无子之因，多起于妇人。医者不求其因起于何处，遍阅古方，惟秦桂丸其辞确，其意专，用药温热，近乎人情，欣然授之，悦然服之，甘受燔灼之祸，犹且懵然不悔。何者？阳精之施也，阴血能摄之，精成其子，血成其胞，胎孕乃成。今妇人之无子者，率由血少不足以摄精也。血之少也，固非一端，然欲得子者，必须补其阴血，使无亏欠，乃可推其有余，以成胎孕。何乃轻用热剂，煎熬脏腑，血气沸腾，祸不旋踵矣。

或曰：春气温和，则万物发生，冬气寒凛，则万物消殒，非秦桂丸之温热，何由得子脏温暖而成胎耶！予曰：诗言妇人和平则乐有子，和则气血不乖，平则阴阳不争。今得此药，经血转紫黑，渐成衰少，或先或后，始则饮食骤进，久则口苦而干，阴阳不平，血气不和，疾病蜂起，焉能成胎？纵使成胎生子，亦多病而不寿。以秦桂丸之耗损天真之阴也，戒之慎之！

——元·朱丹溪《格致余论·秦桂丸论》

【提要】 本论旨在对当时医家滥用秦桂丸治疗女子不孕的批判。要点如下：其一，妇人怀孕的生理基础，"阳精之施也，阴血能摄之，精成其子，血成其胞，胎孕乃成"，必阴阳平和，气血不乖，而后能有子。其二，"妇人之无子者，率由血少不足以摄精"，是朱丹溪治疗瘦人不孕，用凉血降火法的认识基础。其三，指出时医用药之失，以其不辨阴阳，过用温药，煎熬脏腑，渐灼阴血，阴血不足则不能摄精成孕，亦难有子。清·萧埙在《女科经纶·嗣育门·妇人不孕戒服秦桂丸热药论》中引用此段，并做如下按语："秦桂丸为妇人子宫虚寒积冷不孕者设。若血虚火旺，真阴不足，不能摄精者服之，则阴血反耗而燥热助邪矣。故宜慎重。"

朱丹溪　肥人痰湿瘦人无血不孕论※*

肥盛妇人不能孕育者，以其身中脂膜闭塞子宫，而致经事不能行。可用导痰之类。瘦怯妇人不能孕育者，以子宫无血，精气不聚故也。可用四物汤，养血养阴等药。

——元·朱丹溪撰，明·戴思恭辑《金匮钩玄·卷之三·妇人科·子嗣》

【提要】　本论主要阐述肥人、瘦人不孕的常见病机和治法。要点如下：瘦人多火，肥人多湿，是朱丹溪的重要论断。肥人多湿痰，故多见脂膜痰湿遮隔子宫，闭阻胞脉，月经不行，故难以受孕。瘦人多火，故多见子宫阴血少，难以摄精成孕。其理论后人多有继承。

朱丹溪　肥人瘦人不孕论治※*

若是肥盛妇人，禀受甚厚，恣于酒食之人，经水不调，不能成胎，谓之躯脂满溢，闭塞子宫，宜行湿燥痰，用星、夏、苍术、台芎、防风、羌活、滑石，或导痰汤之类。若是怯瘦性急之人，经水不调，不能成胎，谓之子宫干涩无血，不能摄受精气，宜凉血降火，或四物加香附、黄芩、柴胡，养血养阴等药可宜。东垣有六味地黄丸，以补妇人之阴血不足无子，服之者能使胎孕。

——元·朱丹溪撰，明·程充校补《丹溪心法·卷五·子嗣》

【提要】　本论主要阐述依妇人形体肥瘦论治不孕的观点。要点如下：肥人躯脂满溢，闭塞胞宫，治法当行湿燥痰；气弱羸瘦性急之人，由于气血衰少，子宫失养，故而难以摄受精气，治当凉血降火。依据形体肥瘦辨别不孕，是朱丹溪的创见，确有其普遍性。但知常还须达变，辨证施治。

薛　己　妇人不孕重在肾虚论※*

窃谓妇人之不孕，亦有因六淫七情之邪，有伤冲任；或宿疾淹留，传遗脏腑；或子宫虚冷；或气旺血衰；或血中伏热；又有脾胃虚损，不能荣养冲任。……至于大要，则当审男女之尺脉。若左尺微细，或虚大无力者，用八味丸。左尺洪大，按之无力者，用六味丸。两尺俱微细，或浮大者，用十补丸。

——宋·陈自明撰，明·薛己校注《校注妇人良方·卷九·求嗣门·陈言求子论》

【提要】　本论主要阐述妇人不孕的病因病机。要点如下：其一，指出不孕的因机多样，病因有六淫七情或宿疾，病机包括冲任损伤、宿疾留脏腑、子宫虚冷、气旺血衰、血中伏热、脾胃虚损等多种。其二，作者强调不孕的关键在于肾，通过审察尺脉了解肾或命门之虚，分别用六味丸或八味丸滋补肾之阴阳。

万　全　妇人种子当平心定气论※*

故种子者，男则清心寡欲以养其精，女则平心定气以养其血，补之以药饵，济之以方术，是之谓人事之当尽也。……何谓女贵平心定气？盖女子以身事人而性多躁，以色悦人而情多忌，稍不如意即忧思怨怒矣。忧则气结，思则气郁，怨则气阻，怒则气上。血随气行，气逆血亦逆，此平心定气，为女子第一紧要也。

——明·万全《万氏女科·卷之一·种子章》

【提要】　本论主要阐述调节情志为女子受孕的重要先决条件之一。要点如下：女子难免"忧思怨怒"，若不能自我调适，则其气随情迁而或结、或郁、或阻、或逆。又须知气为血之主帅，气逆血亦逆，气血不和则不易于受孕。所以平心定气，涤畅情志以安养气血，方易种子，实有至理，尤当为今人所重视。

王肯堂　补虚行滞去积种子论※*

胎前之道，始于求子；求子之法，莫先调经。每见妇人之无子者，其经必或前或后，或多或少，或将行作痛，或行后作痛，或紫或黑或淡，或凝而不调，不调则血气乖争，不能成孕矣。详夫不调之由，其或前或后，及行后作痛者虚也。其少而淡者血虚也，多者气虚也。其将行作痛及凝块不散者，滞也。紫黑色者，滞而挟热也。治法：血虚者四物，气虚者四物加参、芪。滞者香附、缩砂、木香、槟榔、桃仁、玄胡。滞久而沉痼者，吐之下之。脉证热者，四物加芩、连；脉证寒者，四物加桂、附及紫石英之类是也。直至积去、滞行、虚回，然后血气和平，能孕子也。予每治经不调者，只一味香附末，醋为丸服之，亦百发百中也。

——明·王肯堂《证治准绳·女科·卷之四·胎前门·求子》

【提要】　本论主要阐述不孕的诊断与治疗。要点如下：强调求子先调经，其诊断时依月经情况而判断病机。治疗原则，不过补虚去实，调和寒热，使"积去，滞行，虚回"，仍是重视气血和平而后能孕的基本原则。这点也是历代医家反复强调的。

缪希雍　风寒在子宫不孕论※*

女子风寒在子宫，绝孕无子者，盖女子系胎于肾及心胞络，皆阴脏也。虚则风寒乘袭之而不孕，非得温暖之气则无以祛风寒而资化育之妙。此药填下焦，走肾及心包络，辛温能散风寒邪气，故为女子暖子宫要药。……紫石英其性镇而重，其气暖而补。故心神不定，肝血不足，及女子血海虚寒不孕者，诚为要药。然而只可暂用，不宜久服，凡系石药皆然，不独石英一物也。妇人绝孕，由于阴虚火旺，不能摄受精气者，忌用。

——明·缪希雍《神农本草经疏·卷三·紫石英》

【提要】　本论主要阐述风寒客于子宫所致不孕的机理。要点如下：其一，提出"女子系胎于肾及心包络"，强调心肾与胞宫的联系。与陈士铎言女子胞上通于心、下通于肾的认识相同。其二，提出风寒侵袭或血海虚寒不孕者，宜用紫石英暖而补；但对于阴虚火旺者，则忌纯用温热药物。承于朱丹溪秦桂丸论所言。

张介宾 胎孕依于血气论*

凡男女胎孕所由，总在血气，若血气和平壮盛者无不孕育，亦育无不长。其有不能孕者，无非气血薄弱，育而不长者，无非根本不固。即如诸病相加，无非伤损血气，如果邪逆未除，但当以煎剂略为拨正，拨正之后，则必以调服气血为主，斯为万全之策。所以凡种子丸散，切不可杂以散风消导，及败血苦寒峻利等药。盖凡宜久服而加以此类，则久而增气，未有不反伤气血而难于孕者也。

——明·张介宾《景岳全书·卷三十九人集·妇人规下·子嗣类·宜麟策·用药法》

【提要】 本论主要阐述胎孕依于气血的观点。要点如下：其一，男女媾精受孕，必血气充盛调和，则易于孕育。若素禀不足，血气薄弱，则难以怀孕。其二，治疗不孕当慎用攻邪之药，且始终俱当扶助气血。如有实邪须用攻邪之药，亦当邪去便止。且实邪去后，尤当以平和之药调养气血，以为"万全之策"。其三，告诫世人求子不应多用"散风消导，及败血苦寒峻利等药"，以防久而增气，反伤气血，导致不孕。

傅 山 下部冰冷不孕论**

妇人有下身冰冷，非火不暖。交感之际，阴中绝无温热之气。人以为天分之薄也，谁知是胞胎寒之极乎！夫寒冰之地，不生草木；重阴之渊，不长鱼龙。今胞胎既寒，何能受孕。虽男子鼓勇力战，其精甚热，直射于子宫之内，而寒冰之气相遇，亦不过茹之于暂，而不能不吐之于久也，夫犹是人也。此妇之胞胎，何以寒凉至此，岂非天分之薄乎？非也！盖胞胎居于心肾之间，上系于心，而下系于肾，胞胎之寒凉，乃心肾二火之衰微也。故治胞胎者，必须补心肾二火而后可。方用温胞饮。

——清·傅山《傅青主女科·女科上卷·种子·下部冰冷不孕》

【提要】 本论主要阐述虚寒不孕的病机、症状、治法。要点如下：其一，其论病机，以寒冻之地，不生草木，类比宫寒不能孕育。其二，在治疗上，认为胞宫与心肾密切相关，故当补心肾之火。其将明代出现的胞宫与心肾相关的理论，具体落实到虚寒不孕的治疗上。

傅 山 嫉妒不孕论**

妇人有怀抱素恶，不能生育者。人以为天心厌之也，谁知是肝气郁结乎？夫妇人之有子也，必然心脉流利而滑，脾脉舒徐而和，肾脉旺大而鼓指，始称喜脉。未有三部脉郁而能生子者也。若三部脉郁，肝气必因之而更郁。肝气郁，则心肾之脉，必致郁之急而莫解。盖子母相依，郁必不喜，喜必不郁也。其郁而不能成胎者，以肝木不舒，必下克脾土而致塞，则腰脐之气必不利。腰脐之气不利，必不能通任脉而达带脉，则带脉之气亦塞矣。带脉之气既塞，则胞胎之门必闭，精即到门，亦不得其门而入矣。其奈之何哉！治法必解四经之郁，以开胞胎之门，则庶几矣。方用开郁种玉汤。

——清·傅山《傅青主女科·女科上卷·种子·嫉妒不孕》

【提要】 本论主要阐述肝郁不孕的病机、症状、治法。要点如下：本论特别强调肝与女子怀孕的密切关系。认为即使心肾功能正常，但若肝气不舒，也难以怀孕。因肝藏血而主疏泄，若肝气不舒，血脉不和，则冲任带脉又何能滋养灌溉？冲任虚损，胞宫难以受孕。故而肝郁不孕的治疗，则以解郁为先。

陈士铎 妇人十病不孕论※※

十病维何？一胎胞冷也，一脾胃寒也，一带脉急也，一肝气郁也，一痰气盛也，一相火旺也，一肾水衰也，一任督病也，一膀胱气化不行也，一气血虚而不能摄也。胎胞之脉，所以受物者也，暖则生物，而冷则杀物矣。纵男子精热而射入，又安能茹之而不吐乎！脾胃虚寒，则带脉之间必然无力，精即射入于胞胎，又安能胜任乎！带脉宜弛不宜急，带脉急者，由于腰脐之不利也。腰脐不利，则胞胎无力，又安能载物乎！肝气郁则心境不舒，何能为欢于床第？痰气盛者，必肥妇也。毋论身肥则下体过胖，子宫缩入，难以受精。即或男子甚健，鼓勇而战，射精直入，而湿由膀胱，必有泛滥之虞。相火旺者，则过于焚烧，焦干之地，又苦草木之难生。肾水衰者，则子宫燥涸，禾苗无雨露之润，亦成萎黄，必有堕胎之叹。任督之间，倘有疝瘕之症，则精不能施，因外有所障也。膀胱与胞胎相近，倘气化不行，则水湿之气，必且渗入于胎胞，而不能受妊矣。女子怀胎，必气血足而后能养，倘气虚则阳衰，血虚则阴衰，气血双虚，则胞胎下坠而不能升举，小产之不能免也。故胎胞冷者温之，脾胃寒者暖之，带脉急者缓之，肝气郁者开之，痰气盛者消之，相火旺者平之，肾水衰者补之，任督病者除之，膀胱气化不行者，助其肾气，气血不能摄胎者，益其气血也。则女子无子者，亦可以有子，而不可徒治其胞胎也。

——清·陈士铎《石室秘录·卷五·论子嗣》

【提要】 本论主要阐述十种女子不孕的病机与治法。要点如下：认为带脉急者，腰脐气血不利，难以托举维系胞胎，故难以成孕；膀胱气化不行，水湿浸润胞胎内外，难以成孕。其说既包含了前人的认识，也有个人独到的见解，看似奇特，而理实平近。此外，其言"相火旺者，则过于焚烧，焦干之地，又苦草木之难生"，比类合宜，妙论解颐。

《医宗金鉴》 冲任损伤不孕论※※

女子不孕之故，由伤其任、冲也。《经》曰：女子二七而天癸至，任脉通，太冲脉盛，月事以时下，故能有子。若为三因之邪伤其冲任之脉，则有月经不调、赤白带下、经漏、经崩等病生焉。或因宿血积于胞中，新血不能成孕；或因胞寒胞热，不能摄精成孕；或因体盛痰多，脂膜壅塞胞中而不孕。皆当细审其因，按证调治，自能有子也。

——清·吴谦《医宗金鉴·妇科心法要诀·卷四十四·妇人不孕之故》

【提要】 本论主要阐述不孕的病机。要点如下：其一，本论秉承《素问·上古天真论》"任脉通，太冲脉盛，月事以时下，故能有子"的理论，将冲任损伤列为不孕的主要病机，指出各种原因损伤冲任之脉，均可导致月经不调、赤白带下、经漏、经崩等病发生，而致不孕。其二，提出瘀血导致不孕的观点。瘀血积于胞中，阻滞生化，瘀血不去，新血不生，胞宫为瘀血所阻，故令不孕。

竹林寺僧 养血平气求子论[※*]

生人之道，始于求嗣，而求嗣之法，不越乎男养精、女养血两大关键。盖阳精溢泻而不竭，阴血时下而无愆，阴阳交畅，精血合凝，胚胎结而生育滋矣。若阳虚不能下施于阴，阴亏不能上承夫阳，阴阳抵牾，精血乖离，是以无子。主治之法：男当益其精而节其欲，使阳道之常健；女当养其血而平其气，使月事以时下。交相培养，有子之道也。

——清·竹林寺僧《竹林女科证治·卷四·求嗣总论》

【提要】 本论主要阐述女子求孕的两个条件。要点如下：其一，养血平气。女子月事常下，故而阴血易亏，当养血。而女子常有情志不遂，且幽隐难言，情动气随，怒则气逆，郁则气滞，悲则气消，故常须调理其气机，使气血和平方能种子。其二，月事调和，"月事以时下"，方可求子。这也是对《内经》以来注重调经理论的继承。

《张氏妇科》 不孕论治[※*]

凡少妇不受孕者无他，多因气血不调，寒热不均。有气盛而血虚者，气血流通，遍走四肢，使血不得积聚于子宫，子宫枯燥，往来易感阳气，不能成胎。大宜补血，使血与气相配，孕斯成矣。大凡气盛血衰者，其月水多不应期而至，或数月一至，或期年一至，医者慎不作血隔看，大宜补血，慎勿破血。有血盛而气衰者，血不能自行，随气而动，气衰不运，多积于子宫，满则溢也。其月水不月而至，今呼为败。慎勿用养血之剂。盖养血之药又能活血，补之非徒无益，而病反加剧矣。宜重用参、术补气，使气能配血，则病可愈而孕可怀也。有热胜者，其月水必先期而至。如大热者，其腹大痛；微热者，其腹微痛。慎勿作寒痛看，虽易入阳气，岂能怀孕乎？当服寒凉之剂以调之。有寒胜者，必月水后期而至，其腹不碍痛，若精气不能易入，岂能久存于腹？宜服温暖之药以调之。气血既平，寒热既和，则无不孕矣！

——佚名氏《张氏妇科·广嗣论》

【提要】 本论主要阐述"气血不调，寒热不均"所致不孕的病机、症状和治法。要点如下：其一，文中"气血既平，寒热既和，则无不孕矣"的论点，即是历代医家反复强调的阴阳平和方能有子的原则。其二，"气盛而血虚"即历代医家所言"气旺血衰"。本论解释为气血流通，走散于四肢，使血不得积聚于子宫，子宫血少枯燥而不孕。其含义类同气血不能归元，因气血难以翕聚于胞宫，胞宫气血不足，故难有子。

2.5.2 癥瘕

癥瘕是指妇女小腹部扪之有块状物，并伴有胀满或疼痛的一类病证。亦名"积聚"。其块坚结不散，推之不移，有形可征，痛有定处者，为"癥"为"积"，多属血病。若聚散无常，推之可移，痛无定处者，为"瘕"为"聚"，多属气病。本病男女皆有，与妇科有关的则有"肠罩""石瘕"。妇人癥瘕成因，多由经期、产后饮食劳倦，七情伤损，六淫外侵，或伤于房室，脏腑失和，气血乖违，气机阻滞，瘀血痰湿内停，滞而不行，积之日久，日益增大，发为癥瘕。癥瘕治法，首应分清气病、血病，脏腑及阴阳虚实，随证施治。若癥积有形有质，乃病于血，宜化瘀消积为主，佐以行气。若癥积时有时无，聚散无常，乃病于气，宜行气散结为主，佐以活血。但又当察其正气之强弱。若正气已虚，癥积未除，则宜扶正逐邪。此外，还须顾及病之新旧。如初起正气尚充，邪气尚浅，宜用攻法。病久而邪气较深，正气较弱，宜攻补兼施。若病情缠绵，邪气侵凌，正气日衰，宜补正为主。即或运用攻法，也须除之以渐，衰其大半而止，不可太过。临证时当随病人体质强弱、病情深浅、病程久暂而灵活变通。

《灵枢》 论肠覃石瘕※*

肠覃何如？……寒气客于肠外，与卫气相搏，气不得荣，因有所系，癖而内著，恶气乃起，瘜肉乃生。其始生也，大如鸡卵，稍以益大，至其成，如怀子之状，久者离岁，按之则坚，推之则移，月事以时下。此其候也。

石瘕何如？……石瘕生于胞中，寒气客于子门，子门闭塞，气不得通，恶血当泻不泻，衃以留之，日以益大，状如怀子，月事不以时下。皆生于女子，可导而下。

——《灵枢·水胀》

【提要】 本论主要阐述癥瘕中肠覃、石瘕的症状及病因病机。要点如下：二证皆如怀子状，但有气病、血病的不同。肠覃是寒气与卫气相互搏结，气血壅积日久成块，其病位在肠外，属气病而血未病，故不影响月经。石瘕是由于寒气入侵子宫，瘀血内留胞宫，日久成块，其病位在胞宫，属先气病而后血病，故月事不来。

巢元方 癥瘕综论*

疝瘕候

疝瘕之病，由饮食不节，寒温不调，气血劳伤，脏腑虚弱，受于风冷，冷入腹内，与血气相结所生。疝者，痛也；瘕者，假也。其结聚浮假而痛，推移而动。妇人病之有异于丈夫者，或因产后脏虚受寒，或因经水往来，取冷过度，非独关饮食失节，多挟有血气所成也。

诊妇人疝瘕，其脉弦急者生，虚弱小者死。又尺脉涩而牢，为血实气虚也。其发腹痛逆满，气上行，此为妇人胞中绝伤，有恶血，久成结瘕。得病以冬时，黍稷赤而死。

癥痞候

癥痞者，由冷热不调，饮食不节，积在腹内，或肠胃之间，与脏相结搏。其牢强，推之不移，名曰癥，言其病形徵可验也；气壅塞为痞，言其气痞涩不宣畅也。皆得冷则发动刺痛。癥痞之病，其形冷结，若冷气入于子脏，则使无子；若冷气入于胞络，搏于血气，血得冷则涩，令月水不通也。

八瘕候

八瘕者，皆胞胎生产，月水往来，血脉精气不调之所生也。肾为阴，主开闭，左为胞门，右为子户，主定月水，生子之道。胞门、子户，主子精，神气所出入，合于中黄门、玉门四边，主持关元，禁闭子精。脐下三寸，名曰关元，主藏魂魄。妇人之胞，三焦之腑，常所从止。然妇人经脉腧络合调，则月水以时来至，故能生子而无病。妇人荣卫经络断绝不通，邪气便得往入，合于子脏；若经血未尽，而合阴阳，即令妇人血脉挛急，小腹重急支满，胸胁腰背相引，四肢酸痛，饮食不调，结牢。恶血不除，月水不时，或月前月后，因生积聚，如怀胎状。邪气甚盛者，令人恍惚多梦，寒热，四肢不欲动，阴中生气，肿内生风，甚者害小便涩，涩而痛，淋沥，面黄黑，成病，则不复生子。

其八瘕者，黄瘕、青瘕、燥瘕、血瘕、脂瘕、狐瘕、蛇瘕、鳖瘕也。

黄瘕者，妇人月水始下，若新伤堕，血气未止，卧寤未定，五脏六腑虚羸，精神不治，因以当向大风便利，阴阳开，关节四边中于风湿，气从下上入阴里，稽留不去，名为阴阳虚，则生黄瘕之聚，令人苦四肢寒热，身重淋露，不欲食，左胁下有血气结牢，不可得而抑，苦腰背相引痛，月水不利，令人不产。小腹急，下引阴中如刀刺，不得小便，时苦寒热，下赤黄汁，病苦如此，令人无子。

青瘕者，妇人新产，未满十日起行，以汤浣洗太早，阴阳虚，玉门四边皆解散，子户未安，骨肉皆痛，手臂不举，饮食未复，内脏吸吸。又当风卧，不自隐蔽，若居湿席，令人苦寒，洒洒入腹，烦闷沉淖。恶血不除，结热，不得前后，便化生青瘕。瘕聚左右胁，藏于背膂，上与膊，髀腰下挛，两足肿，面目黄，大小便难。其后月水为之不通利，或不复禁，状如崩中。此自其过所致，令人少子。

燥瘕者，妇人月水下，恶血未尽，其人虚急，而已夏月热行疾走，若举重移轻，汗出交流，气力未平，而卒以恚怒，致猥咽不泄，经脉挛急，内结不舒，烦满少气，上达胸膈背膂，小腹为急，月水与气俱不通，而反以饮清水快心，月水横流，衍入他脏不去，有热，因生燥瘕之聚。大如半杯，上下腹中苦痛，还两胁下，上引心而烦，害饮食，欲吐，胸及腹中不得大息，腰背重，喜卧盗汗，足酸疼痛，久立而痛，小便失时，居然自出若失精，月水闭塞，大便难。病如此者，其人少子。

血瘕病，妇人月水新下，未满日数而中止，饮食过度，五谷气盛，溢入他脏；若大饥寒，汲汲不足，呼吸未调，而自劳动，血下未定，左右走肠胃之间，留络不去，内有寒热，与月水合会，为血瘕之聚。令人腰痛，不可以俯仰，横骨下有积气，牢如石，小腹里急苦痛，背膂疼，深达腰腹下挛，阴里若生风冷，子门辟，月水不时，乍来乍不来，此病令人无子。

脂瘕者，妇人月水新来，若生未满三十日，其人未复，以合阴阳，络脉分，胞门伤，子户失禁，关节散，五脏六腑，津液流行，阴道瞤动，百脉关枢四解，外不见其形。子精与血气相遇，犯禁，子精化，不足成子，则为脂瘕之聚。令人支满，里急痛痹，引小腹重，腰背如刺状，四肢不举，饮食不甘，卧不安席，左右走，腹中切痛，时瘥时甚，或时少气头眩，身体解堕，苦寒恶风，膀胱胀，月水乍来乍去，不如常度，大小便血不止。如此者，令人无子。

狐瘕者，妇人月水当月数来，而反悲哀忧恐，以远行逢暴风疾雨，雷电惊恐，衣被沉湿，疲倦少气，心中怳怳未定，四肢懈惰，振寒，脉气绝，精神游亡，邪气入于阴里不去，生狐瘕之聚。食人脏，令人月水闭不通，小腹瘀滞，胸胁腰背痛，阴中肿，小便难，胞门子户不受男精。五脏气盛，令嗜食，欲呕，喜唾，多所思，如有娠状，四肢不举。有此病者，终身无子。其瘕有手足成形者，杀人也；未成者可治。

蛇瘕者，妇人月水已下新止，适闭未复，胞门子户劳伤，阴阳未平复，荣卫分行，若其中风，暴病羸劣，饮食未调；若已起，当风行，及度泥涂，用清寒太早；若坐湿地，名阴阳乱。

腹中虚，且未饮食，若远道之余，饮污井之水，不洁之食，吞蛇鼠之精，留络不去，因生蛇瘕之聚，上食心肝，长大，其形若漆，在脐上下，还疗左右胁，不得吐气，两股胫间苦疼，小腹疾，小便赤黄，膀胱引阴中挛急，腰背痛，难以动作，苦寒热，之后月水有多有少。有此病者，不复生子。其瘕手足成形者，杀人；未成者可治。

鳖瘕者，妇人月水新至，其人剧吐疲劳，衣服沉湿，不以时去；若当风睡，两足践湿地，恍惚觉悟，跕立未安，颜色未平，复见所好，心为开荡，魂魄感动，五内脱消；若以入水浣洗沐浴，不以时出，神不守，水精与邪气俱入，至三焦之中募，玉门先闭，津液妄行，留络不去，因生鳖瘕之聚。大如小盘，令人小腹切痛，恶气走上下，腹中苦痛，若存若亡，持之跃手，下引阴里，腰背亦痛，不可以息，月水喜败不通，面目黄黑，脱声少气。有此病者，令人绝子。其瘕有手足成形者杀人，未成者可治。

——隋·巢元方《诸病源候论·卷之三十八·妇人杂病诸候》

【提要】 本论主要阐述癥瘕的病因病机及症状。要点如下：其一，《诸病源候论》首次在妇科将癥瘕并称，并详细描述了"疝瘕""癥痞"和"八瘕"的症状及病因病机。其二，疝瘕之病总由妇女生育胎产月经等生理特点，血气多虚，故外邪较易入腹，与血气相结，使气滞血瘀，导致"妇人胞中绝伤，有恶血，久成结瘕"。其三，癥痞多由产后劳动太早，喜怒不节，脏虚受寒；或经期取凉过度，恶血不散，遇寒致气血凝滞，出现癥痞之候，并激发出现闭经、不孕之病。其四，癥瘕之因，有因荣卫经络断绝不通，使邪气侵袭子宫者，也有经血未尽就行房事而致者，其五，论述黄瘕、青瘕、燥瘕、血瘕、脂瘕、狐瘕、蛇瘕及鳖瘕等八瘕的症状及病因病机。

陈无择 论癥瘕病因病机※*

多因经脉失于将理，产蓐不善调护，内作七情，外感六淫，阴阳劳逸，饮食生冷，遂致营卫不输，新陈干忤，随经败浊，淋露凝滞，为癥为瘕。

——宋·陈无择《三因极一病证方论·卷十八·妇人女子众病论证治法》

【提要】 本论主要阐述癥瘕的病因病机。要点如下：妇人癥瘕成因，多由经期、产后饮食劳倦，七情伤损，六淫外侵，或伤于房室，脏腑失和，营卫不调，新血旧血相搏结，滞而不行，发为癥瘕。

朱丹溪 痰食积死血癥瘕论治※*

痞块在中为痰饮，在右为食。积在左为血块。气不能作块成聚，块乃有形之物也，痰与食积、死血而成也。用醋煮海石、醋煮三棱、蓬术、桃仁、红花、五灵脂、香附之类为丸，石碱白术汤吞下。瓦楞子能消血块，次消痰。石碱一物，有痰积有块可用，洗涤垢腻，又能消食积。治块，当降火消食积，食积即痰也。行死血块，块去须大补。凡积病不可用下药，徒损真气，病亦不去，当用消积药使之融化，则根除矣。凡妇人有块，多是血块。

——元·朱丹溪撰，明·程充校补《丹溪心法·卷三·积聚痞块》

【提要】　本论主要阐述癥瘕的病因病机及治法。要点如下：其一，癥瘕之病由痰、食积和死血所致，"妇人有块，多是血块"。其二，治疗癥瘕当活血，降火，消食积，消痰，并列举治疗用药。

陈自明、薛　己　妇人腹中瘀血方论※

妇人腹中瘀血者，由月经闭积，或产后余血未尽，或风寒滞瘀，久而不消，则为积聚癥瘕矣。

愚按：前症若郁结伤脾，用加味归脾汤。若恚怒伤肝，用加味逍遥散。若产后恶露，用失笑散。若肝脾亏损，用六君、柴胡，以补元气为主。胃气虚弱，用益气汤加茯苓、半夏为主。大凡腹中作痛，畏手按者，此内有瘀血。若形体如常，属病气元气俱实，用桃仁承气汤直下之。若痛而肢体倦怠，饮食少思，此脾胃受伤，属病气有余，元气不足，用当归散调和之。若痛而喜手按腹，形气倦怠，饮食少思，此元气病气气俱不足，用六君、炮姜、芎、归纯补之。若痛而大便不实，饮食难化，此脾胃虚寒，用六君、炮姜、肉果温补之。若痛而作呕少食，此脾胃虚弱，用六君、炮姜、藿香。若痛而呕吐不食，泄泻，用六君加姜、桂。若兼手足逆冷，自汗，更加附子。此症多有因攻伐而致者。

——宋·陈自明撰，明·薛己校注《校注妇人良方·卷七·妇人腹中瘀血方论》

【提要】　本论主要阐述癥瘕的病因病机、症状及治法。要点如下：其一，陈氏认为癥瘕积聚由月经闭积、产后余血未尽、风寒等形成的瘀血日久不散而形成。其二，薛氏补充了癥瘕的证型有郁结伤脾、肝脾亏损、胃气虚弱、内有瘀血、脾胃受伤、元气不足、脾胃虚寒及脾胃虚弱等，并附治疗方药。

陈自明、薛　己　妇人积年血癥方论※

妇人积年血癥，由寒温失节，脾胃虚弱，月经不通，相结盘牢，久则腹胁苦痛，宜用三棱煎主之。

愚按：前症多兼七情亏损，五脏气血乖违而致。盖气主煦之，血主濡之，脾统血，肝藏血，故郁结伤脾，恚怒伤肝者，多患之。腹胁作痛，正属肝脾二经症也。窃谓罗谦甫先生云：养正积自除。东垣先生云：人以胃气为本。治法宜固元气为主，而佐以攻伐之剂，当以岁月求之。若欲速效，投以峻剂，反致有误。上七症方药，当互相参用。

——宋·陈自明撰，明·薛己校注《校注妇人良方·卷七·妇人积年血癥方论》

【提要】　本论主要阐述癥瘕的病因病机及治法。要点如下：其一，陈氏认为血癥由寒温失节、脾胃虚弱而致月经不通所导致。癥瘕相结牢固，宜用三棱煎主之。其二，薛氏引用罗天益"养正积自除"及东垣"人以胃气为本"的观点，认为治疗当先固元气，佐以攻伐之剂，长期治疗，不求速效。

张介宾　血癥论※*

瘀血留滞作癥，惟妇人有之。其证则或由经期，或由产后，凡内伤生冷，或外受风寒，或恚怒伤肝，气逆而血留，或忧思伤脾，气虚而血滞，或积劳积弱，气弱而不行。总由血动之时，余血未净，而一有所逆，则留滞日积而渐以成癥矣。然血必由气，气行则血行。故凡欲治血，则或攻或补，皆当以调气为先。罗谦甫曰：养正邪自除，必先调养，使营卫充实，若不消散，方可议下。但除之不以渐，则必有颠覆之害，若不守禁忌，纵嗜欲，其有不丧身者鲜矣。

——明·张介宾《景岳全书·卷三十九人集·妇人规下·癥瘕类·血癥》

【提要】　本论主要阐述癥瘕的病因病机及治法。要点如下：其一，血癥由"瘀血留滞作癥"。其病因为内伤生冷，或外受风寒，或恚怒伤肝，致气逆而血留；或忧思伤脾，气虚而血滞；或积劳积弱，气弱而不行。总由经期或产后余血未净，"留滞日积而渐以成癥"。其二，血癥的治疗，调气为先，再行攻补之法，不可骤攻骤补。其三，提出守禁忌，节嗜欲的养生之法。

武之望　论癥瘕病机与治法※*

盖痞气之中，未尝无饮，而血癥食癥之内，未尝无痰。则痰食血，又未有不先因气病而后形病也。故消积之中，当兼行气、消痰、消瘀之药为是。

——明·武之望《济阴纲目·卷之五·积聚癥瘕门·论妇人诸积形状》

【提要】　本论主要阐述癥瘕的病机及治法。要点如下：其一，癥瘕积聚，先因气病而后成形，内有痰饮、食积或血瘀。其二，癥瘕积聚的治疗在消积的同时，兼用行气、消痰、消瘀之药。

沈金鳌　癥瘕积聚综论※*

积聚癥瘕者，本男女皆有之病，而妇人患此，大约皆胞胎生产，月水往来，血脉精气不调，及饮食不节，脾胃亏损，邪正相侵，积于腹中之所生。

试详言之。癥有二：一血癥。由脏腑气虚，风冷相侵，或饮食失节，与血气相搏，适值月水往来，经络痞塞，恶血不除，结聚成块，渐至心腹，两胁痛苦，害于饮食肌肤瘦羸。宜桃仁、五灵脂、生地、牛膝、大黄、甘草。二、食癥。亦由月信往来食生冷之物，而脏腑虚弱不能消化，与脏气搏结，聚而成块，盘坚不移也。瘕有八：一黄瘕。由经来或大小，产后血气未定，脏腑空虚，或当风便利。阴阳开合，关节四边，中于风湿，邪从下入于阴中，积留不去所成。其症寒热身重，淋露不食，左胁下有结气拒按，宜皂荚散。二青瘕。由新产起行浣洗太早，阴阳虚，产门四边解散，子户未安，骨肉皆痛，手臂不举，又犯风湿所成。其症苦寒，洒洒入腹，烦闷，结热不散，恶血不除，聚在两胁下，藏于背膂，其后月水不通，或反不禁。宜青瘕坐导方。三燥瘕。由月水未尽，或以夏暑，或以举重汗出，卒以恚怒，致月水与气相搏，反快凉饮，月水横流，溢入他脏，有热则成燥瘕。大如半杯，上下腹中痛，连两胁下，上引心而烦，喜呕吐，腰背重，足酸削，忽遗溺，月闭。宜疗燥瘕方。四血瘕。由月事中止，饮食过度，五谷气盛，溢入他脏，或大饥寒，呼吸未调，而自劳动，血下未定，左右走肠胃间，留络不去，内有寒热，与月水合会而成。其症不可俯仰，横骨下有积气，坚如石，少腹急痛，背疼，腰腹挛，阴中若生风冷，月水来止不常。宜疗血瘕方、桃仁煎。五脂瘕。由月信初来，或生未满月而交，胞门伤，子户失禁，关节散，脏腑津流，阴道瞤动，百脉四解，子精与血气相遇，不能成子而成脂瘕。其症少腹重，腰背如刺，四肢不举，卧不安，左右走腹中痛，时少气，头眩，身体解㑊，苦寒恶风，二便血，月事来止不常。宜疗脂瘕方、导散方。六狐瘕。由月来悲忧，或风雨雷电惊恐，且受湿，心神恍惚，四肢振寒，体倦神散，邪入阴里不去而成。其症少腹滞，阴中肿，小便难，胸膈腰背痛，气盛善食，多所思，如有身状。宜疗狐瘕方。七蛇瘕。由月新止，阴阳未平，饮污井之水，食不洁之物，误吞蛇鼠之精，留脏不去而成。其症长成蛇形，在脐上下，或左右胁，不得吐气，上蚀心肝，少腹热，膀胱引阴中痛，腰痛，两股胫间痛，时寒热，月水或多少。宜疗蛇瘕方。八鳖瘕。由月水新至，其人作劳，适受风湿，恍惚觉悟，心尚未平，复见所好，心为之开，魂魄感动，五内消脱，或沐浴不以时出，而神不守，水气与邪气俱入至三焦中幕，玉门先闭，津液妄行，留络不去而成。其症形如小枰，小腹切痛，左右走，上下腹中痛，持之跃手，下引阴里痛，腰背亦痛，不可以息，月事不通。宜疗鳖瘕方。由此推之，又有近脐左右，各有一条筋脉急痛，大如臂，小如指，因气而成，如弦之状，名曰痃者。又有僻匿在两胁间，时痛时止，名曰癖者。皆由阴阳乖，经络痞，饮食滞，邪冷搏而成也。俱宜麝香丸。又有脏腑虚弱，气血劳伤，风冷入腹，与血相结，留聚浮假而痛，推移则动，名曰疝瘕者。乃由经产后胞中有恶血，复为邪结而成也。宜干漆散、黑神丸。又有所谓肠覃者，寒客大肠，与胃相搏，大肠为肺传送，寒则浊气凝结，日久便生瘜肉。始如鸡卵，大如怀胎，按之坚，推之动，月则时下，此气病而血未病也。宜晞露丸，或二陈汤加香附。又有所谓石瘕者，寒客下焦，血气俱为所闭塞，日益大，亦如怀子，但不得推移，且多坠小腹，与肠覃相类而实异。宜见睍丹。

要之，妇人积聚之病，虽屡多端，而究其实，皆血之所为。盖妇人多郁怒，郁怒则肝伤，而肝藏血者也。妇人多忧思，忧思则心伤，而心主血者也，心肝既伤，其血无所主则妄溢，不能藏则横行，迨至既溢既行，离其部分，或遇六淫，或感七情，血逐瘀滞，而随其所留脏腑，所入经络，于是而百疾作，有如前种种恶症矣。若夫月经偶闭，或产后恶露未尽，乘风取凉，为风冷所乘，便成瘀血。而此瘀在腹中，必至发热面黄，食少体瘦。然此但为瘀血而未成积聚等症者，不早图之，坚结成形，亦难免矣。

——清·沈金鳌《妇科玉尺·卷六·妇女杂病》

【提要】 本论主要阐述癥瘕的病因病机、症状及治法。要点如下：其一，癥瘕积聚的病因病机或由经带胎产致气血不调，及饮食不节，脾胃亏损，邪正相侵，积于腹中所致；或为郁怒伤肝，肝失疏泄，气机逆乱，运行不畅，被血阻滞；或忧思伤脾，脾失运化，痰浊内生，气血失调，痰浊停留，渐成癥瘕。其二，癥瘕积聚有血瘕、食瘕、八瘕、痃、癖、疝瘕、肠覃、石瘕等不同，分别阐释其症状、病因病机和治疗方药。

2.5.3 阴脱

阴脱是指妇女子宫下脱，甚则脱出阴户之外，或者阴道壁膨出的一种病证。又称"阴菌"

"阴挺""子宫脱出"等。临床以自觉小腹下坠隐痛,阴道口有物脱出,外阴潮湿瘙痒,带下增多为主要特征。多由多产、难产、产时用力过度或产后过早参加体力劳动,损伤胞络及肾气,而使胞宫失于维系所致。其主要病机为气虚下陷,冲任不固,提摄无力。阴挺以虚证为主,气虚、肾虚常见,以虚者补之、陷者举之、脱者固之为原则,治疗时应用益气升提、补肾固脱之法,或补脾,或固肾,或脾肾同治。合并湿热者,辅以清热利湿。

🐚 巢元方 论阴挺病因病机*

胞络伤损,子脏虚冷,气下冲,则令阴挺出,谓之下脱。亦有因产而用力偃气,而阴下脱者。诊其少阴脉浮动,浮则为虚,动则为悸,故令下脱也。

——隋·巢元方《诸病源候论·卷之四十·妇人杂病诸候·阴挺出下脱候》

【提要】 本论主要阐述下脱的病因病机。要点如下:巢元方将妇女阴中有物脱出阴户之外,称之为"下脱",即是后世所言子宫脱垂。认为病由素体虚弱,胞络损伤,子宫虚冷,气虚下陷所致;或因分娩,用力太过,气竭所致。

🐚 陈无择 论阴脱证治※*

妇人趋产,劳力努咽太过,致阴下脱,若脱肛状,及阴下挺出,逼迫肿痛,举重房劳,皆能发作,清水续续,小便淋露。

——宋·陈无择《三因极一病证方论·卷之十八·阴脱证治》

【提要】 本论主要阐述阴脱的病因病机及症状。要点如下:阴脱或因妇人临产,用力太过,或因举重所伤,或因房劳过度而致。其临床表现类似于脱肛,阴道中有物脱出,逼迫肿痛,或伴有清水续续,小便淋漓。

🐚 陈自明、薛 己 论阴脱辨治※*

产后阴脱,玉门不闭,因坐产努力,举动房劳所致。或脱肛阴挺,逼迫肿痛,小便淋。

愚按:玉门不闭,气血虚弱也,用十全大补汤。肿胀焮痛,肝经虚热也,加味逍遥散。若因忧怒,肝脾气血伤也,加味归脾汤。若因暴怒,肝火血伤也,龙胆泻肝汤。

——宋·陈自明撰,明·薛己校注《校注妇人良方·卷二十三·产后阴脱玉门不闭方论》

【提要】 本论主要阐述阴脱的辨证施治。要点如下:其一,新产后,阴户松弛或裂伤而不能闭合,称玉门不闭。陈氏认为产后阴脱,多因分娩用力太过,举重抬物,或房劳过度所致。其二,薛氏补充阴脱的治疗,强调多责之肝脾,当辨证施治。玉门不闭,属气血虚弱,治以十全大补汤。肿胀焮痛,属肝经虚热,治以加味逍遥散。因忧怒所致者,属肝脾气血两伤,治以加味归脾汤。因暴怒所致者,属肝火血伤,治以龙胆泻肝汤。

万　全　论产后子宫脱出※*

问云：云者何？曰：其人素虚，产时用力努责太过，以致脱出，自不能收也，宜用补中益气汤，外用洗法。

——明·万全《万氏女科·卷之三·产后章·产后子宫脱出》

【提要】　本论主要阐述阴脱的病因病机及其治法。要点如下：其一，患者平素体虚，分娩时又用力太过而致此病。其二，治疗内外兼治。内服补中益气汤，外治洗浴。

张介宾　阴挺综论※*

妇人阴中突出如菌如芝，或挺出数寸，谓之阴挺。此或因胞络伤损，或因分娩过劳，或因郁热下坠，或因气虚下脱，大都此证当以升补元气、固涩真阴为主。如阴虚滑脱者，宜固阴煎、秘元煎。气虚陷下者，补中益气汤、十全大补汤。因分娩过劳气陷者，寿脾煎、归脾汤。郁热下坠者，龙胆泻肝汤、加味逍遥散。

——明·张介宾《景岳全书·卷三十九人集·妇人规下·前阴类·阴挺》

【提要】　本论主要阐述阴挺的病因病机及辨证施治。要点如下：其一，本病由胞络损伤，或分娩过劳所致。其二，本病有阴虚滑脱、气虚下陷、产伤气陷和郁热下坠四个证型，分别用滋阴固脱、补中益气、补气补血和清肝解郁之剂治疗，总以升补元气、固涩真阴为主。

孙志宏　论阴挺辨治※

妇人隐处之疾，虽夫妇未必尽吐，肯告医索药乎？故医书多不论。宁知阴中之患，有致伤生者，医书可独遗哉！盖阴挺之证，因于郁怒伤肝，积久不舒，肝气亢极，致阴中突出长数寸，痛痒水湿，牵引腰股，小便涩短。先服龙胆泻肝汤或当归龙荟丸，次兼主方及补中益气汤、归脾汤加柴胡、青皮、川芎、茯苓、山栀、黄柏之类。又有阴中如茄坠出，直身则收入（俗名"子袋"），前方加升麻、柴胡、藁本。有多怒思淫者，出赤筋大痛。盖阴户属肝经，肝主筋故也。

——明·孙志宏《简明医彀·卷之七·阴挺》

【提要】　本论主要阐述阴挺的辨证施治。要点如下：其一，阴挺之病，多因郁怒伤肝，肝郁犯脾而致，也有淫欲过度而致者。盖阴户属肝经，肝主筋，肝为病，筋出阴脱。其二，肝气亢极，阴道口肿物脱出，潮湿痛痒者，治以龙胆泻肝汤或当归龙荟丸，或补中益气汤、归脾汤加行气祛湿之品。有"子袋"者宜加升提药。

《医宗金鉴》　论阴挺证治※*

阴挺下脱即癥疝，突物如蛇或如菌。湿热肿痛溺赤数，气虚重坠便长清。气虚补中青栀入，湿热龙胆泻肝寻。外熬蛇床乌梅洗，猪油藜芦敷自升。

注：妇人阴挺，或因胞络伤损，或因分娩用力太过，或因气虚下陷，湿热下注，阴中突出一物如蛇，或如菌如鸡冠者，即古之癞疝类也。属热者，必肿痛小便赤数，宜龙胆泻肝汤；属虚者，必重坠小便清长，宜补中益气汤加青皮、栀子。外用蛇床子、乌梅熬水熏洗之，更以猪油调藜芦末敷之，无不愈者。

——清·吴谦《医宗金鉴·妇科心法要诀·卷四十九·前阴诸证门·阴挺证治》

【提要】 本论主要阐述阴挺的辨证施治及外治法。要点如下：其一，阴挺有湿热下注和气虚不固两种证型。湿热证多兼见阴户肿疼，小便赤数，可用龙胆泻肝汤，清泻湿热。气虚不固，多兼见阴户重坠和小便清长。可内服补中益气汤升提固脱。其二，阴挺当外用蛇床子、乌梅洗法，祛湿消肿，清热解毒，再用猪油调藜芦末敷抹。

第五篇

儿科

概　要

　　中医儿科是在中医学理论的指导下，研究小儿的生长发育、护养和疾病防治的一门学科。中医儿科，古称小方脉、幼科。小儿在生理病理、病因病证和治法用药等方面，与成人有着明显的差异。小儿脏腑娇嫩，形气未充，各脏器的形态和功能均未臻完善和成熟，同时又生机蓬勃，发育迅速。古代医家总结出的小儿肺常不足、脾常不足、心常有余、肝常有余、肾常虚，是小儿生理特点、发病特点的概括，也是小儿五脏辨证的依据。小儿护养不当，则易于感触，发病容易。在病因方面，小儿较成人单纯，多由外感六淫、内伤饮食、胎毒胎弱等所致，其中胎毒胎弱因素为小儿所特有。所以与胎毒胎弱密切相关的胎怯、胎黄、鹅口、五迟、五软、夜啼等病证，是小儿特有的病证。另外，小儿对麻疹、风疹、水痘、痄腮等疫病易感，惊、疳、吐、泻、发热等病证，常关系小儿安危。小儿在疾病的过程中，常表现为传变迅速、易虚易实、易寒易热等特点。治疗小儿不宜妄投药石，用药宜审慎，要避免峻剂，以防戕伐生生之气。小儿脏气清灵，如果调治得当，也易趋康复。若是哺乳期婴儿发病，则应子病治母，或母子同治。

　　本篇分总论与各论两部分来论述儿科疾病。总论主要包括儿科的生理病理特点、病因病机、共性诊疗规律。各论包括初生儿病证、小儿时行病证和儿科常见病证的诊疗理论。

1

儿 科 总 论

1.1 综 论

巢元方　小儿变蒸论※＊

小儿变蒸者，以长血气也。变者上气，蒸者体热。变蒸有轻重：其轻者，体热而微惊，耳冷，尻亦冷，上唇头白泡起，如死鱼目珠子，微汗出，而近者五日而歇，远者八九日乃歇；其重者，体壮热而脉乱，或汗或不汗，不欲食，食辄吐呗，无所苦也。

——隋·巢元方《诸病源候论·卷之四十五·小儿杂病诸候·变蒸候》

【提要】　本论主要阐述小儿变蒸的概念和变蒸轻重的不同表现。要点如下：小儿自出生后，每隔一定时间，出现身热，出汗等表现。多数医家认为，这是小儿在生长发育和智慧增长期间的一般生理现象，古人称之为"变蒸"。本论指出，小儿变蒸是小儿增长血气的生理过程。变是指上气，蒸是指体热。变蒸的表现有轻有重，轻者有身热微惊，耳冷尻冷，上唇起白泡，微有汗出等；重者会出现高热脉乱，有汗或无汗等。处于"变蒸"状态的小儿并不觉得痛苦。

阎孝忠　论儿科有五难※＊

医之为艺，诚难矣，而治小儿为尤难。自六岁以下，黄帝不载其说，始有《颅囟经》，以占寿夭死生之候。则小儿之病，虽黄帝犹难之，其难一也。脉法虽曰八至为和平，十至为有病，然小儿脉微难见，医为持脉，又多惊啼，而不得其审，其难二也。脉既难凭，必资外证。而其骨气未成，形声未正，悲啼喜笑，变态不常，其难三也。问而知之，医之工也。而小儿多未能言，言亦未足取信，其难四也。脏腑柔弱，易虚易实，易寒易热，又所用多犀、珠、龙、麝，医苟难辨，何以已疾？其难五也。种种隐奥，其难固多。

——宋·钱乙《小儿药证直诀·原序》

【提要】 本论主要阐述小儿病所以难治的五个原因。要点如下：本论作者阎孝忠，一作阎季忠，收集钱乙诊治小儿的经验整理而成《小儿药证直诀》，并为该书写了序文。作者论述了小儿病与成人病相比，治疗上有五难：一是经典不载，二是小儿脉诊难，三是闻诊难，四是问诊难，五是小儿的病情虚实寒热易变。故言治小儿尤难。

朱丹溪 小儿养阴论※※

人生十六岁以前，血气俱盛，如日方升，如月将圆，惟阴长不足，肠胃尚脆而窄，养之之道不可不谨。童子不衣裘帛，前哲格言，具在人耳。裳，下体之服。帛，温软甚于布也。盖下体主阴，得寒凉则阴易长，得温暖则阴暗消。是以下体不与帛绢夹厚温暖之服，恐妨阴气，实为确论。血气俱盛，食物易消，故食无时。然肠胃尚脆而窄，若稠黏干硬，酸咸甜辣，一切鱼肉、木果、湿面、烧炙、煨炒，但是发热难化之物，皆宜禁绝。只与干柿、熟菜、白粥，非惟无病，且不纵口，可以养德。此外生栗味咸，干柿性凉，可为养阴之助。然栗大补，柿大涩，俱为难化，亦宜少与。妇人无知，惟务姑息，畏其啼哭，无所不与，积成痼疾，虽悔何及！所以富贵娇养，有子多病，迨至成人，筋骨柔弱。有疾则不能忌口以自养，居丧则不能食素以尽礼，小节不谨，大义亦亏。可不慎欤！

——元·朱丹溪《格致余论·慈幼论》

【提要】 本论主要阐述小儿养阴之道。要点如下：小儿生机旺盛，对水谷精微需求多，而小儿肠胃脆窄，"脾常不足"，营养物质就相对不足，形成了阴长不足的生理特点。本论中，作者从衣着到饮食详细论述了小儿养阴之道，对小儿护养具有指导意义。其一，在衣着方面，作者指出小儿的下体之服宜得寒凉，不要穿帛绢夹厚之类的温暖之服，以防影响小儿阴气的生长。其二，在饮食方面，应给小儿喂养熟菜、白粥等易消化的食物，要禁绝鱼肉、木果、湿面、烧炙、煨炒之类发热难化之物，不可骄纵小儿，以免造成食积。可少与小儿生栗、干柿，有助于养阴。

万 全 小儿五脏有余不足论※※

五脏之中肝有余，脾常不足肾常虚，心热为火同肝论，娇肺遭伤不易愈。

人皆曰：肝常有余，脾常不足。予亦曰：心常有余，肺常不足。有余为实，不足为虚。《内经》曰：邪气盛则实，真气夺则虚。此所谓有余不足者，非《经》云虚实之谓也。盖肝之有余者，肝属木，旺于春。春乃少阳之气，万物之所资以发生者也。儿之初生曰芽儿者，谓如草木之芽，受气初生，其气方盛，亦少阳之气，方长而未已，故曰肝有余。有余者，乃阳自然有余也。脾常不足者，脾司土气，儿之初生，所饮食者乳耳，水谷未入，脾未用事，其气尚弱，故曰不足。不足者，乃谷气之自然不足也。心亦曰有余者，心属火，旺于夏，所谓壮火之气也。肾主虚者，此父母有生之后，禀气不足之谓也。肺亦不足者，肺为娇脏，难调而易伤也。脾肺皆属太阴，天地之寒热伤人也，感则肺先受之，水谷之寒热伤人也，感则脾先受之，故曰脾肺皆不足。

——明·万全《万氏家藏育婴秘诀·卷之一·五脏证治总论》

【提要】 本论主要阐述小儿有"肝有余""心有余""肺常不足""脾常不足"和"肾常虚"的生理特点。要点如下：其一，小儿"肝有余"，非指亢盛太过之意，指小儿生长发育迅速，如草木萌芽，生机勃勃，欣欣向荣，全赖肝气的生发作用。其二，"心有余"指小儿生长旺盛，心为火脏，旺于夏季，心火常常偏旺。其三，"肾常虚"是指小儿肾气尚未充盛。其四，"脾常不足"指小儿发育迅速，对气血精微物质的需求较成人多，脾胃运化功能尚未健全，存在相对的不足，即谷气不能适应生长发育的需要。其五，"肺常不足"指小儿时期的肺脏娇嫩柔弱，肺气尚未充盛，功能尚未完善，易受六淫等外感病邪侵袭，形成了肺为娇脏，难调而易伤的特点。万全所论五脏有余不足，既是对小儿生机蓬勃，发育迅速，脏腑娇嫩，形气未充等生理特点的概括，也是对小儿发病特点的概括，为临床五脏辨证提供依据。

吴鞠通 稚阴稚阳论※*

古称小儿纯阳，此丹灶家言，谓其未曾破身耳，非盛阳之谓。小儿稚阳未充，稚阴未长者也。男子生于七，成于八。故八月生乳牙，少有知识；八岁换食牙，渐开智慧；十六而精通，可以有子；三八二十四岁真牙生而精足，筋骨坚强，可以任事，盖阴气长而阳亦充矣。女子生于八，成于七。故七月生乳牙，知提携；七岁换食牙，知识开，不令与男子同席；二七十四而天癸至；三七二十一岁而真牙生，阴始足，阴足而阳充也，命之嫁。小儿岂盛阳者哉！

——清·吴鞠通《温病条辨·卷六解儿难·俗传儿科为纯阳辨》

【提要】 本论旨在对"小儿纯阳"的说法进行辨正。要点如下：作者首次提出了小儿时期应属于稚阳未充，稚阴未长的阶段。指出"纯阳"是道家的说法，并非是指盛阳。本论引用《素问·上古天真论》对男女生长发育规律的阐述，强调男子二十四岁、女子二十一岁才阴足而阳充。小儿机体柔嫩，内藏精气未足，卫外功能未固，阴未足，阳未充。因此，指出小儿稚阴稚阳的生理特点。吴鞠通的"稚阴稚阳"论，对小儿的养护和用药具有指导意义。

1.2 病 因 病 机

巢元方 论小儿病病因病机*

小儿百病者，由将养乖节，或犯寒温，乳哺失时，乍伤饥饱，致令血气不理，肠胃不调，或欲发惊痫，或欲成伏热。小儿气血脆弱，病易动变，证候百端，故谓之百病也。若见其微证，即便治之，使不成众病；治之若晚，其病则成。

——隋·巢元方《诸病源候论·卷之四十七·小儿杂病诸候·百病候》

【提要】 本论主要阐述小儿疾病的常见病因病机。要点如下：巢元方《诸病源候论》中，有专论小儿诸病六卷，是最早探讨儿科疾病病源和证候的著作。作者在本论中阐明小儿疾病多由将养不当引起，或寒温失调，或乳哺失宜导致。并指出由于小儿气血脆弱，发病后变化迅速，证候百端，易虚易实，必须及早治疗。

《太平圣惠方》 乳母不节论※※

　　凡为乳母，皆有节度。如不禁忌，即令孩子百病并生。如是自晓摄调，可致孩子无疾长寿。是以春夏切不得冲热哺孩子，必发热疳并呕逆；秋冬勿以冷乳哺孩子，必令腹胀羸瘦。乳母嗔怒次不得哺孩子，必患狂邪。乳母醉后不得哺孩子，必患惊痫、天病、急风等病。乳母有娠不得哺孩子，必患胎黄及脊疳。乳母有疾不得哺孩子，必患癫痫、风病。乳母吐后不得哺孩子，必令呕逆羸瘦。乳母伤饱不得哺孩子，必致多热喘急。又乳母忌食诸豆及酱、热面、韭、蒜、萝卜等，可与宿煮羊肉、鹿肉、野鸡、雁、鸭、鲫鱼、葱薤、蔓菁、莴苣、菠薐、青麦、莙荙、冬瓜等食。若儿患疳，即不得食羊肉及鱼。

——宋·王怀隐《太平圣惠方·卷第八十二·乳母忌慎法》

　　【提要】　本论主要阐述乳母不节为小儿的致病因素。要点如下：乳汁为气血所化，所以乳母的健康情况、情绪、饮食等，可通过乳汁影响到婴儿，可导致乳下婴儿生病。因此，乳母养生不慎，没有节度，可导致小儿发病。本论指出了哺乳时的注意事项，列举了乳母不得哺乳的多种情况，以及乳母的饮食宜忌。其后，《小儿卫生总微论方》《幼幼新书》《格致余论》《万氏家藏育婴秘诀》等，均强调了乳母必须调理情志、饮食等，以保障小儿健康成长。历代医家论述的乳母忌慎，对临床探求乳下婴儿的病因和婴儿的护养具有指导意义。

刘昉　论小儿得病之源※※

　　《圣济经·慈幼篇·稽原疾证章》曰：婴孩气专志一，终日号而嗌不嗄，和之至也。然五脏未定，虽微喜怒嗜欲之伤，风雨寒暑，饮食居处，易以生患。故外邪袭虚，入为诸风；肥甘之过，积为疳黄；襁褓不慎，则肤腠受邪而寒热；出处不时，则精神不守而客忤；蕴热而斑毒，积冷而夜啼。皆阴阳之寇甚于刚壮也。况根于中者，与生俱生。如母惊伤胎，生而癫疾；肾气不成，生而解颅；风热伤胎，生而口噤；风冷伤胎，生而躯啼；纳污之为血癥也；胎弱之为诸痫也。率由孕育之初，殆非一朝一夕之故。

——宋·刘昉《幼幼新书·卷三·得病之源》

　　【提要】　本论主要阐述小儿疾病的病因病机。要点如下：作者引用《圣济经》中的论述，指出小儿由于五脏未定，易被邪气所伤。小儿得病之源有外感六淫、饮食、七情及护养不慎；又由于胎儿孕育于母体之中，如母亲胎养不谨，或者胎禀不足，也可使小儿出生后患病。

曾世荣　不内外因论

　　愚尝论十岁以上小儿，饮酒啖热，因热动血，醉饱掬撼，胃脘吐血，甚至鼻口俱出，此非内因、外因之使然，乃自取过耳。治法先用百解散去桂，加黄连、水、葱、灯芯煎服，疏利热毒；次以小柴胡汤，加生地黄或藕节，水、姜煎下，定吐止血，其证自除。有长成小儿，偶因他物自伤，或戏走失足，触损两目，血胀肿痛，昼轻夜重，投速效饮即快。仍忌鸡、酒、羊、面三五日，庶易瘥也。有因饮食中误吞骨鲠，吐不出，咽不下，气郁生痰，痰裹其骨，内则作痛，外则浮肿，啼声似哑，亦为可虑，投备急散取效。有孩儿贪劣，因弄刀锥，或乘高堕地致伤，皮破血出。轻者先用桃花散敷之，仍服活血散以匀其血，毋使作脓，溃烂肌肉。有仅十五岁者，恃其血气方刚，惟务驰骋，多致落马堕车，或斗狠跌折肢体。一切损证，及毒虫恶兽所伤，此又世医，各有专科，兹不繁引。

——元·曾世荣《活幼心书·卷中明本论·不内外因》

【提要】　本论主要阐述导致小儿发病的不内外因。要点如下：其一，小儿年幼无知，缺乏生活常识和安全意识，意外损伤也是一个常见的致病因素。其二，作者认为，意外损伤不属于内因，也不属于外因，所以称为不内外因。除了饮酒啖热外，还包括戏走失足、误吞骨鲠、玩弄刀锥、登高堕地、落马堕车、斗狠跌折肢体、毒虫恶兽所伤等，并提出了相应的治法。

万　全　胎弱胎毒论

有因父母禀受所生者，胎弱、胎毒是也。

胎弱者，禀受于气之不足也。子于父母，一体而分。如受肺之气为毛皮，肺气不足，则皮脆薄怯寒，毛发不生；受心之气为血脉，心气不足，则血不华色，面无光彩；受脾之气为肉，脾气不足，则肌肉不生，手足如削；受肝之气为筋，肝气不足，则筋不束骨，机关不利；受肾之气为骨，肾气不足，则骨软。……

子之羸弱，皆父母精血之弱也，所谓父强母弱，生女必羸，父弱母强，生男必弱者是也。故儿有头破颅解，神慢气少，项软头倾，手足痿弱，齿生不齐，发生不黑，行走坐立要人扶掖，皆胎禀不足也，并宜六味地黄丸主之。

胎毒者，精血中之火毒，即命门相火之毒。命门者，男子以藏精，女子以系胞也。观东垣红瘤之论、丹溪胎毒之论，治法可见矣。……有胎毒所生者，如虫疥流丹，浸淫湿疮，痈疖结核，重舌木舌，鹅口口疮，与夫胎热、胎黄、胎惊之类。儿之初生，有病多属胎毒。如一腊之脐风，百晬之痰嗽，难治。恰半岁而真搐者凶，未一岁而流丹者死，是也。况初生之儿，肠胃薄小，血气未充，药石则难进也。荣卫微弱，筋脉未实，针灸则难用也。业幼科者，慎毋忽诸！……

或问：胎禀不足之证，得于父母有生之初，如何医得？予曰：诸器破损者，尚可补之，岂谓胎弱者不可补之乎！贵得其要也。夫男女之生，受气于父，成形于母。故父母强者，生子亦强；父母弱者，生子亦弱。所以肥瘦长短、大小妍媸，皆肖父母也。儿受父母之精血以生，凡五脏不足者，古人用地黄丸主之。或曰：五脏不足，而专补肾，何也？曰：太极初分，天一生水，精血妙合，先生两肾。肾者，五脏之根本。经曰：植木者必培其根。此之谓也。

或问胎毒之说。予曰：先贤论之详矣。盖人生而静，天之性也；感物而动，胎之欲也。欲者，火也。故思虑之妄，火生于心；恚怒之发，火生于肝；悲哀之过，火生于肺；酒肉之餍，火生于脾；淫佚之纵，火起于肾。五欲之火，隐于母血之中，即是毒也。男女交媾，精气凝结，毒亦附焉。此胎毒之原也。

——明·万全《幼科发挥·卷之一·胎疾》

【提要】 本论主要阐述导致小儿发病的先天因素——胎弱和胎毒。要点如下：作者指出，胎弱、胎毒都是因父母禀受产生的。其一，胎弱是由禀受父母之气不足引起。小儿禀受父母五脏之气不足，则表现为与五脏相关的形体发育不良。如受肾之气不足，肾主骨，小儿就骨软。胎禀不足可服用六味地黄丸，以补五脏之根本。其二，小儿初生有疾病多由胎毒导致。胎毒所生之病难治。其三，胎毒即为父母命门相火之毒。作者指出，父母的五欲之火是胎毒产生的根源。

张介宾 论药饵之误

小儿气血未充，而一生盛衰之基，全在幼时，此饮食之宜调，而药饵尤当慎也。今举世幼科既不知此大本，又无的确明见，而惟苟完目前。故凡遇一病，则无论虚实寒热，但用海底兜法，而悉以散风、消食、清痰、降火、行滞、利水之剂，总不出二十余味，一套混用，谬称稳当，何其诞也！夫有是病而用是药，则病受之矣，无是病而用是药，则元气受之矣，小儿元气几何，能无阴受其损而变生不测耶？此当今幼科之大病，而医之不可轻任者，正以此也。又见有爱子者，因其清黄瘦弱，每以为虑，而询之庸流，则不云痰火，必云食积，动以肥儿丸、保和丸之类，使之常服。不知肥儿丸以苦寒之品，最败元阳，保和丸以消耗之物，极损胃气。谓其肥儿也，而适足以瘦儿；谓其保和也，而适足以违和耳。即如抱龙丸之类，亦不宜轻易屡用。余尝见一富翁之子，每多痰气，或时惊叫，凡遇疾作，辄用此丸，一投即愈，彼时以为神丹，如此者不啻十余次。及其长也，则一无所知，凝然一痴物而已，岂非暗损元神所致耶？凡此克伐之剂，所以最当慎用。故必有真正火证、疳热，乃宜肥儿丸及寒凉等剂；真正食积胀满，乃宜保和丸及消导等剂；真正痰火喘急，乃宜抱龙丸及化痰等剂。即用此者，亦不过中病即止，非可过也。若无此实邪可据，而诸见出入之病，则多由亏损元气，悉当加意培补，方是保赤之主。倘不知此而徒以肥儿、保和等名，乃欲借为保障，不知小儿之元气无多，病已伤之，而医复伐之，其有不萎败者，鲜矣。此外，如大黄、芒硝、黑丑、芫花、大戟、三棱、蓬术之类，若作必不得已，皆不可轻易投也。

——明·张介宾《景岳全书·卷四十谟集·小儿则·药饵之误》

【提要】 本论主要阐述误药误治是小儿的致病因素之一。要点如下：作者提出小儿幼时用药尤当谨慎，否则影响一生之健康。小儿之体柔嫩，气血未充，容易发病；治疗不慎，易实易虚，病情易变。作者指出药不可轻投，小儿用药尤当审慎，苦寒之品、克伐之剂最当慎用，强调有是病而用是药。服用药物不当，能损伤元气，变生他病。

张介宾 父母先天之气论*

凡小儿之病，本不易察，但其为病之源，多有所因，故凡临证者，必须察父母先天之气，而母气为尤切。如母多火者，子必有火病；母多寒者，子必有寒病；母之脾肾不足者，子亦如之。凡骨软行迟，齿迟语迟，囟门开大，疳热脾泄之类，多有由于母气者。虽父母之气俱有所禀，但母气之应在近，父气之应在远。或以一强一弱而偏得一人之气者，是皆不可不察。至若稍长而纵口纵欲，或调摄失宜而自为病者，此又当察其所由，辨而治之。如果先天不足，而培以后天，亦可致寿。虽曰先天俱盛，而或父母多欲，或抚养失宜，则病变百端，虽强亦夭。此中几圆理微，贵在知常知变也。

——明·张介宾《景岳全书·卷四十谟集·小儿则·小儿诊治大法》

【提要】 本论主要阐述父母之气对小儿发病的影响。要点如下：因为小儿对父母之气俱有所禀受，父母的某些疾病可遗传或传染给孩子。作者认为，诊察小儿时，必须诊察父母先天之气，尤其母亲身体素质，有助于判断病因，而五迟五软、囟门不合、疳热脾泄之类，更多地源于母亲脾肾不足，因而导致小儿先天禀赋薄弱。

吴鞠通 论小儿发病特点*

古称难治者，莫如小儿，名之曰哑科。以其疾痛烦苦，不能自达；且其脏腑薄，藩篱疏，易于传变；肌肤嫩，神气怯，易于感触；其用药也，稍呆则滞，稍重则伤，稍不对证，则莫知其乡，捉风捕影，转救转剧，转去转远。惟较之成人，无七情六欲之伤，外不过六淫，内不过饮食、胎毒而已。然不精于方脉、妇科，透彻生化之源者，断不能作儿科也。

——清·吴鞠通《温病条辨·卷六解儿难·儿科总论》

【提要】 本论主要阐述小儿易于感触、易于传变的发病特点。要点如下：一般认为小儿疾病难治，是因为小儿不能自述其痛苦，称之为"哑科"。本论作者从小儿发病特点和用药方面，论述了小儿病难治。小儿肌肤柔嫩，神气怯弱，易于感受邪气，容易生病；小儿脏腑薄脆，全而未壮，病后易于传变；用药稍不审慎，则容易产生不良后果。不过，和成人相比，小儿病因单纯，外不过六淫，内不过饮食、胎毒而已，病因简单，但是也要在熟知内科、妇科诊治的基础上，才能当好儿科医生。

1.3 辨 证 论 治

巢元方 新生儿慎针灸论**

新生无疾，慎不可逆针灸。逆针灸则忍痛动其五脉，因喜成痫。河洛间土地多寒，儿喜病痉。其俗生儿三日，喜逆灸以防之，又灸颊以防噤。有噤者，舌下脉急，牙车筋急，其土地寒，皆决舌下去血，灸颊以防噤。江东地温无此疾。古方既传有逆针灸之法，今人不详南北之殊，便按方用之，多害于小儿。是以田舍小儿，任自然，皆得无横夭。

——隋·巢元方《诸病源候论·卷之四十五·小儿杂病诸候·养小儿候》

【提要】 本论主要阐述新生儿若无疾病要慎用针灸的观点。要点如下：黄河、洛水一带天气寒冷，新生儿出生三日，有灸颊车预防口噤的习俗。江东地区气候温暖，人们也按这种方法施行，每多伤害小儿。因此，作者提出新生无疾，慎不可预先针灸。宋代的《太平圣惠方》，明代的《幼科类萃》《万氏家藏育婴秘诀》等著作，也赞同此观点。

万 全 论调理脾胃法※*

人以脾胃为本，所当调理。小儿脾常不足，尤不可不调理也。调理之法，不专在医，唯调乳母，节饮食，慎医药，使脾胃无伤，则根本常固矣。

脾喜温而恶寒，胃喜清而恶热。故用药者，偏寒则伤脾，偏热则伤胃也。制方之法，宜五味相济，四气俱备可也。故积温则成热，积凉则成寒。偏热偏寒，食也。食多则饱，饱伤胃；食少则饥，饥伤脾。故调脾胃，宜节饮食，适寒温也。今之调脾胃者，不知中和之道，偏之为害，喜补而恶攻。害于攻者大，害于补者岂小小哉！……

乳母者，儿之所依为命者也。如母壮则乳多而子肥，母弱则乳少而子瘠，母安则子安，母病则子病，其干系非轻。盖乳者，血所化也。血者，水谷之精气所生也。饮食入胃，气通于乳，母食热则乳亦热，母食冷则乳亦冷。故儿伤热乳者则泻黄色，黄芩芍药汤加黄连主之。伤冷乳则泻青色，理中丸主之。乳多者则绝之，不尔令儿吐乳也。乳少者，宜调其乳母，使乳常足，不可令儿饥，以他物饲之，为害甚大。调乳母宜加减四物汤、猪蹄汤主之。乳母忌酒、面、生冷，次及一切辛热之物，常作猪蹄汤与之甚良。乳母经闭、经漏，宜请医治之，恐乳少也。……

乳食，儿之赖以养命者也。《养子歌》云：乳多终损胃，食壅即伤脾。甚矣，乳食之不可不节也。《难经》云：补其脾者，节其饮食，适其寒温。诚调理脾胃之大法也。盖饱则伤胃，饥则伤脾；热则伤胃，寒则伤脾。今之养子者，谷肉菜果，顺其自欲，唯恐儿之饥也。儿不知节，必至饱方足。富贵之儿，脾胃之病，多伤饮食也；贫贱之子无所嗜，而脾胃中和之气不损也。伤之轻者，损谷自愈；伤之重者，则消导之，宜胃苓保和丸、养脾消积丸主之；伤之甚者，则推去之。……

医药者，儿之所以保命者也。无病之时，不可服药。一旦有病，必请专门之良、老诚忠厚者，浮诞之粗工，勿信也。如有外感风寒则发散之，不可过汗亡其阳也；内伤则消导之，不可过下亡其阴也。小儿易虚易实，虚则补之，实则泻之，药必对证中病，勿过剂也。病有可攻者，急攻之。不可喜补恶攻，以夭儿命。虽有可攻者，犹不可犯其胃气也。小儿用药，贵用和平，偏热偏寒之剂，不可多服。如轻粉之去痰，硇砂之消积，硫黄之回阳，有毒之药，皆宜远之。故发散者宜惺惺散，消导者宜保和丸，虚实补泻，按钱氏五脏补泻之方加减用之。误服热药者，宜大豆卷散主之；误服寒药者，宜益胃散主之；汗下太过者，宜黄芪建中汤主之。

——明·万全《幼科发挥·卷之三·调理脾胃》

【提要】 本论主要阐述调理小儿脾胃的方法。要点如下：其一，治疗小儿时，尤其要注重顾护脾胃之气。因为脾胃壮实，则身体健康；若脾胃虚弱，则百病蜂起。调理脾胃，是"医中之王道"，是祛病安康的关键。其二，提出了调理脾胃的三种方法。一是调乳母。因乳母身体状况会通过乳汁影响婴儿，而乳汁又由血所化生，血由水谷精微化生，所以乳母的饮食要尤为注意；乳母须忌酒、面、生冷及一切辛热之物。二是节饮食。不可令小儿过饥过饱，饮食不可偏寒偏热，寒温适当，饮食也不要有偏嗜，以防损害脾胃中和之气。三是慎医药。强调小儿无病时不可服药，生病用药时，贵用和平之品，中病即止，不可过剂。

◀ 薛 铠、薛 己 调治乳母论^{※*} ▶

须令乳母预慎七情六淫、厚味炙煿，则乳汁清宁，儿不致疾。否则阴阳偏胜，血气沸腾，乳汁败坏，必生诸症。若屡用药饵，则脏腑阴损，多致败症，可不慎欤！大抵保婴之法，未病则调治乳母，既病则审治婴儿，亦必兼治其母为善。

——明·薛铠、薛己《保婴撮要·卷一·护养法》

【提要】 本论主要阐述保育婴儿要调治乳母的观点。要点如下：乳母乳儿，责任重大，故本论强调乳母当"预慎七情六淫、厚味炙煿"，保证乳汁清宁，小儿不致生病。若乳母情志失调、饮食起居失常等，均致乳汁败坏，殃及小儿。因此强调无论婴儿未病、已病，均应调治乳母。

◀ 张介宾 论治小儿为最易^{※*} ▶

小儿之病，古人谓之哑科，以其言语不能通，病情不易测。故曰：宁治十男子，莫治一妇人；宁治十妇人，莫治一小儿。此甚言小儿之难也。然以余较之，则三者之中，又为小儿为最易。何以见之？盖小儿之病非外感风寒，则内伤饮食，以至惊风吐泻，及寒热疳痫之类，不过数种，且其脏气清灵，随拨随应，但能确得其本而撮取之，则一药可愈，非若男妇损伤、积痼痴顽者之比。余故谓其易也。

第人谓其难，谓其难辨也；余谓其易，谓其易治也。设或辨之不真，则诚然难矣。然辨之之法，亦不过辨其表里、寒热、虚实，六者洞然，又何难治之有？故凡外感者，必有表证而无里证，如发热、头痛、拘急、无汗，或因风搐搦之类是也；内伤者，只有里证而无表证，如吐泻、腹痛、胀满、惊疳、积聚之类是也；热者必有热证，如热渴、躁烦、秘结、痈疡之类是也；寒者必有寒证，如清冷吐泻，无热无烦，恶心喜热者是也。凡此四者，即表里寒热之证，极易辨也。然于四者之中，尤惟"虚实"二字最为紧要。盖有形色之虚实，有声音之虚实，有脉息之虚实。如体质强盛与柔弱者有异也，形色红赤与青白者有异也，声音雄壮与短怯者有异也，脉息滑实与虚细者有异也。故必内察其脉候，外观其形气，中审其病情，参此数者而精察之，又何虚实之难辨哉？

必其果有实邪，果有火证，则不得不为治标。然治标之法，宜精简轻锐，适当其可，及病则已，毫毋犯其正气，斯为高手。但见虚象，便不可妄行攻击，任意消耗。若见之不真，不可谓姑去其邪，谅亦无害。不知小儿以柔嫩之体，气血未坚，脏腑甚脆，略受伤残，萎谢极易，一剂之谬尚不能堪，而况其甚乎！矧以方生之气，不思培植而但知剥削，近则为目下之害，远则遗终身之羸，良可叹也！凡此者，实求本之道，诚幼科最要之肯綮。虽言之若无奇异，而何知者之茫然也。故余于篇端，首以为言，然非有冥冥之见者，固不足以语此，此其所以不易也。

《阴阳应象大论》曰：善诊者，察色按脉，先别阴阳。审清浊而知部分，视喘息、听声音而知所苦，观权衡规矩而知病所主。按此论虽通言诊法之要，然尤于小儿为最切也。

——明·张介宾《景岳全书·卷四十谟集·小儿则·总论》

【提要】　本论针对普遍认为诊治小儿难的看法进行辨正，提出小儿病易治的观点。要点如下：其一，小儿病因单纯，因外感风寒或内伤饮食引起疾病为多。其二，疾病种类少，以惊风、吐泻及寒热、疳、痫等几类疾病多见。其三，小儿脏气清灵，如果辨治准确，就会随拨随应，病情反而会比成人恢复得快。作者指出，对于小儿的辨证，要辨明表里、寒热、虚实，辨清虚实尤为关键。由于小儿气血未坚，脏腑甚脆，作者强调治疗小儿中病即止，勿伤正气。

夏　鼎　论治病不可关门杀贼※

禹铸曰：治病不可关门杀贼。脏腑之病，必有贼邪。或自外至，或自内成。祛贼不寻去路，以致内伏，是谓闭门杀贼。如伤寒，贼由外入，法宜表散。心火，贼自内成，清利为先。是知降心火而不利小便，除肺热而不引大肠，治风热而不发表药，夹食而不导消，痢初起而不通利，疟始发而遽用截方，凡此皆闭门之弊，不第不能杀贼，而五脏六腑，无地不受其蹂躏，则闭门之害，可胜道哉？凡有心幼科者，又不可不知也。

——清·夏鼎《幼科铁镜·卷一·治病不可关门杀贼说》

【提要】　本论主要阐述治病祛邪要给邪气以去路的治疗原则。要点如下：其一，脏腑有病，必有邪气；邪气或由外感，或由内生，要给邪气找到出路以祛邪。在疾病过程中，应及早治疗，防止病邪传变。其二，强调治病不可关门杀贼，否则不但不能祛邪，五脏六腑还会受到伤害。

陈复正　勿轻服药论※*

初诞之儿，未可轻药。盖无情草木，气味不纯，原非娇嫩者所宜，且问切无因，惟凭望色，粗疏之辈，寒热二字且不能辨，而欲其识证无差，未易得也。凡有微疾，不用仓忙，但令乳母严戒油腻荤酒，能得乳汁清和，一二日间，不药自愈。所谓不药为中医，至哉言也！每见愚人，儿稍不快，即忙觅医，练达者或不致误，疏略者惟以通套惊风药治之。此无事之中生出有事，伐及无辜，病反致重。父母见其无效，是必更医，卒无善手，相与任意揣度，曰风、曰痰、曰惊、曰热，前药未行，后药继至，甚至日易数医，各为臆说，汤丸叠进，刻不容缓。嗟乎！药性不同，见识各异，娇嫩肠胃，岂堪此无情恶味扰攘于中！不必病能伤人，而药即可以死之矣。予每见不听劝戒，杂药妄投者，百无一救，哀哉！

——清·陈复正《幼幼集成·卷一·勿轻服药》

【提要】　本论主要阐述初生小儿不可轻易服药的主张。要点如下：古代医家对小儿用药十分谨慎。小儿脏腑娇嫩，形气未充，认为小儿尤其新生儿不可轻易用药。一是婴儿疾病轻微，可让乳母戒食油腻荤酒，乳汁清和，疾病可不药自愈。二是用药时不可杂药多投，甚至延请医生时日更数医，以防损伤小儿娇嫩的肠胃。

吴鞠通 儿科用药论

世人以小儿为纯阳也，故重用苦寒。夫苦寒药，儿科之大禁也。丹溪谓产妇用白芍，伐生生之气，不知儿科用苦寒，最伐生生之气也。小儿，春令也，东方也，木德也，其味酸甘。酸味人或知之，甘则人多不识。盖弦脉者，木脉也，《经》谓弦无胃气者死。胃气者，甘味也，木离土则死。再验之木实，则更知其所以然矣。木实惟初春之梅子，酸多甘少，其他皆甘多酸少者也。故调小儿之味，宜甘多酸少，如钱仲阳之六味丸是也。苦寒之所以不可轻用者何？炎上作苦。万物见火而化，苦能渗湿。人，倮虫也，体属湿土，湿淫固为人害，人无湿则死。故湿重者肥，湿少者瘦。小儿之湿，可尽渗哉！在用药者以为泻火，不知愈泻愈瘦，愈化愈燥。苦先入心，其化以燥也，而且重伐胃汁，直致痉厥而死者有之。小儿之火，惟壮火可减，若少火，则所赖以生者，何可恣用苦寒以清之哉！故存阴退热为第一妙法，存阴退热，莫过六味之酸甘化阴也。惟湿温门中，与辛淡合用，燥火则不可也。余前序温热，虽在大人，凡用苦寒，必多用甘寒监之，惟酒客不禁。

——清·吴鞠通《温病条辨·卷六·解儿难·儿科用药论》

【提要】 本论主要阐述小儿用药的宜忌。要点如下：其一，在小儿用药方面，作者指出切不可以小儿为纯阳，而重用苦寒之药；强调苦寒药是儿科之大禁，因苦寒药最伐生生之气。其二，作者认为，儿科用药药味宜甘多酸少；对于小儿之火，"存阴退热为第一妙法"。清代石寿棠赞同此论，在《医原·卷下·儿科论》中强调，小儿病尤当以存阴为第一义。

芝屿樵客 论小儿病辨治※※

小儿表症，谓外感风寒，其见证必先发热。然发热之证有三，最宜详辨，不可一概混同施治也。其在冬月感于寒者，头痛身痛，项背强，恶寒，壮热无汗，脉浮而紧，此太阳表证。用药得法，一汗即解。详见实论。其感于风者，头痛，鼻塞流涕，发热，或有汗恶风，或无汗恶寒，或咳嗽干呕，脉浮而数或紧，此四时之感冒是也。治法不可大发散，微表之即已。如易简参苏饮、惺惺散之类主之。……盖外感为暴病，其发热也骤，必手背热，脉浮，身热无汗。仍须分别虚实以治之。……

凡治小儿里症，亦惟宜忌二字而已，要在辨之明而见之确耳。……如禀气素实，汗不解，发热谵语，舌苔黄厚，渴而引饮，大便秘，小便赤，腹满拒按，手足心热，脉沉而实，此为阳邪入里，宜下之。虽二三日，若见上项诸症，亦宜下之。……

小儿属寒之症，有外感，有内伤，有症变虚寒。三者不同，治法各异。假如内伤，必由脾土虚寒，或禀赋不足，或将护失宜，或乳哺不节，以致食不运化，而见清冷吐泻者，但察其面色萎黄，肢凉神倦，脉沉无力，安静不渴，此属阳虚生寒。……至若症变虚寒，则由元气素虚，五脏亏损，或因寒凉克伐，阳气受伤，而见面青唇黯，吐泻手足并冷者，此属脾土虚寒。……至如外感寒邪，则其病在表，宜详表论，兹不复赘。大都小儿病症，虚寒者多。凡一见面色青白，肢冷神疲，脉沉无力，蜷曲而卧，食少不渴，声音迟缓者，皆是虚寒之候，急宜温补。……

小儿属热之症，脉必洪数而实，色赤作渴，烦躁饮冷，声音雄壮，二便秘结。……盖始病而热者，邪气胜则实也。终变为寒者，真气夺则虚也。久病而热者，内真寒而外假热也。久泻元气虚寒，急宜温补，不得误执热论。再如阳虚发躁，内实真寒，而外似热症者，如目赤作渴，身热恶衣，扬手掷足，欲投于水，但诊其脉，洪数无伦，重按无力，是为假热，宜急投参附之剂，引火归元。若误进清凉，入口必死。……

小儿虚症，无论病之新久，邪之有无，但见面色青白，恍惚神疲，口鼻虚冷，嘘气怫郁，肢体倦怠软弱，喜热恶凉，泄泻多尿，或乍冷乍温，呕恶惊惕，上盛下泄，夜则虚汗，睡而露睛，屈体而卧，手足指冷，声音短怯，脉象缓弱虚细，是皆属虚之症，急宜温补脾胃为要，仍须分别以治之。……又虚必生寒，宜详寒论。至于虚热，亦详见热论。……

小儿属实之症，惟表、里、食积，三者而已。盖表邪实者，必头项体痛，腰痛背强，壮热无汗，脉象浮紧有力，宜从表散。……里邪实者，必舌苔黄厚，口燥唇疮，作渴喜饮，大小便秘，腹痛拒按，声音洪壮，伸体而卧，睡不露睛，手足指热，脉象沉数有力，宜从攻下。……至于饮食停积，必寸口脉浮大，按之反涩，腹皮热，大便馊臭，然必由脾虚不运而致，于消导药中，慎毋损及中气，宜多温中健脾之品。……大抵小儿实症无多，若禀赋素虚，或病患已久，或过服克伐之剂，皆当作虚症施治，不得概以为实也。慎之慎之！

——清·芝屿樵客《儿科醒》

【提要】　本论主要阐述小儿的表证、里证、寒证、热证、虚证、实证的常见证候表现、治法方药，以及相似证、真假证的鉴别等。要点如下：其一，表证分伤寒、伤风、感冒之不同，里证有宜下、不宜下之证。其二，寒证分为外感、内伤和虚寒之分，而以虚寒者多，急宜温补；热证有真热和假热之分，应当细辨。其三，虚证以温补脾胃为要，又分虚寒与虚热两种；实证分表实、里实和食积三种；表实当表散，里实当泻下，食积当于消导药中，加温中健脾之品治疗。

2 儿科各论

2.1　初生儿病证

　　婴儿出生后一个月以内，称为初生儿期。在此时期所发生的病证，称为初生儿病证。初生儿病证的原因，多由于胎禀不足、胎毒、胎中受热、胎中受寒，或临产护理不当等引起，与妊娠饮食起居、接生方法、婴儿护理等密切相关。

2.1.1　小儿胎怯

　　胎怯由禀受父母精气不足所致，以出生后体重低、形体瘦削、皮肤脆薄、面色无华、目无神彩、吮乳无力、气弱声低为特征的一种病证。又称胎弱、胎瘦、鬼胎。胎儿禀受父母精血以成形，若父母有高龄、多产等因素，使父精不足、母气衰羸，不能滋养涵育胎儿，影响胎儿的生长发育，或者孕妇饮食起居不慎，有伤胎气，均可导致胎怯的发生。胎怯一般可按五脏辨证论治。肺气不足则畏寒，毛发不生；心气不足则面色无华；脾气不足则手足瘦削；肝气不足，则筋脉拘急，关节活动不利；肾气不足则骨节软弱。可根据五脏不足的情况，补养相应的脏腑，同时，治疗时应注意以补肾或培补脾肾为主，促进小儿的生长发育。

◈ 钱　乙　论胎怯证治※※ ◈

胎怯

生下面色无精光，肌肉薄，大便白水，身无血色，时时哽气多哕，目无精彩，当浴体法主之。……

杂病证

胎怯面黄，目黑睛少，白睛多者，多哭。

——宋·钱乙《小儿药证直诀·卷上脉证治法》

　　【提要】　本论主要阐述胎怯的症状及治法。要点如下：胎怯首见于本论，作者详细论述胎怯的症状表现，初生儿见有面黄无华，目无神彩，身无血色，肌肉瘦削，大便白水，哽气多哕等，可选择药浴的方法治疗。

演山省翁 论胎怯病因病机[※※]

议曰：妇人产育有患鬼胎者，庸鄙谓妇人纳鬼之气而受之，实非也。鬼胎者，乃父精不足，母气衰羸，滋育涵泳之不及，护爱安存之失调。方及七八个月而降生，又有过及十个月而生者，初产气血虚羸，降诞艰难。所言鬼者，即胎气怯弱，荣卫不充，致子萎削语。犹如果子结实之时，有所荫藉，不致灌溉，为物扁小，其形猥衰，无有可爱，如此之谓。胎气阴萎，常与丸散扶挟，乳哺匀调，气血充荫，肠胃同壮，即保其静善。盖由其气不足，禀赋不全，忽尔横殇，非可惜耶？

——元·演山省翁《活幼口议·卷之九·议胎中受病诸症一十五篇·鬼胎》

【提要】 本论主要阐述胎怯的病因病机。要点如下：其一，本论中鬼胎即为胎怯。鬼胎由父精不足，母气衰羸，胎儿禀气不足所致。其二，说明了称为鬼胎的原因，是由于胎气怯弱，荣卫不充，导致小儿肌肉瘦削，如同果子结实的时候未得到灌溉，果实扁小一样，形貌猥衰，因而名之鬼胎。其三，强调对胎怯患儿应积极予以药物、乳哺调理。

鲁伯嗣 胎怯综论[※※]

胎疾，谓月数将满，母失调护，或劳动气血相干，或坐卧饥饱相役，或饮酒食肉，冷热相制，或恐怖血脉相乱，胎气有伤，儿形无补，有胎热、胎寒、胎黄、胎肥、胎弱等症。……胎弱则生下面无精光，肌肉薄，大便白水，身无血色，时时哽气多哕，目无精采，亦当浴体法治之。凡胎气禀赋，有壮有弱，其母饮食恣令饥饱，起止无忌，令儿得疾，不寒即热，不虚即怯，热乃作壅，寒乃作泄，虚则作惊，怯则作结。寒则温之，热则凉之，虚则壮荣，怯则益卫。惊用安神丸，结用微利，详审用之，可保无虞。

——明·鲁伯嗣《婴童百问·卷之四·胎疾第三十一问》

【提要】 本论主要阐述小儿胎怯的病因病机及治法。要点如下：其一，胎怯又称胎弱，属胎疾，多由孕妇月数将满之时，饮食不节，起居无常，有伤胎气所致。其二，指出小儿虚怯之疾可采用补益荣卫之法。

万 全 论胎怯五脏辨证与治法[※※]

胎弱者，禀受于气之不足也。子于父母，一体而分。如受肺之气为毛皮，肺气不足，则皮脆薄怯寒，毛发不生。受心之气为血脉，心气不足，则血不华色，面无光彩。受脾之气为肉，脾气不足，则肌肉不生，手足如削。受肝之气为筋，肝气不足，则筋不束骨，机关不利。受肾之气为骨，肾气不足，则骨软。此胎禀之病，当随其脏气求之。肝肾心气不足，宜六味地黄丸主之；脾肺不足者，宜参苓白术丸主之。……

或问：胎禀不足之证，得于父母有生之初，如何医得？予曰：诸器破损者，尚可补之，岂谓胎弱者不可补之乎！贵得其要也。夫男女之生，受气于父，成形于母。故父母强者，生子亦强；父母弱者，生子亦弱，所以肥瘦、长短、大小、妍媸，皆肖父母也。儿受父母之精血以生，凡五脏不足者，古人用生地黄丸主之。或曰：五脏不足而专补肾何也？曰：太极初分，天一生水，精血妙合，先生两肾。肾者，五脏之根本也。《经》云"植木者必培其根"，此之谓也。

——明·万全《幼科发挥·卷之一·胎疾》

【提要】　本论主要阐述胎怯的五脏辨证及治法。要点如下：其一，胎弱即胎怯，由禀受父母之气不足所致。其二，小儿禀受父母五脏之气不足，胎怯分别有不同表现，可随脏气求之。肺气不足则畏寒，毛发不生；心气不足则面色无华；脾气不足则手足瘦削；肝气不足，则筋脉拘急，关节活动不利；肾气不足则骨节软弱。所以在治疗胎弱时可根据五脏辨证施治。其三，肾为五脏的根本，因此胎怯的治疗以补肾为要。

张介宾　论胎怯治法※※

生儿怯弱，必须以药扶助之。……又当看小儿元气厚薄，厚者十无一失，薄者十无一生。然其中有死者，有不死者，则以病之所生有真伪也。凡怯弱者，宜专培脾肾为主。

——明·张介宾《景岳全书·卷四十谟集·小儿则·初生儿看病法》

【提要】　本论主要阐述胎怯的治法。要点如下：胎怯多为出生低体重儿，成活率低，必须及早用药治疗。肾为先天之本，主生长发育，脾为后天之本，主运化水谷精微，因此胎怯的治疗宜专培脾肾为主。

陈复正　小儿胎怯综论※※

胎怯者，生下面无精光，肌肉瘦薄，大便白而身无血色，目无精彩，时时哽气多哕者，此即胎怯也。非育于父母之暮年，即生于产多之孕妇。成胎之际，元精既已浇漓，受胎之后，气血复难长养，以致生来怯弱。若后天调理得宜者，十可保全一二，调元散助之。

——清·陈复正《幼幼集成·卷二·胎病论》

【提要】　本论主要阐述胎怯的病因病机、症状及治法。要点如下：其一，指出父母年迈，肾精亏虚，以及多产的孕妇，在胚胎形成时先天之精不足，母体气血不足，也难以供给胎儿充足的营养，所以容易生下胎怯之儿。其二，胎怯患儿虽不易成活，后天用调元散治疗得宜，少数小儿可得保全。

2.1.2　胎黄

胎黄是以初生儿生后全身皮肤、面目出现黄色为特征的一种病证。因与胎禀因素有关，故名胎黄，又称胎疸。胎黄有生理性和病理性之分。生理性胎黄在小儿出生后2～3天出现，可自行消退，无需治疗。病理性胎黄多由小儿在胎之时，其母调摄失宜，致生湿热，或孕母素体湿盛，遗于胎儿，或胎产时小儿感受湿热邪毒，致出生后皮肤面目发黄，黄色多鲜明，伴有热象，属阳黄，治宜清热利湿。若小儿脾阳虚弱，寒湿内蕴，则黄色晦暗，伴有虚寒之象，属阴黄，治宜温阳化湿。由于初生儿脏腑娇嫩，用药不可过于苦寒，药味宜少，免伤正气。

巢元方 论胎疸病因病机[※*]

小儿在胎，其母脏气有热，熏蒸于胎，至生下小儿体皆黄，谓之胎疸也。

——隋·巢元方《诸病源候论·卷之四十六·小儿杂病诸候·胎疸候》

【提要】 本论主要阐述胎疸的病因病机及其证候。要点如下：胎疸是胎黄早期的病证名，首见于《诸病源候论》。作者指出胎疸受之于母体脏气有热，熏蒸胎儿，症状为出生后身体皆黄。

钱 乙 论发黄病证鉴别[※]

身皮、目皆黄者，黄病也。身痛，膊背强，大小便涩，一身尽黄，面目指爪皆黄，如屋尘色，看物皆黄，渴者难治，此黄疸也。二证多病于大病后。别有一证，不因病后，身微黄者，胃热也。大人亦同。又有面黄腹大，食土，渴者，脾疳也。又有自生而身黄者，胎疸也。古书云：诸疸皆热，色深黄者是也。若淡黄兼白者，胃怯、胃不和也。

——宋·钱乙《小儿药证直诀·卷上脉证治法·黄相似》

【提要】 本论主要阐述几种有皮肤发黄症状病证的鉴别。要点如下：其一，胎疸与黄病、黄疸、脾疳、胃热、胃不和等均可有皮肤发黄症状，各自有发黄特点可作鉴别。其二，指出黄病和黄疸的异同。其三，胎疸是自出生即有身体皮肤发黄，据古书所言"诸疸皆热，色深黄"，胎疸发黄呈深黄色。另外，文中"看物皆黄"当指人一身尽黄，与后论。小便"着物皆黄"义不同。

《小儿卫生总微论方》 论黄病和疸病的区别[※*]

小儿有身体肌肤面目悉黄者，此黄病也。因将息过度，饮食伤饱，脾胃受热，与谷气相搏，蒸发于外，脾胃象土，其色黄，候肌肉，故为是病也。慎不可灸，灸则热转甚矣。若身体痛，背膊强，大小便涩，腹胀满，一身尽黄，及目睛爪甲皆黄，小便如屋尘色，着物皆黄，此疸病也。若发渴小便涩，腹满脉沉细，为难治也。黄病者稍轻，疸病者极重。又有自生下，面身深黄者，此胎疸也，因母脏气有热，熏蒸于胎故也。《经》言诸疸皆热，色深黄者是也。

——宋·佚名氏《小儿卫生总微论方·卷第十五·黄疸论》

【提要】 本论主要阐述黄病和疸病的鉴别。要点如下：本论在宋代钱乙《小儿药证直诀·卷上脉证治法·黄相似》中论述的基础上，对黄病和疸病从病因病机和病情轻重程度作了详细阐释。其一，黄病由将息过度，饮食伤饱，脾胃受热所致。黄病病位在脾胃。其二，从症状表现上来看，黄病者稍轻，疸病者极重。

曾世荣 胎黄综论[※*]

有婴孩生下，便见遍体俱黄，惟两目弦厚如金色，身发壮热，名为胎黄。皆因未产之前，母受极热而传于胎，故有其证。乳母宜服生地黄汤，使药入于乳，令儿饮之，必获安矣。

——元·曾世荣《活幼心书·卷中·明本论·黄证》

【提要】　本论主要阐述胎黄的病因病机、证候及治法。要点如下：元代已有了胎黄病证名，见于本论。作者指出胎黄症见身目俱黄，身壮热，因其母妊娠期间感受热邪传于胞胎，采用子病治母的治法，即由乳母服用生地黄汤，再让婴儿食其乳汁来治疗。

鲁伯嗣　胎黄综论

胎疾，谓月数将满，母失调护，或劳动气血相干，或坐卧饥饱相役，或饮酒食肉，冷热相制，或恐怖血脉相乱，胎气有伤，儿形无补，有胎热、胎寒、胎黄、胎肥、胎弱等症。……胎黄候，则小儿生下，遍体面目皆黄，状如金色，身上壮热，大便不通，小便如栀子汁，乳食不思，啼叫不止，皆因母受热而传于胎也，凡有此症，乳母可服生地黄汤，仍忌热毒之物。

——明·鲁伯嗣《婴童百问·卷之四·胎疾第三十一问》

【提要】　本论主要阐述胎黄的病因病机、证候及治法。要点如下：其一，提出胎黄属胎疾。胎疾因其母妊娠时调摄失宜，而致胎气有伤引起。其二，详细论述了胎黄的症状表现，指出胎黄症见黄色鲜明、身壮热等，皆因母体受热传于胞胎，采用子病治母的治法，并提出乳母当忌口热毒之物。

薛　铠、薛　己　胎症综论

小儿胎症，谓胎热、胎寒、胎黄、胎肥、胎弱是也。……胎黄者，体目俱黄，小便秘涩，不乳啼叫，或腹膨泄泻。此在胎，母过食炙煿辛辣，致生湿热，宜用生地黄汤之类，热盛者，泻黄散之类。

——明·薛铠、薛己《保婴撮要·卷四·胎症》

【提要】　本论主要阐述胎黄的病因病机、症状及治法。要点如下：指出胎黄症见身目俱黄或腹胀泄泻等，由母亲孕期过食辛辣厚味，湿热内生，传于胞胎所致，应据湿热孰轻孰重选用方药。

王肯堂　胎黄综论

小儿生下遍体面目皆黄，状如金色，身上壮热，大便不通，小便如栀汁，乳食不思，啼哭不止，此胎黄之候，皆因乳母受湿热而传于胎也。凡有此证，母子皆宜服地黄汤及地黄饮子。有生下百日及半周，不因病后身微黄者，胃热也。若自生而身黄者，胎疸也。《经》云：诸疸皆热，色深黄者是也。犀角散主之。若淡黄兼白者，胃怯也，白术散主之。

——明·王肯堂《证治准绳·幼科·集之一·初生门·生下胎疾·胎黄》

【提要】 本论主要阐述胎黄的分类、病因病机及治法方药。要点如下：王肯堂在钱乙等前代医家论述的基础上，明确将胎黄按照发黄的颜色深浅，分为四类，并提出治法方药：一是黄色鲜明的为胎黄，并见身壮热、小便如栀汁等，因乳母内蕴湿热之毒传于胞胎，采用母子同治的治法；二是出生百日到半年，出现皮肤微黄的，属胃热；三是出生后即出现皮肤发黄，色深黄，为胎疸，属热，可用犀角散治疗；四是皮肤淡黄发白的，为胃怯，宜用白术散。

《医宗金鉴》 论以黄色浅深辨胎黄轻重[※*]

儿生遍体黄如金，湿热熏蒸胎受深，法当渗湿兼清热，地黄犀角二方神。

注：胎黄者，遍体面目皆黄，其色如金，乃孕妇湿热太盛，小儿在胎受母热毒，故生则有是证也。法当渗湿清热，须分轻重治之，色微黄者生地黄汤，深黄者犀角散。

——清·吴谦《医宗金鉴·幼科杂病心法要诀·卷五十·初生门·胎黄》

【提要】 本论主要阐述胎黄的病因病机及治法方药。要点如下：指出其病由孕母素体湿盛导致内蕴湿热之毒，治宜渗湿清热。在辨证施治方面，本论指出须根据黄色浅深辨病情轻重，选用方药。

陈复正 胎黄综论[※*]

胎黄者，儿生下面目浑身皆黄如金色，或目闭，身上壮热，大便不通，小便如栀子汁，皮肤生疮，不思乳食，啼哭不止。此胎中受湿热也。宜茵陈地黄汤，母子同服，以黄退为度。

——清·陈复正《幼幼集成·卷二·胎病论》

【提要】 本论主要阐述胎黄的病因病机、证候及治法。要点如下：其一，指出胎黄症见黄色鲜明、身壮热、皮肤生疮等，因胎中湿热所致，采用母子同治的治法。其二，强调胎黄治疗以黄退为度，用药不可过度。后世医家陈守真在《儿科萃精·卷二初生门·初生胎黄》中，也主张治疗胎黄药味要少，"不可多剂"。

沈金鳌 论辨胎黄阴阳属性[※*]

胎疸之疾，得于初产。生下即黄，遍身栀染。原虽不同，阴阳必辨。阳黄体热，二便硬短，脾与心搏，胸膈必懑，先利小便，下法莫远。阴黄肢冷，清便滋泫，大便清黄，腹痛而喘，面目爪齿，黄色暗惨，脾虚失制，肾水胀衍，约此二端，疸病斯显。

——清·沈金鳌《幼科释谜·卷三·黄疸》

【提要】 本论将胎疸分为阳黄和阴黄。要点如下：阳黄为湿热胎黄，症见发热、便结、胸闷等，治疗应先利小便；阴黄为寒湿胎黄，症见肢冷便清、腹痛而喘、黄色晦暗等，其因脾阳虚弱，肾气失司，而致湿浊内生。

2.2　小儿时行病证

　　小儿时行病证，即是发病与时令季节有关，多由天行疫毒疠气引起，并且有流行性、传染性的病证。小儿由于肌肤薄，腠理疏，脏腑脆嫩等生理特点，对时行疫气特别容易感染，患病后变化迅速，危害小儿健康，应重视时行病证的防治。因痄腮是成人和小儿共患病证，而以小儿多发，所以非儿科古籍专著中的医论也一并选入。

2.2.1　小儿痄腮

　　小儿痄腮是以单侧或双侧耳下腮颊漫肿疼痛为特征的一种时行病证。一年四季均可发病，以冬春季较为常见，多发于 3 岁以上儿童，2 岁以下婴幼儿少见。本病证古代病名还包括"大头""大头瘟""颅鹚瘟""蛤蟆瘟"等。外感温毒时邪或风寒郁久化热，邪毒壅滞少阳，与气血相搏，滞于耳下腮颊而成此病。本病证以清热解毒、软坚散结为基本治则。早期宜表，中期宜清，后期宜散。对于变证，邪陷心肝，宜熄风开窍；毒窜睾腹，宜清肝泻火。本病预后一般良好，少数可出现昏迷、惊厥等变证。青春期较年长儿童发生此病，男性可引起睾丸炎，女性可引起卵巢炎，当注意防范。

《素问》　论寒淫偏胜控睾颔肿[※]

　　岁太阳在泉，寒淫所胜，则凝肃惨栗。民病少腹控睾，引腰脊，上冲心痛，血见，嗌痛颔肿。

——《素问·至真要大论》

　　【提要】　根据症状描述"民病少腹控睾""嗌痛颔肿"，本论可能是痄腮累及睾丸的最早文献记载。痄腮在温带地区也确实易发于冬、春寒冷之季。然其所述不详，其所指可能是包括痄腮在内的一系列咽痛颔肿的疾病。

巢元方　马痹风热毒气客于咽喉颔颊论[*]

　　马痹与喉痹相似，亦是风热毒气客于咽喉颔颊之间，与血气相搏，结聚肿痛。其状，从颔下肿连颊，下应喉内痛肿塞，水浆不下，甚者脓溃。毒若攻心，则心烦懊闷至死。

——隋·巢元方《诸病源候论·卷四十八·小儿杂病诸候·马痹候》

　　【提要】　本论主要阐述马痹的病因病机。要点如下：马痹，中医病名，又称为马喉痹、马喉痹风，指能导致咽喉肿痛，水浆不下的痄腮、急性化脓性扁桃体炎、急性喉炎等疾病。本论指明了马痹的外感病因为风热毒气，病位在咽喉颔颊之间，以咽喉、颔下和两颊肿痛为主要特点，严重者可化脓，若毒气攻心可致心烦懊闷。

刘昉 诈腮风壅热甚冲上论^{※*}

茅先生：小儿生下中诈腮风壅候。浑身壮热，耳边连珠赤肿，喉中或结肉瘤起，有此为诈腮风壅。此候本固积，热甚即冲上乃如此。所治者，先微下夺命散，略与吐下风涎，后用匀气散补，又用朱砂膏，夹天竺黄散与服，又用葱涎膏贴腮肿处，如此调理三日即愈。如见恶候，恐传急惊。

——宋·刘昉《幼幼新书·卷三十四·咽喉肿痛》

【提要】 本论主要阐述小儿咽喉肿痛的病因病机。论中诈腮即痄腮。要点如下：其一，作者认为耳边、喉中赤肿，伴随浑身壮热，此为诈腮风壅。内有固积，积滞化热，热甚冲上是为其病机。其二，治疗上，先用夺命散"吐下风涎"，后用匀气散调理脾胃，朱砂膏活血散结，天竺黄散清热解毒，又用葱涎膏贴敷，内外兼治可速愈。其三，此病可传变为急惊风。

刘完素 大头论

夫大头病者，是阳明邪热太甚，资实少阳相火而为之也。多在少阳，或在阳明，或传太阳，视其肿势在何部分，随经取之。湿热为肿，木盛为痛。此邪见于头，多在两耳前后先出，皆主其病也。治之大不宜药速，速则过其病所，谓上热未除，中寒复生，必伤人命。此病是自外而之内者，是血病，况头部分受邪，见于无邪迹之部，当先缓而后急：先缓者，谓邪气在上，着无形之分部，既着无形，无所不至，若用重剂速下，过其病难已，虽用缓药，若急服之，或食前，或顿服，皆失缓体，则药不能除病，当徐徐浸渍无形之邪也，或药性味形体拟象，皆要不离缓体是也；且后急者，谓缓剂已泻，邪气入于中，是到阴部，染于有形质之所，若不速去则损阴也，此终治却为客邪，当急去之，是治客以急也。且治主当缓者，谓阳邪在上，阴邪在下，各本家病也，若急治之，不能解纷而益乱也，此故治主当缓；治客以急者，谓阳分受阴邪，阴分受阳邪，此客气，急除去之也。假令少阳、阳明为病，少阳为邪，出于耳之前后也；阳明为邪者，首大肿是也。先以黄芩黄连甘草汤，通炒过，锉，煎，少少不住服，或剂毕，再用大黄煨、鼠粘子新瓦上炒香，煎药成，去滓，纳芒硝，俱各等分，亦时时呷之，无令饮食在前，得微利。及邪气已，只服前药，如不已，再同前次第服之，取大便利，邪气即止。如阳明渴者，加石膏；如少阳渴者，加瓜蒌根。阳明行经，升麻、芍药、葛根、甘草；太阳行经，羌活、防风之类。

——金·刘完素《素问病机气宜保命集·卷下·大头论》

【提要】 本论主要阐述大头病的病因病机、归经和治疗。要点如下：其一，大头病为阳明邪热资少阳相火而成。其归经主要在少阳经，也有可能在阳明经和太阳经，视其肿胀部位来区分。其二，刘完素提出治疗大头病"不宜药速""当先缓而后急"。"先缓"主要有两层含义：一则药物剂量不宜重剂，二则服用方法不宜急速，徐徐浸渍才能消上部无形之邪，以药物拟象不离"缓"字为要。缓泻之后，病邪从"着无形之分部"变为"染于有形质之所"，阳邪由上部转为下部，下部为阴部，阳邪客于阴，由主变客，治客当以急治之，用药当速。

陶　华　论大头伤风归经与治法*

大头者，一曰时毒，一曰疫毒。盖天行疫毒之气，人感之而为大头伤风也。若先发于鼻额红肿，以至面目盛肿不开，并额上面部焮赤而肿者，此属阳明也。或壮热气喘，口干舌燥，或咽喉肿痛不利，脉来数大者，普济消毒饮主之。内热甚者，通圣消毒饮。若发于耳之上下前后，并头角红肿者，此属少阳也，或肌热日晡潮热，往来寒热，口苦咽干，目疼胁满，宜小柴胡加天花粉、羌活、荆芥、连翘、芩、连主之。若发于项上，并脑后项下，及目后赤肿者，此属太阳也，宜荆防败毒散主之。若三阳俱受邪并于头面耳目鼻者，以普济消毒饮，外用清凉救苦散敷之。大抵治法不宜太峻，峻攻则邪气不伏，而反攻内，必伤人也。且头面空虚之分，既着空处，则无所不至也，治法当先缓后急，则邪伏也。先缓者，宜退热消毒，虚人兼扶元气。胃气弱食少者，兼助胃气。候其大便热结，以大黄下之，拔其毒根，此先缓之法也。盖此毒先肿鼻，次肿于耳，从耳至头，上络后脑，结块则止，不散必成脓也。

——明·陶华《伤寒全生集·卷之四·辨大头伤风例》

【提要】　本论主要阐述大头伤风的归经及治法。要点如下：本论认为大头伤风是时毒、疫毒的一种，外感天行疫毒是其主要病因，具有一定的传染性。根据部位肿势的不同，陶华将疰腮归经分为四种情况，并分而治之：其一，发于鼻额传至面部，额面肿甚，此为阳明经，宜普济消毒饮。其二，耳周及头角红肿，此为少阳经，宜小柴胡汤加减。其三，项部、脑后、目后赤肿，此为太阳经，宜荆防败毒散。其四，头面耳目鼻俱肿者，此为三阳受邪，宜普济消毒饮，外敷清凉救苦散。陶华继承了刘完素"先缓后急"之法，先用缓药清热解毒，后用下法拔去毒根。

薛　铠、薛　己　论时毒辨治※※*

小儿时毒，因感四时不正之气，致鼻面耳项或咽喉赤肿，寒热头痛，甚者恍惚不宁，咽喉闭塞，状如伤寒，五七日间亦能杀人。脉浮数者邪在表，脉沉涩者邪在里。在表用葛根牛蒡子汤，在里用栀子仁汤，表里俱病者犀角升麻汤，甚则宜砭，及用通气散，宜泄其毒，旬日自消。若不消而欲作脓者，用托里消毒散。欲收敛者，用托里散。若咽肿不能言，头肿不能食者，必死。

——明·薛铠、薛己《保婴撮要·卷十二·时毒（头面赤肿）》

【提要】　本论主要阐述小儿时毒的辨证施治。要点如下：小儿时毒为外感四时不正之气而发，病位可包含鼻、面、耳、项及咽喉。从表里着手辨证施治，由脉象可分为在表，在里，和表里俱病，分而治之。严重者可用砭石排脓，此为外治之法。

陈实功　疰腮由风热湿痰所生论*

疰腮乃风热、湿痰所生。有冬温后天时不正感发传染者，多两腮肿痛，初发寒热，以柴胡葛根汤散之，外敷如意金黄散。在里内热口干，二便不利者，四顺清凉饮利之。表里俱解，肿仍不消，必欲作脓，托里消毒散。脓成者，即针之。体虚人兼服补托自愈。

——明·陈实功《外科正宗·卷之四·疰腮》

【提要】 本论主要阐述痄腮的病因病机及治法。要点如下：作者认为痄腮易发于冬温之后，为天时不正所感。痄腮由风热、湿痰所生。较之前人，除了提及较多的风热，明确了湿痰的因素。此与朱丹溪观点类似，《丹溪心法·瘟疫五》有云："大头天行病，此为湿气在高巅之上，切勿用降药。"徐大椿在《徐评外科正宗·痄腮》中提出治法："此症以驱风消痰，软坚清热为治。"

张介宾 论大头瘟证治[※]

大头瘟者，以天行邪毒客于三阳之经，所以憎寒发热，头目颈项或咽喉俱肿，甚至腮面红赤，肩背斑肿，状如蛤蟆，故又名为虾蟆瘟。大都此证多属风热，然亦有表里虚实之辨。又外科有时毒证，亦即此也。

大头蛤蟆瘟治法：凡病在头目，内火未盛者，先当解散，宜正柴胡饮，或败毒散。

若时毒咽喉肿痛，内火不甚，而便利调和者，葛根牛蒡汤。时毒表里俱热，头目俱肿，宜清宜散者，柴葛煎。

若毒在阳明，表里俱热，多头痛鼻干，宜散者，柴葛解肌汤。

若时毒三阳热极狂躁，咽喉肿痛，宜清兼散者，栀子仁汤。

若时毒遍行，邪热上浮，头面俱肿，咽喉不利者，普济消毒饮。

若时毒风热上聚头面，宜升散者，犀角升麻汤。

若时气盛行，宜清火解毒者，羌活升麻汤。

若时毒血热烦躁，兼赤斑者，犀角散、人参白虎汤。

若时毒内外俱实，当双解者，防风通圣散。

若时毒焮肿作痛，脉实便秘，宜下者，五利大黄汤，或漏芦升麻汤，或连翘消毒散。

若时毒虽盛，而外实内虚，脉弱神困，凡诸虚证有据者，必当救里内托，宜参芪托里散或托里消毒散。其有阳虚假热，而兼呕恶泄泻者，如六味回阳饮之类，皆所必用，不可疑也。

若头项肿甚，疼痛难忍者，宜用清凉救苦散敷之。或取侧柏叶自然汁，调蚯蚓泥敷之。

徐东皋曰：大头蛤蟆之候，因风热湿邪在于高巅之上，宜先用败毒散加羌活、黄芩、酒浸大黄，随病加减，不可峻用降药，虽有硝黄之剂，亦必细细呷之。盖凡治大头瘟者，不宜速攻，若攻之太峻，则邪气之在上者自如，而无过之中气反受其害而伤人也。且头乃空虚之地，既着空虚，则无所不致，所以治法当先缓而后急，则邪伏也。缓治以清热消毒，虚者兼益元气，胃虚食少者，兼助胃气；内实热甚，大便秘结者，以酒浸大黄下之，乃宣热而泄其毒也，此为先缓后急之法。若先从鼻肿，次肿于目，又次肿于耳，渐至头上，络脑后结块则止，不散，必出脓而后愈。又曰：大头瘟太阳病，发于头上，并脑后下项及目后赤肿者是也，治宜荆防败毒散，羌活、藁本行经。阳明病，发于鼻颊，并目不能开，及面部者是也。或内热气喘，口干舌燥，咽喉肿痛不利，脉数大者，普济消毒饮。若内实而热者，防风通圣散间服之。少阳病，发于耳之上下前后，并头角红肿者是也。若发热，或日晡潮热，或寒热往来，口苦咽干，目痛，胸胁满闷者，小柴胡加消毒之药。

——明·张介宾《景岳全书·卷十三性集·杂证谟·瘟疫·大头瘟证治》

瘟毒喉痹，乃天行瘟疫之气，其证则咽痛项肿，甚有颈面头项俱肿者，北方尤多此病，俗人呼为虾蟆瘟，又名颅鹚瘟，亦名大头瘟，此湿热壅盛，最凶之候。宜清诸经之火，或泻阳明之热，当察缓急而治之。东垣有普济消毒饮，专治瘟毒喉痹，百发百中。

——明·张介宾《景岳全书·卷二十七必集·杂证谟·咽喉》

　　【提要】　本论主要阐述大头瘟的病名、症状及治法。要点如下：大头瘟又称蛤蟆瘟、颅鹚瘟，外科中的时毒亦为此病。大头瘟多属风热，由天行邪毒客于三阳经所致，治疗当分表里虚实，张介宾依此列举了诸多大头瘟证治的辨治。治疗采用先缓后急之法，缓治以清热消毒，虚者补虚，急治即内实热者，用下法宣泄热毒。其在《景岳全书·卷之二十七·咽喉》中又言此为湿热壅盛，以清火为要，尤其是阳明经之火，推崇李东垣的普济消毒饮，为此病的常见效方。

秦昌遇　疖腮综论※*

　　发颐传染疖腮名，不论双单一例形，俗说鳗鲡瘟便是，散邪清热莫留停。
　　此症乃四时不正之气，感而发之也。如春时应暖反寒，夏时应热反凉，秋时应凉反热，冬时应寒反温。非其时而有其气，感之者，寒热交作，以致项前结肿，状若鳗腮，故俗呼之。极易传染，须进柴胡葛根汤，表散其邪，肿自消矣。当避风戒口，如勿作肿毒，治则有内溃变迁之患矣。

——明·秦昌遇《幼科金针·第八十九编·疖腮》

　　【提要】　本论主要阐述疖腮的病因病机、症状及治法。要点如下：其一，疖腮又名发颐，俗名鳗鲡瘟，可发生于一侧或双侧。其二，论述了四时不正之气的详细情况，并重点突出了其传染性。其三，治疗以"表散其邪"为要。调护方面当"避风戒口"。治疗禁忌当"勿作肿毒"，滥用寒凉，防止内溃变迁。

王维德　论发颐遮腮辨治※*

　　患生于腮，有双有单，一曰遮腮，一曰发颐，当宜别治。腮内酸痛是遮腮，取嫩膏敷上，次日痊愈。倘病仍两腮发肿，不酸痛者是发颐，宜服表风散毒之剂，当用白芷、天麻、防风、荆芥各一钱，陈酒煎半碗，送服醒消丸而愈。
　　（马曰：遮腮以疏风清胃为主。如病后发颐，起耳根之下，肿连腮项，乃少阳邪热结聚，须兼顾本症，天麻、白芷、防风、荆芥均非所宜。盖此症发于温热病中，未能发汗解肌，热病最易伤阴，故不得以辛温治之。）

——清·王维德《外科症治全生集·阳证门·发颐遮腮》

　　【提要】　本论主要阐述发颐和遮腮的区别。要点如下：王维德认为发生于双侧者多为遮腮，单侧者多为发颐。二者当主要以酸痛与否来鉴别，腮内酸痛是遮腮，不酸痛是发颐。马培之在其评注中指出，遮腮宜疏风清胃，发颐当发汗解肌，勿用辛温。

《医宗金鉴》 痄腮综论※※

痄腮胃热是其端，初起焮痛热复寒，高肿焮红风与热，平肿色淡热湿原。

注：此证一名髭发，一名含腮疮。生于两腮肌内不着骨之处，无论左右，总发端于阳明胃热也。初起焮痛，寒热往来。若高肿、色红、焮热者，系胃经风热所发；若平肿、色淡不鲜者，由胃经湿热所生。始则俱以柴胡葛根汤表之。若口渴便秘，宜四顺清凉饮解之。表里证俱解，肿痛仍作者，势必成脓，宜托里消毒散托之。脓熟者针之，体虚者宜平补之。其余治法，按痈疽溃疡门。此证初起，若过服凉药，令毒攻喉者险。

——清·吴谦《医宗金鉴·外科心法要诀·卷六十三·痄腮》

【提要】 本论主要阐述痄腮的病因病机、症状及治法。要点如下：其一，痄腮又名髭发、含腮疮。病位在两腮肌内不着骨之处。阳明胃热是其根本病机。其二，在此基础上又分为胃经风热和胃经湿热，风热者高肿、色红、焮热，湿热者平肿，色淡不鲜。其三，初始表证用柴胡葛根汤发表，解肌宣肺。若见里证，用四顺清凉饮清里，泻热逐瘀。成脓者宜托脓、排脓。

俞根初 论大头伤寒因证脉治*

大头伤寒

（一名大头瘟，俗称大头风，通称风温时毒）

因：风温将发，更感时毒，乃天行之疠气。感其气发者，故名大头天行病。又系风毒，故名大头风。状如伤寒，故名大头伤寒。病多互相传染，长幼相似，故通称大头瘟。多发于春冬两季，间有暑风夹湿热气蒸，亦多发此病。人体手足六经，惟三阳与厥阴诸经，皆上头面清窍，必先辨其为太阳时毒、少阳时毒、阳明时毒、厥阴时毒、三阳同受时毒、少厥并受时毒，分际斯清。

证：太阳时毒，初起头项强痛，身热体重，憎寒恶风，继即头脑项下胀大，并耳后赤肿。少阳时毒，一起即寒热往来，口苦咽干，胸胁满闷，隐隐见疹，两耳上下前后硬肿而痛，两额角旁亦皆红肿，甚或咽喉不利，喉肿而痹。阳明时毒，一起即壮热气喘，口干舌燥，咽痛喉肿，额上面部，焮赤而肿，或发疱疮，斑点隐隐，目肿难开。厥阴时毒，一起即头痛吐涎，巅顶尤疼，寒热类疟，一身筋挛，手足微厥，面青目赤，耳聋颊肿，腮颐亦皆肿硬而疼，胸满呕逆，甚则状如惊痫，时发瘛疭，上为喉痹，下便脓血。若三阳同受时毒，则头面耳目鼻与咽喉，皆发红肿热痛。少厥并受时毒，则巅顶及两耳上下前后，尤为焮赤肿疼，呕吐酸苦，或兼吐蛔，甚则两胁剧疼，疼甚则厥，厥后发痉。其舌苔，在太阳，苔虽薄白，舌色反红，或白薄而燥刺，边尖俱红。少阳则红多白少，或夹灰黄杂色，甚或白如积粉，边沿色红而紫。阳明则舌苔正黄，黄而薄腻，甚或深黄厚腻，间夹灰黑，或老黄焦黑，多起芒刺。三阳同受，多舌赤苔黄，或夹灰点黑刺。少厥并受，更多舌色紫红，甚或焦紫起刺。

脉：左浮弦而盛者，太阳经受时毒也。左浮弦搏数者，少阳经受时毒也。右不甚浮，按之洪盛搏数，右大于左者，阳明经受时毒也。左右浮沉俱盛，按之弦洪搏数者，三阳同受时毒也。左浮弦搏数，右洪盛滑数者，少厥两经并受时毒也。此即东垣所谓大头伤寒，风毒邪热客于心肺之间，上攻头面为肿是也。然《经》谓"风气通于肝"，肝脉直上巅顶，往往少阳火旺，搏动肝风，风助火势，火假风威，外风引起内风，而为死生反掌之危候也。

治：法当内外并治。治之速，十全七八；不速治，十死八九。内治，以辛凉发散，宣气解毒为主。轻则葱豉桔梗汤加牛蒡、银花、大青（各三钱）、蝉蜕（钱半），先用三豆汤（生绿豆一两，大黑豆六钱，杜赤豆四钱，青荷叶一圈）代水煎药。重则用通圣消毒散加减（荆芥、防风、川芎、白芷各一钱，银花、连翘、牛蒡、薄荷、焦栀、滑石各二钱，风化硝、酒炒生锦纹、苦桔梗、生甘草各五分，先用犀角尖一钱，大青叶五钱，鲜葱白三枚，淡香豉四钱，活水芦笋二两，鲜紫背浮萍三钱，用腊雪水煎汤代水，重则日服二剂，夜服一剂，药须开水略煎），疏风解表以宣上。上焦宣化，热毒尚盛，便结尿涩者，继与解毒承气汤，三焦分消以逐毒。毒去热减，终与清燥养营汤加鲜茅根（一两）、西洋参（二钱），清养气液以善后。若少厥并受，时毒大盛，风火交煽，痉厥兼臻者，速与羚角钩藤汤加犀角汁（二瓢）、金汁（二两）、童便（一杯冲）、紫雪（五分至八分），泻火熄风以消毒。继与七鲜育阴汤，清滋津液以善后。外治，以细针偏刺肿处（用绣花极细引针三十六支，用线扎成圆大空灵一支，医必预备应用），先放紫血，继放黄涎，泄出血毒以消肿。即用清凉救苦散（芙蓉叶、二桑叶、白芷、白及、白蔹、生军、川连、川柏、腰黄、乳香、没药、杜赤豆、草河车、制月石各二钱，共为末，蜜水调，肿处频扫之），涂敷肿处以退火。咽痛喉痹者，急用生桐油和皂荚末少许，白鹅翎蘸以扫喉，探吐痰涎以开痹，继吹加味冰硼散以退肿，终用土牛膝汁二瓢和开水一碗，调入制月石二钱，紫雪二分，俟其烊化，频频含漱以祛腐。总之，此毒先肿鼻，次肿耳，从耳至头上，络脑后，结块则止。不散，必成脓，故必内外兼治，始能消散。切忌骤用苦寒，如东垣普济消毒饮之芩、连并用；亦禁浪用辛热，如节庵荆防败毒散之羌独二活，贻误颇多，学者慎毋拘守成方也。

——清·俞根初《通俗伤寒论·第八章伤寒兼证·第十五节大头伤寒》

【提要】 本论从因、证、脉、治四方面来阐释大头伤寒。要点如下：其一，列举了痄腮的常见别名有大头伤寒、大头瘟、大头风、风温时毒、大头天行。病因为感受天行之疠气，具有传染性，发病季节在春冬，其余季节若暑风湿热熏蒸，亦可发病。因经脉循行皆上于头部，在前人多言三阳经受邪的基础上，提出厥阴时毒。其二，根据发病症状和经脉循行特点，详细论述了太阳时毒、少阳时毒、阳明时毒、厥阴时毒三阳同受、少厥并受六种情况。并具体分辨了它们的舌苔状况。其三，描述了此六种证型脉诊特点。其四，提倡内外并治，及时治疗。内治采用"辛凉发散，宣气解毒"，体现了"治上焦如羽"的思想。外治有针刺放血、外敷、探吐、吹喉、含漱，视情况用之。本病忌骤用苦寒，随意用辛热。

高秉钧 论颅鹚瘟辨治※*

夫鸬鹚瘟者，因一时风温偶袭少阳，络脉失和，生于耳下，或发于左，或发于右，或左右齐发。初起形如鸡卵，色白濡肿，状若有脓，按不引指，但酸不痛，微寒微热，重者或憎寒壮热，口干舌腻。初时则宜疏解，热甚即用清泄，或挟肝阳上逆，即用熄风和阳。此证永不成脓，过一候自能消散。

——清·高秉钧《疡科心得集·卷上·辨鸬鹚瘟耳根痈异证同治论》

【提要】 本论主要阐述颅鹚瘟的病因病机、病位、症状特点及治法。要点如下：其一，本病由"风温侵袭少阳，络脉失和"所致，病位在耳下，左右均可发生，可有肝阳上逆之候，当熄风和阳。其二，本论明确提出"此证永不成脓"，与发颐相区别。"过一候自能消散"是指轻证具有自愈的可能。

陆以湉 论痄腮睾丸肿痛[**]

痄腮之症（亦名肿腮），初起恶寒发热，脉沉数，耳前后肿痛，隐隐有红色，肿痛将退，睾丸忽胀，亦有误用发散药，体虚者，不任大表，邪因内陷，传入厥阴脉络，睾丸肿痛，而耳后全消者。盖耳后乃少阳胆经部位，肝胆相为表里，少阳感受风热，邪移于肝经也，若作疝症治之益误矣。此症惟汪蕴谷文绮《会心录》详言之，并立方云：肿腮体实者，甘桔汤加牛蒡、丹皮、当归之属，一二剂可消；体虚者，甘桔汤加何首乌、玉竹、丹皮、当归之属，二三剂亦愈。如遗毒为害，必须救阴以回津液，补元以生真气，俾邪热之毒，从肿处尽发，方用救阴保元汤，黑豆三钱，熟地二钱，麦冬钱半，丹皮、山药、南沙参、炙黄芪各一钱，炙甘草八分，水煎服。

——清·陆以湉《冷庐医话·卷四·杂病》

【提要】 本论主要阐述痄腮累及睾丸肿痛的病机及治法。要点如下：其一，痄腮体虚者，失治误治，邪气内陷，因肝胆互为表里，少阳胆经风热移入厥阴肝经，以致睾丸肿胀，不可按疝症施治。其二，治疗当分体实、体虚，体实者用甘桔汤加清热解毒、凉血活血之品，体虚者用甘桔汤加滋阴补虚，凉血活血之品。遗毒为害者，注重养阴生津。

2.2.2 小儿痢疾

小儿痢疾是以大便次数增多、里急后重、下利赤白脓血为主要临床特点的一种肠道急性传染病证，一年四季均可发病，多发于夏秋季。出现发热、神昏、惊厥、抽搐者为疫毒痢。古代宋以前利、痢不分，有"肠澼""滞下""赤白沃""下痢""大瘕泻"等名称。痢疾的古代分型十分繁杂，常见的有热痢、冷痢、暑痢、湿热痢、风痢、疫痢、气痢、疫毒痢、休息痢、久痢、赤痢、白痢、赤白痢等。常因外感疫毒，内伤饮食，积滞肠中所致。治疗以祛邪、调气和血、顾护脾胃为要。祛邪常用除湿、清热、温中、消食、通下、解毒等方法。调气和血能改善痢疾里急后重，腹痛下痢脓血的症状，刘河间说："调气则后重自除，行血则便脓自愈。"治疗实热痢疾，如实热痢、疫毒痢常使用苦寒药，治疗痢疾要始终注意顾护脾胃。总之，应遵循热者清之，寒者温之，虚者补之，实者通之的治疗原则。本病预后一般良好，疫毒痢较差。

巢元方 小儿痢疾综论[**]

赤白滞下候

小儿体本挟热，忽为寒所折，气血不调，大肠虚弱者，则冷热俱乘之。热搏血，渗肠间，其利则赤；冷搏肠，津液凝，其利则白。冷热相交，血滞相杂，肠虚者泄，故为赤白滞下也。

赤利候

小儿有挟客热，客热入于经络，而血得热则流散，渗入大肠，肠虚则泄，故为赤利也。……

卒利候

小儿卒利者，由肠胃虚，暴为冷热之气所伤，而为卒利，热则色黄赤，冷则色青白。若冷热相交，则变为赤白滞利也。

久利候

春伤于风，至夏为洞泄。小儿春时解脱，为风所伤，藏在肌肉，至夏因为水谷利，经久连滞不瘥也。

凡水谷利久，肠胃虚，易为冷热。得冷则变白脓；得热则变赤血；若冷热相加，则赤白相杂。利久则变肿满，亦变病蛊，亦令呕哕。皆由利久脾胃虚所为也。

重下利候

重下利者，此是赤白滞下，利而挟热多者，热结肛门，利不时下，而久嗳气，谓之重下利也。

利如膏血候

此是赤利肠虚极，肠间脂与血俱下，故谓利如膏血也。

蛊毒利候

岁时寒暑不调，而有毒疠之气，小儿解脱，为其所伤，邪与血气相搏，入于肠胃，毒气蕴积，值大肠虚者，则变利血。其利状，血色蕴瘀如鸡鸭肝片，随利下。此是毒气盛热，食于人脏，状如中蛊，故谓之蛊毒利也。

——隋·巢元方《诸病源候论·卷之四十七·小儿杂病诸候》

【提要】　本论主要阐述小儿痢疾的病因、病机及证候。要点如下：书中将痢疾称为"赤白滞下""赤利""赤白滞利""重下利""蛊毒利"。根据其病因病机，主要分为寒热两种。寒者，冷气入于肠胃之间，冷凝津液，其色白；热者，热气侵袭肠胃之间，热迫血行，其色赤。赤利虚极，脂血俱下，可见利如膏血。冷热相交则为赤白滞下。水谷利日久，肠胃虚感受冷热之邪，亦可变为赤白利。重下利候则指出里急后重是其重要特点之一。此外，还有蛊毒利，相当于现在的疫毒痢，为感受毒疠之气，利下血色如鸡鸭肝片。

《太平圣惠方》　小儿痢疾综论※

治小儿赤白痢诸方

夫小儿赤白痢者，由乳食不节，肠胃虚弱，冷热之气，入于肠间，变为痢也。然而赤白者，则热乘于血，血渗于肠内则赤也，若冷热搏于肠，津液凝滞则白也，冷热相交，赤白相杂。重者状如脓涕，而血杂之；轻者白脓上有赤脉薄血，状如鱼脑，亦谓之鱼脑痢也。

治小儿久赤白痢诸方

夫小儿久赤白痢者，由冷热不调，热乘于血，血渗肠间，与冷气津液相杂而下。甚者肠虚不复，故赤白连滞，久不瘥也。

治小儿血痢诸方

夫小儿血痢者，由热毒折于血，血入大肠故也。血随气循环经络，通行脏腑，常无停滞。

若为毒热所乘，遇肠虚，血渗入于肠，则成血痢也。

治小儿脓血痢诸方

夫小儿脓血痢者，由热毒在脏，血得热则流溢，渗入大肠，与肠间津液相搏，积热蕴结，血化为脓，肠虚则泄，故成脓血痢也。

治小儿蠱痢诸方

夫小儿蠱痢者，由秋夏晨朝，多中暴冷之气，冷气折其四肢，则热不可泄，热气入腹，则变为痢，或作赤白，小腹胀痛，肌体壮热，其脉洪大急数，皆由冷热气相并，连滞不瘥，故为蠱痢也。

治小儿蛊毒痢诸方

夫岁时寒暑不调，而有毒厉之气，小儿解脱，为其所伤，邪与气相搏，入于肠胃，其气蕴积，值大肠虚者，则变为血痢，其状血色，蕴瘀如鸡鸭肝片，随痢而下。此是毒气盛热，蚀于腑脏，状如中蛊，故谓之蛊毒痢也。

——宋·王怀隐《太平圣惠方·卷九十三》

【提要】 本论主要阐述小儿痢疾的病因病机及证候。《太平圣惠方》补充完善了《诸病源候论》小儿痢疾因机证候的理论，提出了几个新的观点。其一，增添了乳食不节导致肠胃虚弱，引发痢疾的病因。其二，丰富了痢疾的症状描述。赤白痢因其状如鱼脑，又称为鱼脑痢。其三，提出血痢为热毒在血，肠虚，入于大肠。其四，脓血痢为热毒在脏，血流溢入大肠，与津液蕴结，血化为脓，则下脓血。其五，蠱痢为小儿突然感受冷气，热气入腹而为痢。

《圣济总录》 论小儿痢疾病因病机※

小儿冷痢

论曰：凡痢皆由乳食不节，伤动胃气，肠胃虚弱，清浊不分，因虚而泄，滞久不散，故为痢也。虚而冷者，则所下青白，或如凝脂，久不瘥，则陈寒结痼，或下黑瘀，诊其脉沉而迟者，冷痢也。

小儿热痢

论曰：小儿挟热痢，此由邪热在于肠间，因胃气不和，乳食伤动，故令腹痛肠鸣，下痢黄赤，名热痢。

小儿赤白痢

论曰：小儿痢下赤白，由脾胃不和，乳食所伤，留滞肠中，与津液相搏，肠虚则泄，故为痢也。虚而有热则赤，虚而有寒则白，冷热不调，则赤白相兼，脓血杂下，故名赤白痢。

小儿血痢

论曰：热痢不瘥，则变血痢，由痢久肠虚，热毒留滞，血脉妄行，流渗肠间，肠虚则泄，故为血痢也。

小儿脓血痢

论曰：小儿脓血痢者，由肠胃虚弱，冷热不调，寒多则色白，或如凝脂，与脓兼下，热多则色赤，或似栀子汁，甚则纯下鲜血，冷热交攻，脓血杂下。治法当分其冷热痔蛊而治之，则无不瘥。

小儿蛊毒痢

论曰：小儿下痢，瘀血如鸡鸭肝片，随痢而下者，蛊毒痢也。此由岁时寒暑不调，有毒厉之气，中儿肠胃，其邪与血气相搏，变而成痢，血毒气盛，热则伤损腑脏，如中蛊之状，故名蛊毒痢。

——宋·赵佶《圣济总录·卷第一百七十八·小儿门》

【提要】　本论与《太平圣惠方》对小儿痢疾的分类类似，完善了症状、病机方面的内容。要点如下：其一，冷痢日久不愈，陈寒结痢，可泻下黑瘀，脉沉而迟。其二，小儿脓血痢，《太平圣惠方》只言热证，本论分为寒多和热多两种，寒多则白，热多则赤，用"栀子汁"形容，"甚则纯下鲜血"。其三，治法宜分冷、热、疳、蛊四种情况，分别治疗。

刘　昉　论小儿八痢※*

茅先生：小儿生下，周岁上至十岁以前，有中痢疾分八种，各逐一有说。赤痢，脏腑积热。白痢，脏腑积冷。伤积痢，其粪内一半似土色，本因奶食所伤。惊积痢，其粪夹青涕色，因惊候不曾取下，惊积至此。脊沥痢，时下五色不定，不吃奶，又名五花闭口痢，此五脏积毒，孔窍不开。药毒痢，所出如鱼脑浆，本因患痢久而成，医人下药不对，故名药毒积痢。锁口痢，都不下食，常引水吃，秋后脾虚，又名调泄痢。凡治得痢又泻，治得泻又痢，此是大肠滑，脾虚热，又名脏中有积毒而成。热毒风毒痢所出，痢如青草汁，又或如赤豆汁，时时自滴沥出，乃脾家受风热毒而成，此般痢十中无一生，系恶候。

上八般痢如见，不问色数，先用匀气散、夹醒脾散、香连散、乳香散调理二日，渐有黄下来时，便下褊银丸一服，取下痢积三五行；再用匀气散、醒脾散调平其气；后常服香连丸夹调中饮，与服即愈。如见大渴，都不进食，口内生疮，鼻干燥，肚膨，死候不治。

汉东王先生《家宝》：小儿八痢者，皆因八邪而生也。或冷热不匀，风热入脏则为痢也。热痢则赤，冷痢则白，冷热相加则杂赤白色，食痢则酸臭，惊痢则青，脾痢则吃食不消化，时行痢则有血，疳痢则囊泻不时，此是八痢也。

《五开贯真珠囊》小儿八般痢候：一白脓痢，二鱼脑痢，三五色痢，四血瘕痢，五水泻痢，六腹肚痢，七瘕积痢，八赤白痢。

茅先生小儿八痢不治死候歌：痢频都不食，腹胀喘还粗，下粪全如墨，浑身热渴俱。

——宋·刘昉《幼幼新书·卷第二十九·滞痢赤白·八痢》

【提要】　本论主要阐述了三种小儿"八痢"的分类。要点如下：其一，茅先生八痢分为赤痢、白痢、伤积痢、脊沥痢（又名五花闭口痢）、药毒痢、锁口痢（又名调泄痢）和热毒风毒痢。此八痢，采用调理脾胃法结合下法来治疗。其二，汉东王先生八痢分为热痢、冷痢、赤白痢、食痢、惊痢、脾痢、时行痢和疳痢。其三，《五开贯真珠囊》八痢分为白脓痢、鱼脑痢、五色痢、血瘕痢、水泻痢、腹肚痢、瘕积痢和赤白痢。

《小儿卫生总微论方》 八痢论

小儿气血怯嫩，脏腑软弱，因触冒风寒，饮食冷热，以邪干正，致脾胃不和，凝滞停积，蕴毒结作，或水谷不聚，或脓血纯杂，变而为痢。其候有八：一曰水谷痢，谓便下粪稀，薄而不聚，快痢出易，水谷不化也。然虽是泻便时，亦觉里急后重，故为痢也。二曰冷痢，谓便下纯白脓也。三曰热痢，谓便下纯赤血也。四曰滞痢，谓便下脓血相杂也。五曰积痢，谓有积伤为痢，浸久或瘥而复发也。六曰疳痢，谓患疳瘵而下痢也。七曰蛊痢，谓如蛊毒，下紫黑血，或如赤豆汁，或如鸡鸭肝片也。八曰休息痢，谓下血黑黯，中有白物，如肠中之脂，或如烂鱼肠之状。此肠胃溃伤，患者更休爱惜，故以名之。亦名休息者，谓患即无休息而至死也。凡痢若粥药不能进者，此便为死候也。

——宋·佚名氏《小儿卫生总微论方·卷第十一·八痢论》

【提要】 本论主要阐述"八痢"的类型及病因病机。要点如下：本论提出的"八痢"与《幼幼新书》中的三种"八痢"分类又有不同，分别是水谷痢、冷痢、热痢、滞痢、积痢、疳痢、蛊痢和休息痢。八痢总的病机为小儿脏腑娇嫩，易受邪气及饮食影响，致脾胃不和，积滞蕴结而痢。其中水谷痢与泄泻相似，但有里急后重的症状，故归属为痢疾，突出强调了里急后重在泄泻和痢疾鉴别上的重要意义。

曾世荣 论小儿痢疾寒热辨治*

赤白之痢，世人莫不曰赤为阳为热，白为阴为冷，或曰无积不成痢。至于调治，若以冷热之剂互进，或投去积之药，必难取效。不究其原，何由可疗？且四时八风之中人，五运六气之相胜，夏秋人多痢疾。《内经》曰：春伤于风，夏生飧泄。《至真要大论》曰：少阳在泉，火淫所胜，民病注泄赤白。其可拘于无积不成痢之说？若专以积为论，岂一岁之中，独于夏秋人皆有积，春冬不然？盖风邪入胃，木能胜土，不为暴下，则成痢疾。赤白交杂，此为阴阳不分。法当分正阴阳，五苓散以导其逆，理中汤以温其胃，使色归一，然后施治。若一分之后，仍赤白同下，则当究其所患之因。若先白后赤，乃内伤生冷，外失于盖，由元气感于暑热，治法先救其里，次解暑毒；若先赤后白，乃先伤热而后失盖感冷，先宜解热，后治其痢。

有夹热而痢者，则下纯鲜血，此风能动血，宜冷服黄连香薷散、川草散。以当归散加醋炒蒸柏叶，水、姜煎服。或羌活散加三和汤，水、姜、仓米煎。

有夹冷而痢者，则下纯白冻，或白上有粉红色，或似猪肝瘀血，皆为阴证。盖血得寒则凝泣故也，先用咬咀五苓散加守中汤煎投，次以附子理中汤带凉服，或固真汤。倘不辨其虚实冷热，妄行施治，必致脾胃愈虚，不能乳食，成噤口痢者，则难疗矣。

又有里急后重，盖里急为阳，后重为阴，未圊前腹痛为里急，已圊后腹痛为后重。故里急者，大肠涩也。先以大顺饮加宽气饮和解，及羌活散，水、姜、仓米煎服，次下宽肠丸。后重者，为气虚，用咬咀五苓散加人参，水、姜煎服，并投香连丸。若二证俱作，前二丸子并进，或双金饮、金粟丸亦效。然泻、痢二字，自是两证：粪夹水来，多而顺者曰泻；带血冻白冻，来三五点而痛者曰痢。轻重阴阳，于此而分，斯为治法。有脓血交杂，经久不止，昼轻夜重，或昼夜频数，食减痛多，并用万金散、神效散主之。

有五色痢者，乃因五脏蕴热，日久不散，故有是证。盖五脏受热，荣卫不调，五谷不化，熏腐脏腑，神气昏沉，此候已危，最苦是腹中刺痛。儿小者，无治法。盖五色者，乃五脏之色，皆现于外。儿大者，可用《局方》三神丸，或小来复丹，以五苓散送下。或者可疗。若投药如故，不可为也。

又有风痢，多是黄褐色，与疳泻颇同，但不臭为异耳。此风毒停滞于脾，宜去脾经风毒，泻黄散主之。若见赤白同下，久而不禁，小便涩少，痛热并作，唇裂眼赤，气促心烦，坐卧不安，狂渴饮水，谷道倾陷，时复面容如妆，饮食不进者，难治。

——元·曾世荣《活幼心书·卷中明本论·赤白痢》

【提要】　本论主要阐述赤白痢的辨证施治，对前人"无积不成痢"之说进行批驳。要点如下：作者认为"风邪入胃，木能胜土"是痢疾之病机。赤白相杂是阴阳不分，用五苓散、理中汤，以正阴阳，使色归一。下痢赤白的先后顺序可分辨伤热、伤冷的顺序，从而决定用药寒热的先后。曾世荣治痢疾比较重视分辨寒热，寒者热之，热者寒之，若不辨寒热，易转变为噤口痢。此外，本论还提出五色痢为五脏蕴热，熏腐脏腑，为危候。风痢以不臭为特点，为风毒滞脾，赤白同下者，难治。

演山省翁　小儿痢疾综论*

医云五疳八痢，其理种数多端，轻重不一，岂可定言。

议曰：痢者，利也。痢之为疾，无积不成；及至积化成痢，且脾胃亦虚，即不可更下。善痢者，生其胃，温其脾，厚其肠，和其气，无不愈也。若成痢疾，故不可下，下之反虚作渴，浮肿痞满，胀急不食。亦未可便补，补则伤热，能令脱肛不收。先与禁却一切毒食之物，频与生胃调气。或赤或白，即是冷热不调，或受暑致湿，即与分阴阳气，利水谷道。若里急，即与厚肠胃；腹肚痛，即与和顺气，温脏腑。或纯白者，乃积冷毒加之，即与挨去其毒，却与温其脾胃，其痢自止。凡痢疾能饮食，可以治之，妙药调理，无不瘥愈。稍失胃气，不能饮食，疾名禁口。有不食至死，又有毒气侵胃口，亦不饮食。或患痢疾，因食毒物，不见肠头，鲜血频滴，肛门宽大，深黑可畏，腹肚疼痛，里急后重，名曰刮肠。日夜频并，饮食直过者，名曰滑肠。此三种痢疾，最为恶候，乃是一十二种中，皆能传受而作此候。凡言小儿美饮食者，饮谓饮乳，食谓食饭。若病中能饮水浆，喜食果子鱼肉之类，亦助其虚，不能令脏腑充实，须是白粽子烂煮饭可矣。若以糙粞糯黏腻不堪脾胃之物，犹其增闲。幼者吻乳，克化渐安，五脏平和，六腑调贴，然后阴阳自均，气脉自壮。丸散阳剂，不必抑之，或有余毒，宜以顺调缓助，不可攻击。又有时气作痢，熏习相染而成，而由天气晴雨不常，阴湿之气，冷热相干，肠胃糟粕不聚，遂成其疾。腹肚疼痛，里急后重，他药莫治者，宜与服木香、黄连、地榆、川当归、白芍药、肉豆蔻为末，蒸乌梅肉丸，枣子汤下三五十丸如麻子大，加减神功良妙。

——元·演山省翁《活幼口议·卷之十一·小儿痢疾》

【提要】　本论主要阐述小儿痢疾的病因病机、症状及治法。要点如下：其一，强调痢疾无积不成，并提出治疗大法："善痢者，生其胃，温其脾，厚其肠，和其气，无不愈也。"其二，本病治疗禁忌为不可下，不可补。其三，噤口、刮肠、滑肠是痢疾的三种恶候。其四，预防调护，饮食宜食易消化食物。

彭用光 小儿痢疾综论※*

赤白痢论

小儿八痢者，乃饥饱、劳役、风惊、暑湿，因触冒天地八风之邪而得，故以命名也。大抵多由脾胃不和，饮食过度，停积于脾胃，不能克化，又为风寒暑湿之气干之，故为此疾。伤热则赤，伤冷则白，伤风则纯下清血，伤湿则下如豆汁，冷热交并则赤白兼下。若下迫后重里急，窘迫急痛者，火性急速而能燥物故也。或夏末秋初，忽有暴伤，折于盛热，无所发散，客搏肌肤之中，发于外则为疟，发于内则为痢，内外俱发则为疟痢。凡痢久则令肿满，下焦偏冷，上焦热结，则为上实下虚。若脾胃湿热之毒，熏蒸清道而上，以致胃口闭塞而禁口之证，又有一方。一家之内，上下传染，长幼相似，是疫毒痢也。当先推其岁运以平其外，察其郁结以调其内，审其所伤，别其虚实冷热以治之。条然明白，不敢妄投也。

诸痢大法

《病机机要》云：后重则宜下，腹痛则宜和，身重则除湿，脉弦则去风。脓血稠黏，以重剂竭之；身冷自汗，以毒药温之；风邪内缩，宜汗之；鹜溏为痢，当温之。又云：在外者发之，在里者下之，在上者涌之，在下者竭之，身表热者内疏之，小便涩者分利之。又曰：盛者利之，去者送之，至者止之。兵法曰：避其锐气，击其堕归。此之谓也。《秘藏》云：假令伤寒冷之物，胀满而传飧泄者，宜温热之剂以消导之；伤湿热之物而成脓血者，宜苦寒之剂以内疏之；风邪下陷者，升举之；湿气内胜者，分利之；里急者，下之；后重者，调之；腹痛者，和之；洞泻腹鸣，无力不及抬衣，其脉细而弱者，温之；脓血稠黏，至圊而不能便，其脉洪大而有力者，寒之，下之。

按：人之饮食过伤，恣食辛热寒冷之物，皆能致伤肠胃。肠胃一伤，不能运化传送，遂蓄停滞而为痢。《经》曰：饮食不节，起居不时者，阴受之。阴受之则入五脏，填满闭塞，不为飧泄，久为肠澼是也。治法当先化食毒，或可攻伐，然后随寒热温凉以调之。

下痢灸法

黄帝云：小儿疳痢脱肛，体瘦渴饮，形容憔悴，诸医治不瘥，灸尾椎骨上三寸骨间，三壮。岐伯曰：兼三伏内，用桃柳枝煎洗。儿午时当日灸之，后用青绵拭，当有虫随汗而出，此神妙法也。

小儿秋凉，冷痢不止，灸脐下口三寸，扪动脉中是穴，各灸三壮。

小儿脱肛泻血，每厕，脏腑撮痛不可忍，灸百会一穴，三壮。取法：在头中心陷者是穴。又灸接脊一穴。取法：在十二椎下节间是穴。

小儿脱肛泻，秋深不效，灸龟尾穴，一壮。取法：在脊端穷骨。

——明·彭用光《原幼心法·中卷·痢疾门》

【提要】 本论主要阐述小儿痢疾的病因病机及治法。要点如下：其一，将小儿八痢的病因归纳为饥饱、劳役、风惊、暑湿和天地八风之邪，大多先内有食积，外感风寒暑湿而成。由大便颜色和性状可判断为何种外邪。其二，指出疫毒痢具有强烈的传染性。治疗上运用运气理论"推其岁运以平其外，察其郁结以调其内"。其三，针对痢疾和相关兼症，详细论述了包括汗、吐、下、和、温、清、消在内的诸多治法，并强调治痢当"先化食毒"。其四，论述了冷痢、脱肛等病证温阳升提的灸治方法。

鲁伯嗣 诸色痢

汤氏云：小儿痢候，皆因饮食无节，或餐果食肉物，不知餍足，乃脾胃尚弱，不能克化，停积于脏，故成痢也。热搏则赤；风寒之气，入于肠胃，致令津液凝滞，则成白痢；或夹青者，有惊积；或如鱼脑肚中疼甚者。大抵八痢，但冷、热、赤、白，药性虽有不同，治法不相远矣。

又有赤白相杂者，当先去其热积，须用大黄、枳实、朴硝之剂以去其热毒，然后以黄连、黄芩、黄柏解其热，痢自止，疼自定，此妙法也。如痢不止，则用地榆、熟艾等剂调理，自然平复。脾虚者，不可轻用罂粟涩滞等剂，必致危困，须用没石子、黄连、阿胶、地榆以止之，方为尽善，其枳壳、芍药皆要药也。噤口痢不能食者，石莲散主之，香脯散亦可。冷痢如豆汁肚疼者，胃风汤主之。脾毒痢脏热，当服香连丸、黄连香薷散、去桂五苓散、茅花汤、当归、芍药、枳壳、地榆、川芎等剂，先与解毒退热，却与开胃进食，分水谷，宽肠定痛，先予水浸丹、局方败毒散、地榆饮、宽肠枳壳散。有热而利不止者，三黄熟艾汤主之。积滞不通者，神芎丸亦可用。热甚烦躁者，黄连解毒汤解之，泼火散亦效。

——明·鲁伯嗣《婴童百问·第七十问·诸色痢》

【提要】 本论主要阐述诸色痢的辨证施治。要点如下：赤白痢当先用下法去其热积，再用清热解毒治其痢。脾虚痢疾不可轻易使用收涩药，枳壳、芍药是治疗此证的要药。《婴童百问》首次提出脾毒痢，认为其病机为脏热，治疗上宜"先与解毒退热，再与开胃进食，分水谷，宽肠定痛"。

万 全 论痢疾辨治※

赤白无分寒热议，多因食积宜通利，育婴家宝只三分，传自河间真秘密。

按《内经》曰：饮食不节，起居不时，阴受之则入五脏，阳受之则入六腑，填满闭塞，不为飧泄，久为肠澼。飧泄者，为米谷不化也。肠澼者，下痢是也。又按《五十七难》曰：胃泄者，饮食不化，色黄；脾泄者，腹胀满，泄注，食即呕吐逆；大肠泄者，食已窘迫，大便色白，肠鸣切痛；小肠泄者，溲而便脓血，小腹痛；大瘕泄者，里急后重，数至圊而不能便，茎痛。大瘕泄者，痢也。由《素》《难》之文观之，则痢起于食积也。况小儿之病伤食者多，惟有宿食为积。故因四时之感，而成痢也。赤白皆属热说见《原病式》中，或谓赤者属热，白者属寒，未敢听之。但谓痢久不止，则为虚寒，或服冷药过多，热变为寒者则有之矣。此当以脉证别之。身热而渴，脉数大有力而能食者为热；身凉不渴，脉沉无力而不食者为寒明矣。治痢之法，初起腹中若痛，里急后重者，其痛为实，宜急下之，三黄承气丸。不可用巴豆、牵牛之剂。巴豆损血，牵牛损气也。如有外症不可遽下，宜发散之，仓廪汤主之。初治不止，各随其证施治也。……

以上皆初治之法也。

赤白痢者，心生血，因伤热得之，则心移热于小肠，是为赤痢。故赤者从小肠而来也。肺主气，因伤热得之，则肺移热于大肠，是为白痢。故白者从大肠而来也。刘河间据《内经》云溲而便脓血，知气行而血止也，以芍药汤主之。行血则便自愈，调气则后重除。此治痢之要法也。吾之先祖，以此立法，用黄连阿胶丸加当归、木香治血痢，于血中行气；胃苓丸加当归、芍药治白痢，于气中养血。赤白相兼者，香连丸；有积者，家秘治痢保和丸相兼服之，无不效者。……

此以上中治之法也。

痢久不止名休息痢，不可骤用肉豆蔻、诃子肉、罂粟壳止之，恐有滞积未尽，反成重病也。必腹中不痛，虽有虚痛，切不可止之。吾有家秘和中丸，不犯此禁。如有可止者，幼科中秘传香连丸、万金散，择而用之。……

以上末治之法也。

泻痢从来更变多，久而休息转沉疴，

脱肛不禁堪惆怅，膝肿其如鹤膝何。

有泄泻变痢疾，有痢疾变泄泻者。先正有言曰：先泻后痢者，此脾传肾也，为阴邪，难治。先痢后泻者，此肾传脾也，为微邪，易治。斯言也，谓泻痢久而传变者，愚亦有说焉。泻久不止复变痢者，其后重者，胃气之下陷也，其脓血者，肠垢之下浊也。水谷竭而胃败，如之何不死？痢久不止而变泻者，其后重除者，乃湿热之毒尽矣，其脓血止者，乃陈莝之物去也。肠胃通而水谷行，故可治也。若初泻便变痢者，此气病传入血中，宜养血为主，加调气之药，不可复下伤胃气也；初痢即变泻者，此血病传入气中，以调气为主，加养血之药，不可遽涩，使毒留而不去，复成痢也。泻变痢者，宜四物汤加黄连、木香、白茯苓；痢变泻者，宜四君子汤加当归、白芍主之。

痢久不止，无津液欲成疳病者，宜参苓白术散大补胃气可也。有素病疳，又新病痢者，此重伤食，感冒四气之所致也，宜钱氏异功散加当归、白芍、木香、诃子肉、神曲（炒）各等分为丸服，不可作痢治之。

痢久不止，谓之休息痢。脾胃受伤，其气之下陷也，则为脱肛，其上逆也，则为食入即吐，不思乳食，谓之噤口。肾开窍于二阴，痢久则肾败矣。两膝红肿，谓之鹤膝。更有不治之症，俱宜辨之。

脱肛者，胃气之下陷也，后重不除，努责太过，故肠头脱肛出也。肛门名魄门，肺是主之。肠头脱出，又肺气不行收令也。宜用养血调气升提之剂，使痢止则肛自不出矣，升麻汤主之，外用洗法、托法、灸法。……

噤口者，乃胃虚逆气上冲而吐也。有不思食者，皆虚损也，宜用参苓白术散，米饮调服。大抵此病难治。凡泻痢者，能食则吉，不能食则凶。

鹤膝者，两膝红肿，如鹤之膝也。小儿痢后多此疾，乃肾虚之症也，宜补肾地黄丸，加虎胫骨、牛膝主之。

有五色痢者，此五脏之真色见也，不可治。

痢疾腹胀者，属中气不足也，宜胃苓丸调之，慎勿下之，下之则死。亦有余毒之未尽，误服涩药太早腹胀者，此为实也，腹中必痛，宜下之，三黄枳术丸主之。

痢疾不治症：小儿下痢如尘腐色者死，如屋漏水者死。下痢日久，大吼如竹筒者死，如血腥者死。

凡赤白同下，久而不禁，小便赤涩，腹痛发热，唇红舌苔，气促心烦，坐卧不安，大渴饮水，谷道倾陷，面容似妆，噤口不食，眼胞肿，足背肿者，皆不可治。《内经》曰：肠澼身热，脉躁疾者死，身凉脉迟者生。又脉大而有力者死，脉微而无力者生。

——明·万全《万氏家藏育婴秘诀·卷之三·痢疾证治》

【提要】　本论主要阐述痢疾的辨证施治。要点如下：其一，本论首先引用《内经》和《难经》条文来区别泄泻和痢疾，随后将治疗痢疾的治法方药分为初治、中治及末治，论述较为系统明了。其二，初治之法主要分辨痢疾的寒热对证施药，以及运用下法去积。对于痢疾的寒热辨证，前人主要有两种说法：一言赤白皆属热，一言赤者热，白者寒。但万全从临床实际出发，认为久痢和过服凉药可导致病性由热转寒，具体寒热属性还需从脉证分辨，相对于仅从痢色赤白辨寒热，思维更加灵活。痢疾实证宜急下之，但需注意两点：巴豆、牵牛等损气之品，不可用；有外感表证宜发散，不可下。其三，中治之法在于调气行血。心移热于小肠，故痢赤；肺移热于大肠，故痢白。治血痢，于血中行气；治白痢，于气中养血。其四，末治之法体现为久痢积滞未尽，不可滥用收涩药。其五，万全还阐释了泄泻和痢疾的相互转化过程和治疗。泄泻变为痢疾较难治，是气病转为血病，宜养血为主，辅以调气；痢疾变为泄泻较易治，是血病转为气病，宜调气为主，辅以养血。其六，本论详细论述了痢久成疳、休息痢、脱肛、噤口、鹤膝、五色痢、腹胀及不治症等相关疾病。其七，文中"唇红舌苔"，于义不通，《医学纲目》作"唇红眼赤"。

薛　铠、薛　己　论小儿痢疾辨治[**]

钱仲阳云：泻痢黄赤黑，皆热也；泻痢青白，米谷不化，皆冷也。东垣云：白者湿热伤于气分；赤者湿热伤于血分；赤白相杂，气血俱伤也。海藏用四君、芎、归治虚弱之痢，四君、干姜治虚寒之痢。余尝治手足指热饮冷者为实热，用香连丸，手足指冷饮热者为虚寒，用异功散送香连丸。若兼体重肢痛，湿热伤脾也，用升阳益胃汤。小便不利，阴阳不分也，用五苓散。若湿热退而久痢不愈者，脾气下陷也，用补中益气汤倍加升麻、柴胡。泻痢兼呕，或腹中作痛者，脾胃虚寒也，用异功散加炮姜、木香。或变而为疟者，肝克脾也，用六君、升麻、柴胡、钩藤钩。若积滞已去，痢仍不止者，脾气虚也，用四君子送下香连丸。若因乳母膏粱厚味、六淫七情致儿为患者，当各推其因，仍兼治其母，并参冷热泻及积滞腹痛等症览之。

——明·薛铠、薛己《保婴撮要·卷七·诸痢》

【提要】　本论主要阐述小儿痢疾及其兼症的辨证施治。要点如下：痢疾应分辨寒热和在气在血。此为朱丹溪在《丹溪心法·卷二·痢九》提出的"痢赤属血，白属气"的延承。此外，对痢疾兼体重肢痛、小便不利、脾气下陷、呕吐、腹痛及变疟等兼症，均给予简要的病机分析和治疗方药。并提出受乳母饮食情志影响导致的小儿痢疾，应同时兼治乳母。

秦昌遇　小儿痢疾综论[**]

总括：痢名滞下古来言，赤白肠中痛可怜。补涩厚肠须缓用，治之当以利为先。

脉法：《内经》曰：肠澼下血，身热则死，寒则生。肠澼下白沫，脉沉则生，浮则死。

《内经》曰：溲而便脓血，知气行而血止也。又曰：少阳在泉，火淫所胜，民病注泄赤白。钱仲阳曰：泻痢黄赤黑，皆热也。泻痢青白，米谷不化，皆冷也。丹溪曰：赤痢属血，自小肠来，白痢属气，自大肠来，皆属湿热之气。如夏秋之间，溽暑时行，此湿热之气生于外感者也。恣饮酒酪生冷，耽嗜肉食肥甘，此湿热之气生于内伤者也。内外交感，乃成痢疾。若诸书概以赤为热、白为寒，误矣。其有白痢得辛热而愈者，亦因素禀虚弱，肠胃虚寒耳。然有手足指冷，时欲饮热为验也。其有赤白兼下者，气血俱病也。下如豆汁色者，湿胜也。如五色之相染，五脏俱受病也。纯血者，热毒入深。鱼脑色者，脾虚不运，陈积脱滑下凝也。如鼻涕冻胶者，脏腑虚脱滑也。如白脓者，虚坐努责而出，气受热邪瘀结也。如屋漏水，尘腐色者，元气惫弱之甚也。后重里急，数至圊而不能便，下窘迫痛，大肠经气滞不通，湿热内甚也。初病元气未虚，里急甚者下之，下后余积未清，不可骤补，宜化滞清热荡涤之，直候积尽，方可调补气血。今人不问久新，便行止涩，为害不浅。善治者，辨其寒热、虚实、气血之症，而行汗下、清温、补涩之法可也。

丹溪曰：泻属脾而痢属肾，先水泻而后脓血者，此脾传肾，贼邪难愈；先脓血而后水泻者，此肾传脾，微邪易愈。

凡久痢用温药止之，然须以陈皮为佐，恐涩则常作痛也。夏秋之间，忽有暴寒，折于暴热，无所发散，客于皮肤之中，发于外则为疟，发于内则为痢，内外俱发则为疟痢耳。

有初病挟外感者，发热恶寒身首俱痛，此为表症，宜以微汗而解，则痢自止。不止者以柴苓汤和之，不可遽下遽止也。

初得而腹痛窘迫者，此肺金之气郁于大肠之间，实者必推荡之。此通因通用之法，宜大承气汤或谓胃承气汤以下之。下后不止者，以河间芍药汤和之。

下痢赤积，身热腹痛，里急后重者，宜芍药汤调天水散；下痢白积腹痛，里急后重者，用芍药、黄连汤调天水散；血痢久不止者，宜煎四物汤下黄连阿胶丸。有下黑积中常有紫黑色而又痛甚者，此属死血症，宜桃仁承气汤下之。如受痛既久，气血俱伤，故缠绵而赤白兼下，脾胃气陷或经年者，名休息痢，宜阿胶梅连丸。有积毒之气上冲而呕恶者，清解为主，人参败毒散。有胃气虚寒而呕恶者，温补为主，附子理中汤。噤口者，因脾胃湿热之毒，熏蒸清道而上，以致胃口闭塞，而成不食之症。亦有脾胃虚而不能食者，亦有误服痢药致药毒犯胃而不食者，亦有服温涩药太早邪气闭遏胃口而不食者。或用石莲肉以通心气，败毒散以散毒邪，山药以补脾胃，果能开胃口而进饮食乎！其毒气上冲者，宜丹溪方，以人参、黄连二味呷之，得一口下咽便好。一方加石莲肉。其脾胃虚者，用仁斋法以参苓白术散加石菖蒲末、陈粳米汤调下。此方有莲肉、山药，胸次一开自然能食。有时疫作痢，传染相似，宜推明运气之胜负以治之。所谓胜负者，不越六气之变也。四时疫痢，宜首用败毒散加陈皮、陈仓米，名仓廪汤，随所胜之气加减用之。

（批：河间曰：行血则便脓血自愈，和气则后重自除。）

《病机要》曰：后重则宜下，腹痛则宜和，身重则宜除湿，脉弦则宜去风。

痢属湿热与食积，芩连白芍皆入此。木香枳壳佐槟榔，主方便用甘草炙。腹痛当归缩砂仁，后重生芍炒滑石。红入桃仁芎与归，白增炒滑茯苓术。初起欲下倍大黄，食积山楂加枳实。如力倦气少恶食，此为挟虚症，宜用白术归身尾，甚者加人参、陈皮补之，虚回而痢自止。

腹痛因肺金之气郁在大肠，实则可下，虚则桔梗发之。有积毒之气上冲而呕恶者，清解为主，人参败毒散。有胃气虚寒而呕恶者，温补为主，附子理中汤。

夫痢虽有赤白之分，总是暑而成，初下皆宜利之，而以川黄连为君，川连能去心经伏热，亦去脾经湿热。条芩去大肠经热，主治下痢脓血。白芍和脾血而治腹痛，川归益血止痛，槟榔治滞气而除后重，木香、枳壳行滞宽中，山楂、麦芽消导食积，或加大黄、芒硝，小水不利或加滑石、木通，皆治痢之通剂也。白痢湿热伤气分，用白术益脾气，陈皮理滞气，茯苓、滑石渗湿热之气。久则胃弱气虚，必以四君子加黄芩为主剂。赤痢湿热伤血分，用归、芍养血，地榆凉血，桃仁活血中之滞。久亦胃弱气虚，必以四物加阿胶为主剂。如赤白相兼，气血俱伤用四君子、陈皮以理气，四物、桃仁以理血。

小便赤涩者，小肠经湿热胜也，用木通、泽泻、栀子以利之。大便燥涩者，大肠经湿热甚也，用苍术、槐花、条芩以清之。又有久痢后重不除，此大肠下坠，气虚下陷也，用升麻、参、芪以提其气，活血行气之剂断不可用。亦有寒痢者，用理中及姜、桂之类，如诸剂调理，日久不愈，此属虚寒脱滑，可于温寒补虚中，复加龙骨、赤石脂、粟壳、乌梅、诃子、肉果收涩之药而自愈矣。

——明·秦昌遇《幼科折衷·上卷·痢疾》

【提要】　本论主要阐述痢疾的病因病机、症状及治法。要点如下：其一，痢疾不论赤痢、白痢皆属湿热。外感暑季湿热和饮食肥甘酿热，内外交感，是为湿热之源。其二，通过列举痢疾诸多证治，总结其治则："善治者，辨其寒热、虚实、气血之症，而行汗下、清温、补涩之法可也。"其三，噤口痢主要由三方面因素引起，一则为湿毒，"脾胃湿热之毒，熏蒸清道而上，以致胃口闭塞"。二则为脾胃虚。三则为误治，误治包括"误服痢药致药毒犯胃而不食"和"服温涩药太早邪气闭遏胃口而不食"。

夏　鼎　论痢疾治以调脾为主[*]

夏禹铸曰：丹溪云，痢无止法，以通利为主。此言亦不尽然，何也？痢疾有寒有热，白者虚寒也，红者实热也，治宜调脾为主。若染一二日，遍身壮热，脓血稠黏，里急后重腹痛者，宜用承气汤以下之，或用木香槟榔丸。若虚怯者，不可下。病久身凉自汗，宜用补中益气汤。挟热而痢纯血，宜用四顺清凉饮，或黄连芍药汤。挟冷而痢纯白，或乳食不消者，宜用理中汤。有湿热之毒，熏蒸清道，上致胃口闭塞而为噤口者，宜用人参、黄连、石莲子。有痢久胃气虚则不能乳食而为噤口者，宜用理中汤或六君子汤。有积毒之气上冲而呕恶者，宜用人参败毒散。有胃气虚寒而呕恶者，宜用附子理中汤。有痢后脾虚不能制水而遍身浮肿者，宜用六君子汤，外加苍术、厚朴、猪苓、泽泻、黄连、芍药。有痢久脱肛者，经曰肺气虚寒，由脾虚而金无所养，故大肠虚脱而下陷也。宜补脾温胃，用固肠饮。有积尽而痢久不愈，乃脾气下陷，宜用补中益气汤，或四君子汤。若初起，宜用姜茶散。有夹暑热而痢下赤白相兼者，用清暑益气汤加香薷饮。

——清·夏鼎《幼科铁镜·卷四·辨痢疾》

【提要】　本论对丹溪的痢无止法，以通利为主的观点进行质疑，认为痢疾有寒热虚实，当以调脾为主。新病身壮的实证，宜用下法通利，体虚者则不可下。本论又从痢疾的寒热虚实展开论治，又提及了痢疾后浮肿、脱肛等的证治。

冯兆张　论小儿痢疾"积由虚召"*

痢者，古名滞下，《经》谓肠澼。洁古云：壮盛人无积，虚人则有之。可见积由虚召，皆因脾胃既虚，饮食不节，七情不适，肠胃怫郁，气血有伤，酿成脓血而为滞下也。然卒成有五，积渐有七。有因饮食冷热不调脾胃骤伤者，有因受暑而发者，有因风寒相感而发者，有因吐泻失调而成者，有因误食毒物冷物，与惊恐相乘而得者，此为乍乘五症也。其七症者何？有因食积日久而成者，有因气虚夹寒而成者，有因脾气久伤不能统血而下血者，有因湿热伤脾而成者，有因阳气下陷积乘脾败而成者，有因膏粱煿炙太过燥热蕴积者，有因疫气时行秽毒相感者。凡伤气则白，伤血则赤，气血俱伤，赤白乃出，黄是食伤，绿是伤湿，然总因湿热。犹脓出痈肿，虽有赤白之分，实无寒热之别，其理其治，与妇人之赤白带同也。以痢之数而总计有八，曰冷曰热，曰疳曰惊，曰冷热不调，曰休息，曰瀼痢，曰虫毒。其冷痢色白；热痢色赤；疳痢黄白下无时度；惊痢青色；冷热不调之痢，赤白之色相兼；休息痢粪黑而如鱼肠，愈而复作；瀼痢肚大停积而又下，饮食不为肌肤，气臭而大便闭涩；虫毒痢则下紫黑。其治之法，必审挟寒挟热，或虚或实，热者即可用实治，寒者便当同虚论也。至如痢久发热者阴虚也，孔甚痛者热流于下也。禁口痢者，胃口热甚，或疫气秽毒，传入脏腑，毒气上冲也。故宜黄连、石莲肉、忍冬花之类，以通心解毒主之。如后重而由肺气郁于大肠者，以苦梗开之，实热者下之，气虚者提之，血虚者调之。然治痢虽云"和血则便脓自愈，行气则后重自除"，此可加治于衰老弱幼元气之虚者，若夫壮实精盛而当初起之时，必须下之，即《经》所谓迎而夺之也。一至五日已后，则脾胃渐虚，又当以消导升散行气和血矣。病久挟虚，又当以滋补气血，收涩滑脱矣。故后重则宜下，肠痛则宜和，身重则除湿，脉弦则去风，脓血稠黏以重剂竭之，身冷自汗以毒药温之，风邪内缩宜汗之，鹜溏为利当温之。在外者发之，在里者下之，在上而未成积者涌之，在下而已成痢者竭之，表热者内疏之，小便涩者分利之，盛者和之，去者送之，至者止之，治痢之格言也。然脾胃为水谷之海，无物不受，常兼四脏，故五脏热毒而五液俱下，为五色痢者，实者通利为先，虚者调血理气。至有毒气侵胃，是以饮食不餐，肛门宽大，深黑可畏。肚腹疼痛，里急后重，频滴鲜血者，名曰刮肠。日夜频并，饭食直过者，名曰滑肠。与前噤口五色并为恶候。《脉经》曰：肠澼便血，身热则死，寒则生；肠澼下白沫，脉沉则生，浮则死。《脉经》又曰：肠澼下脓血，脉沉小，流连者生，数疾且大有热者死。及手足厥冷无脉，灸之不温，脉去不还；及微喘者，唇如朱红者，下如鱼脑者，下如尘腐色者，下纯血者，下如屋漏水者，下如竹筒注者，不食痢多手足冷者；久痢身热汗出者，肠疼渴喘体肿如吹者，秋深久痢呕逆昏沉烦躁形脱者，久泻变痢而为脾传肾者；及下痢黑色，腹胀喘粗，唇枯目陷，瞳神散大；及生云翳赤脉者，头温足冷，口臭生痰，贪酒痢多，肚皮陷落，面色青黑，泻如痈脓，或如臭鸡子气，其肾黑缩，唇青焦赤，汗出如雨，目闭不开，长气鸦声，面如绯纸，胸陷口开，手足甲黑，口吐白虫或白沫青血，项软鱼口，肚如雷鸣，泻下黑血而腥臭者；及久痢舌黑者：五脏伤也。久痢舌黄者，脾气败也。并皆不治。

——清·冯兆张《冯氏锦囊秘录·杂症大小合参卷十三·儿科痢疾》

【提要】 本论主要阐述小儿痢疾的病名、病因病机、症状及治法。要点如下：其一，本论认为痢疾"积由虚召"。脾胃既虚，加上饮食、情志因素，导致伤及气血，酿成脓血而产生滞下。其二，小儿痢疾的病因为"乍乘五症"，分别是饮食、伤暑、风寒、吐泻和误食与惊恐相乘。其病机总结为"七症"，分别为食积日久、气虚挟寒、脾不统血、湿热伤脾、阳气下陷、积乘脾败、饮食燥热蕴积和疫气秽毒相感。通过痢下的颜色判断痢疾的病机的方法中，除了白色伤气，赤色伤血，还提出了黄色伤食，绿色伤湿的观点，但总的病机均是湿热。其三，本论总结的八痢与前人略有不同，是为冷痢、热痢、疳痢、惊痢、冷热不调痢、休息痢、瀼痢和虫毒痢，八者分别从痢下颜色分辨，治疗从实热、虚寒着手。其四，又总结前人经验，列举诸多痢疾证治之法。

《医宗金鉴》 论小儿痢疾辨治※*

痢疾总括

痢疾暑湿生冷成，伤气为白伤血红，后重里急腹窘痛，寒热时痢噤口名。

注：痢之为证，多因外受暑湿、内伤生冷而成。伤于气者色多白，以肺与大肠为表里也。伤于血者色多赤，以心与小肠为表里也。里急者，腹窘痛也；后重者，频下坠也。又有寒痢、热痢、时痢、噤口痢之别，医者须详察之。

寒痢

寒伤久痢脏虚寒，肠鸣切痛实难堪，面唇青白喜饮热，理中养脏效通仙。

注：寒痢者，寒冷伤胃，久痢不已，或脏气本虚，复为风冷所乘，伤于肠胃。故痢时肠鸣切痛，面唇青白，口虽渴喜饮热。此里寒虚之证也。初宜理中汤，久则真人养脏汤治之。寒得温散而证愈矣。……

热痢

痢初实热腹窘痛，下痢无度尿短红，舌赤唇焦喜饮冷，芍药白头香连灵。

注：热痢者，皆因湿热凝结于肠胃，以致腹中窘痛，频频下痢，尿短色红，舌赤唇焦，喜饮冷水，此里热之证也。重则当归芍药汤主之，轻则白头翁汤主之，或香连丸主之。……

时痢

时痢痢疾感时气，发热无汗遍身疼。热为邪束因作呕，仓廪汤散有奇功。

注：时痢者，乃痢疾时复感时气也，身热无汗，遍身疼痛，热为邪束，频作呕逆。须以仓廪汤散之，先解时邪，其痢自止。……

噤口痢

火毒冲胃成噤口，脉大身热不能食，舌赤唇红惟饮冷，参连开噤散功奇。

注：噤口痢一证，乃火毒冲胃而成。其证脉大身热，不能饮食，舌赤唇红，惟喜饮冷，急宜参连开噤散救之。

——清·吴谦《医宗金鉴·幼科杂病心法要诀·卷五十三·痢疾门》

【提要】 本论主要阐述小儿痢疾的寒痢、热痢、时痢和噤口痢的辨证施治。要点如下：其一，寒痢来源主要有内伤生冷、久痢和外感风冷，腹痛较为剧烈，如刀割，治疗当温散。其二，热痢因于湿热，以腹中窘痛，里急后重为突出特点，病势较重，里急后重明显用当归芍药汤。病势较轻，腹中窘痛明显，用白头翁汤或香连丸。其三，时痢以具有传染性、身热疼痛为特点，治宜用仓廪汤解时邪。其四，噤口痢以不能饮食为特点，以参连开噤散急救之。根据疾病的新久、轻重采用不同方药。

叶 桂 论小儿痢疾证治※*

痢疾一症，古称滞下，盖里有滞浊而后下也。但滞在气，滞在血，冷伤热伤，而滞非一。今人以滞为食，但以消食，并令禁忌饮食而已。

夫疟、痢皆起夏秋，都因湿热郁蒸，以致脾胃水谷不运，湿热灼气血为黏腻，先痛后痢，痢后不爽，若偶食瓜果冰寒即病，未必即变为热，先宜辛温疏利之剂，若脓血几十行，疴痛后重，初用宣通驱热，如芩、连、大黄，必加甘草以缓之。非如伤寒粪坚，须用芒硝咸以耎坚，直走破泄至阴。此不过苦能胜湿，寒以逐热，足可却病。古云：行血则便脓愈，导气则后重除。行血凉血，如丹皮、桃仁、延胡、黑楂、归尾、红花之属，导气如木香、槟榔、青皮、枳、朴、广皮之属，世俗通套，不过如此。盖疟伤于经，犹可延挨；痢关乎脏，误治必危。诊之大法，先明体质强弱，肌色苍嫩，更询起居致病因由。初病体坚症实，前法可遵，久病气馁神衰，虽有腹痛后重，亦宜详审，不可概以攻积清夺施治。……

噤口不纳水谷，下痢，都因热升浊攻，必用大苦。如芩、连、石莲清热，人参辅胃益气。热气一开，即能进食，药宜频频进二三口。

小儿休息久痢，变为粪后下血，最难速愈。有因气弱下陷者，补中益气；虚寒饮食不化者，钱氏益黄散；湿热未净，气分延虚者，清暑益气汤；胃强善食者，苦寒清热，更节饮食，须善调经月。

久泻久痢，必伤及肾，以肾司二便也。必肛门后坠不已，与初病湿热里急下重不同。治以摄阴液，或佐疏补，久则纯与摄纳。

小儿热病最多者，以体属纯阳，六气着人，气血皆化为热也。饮食不化，蕴蒸于里，亦从热化矣。然有解表已复热，攻里热已复热，利小便愈后复热，养阴滋清，热亦不除者，张季明谓：元气无所归着，阳浮则候热矣，六神汤主之。

——清·叶桂著，徐灵胎评《临证指南医案·卷十·幼科要略·痢》

【提要】 本论主要阐述小儿痢疾的症状及治法。要点如下：其一，认为古代"滞下"之"滞"，其"滞"非一，然世人以其为"食滞"较多。其二，比较了疟疾和痢疾病位以及轻重缓急的不同。其三，噤口痢必用大苦；休息痢当分虚实寒热，分而治之；久痢伤肾，"治以摄阴液，或佐疏补，久则纯与摄纳"；因小儿纯阳之体，病易化热，解表、攻里、利小便、养阴而热不除，此为阳浮元气无归。

陈复正 小儿痢疾综论※*

《经》曰：饮食不节，起居不时，阴受之则入五脏，下为飧泄，久为肠澼。其证初起，两眉皱而多啼，由腹痛也；烦躁不安，由里急后重也；数至圊而不能便，或赤白相兼，或单红单白，是其候也。

按：此证虽曰内伤饮食，莫不由于外感而发也。有至妙之治，人所不知，但以人参败毒散升散之，其病即减。设有食饮停滞，轻则消导之，重则疏通之，去其积垢，无不愈者。昧者不察，反投诃、蔻止涩之，乃致积毒内郁，腹痛里急，欲圊不能。此通因通用之证，而反通因塞用，遂尔神昏扰扰者有之矣。急用沆瀣丹、三仙丹二药同服，疏通之后，其病自去。

——清·陈复正《幼幼集成·卷二·痢疾》

《经》曰：饮食不节，起居不时，阴受之则入五脏，填满闭塞，下为飧泄，久为肠澼。夫飧泄者，水谷不化也。肠澼者，下痢是也。小儿之病，伤食最多，内有宿食停积，更受外感，则成痢矣。古今方书，以其闭滞不利，故又谓之滞下。其证里急后重，或垢或血，或见五色，或多红紫，或痛或不痛，或呕或不呕，或为发热，或为恶寒。此证之阴阳虚实，最宜详审，庶不致误。仍当以脉证辨之。凡身热作渴，脉数有力而能食者，为热；身凉不渴，脉沉无力而不能食者，为寒。

初起腹中苦痛，里急后重者为实，宜急下之，集成沆瀣丹、集成三仙丹，二药同服，立应。

如兼外感者，必身有寒热，不可遽下。凡痢由外感而发者最多，急宜发散。若下之早，必致引邪入里，而为绵延之证，以仓廪散疏解之。

因伤风得之者，则纯下清血。盖风伤其阴络，致血不循经，所以血妄下，宜胃风汤。

赤白相兼者，心主血，因伤热得之，则心移热于小肠，故赤者从小肠来；肺主气，因伤热得之，则肺移热于大肠，故白者从大肠来。皆以芍药汤治之，调血则便脓愈，行气则后重除。此治痢之要法也。又法：以黄连阿胶丸加当归、木香治血痢，于血中行气；以胃苓丸加当归、白芍治白痢，于气中养血。有积者，治痢保和丸。

痢久不止，名休息痢，切不可止涩，和中丸最妙。后有集成至圣丹，专治久痢，百不失一。

有泄泻变痢者，有痢变泄泻者。先泻后变痢者，脾传肾也，为贼邪，难治；先痢后变泻者，肾传脾也，为微邪，易治。盖初泻变痢者，此气病传入血中，宜养血为主，加调气之药，不可误下，以伤胃气；初痢变泻者，血病传入气中，以调气为主，加养血之药，不可收涩，恐毒气留而不去，复成痢也。泻变痢者，加味四物汤；痢变泻者，加味四君子汤。

痢久不止，脾胃受伤，中气下陷，则为脱肛。热毒上逆，则食入便吐，不思乳食，谓之噤口。久痢阴伤，肾气虚败，则两膝红肿，谓之鹤膝。脱肛者，胃气下陷，后重不除，努挣太过，故肠头脱出，宜养血调气，微加升提之品，则痢止肛自收矣，升麻汤。外用洗法、托法。噤口者，乃胃虚逆气上冲而吐也，有不思饮食，皆虚损也，宜参苓白术散，米汤调服。凡痢疾能食者吉，不能食者凶。鹤膝者，两膝红肿，如鹤之膝，小儿痢后多有此证，乃肾虚之极，宜补肾地黄丸加牛膝、鹿茸。

痢疾腹胀，中气虚也，胃苓丸调之。倘因毒气未尽，庸流误服涩药而致腹胀者，为实也，不可作虚治，保和丸消导之。

痢疾不治证　痢见五色，五脏俱败；痢如烟尘水，如屋漏水；下痢久，肛门如竹筒，如鱼腥；久痢唇红，气促心烦，坐卧不安，大渴饮水，面容似朱者。皆死证也。

——清·陈复正《幼幼集成·卷三·痢疾证治》

【提要】　本论主要阐述小儿痢疾的病因病机、症状及治法。要点如下：本论总结前人经验，认为小儿痫疾病因分外感内伤，但以外感较为多发。祛除食积时当分轻重，"轻则消导之，重则疏通之"。不可滥用收涩，导致通因通用之证反用通因塞用之法，以致神昏扰扰。

2.3 儿科常见病证

除了初生儿病证和时行病证，中医儿科的其他多发病证归为小儿常见病证。本部分论述小儿惊风、癫痫、呕吐、泄泻、便秘、积滞、疳证、发热、汗证、鹅口疮、口疮、乳蛾、咳嗽、五迟、五软、遗尿、夜啼、虫证等病证。

2.3.1 小儿惊风

惊风是以抽搐、神昏为主要症状的病证，是小儿常见的危急病证之一。小儿惊风分为急惊风和慢惊风。急惊风来势急骤，以高热伴抽风、神昏为特征，多由外感时邪疫疠、内蕴痰热食积或暴受惊恐引起。病位主要在心、肝。急惊风的症状表现，大都有热、痰、风、惊四证。如清·夏鼎《幼科铁镜·卷三·阐明发惊之由兼详治惊之法》所言："热盛生风，风盛生痰，痰盛生惊"，热、痰、风、惊这四证又是急惊风的致病因素和主要病理表现，相互影响，互为因果。急惊风属阳、属热、属实，治疗以清热、豁痰、镇惊、熄风为基本大法。慢惊风来势缓慢，以抽搐无力，时发时止，神昏或瘫痪为特征，多出现于大病久病后，或由急惊未愈，或先天不足，后天失调所致。病位主要在肝、脾、肾。慢惊风一般属虚证，治疗以补虚治本为原则，治以培补元气、温补脾肾、育阴潜阳、柔肝熄风及补气养血之法。

《五十二病方》 婴儿病间论

婴儿病间方：取雷尸（矢）三果（颗），冶，以猪煎膏和之。小婴儿以水半斗，大者以一斗，三分和，取一分置水中，挠，以浴之。……间者，身热而数惊，颈脊强而复（腹）大，[民]间众多，以此药皆已。

——《五十二病方·婴儿病间方》

【提要】 本论主要阐述"婴儿病间"的症状。要点如下：间，古通"痫"，今简化为"痫"，从文中记载的症状上看有发热、时发惊厥、颈项脊背强直，其症状与后代医书所见小儿急惊风壮热、搐搦、角弓反张症状完全相同，"婴儿病间"是为最早急惊风之病名。

《五十二病方》 婴儿瘛论

婴儿瘛者，目繲腳然，胁痛，息嘤嘤然，尸（矢）不化而青。

——《五十二病方·婴儿瘛》

【提要】 本论主要阐述"婴儿瘛"的症状。要点如下：瘛，《说文·疒部》："瘛，小儿瘛疢病也。"《说文义证》:"戴侗曰:'谓小儿风惊,乍瘈乍纵也。'"婴儿瘛的症状"目繲晰然",指目睛上翻斜视。繲,通"系",系统。晰通"斜"。"息瘿瘿然",指呼吸时或伴有乌鸣叫的声音。瘿通"嘤",鸟鸣。"屎(矢)不化而青"指大便完谷不化呈现青色。故马继兴先生认为本病的症状"和后代医书中所记的小儿慢惊风症状相符"。

巢元方　小儿痫综论*

欲发病候

夫小儿未发痫欲发之候,或温壮连滞,或摇头弄舌,或睡里惊掣,数齘齿,如此是欲发痫之证也。

痫候

痫者,小儿病也。十岁以上为癫,十岁以下为痫。其发之状,或口眼相引,而目睛上摇,或手足瘈纵,或背脊强直,或颈项反折,或屈指如数。诸方说痫,名证不同,大体其发之源,皆因三种。三种者,风痫、惊痫、食痫是也。风痫者,因衣厚汗出,而风入为之;惊痫者,因惊怖大啼乃发;食痫者,因乳哺不节所成。然小儿气血微弱,易为伤动,因此三种,变作诸痫。凡诸痫正发,手足瘈缩,慎勿捉持之,捉则令曲突不随也。

发痫瘥后身体头面悉肿满候

凡痫发之状,或口眼相引,或目睛上摇,或手足瘈纵,或背脊强直,或头项反折,或屈指如数,皆由以儿当风取凉,乳哺失节之所为也。其痫瘥后而肿满者,是风痫。风痫,因小儿厚衣汗出,因风取凉而得之。初发之状,屈指如数,然后瘈缩是也。其痫虽瘥,气血尚虚,而热未尽,在皮肤与气相搏,致令气不宣泄,故停并成肿也。

——隋·巢元方《诸病源候论·卷之四十五·小儿杂病诸候》

【提要】　本论主要阐述小儿惊风(小儿痫)欲发病、痫病发病症状、痫病分类。要点如下:其一,《诸病源候论·小儿杂病诸候》始设"痫候",巢氏从发病的病因上将"痫"分为风痫、惊痫和食痫三种,认为小儿痫由风、惊、食三因引起。从三者均有发热之症状,"欲发病候"所言发病前的征兆有"或温壮连滞"看,此小儿痫与小儿急惊风相似。其二,提出痫病发作时不可强力按压,当遵循。其三,巢氏以年龄作为分辨癫与痫的标准"十岁以上为癫,十岁以下为痫",为后世言"痫"属小儿惊风或是小儿癫痫造成了混乱。

巢元方　惊痫论*

惊痫者,起于惊怖大啼,精神伤动,气脉不定,因惊而发作成痫也。初觉儿欲惊,急持抱之,惊自止。故养小儿常慎惊,勿闻大声。每持抱之间,常当安徐,勿令怖。又雷鸣时常塞儿耳,并作余细声以乱之。

惊痫当按图灸之,摩膏,不可大下。何者?惊痫心气不定,下之内虚,则甚难治。凡诸痫正发,手足瘈缩,慎不可捉持之,捉之则令曲突不随也。

——隋·巢元方《诸病源候论·卷之四十五·小儿杂病诸候·痫候》

小儿惊者，由血气不和，热实在内，心神不定，所以发惊，甚者掣缩变成痫。

——隋·巢元方《诸病源候论·卷之四十五·小儿杂病诸候·惊候》

【提要】 本论主要阐述小儿惊痫的病因病机、预防及治法。要点如下：其一，小儿脏腑娇嫩，气血未充，心神怯弱，易受惊恐，致发惊痫。《惊候》又言惊痫是小儿由"惊"病到"痫"病的一个过程，而"热实在内"是小儿惊痫发病过程中重要的因素。总之，小儿惊痫是从病因对小儿惊风的一种命名。其二，提出如发觉小儿有惊恐征兆时，又当立即抱起小儿，抚慰精神，防止惊痫发生。平时护养小儿时，也要避免听到大声，不要让小儿心生恐惧，具有重要的价值。

巢元方　风痫论※*

风痫者，由乳养失理，血气不和，风邪所中，或衣厚汗出，腠理开，风因而入。初得之时，先屈指如数，乃发掣缩是也。当与独心汤。

又病先身热，瘛疭惊啼叫唤，而后发痫，脉浮者，为阳痫，内在六腑，外在肌肤，犹易治。病先身冷，不惊瘛，不啼唤，乃成病，发时脉沉者，为阴痫，内在五脏，外在骨髓，极者难治。

病发时，身软时醒者，谓之痫，身强直反张如弓，不时醒者，谓之痉。

诊其心脉满大，痫瘛筋挛；肝脉小急，亦痫瘛筋挛。尺寸脉俱浮，直上直下，此为督脉，腰背强直，不得俯仰。小儿风痫，三部脉紧急，其痫可治。小儿脉多似雀斗，要以三部脉为主，若紧者，必风痫。

凡诸痫发，手足掣缩，慎勿捉持之，捉则令曲突不随也。

——隋·巢元方《诸病源候论·卷之四十五·小儿杂病诸候·风痫候》

【提要】 本论主要阐述小儿风痫的病因病机及症状。要点如下：其一，风痫由受风而引起，同时也有身先热而导致的情况，小儿若三部脉紧急，则为风痫。治以独心汤。"独心汤"在《千金要方》卷五中作"猪心汤"。方药组成：猪心、人参、桂心、甘草、干地黄、桔梗、石膏、芎䓖、当归。小儿风痫也是从病因角度对小儿惊风的一种命名。其二，提出了阳痫与阴痫的辨别。阳痫属阳，为腑热之病，发时身热面赤，脉象洪数，牙关紧急，或啼叫不已，四肢抽搐。阴痫属阴，为脏寒之病，类似于慢惊风。其三，指出痫与痉的鉴别。病发时身体软，发作后神志即清醒者为痫；发病时身体强直，角弓反张，发作后神志不能立时清醒者谓之痉。

巢元方　食痫论※*

痰者，水饮停积胸膈之间，结聚痰也。小儿饮乳，因冷热不调，停积胸膈之间，结聚成痰。痰多则令儿饮乳不下，吐涎沫变结，而微壮热也。痰实，壮热不止，则发惊痫。

——隋·巢元方《诸病源候论·卷之四十七·小儿杂病诸候·痰候》

【提要】 本论主要阐述"食痫"的病机与症状。要点如下："食痫"之名首见于《诸病源候论》。巢氏认为食痫的病因为"乳哺不节所成"。本论首次从"痰"的角度论述了食痫的病机为小儿乳食内积，脾胃不能运化，聚湿而生痰，痰热动风而发痫。这里的"惊痫"实为食痫，由饮食不节所致者名为食痫。

孙思邈　候痫法※

夫痫，小儿之恶病也，或有不及求医而致困者也。然气发于内，必先有候，常宜审察其精神，而探其候也。

手白肉鱼际脉黑者，是痫候；鱼际脉赤者，热；脉青大者，寒；脉青细为平也。

鼻口干燥，大小便不利，是痫候。

眼不明上视喜阳，是痫候。

耳后完骨上有青络盛，卧不静，是痫候。青脉刺之令血出也。

小儿发逆上啼笑面暗，色不变，是痫候。

鼻口青时小惊，是痫候。

目闭青时小惊，是痫候。

身热头常汗出，是痫候。

身热吐呗而喘，是痫候。

身热目时直视，是痫候。

喜欠，目上视，是痫候。

身热，目视不精，是痫候。

目瞳子卒大黑于常，是痫候。

卧惕惕而惊，手足振摇，是痫候。

卧梦笑，手足动摇，是痫候。

意气下而妄怒，是痫候。

咽乳不利，是痫候。

身热小便难，是痫候。

吐痢不止，厥痛时起，是痫候。

弄舌摇头，是痫候。

以上诸候二十条，皆痫之初也。见其候，便抓其阳脉所应灸，抓之皆重手，令儿骤啼，及足绝脉，亦依方与汤。直视瞳子动，腹满转鸣下血，身热口噤不得乳，反张脊强，汗出发热，为卧不悟，手足掣疭，善惊，凡八条，痫之剧者也，如有此，非复汤抓所能救，便当时灸之。

——唐·孙思邈《备急千金要方·卷第五·少小婴孺方上·惊痫·候痫法》

【提要】　本论主要阐述判断"痫"病的 20 条"候痫法"，对于明确小儿痫的性质极为重要。要点如下：其一，属于热病发痫者 5 条，与惊、怒相关发痫者 5 条，吐痢后发痫者 1 条。20 条中共有 13 条属于身热、发惊、或吐泻后发痫，初步断定此"痫"即为小儿惊风。其二，另外 5 条"眼不明，上视，喜阳，是痫候""喜欠，目上视，是痫候""目上视，卧梦笑，手足动摇，是痫候""咽乳不利""弄舌摇头"，言"目上视""手足动摇""弄舌摇头"是惊风发病的主要症状，也可能是小儿癫痫的症状。其三，"小儿发逆上，啼笑（《外台》作"哭"）面暗，色不变""目瞳子卒大黑于常"，言小儿慢惊风病重的症状。其四，下文 8 条，"痫之剧者也"，是小儿惊风发病期的主证。据此《备急千金要方》中所言"痫"基本上属于小儿惊风的范畴，只有"六畜痫"明确指癫痫。本论对于分辨"痫"为惊风或是癫痫有重要的价值。

《太平圣惠方》 小儿食痫论※＊

夫小儿食痫者，由脏腑壅滞，内有积热，因其哺乳过度，气血不调之所致也。此皆乳母食饮无恒，恚怒不节，烦毒之气，在于胸中，便即乳儿，致使结滞不消，邪热蕴积，肠胃痞塞，不得宣通，则令壮热多惊，四肢抽掣，故发痫也。

治小儿食痫，四肢抽掣，壮热惊悸，乳食不消，痰涎壅滞，发歇不定。宜服代赭圆方。……治小儿乳食不消，心腹结实，壮热烦闷，摇头反目，口吐涎沫，名为食痫。

——宋·王怀隐《太平圣惠方·卷第八十五·治小儿食痫诸方》

【提要】 本论主要阐述小儿食痫的病因病机及症状。要点如下：其一，乳母食饮无常，恚怒不节，烦毒之气郁结胸中，便即乳儿是小儿食痫的主要原因。乳哺失节，积聚成痰，内热壅盛，是发病的主要病机。其二，小儿食痫的症状，主要有"四肢抽掣，壮热惊悸，乳食不消，痰涎壅滞，发歇不定""喘息""壮热，心神多惊""大小便常多秘涩""心腹壅滞，四肢惊掣"。其观点为后世所继承。

《太平圣惠方》 小儿热痫论※＊

夫小儿热痫者，由气血不和，内有积热之所致也。凡小儿骨木轻软，肠胃细微，易为伤动。若乳食不恒，脏腑壅滞，蕴搐生热，不得宣通，热极甚者则发痫也。其状口眼相牵，手足抽掣，口中吐沫，鼻里作声，颈项反张，腰背强直，身体壮热，或叫或啼者，是热痫之候也。

——宋·王怀隐《太平圣惠方·卷第八十五·治小儿热痫诸方》

【提要】 本论主要阐述小儿热痫的病因病机和症状。要点如下：《神农本草经》中有"小儿热气惊痫""小儿寒热痫"的病名，表示小儿由发热而致的急惊风。《太平圣惠方》首创"小儿热痫"之名，详细论述了内有积热所致的小儿急惊风是为热痫。小儿气血不和，内有积热或小儿风壅气盛，心胸痰滞都可导致小儿热痫。

《太平圣惠方》 小儿急惊风论※＊

夫小儿急惊风者，由气血不和，夙有实热，为风邪所乘，干于心络之所致也。心者，神之所舍也，主于血脉，若热盛则血乱，血乱则气并于血，气血相并，又被风邪所搏，故惊而不安也。其候遍身壮热，痰涎壅盛，四肢拘急，筋脉抽掣，项背强直，牙关紧急是也。

——宋·王怀隐《太平圣惠方·卷第八十五·治小儿急惊风诸方》

【提要】 本论主要阐述小儿急惊风的定义、病因病机及症状。要点如下：小儿惊风，宋以前称作"痫"，《太平圣惠方》称作"惊风"。因小儿体内夙有实热，感受风邪，热干心络，气血逆乱，心神惊悸不安，出现发热、四肢抽掣、腰背强直、牙关紧急、痰涎壅滞等风气内动症状，故名为"小儿急惊风"。

《太平圣惠方》 小儿慢惊风论※※

夫小儿慢惊风者，由乳哺不调，脏腑壅滞，内有积热，为风邪所伤，入舍于心所致也。其候乍静乍发，心神不安，呕吐痰涎，身体壮热，筋脉不利，睡卧多惊，风热不除，变化非一。进退不安，荏苒经时，故名慢惊风也，宜速疗之。

——宋·王怀隐《太平圣惠方·卷第八十五·治小儿慢惊风诸方》

【提要】 本论主要阐述小儿慢惊风之定义与症状。要点如下：其一，内有积热，被风邪所伤，扰动心神出现发热、神昏、口噤痰涎，时发时止，迁延日久之病为"小儿慢惊风"。其二，从其致病因素来看，与小儿急惊风相同，只不过症状时有时无，反复发作，长久不愈，故而称作"小儿慢惊风"。其实质仍然属于小儿急惊风的范畴。

钱 乙 小儿急惊风论※※

小儿急惊者，本因热生于心，身热面赤引饮，口中气热，大小便黄赤，剧则搐也。盖热盛则风生，风属肝，此阳盛阴虚也。故利惊丸主之，以除其痰热。不可与巴豆及温药大下之，恐蓄虚热不消也。小儿热痰客于心胃，因闻声非常，则动而惊搐矣。若热极，虽不因闻声及惊，亦自发搐。

——宋·钱乙《小儿药证直诀·卷上脉证治法·急惊》

【提要】 本论主要阐述小儿急惊风的病因病机及分类。要点如下：其一，钱乙认为，小儿急惊风病在心肝，"心主惊，肝主风"，因热生于心，热盛肝风动所致，为"阳盛阴虚"之证。其二，热痰客于心胃，受到惊恐，可能导致急惊风发生。其三，强调若小儿热极，即使没有受到惊吓，亦可导致急惊风发生。《小儿药证直诀》首次从病因、病机和病性上，阐明了急惊和慢惊的分类，成为后世诊治小儿急慢惊风的理论源头。

钱 乙 小儿慢惊风论※※

因病后，或吐泻，脾胃虚损，遍身冷，口鼻气出亦冷，手足时瘛疭，昏睡，睡露睛。此无阳也，瓜蒌汤主之。

凡急慢惊，阴阳异证，切宜辨而治之，急惊合凉泻，慢惊合温补。世间俗方，多不分别，误小儿甚多。又小儿伤于风冷，病吐泻，医谓脾虚，以温补之；不已，复以凉药治之；又不已，谓之本伤风，医乱攻之。因脾气即虚，内不能散，外不能解，至十余日，其证多睡露睛，身温，风在脾胃，故大便不聚而为泻。当去脾间风，风退则利止，宣风散主之，后用使君子丸补其胃。亦有诸吐利久不瘥者，脾虚生风而成慢惊。

——宋·钱乙《小儿药证直诀·卷上脉证治法·慢惊》

【提要】 本论主要阐述小儿慢惊风的病因病机及辨证施治。要点如下：其一，慢惊病在脾胃，因病后或吐泻，脾胃虚损，"脾虚生风而成慢惊"；出现遍身冷，口鼻气出亦冷，手足时瘛疭，昏睡，睡露睛等症状，为"无阳"之证。钱乙所言"慢惊"，实为广义的慢惊风，包括后世所言慢惊风与慢脾风两种。其中，发病缓，出现手足瘛疭之动风者，为慢惊风；出现遍身冷，口鼻气出冷气，手足时瘛疭，昏睡，睡露睛等脾阳虚之证者，为慢脾风。其二，小儿急慢惊风，由于阴阳属性不同，必须辨证施治。钱乙提出了"急惊合凉泻，慢惊合温补"的小儿急慢惊风治法，成为后世遵循的准则。

《小儿卫生总微论方》 阴痫阳痫论※＊

小儿发搐，为急慢惊者，古书无有，惟曰阴痫、阳痫。所谓急慢惊者，乃后世名之也。以阳动而速，故阳搐曰急惊；阴静而缓，故阴搐曰慢惊：此阴阳惊痫发搐之别也。阳搐者，身大热，面赤引饮，口中气热，大小便赤黄，眼上视连札，手足搐急，牙关紧噤，项背强直，涎潮响。此因心热极则生风，风属肝，心肝子母，风火搏炽，动而发搐也。及其发定，则了然如故，此阳盛阴虚。阴搐，小儿因伤风冷，或病吐泻，医以温药补之，不已，复用凉药治之，又不已，本谓伤于风冷，医乱治之，致脾虚而内不能散，外不能解，至十余日，其证昏睡露睛，大便不聚而泻。此脾虚风入，风在脾胃之间，故大便不聚而泻，时瘛疭，身体四肢口鼻中气皆冷。小儿亦有因惊所传，或诸病久变见此证者，皆因脾胃虚怯，而生风所为也，故俗谓慢脾风矣。

——宋·佚名氏《小儿卫生总微论方·卷四·惊痫论·发搐阴阳》

【提要】 本文主要阐述阳搐、阴搐的辨识。要点如下：作者从发病缓急、阴阳虚实属性、症状特点三个方面进行阐释。认为发病急速，主动，为阳搐（急惊）；发病缓慢，主静，为阴搐（慢惊）；热极生风，心火肝风相搏，阳盛阴虚者为阳搐；脾胃虚怯，而生风者为阴搐。其中，脾虚生风者，又称为"慢脾风"。此处之"慢脾风"，实为现代的慢惊风。其后，《卫生宝鉴》《幼科释谜》等书，皆载此说。

刘 昉 五脏惊风论※＊

《小儿形证论》五脏惊传候：一肝脏惊风，令小儿非时窜上眼睛，手脚冷。二肾脏惊风，令儿啮齿，面色赤。三脾脏惊风，令儿夜啼，白日多睡。四心脏惊风，令儿发心热，四肢逆冷。五肺脏惊风，令儿口内热喘，出气细微。五脏惊邪，皆因惊风传受。缘初惊有涎，涎在膈上不发，或即涎潮脏腑入惊邪也。日久不医，致传邪气入于心、肺，或传肝、脾、肾等也。

——宋·刘昉《幼幼新书·卷第八（惊疾潮发）·惊候》

【提要】 本论主要阐述五脏惊风的症状。要点如下：五脏惊风是由惊风传入五脏所致。传入肝，肝开窍于目，可见小儿非时窜上眼睛；传入肾，肾主骨，齿为骨之余，见儿啮齿；传入肺，影响肺宣发和肃降，令儿热喘；传入脾，脾主困，令儿白日多睡；传入心，心火盛，令儿发心热，四肢逆冷。

刘　昉　慢脾风综论

茅先生小儿生下有中慢脾风候：时时吐呕，频频咬齿，手足瘈疭，舌卷头低，两眼上视，先头低而次第高。此候久泻痢而下冷药，只止泻痢，不活得脾，是以脾虚弱，脏腑乘虚故此。所治先用匀气散调一日后，便下一醉膏通下，后用治脾散夹镇心丸、健脾散常服之即愈。若更喘吐、五哽、如角弓风，死候不治。

《玉诀》小儿慢脾风候：是伤寒疹子，庸医未明表里，使即宣利脏腑，更使冷热药相通，故小儿发搐，眼不倒，脾困极不醒，手足不收。此病但回阳醒脾，调治方愈。若更吐泻，必定损命也。

茅先生小儿受脾风歌：四肢逆冷体沉迷，因宣吐泻补还迟。脾胃伏际涎壅肺，心生毒热面青时。如此唾为慢脾候，更加喘嗽不通医。

《小儿形证论》四十八候慢惊传慢脾歌：慢脾只因伤取转，吐泻虚涎脾胃存，四肢逆冷频频呕，沉困难醒岂易明，唇红目开手微搐，病行心脏及脾神。医者镇心为上法，更开关窍细详论，莫令加喘头先软，眼白蒙蒙命不存。

此病是惊风传入胃，胃兼有虚涎，下大青丹一二服，更将搐鼻散开关，次用醒脾散。

又四十八候慢脾将死候歌：惊入风痫转在脾，直眠不动卧如尸。搐搦已休牵掣定，为他安好不生疑。便通大小难收乳，遍体如冰汗若泥。眼目不明常似睡，睡中不觉赴幽期。

又四十八候慢脾侵肺歌：慢脾多睡重重取，吐泻传脾胃转虚。逆冷四肢多重困，虚涎脾伏盛难除。生风肺脏添邪拥，任唤千声气不舒。莫使目瞑兼项软，十中难保一人苏。……凡小儿欲作慢惊，必先壮热，多睡，频吐。若吐止，即惊止，吐不定，作慢惊，号为难治。

——宋·刘昉《幼幼新书·卷第十（惊痫嗫病）·慢脾风》

【提要】　本论首次将"慢脾风"单独立论，并引诸家之说阐释其病因病机、症状、诊断、治疗与预后。要点如下：其一，慢脾风可由小儿吐泻，损伤脾胃，脾虚生风所导致；或伤寒疹子误治，小儿变蒸，用药力重，导致慢脾风的发生；或慢惊久治不愈，导致慢脾风。其二，慢脾风的主要症状，有时时吐呕，频频咬齿，手足瘈疭，舌卷头低，两眼上视等；甚至发搐眼不倒，脾困极不醒，手足不收，若喘吐、五哽、如角弓风，或目瞑兼项软，则为死候。其三，提出采用回阳醒脾、去涎熄风的办法，治疗小儿慢脾风。

曾世荣　慢惊真阳衰耗论

治慢惊者，考之古书，亦无所据，惟载阴痫而已。盖慢惊属阴，阴主静而搐缓，故曰慢。其候皆因外感风寒，内作吐泻，或得于大病之余，或传误转之后，目慢神昏，手足偏动，口角流涎，身微温，眼上视，或斜转，及两手握拳而搐，或兼两足动掣。各辨男左女右，搐者为顺，反此为逆，口气冷缓，或囟门陷，此虚极也。脉沉无力，睡则扬睛，谓两目半开半合，此真阳衰耗，而阴邪独盛。阴盛生寒，寒为水化，水生肝木，木为风化，木克脾土，胃为脾之府，故胃中有风，瘛疭渐生。其瘛疭症状，两肩微耸，两手垂下，时复动摇不已，名为慢惊。

——元·曾世荣《活幼心书·卷中明本论·慢惊》

【提要】 本论主要阐述慢惊风的病因病机与症状。要点如下：外感风寒、呕吐泄泻、病后耗损，为慢惊的常见病因；元气不足，真阴受损，水不涵木，虚风内生，为慢惊的主要病机。而真阳衰耗，阴盛生寒，脉沉无力，睡则扬睛，两目半开半合，两肩微耸，两手垂下，时复动摇不已，即现代所言之小儿慢脾风。

曾世荣　慢脾风论 ※※

有慢脾风者，自慢惊传变，始因吐泻，经久不治，故胃弱脾虚，脾虚生风，风入经络，则手足无时摇动，昏沉不省，面带萎色，风势太甚，乃虚之极，急用青金丹、天麻饮灌服，或六柱散、固真汤，不问有热有痰，皆风入脾经，亦是危证。若痰如牵锯之声，面无风气犹甚缩，气粗顽软掐甚，不可治也。

——元·曾世荣《活幼心书·卷中明本论·慢惊》

【提要】 本论主要阐述慢脾风的病因病机和辨证施治。要点如下：慢惊风病久传变，脾胃虚弱，脾虚生风是慢脾风发病的主要原因。慢脾风，症见手足摇动，昏沉不省，面色萎黄，为脾极虚之危证。治当灌服青金丹、天麻饮退惊治风，或六柱散、固真汤补虚固本。同时指出，若慢脾风病情危重，则为不治之证。

曾世荣　明小儿四证八候论 ※

四证者，惊、风、痰、热是也。八候者，搐、搦、掣、颤、反、引、窜、视是也。搐者，两手伸缩；搦者，十指开合；掣者，势如相扑；颤者，头偏不正；反者，身仰向后；引者，臂若开弓；窜者，目直似怒；视者，睛露不活。四证已备，八候生焉；四证既无，八候安有？

——元·曾世荣《活幼心书·卷中明本论·拾遗·明小儿四证八候》

【提要】 本论主要阐述惊风的"四证八候"。要点如下："四证"为惊、风、痰、热，为小儿惊风的四大病机；"八候"为搐、搦、掣、颤、反、引、窜、视，为小儿惊风的八大症状。指出"四证"是"八候"产生的根源，无"四证"则无"八候"。

龚　信、龚廷贤　论小儿惊风辨析 ※※

小儿疾之最危者，无越惊风之证也。盖惊有急惊，有慢惊，有慢脾风。三者之不同，急者属阳，阳盛而阴亏；慢者属阴，阳亏而阴盛；慢脾者，亦属阴，阴气极盛，胃气极虚，阳动而躁疾，阴静而迟缓，其始也。多由小儿气血怯弱，肌肤软薄，神气未备，脏腑未全。在捧抱者，爱护如执玉捧盈之类，不令疏虞可也。若被掀轰恶逆之音，凶猛怪诧之物，触犯小儿，则致面青口噤，或声嘶而厥，发过则客色如故。良久复作，其身热面赤，口干引饮，口鼻中气热，大小便黄赤色，惺惺不睡，牙关紧急，壮热涎潮，上窜反张，搐搦颤动、唇口眉眼，眨引频并，其脉浮数洪紧。盖热盛则生痰，痰盛则生风，偶因惊而发耳。则急惊属于肝木，风邪痰热有余之证。治宜清冷苦寒泻气之药，以败毒散之类。慢惊之候，多因饮食不节，损伤脾胃，以致吐泻日久，中气大虚而致发搐，发则无休止时。其身冷面黄不渴，口鼻中气寒，大小便清白，昏睡露晴，目上视，手足瘈疭，筋脉拘挛，其脉沉迟散缓。盖脾虚则生风，风盛则筋急。俗云天吊风者，即此候也。此慢惊属于脾土，中气虚损，不足之候。治宜和中甘温补气之剂，以补脾汤之类。慢脾风证，盖由慢惊传次而至。慢惊之后，吐泻损脾，病传已极，总归虚处，惟脾所受，故曰慢脾，又名虚风。

——明·龚信撰，龚廷贤续补《古今医鉴·卷之十三·惊风》

【提要】　本论主要从因、机、证、治四方面阐述急惊、慢惊、慢脾风的辨析。要点如下：其一，小儿因突受惊恐，惊热产生，热盛生痰，痰盛生风，出现以身热面赤，口渴，口鼻气热，二便黄赤，牙关紧急，壮热涎潮，上窜反张，搐搦颤动等风邪痰热有余之证即为急惊，治以清冷苦寒泻气之药。其二，慢惊风，则因饮食不节，脾胃虚损所致。病机为吐泻日久，脾虚生风，发无休止，身冷面黄，口鼻气寒，二便清白，昏睡露晴，目上视，手足瘈疭，筋脉拘挛，治以甘温和中补气之药。其三，慢脾风则由慢惊传变而成，吐泻损脾，脾虚极甚。

万　全　急惊三因论 ※*

有外因者，如感冒风寒温湿之气而发热者，宜即发散之，和解之，以除其热可也。苟失而不治，热甚发搐。此外因之病也，宜导赤散、泻青丸主之。

有内因者，如伤饮食发热者，即宜消导之，下之，如保和丸、三黄枳术丸之类，以除其热可也。苟失而不治，热甚发搐。此内因之病也，当视大小便如何。如大便不通，先去其宿食，宜木香槟榔丸及胆导法；大便润，以辰砂五苓散、琥珀抱龙丸主之。

有不内外因者，如有惊恐，或客忤中恶得之。盖心藏神，惊有伤神；肾藏志与精，恐有伤肾。《经》云：随神往来谓之魂，并精出入谓之魄。故神伤则魂离，精伤则魄散。小儿神志怯弱，猝有惊恐，所以精神溃乱，魂魄飞扬，气逆痰聚，乃发搐也。客忤中恶，出其不意，大人且惊，况小儿乎？宜先去其痰，辰砂膏主之；后安其神，琥珀抱龙丸主之。有热者，东垣安神丸。下痰之药，慎勿用轻粉、巴豆之类，恐伤元气，损脾胃，误杀小儿。

——明·万全《幼科发挥·卷之一·急惊风有三因》

【提要】　本论主要阐述急惊风的外因、内因和不内外因三种致病因素及其相应治法。要点如下：作者依据陈无择的三因学说，结合小儿特点，将急惊风的致病因素分为外因、内因和不内外因。外因指外感风寒温湿之气侵袭而发热，热甚生惊，治宜发散和解，清热泻火；内因为饮食所伤而发热，治宜消导泻下；不内外因为惊恐，或客忤中恶，惊恐伤心肾，导致精神溃乱，魂魄飞扬，气逆痰聚，发惊风，治宜祛痰安神。

张介宾　辨大惊卒恐与惊风论 ※*

小儿忽被大惊，最伤心胆之气。《口问》篇曰：大惊卒恐则气血分离，阴阳破散，经络厥绝，脉道不通。阴阳相逆，经脉空虚，血气不次，乃失其常，此《内经》概言受惊之病有如此。矧小儿血气尤非大人之比，若受大惊，则其神气失散，溃乱不堪，尚何实邪之有？斯时也，收复止气犹恐不暇，顾可复为清散耶？即如朱砂、琥珀之类，不过取其镇重之意，亦作救本之法。今幼科诸书皆以大惊之证，例作急惊论治，误亦甚矣。不知急惊、慢惊，一以风热，一以脾肾之虚，皆不必由惊而得。而此以惊恐致困者，本心胆受伤，神气陡离之病，所因不同，所病亦异，胡可以同日语也？

——明·张介宾《景岳全书·卷四十谟集·小儿则·大惊卒恐》

【提要】 本论主要阐述大惊卒恐与惊风的辨析。要点如下：作者针对当时儿科诸书将大惊之证误作急惊风论治的错误，指出小儿忽受惊恐，最伤心胆之气，而神气失散，与惊风完全不同。指出急惊风与慢惊风，一由风热，一由脾肾之虚导致，不必由惊而引起，从理论上将惊恐与惊风明确地区分开来。

张介宾　论急慢惊风要领[※*]

惊风之要领有二，一曰实证，一曰虚证而尽之矣。盖急惊者，阳证也，实证也。乃肝邪有余而风生热，热生痰，痰热客于心膈间，则风火相搏，故其形证急暴，而痰火壮热者，是为急惊。此当先治其标，后治其本。慢惊者，阴证也，虚证也。此脾肺俱虚，肝邪无制，因而侮脾生风，无阳之证也，故其形气、病气俱不足者，是为慢惊。此当专顾脾肾，以救元气。虽二者俱名惊风，而虚、实之有不同，所以急、慢之名亦异。凡治此者，不可罔顾其名，以思其义。

——明·张介宾《景岳全书·卷四十谟集·小儿则·惊风》

【提要】 本论主要阐述急惊与慢惊，因虚实不同而证治不同。要点如下：急惊为阳证、实证，为肝风痰热客于心膈间，风火相搏而致，其形证急暴，当先治其标，后治其本；慢惊为阴证、虚证，由脾肺俱虚，肝木侮脾生风所致，属于无阳之证，故其形气、病气俱不足，当专顾脾肾，以救元气。

张介宾　论惊风证治[※]

小儿惊风，肝病也，亦脾、肾、心、肺病也。盖小儿之真阴未足，柔不济刚，故肝邪易动。肝邪动则木能生火，火能生风，风热相搏则血虚，血虚则筋急，筋急则为掉眩、反张、搐搦、强直之类，皆肝木之本病也。至其相移，木邪侮土则脾病，而为痰，为吐泻；木盛金衰则肺病，而为喘促，为短气；木火上炎则心病，而为惊叫，为烦热；木火伤阴则肾病，而为水涸，为血燥，为干渴，为汗不出，为搐为瘛。此五脏惊风之大概也。

治之之法，有要存焉。盖一曰风，二曰火，三曰痰，四曰阳虚，五曰阴虚，但能察此缓急则尽之矣。所谓风者，以其强直掉眩，皆属肝木，风木同气，故云惊风，而实非外感之证。今人不明此义，但为治风必须用散，不知外来之风可散，而血燥之风不可散也。故凡如防风、荆芥、羌活、独活、细辛、干葛、柴胡、紫苏、薄荷之类，使果有外邪发热无汗等症，乃可暂用，如无外邪，则最所当忌，此用散之不可不慎也。所谓痰火者，痰凝则气闭，火盛则阴亏，此实邪之病本也。若痰因火动，则治火为先；火以痰留，则去痰为主。火之甚者，宜龙胆草、山栀子、黄连、黄柏、石膏、大黄之属；火之微者，宜黄芩、知母、玄参、石斛、地骨皮、木通、天麻之属。痰之甚者，宜牛黄、胆星、天竺黄、南星、半夏、白芥子之属；痰之微者，宜陈皮、前胡、海石、贝母、天花粉之属。此外，如朱砂之色赤体重，故能入心镇惊，内孕水银，故善透经络，坠痰降火。雄黄之气味雄悍，故能破结开滞，直达横行。冰片、麝香乃开窍之要药；琥珀、青黛，亦清利之佐助而已。又如僵蚕、全蝎、蝉蜕之属，皆云治风。在僵蚕，味咸而辛，大能开痰涎，破结气，用佐痰药，善去肝脾之邪，邪去则肝平，是即治风之谓也。全蝎生于东北，色青属木，故善走厥阴，加以味咸而降痰，是亦同气之属，故云治风。较之僵蚕，此其次矣。蝉蜕性味俱薄，不过取其清虚轻蜕之义，非有实济不足恃也。凡惊风之实邪，惟痰火为最，而风则次之。治实之法，止于是矣。然邪实者易制，主败者必危。盖阳虚，则阴邪不散，而元气不复；阴虚，则营气不行，而精血何来？所以惊风之重，重在虚证，不虚不重，不竭不危，此元精、元气相为并立，有不容偏置者也。故治虚之法，当辨阴阳。阳虚者，宜燥宜刚；阴虚者，宜温宜润。然善用阳者，气中自有水；善用阴者，水中自有气。造化相须之妙，既有不可混，又有不可离者如此。

——明·张介宾《景岳全书·卷四十谟集·小儿则·总论·论惊风证治》

【提要】 本论主要阐述五脏惊风之机理及小儿惊风的证治。要点如下：其一，小儿惊风属于肝病，亦属于脾、肾、心、肺病。由于小儿真阴未足，柔不济刚，肝邪易动，邪犯四脏，导致五脏惊风形成。其二，惊风分虚实。实证以"痰火为最，而风则次之"；虚证又分阴虚、阳虚，而虚证是惊风的重证。其三，治疗上分风、火、痰、阳虚、阴虚。强调风为"血燥之风"，不可用发散外风的办法治疗。对于"痰""火"，则须分清痰因火动或火以痰留，依据痰火轻重辨证施治。阳虚证多指慢惊风，治疗"宜燥宜刚"。对于阴虚证，继承了薛己"血虚生风"的理论，强调"阴虚者宜温宜润"。

王 纶 急惊治肝慢惊治脾论[※*]

小儿病，大率属脾土、肝木二经。肝只是有余，有余之病似重急，而为治却易，见效亦速；脾只是不足，不足之病似轻缓，而为治却难，见效亦迟。二经为病，惟脾居多，用药最要分别。若肝木自旺，则为急惊，目直视或动摇，手足搐搦，风痰上壅等症，此为有余，宜伐木泻肝，降火清心；若脾胃虚而肝木来侮，亦见惊搐动摇诸症，但其势微缓，名曰慢惊，宜补养脾胃。不可错认，将脾经误作肝经治也。

——明·王纶撰，薛己注《明医杂著·卷之五·小儿病多属肝脾二经》

【提要】 本论主要阐述急惊属肝，慢惊属脾，治宜不同。要点如下：小儿惊风归属肝木、脾土两经。肝有余则发为急惊风，病势急，症状重，见目直视或动摇，手足搐搦，风痰上壅等。易治疗，见效快，当伐木泻肝，降火清心。若因脾胃虚肝木侮之，则发为慢惊风，病势微缓，但治疗难，见效亦慢，当补养脾胃。

陈士铎 惊风乃内出之风论※※

世人动曰惊风，谁知小儿惊则有之，而风则无。小儿纯阳之体，不宜有风之入；而状若有风者，盖小儿阳旺则内热，热极则生风。是风非外来之风，乃内出之风也。内风何可作外风治之，故治风则死矣。法当内清其火，而外治其惊，不可用风药以表散之也。

——清·陈士铎《石室秘录·书集·儿科》

【提要】 本论主要阐述小儿惊风乃内出之风，非为外风。要点如下：作者针对小儿惊风的病名，认为小儿为纯阳之体，难有风邪侵入，但是易受惊恐。世人所言惊风之"风"，非外来之风，为阳旺内热，热极生风，故不可以外风治之，不可用风药表散，当清热泻火，镇静安神。

江 秋 论惊风属痰火闭证※※

痰火之症，即俗所谓急惊风也。小儿或感风寒，或积乳食，皆能生痰，痰积则化火；或受暑热亦生火，失于清解，则火升而痰亦升，痰火上壅，闭其肺窍，则诸窍皆闭。其症目直气喘，昏闷不醒；且火甚则肝燥筋急，为搐、搦、掣、颤、反、引、窜、视，而八候生焉。总因痰火郁结，肝风内动而成。当其拘挛弓仰之时，但以手扶，勿可用力抱紧，伤其筋络，致成废疾。初起以通关散开其嚏，得嚏则醒。轻者利火降痰汤，重者清膈煎加石菖蒲、竹茹，或抱龙丸，醒后清热养血汤。

——清·江秋《笔花医镜·卷三·儿科证治·痰火闭症》

【提要】 本论主要阐述急惊风属痰火闭证的病因病机及辨证施治。要点如下：小儿外感风寒，或积乳食，或受暑热，均可导致生痰化火，痰火郁结，肝风内动，而成急惊风。其表现为搐、搦、掣、颤、反、引、窜、视等八候。治疗当先以通关散取嚏，再泻火消痰，后清热养血。

2.3.2 小儿癫痫

小儿癫痫是以突然跌仆、昏不知人、两目上视、肢体抽搐、口吐涎沫、喉中常发出异声、时有二便失禁、抽搐的持续时间长短不一、醒后一如常人为特征的一种病证。又称痫证。小儿癫痫多时发时止，若反复发作，缠绵难愈，将严重影响小儿身体健康，因此古人认为小儿癫痫是"恶病""恶候"。古代医籍中小儿癫痫的名称较为繁多，有按部位命名的骨癫疾、筋癫疾、脉癫疾，有按病因命名的风痫、惊痫、食痫，有按病变性质命名的阴痫、阳痫，有按发作时啼叫的声音命名的马痫、牛痫、羊痫、猪痫、犬痫、鸡痫，有按五脏命名的肝痫、心痫、脾痫、肺痫、肾痫。需要注意本病证与小儿惊风相鉴别。小儿癫痫发病的先天因素常由胎中受惊，或元阴不足，导致气血逆乱引起。后天因素多由小儿暴受惊恐致气机逆乱，或中气素弱，前期攻伐太过，脾不运化，凝而为痰，痰阻窍道，致气机升降失常，或惊风多次发作不愈继发，或血滞心窍，阻滞脏腑经络气机所致。小儿癫痫的治疗，宜分标本虚实。实证以治标为主，宜豁痰顺气，化瘀开窍；虚证以治本为主，宜健脾补中，调补气血。本病的治疗时间较长，应长期用药，规律用药。

《内经》　癫痫综论※*

帝曰：人生而有病颠疾者，病名曰何？安所得之？岐伯曰：病名为胎病，此得之在母腹中时，其母有所大惊，气上而不下，精气并居，故令子发为颠疾也。

——《素问·奇病论》

癫疾始生，先不乐，头重痛，视举目赤，其作极，已而烦心。候之于颜，取手太阳、阳明、太阴，血变而止。癫疾始作而引口啼呼、喘悸者，候之手阳明、太阳，左强者攻其右，右强者攻其左，血变而止。癫疾始作先反僵，因而脊痛，候之足太阳、阳明、太阴、手太阳，血变而止。……骨癫疾者，顑齿诸腧分肉皆满，而骨居，汗出烦悗。呕多沃沫，气下泄，不治。筋癫疾者，身倦挛急，大刺项大经之大杼脉。呕多沃沫，气下泄，不治。脉癫疾者，暴仆，四肢之脉皆胀而纵。脉满，尽刺之出血；不满，灸之挟项太阳，灸带脉于腰，相去三寸，诸分肉本输。呕多沃沫，气下泄，不治。癫疾者，疾发如狂者，死不治。

——《灵枢·癫狂》

【提要】　本论主要阐述癫痫的病因病机、症状及治法及分类。要点如下：其一，《内经》多用"癫疾"或"颠疾""巅疾"表示癫痫。明代张介宾在《类经·十七卷》有言："惊则气乱而逆，故气上不下。气乱则精亦从之，故精气并及于胎，令子为巅痫疾也。愚按：巅疾者，即癫痫也。……盖儿之初生，即有病癫痫者，今人呼为胎里疾者即此。"小儿初生即发癫痫，缘于胎儿在母腹中时，其母受到较大的惊恐刺激，惊则气乱而逆，气逆于上而不下，精也随之上逆，精气逆乱累及胎儿，因此小儿初生就患癫痫病。其二，描述了癫痫以"不乐，头重痛，视举目赤，烦心"为发作先兆。《内经》认为癫痫为发作性跌仆，意识不清，四肢抽搐，角弓反张，呕多痰沫，甚则发作如狂。其三，《内经》将癫痫按部位分为骨癫疾、筋癫疾、脉癫疾，分别论述了三者的症状表现、治法和预后。

巢元方　论癫病分类※*

风癫者，由血气虚，邪入于阴经故也。人有血气少，则心虚而精神离散，魂魄妄行，因为风邪所伤，故邪入于阴，则为癫疾。又人在胎，其母卒大惊，精气并居，令子发癫。其发则仆地，吐涎沫，无所觉是也。原其癫病，皆由风邪故也。

——隋·巢元方《诸病源候论·卷之一·风病诸候·风癫候》

五癫者，一曰阳癫，发如死人，遗尿，食顷乃解。二曰阴癫，初生小时，脐疮未愈，数洗浴，因此得之。三曰风癫，发时眼目相引，牵纵反强，羊鸣，食顷方解。由热作汗出当风，因房室过度，醉饮，令心意逼迫，短气脉悸得之。四曰湿癫，眉头痛，身重。坐热沐头，湿结，脑沸未止得之。五曰劳癫，发作时时，反目口噤，手足相引，身体皆热。

诊其脉，心脉微涩，并脾脉紧而疾者，为癫脉也。肾脉急甚，为骨癫疾。脉洪大而长者，癫疾；脉浮大附阴者，癫疾；脉来牢者，癫疾。三部脉紧急者可治；发则仆地，吐沫无知，若强惊起如狂及遗粪者，难治。脉虚则可治，实则死。脉紧弦实牢者生，脉沉细小者死。脉搏大滑，久久自已。其脉沉小急疾，不治；小牢急，亦不可治。

——隋·巢元方《诸病源候论·卷之一·风病诸候·五癫病候》

发病瘥后六七岁不能语候

凡痫发之状，口眼相引，或目睛上摇，或手足瘛疭，或脊背强直，或头项反折，皆由以儿当风取凉，乳哺失节之所为也。而痫发瘥后不能语者，是风痫。风痫，因儿衣厚汗出，以儿乘风取凉太过，为风所伤得之。其初发之状，屈指如数，然后发瘛疭是也。

发病瘥后更发候

痫发之状，或口眼相引，或目睛上摇，或手足瘛疭，或背脊强直，或头项反折，或屈指如数，皆由当风取凉，乳哺失节之所为。其瘥之后而更发者，是余势未尽，小儿血气软弱，或因乳食不节，或风冷不调，或更惊动，因而重发。如此者，多成常疹。凡诸痫正发，手足掣缩，慎勿捉持之，捉则令曲突不随也。

——隋·巢元方《诸病源候论·卷之四十五·小儿杂病诸候》

【提要】 本论主要阐述癫病的命名及其病因病机、症状及治法。要点如下：其一，《诸病源候论》以"风癫""癫疾""癫病""五癫""痫"等表示癫痫。区别了癫和痫病证名，指出本病以年龄为界，十岁以上发作的称为癫，十岁以下叫作痫。因此，"癫"列在《诸病源候论·卷一·风病诸候》，"痫"列在《诸病源候论·卷四十五·小儿杂病诸候》中。其二，五癫分别为阳癫、阴癫、风癫、湿癫、劳癫。五癫的论述，有的只描述了症状，有的只说明了病因病机，有的两者兼有。指出五癫可因初生时脐疮未愈，频繁洗浴，或房室过度，醉饮后汗出当风，或热水洗头，湿发未干就束发，脑汗不止所致。五癫中除阴癫未叙述症状，阳癫和风癫类似于癫痫的大发作，二者症状稍有差异；湿癫表现为眉头痛、身重；劳癫近似于癫痫大发作的持续状态。其三，指出痫病发作后可有六七岁不能语，身体头面肿满等后遗症，有的小儿癫痫瘥愈后可能复发，反复发作则成顽固性疾病。此条论述痫病类似于癫痫。

孙思邈 小儿癫痫综论[※※]

少小所以有痫病及痉病者，皆由脏气不平故也。新生即痫者，是其五脏不收敛，血气不聚，五脉不流，骨怯不成也，多不全育。其一月四十日以上至期岁而痫者，亦由乳养失理，血气不和，风邪所中也。……

痫有五脏之痫，六畜之痫，或在四肢，或在腹内。审其候，随病所在灸之，虽少必瘥，若失其要则为害也。

肝痫之为病，面青，目反视，手足摇，灸足少阳、厥阴各三壮。心痫之为病，面赤，心下有热，短气，息微数，灸心下第二肋端宛宛中，此为巨阙也，又灸手心主及少阴各三壮。脾痫之为病，面黄腹大，喜痢，灸胃管三壮，侠胃管旁灸二壮，足阳明、太阴各二壮。肺痫之为病，面目白，口沫出，灸肺俞三壮，又灸手阳明、太阴各二壮。肾痫之为病，面黑，正直视，不摇如尸状，灸心下二寸二分三壮，又灸肘中动脉各二壮，又灸足太阳、少阴各二壮。膈痫之为病，目反，四肢不举，灸风府，又灸顶上、鼻人中、下唇承浆，皆随年壮。肠痫之为病，不动摇，灸两承山，又灸足心两手劳宫，又灸两耳后完骨，各随年壮，又灸脐中五十壮。上五脏痫证候。

马痫之为病，张口摇头，马鸣欲反折，灸项风府、脐中二壮，病在腹中，烧马蹄末，服之良。牛痫之为病，目正直视腹胀，灸鸠尾骨及大椎各二壮，烧牛蹄末，服之良。羊痫之为病，喜扬目吐舌，灸大椎上三壮。猪痫之为病，喜吐沫，灸完骨两旁各一寸七壮。犬痫之为病，手足挛，灸两手心一壮，灸足太阳一壮，灸肋户一壮。鸡痫之为病，摇头反折，喜惊自摇，灸足诸阳各三壮。上六畜痫证候。

——唐·孙思邈《备急千金要方·卷五上·少小婴孺方上·惊痫》

【提要】　本论主要阐述小儿癫痫的病因病机和分类及其针灸治法。要点如下：其一，作者根据癫痫发作的年龄阐发其病因病机。新生儿即发癫痫，是由于五脏不收敛，血气不聚所致。小儿出生一月四十日以上至一周岁癫痫发作的，是由于乳养失理，血气不和，风邪所中造成的。此论对后世有一定影响。宋·陈无择《三因极一病证方论》、严用和《济生方》亦认为脏气不平可致癫痫发作，明代《普济方》等医书中收录了该论。其二，作者将小儿癫痫分为五脏痫和六畜痫，并分别论述其症状表现和针灸治法。论中将肝痫、心痫、脾痫、肺痫、肾痫及膈痫、肠痫，统称为五脏痫。马痫、牛痫、羊痫、猪痫、犬痫、鸡痫六种痫证，统称为六畜痫，以发作时有相应的禽畜的叫声为命名的依据。宋·钱乙《小儿药证直诀》把犬痫、羊痫、牛痫、鸡痫、猪痫发作时有相应的禽畜的叫声，分别配以五脏，称为五痫。元代曾世荣《活幼心书·痫证》中指出癫痫"初发作羊犬声者，咽喉为风痰所梗，声自如此，其理甚明。若言六畜者，特强名耳"，认为"六畜痫"的命名过于牵强。

《太平圣惠方》　小儿癫痫综论

治小儿风痫，自三岁以来，至十岁不瘥。发时，口中白沫，大小便不觉，虎睛圆方。……治小儿风痫，发即迷闷，手足抽掣，口内多涎，良久不醒，牛黄圆方。……治小儿风痫，手脚抽掣，翻眼吐沫，久患不可者，宜服黑金丹方。

——宋·王怀隐《太平圣惠方·卷第八十五·治小儿风痫诸方》

夫小儿癫痫者，由风邪热毒，伤于手少阴之经故也。心为帝王，神之所舍。其脏坚固，不受外邪也。若风热蕴积乘于心，则令恍惚不安，精神离散，荣卫气乱，阴阳相并，故发癫痫也。

治小儿心脏积热，时发癫痫，吐呕涎沫，作惊迷闷，铁粉圆方。……治小儿癫痫，发动无时，心闷吐沫，雄黄圆方。……治小儿五岁至七岁，发痫癫，时发动，口出白沫，遗失大小便不觉，虎睛圆方。……治小儿痫癫瘾疹，发歇无时，地龙散方。……治小儿癫痫，至大不瘥。或发，即口出白沫，并大小便出不知，虎睛圆方。……治小儿癫痫，连年不瘥方。……治小儿癫痫欲发，即精神不足，眼目不明，瘾疹恶声，嚼舌吐沫，雌黄圆方。……治小儿癫痫，发歇不定，朱砂圆方。

——宋·王怀隐《太平圣惠方·卷第八十五·治小儿癫痫诸方》

治小儿惊痫复发，眩闷倒蹶，或汤火不避，及除百病，铅丹圆方。……治小儿诸痫复发，使断根源，天浆子圆方。……治小儿风痫，至长不除，天阴即发动，食饮坚强亦发，百脉挛缩，行步不正，言语不便者，服之令不复发，茵芋圆方。……治小儿惊痫，发动经年，不断根源，鸱头圆方。

——宋·王怀隐《太平圣惠方·卷第八十五·治小儿患痫病瘥后复发诸方》

【提要】 本论主要阐述小儿癫痫的病因病机及症状。要点如下：其一，宋代出现了"小儿癫痫"病证名，早可见于《太平圣惠方》。《太平圣惠方》中明确列出了"治小儿急惊风诸方""治小儿慢惊风诸方""治小儿癫痫诸方"等内容，也有沿用《诸病源候论》的"小儿风痫""小儿食痫""小儿惊痫"等名称。其二，在"治小儿风痫诸方"中，有些条文的小儿风痫发作时有口吐涎沫，大小便遗失，手足抽搐，丧失意识，两目上视等症状表现，这些小儿风痫明确指小儿癫痫，方药是针对小儿癫痫的治方。其三，在"治小儿癫痫诸方"中，指出小儿癫痫的发病是由风邪热毒伤于手少阴之经所致。病位在心。心藏神，风热蕴积乘于心，则神志失常，气机逆乱，引起癫痫发作。小儿癫痫发作有发歇无时，抽搐，呕吐涎沫，遗失大小便不觉等表现，发作前有精神不足，视物不清等征兆，病程长，有连年不瘥者。其四，"治小儿患痫病瘥后复发诸方"中沿用《诸病源候论》对小儿患痫病复发原因的阐述，并列举了诸痫复发、惊痫复发、风痫复发的治方。论中条文当指小儿癫痫复发。指出小儿癫痫可因天气情况、饮食不当等复发，可留有行步不正，语言不利等后遗症。

◀《小儿卫生总微论方》 论惊与痫◀◀

小儿惊痫者，世俗之总名，须分轻重也。轻者但身热面赤，睡眠不安，悸惕上窜，不发摇者，此名惊也。重者上视身强，手足拳，发搐者，此名痫也。

——宋·佚名氏《小儿卫生总微论方·卷第四·惊痫论上·欲发搐》

暗痫，其病似惊痫，又似中风痉病。遇其发时，则暗地急至令人僵仆，心神昏塞，志意迷闷，气乱不省，手足弹拨，战掉搐搦，喉中涎响，或吐痰沫，或作吼叫，其脉三部阴阳俱盛。每发远则终日或半日，近则一两时辰。发过便起，却如不病之人。俗呼谓之痫病，稍轻者谓之暗风。

——宋·佚名氏《小儿卫生总微论方·卷第六·惊痫别论·暗痫》

【提要】 本论主要阐述惊和痫有轻重之别以及暗痫的症状。要点如下：其一，《小儿卫生总微论方》认为惊痫是同一种病证的总名，病情有轻重之分，轻证为惊，重证叫痫。其二，暗痫发作时表现为突然仆倒，神志不清，手足弹拨或抽搐，喉中涎响，或吐痰沫，或作吼叫，发作过后即如常人。论中暗痫的症状描述符合癫痫的特点，暗痫当指癫痫。并指出暗痫发作频繁，间隔少则两到四个小时，多则或者间隔半天、一天即有发作。认识到暗痫不同于惊痫、痉病，又与惊痫、痉病相似。其三，暗痫俗称痫病，症状轻者叫作暗风。

◀ 陈无择 癫痫叙论◀

夫癫痫病，皆由惊动，使脏气不平，郁而生涎，闭塞诸经，厥而乃成。或在母胎中受惊，或少小感风寒暑湿，或饮食不节，逆于脏气，详而推之，三因备具。风寒暑湿得之外，惊恐震慑得之内，饮食饥饱属不内外。三因不同，忤气则一，传变五脏，散及六腑，溢诸络脉。但一脏不平，诸经皆闭，随其脏气，证候殊分，所谓象六畜，分五声，气色脉证，各随本脏所感所成而生诸证。古方有三痫、五脏痫、六畜痫，乃至一百二十种痫，以其禀赋不同，脏腑强弱，性理躁静，故诸证蜂起。推其所因，无越三条，病由都尽矣。

——宋·陈无择《三因极一病证方论·卷之九·癫痫叙论》

【提要】 本论主要阐述癫痫的病因病机。要点如下：作者将癫痫的病因归纳为外因、内因、不内外因三种因素。认为感受风寒暑湿之邪，属于外因；受惊恐震慑，得之于内而为内因；饮食饥饱不节，属不内外因。作者对癫痫病机的认识，继承了孙思邈的观点，并有发挥。不论是外因、内因，还是不内外因，引起的癫痫发作，总的病机是受到惊动后，小儿脏气不平，郁而生涎，闭塞经络所致。

杨士瀛 小儿癫痫综论^{※※}

发病方论

痫者，小儿之恶病也。小儿血脉不敛，气骨不聚，为风邪所伤，为惊怪所触，为乳哺失节、停滞结癖而得之。其候神气怫郁，瞪眼直视，面目牵引，口噤涎流，腹肚膨紧，手足搐掣，似死似生，或声或默，或项背反张，或腰脊强直，但四体柔软，发而时醒者为痫；若一身强硬，终日不醒，则为痉痓矣。痫曰五痫，病关五脏。面赤目瞪，吐舌啮齿，心下烦躁，气短息数者，曰心痫。面青唇青，其眼上窜，手足拳挛，抽掣反折者，曰肝痫。面黑而晦，振目视人，其吐清沫，不动如尸者，曰肾痫。面如枯骨，目白反视，惊跳摇动，亦吐涎沫者，曰肺痫。面色萎黄，眼睛直视，腹满自利，四肢不收者，曰脾痫。此五脏之证然也。调理之法，惟以惊、风、食三种，阴阳二证，别而治之。风痫者，汗出解脱，风邪乘虚，其初屈指如计数，有热生痰是也。惊痫者，震骇怀怖，打坠积惊，其初惊叫大啼，恍惚神魂是也。食痫者，食时得惊，停宿结滞，其初吐乳不哺，大便酸臭，或结成乳癖，先寒后热是也。别之从阴阳，则始者身体有热，抽掣啼叫，是为阳痫。阳痫脉浮，面色光泽，病在六腑肌肤，此犹易愈。始者身体无热，手足清冷，不抽掣，不啼叫，是为阴痫。阴痫脉沉，面色黯晦，病在五脏骨髓，此最难痊。或以仰卧属阳，覆卧属阴，亦可参验。盖阳证不可用温，阴证不可用寒。风痫则先为之散风，惊痫则先为之利惊，食痫则先为之消积，续以定痫等剂主之。若脏若腑，一阴一阳，是固不可无别。

大概血滞心窍，邪气在心，积惊成痫，通行心经，调平心血，顺气豁痰，又其要也。继入小儿有热有痰，不欲乳哺，眠睡不安，常常惊悸，此皆发痫之渐，即以紫霜丸导之。时间量与紫霜丸减其盛气，则无惊风痫痓之患。痫证方萌，耳后高骨间必有青纹纷纷如线，见之急为爪破，须令血出啼叫，尤得气通。浣濯儿衣，不可露天，恐为纯雎落羽所污染，触其间未有不为痫也。（挟邪怪者而色变易不常，见人羞怕。）诸痫不能言者，盖咽喉为气之道路，风伤其气，以掩声音道路之门，抑亦血滞于心，心窍不通所致耳。南星炮为末，雄猪胆汁调和，少许，啖之辄效。若夫钱氏五痫丸并南星散，以菖蒲煎汤调下，甘遂猪心汤以和苏合香丸，皆治痫之要药也，故表而出之。

诸痫不治证候

目直无声，目睛不转，眼生白障，眼慢唇黑，瞳人瞬动，眉间色青黑，面青指黑，口中涎沫如白脓，口噤肚胀不乳，喉如锯声，多睡不乳，身热下血不食，身体痿软不醒，腹满虚鸣，厥逆而痛，吐利不止，汗出壮热不止，卧久不寐，痫痉身体反张，大人脊下容侧手，小儿脊下容三指，并不治。

诸痫僵仆搐搦，但扶持之，谨勿把捉。

——宋·杨士瀛《仁斋小儿方论·卷之二·发痫》

【提要】　本论主要阐述小儿癫痫的病因病机和辨证施治。要点如下：其一，小儿癫痫是一种发作性的疾病；长期反复发作，则出现"不治证候"。因此，本论指出小儿癫痫属"恶病"，并详细列举了小儿"诸痫不治证候"，强调癫痫抽搐发作时，切不可强力制止，只需扶持患儿即可。其二，指出小儿癫痫由风邪所伤、惊怪所触、乳哺失节等引起，可见其有瞪眼直视，口噤涎流，手足搐搦等症状。根据症状表现，对痫证和痉痉作了区分。其三，指出痫证病关五脏，五脏痫各有不同表现。其四，小儿癫痫的治疗按惊、风、食三种病因分别散风、利惊、消积，然后再施以定痫之剂。癫痫分阴阳二证，阳痫病在六腑肌肤，容易治愈。阴痫病在五脏骨髓，难以痊愈。其五，指出由血滞心窍引起的癫痫，治宜通行心经，调平血脉，顺气豁痰，为治疗癫痫的关键。若小儿有睡眠不安，常常有惊悸的表现，可预服紫霜丸以防惊风痫病之类的疾患发生。认为癫痫发作时不能言语，也是血滞于心，心窍不通造成的。

◆ 曾世荣　明辨阴痫阳痫论 ※*

古人议痫最多，大概在乎观形切脉，明辨阴阳，对证用药，不致妄投汤剂为上。阴痫者，因慢惊后去痰不尽，痰入心包而得，四肢逆冷，吐舌摇头，口嚼白沫，牙关紧闭，但不甚惊搐作啼，面色或白或青，脉息沉微，故《婴孩宝书》云：睡中吐舌更摇头。正此之谓。治以固真汤加日生汤同煎，调宽气饮和解。阳痫者，因感惊风三次发搐，不与去风下痰，则再发。然三次者，非一日三次也，或一月，或一季，一发惊搐，必经三度，故曰三次。所谓惊风三发便为痫，即此义也。其病主身热自汗，两目上视，嚼沫咬牙，手足掣搦，面色红紫，六脉浮数。以百解散加五和汤，水煎疏解；次下痰，用水晶丹或半夏丸。

——元·曾世荣《活幼心书·卷中明本论·痫证》

【提要】　本论主要阐述小儿癫痫应明辨阴阳的观点。要点如下：其一，阴痫由慢惊风后痰入心包所致，发作时兼见四肢逆冷，面色或白或青等，宜治以和解法。其二，阳痫由惊风多次发作失治所致，发作时兼见身热自汗，面红紫等，宜治以疏解下痰法。论中"惊风三发便为痫"的提法，明确区分了惊风和痫证是两个不同的病证，也表明惊风多次发作可演变为痫证。其三，无论阳痫还是阴痫，发病均和痰密切相关，治疗上都要佐以祛痰方药。

◆ 薛　铠、薛　己　小儿癫痫综论*

钱仲阳云：小儿发痫，因血气未充，神气未实，或为风邪所伤，或为惊怪所触，亦有因妊娠七情惊怖所致者。若眼直目牵，口噤涎流，肚膨搐搦，背项反张，腰脊强劲，形如死状，终日不醒，则为痉矣。如面赤目瞪，吐舌啮唇，心烦气短，其声如羊者，曰心痫。面青唇青两眼上窜，手足挛掣反折，其声如犬者，曰肝痫。面黑目振，吐涎沫，形体如尸，其声如猪者，曰肾痫。面如枯骨，目白反视，惊跳反折，摇头吐沫，其声如鸡者，曰肺痫。面色萎黄，目直腹满自利，四肢不收，其声如牛者，曰脾痫。五痫通用五色丸为主，仍参以各经之药。心痫属血虚者，用养心汤；发热饮冷为实热，用虎睛丸；发热饮汤为虚热，用妙香散。肝痫者，虚症用地黄丸；抽搐有力为实邪，用柴胡清肝散；大便不通，用泻青丸。肾痫者用地黄丸、紫河车丸之类，肾无泻法，故径从虚治之。肺痫者，属气虚，用补肺散；面色萎黄者，土不能生也，用五味异功散；面色赤者，阴火上冲于肺也，用地黄丸。脾痫者用五味异功散，若面青泻利，饮食少思，用六君子加木香、柴胡。若发热搐掣仰卧，面色光泽脉浮，病在腑为阳，易治；身冷不搐覆卧，面色黯黑脉沉，病在脏为阴，难治。凡有此症，先宜看耳后高骨间，先有青脉纹，抓破出血，可免其患，此皆元气不足之症也，须以紫河车（即小儿胞也）丸为主，而以补药佐之。设若泛行克伐，复伤元气，则必不时举发，久而变危，多至不救。

——明·薛铠、薛己《保婴撮要·卷三·惊痫》

【提要】　本论主要阐述小儿癫痫的分类、病因病机和辨证施治。要点如下：《保婴撮要》对小儿癫痫的论述，主要继承了钱乙的观点，并加以扩充发挥。认为小儿癫痫是因风邪、惊悸、母亲妊娠受惊所致。小儿癫痫的分类，有据致病因素命名的，有据证候属性命名的。本论对小儿癫痫的分类，依据钱乙的五畜配五脏方法，分为肝痫、心痫、脾痫、肺痫、肾痫五痫，指出五痫的虚实证候表现、治法和方药，以及疾病属阴属阳的判断与预后。强调小儿癫痫的治疗不可妄行克伐，以免损伤元气，导致发作频繁，病情加重。

万　全　急惊久病成痫论

急惊风变成痫者，此心病也。心主惊，惊久成痫。盖由惊风既平之后，父母玩忽，不以为虑，使急痰停聚，迷其心窍。或一月一发，或半年一发，或一年一发，发过如常。近年可治，久则不可治矣，宜服如神断痫丸治之。

——明·万全《幼科发挥·卷之二·急惊风变证》

【提要】　本论主要阐述小儿癫痫可由惊风多次发作，迁延不愈而继发。要点如下：其一，指出急惊风迁延日久不愈，可转变成癫痫。其二，认为急惊风演变成的癫痫属心病，因急痰停聚，迷其心窍所致。其三，小儿癫痫发作频率为一个月发作一次，或者半年发作一次，或者一年发作一次，发作之后醒如常人。可根据病程新久判别预后。病程短者可治，病程较长者不可治。

万　全　痰迷心窍论

痫之为病，乃痰迷心窍之所致也。初病之时，便宜服通窍化痰镇心之剂。医者虑不及此，执用平日治惊之法，父母不肯早治，淹延年久，其状如痴，如健忘者，终不可治也。常见在火水而卒发者，后致夭伤亦多矣。

——明·万全《万氏家藏育婴秘诀·卷之二·痫》

【提要】　本论主要阐述小儿癫痫的病因病机为痰迷心窍。要点如下：作者在本论中强调小儿癫痫在初期，即宜服用通窍化痰镇心之剂；告诫医生不可执用平日治惊之法，告诫父母要及早治疗小儿，否则迁延日久，难以治愈。小儿癫痫的病因病机较为复杂，致病因素有风邪、惊恐、乳哺不节、惊风等。至明代时，医家意识到了"痰迷心窍"与小儿癫痫的发病关系密切。

秦昌遇　痰溢膈上论※＊

癫痫即头眩也，痰在膈间则眩微不仆，痰溢膈上则眩甚仆倒于地而不知人，名曰癫痫。徐嗣伯曰：大人曰癫，小人曰痫，其是一疾也。

——明·秦昌遇《幼科折衷·上卷·痫症》

【提要】　本论主要阐述痰是导致小儿癫痫发作的因素。要点如下：其一，当痰在膈间时，则病人表现为微有头眩，不仆倒地；当痰溢膈上时，则病人头眩严重，会导致仆倒于地而不省人事。这两种情况都属于癫痫发作。其二，癫痫析而言之，大人叫作癫，小儿叫作痫，其实是一种疾病。

鲁伯嗣　小儿癫痫综论＊

发痫者，小儿之恶病也，幼小血脉不敛，骨气不聚，为风邪所伤、惊怪所触，乳哺失节，停滞经络而得之。其候神气怫郁，瞪眼直视，面目牵引，口噤涎流，腹肚膨紧，手足搐掣，似生似死，或声或默，或项背反张，或腰脊强直，但四肢柔软，发而时醒者为痫，若一身强硬，终日不醒，则为痉证矣。痫曰五痫，病关五脏。面赤目瞪，吐舌啮齿，心下烦躁，气短息数者，曰心痫。面唇俱青，其眼上窜，手足拳挛，抽掣反折者，曰肝痫。面黑而晦，振目视人，口吐清沫，不动如尸者，曰肾痫。面如枯骨，目白反视，惊跳摇头，口吐涎沫者，曰肺痫。面色萎黄，眼睛直视，腹满自利，四肢不收者，曰脾痫。此五脏之证然也。调理之法，惟以惊、风、食三种，阴阳二证，别而治之。风痫者，汗出解脱，风邪乘虚，其初屈指如数，有热生痰是也。惊痫者，震骇恐怖，打坠积惊，其初惊叫大啼，恍惚失魂是也。食痫者，食时得惊，停宿结滞，其初吐乳不哺，大便酸臭，或结成乳癖，先寒后热是也。别之以阴阳。始者身体有热，抽掣啼叫，是为阳痫，阳病脉浮，面色光泽，病在六腑、肌肤，此犹易愈。始者身体无热，手足清冷，不抽掣啼叫，是为阴痫，阴病脉沉，面色黯晦，病在五脏、骨髓，此最难痊。或以仰卧属阳，俯卧属阴，亦可参验。盖阳证不可用温，阴证不可用寒，风痫先为之散风，惊痫则先为之利惊，食痫则先为之消积，续以定痫等剂主之。大概血滞心窍，邪风在心，积惊成痫，通行心经，调平心血，顺气豁痰，又其要也。继令小儿有热有痰，不欲乳哺，眠睡不安，时常惊悸，此皆发痫之渐，即以紫霜丸导之，时间量与紫霜丸，减其盛气，则无惊风痫痉之患。其证方萌，耳后高骨间，必有青纹纷纷如线，见之急为抓破，须令血出啼叫，尤得气通。浣濯儿衣，不可夜露，恐为无辜鸟羽粪所落污染，未有不为痫也。挟邪怪者，其色变易不常，见人怕羞。诸痫暗不能言者，盖咽喉为气之道路，风伤其气，以掩其道路之间，抑亦血滞于心，心窍不通所致耳。南星调雄猪肝汁少许，名星苏散，啖之辄效。若钱氏五痫丸，并南星散，以菖蒲煎汤调下；甘遂猪心汤，以和苏合香丸，皆治痫之要药也，故表而出之。许叔微治小儿癫痫欲发，眼暗瘛疭，声恶嚼舌，雌黄丸主之。治风痫宜服薄荷散，有热宜服细辛大黄汤，又有杨氏蛇黄丸，养生必用蛇黄丸、断痫丹、散风丹、保安丸、独活汤、牛黄丸、比金膏、虎睛丸、七宝镇心丸、清神汤、密陀僧饮。食痫通用妙圣丹、天麻丸、断痫丸、当归大黄汤、蝎虎散、代赭石散、日应丹、地龙散、全蝎五痫丸、星珠散，可选而用之，轻者化风丹亦可服。

——明·鲁伯嗣《婴童百问·卷之二·惊痫第十九问》

【提要】 本论主要阐述小儿癫痫的病因病机及辨证施治，并对癫痫与痉证作了鉴别。要点如下：其一，《婴童百问》称小儿癫痫为小儿痫证，是一种发作性的疾病；长期反复发作，往往很难根治。因此，本论指出小儿癫痫属"恶病"。其二，作者继承了前代医家的论述，指出小儿癫痫由风邪所伤、惊怪所触、乳哺失节等引起，可见其有瞪眼直视，口噤涎流，手足搐掣等症状。其三，对痫证和痉证作了区分。指出痫证病关五脏，各有不同表现。其四，治疗按惊、风、食三种病因，分阴阳二证，别而治之。

陈飞霞 痫疾证治※

夫病至于痫，非禀于先天不足，即由于攻伐过伤。每见痫儿，无不肌肥面白，神慢气怯，即万氏亦谓面色或青或白，岂有青白之儿，能任攻伐者乎？只因中气素弱，脾不运化，则乳食精微，不化荣卫，而化为痰，偶值寒凝，即倏然而发。……

集成定痫丸，治小儿痫证，从前攻伐太过，致中气虚衰，脾不运化，津液为痰，偶然有触，则昏晕卒倒，良久方苏。此不可见证治证。盖病源深固，但可徐图，惟以健脾补中为主，久服痰自不生，痫自不作矣。

——清·陈飞霞《幼幼集成·卷之二·痫疾证治》

【提要】 本论主要阐述小儿癫痫的病因病机及治法。要点如下：其一，小儿癫痫发作次数频繁，迁延日久，可见患儿肌肥面白，神慢气怯，多因先天禀赋不足，或攻伐过伤所致。其二，小儿"脾常不足"，如果中气素弱，脾不运化，则乳食精微，不能化生荣血卫气，而化为痰，再遇寒凝，就会导致癫痫发作。其三，因中气虚衰引起的小儿癫痫，可采用健脾补中的治法。作者指出，小儿癫痫如果从前攻伐太过，导致中气虚衰，脾不运化，津液化为痰，偶然有触冒则癫痫发作；在治疗上应以健脾补中为主，痰自不生，痫证就不再发作。

沈金鳌 小儿癫痫综论*

仆地作声，醒吐呃涎，异于惊病，命之曰痫。小儿恶候，痫其一焉。所以然者，气骨不坚，脏腑尚弱，血脉未全。乳哺失节，客气相干。惟风惊食，乃痫之原。风属外感，惊属内缘，不内不外，食所是专。盖此三因，三痫各缠。别其经络，脾与心肝。然古痫症，称有五端。五脏配合，六畜殊看。一曰马痫，马叫连连，此其所属，心火熬煎。二曰羊痫，羊叫绵绵，此其所属，肝风作愆。三曰鸡痫，鸡鸣关关，此其所属，肺部邪干。四曰猪痫，猪叫漫漫，此其所属，右肾病传。五曰牛痫，牛吼嘽嘽，此其所属，脾土湿湮。应声而发，俱各仆颠。心则面赤，吐啮舌尖。肝则面青，手足掣挛。肾则面黑，体直尸眠。肺则面白，惊跳头旋。脾则面黄，四肢缓瘫。古人分辨，若是班班。然诸痫症，莫不有痰。咽喉梗塞，声出多般。致疾之由，惊食风寒。血滞心窍，邪犯心官。随声所发，轻重断联。虽似六畜，讵竟确然。奚分五脏，附会戈戈。专通心主，血脉调宣，豁痰顺气。治法真诠。医者识此，慎毋改迁。

——清·沈金鳌《幼科释谜·卷二·痫痉》

【提要】　本论以歌诀形式详细阐述了小儿癫痫的病因病机和辨证施治。要点如下：其一，指出小儿癫痫以仆地作声，醒吐涎沫为特征，属于小儿恶候。其二，将小儿癫痫的病因和五脏分属概括为三因五端。总以风、惊、食为致病之由，归纳为三因。癫痫虽有六畜痫不同名称，其实分属五脏，称为五端。认为马痫属心，羊痫属肝，鸡痫属肺，猪痫属右肾，牛痫属脾。其三，论述五脏痫各自症状特点，指出诸痫均由痰所致，由惊食风寒引起，致血滞心窍，治宜调宣血脉，豁痰顺气。

吴鞠通　论痉瘛厥痫的鉴别与辨治[※※]

《素问》谓太阳所至为痉，少阳所至为瘛。盖痉者，水也；瘛者，火也；又有寒厥、热厥之论最详。后人不分痉、瘛、厥为三病，统言曰惊风痰热，曰角弓反张，曰搐搦，曰抽掣，曰痫痉厥。方中行作《痉书》，其或问中所论，亦混瘛为痉，笼统议论。叶案中治痫、痉、厥最详，而统称痉厥，无瘛之名目，亦混瘛为痉。考之他书，更无分别，前痉病论因之，从时人所易知也。谨按痉者，强直之谓，后人所谓角弓反张，古人所谓痉也。瘛者，蠕动引缩之谓，后人所谓抽掣、搐搦，古人所谓瘛也。抽掣搐搦不止者，瘛也。时作时止，止后或数日，或数月复发，发亦不待治而自止者，痫也。四肢冷如冰者，厥也；四肢热如火者，厥也；有时而冷如冰，有时而热如火者，亦厥也。大抵痉、瘛、痫、厥四门，当以寒热虚实辨之，自无差错。……总之痉病宜用刚而温，瘛病宜用柔而凉。又有痉而兼瘛，瘛而兼痉，所谓水极而似火，火极而似水也。至于痫证，亦有虚有实，有留邪在络之客邪，有五志过极之脏气，叶案中辨之最详，分别治之可也。

——清·吴鞠通《温病条辨·卷六·解儿难·痉病瘛病总论》

【提要】　本论主要阐述痉、瘛、厥、痫的鉴别要点及辨证施治。要点如下：其一，区分痉、瘛、厥、痫四种病证的发作要点，指出"痫"的发作特点是时作时止，止后或数日或数月复发，发作不经治疗会自行停止。从"痫"的发作特点描述，论中的"痫"符合癫痫的特点。其二，指出痉、瘛、痫、厥四种病证，大体可按寒热虚实辨证。痫证的虚实，有留邪在络的客邪，有五志过极损伤脏气，可分别治疗。

2.3.3　小儿呕吐

小儿呕吐是胃失和降，胃气上逆，胃内容物经口而出的一种病证，可单独发生，也可发生于多种疾病过程中。古代医书中将有声有物谓之呕，有物无声谓之吐，有声无物谓之哕。呕和吐常同时发生，故合称呕吐。本病发生无年龄和季节限制，婴幼儿和夏季发生较多。小儿呕吐的病因主要有乳食不当、外邪侵袭和情志因素，病位在胃，与肝脾关系密切。小儿呕吐的病机可分为虚实两类。实证由食积、痰饮、气滞、外邪、肝气犯胃等，致脾胃升降失常，胃气上逆。虚证由气虚、阳虚，脾胃运化失常，不能和降。基本病机为胃失和降，胃气上逆。初病多实，久病多虚，亦可出现虚实夹杂。本病基本治则为和胃降逆止呕。食积者宜消食，外邪犯胃宜发散邪气，伤暑者宜清暑，胃热者宜清热，胃寒者宜温中，痰饮停滞者宜消痰逐饮，肝气犯胃者宜疏肝和胃降气，虫吐者宜杀虫止呕，惊吐者宜镇惊定吐，脾胃虚弱者宜健运脾胃。小儿呕吐的调护宜节乳，不可盲目断乳。本病一般预后良好，若损伤胃气，耗损津液则可出现气阴两伤。部分病人迁延日久，可转为慢性。

巢元方 论小儿呕吐病因病机[**]

呕吐逆候

儿啼未定，气息未调，乳母忽遽以乳饮之，其气尚逆，乳不得下，停滞胸膈，则胸满气急，令儿呕逆变吐。

又，乳母将息取冷，冷气入乳，乳变坏，不捻除之，仍以饮儿，冷乳入腹，与胃气相逆，则腹胀痛，气息喘急，亦令呕吐。

又，解脱换易衣裳及洗浴，露儿身体，不避风冷，风冷因客肌腠，搏血气则热入于胃，则腹胀痛而呕吐也。凡如此，风冷变坏之乳，非直令呕吐，肠虚冷入于大肠，则为利也。

吐呃候

小儿吐呃者，由乳哺冷热不调故也。儿乳哺不调，则停积胸膈，因更饮乳哺，前后相触，气不得宣流，故吐呃出。诊其脉浮者，无苦也。

——隋·巢元方《诸病源候论·卷之四十七·小儿杂病诸候》

【提要】 本论主要阐述小儿呕吐的病因病机。要点如下：其一，小儿呕吐病因主要来源于外感和内伤两方面。乳母喂养不当，小儿啼后喂乳或以冷乳饮儿均可导致呕吐，但究其根源可归结为气逆，此为内因。换衣洗浴之时，感受风冷，入于胃，则腹胀呕吐，入于肠，或可发为泄泻，此为外因。文中"搏血气则热"中"热"字，周学海《诸病源候论》校勘本作"冷"，义长。其二，小儿吐呃，由乳哺冷热不调，停积胸膈，气机不畅所致。

刘 昉 论小儿呕吐证治[**]

吐逆

《巢氏病源》小儿呕吐逆候：儿啼未定，气息未调，乳母忽遽以乳饮之，其气尚逆，乳不得下，停滞胸膈则胸满气急，令儿呕逆变吐。又乳母将息取冷，冷气入乳，乳变坏，不捏除之，仍以饮儿，冷入儿腹，与胃气相逆，则腹胀痛，气息喘急，亦令呕吐。又解脱换易衣裳及洗浴，露儿身体，不避风冷，风冷因客肤腠，搏血气则冷入于胃，则腹胀痛而呕逆吐也。凡如此，风冷变坏之乳，非直令呕吐，胃虚入于大肠，则为利也。

汉东王先生《家宝》小儿吐奶说：小儿吐奶有数般，或者风疾所致，则其吐不可安也。吐奶更夹痰，才吐却即风生。若止吐后，其风无止处，更入外风，则潮热闭胃管，后变惊风。胃主四肢，被痰涎闭却即搐；心主神，被外邪所干即惊；神不定，故变惊风也。故止住吐即惊风发，手足搐搦，口眼翻张，头项强举。虽多服名药，亦不能救疗耳。

小儿吐奶，鼻青，客风伤肺。客风者，则是外风也。鼻青是肺之外应也。夜间烦躁者，是肺气逆而为之也。身上发热者，肺主身之皮毛，外邪所伤，故乃发热。宜下伤寒药，后平胃气耳。

小儿吐奶，唇黑多哭是伤脾，须夹痰也。唇是脾之外应，被食所伤故黑。其夹痰者，脾能生涎，故痰冲胃而吐奶食。

小儿吐奶身热，其奶成片子者，是胃有热，积久即生风也。其人必四肢生疮，多渴面黄是也。

小儿吐奶不化，夹清水是胃冷。其人必面青唇白是也，宜暖胃止之。

小儿吐奶，早晚发热则是惊，吐而不睡是也，宜与调惊。

汉东王先生《家宝》：乳食不化，腹急气逆病证，须进塌气丸二三服下却胸膈，却进观音散二三服，但生胃气药皆可以意与之。又乳母不忌口，吃生冷物，冷气入乳则乳变坏，又不捏除之，仍以此乳与儿吃，冷乳入腹与胃相逆，则腹胀气急肚痛，或变为泻，亦依前项药调理。如不退却，用羌活膏治之。

钱乙：吐乳泻黄，伤热乳也。吐乳泻青，伤冷乳也。皆当下。

《惠眼观证》：凡生下无故吐乳，此因乳母冷热不调，啼中喂乳，致令胸膈气逆，旧乳不化，所以多吐。吐下奶瓣或带酸气，谓之奶积。急以牛黄丸疗之，仍服匀气平胃汤药。若脾胃虚滑，吃食多吐，只以平胃丸夹芦荟丸服之。若至正、二月间，方以鲊汤丸利之。

《小方脉》论小儿热盛，患急热而吐，更下热药，脾胃热而胃口闭，所以吐伤，水谷不通。凡下汤药、乳食只伏在管，胃口不开；脾伏，乳食上下不动。若下取药，胃口不开，只在胸膈不上不下，乃是结肠翻吐候也。歌曰：得患初因是热伤，热极吐逆也寻常。医人不会看形候，又服热药怎生当。至今胃开并肠结，莫服冷药不须凉。若还更取儿当死，先须闭胃后通肠。

《婴童宝鉴》小儿呕逆歌：

风冷吹双乳，乳坏气须凝。乳儿成呕吐，气喘腹膨脖。解脱当风下，洗浴向檐楹。喘中还喂奶，气逆在胸停。皆成呕逆病，医者贵调停。

《石壁经》三十六种内吐乳候歌：

吐乳从来胃气实，奶满胃中生吐逆。吐多遍身有风生，惊邪本是从斯得。吐定无过脑后温，吐出奶来无变色。先与定气后除惊，如此医流无费力。

此候胃气实，其乳或气不定，或食交奶，或怒未息，或行房了便乳孩儿，使划时便吐。其奶吐出若不变色无害。若色青黄，或如水之状，或其中有虫者，治须凉膈，以温物暖其脑后，避恶风吹其风府也。既生其气，又凉其上焦，即止也。

《凤髓经》歌括同。有注云：宜与玉露散。

《形证论》四十八候吐乳歌一同。后云：此候青色者是惊，黄色者是风热，有涎者是惊奶，乳解者是伤奶，成块者是胃冷，临时辨别用药。

吐哯

《巢氏病源》小儿吐哯候：小儿吐哯者，由乳哺冷热不调故也。儿乳哺不调，则停积胸膈，因更饮乳哺，前后相触，气不得宣流，故吐哯出。诊其脉浮者，无苦也。

《本草》小儿呕逆与哯乳不同，宜细详之。哯乳，乳饱后哯出者是。

茅先生：小儿生下有中吐哯奶形候。奶不稳而从口角头自流出，身微热，口鼻微冷，面目青黄，眼慢。此候因乳母房室淫泆，儿子叫，更将乳与吃，而阴阳不顺，儿子胸膈不快，吃乳停滞在于胃，不消化而胃冷致此。奶不稳，遂自然从口角头流出。所治者，先以睡惊沉香饮子夹丁香散与服，夹活脾散调理即愈。恐脾虚受热，狂躁不睡，眼偏微喘，传归慢脾风，恶候不治。

又小儿吐哯奶死候歌：

吐哯多时治不痊，脾虚狂躁睡难安。眼偏上视多微喘，传慢须知命入关。

《婴童宝鉴》小儿哯奶歌：

乳母寒温不节量，致令壅滞在胸膛。更加新乳相投触，不得宣通入胃肠。

此名哯奶须调理，诊得轻浮尚不妨。

《石壁经》三十六种内哯奶候歌：

囟陷时时动不停，吐中时觉乳生腥。眼浑青碧生白膜，汗出津津脚似冰。气细元因伤胃冷，气粗却是欲生惊。是风从早宜医疗，暖胃和脾气乃平。此寒热相胜使然也。气急则是胃实，当凉则愈。若囟门陷下，气细，当生胃气。若浑身热甚，目中白膜，甚者气出喘粗，若不急治，必作瘹疾。

《凤髓经》歌括同，有注云：气散，宜与地黄散；气粗宜与葱汤丸取。

《小儿形证论》四十八候哯奶歌一同，后云：此候是惊奶冲胃气，或交奶冲脾，或是气奶，或是病奶，致吐出远闻腥气，与蛜蝌丸。气细脉沉与调胃散。

——宋·刘昉《幼幼新书·卷第二十七·吐哕霍乱》

【提要】　本论引用前人著述主要阐述小儿呕吐的病因病机、症状及治法。要点如下：其一，小儿呕吐可由风疾所致，治疗不当可发为惊风抽搐。又列客风伤肺、脾伤夹痰、胃热、胃冷、惊吐之证，分条详述。其二，内有食积而气逆，宜下之。小儿奶积者，急服牛黄丸，后用匀气平胃之品。其三，热极可致胃口闭塞而吐逆。其四，吐乳多由胃气实，根据吐出物颜色、性状可判断其病因病机，对证施药。其五，小儿吐哯因乳食停滞于胃，气息粗细可判断疾病的寒热虚实，慎防变为惊风瘹疾。

《小儿卫生总微论方》　小儿呕吐综论[※※]

小儿吐泻者，皆由脾胃虚弱，乳哺不调，风寒暑湿，邪干于正之所致也。其证不一，今条叙之。

吐逆自生下便吐者，此是儿初生之时，拭掠口中秽血不尽，因咽入喉故也。

吐逆胸膈满闷气急者，此因儿啼哭未定，气息未匀，乳母忽遽以乳饲之，儿气尚逆，乳不得下，停滞于胸膈之间，因更饮乳，前后相沓，气不宣通，故气逆而乳随出之为吐也，宜调其气而止吐。古书亦曰：大哭之后食乳者，多成吐泻也。

吐逆腹胀喘息，乳不化，夹青水，面青唇白者，此因乳母冒寒取凉，食冷饮寒，致冷气入乳，变坏其汁，而不捵去，仍以饲儿，或能食者，因以冷物饲之，其冷乳冷食入腹，与气相搏，伤于脾胃，则气逆而吐也。其证若此，宜温胃止吐调气。若伤重有停滞者，以稳药磨化，不可快下，恐脾胃愈虚而生风也。凡风冷变坏之乳，当捵去之，暂断乳儿，令乳母服药温腹，然后饲儿。若不捵去，非只令儿吐逆，肠胃虚者，冷因得入，亦下利也。

吐逆身热，吐奶成片子者，胃有热也。此因乳母冒热，或因饮酒，热入其乳，变坏其汁，而不捻出，仍以饲儿，或儿乘热哺啜，致热气入胃，与气相搏，致气逆而吐也。其证若此，如久有积热者，必四肢生疮，多渴而面黄，宜微下之。虚者以稳药磨化，后调其气。

吐逆身热，鼻青呵欠顿闷，口中气热，夜间发躁者，此伤风吐也。因解脱失宜，风冷袭之，搏于血气，故身热呵欠顿闷，口中气热也。气不得顺，故逆而作吐也。宜调气止吐，发散风冷。

吐逆唇黑，面黄多啼，有痰吐气臭者，此脾胃有伤也。宜先下之，后调其气。

吐逆早晚发热，睡卧不安者，此惊吐也。心热则生惊，故睡卧不安，而神不宁也。心神不宁，则气血逆乱而吐也。宜与镇惊去热止吐。

吐逆面㿠白无精光，口中气冷，口频撮，不思乳食，吐水者，胃气不和也，宜补脾胃。

吐逆痰涎色黄，稠黏上壅者，胃热也，若吐痰涎白渌，或吐沫者，胃虚冷也，热者宜微利之，冷者宜温补之。

吐逆痰涎及有血者，此肺热也，久则肺虚成痿。昔钱乙治段斋郎子四岁，身热吐痰，嗽数日而咯血，他医以桔梗汤、防己丸治之不愈。涎上攻，吐喘不止，遂请乙治，乙下褊银丸一大服，复以补肺汤补脾散为治。乙曰：此子咯血，肺虚也，肺虽咯血，有热故也。久则虚痿，今涎上潮而吐，当下其涎，若不吐涎，则不甚便，盖吐涎能虚，又生惊也。痰实上攻，亦能发搐，依法只宜先下痰而后补脾肺，必涎止而吐愈，为顺治也。若先补肺为逆耳。乙所用药方，本集载之，此所谓识病之轻重先后为治也。

哕呗者，比吐逆异也。吐者乃邪搏胃气，逆而上行，谷不能传化，随气出也。哕者但气逆而欲吐，吐则谷无所出，故俗谓干呕也。呗者乃儿因吮乳汁过多，胃满而上溢出也，故俗呼谓之噫奶。当便与空乳令吮，即定，若频久吮之，亦能为病。

——宋·佚名氏《小儿卫生总微论方·卷九·吐泻论》

【提要】　本论主要阐述小儿呕吐的症状、病因病机及治法。要点如下：其一，小儿呕吐的总病机可概括为脾胃虚弱，乳哺不调，外邪干正。本论继承了钱乙和巢元方的学术思想，将呕吐的病因病机总结为初生秽血入喉、啼后喂乳气逆、冷乳冷食伤脾胃、胃热、伤风、脾胃有伤、心热生惊和胃气不和。治疗上总以调气为主，针对不同因机又予以温胃、微下、发散、镇惊去热、补脾胃等治法。其中下法宜"稳药磨化"，不可快下，恐脾胃虚而生风。其二，本论对吐、哕、呗进行了辨析。吐者，谷随气出；哕者，欲吐无谷，俗谓干呕；呗者，乳满上溢，俗谓噫奶。

曾世荣　论小儿呕吐辨治[※*]

论吐之原，难以概举。有冷吐、热吐、积吐、伤风嗽吐、伤乳吐，其吐则同，其证有异，各述于后。

冷吐，乳片不消，多吐而少出，脉息沉微，面白眼慢，气缓神昏，额上汗出。此因风寒入胃，或食生冷，或伤宿乳，胃虚不纳而出。宜温胃去风除宿冷，用当归散，水、煨姜、陈皮煎服；或间投冲和饮、理中汤，及姜橘汤、定吐饮。如诸药不效，以参香饮治之。

热吐，面赤唇红，吐次少而出多，乳片消而色黄，遍体热甚。或因暑气在胃，或食热物，精神不慢，而多烦躁，此热吐也。宜解热毒，用大顺饮，温熟水空心调下，并五苓散、小柴胡汤，并加姜汁缓服，及香薷散主之。误服热药，先投绿豆饮解之，次服止吐之剂。

积吐，眼胞浮，面微黄，足冷肚热，昼轻夜重。儿大者，脉沉缓，此宿冷滞脾，故吐黄酸水，或有清痰；脉实而滑，为食积所伤，吐酸馊气，或宿食并出。儿小者，呗乳不化是也。先用五苓散，姜汁、温汤调下和解；次以乌犀丸主之。最小者，投三棱散、化癖丸。

伤风嗽吐，有热生风，有风生痰，痰结胸中，肺气不顺，连嗽不止，和痰吐出，此为嗽吐。痰壅而作，乃为实证。宜去风化痰，先投清肺饮，次小柴胡汤为治。若嗽久而肺虚，土不生金，故面白唇燥，干嗽干呕而无痰，可温补为上，用茯苓厚朴汤、惺惺散、如意膏为治。

伤乳吐，才乳哺后即吐，或少停而吐。此因乳饮无度，脾气弱，不能运化，故有此证。譬如小器盛物，满则溢。治法宜节乳，投三棱散。

诸吐不止，大要节乳，徐徐用药，调治必安。节者，撙节之义。一日但三次或五次，每以乳时不可过饱，其吐自减，及间稀粥投之，亦能和胃解吐。屡见不明此理，惟欲进药，以求速效，动辄断乳二三日，致馁甚而胃虚，啼声不已，反激他证。盖人以食为命，孩非乳不活，岂容全断其乳。然乳即血也，血属阴，其性冷，吐多胃弱，故节之。医者切须知此，乳母亦宜服和气血、调脾胃等药。

——元·曾世荣《活幼心书·卷中明本论·诸吐》

【提要】 本论主要阐述小儿呕吐辨证施治。要点如下：小儿呕吐分为冷吐、热吐、积吐、伤风嗽吐和伤乳吐五个证型。冷吐为外感风寒或内伤生冷所致，宜温胃去风除宿冷。热吐为外伤暑气入胃或内食热物所致，宜解热毒，祛暑湿。积吐，儿大者可根据脉象判断宿冷滞脾还是食积所伤，儿小者为呗乳不化，宜三棱丸、化癖丸。伤风嗽吐，热生风，风生痰，宜去风化痰，若久病肺虚则温补为上。伤乳吐为乳饮无度，脾失健运，宜节乳，服三棱散。呕吐诸证，均宜节乳，不宜断乳，徐徐用药，此为调治大法。乳母宜服和气血，调脾胃等药，与儿同时施治。

鲁伯嗣 论小儿呕吐治法[※※]

仲阳云：初生下拭掠小儿口中秽恶不尽，咽入喉中，故呕吐，及多生诸病。呕者有声也，吐者吐出乳也。

凡小儿乳哺，不宜过饱，若满则溢，故令呕吐。胃中纳乳，如器之盛物，杯卮之小，不可容巨碗之物，雨骤则沼溢，酒暴则卮翻，理之必然。乳母无知，但欲速得乳儿长大，更无时度，或儿睡着而更衔乳，岂有餍足，受病之源，自此渐至日深，导其胃气之虚，慢惊自此而得，可不慎乎！此候但令节乳为上，甚者宜令断乳，先此乳母可服调气之剂，儿服消食丸，化乳壮胃为上。

议曰：吐乳呗乳，此症有数般，有冷有热，当自辨认。若吐自口角出，此是乳多消化不出，满而则溢，此非病也，常服消乳丸、异功散，当令乳母节乳为上。冷吐可服观音散、香朴散、快脾等药。热吐则头额温，有黄涎而渴，小便赤少，此是热吐，多是伤暑热者有此症，乳母同服香薷散、五苓散。又有风痰吐，乃是伤风不解，吐乳夹痰，若经久必然生风，仍宜下疏风化痰药，竹茹汤去桂、五苓散、青州白丸子、温胆汤，又当留心调治，紫霜丸亦可服。

——明·鲁伯嗣《婴童百问·卷之六·呕证吐乳证第六十问》

【提要】 本论主要阐述小儿呕吐的治法。要点如下：小儿乳哺，如器之盛物，满则溢，暴则翻。若吐乳自口角出，为乳多满溢而出，此非病，节乳为上，服消乳丸、异功散。吐乳呗乳当分寒热，分而治之。风痰吐当疏风化痰。

万　全　论呕乳溢乳呗乳辨治※※

小儿呕吐，多因乳食之伤得之，非若大人有寒有热，然因于寒者亦有之。

呕乳、溢乳、呗乳，当分作三证治之。

呕乳者，初生小儿胃小而脆，容乳不多。为乳母者，勿纵与之，勿令其太饱可也。子之胃小而脆，母之乳多而急，子纵饮之，则胃不能容，大呕而出。呕有声，而乳多出，如瓶注水，满而溢也。

溢乳者，小儿初生，筋骨弱，左倾右侧，前俯后仰，在人怀抱扶持之也。乳后太饱，儿身不正，必溢出二三口也，如瓶注水，倾而出也。

呗乳者，小儿无时，乳常流出，口角唇边常见，如瓶之漏而水渗出也，即吐露。

呕乳者，节之可也。溢乳者，正抱其身可也。二者皆不必治。呗乳者，胃病虚也，宜补之，理中汤丸加藿香、木瓜主之。

先翁治小儿呕吐，只用胃苓丸研碎，以生姜煨热，煎汤调下即止。

理中汤治呕吐，或有不止者，呕家不喜甘故也。必去甘草加藿香之辛，木瓜之酸，用之效。

伤冷乳者，所出清冷，面㿠白者是也，宜益黄散，煨生姜煎汤调服。

伤热乳者，物出热，面赤唇燥者是也，宜六一散，煨生姜煎汤调服。

伤乳食，物出作馊酸气者是也，宜胃苓丸，煨生姜煎汤，研碎调服。

——明·万全《幼科发挥·卷之三·脾所生病·呕吐》

【提要】　本论主要阐述呕乳、溢乳和呗乳的辨证施治。要点如下：呕乳者，为饮乳过多，如瓶注水，满而溢，当节乳；溢乳者，为小儿筋骨弱，儿身不正，如瓶注水，倾而出，当正抱其身；呗乳者，口角常流乳，如瓶漏水，胃虚宜补。前二者可不必治。呗乳，万全常用理中汤加藿香、木瓜，又因呕家不喜甘，常去其甘草，再行化裁。

万　全　小儿呕吐综论※※

小儿呕吐有三因，因热因寒因食停，

药食难尝成格拒，吐多清水是虫名。

幼科云：小儿呕吐大概难举，有寒，有热，有食积。然寒吐热吐，未有不因于食积者，故呕之病多属于胃也。又有溢乳，有呗乳，有呕哕，皆与吐相似，不可以吐泻治之。又有格拒者，有虫者，当仿法外求之。大抵小儿呕吐，莫如节乳。节者，减少之谓，非断其乳食也。呕吐多渴，勿急饮之。水入复吐，终不得止，必强忍一二时，而后以薄粥与之，吐自止矣。

按：刘河间论吐者分三焦，此言甚善。如食入即吐者，有积在上焦胃脘也。上胃脘在咽喉之下，太仓之上口，名曰贲门。食方下咽被积，堵塞不得入胃，故吐出也，宜瓜蒂散吐之。此在上者，因而越之。吐，是用吐法使积去，乳食得入也。如食入少顷吐出者，有积在中焦胃脘也。中胃脘，太仓下口之上，小肠上口之上，名曰幽门。饮食入胃，不得入于小肠，故转而上出则吐也。吐出皆完谷未腐熟者是也。如食半日后复吐者，此积在下焦胃脘也。下胃脘在小肠下口之下，大肠上，名曰阑门。有积壅塞，传化不去，复转向上出为吐，吐多糟粕之物是也。此二吐并宜下之，去陈莝菀物，使肠胃之气得通，水谷之物得行，吐自止矣。丁香脾积丸主之。……

寒吐者，乳片不消，多吐而少出，面白眼慢，气缓神昏，额上有汗出，脉息沉微，宜温中消食，轻者胃苓丸，煨姜汤，研碎服之；不止，用理中丸加藿香；如诸药不止，以参香散治之。……

如服以上药并乳食不得入，入则吐者，此阴盛格阳，谓之格拒也。宜理中切成剂，用獖猪胆汁、童便各少许，拌药炒焦，煎服即止。《内经》曰：热因寒用之法，益阴寒气太甚，阳热之药难入，故理中汤温热，用胆汁、童便之寒凉与之服，其始则同，其终则异，入咽之后，阴体渐消，阳气乃发，伏其所主，先其所因，此仲景之秘论也。

热吐者，面赤唇红，吐次少而多出，乳片消而色黄，遍身热甚而烦躁。夏月多此证，宜胃苓丸，用向东陈壁土一块，杵细炒热，入水煎数沸，澄清，将丸研服。不止，用黄连、厚朴（炒）、藿香等分，香薷加倍，水煎服。吐久不止，用理中汤煎热，调天水散冷服，即止。

食积吐者，眼胞浮肿而微黄，足冷热，日轻夜重，或吐酸馊之气，或吐黄水，或吐青痰，脉弦实而滑，此有宿食也。宜下，去其积乃止，脾积丸主之。

伤乳吐者，才哺乳即吐，或少停而吐。此因乳食无度，脾胃嫩弱，不能运化。譬如小瓶注水，满则溢出也，宜节其乳自止。呗乳者，时时吐乳而不多，似吐非吐，非吐是吐，此胃虚吐也，参香散主之。

溢乳者，调乳多而溢出，非真吐乳也。苟不知禁，即成真吐矣。百日内小儿多有之。盖身小身软，不能自立，必待母拥抱之。苟有倾侧，乳即溢出。譬瓶注水，瓶侧而水出矣，不须治之。

嗽吐者，必待儿嗽定而后乳也。或嗽未定，以乳哺之，其气必逆，乳不得消，化而为痰。痰气壅塞，嗽不得转，故嗽而吐乳也，宜玉液丸，姜汤下。

小儿初生，三日内吐者，钱氏方用白饼子下之，误也。初生小儿，出离母腹，惟乳可食，安可当此毒药也。此由拭口不尽，使恶秽之物损其胃气，只用丁香一小粒，去苞，陈皮一分，木瓜一分，共研细末，每半分，乳调纳儿口中，令自咽，用煎亦可。

呕哕者，有声无物也，不问大小，但病久危困呕哕者，不治。《经》云"木陈者叶必落，弦绝者声必嘶"是也。

蛊者，腹有虫，时作酸痛，痛则吐清水涎沫，宜下之。

——明·万全《万氏家藏育婴秘诀·卷之三·呕吐》

【提要】　本论主要阐述小儿呕吐的病因病机及辨证施治。要点如下：其一，小儿呕吐有三种主要病因，分别是热、寒和食积。此三者中，食积是致病根本。此外，还有格拒和虫疾。其二，小儿节乳之法，意在减少乳食摄入，不宜断乳，呕吐津液流失而口渴，须强忍一二时，再予薄粥。其三，继承刘河间论吐分三焦的理论。积在上焦胃脘，因而越之；积在中焦胃脘和下焦胃脘，引而竭之。其四，论述了寒吐、热吐、食积吐、伤乳吐、溢乳、嗽吐、初生呕吐、呕哕和蛊吐的症状及治法方药。

薛 铠、薛 己 论小儿呕吐辨治※*

呕吐皆主脾胃，古人谓脾虚则呕，胃虚则吐是也。呕者有声无物，吐者有物无声也。盖乳哺过饱，则胃不能受而溢出，衔乳多食睡，则脾不能运而作泻，脾胃渐伤，疾病缠绵，甚至慢惊之患矣。若手足指热，喜饮热汤，或睡而露睛，皆胃气虚弱也，用异功散。若手足指热饮冷，或睡不露睛，属胃经实热也，用泻黄散。若作泻少食，或小便色赤，胃经虚热也，用七味白术散。大凡婴儿，在乳母尤当节饮食。若乳母停食，亦能致儿吐泻，故不可不慎也。

——明·薛铠、薛己《保婴撮要·卷六·呕吐乳》

《经》云：胃伤则吐。小儿热吐者，因多食甘甜炙煿之物，或乳母膏粱厚味，胃经积热，或夏间暑气内伏于胃所致。若肌肉瞤动，烦热作渴者，暑伤胃气也，先用香薷饮，次用竹茹汤。若吐乳色黄不能受纳者，胃经有热也，先用泻黄散，次用人参安胃散。若吐出酸秽者，乳食内停也，用保和丸。吐乳不消者，胃气弱也，用异功散。吐而少食，腹痛欲按者，脾气虚也，用六君子加木香。凡诸症当验其手足，热则胃热，冷则胃寒，热用泻黄散，寒用理中汤，不热不寒，异功散调之。

——明·薛铠、薛己《保婴撮要·卷七·热吐》

钱仲阳曰：寒吐者，由乳母当风取凉，或风寒客于乳房，其症面目胀，额汗出，脉沉迟微，寒气停于胃，故胃不纳而吐出也。哕逆者，由胃气虚甚，过服克伐，使清气不升，浊气不降，以致气不宣通而作也。风寒在胃者，用理中丸，次服酿乳法。若呕吐清涎夹乳，小便清利，用大安丸。若因乳母食厚味，用东垣清胃散。若乳母饮醇酒，用葛花解醒汤；饮烧酒，服冷米醋三五杯。乳母食生冷而致者，用五味异功散。乳母停食者，母服大安丸，子服异功散。乳母劳役者，子母俱服补中益气汤。乳母怒动肝火者，用加味逍遥散。乳母郁怒伤脾者，用归脾汤，仍参热吐霍乱治之。

——明·薛铠、薛己《保婴撮要·卷七·寒吐哕逆》

【提要】 本论主要阐述小儿呕吐的辨证施治。要点如下：其一，对呕和吐进行了鉴别，呕者有声无物，是脾虚；吐者有物无声，是胃虚。又对胃气虚弱、胃经实热和胃经虚热三种证型进行辨治。其二，热吐的病因主要有饮食甘甜炙煿、乳母膏粱厚味和暑气伏灵。由此病因，针对伤暑、胃热、食积、胃气弱和脾气虚的热吐病机进行辨证施治。其三，哕逆为胃气虚甚，不能升清降浊，气不宣通。其四，详细论述了调治乳母的方法，重视母子并治。

张介宾 小儿呕吐虚寒居多论※*

吐泻

小儿吐泻证，虚寒者居其八九，实热者十中一二。但察其脉证无火，面色清白，气息平缓，肢体清凉，或神气疲倦，则悉是虚寒之证，不得妄用凉药，古人云脾虚则呕，胃虚则吐者是也。盖饮食入胃，不能运化而吐者，此脾气虚弱，所以不能运也。寒凉入胃，恶心而吐者，此中焦阳气受伤，所以不能化也。若邪在中焦，则止于呕吐；若连及下焦，则并为泻矣。

故在中上二焦者，宜治脾胃；连及下焦者，宜调脾肾。若非实热火邪，而妄用寒凉消伐者，无有不死。

小儿虚寒呕吐，凡无故吐泻，察其无火者，必生冷寒气伤胃所致。今小儿所病，大约皆是此证，宜养中煎，或温胃饮为主治，其次则五君子煎、理中汤、冬术煎。若兼血虚燥渴者，宜五君子加当归。若兼脾肾虚寒，或多痰涎，或兼喘促，宜理阴煎；甚者，人参附子理阴煎为最妙，勿谓呕吐不宜熟地也。若脾气无寒，或偶有所触，虽吐而不甚者，宜五味异功散。若脾中寒滞，气有不顺而呕吐者，宜藿香安胃散。若上焦不清，多痰兼滞者，宜六君子汤，或更加砂仁、炮姜、木香。

小儿伤食呕吐，若误食不宜之物，或停积滞浊以致吐者，必胸膈胀满，或肚腹作痛，此其中必有余邪，宜和胃饮、益黄散。若但有食滞而胃不寒者，宜大和中饮、小和中饮。若食滞兼痰而吐者，宜二陈汤、六安煎、苓术二陈煎。若饮食虽滞，而因脾虚不能运化者，此其所重在脾气，不在饮食，只宜养中煎、温胃饮，或理阴煎、圣术煎之类，以培其本，不可因饮食之故，而直行消伐也。

小儿胃热呕吐者，其证最少，盖内热者多不致吐，即亦有之，其必多食炙煿甘甜之物，以致滞积胃口，或夏间冒暑，及脏气素热者乃有之。凡治热证，必须详辨的确，勿得以假热作真热也。凡胃火内热呕吐者，察其证必烦热作渴，喜冷，察其脉息必洪大滑数。火之甚者，宜泻黄散、玉泉散、或竹叶石膏汤。若有痰食之滞兼火作吐者，宜二陈汤加石膏、黄连、山栀，或加山楂、麦芽之类。若脾胃虚弱而兼火者，宜人参安胃散，或橘皮竹茹汤。若胃火呕吐作渴者，宜竹茹汤。若夏月胃热，阳暑伤胃者，必烦热大渴，吐泻并作，宜五味香薷饮，或十味香薷饮，或竹茹汤，或橘皮竹茹汤。若内热之甚，宜益元散、玉泉散主之。然暑有阴阳之辨，若因天气暑热，过用生冷，以致伤胃而为吐泻者，此属阴暑，则宜暖胃温中，如前虚寒治法，或用五苓散亦妙，凡本条之药绝不可用。

薛氏曰：凡暑令吐泻，手足发热，作渴饮冷者，属阳证，宜清凉之剂。若手足并冷，作渴饮汤者，属阴证，宜温补之剂。故病有属阴者，误用寒凉之药，死后手足青黯，甚则遍身皆然，于此可验。

吐乳

小儿吐乳，虽有寒热之不同，然寒者多而热者少，虚者多而实者少，总由胃弱而然。但察其形色脉证之阴阳，则虚实寒热自有可辨，热者宜加微清，寒者必须温补。乳子之药，不必多用，但择其要者二三四味，可尽其妙，如参姜饮、五味异功散之类，则其要也。苦儿小乳多，满而溢者，亦是常事，乳行则止，不必治也。若乳母有疾，因及其子，或有别证者，又当兼治其母，宜从薛氏之法如下。

薛氏曰：前证若小儿自受惊，或乳母恚怒，致儿吐泻青色者，宜用异功散。若母食厚味而乳热者，用东垣清胃散。母饮酒而乳热者，用葛花解酲汤，子服一二匙。若饮烧酒而乳热，或子母身赤，或昏愦，服冷米醋三五杯，多亦无妨，儿服一二匙。若母停滞生冷而乳冷者，母服人参养胃汤，子调中丸。若母停滞而变热乳者，母服大安丸，子服五味异功散。若母郁怒伤肝脾而乳热者，用归脾汤、逍遥散。若母脾虚血弱而乳热者，用六君子加芎、归。若母气血虚而乳热者，子母俱服八珍汤。若母劳后发热而乳热者，子母俱服补中益气汤。若因怒动肝火而乳热者，用五味异功散加柴胡、山栀。若吐痰涎及白绿水者，木乘脾土，虚寒证也，用六君子加柴胡、木香。大凡吐乳泻青色者属惊，法当平肝补脾。吐泻青白色者属寒，法当温补脾土。

前诸证，若手足指热者属实，手足指冷者属虚，此亦验法也。

——明·张介宾《景岳全书·卷四十一谟集·小儿则》

【提要】 本论主要阐述小儿呕吐的辨证施治。要点如下：其一，小儿吐泻虚寒居多，不可妄投凉药。病在中上二焦，宜调脾胃；连及下焦者，与泻并作，宜调脾肾。其二，小儿虚寒呕吐，温中为主。又有兼证及变证如血虚燥渴、脾肾虚寒、脾气无寒、脾中寒滞和上焦痰滞，均予以辨证施治。其三，小儿伤食呕吐，不可一概攻伐，脾虚不运者应着重补脾，更宜辨其寒热，兼杂对证施药。其四，小儿胃热呕吐较少，多来源于饮食及伤暑。胃热之证中又可详辨痰食兼火、脾胃虚弱兼火等诸多证型。其中伤暑呕吐有阴阳之辨，阴暑宜温中，不可单纯作火热治。其五，小儿吐乳寒多热少，虚多实少，根本病机在于胃虚。强调小儿用药需精简，不宜过多。调治乳母之法则继承薛氏《保婴撮要》之治法。

秦昌遇 论小儿呕吐辨治[**]

总括：面青唇白冷为真，热吐腥酸头额温；停食作痰呕乳逆，不宜尿湿燥红唇。

脉法：脉浮而迟，气少不语者难治。

《内经》曰：诸呕吐酸，暴注下迫，皆属于火。河间曰：胃膈热甚则为呕，火气炎上之象也。夫吐谓有物无声，哕谓有声无物，呕者谓有物有声也，前人以吐为属火，此特其一端耳。吐属太阳，多血少气，乃血病；哕属少阳，多气少血，乃气病；呕属阳明，多血多气，气血俱病也。

冷吐者，片乳不消，多吐而少出，脉息沉微，面白眼慢，气缓神昏，额上有汗。此因风寒入胃，或食生冷，或伤宿乳，胃虚不纳而出，宜温胃去寒，理中汤、定吐饮。如不虚，以参香饮治之。

热吐者，面赤唇红，吐次少而出多，乳食不消而色黄，遍体热甚，或因暑气在胃，或食热物，精神不悦而多烦渴躁，宜服香薷饮。

积吐者，眼胞浮，面微黄，足冷肚热，昼轻夜重。儿大者，脉沉缓。此宿乳滞胃，故吐黄酸水，或有清痰。脉实而滑，为食积所伤，吐酸馊气，或宿食并出。儿小者，呹乳不化，宜三棱散。

伤风嗽吐，有热生风，有风生痰，痰结胸中，肺气不顺，连嗽不止，和痰吐出，此为嗽吐。痰壅而作，乃为实症，宜去风化痰，先服小柴胡汤。若泻久脾虚，土不生金，面白唇燥，干嗽干呕，无痰可去，温补为上，用茯苓厚朴汤、惺惺散。

伤乳吐者，才饮乳后即吐，或少停而吐，此因乳饮无度，脾气虚弱，不能运化，譬之小器盛物，满则溢也。更当节乳，投三棱散。

呕家多渴，胃之津液干也，欲饮水以自救，宜少与之，不可多也，多则反吐，谓之水逆，宜五苓散。

有时恶心常吐清水，心胃作痛，得食即暂止，饥则甚者，此胃中有蛔虫也，宜槟榔散。大抵呕吐，第一要节乳，徐徐用药调治。盖节者，樽节之节，无过饱也。如不明此理，动辄断一二日，以致馁甚而胃虚，反致不救者多矣，切须知之。

丹溪曰：胃中有热，膈中有痰，令人时常呕吐清水，作嗳气吞酸等症，用二陈汤，加姜汁、炒黄连、山栀、苍术、川芎、香附、砂仁、神曲、山楂。少加木香以行滞气，加姜，水煎服。批：呕家圣药，生姜。信矣。然气逆作呕，生姜散之；痰与水作呕，半夏逐之。生姜治寒证最佳，然热呕不可无乌梅也。

凡病呕吐，切不可下，以其逆之故也，此丹溪之论。而东垣乃云，吐而大便不通，则利大便，上药在所当禁。二说相反，要当审其通与不通而治耳。

——明·秦昌遇《幼科折衷·上卷·诸吐》

【提要】　本论主要阐述小儿呕吐的辨证施治。要点如下：其一，本论从症状、归经、气血辨证三方面对吐、哕、呕三者进行了辨析。其二，总结了前人治疗小儿呕吐不同证型的症状、治法和方药。其三，对于朱丹溪和李东垣关于呕吐是否能用下法的争论，提出应审其通与不通而治。

夏　鼎　论小儿呕吐辨治[**]

胃虚发吐，其候面白神疲，不热不渴，口气温和而带微冷，额前微汗，治宜助胃膏。

胃热发吐，面赤唇红，烦渴溺赤，口气蒸手。宜用熟石膏七分八分，研细末，以茶送下。

胃气不和发吐，其候恶食，此由积滞在胃，复为伤食，摇儿之头便嗳气。治用火酒曲一枚，火煨黄色，研细，白汤调下，用枳壳、木香、陈皮、半夏、香附服之。

有盛夏外感暑气吐者，宜六和汤。

有霍乱而吐者，吐不出者，手足厥冷，脐腹之上绞痛，名曰转筋火。治用滚水一碗，冷水一碗，相和饮下即愈。

有内伤饮食，外感风邪而吐者，身热眼烧疲倦，治用藿香正气散。

有伤风嗽吐者，治用清金饮。

——清·夏鼎《幼科铁镜·卷四·辨吐》

【提要】　本论主要阐述小儿呕吐的辨证施治。要点如下：小儿呕吐分为胃虚发吐、胃热发吐、胃气不和发吐、外感暑气吐、霍乱而吐、内伤饮食伴外感风邪和伤风嗽吐七种，分别予以辨证治疗。其中胃气不和呕吐实为胃有积滞，故不和。霍乱呕吐，吐不出，手足厥冷，脐腹之上绞痛，又名转筋火。

冯兆张　小儿呕吐综论[**]

《经》曰：诸逆冲上，皆属于火。诸呕吐酸，皆属于热。又曰：寒气客于肠胃，厥逆上出，故痛而呕。呕吐者，阳明之气下行则顺，今逆上行，故作呕吐，有热、有寒、有食也。然始有因伤乳过满而溢，以致导虚胃气，渐成斯证者有之。凡有声有物，开口而作者，名曰呕。有物无声者，名曰吐。有声无物者，谓之哕。又有呧乳者，乳自流出，似檐水射出之象。噎者，心胸上下气逆郁筑。哕者，膈虚胃寒以致哕，哕作声，无物可出也。然候不一。如儿初生，有因母有伏痰，得之胎气使然者；有因拭口不净，恶水流毒所致者；有饮食作乘，又触惊怒，胃气受伤，恶食胃痛而致者。若耳后红纹两颊红紫，气粗作吐者，此发痘疹之候。如肤削神困，囟动不停，不思乳食，是胃气虚弱，不能消纳，此为虚吐。如面青唇白，清涎夹乳，喜热恶寒，四肢凄清，此为冷吐。至如胃有实火，则吐黄水而味苦，胸前烦躁。若乘厥阴而入肝，则为酸为逆，多怒烦啼，此为热吐。如咳嗽气急，吐清水而膈闷者，是胃有寒邪，中有顽痰，已而成热，此为痰吐。若饮食不化，酸臭上逆，恶食不渴，胃痛潮热者，是伤食、伤寒也。若黄痰稠涎，作噎、作呕者，皆炎之征也。如面白手焦，或面有白斑点子，唇红或紫，昏困时吐，不醒人事，胃口时痛时止而呕清水者，虫吐也。如唇黑多哭，夹痰吐乳者，是伤脾也。如身上发热，咳嗽痰鸣，夜间烦躁，鼻青吐乳者，是客风伤肺也。如早晚发热，山根青色，吐而不睡者，是惊吐也。治吐之法，当辨新久寒热，如初吐当导利以顺气下行。吐久者，须防胃虚生风。故治吐症，贵扶胃气为要。如吐不已，可微止之，无使太泄胃气。惟有风疾及夹痰吐者，不可遽止，否则风无定处。更入外风，痰热相生，必成惊候。其余诸吐初起，及微呗乳，便当调治。如呗不已即成吐，吐之不已即成呕，呕之不已即成噎，噎之不已即成哕。至此胃气大衰，精神渐脱矣。若至呕吐不已，日渐沉困，囟陷囟肿，青筋大露者，非频吐不食，昏沉语塞，喘急大热，常呕腥臭者，皆死。又有时时吐唾者，多因肾气衰冷，不能藏蓄津滋，润泡心肺，久必渐为黄瘦，宜煎地黄料浩饮之。又有胃气衰冷，不能运行津液所致者，此宜温补胃气。又有心脾蕴热，《经》曰"舌纵涎下，皆属于热"者，宜清理之。属肾、属胃、属脾，为虚、为寒、为热，常以色脉辨之。

——清·冯兆张《冯氏锦囊秘录·杂症大小合参卷五·论吐（儿科）》

【提要】 本论主要阐述小儿呕吐的病因病机及辨证施治。要点如下：其一，乳母、饮食、触惊、痘疹均可导致呕吐。列举了诸多呕吐的证型、变证、兼证及他病见呕吐者，如虚吐、冷吐、热吐、痰吐、伤食、伤寒、虫吐、伤脾、客风伤肺及惊吐之证。其中，言热吐为胃实火乘厥阴入肝，吐黄水，多怒烦啼，与此前诸家所言热吐较为不同。其二，治吐之法，应辨新久寒热，以扶胃气为要。其三，呗、吐、呕、噎、哕五者，病势渐进，直至胃气大衰。其四，可通过色脉辨病位属肾、属胃、属脾，辨病性为虚、为寒、为热。

《医宗金鉴》 论小儿呕吐寒热虚实证治※*

吐证总括

诸逆上冲成呕吐，乳食伤胃或夹惊，或因痰饮或虫扰，虚实寒热要分明。

注：呕吐一证，皆诸逆上冲所致也。夫诸逆之因，或以乳食过多，停滞中脘，致伤胃气，不能健运而上逆也；或于食时触惊，停积不化而上逆也；或痰饮壅盛，阻隔气道；或蛔虫扰乱，懊恼不安而上逆也。总之，上逆之因虽不同，而皆能成呕吐也。但病有虚有实，有寒有热，治者当于临证时参合兼见之证，审慎以别之，庶不误矣。

辨呕吐哕证

有物有声谓之呕，有物无声吐证名，无物有声为哕证，分别医治中病情。

注：吐证有三：曰呕，曰吐，曰哕。古人谓呕属阳明，有声有物，气血俱病也；吐属太阳，有物无声，血病也；哕属少阳，有声无物，气病也。独李杲谓呕、吐、哕俱属脾胃虚弱。洁古老人又从三焦以分气、积、寒之三因。然皆不外诸逆上冲也。治者能分虚实，别寒热以治之，

自无不曲中病情矣。

伤乳吐

乳食过饱蓄胃中，乳片不化吐频频，身热面黄腹膨胀，消乳保和有神功。

注：伤乳吐者，因乳食过饱，停蓄胃中，以致运化不及，吐多乳片，犹如物盛满而上溢也。其证身热面黄，肚腹膨胀。治宜消乳丸、保和丸。化其宿乳，安胃和中，节其乳食，自然止也。……

伤食吐

过食伤胃腹胀热，恶食口臭吐酸黏，眼胞虚浮身潮热，须服三棱和胃煎。

注：伤食吐者，因小儿饮食无节，过食油腻、面食等物，以致壅塞中脘而成也，其证肚腹胀热，恶食口臭，频吐酸黏，眼胞虚浮，身体潮热。治宜清胃和中为主。先用三棱丸止其吐，再用和胃汤化其滞，而病渐愈矣。……

夹惊吐

食时触异吐清涎，身热心烦睡不安，截风观音散极妙，止吐定吐丸可痊。

注：夹惊吐者，多因饮食之时，忽被惊邪所触而致吐也。其证频吐青涎，身体发热，心神烦躁，睡卧不宁。先用全蝎观音散截其风，次用定吐丸止其呕，而病可痊矣。……

痰饮吐

痰饮壅盛在胸中，痰因气逆呕吐成，眩晕面青吐涎饮，香砂二陈六君宁。

注：痰饮吐者，由小儿饮水过多，以致停留胸膈，变而为痰，痰因气逆，遂成呕吐之证。其候头目眩晕，面青，呕吐涎水痰沫也，宜用香砂二陈汤。虚者，香砂六君子汤治之。……

虫吐

虫吐胃热或胃寒，色变时疼呕清涎，寒热当以阴阳辨，化虫加减理中痊。

注：虫吐之证有二：有以胃经热蒸者，有以胃经寒迫者，皆能令虫不安，扰乱胃中而作吐也。其证唇色或红或白，胃口时痛时止，频呕清涎。属寒属热，当从阴阳之证辨之，热者化虫丸主之，寒者加减理中汤主之。……

虚吐

虚吐多因胃弱成，神倦囟动睡露睛，自利不渴频呕吐，丁沉四君药最灵。

注：虚吐之证，多因胃气虚弱，不能消纳乳食，致成此证也。其精神倦怠，囟门煽动，睡卧露睛，自利不渴，频频呕吐者，以丁沉四君子汤治之。……

实吐

小儿实吐腹胀满，二便不利痞硬疼，发渴思凉吐酸臭，三一承气可收功。

注：实吐者，小儿平素壮实，偶而停滞，胸腹胀满，二便秘涩，痞硬疼痛，口渴思饮寒凉，吐多酸臭也。宜用三一承气汤下之，二便利而吐止矣。……

寒吐

朝食暮吐为冷吐，乳食不化不臭酸。四肢厥冷面唇白，姜橘丁萸理中煎。

注：寒吐者，皆因小儿过食生冷，或乳母当风取凉，使寒气入乳，小儿饮之，则成冷吐之证。其候朝食暮吐，乳食不化，吐出之物，不臭不酸，四肢逆冷，面唇色白，治当温中定吐。胃微寒者，姜橘散主之；寒甚者，丁萸理中汤主之。……

热吐

食入即吐因胃热，口渴饮冷吐酸涎，身热唇红小便赤，加味温胆汤可痊。

注：热吐之证，或因小儿过食煎煿之物，或因乳母过食厚味，以致热积胃中，遂令食入即

吐，口渴饮冷，呕吐酸涩，身热唇红，小便赤色。治宜清热为主，加味温胆汤主之。

——清·吴谦《医宗金鉴·幼科杂病心法要诀·卷五十二·吐证门》

【提要】 本论主要阐述小儿呕吐的寒热虚实辨证及其论治。要点如下：其一，呕吐诸证病因虽繁，但皆由气逆上冲所致。诸逆之因包括食积、触惊、痰饮和蛔虫等。此病有寒热虚实，更有诸多兼症，须审慎分辨，方不贻误。其二，对前人关于呕、吐、哕三者的鉴别进行了汇总和探讨。其三，对吐证总括中提出的寒热虚实辨证总纲，按病因病机分型详细论述。伤乳吐宜化宿乳，安胃和中，节乳食；伤食吐宜清胃和中；夹惊吐宜先截风，后定吐；痰饮吐分虚实，实者用香砂二陈汤，虚者用香砂六君子汤；虫吐热者用化虫丸，寒者用加减理中汤；虚吐用丁沉四君子汤；实吐便秘用下法；寒吐分轻重，微寒者用姜橘散，寒甚者用丁萸理中汤；热吐宜清热。

🏵 陈复正 论小儿呕吐辨治※*🏵

《经》曰：诸逆冲上，皆属于火；诸呕吐酸，皆属于热。又曰：寒气客于肠胃，厥逆上出，故痛而呕。夫呕吐者，阳明胃气下行则顺，今逆而上行，故作呕吐。其证有声有物谓之呕，有物无声谓之吐，有声无物谓之哕。又曰干呕，久病见此者死。盖小儿呕吐，有寒，有热，有伤食。然寒吐热吐，未有不因于伤食者，其病总属于胃。复有溢乳、呗乳、呕哕，皆与呕吐相似，而不可以呕吐治。更有寒热拒格之证，又有虫痛而吐者，皆当详其证而治之。凡治小儿呕吐，先宜节其乳食。节者，减少之谓也。凡呕吐多渴，不可与之茶水，水入复吐，终不能止，必强忍一二时久，而后以米汤与之，吐自止矣。

寒吐者，乳片不消，多吐而少出，面白眼慢，气缓神昏，额上汗出，脉息沉微，宜温中消食。轻者藿香正气散；不止，理中汤加藿香；又不止，参香散。再若不止，此阴盛格阳，谓之拒格，急以理中汤一剂，用公猪胆汁和童便少许，将药润湿炒熟，煎服即止。此《内经》热因寒用之法也。盖阴寒太过，阳热之药拒而不纳，故以猪胆、童便为向导，其始则同，其终则异，下咽之后，阴体渐消，阳气乃发也。

热吐者，面赤唇红，吐次少而出物多，乳片已消，色黄，遍身发热而烦躁。夏月多此证，宜五苓散加藿香，不止，藿连汤，再不止，用理中汤，煎熟，调六一散冷服即止。此寒因热用也。

伤食吐者，眼胞浮肿，面色微黄足冷，其热日轻夜重，或吐馊酸之气，或吐黄水，或吐青痰，其脉弦实而滑。此有宿食也，宜下去其积乃止，消积丸。

伤乳吐者，才乳即吐，或少停而吐。此因乳食无度，脾胃娇嫩，不能运化。此满则溢也，名嗌乳。但宜节其乳，则吐自止。

呗乳者，时时吐乳而不多，似吐非吐，皆胃虚所致也，宜参香散。

有乳多而吐出者，非真吐也。苟不知禁，即成真吐也。百日内小儿多有之，盖身小身软，必等乳母拥抱之，苟有倾侧，乳即溢出。此人事也，不须用治。

嗽吐者，儿有咳嗽，必待其嗽定，方可与乳。若嗽未定，以乳哺之，其气必逆，乳不消化而为痰，痰气壅塞，嗽不得转而吐乳也，枳桔二陈汤。

小儿初生三日内吐乳者，用丁香三粒、陈皮三分、生姜三片，煎服自止。又不若煨姜汤更妙，此予用最多者，盖三四日，总皆寒吐也。

初起呃乳，即当调治。如呃不已即成吐，吐不已即成呕，呕不已即成哕，至此胃气大虚，精神渐脱矣。若呕吐不已，日渐沉困，头陷颅肿，青筋大露者，并频吐不食，昏沉语塞，喘急大热，常吐腥臭者，皆死。

哕者，有声无物，最恶之候。凡久病之后而见此者，皆为不治。

予按：为医者临诊医病，贵能体贴病情，能用心法。大凡呕吐不纳药食者，最难治疗。盖药入即吐，安能有功？又切不可强灌，胃口愈吐愈翻，万不能止。予之治此频多，先将姜汤和黄土作二泥丸，塞其两鼻，使之不闻药气。然后用对证之药煎好，斟出澄清，冷热得中，止服一口，即停之半时之久。再服一口，又停之良久，服二口，停之少顷，则任服不吐矣。斯时胃口已安，焉能得吐？愚人不知，明见其吐药不纳，偏以整杯整碗强灌之，则一吐倾囊而出，又何药力之可恃乎？此等之法，不但幼科可用，即方脉亦当识此。倘临证不体病情，全无心法，即如呕吐一证，虽能识病，虽能用药，其如不纳何哉？

——清·陈复正《幼幼集成·卷三·呕吐证治》

【提要】　本论主要阐述小儿呕吐的辨证施治。要点如下：其一，小儿呕吐未有不因于伤食者，病位在胃。其二，主要继承了万全的学术思想对呕吐进行辨证施治。其三，提出医者治病应体贴患者病情，小儿呕吐，药入即吐，不可强灌，可塞住小儿两鼻，待药物冷热适当，少量多次服用，方不致药入不纳。

2.3.4　小儿泄泻

小儿泄泻是以大便次数增多、便质稀薄或如水样为特征的儿科常见病。本病一年四季均可发生，但以夏秋较为多见。根据泄泻的病因病机，又有"热泻""寒泻""暑泻""脾虚泻""伤食泻""惊泻"等病名。小儿泄泻的病因主要分为外感和内伤两部分。外感风、寒、热、暑、湿均可导致泄泻，内伤主要来源于饮食过饱或喂食生冷油腻以及感受惊恐。本病病位在于脾胃，以健脾化湿为基本治则。实证当以祛邪为主，伤食泻宜消食导滞，风寒泻宜疏风散寒，湿热泻宜清热利湿。虚证当以扶正为主，脾虚宜健脾益气，脾肾阳虚宜温补脾肾。变证气阴两伤宜益气养阴，阴竭阳脱宜回阳救逆。此外，肝木乘脾宜平肝补脾。除内服汤药外，还可使用推拿、针灸、艾灸、敷脐等疗法。本病及时治疗预后良好，若迁延不愈，可变为疳证和慢脾风。

巢元方　论小儿泄泻病因病机[**]

洞泄下利候

春伤于风，夏为洞泄。小儿有春时解脱衣服，为风冷所伤，藏在肌肉，至夏因饮食居处不调，又被风冷入于肠胃，先后重沓，为风邪所乘，则下利也。其冷气盛，利甚为洞泄，洞泄不止，为注下也。凡注下不止者，多变惊痫，所以然者，本挟风邪，因利脏虚，风邪乘之故也。亦变眼痛生障，下焦偏冷，热结上焦，熏于肝故也。……

热利候

小儿本挟虚热，而为风所乘，风热俱入于大肠，而利为热。是水谷而色黄者，为热利也。

冷利候

小儿肠胃虚，或解脱遇冷，或饮食伤冷，冷气入于肠胃而利，其色白，是为冷利也。冷甚则利青也。

冷热利候

小儿先因饮食，有冷气在肠胃间，而复为热气所伤，而肠胃宿虚，故受于热，冷热相交，而变下利，乍黄乍白，或水或谷，是为冷热利也。

卒利候

小儿卒利者，由肠胃虚，暴为冷热之气所伤，而为卒利。热则色黄赤，冷则色青白。若冷热相交，则变为赤白滞利也。

久利候

春伤于风，至夏为洞泄。小儿春时解脱，为风所伤，藏在肌肉，至夏因为水谷利，经久连滞不瘥也。

——隋·巢元方《诸病源候论·卷之四十七·小儿杂病诸候》

【提要】 本论主要阐述各型小儿泄泻的病因病机。要点如下：专章记载小儿泄泻的文献，当首推《诸病源候论》。在此书中，泄泻尚未成为一个单独的疾病，且与痢疾混杂，但此病广泛地散布于书中，其病因病机得到较为细致的论述。本论主要阐述三个重要的观点。其一，将小儿泄泻按照病因病机属于风冷、风热和冷热之不同，分为洞泄、下利、热利、冷利及冷热利；按照泄泻发作时间的久暂不同，又分为卒利和久利。其二，小儿肠胃虚，风热与冷气侵入是泄泻发病的重要因素。其三，提出泄泻不止，会出现惊痫与痢疾的转归。如"凡注下不止者，多变惊痫""若冷热相交，则变为赤白滞利也"。

孙思邈 小儿泄泻综论※*

调中汤 治小儿春秋月晨夕中暴冷，冷气折其四肢，热不得泄，则壮热，冷气入胃变成下利，或欲赤白滞起数去，小腹胀痛，极壮热，气脉洪大，或急数者，服之热便歇，下亦瘥也，但壮热不吐下者，亦主之方。……

——唐·孙思邈《备急千金要方·卷五上·少小婴孺方上·伤寒》

温中汤 治小儿夏月积冷，洗浴过度，及乳母亦将冷洗浴，以冷乳饮儿，儿壮热忽值暴雨，凉加之，儿下如水，胃虚弱，则面青肉冷，眼陷干呕者，宜先与此调其胃气。……

泽漆茱萸汤 治小儿夏月暴寒，寒入胃则暴下如水，四肢被寒所折，则壮热经日，热不除，经月许日变，通身虚满，腹痛，其脉微细，服此汤一剂，得数后渐安神。

——唐·孙思邈《备急千金要方·卷十五下·脾脏下·小儿痢》

【提要】 本论主要阐述小儿四季感寒所致泄泻的病因病机、症状及治法。要点如下：若春秋月晨夕中暴冷，冷气入肠胃，采用调中的治法。夏月若小儿脾胃素虚，感受湿冷泻下，当温中调其胃气。若暴寒入胃，肢寒而身壮热，实则为真寒假热之象，临床当明辨。

《小儿卫生总微论方》　泻论※

泻色白者，冷泻也。此由小儿肠胃虚弱，因解脱风冷干之，或因食寒饮冷，入于肠胃，冷气相搏，为下利也。其色白面白，或腹痛者，并宜调中。若又伤风冷，前后重沓，冷甚则泻不止，而为泄注也。

泻色赤者，热泻也。此由小儿肠胃本挟虚热，而风冷乘之，入于肠胃之间，热气相搏，而为利下，故其色赤也。宜微下之，以导其热，后调其气。

泻色乍赤乍白，或水或谷者，此冷热泻也。由小儿肠胃先因有冷，而复伤热，或先有其热，而复伤冷，肠胃宿虚，冷热交攻，而为利下。宜调其冷热，和养其气。

泻色黄、赤、红、黑者，皆热也。赤黑者有毒，并微下之，然后调气。

泻色青，发热有时，睡卧不安者，此惊泻也。小儿粪黄，脾胃土之本色也；色青者，肝木为风，肝木来刑脾土，宜早治之。不尔，则变脾风，而发瘛疭，则难治也。所谓粪青者，须才便下，便色青是也。若初下时黄，良久乃青者非也。小儿安者皆然，不可认为青粪也。若泻色青白，谷不化者，此谓冷也。宜温补脾胃，发散风冷。

泻酿下色赤白，腹大，上青筋见，发稀饶啼，或吃泥土，时有蛔虫，此疳泻也，宜止泻退疳。

泻多日，唇口及粪色皆白，粪颇多者，久因成冷，脾胃衰困，恐变脾风发痫。宜以药防备而温养，补助脾胃。

泻于暑热时多患者，谓时热及饮食皆冷故也，不伤于热，必伤于冷。若伤热伏暑而泻者，则心脏烦热，必小便不利，清浊不分，泻色赤黄，宜利小便，解暑热。若小便快而泻者，冷泻也。色必青白，谷不化，宜温脾胃止泻。

泻者不可急以热药止之，多变为痢而下脓血也，当审察冷热证候，详度缓急施治也。

——宋·佚名氏《小儿卫生总微论方·卷九·吐泻论·泻论》

【提要】　本论主要阐述小儿泄泻的分类、病因病机与治法。要点如下：其一，将小儿泄泻按照大便颜色不同，分为冷泻、注泻、热泻、冷热泻、惊泻、疳泻、久泻及暑月泄泻等，阐明了病因病机，总以便色白为寒，便色黄、赤、红、黑属热，而赤黑为毒热。其二，提出泄泻日久可变生他病，如痫病。其三，强调指出热泻，宜轻微泻下，通因通用，以泻其热，然后调气。惊泻，宜温补脾胃，发散风冷。疳泻，宜止泻退疳。泄泻日久，宜以药温养，补助脾胃，以防生变。其四，对于泄泻，不可急用热药止泻，防止变为痢疾而下脓血。当审察冷热证候，辨别缓急来施治。治疗泄泻，辨证施治是关键。

刘　昉　论小儿泄泻辨治※※

《养生必用》论下利谓：古人凡奏圊（圊，圈也）泻者，皆谓之利。寻常水泻，谓之利。米谷不化，谓之米谷利，或言下利清谷（清，冷也）。痢，谓之滞下，言所下濡滞（脓血点滴，坐圊迟久，岂不谓之滞下也）。痢有四种：寒、热、疳、蛊是也。（白多为寒；赤多为热，兼以后重；赤白相杂为疳；至蛊则纯下血。）随证用药，不若今人之妄也。……

茅先生小儿有积泻候：面带青黄，眼微黄，上渴，肚膨呕逆，遍身潮热，通下臭秽，此候多因食物过度，伤着脾胃。所治者，先用青金丹与取下积，后用匀气散、醒脾散、香连丸相夹调理即愈。……

茅先生小儿有中惊泻候：面青色，眼微青，身微热，下泻青红水，或如草汁。此候本因先有惊，积在后，吃冷物冲发致此。所治者，先用活脾散、镇心丸、夹乳香散、匀气散与调理即愈。……

茅先生小儿有中伤泻候：肚膨胀硬，身微热，微微地呕。此候本因父母爱惜儿子，将黏滑物与吃，见食得美后，一向过剩将与儿子吃，奈儿子痴食，噎着五脏，停在胸膈不消化，蓦然间泻下。所治者，先用醒脾散、匀气散与调二日，见泻渐疏，便下青金丹与通下。元食所伤，后再下匀气散、健脾散与服。……

茅先生小儿有中冷泻候：腹中虚鸣，身微冷，腹肚胀满，此候因冷食所伤至此。所治者，先用乳香散、调中饮与吃即愈。……

茅先生小儿有中热泻候：浑身微热，上渴，蓦地泻下如水。此候本因儿子当风日，或日下夹去被，日晒得五脏受虚毒热，忽然引水吃过多，致不消化如此。所治用乳香散夹三圣丸、龙涎膏与服即愈。

——宋·刘昉《幼幼新书·卷第二十八（泄泻羸肿）》

【提要】 本论旨在对泄泻和痢疾进行辨析并阐述小儿泄泻辨证施治。要点如下：其一，本论引用宋代初虞世《古今录验养生必用方》之论，将小儿泄泻和痢疾的古代称谓进行了区分，认为"寻常水泻，谓之利"，而"所下濡滞"是为"痢"。古代文献中泄泻、痢疾、吐泻常合并一处论述，提醒后世随证用药，不可妄用。其二，引用茅先生之言，说明小儿泄泻中积泻、惊泻、伤泻、冷泻、热泻的临床表现、病因病机以及方药论治。提出积泻因食物过度，损伤脾胃所致；惊泻先有惊，积在后；中伤泻源于父母溺爱孩子，过食不易消化之物所致；中冷泻，因冷食所伤；中热泻，则为热所伤。观其方药，辨证施治，治疗多用调气健中之品，重视梳理气机，对临床具有一定指导意义。

张从正 小儿泄泻分阴阳利水道论※※

凡大人、小儿暴注水泻不止，《内经》曰：此名暴速注泻，久而不愈者，为涌泄注下。此乃火运太过之病也，火性暴速故也。急宜用新汲水调下甘露饮子、五苓散、天水散；或用井花水煎此药，放冷服之，病即瘥矣。不可用御米壳、干姜、豆豉、圣散子之类，纵然泻止，肠胃气滞不通，变为腹胀。此法宜分阴阳，利水道，乃为治法之妙也。

——元·张从正《儒门事亲·卷十一·湿热门》

凡治小儿之法，不可用极寒极热之药，及峻补峻泻之剂，或误用巴豆、杏仁、硫黄、腻粉之药。若用此药，反生他病。小儿易虚易实，肠胃嫩弱，不胜其毒，若治之，宜用分阴阳、利水道最为急，用桂苓甘露散之类。

——元·张从正《儒门事亲·卷十一·二火类》

【提要】 本论主要阐述采用"分阴阳，利水道"的方法治疗泄泻的方法。要点如下：其一，井花水，药名，即井华水。清晨从井中第一次汲取的水。御米壳，即罂粟壳。其二，火运太过所致暴注水泻，当分辨阴阳，调理中焦，通利水道，使湿邪自去，泄泻则止。其三，此病不可收涩，否则肠胃气滞变为腹胀。其治法与《幼幼新书》相同，同样重视调气。其四，指出小儿易虚易实，肠胃嫩弱，不可用极寒极热以及峻补峻泻之剂，以免变生他病。

🏵 曾世荣　诸泻论※* 🏵

论泻之原，有冷泻、热泻、伤食泻、水泻、积泻、惊泻、风泻、脏寒泻、疳积酿泻，种种不同，各分于后。

冷泻多是白水，泻密而少，腹痛而鸣，眉皱目慢，面带白色，额有汗多，此为冷泻。冲和饮、当归散合和，水、煨姜煎服；并守中汤、参苓白术散、益中膏、沉香槟榔丸治之。

热泻大便黄色，如筒吊水，泻过即止，半日复然，心烦口渴，小便黄少，食乳必粗，此为热泻。先用五苓散或大顺饮，次以钱氏白术散主之，香薷散亦佳。

伤食泻，乃脾胃素弱，复为生冷果食所伤，故大便不聚而泻；或因乳母餐生冷肥腻之物，自乳而过，亦能作泻，面唇俱白，泻稀而少，或如坏鸡子，腥臭异常，身形黄瘦，名伤食泻。宜先温正胃气，次理积而后固脾。冲和饮、当归散合和，水、煨姜、枣子煎服；理积，儿大者乌犀丸，小者化癖丸、三棱散；固脾，和中散、醒脾散。

水泻谓之洞泄，乃阴阳不顺，水谷不分，泻黄水而小便少，番次密而无度。是夏秋之际，昼则解衣取凉，夜则失盖感冷，冷热相激，清浊浑乱；或因母自热中来，乳有热气，遽以哺之，令儿脾胃不和，水谷交杂而下。以咬咀五苓散加薏苡仁、车前子、半夏，水、姜煎服，分正阴阳。或先用大顺饮，温白汤调下，香薷散调中止补。钱氏白术散、六和汤亦好。

积泻，脾气虚弱，乳食入胃，不能运化，积滞日久，再为冷食所伤，传之大肠，遂成泄泻，留连不止，诸药不效。盖以积在脾胃，积既未除，何由得愈？宜先去积，后止泻，泻止实脾，则病除矣。三棱散、乌犀丸，续用沉香槟榔丸、参苓白术散、和中散、香橘饼调理。

惊泻，粪青如苔，稠若胶黏，不可便止，但镇心抑肝，和脾胃，消乳食，斯为治法。先投五苓散，次用三棱散，水、姜、粳米煎服；或三解散，煨神曲、生姜煎汤调服，及沉香槟榔丸、不惊丹调治。

风泻，慢惊大病后有之。其粪稀，黄褐色，或夹不消乳食同下，此因脾虚所致；或夹褐黑色者，属肾，盖脾虚为肾水所乘故也。若久不进饮食，再有惊搐，宜疏肾水，去脾风，次补脾则自愈，庶无复作之患。疏肾水，咬咀五苓散加黑牵牛半生半炒，并薏苡仁，水、姜煎服。去脾风，泻黄散。调脾气，参苓白术散。

脏寒泻，粪如青竹色，下稀不稠，或下青水，未泻时腹痛而鸣，叫哭方泻，多是生来三五月内有此，周岁则无。始因断脐带短，风冷自外逼内而成。此疾先用冲和饮，水、葱白煎投，温中解表；次以当归散，水、煨姜煎服，及投匀气散、理中汤。

疳积酿泻，其候面色萎黄，肚胀脚弱，头大项小，发稀且竖，肌肉消瘦，不思饮食，昼凉夜热，或腹内有癥癖气块，泻则颜色不等，其臭异常。其泻有时，或一月半月旬日一番，自泻自止，名为疳积酿泻。先以当归散，加三棱、陈皮，水姜煎服；次投乌犀丸、沉香槟榔丸，及化癖丸、芦荟丸、没石子丸。儿最小者，难下丸子，止投三棱散、快膈汤，自然痊愈。

——元·曾世荣《活幼心书·卷中明本论·诸泻》

【提要】 本论主要阐述小儿泄泻的分类及症状。要点如下：其一，将小儿泄泻以病因不同分为九类，即冷泻、热泻、伤食泻、水泻、惊泻、风泻、脏寒泻和痫积酿泻，其中伤食泻、积泻、风泻、脏寒泻之名是为作者首次提出。其二，提出了九种泄泻的因机与治疗。如伤食泻病因为脾胃虚弱，饮食生冷，或乳母饮食生冷，采用先温正胃气，次理积，后固脾的治法。先祛积后养脾的治疗顺序一直被后世沿用。积泻因脾虚积滞，饮食伤冷所致，治宜去积、止泻、实脾。惊泻治宜镇心抑肝，和脾胃，消乳食。风泻因慢惊病后，脾虚为肾水所乘，脾肾阳虚，治宜疏肾水，去脾风，再补脾。脏寒泻病因为小儿断脐，风冷入内。痫积酿泻即痫泻。作者认为"除痫泻为虚热泻，余皆脏腑虚寒怯弱得之。"

彭用光 诸泻治法※

泄泻之源，有寒泻、热泻、伤食泻、暑泻，种种不同，各分于后。

寒泻者，乃寒气在腹，攻刺非痛，洞下青水，腹内雷鸣，米饮不下，宜理中汤。如四肢厥冷寒极者，加附子、官桂之类。

热泻者，粪色黄赤，肛门灼痛，小便不利，心烦口燥，食乳必粗，宜五苓散，吞下香连丸。

伤食泻者，因饮食过多，有伤脾气，遂成泄泻，故大便不聚，臭如败卵，宜理中汤加砂仁半钱，或下积丸。有因伤面而泻者，养胃汤加萝卜子炒研半钱。痛者，更加木香三分；泻甚者，去藿香，加炮姜三分。

暑泻者，因中暑热，宜胃苓汤，或五苓散加车前子末少许，甚效。或六和汤亦好。

——明·彭用光《原幼心法·中卷·吐泻门·论小儿吐泻宜暂断乳·诸泻治法》

【提要】 本论主要阐述小儿泄泻辨证施治。要点如下：作者引用《丹溪心法》中的部分言论，将小儿泄泻分为寒泻、热泻、伤食泻和暑泻四类。提出寒泻因寒气在腹，用理中汤温里。热泻病在湿热，方用五苓散，与元代《活幼心书》方有重合。伤食泻因饮食伤脾而致，并提出伤于面食用养胃汤加萝卜子。暑泻者，因中暑热，清热利湿，用胃苓汤或五苓散加车前子。

鲁伯嗣 论小儿泄泻治法※※

冷泻 第六十六问

汤氏云：此乃脾虚受冷，致令水谷不化，泄泻注下。仲阳云：小儿不能食乳，泻褐水，身冷，无阳也，当健脾，益黄散主之。今不同，当依加减法用之，始为稳当。冷积泻，没石子丸极效，人参散、理中汤加减服尤佳，更加肉豆蔻则止，来复丹、不换金正气散皆可，观音散、银白散加减调治，乃平和之剂也。……

热泻 第六十七问

汤氏云：小儿热泻者，大便黄而赤，或有沫，乃脏中有积，或因乳母好饮酒，或嗜热物，或生下伤温蕴热。医者不明，但用豆蔻、诃子等药，服之如水浇石，既不识其症，故不辨其冷热，用药又不得法，焉得取效矣。此症当以小便赤少，口干烦躁为验，治法当用钱氏白术散去木香用之，五苓散去桂亦可服。其热甚者，四逆散、大柴胡汤去大黄，服之殊验也，更用黄连丸等剂亦佳，调中汤去大黄加黄连、枳壳。如夹热而泻，太阳与少阳合病，自下利者，与黄芩汤，呕者加半夏也。又有夹热泻利，而小便秘涩赤甚者，四顺清凉饮主之。……

伤食泻 第六十八问

汤氏云：凡此泻，不宜便补，先用消食药，或用紫霜丸取其积尽，然后可补。《经》云：食泻重，当取痹，虚用补虚。治食泻与香橘饼子，加减观音散、调中汤散以意加减。凡伤食泻，不可即止，宜节饮食，当用进食丸取下食积令尽，次以钱氏加减益黄散，只一服可止，此乃切要治法，然后异功散、四君子汤调理，必取全安。有腹中雷鸣下利者，生姜泻心汤主之。如冷积酿泻，用香朴散止之。白术散以和气调胃，调中散、保安丸能止伤食泻，感应丸、沉香煎、三棱丸皆可服。……

惊泻 第六十九问

仲阳云：慢惊病后，或吐泻胃虚，或气弱因惊，眼白如淡墨，下痢青黄，此泻合温补，至圣保命丹、钩藤饮主之。或乳随粪下，消乳丸、进食丸主之。或微渴心脾喘燥狂热，此泻尤难治，辰砂五苓散主之，冷者定命饮子主之，后与温惊朱君散，睡惊太乙丹。

——明·鲁伯嗣《婴童百问·卷之七》

【提要】 汤氏，指宋代医家汤民望，著《婴孩妙诀论》。本论归纳整理了宋代汤民望和钱乙治疗小儿泄泻的经验，分别阐述了冷泻、热泻、伤食泻及惊泻的病因病机、症状及具体治法、方药。脾虚受冷而成冷泻；乳母饮酒，或嗜热物，或生产后伤湿蕴热而成热泻；伤食泻应先去积，后可补；慢惊病后，或吐泻胃虚，或气弱因惊导致的小儿惊泻由虚所致，宜温补。

张昶 诸泻皆因热宜下论※*

或曰：感何而成泻泄？对曰：诸泄皆因热，初病宜下，柴胡、黄芩、连、柏、栀子、连翘、石膏、朴硝、大黄下之。

或曰：肚腹胀满，食即吐逆，何泄也？对曰：脾泄也。白术、白芍、陈皮、白茯苓，诸泄必用之品，甘草、干姜、肉桂、缩砂、草果、吴萸、附子、麦芽、文蛤炒作引。

或曰：饮食不化，下利黄色，何泄也？对曰：此胃泄也。白术、白芍、陈皮、山楂、神曲、枳实、枳壳、茯苓、甘草、青皮、紫苏叶，萝卜子炒作引。

或曰：大便色白肠鸣切痛者，何泄也？对曰：大肠泄也。白术、白芍、青陈、当归、枳壳、厚朴、缩砂、玄胡索。头痛加川芎、白芷、石膏、藁本。渴加葛根、天花、泽兰叶。

或曰：溲便脓血，小便时痛，何泄也？对曰：此小肠泄也。白术、芍药、青陈、石膏、黄连、栀子、木通、槐角。烦躁加黄连、知母、地骨皮，呕吐加丁香、姜汁。

——明·张昶《小儿诸证补遗·小儿土旺令脾胃证》

【提要】 本论主要阐述小儿诸泻皆因热所致，初病宜下的观点。要点如下：作者援引《难经》"五泄"的病名和症状，以问答的形式，列举了治疗"五泄"的具体药物以及兼证用药。与刘完素在《素问病机气宜保命集》中提出的"五泄"的治疗方剂（胃泄、小肠泄用承气汤，脾泄用建中及理中汤，大肠泄用干姜及附子汤，胃泄、小肠泄、大瘕泄皆可用清凉饮子）有法理相通之处。

❧ 万　全　泄泻证治[※] ❧

泄泻先须辨五因，治分三法见于经，

养其脾胃尝为本，莫使五虚成慢惊。

　　泄有五者，谓风、寒、暑、湿、食积也，皆属湿论。故风湿、寒湿、湿热、中湿，此者湿之生于外者也，食积，则湿之生于内者也，叔和云湿多分五泻者是也。治有三法者，按仲景《伤寒论》云：下利不止者，宜理中丸。理中者，理中气也。治泻，不利小便非其治也，五苓散主之。不止者，利在下焦也，宜赤石脂禹余粮汤止之。故初则温中，理其胃气也；次则分利，使阴阳和畅，水谷分别也；末则止涩，涩可去脱，恐肠胃滑而谷气不收也。此三者，治泻之大法也。故予家传心法，初用理中汤，中用五苓散，末用七味豆蔻丸，或一粒白玉丹，即是仲景之法。

——明·万全《万氏家藏育婴秘诀·卷之三·泄泻证治》

　　【提要】　本论主要阐述小儿泄泻的五种原因及治疗三法。要点如下：作者借鉴仲景之法，认为小儿泄泻有五种病因，即风、寒、暑、湿和食积，而五者总属于湿。其中风湿、寒湿、湿热、中湿，属于外湿，食积属于内湿。治泻有三法：初则温中，次则分利，末则止涩，依次使用理中汤、五苓散、七味豆蔻丸或一粒白玉丹。其在《万氏秘传片玉心书》中又言有四法："初次且行淡渗，温中以次施行，三升四塞救儿婴，此方古今永定。"先淡渗，后温中，再升提，最后收涩。理论借鉴前人，方药又不拘泥于前人。与他人一证一方不同，此法按照病情发展变化用药，符合疾病的证治规律，对于加深对疾病的认识和指导治疗具有一定启迪作用。

❧ 万　全　论小儿四时泄泻^{※*} ❧

　　春月得之名伤风。其证发热而渴，小便短少。宜先清热后补脾，清热薷苓汤，补脾白术散。

　　夏至后得之泻者，有寒有热，渴欲饮水者，热泻也。先服玉露散以清暑止渴，后服白术散以补脾。

　　如不渴者，寒泻也。先服理中丸以温中补脾，后服五苓散以清暑。此祖传之妙也。

　　夏月水泻，其详在因五邪之气所生病条内，有案。

　　秋月得之，伤湿泻也。其证体重，所下溏粪，谓之濡泻。宜渗湿、补脾、利小便，胃苓汤主之，或升麻除湿汤。

　　冬月得之，伤寒泻也。其证腹痛，所下清水。宜温，理中丸或理中汤加熟附子少许主之。不止，宜豆蔻丸。

　　四时之中，有积泻者，面黄善肿，腹中时痛，所下酸臭者是也。宜先去积，后调脾胃，去积丁香脾积丸，调理脾胃胃苓丸。

　　治泻大法：不问寒热，先服理中丸。理中者，理中气也。治湿不利小便，非其治也，五苓散主之。更不止，胃气下陷也，补中益气汤，清气上升则不泻矣。又不止者，此滑泻也，宜涩之，豆蔻丸主之。此祖传之秘法也。

　　小儿泄泻，依法治之不效者，脾胃已衰，不能转运药性以施变化，只以补脾为主，脾胃既健，药自效也，白术散主之，常与无间。此予先父之秘授也。

　　久泻不止，津液消耗，脾胃倒败，下之谷亡，必成慢惊，所谓脾虚则吐泻生风者是也。补脾胃于将衰之先，宜用白术散补之。补之不效，宜用调元汤加建中汤急救。否则，慢风已成，虽使仲阳复生，不可为也。……

小儿泄泻，大渴不止者，勿与汤水饮之，水入则愈加渴而病益甚，宜生脾胃之津液，白术散主之。

久泻不止，发热者，此津液不足，乃虚热也。勿投以凉药，反耗津液，宜白术散主之。甚热之气，黄连丸主之。

——明·万全《幼科发挥·卷之三·脾所生病·泄泻》

【提要】　本论主要阐述不同季节小儿泄泻的发病特点。要点如下：其一，春天泄泻又名伤风，治宜先清热后补脾。夏至后泄泻有寒有热，热者先清暑后补脾，后者先温中补脾后清暑。秋天得之，为湿泻、濡泻，治宜渗湿、补脾、利小便。冬天为伤寒泻，宜温。一年四季中有积泻，应先去积，再调脾胃。其二，作者提出"治泻大法，不问寒热，先服理中丸"，可见调理中焦之气对于治疗小儿泄泻具有重要意义。其三，除了理中丸，白术散亦是书中一个重要方剂。脾胃衰败，不能转运药物，治之不效，用白术散；久泻津液耗伤，脾胃倒败，将转归为慢惊，用白术散；大渴不止，勿与汤水，用白术散；久泻发热，乃虚热，用白术散。可见，白术散是补养脾胃，生脾胃之津液的良方。清《幼幼集成》云："盖白术散乃渴泻之圣药。"

万　全　湿致五泄病因论

湿成五泄者，有内因者，有外因者，有不内外因者。如因于风者，水谷不分，谓之飧泄。因于热者，水谷暴泄，谓之洞泄。因于寒者，水谷不化，谓之溏泻。因于湿者，水谷稠黏，谓之濡泻。此四泻者，外因之病，湿自外生者也。因于积者，脓血交杂，肠鸣腹痛，所下腥臭，谓之瘕泻。瘕者，宿食积滞之名，乃食瘕也。此内因之病，湿自内生者也。有不内外因者，乃误下之病，有挟热、挟寒之分，所谓肠垢泻溏者是也。

——明·万全《幼科发挥·卷之三·脾所生病·泄泻》

【提要】　本论主要阐述泄泻的病因。要点如下：泄泻由湿而致，有外因（外湿）、内因（内湿）与不内外因之分。作者认为湿自外生者，为感受风、热、寒、湿四种外邪而致飧泻、洞泄、溏泻和濡泻四证。湿自内生者，由于宿食积滞而致瘕泻，其症状脓血交杂，非小儿泄泻，是为痢疾。而由误下所致泄泻，是为不内外因。

薛　铠、薛　己　论小儿泄泻辨治

冷泻

汤氏云：冷泻者，乃脾胃虚寒，水谷不化而泄。钱仲阳云：小儿不能食乳，泻褐色，身冷无阳也，当用益黄散加减治之。大便清白，口不烦渴，冷积泻也，理中汤主之。若口鼻吸风寒之气，脾胃受生冷之食而作者，先用理中汤，后用异功散。命门火衰，不能温蒸中州之气，故脾胃虚寒者，用益黄散及八味丸。脾胃虚弱者，五味异功散。脾气下陷者，补中益气汤。脾气虚寒者，治者审之。……

热泻

汤氏云：小儿热泻者，大便黄赤有沫，乃脏中有积，或蕴结所致。若小便赤少，口干烦躁，当用四苓散，热甚者四逆散。右腮色赤饮冷，胃经实热也，用泻黄丸。恶冷喜热，胃经虚热也，用白术散。右腮及额间俱赤，心脾翕热也，用泻黄散加炒黑黄连。若左颊右腮俱赤，肝火乘脾土也，用四君子汤加柴胡。若儿暴伤乳食，用保和丸，乳母尤当忌厚味，节饮食。若乳母停食所伤，致儿吐泻等病，当治其母。大抵始病而热者，邪气胜则实也；终变为寒者，真气夺则虚也；久病而热者，内真寒而外假热也。久泻元气虚寒，当参前症治之。……

食泻

东垣云：伤食则恶食。小儿食泻者，因饮食伤脾，脾气不能健运，故乳食不化而出。若嗳臭吞酸，胸膈胀满，腹痛按之益痛者，虽作泻，而所停滞之物，尚未消也，用保和丸。腹痛按之不痛者，乳食已消也，用异功散。脾气伤而未复，不思饮食者，用六君子汤。所伤生冷之物及喜热者，并加木香、干姜。乳食已消，腹痛已止，泻尚未止者，脾失清升之气也，用补中益气汤。……

惊泻

小儿惊泻者，肝主惊，肝，木也，盛则必传克于脾，脾土既衰，则乳食不化，水道不开，故泄泻色青。或兼发搐者，盖青乃肝之色，搐乃肝之症也。亦有因乳母脾虚受惊，及怒动肝火而致者。《经》曰：怒则气逆，甚则呕血及飧泄。法当平肝补脾，慎勿用峻攻之药。脾气益虚，肝邪弥甚，甚至抽搐反张者，亦肝火炽盛，中州亏损之变症也。凡见惊症，即宜用四君、六君、异功散等方，加白附子定风，柴胡平肝引经以杜渐，则必不至泻搐而自安矣。今已见泻吐惊搐，尚不知补脾平肝，以保命、抱龙、镇惊等药治之，其亦去生远矣。

——明·薛铠、薛己《保婴撮要·卷七》

【提要】 本论主要阐述小儿泄泻的辨证施治。要点如下：《保婴撮要》与《婴童百问》中关于小儿泄泻的分类架构相同，甚至都引用了汤氏的内容说明病机，但变证和治疗方药迥异，可相互参照看之，互为补充，利于全面认识小儿冷泻、热泻、食泻、惊泻。薛铠各证中分述各下属证型更详，治疗小儿惊泻尤重补脾平肝，并批评"今已见泻吐惊搐，尚不知补脾平肝，以保命、抱龙、镇惊等药治之，其亦去生远矣"。此法与元代曾世荣提出的"镇心抑肝，和脾胃，消乳食"的治法比较，突出了健脾补脾的重要地位。

徐春甫 治本防变论及小儿泄泻脉候[※※]

泄泻乃脾胃专病，凡饮食寒热，三者不调，此为内因，必致泄泻。又《经》所论春伤风，夏飧泄，夏伤暑，秋伤湿，皆为外因，亦致泄泻。医者当于各类求之，毋徒用一止泻之方而云概可施治，此则误儿岂浅云耳！若不治本，则泻皆暂止而复泻，耽误既久，脾胃益虚，变生他证，良医莫救。

脉候：脉弦者，食积泻；脉微小，虚寒泻。小儿泄泻，微缓者生，洪大急数者危。初生及未满三岁，看虎口脉纹。

——明·徐春甫《古今医统大全·卷之八十九·幼幼汇集·泄泻门》

【提要】　本论主要阐述泄泻的病因、脉候，提出治本防变的观点。要点如下：小儿泄泻责之于脾胃，致病之因有内因饮食失节和外因外感六淫的不同。治疗上当注重辨证施治，治病求本，不能见泻止泻，概用一方。否则，恐失治误治，加重病情或变生他证。另外，又从脉诊的角度辨别小儿泄泻的虚实及预后。

◆ 秦昌遇　暴泄非阴久泄非阳论※* ◆

《内经》曰：春伤于风，夏必飧泄。又曰：湿胜则濡泄。夫脾胃同湿土之化，主腐熟水谷，胃气和平，饮食入胃，精气则输于脾土，归于肺金，行于百脉，而成营卫。若饮食一伤，起居不时，损其胃气，则上升精华之气反下降而为飧泄矣！

批：大凡泻属气虚、火、痰、食积。泻水而腹不满者是湿；饮食入胃不行，完谷不化是气虚；肠鸣泻水，痛一阵，泻一阵是火；或泻或不泻，或多或少是痰；腹痛甚而泻，泻后痛减是食积。

暴泄非阴，久泄非阳。诸书皆以泄泻宜利小便，此乃万古不易之定论。若久泻脾虚，阳气衰弱，伏于阴中，若用淡渗之药，是降之又降，抑其阴而重竭其阳，则阳愈削而精神愈短矣。宜用升阳气药，以羌活、独活、柴胡、升麻、防风、甘草治之。大法寒湿之胜，助风以平之。又曰下者举之，得阳气升腾而病去矣。此东垣治法。

——明·秦昌遇《幼科折衷·上卷·诸泻》

【提要】　本论主要阐述泄泻的病机。要点如下：作者援引《内经》饮食所伤或起居不时，水谷不化精微反降为飧泻的观点，引用朱丹溪对泄泻的分类，指出小儿泄泻有气虚、火、痰、食积的不同，简明扼要地列举了辨证的关键症状。针对"诸书皆以泄泻宜利小便"的观点，提出"暴泄非阴，久泄非阳"，对于久泄脾虚，阳气衰弱，不宜用淡渗之药分利小便，宜用东垣升阳治法，阳气升腾而病去矣。明代汪机的《医学原理》中言："其始虽因于寒积，而日久亦郁成热。是以先哲谓'暴泄非阳，久泄非阴'是也。"他认为泄泻病因虽有寒，但日久郁热，故泄泻热多寒少，从另一角度提出完全不同的观点。二者皆有道理，是两种不同的病机演化。临床辨证应结合实际，灵活应变，不可拘泥。

◆ 《医宗金鉴》　论小儿泄泻证治* ◆

泻证总括

小儿泄泻认须清，伤乳停食冷热惊，脏寒脾虚飧水泻，分消温补治宜精。

注：泻之一证，多因脾被湿浸，土不胜水而成。然致病之原各异：或乳食停滞不化，或感受寒暑之气，或惊邪外触，或脏受寒冷，或脾虚作泻，更有飧泻、水泻之证。致疾之因不同，而调治之法亦异，医者详细辨之，或分消、或温补，因证施治，庶不误矣。

伤乳食泻

乳食过伤泻酸脓，噫臭腹热胀满疼，口渴恶食溺赤涩，保安平胃奏神功。

注：伤乳食泻者，因乳食过饱，损伤脾胃，乳食不化，故频泻酸脓也。噫臭腹热，胀满疼痛，口渴恶食，小便赤涩，须用保安丸消其滞，次用平胃散和其脾，庶积消而泻止矣。……

中寒泻

过食生冷中寒泻，肠鸣胀痛泄澄清，面白肢冷懒饮食，理中诃子散堪行。

注：中寒泻者，因过食生冷，以致寒邪凝结，肠鸣腹胀，时复疼痛，所泻皆澄彻清冷，面色淡白，四肢逆冷，饮食懒进也。温中理中汤主之。止泻，诃子散主之。……

火泻

火泻内热或伤暑，暴迫下注腹痛疼，烦渴泻黄小便赤，玉露四苓可收功。

注：火泻者，皆因脏腑积热，或外伤暑气，故泻时暴注下迫，肚腹疼痛，心烦口渴，泻多黄水，小便赤色也。先用玉露散清其热，再用四苓汤利其水，庶得其要矣。……

惊泻

惊泻因惊成泄泻，夜卧不安昼惕惊，粪稠若胶带青色，镇惊养脾服通灵。

注：惊泻者，因气弱受惊，致成此证。其候夜卧不安，昼则惊惕，粪稠若胶，色青如苔。治宜镇心抑肝，先以益脾镇惊散定其惊，次以养脾丸理其脾，庶可愈矣。……

脐寒泻

剪脐失护受寒冷，粪色青白腹痛鸣，散寒和气饮极效，温补调中汤最灵。

注：脐寒泻者，多因断脐失护，风冷乘入，传于大肠，遂成寒泻之证。其候粪色青白，腹痛肠鸣。先用和气饮温散之，再以调中汤温补之，庶治得其要矣。……

脾虚泻

脾虚食后即作泻，腹满不渴少精神，面黄懒食肌消瘦，参苓白术奏奇勋。

注：脾虚泻者，多因脾不健运，故每逢食后作泻，腹满不渴，精神短少，面黄懒食，肌肉消瘦也，宜用参苓白术散以补脾，其泻自止。……

飧泄

清气下陷失健运，完谷不化飧泻名，补中益气汤升补，久泻肠滑用四神。

注：飧泻者，或因春伤风邪，清气下陷，脾失健运，以致完谷不化也。治者须补养脾土，用补中益气汤升其中气。若泄泻日久，肠滑不禁者，用四神丸治之。……

水泻

脾胃湿盛成水泻，懒食溏泻色多黄，清浊不分溺短涩，胃苓升阳除湿汤。

注：水泻者，皆因脾胃湿盛，以致清浊不分，变成水泻之证。其候小便短涩、懒食、溏泻色黄，宜用胃苓汤以除湿。若泻久不止，则用升阳除湿汤治之，其证自愈。

——清·吴谦《医宗金鉴·幼科杂病心法要诀·卷五十二·泻证门》

【提要】 本论主要阐述小儿泄泻的八种类型及其分消温补的证治。要点如下：作者将小儿泄泻分成伤乳食泻、中寒泻、火泻、惊泻、脏寒泻、脾虚泻、飧泻和水泻八类，分别指出其病因与治疗，提出分消和温补是其证治的两大方向，证型虽多虽细，然治法不离其宗。

◆ 夏 鼎 小儿泄泻粪色辨寒热论[※※]◆

夏禹铸曰：吐从面色辨之，不爽，泻更宜辨。所泻之色，暴倾下迫属火，水液澄清属寒；老黄色属心肺脾实热，宜清；淡黄色属虚热，宜补；青色属寒，宜温；淡白色属脾虚，宜补；酱色属湿气，宜苍术燥湿；馊臭属伤食，宜消导二陈汤。

脾虚作泻，泻下白色，或谷食不化，或水液澄清，其候面白神疲，唇口惨淡，舌白，口气温冷，治宜理中汤加附子，或六君子汤。

脾热作泻，泻时暴注下迫，便黄溺赤，口气蒸手，烦渴少食，治宜五苓散加山栀仁。

有气虚下陷泻者，宜补中益气汤，其候与脾虚差同。

有伤食兼滞泻者，其候嗳馊气，吞酸胀满，一痛则泻，一泻痛减，治宜用大腹皮、神曲、麦芽、山楂、白术、木香、槟榔。如食已消，痛已止而泻不止者，乃脾失清升之气，宜补中益气汤。若食消而腹犹痛，乃脾痛也，宜小异功散。

有肝泻者，泻青稠黏，乃肝木乘脾。治宜麦冬、桔梗、白术、白茯、人参、木香、酸枣仁、甘草。

先泻数日已止，又泻随发惊，此症多不可治。盖泻而又泻，脾败之极，加之外邪由肺克肝，肝又动风克脾，脾败将死，不受肝克，故肝风烈极毫无泄处，如祛风解热，元气将尽，将谓疗惊不能救脾，将谓救脾惊不能止，无法可治。

——清·夏鼎《幼科铁镜·卷四·辨泻》

【提要】　本论主要阐述小儿泄泻的辨证施治。要点如下：小儿泄泻可从面色、粪色辨其寒热属性，进而指导治疗。《小儿卫生总微论方》中也有从大便颜色辨证施治的记载，夏鼎在此基础上更进一步，多有补充，甚至不同脏腑寒热虚实致便下颜色亦不相同。又言"将谓疗惊不能救脾，将谓救脾惊不能止"，即久泻发惊多不可治。

陈复正　论小儿泄泻辨治 ※*

凡泄泻肠鸣腹不痛者，是湿，宜燥渗之。饮食入胃不住，或完谷不化者，是气虚，宜温补之。腹痛肠鸣泻水，痛一阵、泻一阵者，是火，宜清利之。时泻时止，或多或少，是痰积，宜豁之。腹痛甚而泻，泻后痛减者，为食积，宜消之，体实者下之。如脾泄已久，大肠不禁者，宜涩之，元气下陷者升提之。

泄泻有五：寒、热、虚、实、食积也。但宜分别所泻之色。凡暴注下迫，属火；水液清澄，属寒；老黄色属心脾肺实热，宜清解；淡黄色属虚热，宜调补；青色属寒，宜温；白色属脾虚，宜补；酱色属湿气，宜燥湿；馊酸气属伤食，宜消。

脾土虚寒作泻，所下白色，或谷食不化，或水液澄清。其候神疲，唇口舌俱白色，口气温热，宜理中汤或六君子汤。

热证作泻，泻时暴注下迫，谓其出物多而迅速也，便黄溺赤，口气蒸手，烦渴少食，宜五苓散加栀仁。

有伤食及滞泻者，其候口嗳酸气，吞酸腹胀，一痛即泻，一泻痛减，保和丸消之。

如食已消，痛已止，而犹泄泻不止者，乃脾失清升之气，气虚下陷，补中益气汤。

有风泻，泻而色青稠黏，乃肝木乘脾，宜六君子汤加防风、柴胡、白芍。

有湿泻，腹内肠鸣，肚不痛，身体重而泻水，或兼风者，水谷混杂，宜升阳除湿汤。

凡大泻作渴者，其病不论新久，皆用七味白术散生其津液。凡痢疾作渴亦然。盖白术散为渴泻之圣药。倘渴甚者，以之当茶水，不时服之，不可再以汤水，兼之则不效矣。

久泻不止，多属虚寒，宜参苓白术散，加肉豆蔻煨熟为丸，服之自止。

久泻未止，将成疳者，参苓白术散加肉豆蔻煨，倍加怀山药，共为末。每日服之，则泄泻自止，津液自生，不致成疳矣。

《经》曰：五虚者死，一脉细，二皮寒，三少气，四泄泻不止，五饮食不入。五虚悉具者死，能食者生。

凡泻不止精神好者，脾败也；吐泻而唇深红者，内热也；色若不退者死，面黑气喘者死。遗屎不禁者，肾气绝也。

——清·陈复正《幼幼集成·卷三·泄泻证治》

【提要】 本论主要阐述小儿泄泻的辨证施治。要点如下：清代的陈复正归纳总结了前人的分类，将小儿泄泻化简成五类：寒、热、虚、实、食积，并提出较为明确的辨证和治则，这对指导临床实践有重要意义。他借鉴了夏鼎《幼科铁镜》中由粪色辨寒热的方法，又提出许多不同病因的证型及变证，将黄色细分为老黄和淡黄，老黄为心脾肺实热，淡黄为虚热。又引《内经》"五虚者死"的条文，进而论述泄泻的几种危重不治之证。

郑玉坛 小儿诸泻辨析[※※]

湿泻，湿盛也；濡泻、水泻，泻下多水也；三症皆肠鸣而腹不痛，宜燥湿渗利。寒泻，寒盛也，洞泻，直倾下也，皆如鸭屎之溏，澄澈清冷，肠似雷鸣而腹痛。飧泻，完谷不化，土衰木盛，清气不升也。脾泻，脾虚满闷，食后即作泻也。食泻、胃泻，粪臭稠黏，噫气腹痛属滞热。肾泻，肾气虚寒，每晨行泻数次。饮泻，口渴多饮，饮后即泻，反复如是也。痰泻，时泻时不泻，或多或少也。火泻，腹痛一阵，下泻一阵，粪热暴下也。暑泻，口渴自汗，心烦面垢也。口糜泻，上发口疮，下泻即止，口糜愈，又作泻，上下相移，皆属心经实热。

——清·郑玉坛《彤园医书·小儿科·卷之四·泄泻门·诸泻附法》

【提要】 本论旨在对小儿诸泻从病机的角度进行分类辨析。要点如下：作者认为属于湿盛的有小儿湿泻、濡泻和水泻，属于寒盛者寒泻，属于热者为火泻、暑泻，属于饮食所伤者为食泻和饮泻，属于痰者为痰泻，属于脏腑异常者为飧泻、脾泻、胃泻、肾泻及口糜泻。其中飧泻病机为土衰木盛，清气不升；脾泻为脾虚不能受饮食；胃泻属滞热；肾泻为肾气虚寒；口糜泻为心火下移小肠。

2.3.5 小儿便秘

小儿便秘是指大便秘结不通，排便时间延长的一种病证。又称便闭、大便秘结、大便不通。小儿肠胃脆窄，若乳食积滞，传导失职，或肠胃积热，津液亏少，或因血虚，肠失濡润，或因气虚，传送无力等，均可导致便秘。若胎儿在母体中感受辛热之毒，致小儿初生后二三日不大便，称为初生儿大便不通。初生儿大便不通又称锁肚。临床可根据病因和兼证的不同，分别应用清热通下、消导通下、养血通下、益气通下等治法。小儿便秘还须辨实秘与虚秘。形实、气实、脉实，又能食者为实秘；形虚、气虚、脉虚、食少者为虚秘。实秘虽为内有实邪，当下即下，但宜中病即止；虚秘，虽可用下法治疗，用药宜以缓和为主，不可峻下。

巢元方 小儿便秘大肠实热论※*

小儿大便不通者，腑脏有热，乘于大肠故也。脾胃为水谷之海，水谷之精华，化为血气，其糟粕行于大肠。若三焦五脏不调和，热气归于大肠，热实，故大便燥涩不通也。

——隋·巢元方《诸病源候论·卷之四十九·小儿杂病诸候·大便不通候》

【提要】 本论主要阐述小儿大便不通为热乘大肠所致。要点如下：《诸病源候论》首次将小儿大便不通列为独立病候，详细阐发其病因、病机及症候。认为脏腑有热，移于大肠，大肠热盛为大便燥涩不通的主要原因。宋代刘昉的《幼幼新书》沿袭此观点。

《圣济总录》 小儿便秘大肠实热津亏论※*

论曰：水谷皆入于上焦，至中焦而腐熟，下焦而化出。小儿腑脏挟热，三焦壅滞，津液枯少，不能传道，实热之气，归于大肠，故大便燥涩而不通也。

——宋·赵佶《圣济总录·卷第一百七十九·小儿大便不通》

【提要】 本论主要阐述小儿大便不通的病机。要点如下：《诸病源候论》指出，脏腑有热，实热之邪气下归大肠，可致大便干燥艰涩。《圣济总录》则首次提出小儿大便不通，与三焦疏泄不畅，津液运行不畅，肠道干涩难通有关，在病机上有新的认识。

刘 昉 小儿便秘食滞肠胃论※*

翰林待诏杨大邺问：小儿大小便秘涩者为何？答曰：乳食失度使之。四大不调，滋味有贪，遂乃五脏受病，甘甜聚食，咸酸滞涎，食滞留结于胃肠，风壅渍癖于心肺，气脉不顺，水谷不行，虽不逆于上焦，即秘结于下部；小儿不知疼痛，莫说因由，惊啼叫以频频，但怒胀而不乳，不知孩儿痛刺连脐，则面色青黄，但按脉息与治，若不见病源，只依外变，用药安能克效？

——宋·刘昉《幼幼新书·卷第三十（血疾淋痔）·大小便不利》

【提要】 本论主要阐述饮食失度导致小儿大便不通。要点如下：小儿大便不通缘于小儿哺乳或饮食失度，过食五味伤及五脏，其中尤以过食甘、酸二味为甚。饮食滞于肠胃，气不行则水谷不行，下焦秘结则大便不利。

《小儿卫生总微论方》 小儿便秘肠胃热盛津亏论※*

小儿大便有秘涩者、有不通者，皆由腑脏有热，乘于肠胃。胃热则津液少，少则粪燥结实而硬，大便难下，则为秘涩，甚者则不能便，乃为不通也。

——宋·佚名氏《小儿卫生总微论方·卷十六·大小便论》

【提要】 本论主要阐述小儿便秘或大便不通的原因。要点如下：本论首次提出胃热津亏可致小儿便秘。脏腑有热，乘于肠胃，胃热津亏，肠中干燥，故便秘甚至大便不通。

鲁伯嗣 论肺热移入大肠便秘证治[※※]

议曰：小儿大肠热，乃是肺家有热在里，流入大肠，以致秘结不通，乃实热也。当以四顺清凉饮加柴胡，热甚者，加山栀、黄芩流利之。其表里俱热者，面黄颊赤，唇燥口干，小便赤涩，大便焦黄。无汗者，先解表，以柴胡散汗之，解后大便秘，或肚疼者，以清凉饮，大柴胡汤、承气汤皆可下之。积热者，神芎丸尤妙。

——明·鲁伯嗣《婴童百问·卷之八·大便不通第七十三问》

【提要】 本论主要阐述小儿大便不通的病因病机。要点如下：小儿大便不通由肺热移入大肠所致。因小儿本有热邪在肺，未及时医治而下注大肠，导致大便干燥秘结不通，为实热之证。治宜四顺清凉饮加柴胡清热，并据兼证不同随症加减。

薛 铠、薛 己 论胃肠有热便秘证治[※※]

《婴童百问》云：小儿大便不通，乃胃与大肠有热，以致秘结不通，用清凉饮之类。若饮食夹惊，及积滞而不通者，用大连翘饮之类。惊风积热而不通者，用掩脐法。此皆治实热之例也，余尝治之。因乳母或儿膏粱积热，及六淫七情、郁火传儿为患者，用清邪解郁之剂。

——明·薛铠、薛己《保婴撮要·卷八·大便不通》

【提要】 本论主要阐述小儿实热大便不通的病因病机和辨证施治。要点如下：其一，引用鲁伯嗣之言，提出小儿大便不通总因胃与大肠有热所致，属实热证，当以清凉饮等治疗。其二，小儿因受惊吓而食积于肠胃，或小儿惊风内有积热，均可导致便秘，应结合不同病情辨证施治。其三，乳母过食膏粱厚味导致积热，或六淫七情而至郁火不畅，也可传至小儿，使之大便不通，可使用清透热邪及疏肝解郁方药治疗乳母。提示乳母当注意饮食与情志，以防伤及小儿。

万 全 小儿便秘肝经血虚论[※※]

肾窍便开前后阴，便溺有病属肝经，血虚大便多硬结，气热常为小便淋。

《内经》曰：肾开窍于二阴。二阴者，前阴窍出小便，后阴窍出大便也。

又曰：肝病者则大小难。故中风者，多便溺之阻隔也。又云前阴主气、后阴主血者，语其用也。益膀胱之津液，血所化也，由气而后能出。太阴之传送，气之运也，由血而后能润。此便溺之流通，然后见气血之依附也。夫人之所以有生者，以有出入也。如清阳出上窍，调呼吸也；浊阴出下窍，谓大小便也。一息不运，则机缄穷而死矣。故二便不通，加以腹胀气喘、呕哕烦躁者，不可治也。宜服八正散，外用掩脐法、蜜导法，则前后俱通矣。

——明·万全《万氏家藏育婴秘诀·卷之四·大小便病》

【提要】　本论主要阐述肝经血虚便秘的病因病机和辨证施治。要点如下：作者依据《内经》理论，提出"便溺有病属肝经，血虚大便多硬结"的观点，认为小儿大便硬结干涩，是因肝之阴血亏虚，体内津液匮乏，无以滋润肠道，致大便干涩难行，导致排便困难，治宜内外兼治。其病因病机分析和治法的选择皆有新意。

❧ 万　全　小儿大便硬结综论※※ ❧

大便硬结须宜下，亦有诸般不可攻，食少气虚脉渐弱，不如胆导有奇功。

夫饮食之物，有入必有出也。苟大便不通，宜急下之，使旧谷去而新谷得入也。然有实秘者，有虚秘者，临病之时，最宜详审。如形实、气实、脉实，又能食者，的有可下之症，则下之，如河间凉膈散、承气汤、八正散、三黄枳术丸、木香槟榔丸、丁香脾积丸择而用之，中病即止，不可过也。如形虚、气虚、脉虚，又食少者，虽有可下之症，缓则救其本，用保和丸、枳术丸、大黄丸微利之。如常便难者，血不足也，宜润肠丸主之。急则治其肠，使其通利，猪胆汁导法神效。此家秘之法也。

——明·万全《万氏家藏育婴秘诀·卷之四·治大便》

【提要】　本论主要阐述小儿大便不通的病因病机和辨证施治。要点如下：其一，小儿大便不通，有实秘与虚秘之不同。实秘，形实、气实、脉实，又能食；虚秘，形虚、气虚、脉虚，食少。实秘，为内有实邪，用下法除之，中病即止；虚秘，虽可用下法治疗，用药宜以缓和为主，不可峻下。其二，若经常便秘，为阴血不足，用润肠丸治疗。其三，当便秘严重时，须急则治其标，用猪胆汁通利大便；缓则治其本。清代陈复正，在《幼幼集成》中沿用此论。

❧ 秦昌遇　论小儿热结津亏便秘※※ ❧

总括

小儿便结哭声高，津液不润为火熬。急投煎剂并导法，免使儿遭日夜号。

脉法

阳结脉沉实而滑，阴结脉浮而迟。

《内经》曰：北方黑色，入通于肾，开窍于二阴，藏精于肾。又曰：肾主大便，大便难者取足少阴。夫肾主五液，津液润则大便如常。若饥饱失节，劳役过度，损伤胃气，及食辛热味厚之物，而助火邪，伏于血中，耗散真阴，津液亏少，故大便燥结。杨氏云：邪热入里，则内有燥粪，三焦伏暑，则津液中干，此大肠之夹热也。宿食留滞，则腹胀痛闷。胸痞欲呕，热气燔灼，则内受风热，坚燥闭塞。热宜疏利三黄丸，积宜消积丸，惟活法治之耳。

——明·秦昌遇《幼科折衷·下卷·大便结》

【提要】　本论主要阐述小儿大便秘结的病因病机及治法。要点如下：小儿大便不通，主要源于内有热邪，蒸耗津液，阴液亏虚，难以濡润肠道。而热邪入里的原因，则为饥饱失节而致宿食滞留，郁而化热，或劳役过度而损及阴液，阴虚内热，或过食辛辣而助火邪，最终火盛津亏，使大便质干艰涩难下。治疗宜内外并治，内服三黄丸、消积丸通泻大便，外用蜜煎导法通利大便。

◀《医宗金鉴》 论初生大便不通※*▶

大便不通名锁肚，皆缘热毒受胎中，朱蜜捻金俱可用，急咂五心脐下通。

注：小儿初生之日或次日即大便者，俗云下脐屎。此肠胃通和，幽门润泽也。若至二三日不大便者，名曰锁肚，乃胎中受辛热之毒，气滞不通也。其儿必面赤腹胀，不乳多啼。

——清·吴谦《医宗金鉴·幼科杂病心法要诀·卷五十·初生门·不大便》

【提要】 本论主要阐述初生儿大便不通的病因病机和症状表现。要点如下：小儿初生即大便不通，若二至三日仍不缓解，便为"锁肚"之疾。其病因为胎儿在母体中感受辛热之毒，气滞不通所致，表现为面色红赤，腹胀，不吮乳，啼哭不止。后世的陈梦雷、陈守真沿用此论。

2.3.6 小儿积滞

小儿积滞是由乳食不节，脾不健运，积滞胃肠导致的，以不思乳食、嗳气酸腐、腹胀腹痛、大便酸臭为主要表现的脾胃病证。本病可单独成病，亦可出现于感冒、泄泻、疳证等疾病中。积滞的病因主要由乳食过多或饮食伤冷所致，一般分为伤乳和伤食两类。病机为脾胃损伤，运化失常，乳食积滞，气滞不行。小儿积滞的辨证主要辨其虚实寒热。实证以消食导滞为治则。若脾虚夹积，当消补兼施。若积滞重而脾虚轻，以消导为主；若积滞轻而脾虚重，以扶正为主，为养正而积自除之意。若食积化热，则清热祛积；若脾胃虚冷，则温运脾胃。本病若迁延不愈，脾胃大伤，日渐虚羸，可转化为疳证。

◀巢元方 论小儿宿食不消※*▶

小儿宿食不消者，脾胃冷故也。小儿乳哺饮食，取冷过度，冷气积于脾胃，脾胃则冷。胃为水谷之海，脾气磨而消之，胃气和调，则乳哺消化。若伤于冷，则宿食不消。诊其三部脉沉者，乳不消也。

——隋·巢元方《诸病源候论·卷之四十七·小儿杂病诸候·宿食不消候》

【提要】 本论主要阐述小儿宿食不消的病因病机。要点如下：小儿哺乳饮食，伤冷过度，则冷气沉积于脾胃，脾胃之气失调，脾阳不运，胃失腐熟，导致宿食不消而积滞，患儿三部脉沉。

◀孙思邈 论小儿积滞※*▶

小儿衣甚薄，则腹中乳食不消，不消则大便皆醋臭，此欲为癖之渐也，便将紫丸以微消之。服法，先从少起，常令大便稀，勿大下也，稀后便渐减之，不醋臭，乃止药也。

——唐·孙思邈《备急千金要方·卷五·少小婴孺方》

【提要】 本论主要阐述小儿积滞的病机与治疗。要点如下：其一，衣物薄少，幼儿受冷是导致乳食不消的主要原因，表现为大便醋臭。其二，治疗上，初期当小剂量服用紫丸，待便稀逐渐减量，大便不醋臭即停药。

杨士瀛 积滞综论*

小儿有积，面目黄肿。肚热胀，复睡多困，酷啼不食，或大肠闭涩，小便如油，或便利无禁，粪白而酸，此等皆积证也。然有乳积，有食积，有气积，要当明辨。吐乳、泻乳，其气酸臭，此由啼叫未已，以乳与儿，停滞不化得之，是为乳积。肚硬带热，渴泻或呕，此由饮食无度，多餐过饱，饱后即睡得之，是为食积。腹痛啼叫，利如蟹渤，此由触忤其气，荣卫不和，淹延日久得之，是为气积。合用木香丸主之。虽然，积有虚有实。虚积浑身微热，不思饮食，昏昧神缓，抱起如睡；实积肚热粪闭，腮肿喉塞，壅盛涎鸣，热毒发疮。推此可见。木香丸，虚者少与之，实者倍用之。亦有伤乳、伤食而身体热者，惟腹肚之热为甚。人知伤积肚热，粪酸极臭，而夜间有热，伤积之明验，人所未识也。其或变证，面黑泻黑，久泻不止，腹肚胀满，气出粗大，手心生疮，瘦弱柔软，皆不可疗。

小儿消积多用青皮，然青皮最能发汗，有汗者勿与之。

——宋·杨士瀛《仁斋小儿方论·卷之三·积·积滞方论》

【提要】 本论主要阐述小儿积滞的证型、病因病机、症状和治疗。要点如下：其一，小儿积滞有乳积、食积和气积之不同。乳积由小儿啼哭哺乳所致，以吐奶、泻乳、大便气味酸臭为主证。食积由饮食不节，多餐过饱，饱食后睡觉而致，以腹硬、发热、口渴、腹泻或呕吐为主证。气积由小儿生气，荣卫不和，迁延日久所致，以腹痛、啼叫、泄下物蟹沫状为主证。其二，小儿积滞分实证与虚证。虚证周身微热、纳差、神昏，实证腹热、便秘、涎多，治疗均可用木香丸，虚者少与，实者倍用。其三，食积发热，肚腹热甚，夜间明显，医当明辨。其变证易极实极虚，预后不佳。

曾世荣 论伤积*

凡婴孩所患积证，皆因乳哺不节。过餐生冷坚硬之物，脾胃不能克化，积停中脘，外为风寒所袭，或因吃卧失盖，致头疼面黄，身热，眼胞微肿，腹痛膨胀，足冷肚热，不安昏神，饮食不思，或呕或哕，口噫酸气，大便酸馊臭，此为陈积所伤，如觉一二日，先以百伤饮发表，次当归散入姜煎服，温动积滞，方下乌犀丸、六圣丸，重与宽利，后用匀气散调补。

有食饱伤脾，脾气稍虚，物难消化，留而成积，积败为痢，腹肚微痛，先调胃气，次理积，却止痢，则病根自除。和中散理虚养胃，三棱散、乌犀丸助脾化积，沉香槟榔丸、守中汤进食止痢，仍忌生冷黏腻之物，不致复作。

有时时泄青水如生菜汁，是受惊而后有积，烦闷啾唧，常似生嗔，名为惊积。先解惊，后理积。解惊，五苓散或百解散；理积，三棱散或乌犀丸及三解散、炒神曲、生姜煎汤调服。醒脾散、沉香槟榔丸宁惊化积，壮气和胃，仍节冷乳，自然平治。

——元·曾世荣《活幼心书·卷中明本论·伤积》

【提要】 本论主要阐述小儿积症三种证型的病机、治疗原则和用方用药。要点如下：其一，陈积系由过食生冷坚硬的食物，外感风寒或者吃饭睡觉未注意衣被保暖所致。治疗原则为先发表，后温动积滞，再宽利调补。其二，虚积系由饱食伤脾，脾气稍虚，致使食物难以消化。治疗原则为先调胃气，其次理积，再顺气止利。其三，惊积系由小儿受惊吓所致，腹泻物呈青色，烦闷啾唧。治疗原则是先解惊，后理积，辅以饮食调摄。

鲁伯嗣 论小儿积滞辨治※※

小儿有积滞，面目黄肿，肚热胀痛，复睡多困，酷啼不食，或大肠闭涩，小便如油，或便利无禁，粪白酸臭，此皆积滞也。然有乳积、食积，须当明辨之。吐乳、泻乳，其气酸臭，此由啼叫未已，便用乳儿，停滞不化而得之，是为乳积。肚硬带热，渴泻或呕，此由饮食无度，多餐过饱，饱后即睡得之，是为食积。腹痛啼叫，利如蟹渤，此由触忤其气，荣卫不和，淹延日久得之，是为气积。合用木香丸主之，槟榔丸亦可用。大小便闭者，神芎丸妙甚，更用推气丸佳。冷症下积丸，五珍丸亦可用。

——明·鲁伯嗣《婴童百问·积滞第四十九问》

【提要】 本论主要阐述小儿积滞的辨证施治。要点如下：本论继承了《仁斋小儿方论》的理论，将小儿积滞分为乳积、食积和气积三种。乳积由小儿啼叫未停止，便给婴儿哺乳，乳汁停滞不得气化所致。食积由饮食失节，多餐过饱，饱食后睡觉所致。气积由触忤其气，荣卫失和，迁延日久所致。治疗一般采用顺气下积之品。

王 銮 论伤积治法※

小儿诸疾，皆由乳食无度，过于饱伤，以致不能克化，留而成积。初得之时，不问乳积、食积、气积，并以木香丸、消乳丸之类；其惊积，以辰砂膏或青龙丸，量轻重而疏导之，仍以调气和胃愈。大凡小儿肚腹或热、或胀、或硬，皆由内实，法当疏利下之。故东垣云：食者，有形之物。伤之则宜损其谷；其次莫若消导，丁香烂饭丸、枳术丸之类主之；稍重则攻化，三棱消积丸、木香见睨丸之类主之；尤重则或吐、或下，瓜蒂散、备急丸之类主之，以平为期。盖脾已伤，又以药伤，使营运之气减削，食愈难消。故《至真要大论》云：大毒治病，十去其六；小毒治病，十去其七；常毒治病，十去其八；无毒治病，十去其九。肉果菜食之物，必无使过之伤其正也。凡人以胃气为本，惟治病亦然。小儿胃气有虚有实，虚则呕吐不食之症，实则痞满内热之症。虚者益之，实者损之，欲得其平，则可矣。胃虚用木香、丁皮、厚朴、肉豆蔻等剂，胃实用北桔梗、枳壳、柴胡、大黄等剂，若夫胃中停寒，则干姜、官桂、丁香又不可缺。贵在酌量，但以小小分剂与之，夫是为之平胃。心者，脾之母。进食不止于和脾，盖火能生土，当以心药入于脾胃药之中，庶几两得。古人进食方剂多用益智者，此也。

——明·王銮《幼科类萃·卷之十八·伤积门·伤积治法（附调脾胃）》

【提要】 本论主要阐述小儿积滞的治疗策略。要点如下：其一，小儿积滞早期可服用木香丸、消乳丸来治疗，如果是惊积，可以使用辰砂膏、青龙丸，重在调气和胃。其二，治疗积滞的大法是疏导通利。依积滞轻重不同，由轻到重，分别采用消导、攻化和吐下之法。其三，积滞有胃虚、胃实、胃寒之分，法当平胃，虚者益之，实者损之，寒者少量多次用温中药温化之。其四，心火生脾土，故调理脾胃，促进饮食，可加心药如益智仁之类。

薛　铠、薛　己　论小儿积滞辨治※※

《经》曰：五脏之积曰积，六腑之积曰聚。凡小儿积滞或作痛，皆由乳哺不节，过餐生冷，脾胃不能克化，停滞中脘，久而成积。或因饱食即卧，脾失运化，留而成积。其症面目黄肿，腹痛膨胀，壮热足冷，嗜卧不思乳食，大便馊臭或秘涩，小便如油。若吐乳泻乳所出酸臭者，为乳积。腹胀作泻，呕吐哕气者，为食积。初患元气未损之时，或腹胀作痛，大小便不利者，先用白饼子或木香槟榔丸下之；下后以白术散或五味异功散和之，渴加干葛，吐加半夏。

下而热不退，或作呕作泻，饮食不思，此脾胃俱伤也，用六君子汤。手足指冷，喜饮热汤，此脾胃虚寒也，前方加炮姜、木香。面色黄白，目无精光，脾肺俱虚也，用四君子加柴胡、升麻。腹痛泄利下重，或小便不利者，用四逆散。发热晡热，或泻不已，脾气下陷也；潮热口渴，大便不调，欲变疳症也，并用补中益气汤，佐以肥儿丸。《经》云：邪之所凑，其气必虚。留而不去，其病乃实。必以调脾为主，而以消导佐之。古人所谓养正积自除，正此意也。

——明·薛铠、薛己《保婴撮要·卷五·积滞》

【提要】　本论主要阐述小儿积滞的病机和辨证施治。要点如下：其一，小儿积滞的病机为哺乳不节，过食生冷食物，脾胃不能运化，乳食停滞中脘，或者饱食后即睡卧，脾失健运，饮食积留成积。其二，小儿积滞主要有乳积和食积，乳积以吐乳、泻乳、气味酸臭为主要表现，食积则以腹胀、腹泻、呕吐、哕气表现为主。元气未损时，可用下法，下后调理脾胃。其三，下积之后或可出现脾胃俱伤、脾胃虚寒、肺脾俱虚、脾气下陷等证，甚则变为疳证。应辨证施治，以调脾为主，消导佐之，遵古人养正积自除之意。

万　全　论伤食证治※※

伤食无如损节奇，视其轻重法何为，欲求陈莝推将去，消导不行攻取之。

《内经》曰：饮食自倍，脾胃乃伤。东垣先生解云：饮者，无形之气也；食者，有形之血也。由此推之，乳为血所化，饮之类也。乳食之类，宜有辨矣，幼科消乳丸有三棱、莪术，误也。

小儿之病，伤食最多，故乳食停留中焦不化而成病者，必发热恶食，或噫气作酸，或恶闻食臭，或欲吐不吐，或吐出酸气，或气短痞闷，或腹痛啼哭，此皆伤食之候也，不必悉具，便宜损之。损之者，谓姑止之，勿与食也，使其自消。所谓伤之轻者，损谷自愈也。损之不减，则用胃苓丸以调之。调之者，调其脾胃，使乳谷自消化也。调之不减，则用保和丸以导之。导之者，谓腐化乳食，导之使去，勿留胃中也。导之不去，败攻下之。轻则枳朴大黄丸，重则备急丸主之。

——明·万全《万氏家藏育婴秘诀·卷之三·伤食证治》

【提要】 本论主要阐述小儿伤食的病机、症状及治法。要点如下：其一，小儿伤食的病机是乳食停留中焦不化而成病。其二，伤食辨证要点有七个，分别是发热恶食、噫气作酸、恶闻食臭、欲吐不吐、吐出酸气、气短痞闷、腹痛啼哭，临床上不必悉具，即可辨为伤食。其三，治法包括四个层次。伤之轻者，损谷停食；损之不减，胃苓丸调其脾胃；调之不减，保和丸导之；导之不去，攻下之，轻者枳朴大黄丸，重者备急丸。

王肯堂 论小儿宿食不消[※※]

《伤寒论》：人病有宿食，何以别之？师曰：寸口脉浮而大，按之反涩，故知有宿食，当下之，宜大承气汤（伤寒）。然同一发热，而伤食者惟肚腹之热为甚，且粪极酸臭，夜间潮热，尤伤积之明验也。小儿宿食不消者，胃纳水谷而脾化之，儿幼不知撙节，胃之所纳，脾气不足以胜之，故不消也。神曲、麦芽之属，皆腐化之物，昔贤已谓能伤胃中生发之气矣，况进而三棱、莪术乎？况又进而牵牛、大黄、巴豆乎？脾气一受伤于食，再受伤于药，至于下之，而气已一脱矣，所存几何？故夫克食之药不可多用，下积之药，尤不可不审其证之可下与不得下，而后用也。钱氏论食不消，脾胃冷故不能消化，当补脾益黄散主之。

——明·王肯堂《证治准绳·幼科·集之八·宿食》

【提要】 本论主要阐述小儿宿食不消的病机以及治疗禁忌。要点如下：其一，寸口脉浮大，按之反涩，为食积脉象。若食积化热，以肚腹热甚，夜间潮热为特点。其二，脾胃失于纳化为小儿宿食的基本病机。其三，使用下积克食之药，应酌情考虑脾胃盛衰，防止食药两伤而伤正。

《医宗金鉴》 小儿积滞综论[※※]

积滞总括
小儿养生食与乳，撙节失宜积滞成，停乳伤食宜分晰，因证调治保安宁。

注：夫乳与食，小儿资以养生者也。胃主纳受，脾主运化，乳贵有时，食贵有节，可免积滞之患。若父母过爱，乳食无度，则宿滞不消而病成矣。医者当别其停乳、伤食之异，临证斟酌而施治焉。

乳滞
婴儿乳滞睡不安，多啼口热吐惊烦，肚胀腹热便酸臭，慎攻宜用消乳丸。

注：乳滞之儿，其候睡卧不宁，不时啼叫，口中气热，频吐乳片，肚胀腹热，大便酸臭也。但脏腑娇嫩，不可过攻。惟宜调和脾胃为上，以消乳丸消导之。

食滞
小儿食滞任意餐，头温腹热便脓酸，嗳气恶食烦作渴，大安承气审宜先。

注：小儿恣意肥甘生冷，不能运化，则肠胃积滞矣。其证头温腹热，大便酸臭，嗳气恶食，烦不安眠，口干作渴。滞轻者，宜木香大安丸消导之；滞重便秘者，宜小承气汤攻下之。

——清·吴谦《医宗金鉴·幼科杂病心法要诀·卷五十五·积滞门》

【提要】　本论主要阐述小儿积滞的病因病机与治疗。要点如下：其一，小儿积滞的病因为哺乳、饮食过度。病机为停乳伤食，宿滞不消。主要分为乳滞与食滞两种证型，分别予以辨治。其二，乳滞患儿睡卧不安，时有啼叫，吐乳，治宜调和脾胃，用消乳丸消导，不可峻攻；食滞患儿饮食多过，头温腹热，烦不安眠，口干口渴。滞轻者，用木香大安丸消导；滞重者，用大承气汤攻下。

2.3.7　小儿疳证

小儿疳证是因喂养不当，或受多种疾病的影响，致脾胃损伤，气液耗伤形成的一种慢性病证。临床以面黄肌瘦、毛发焦枯、肚大青筋、精神萎靡、饮食异常等为特征。疳证是古代儿科四大要证之一。"疳"有两种含义：一为"疳者甘也"，指疳证由恣食肥甘厚腻所致；二为"疳者干也"，是指疳证见形体干瘪消瘦的临床特征。由于疳证的症状不一，病情多变，兼证亦多，历代医家命名不一。有按五脏命名者，如肝疳、心疳、脾疳、肺疳、肾疳；有从病因病机命名者，如热疳、冷疳、甘疳、干疳、无辜疳、食疳、惊疳、蛔疳等；有以患病部位命名者，如外疳、内疳、走马疳、眼疳、鼻疳、牙疳、脑疳、脊疳等；有按病情之轻重而命名者，如疳气、疳虚、疳积、疳极等；有以一个单独的证候命名者，如疳痢、疳泻、疳肿胀、疳疮等；有依疾病的形象命名者，如哺露疳、丁奚疳等。小儿疳证由饮食不节，积滞伤脾，或喂养不当，致使脾胃功能失调，气血生化无源，脏腑百骸失去濡养而成；或患吐泻等病证久治不愈，或患病时误吐误下，脾胃受损，津液耗亡，气血虚衰，诸脏失养而成。钱乙谓"疳皆脾胃病"，治疗疳证应注意固护脾胃，以健运脾胃为主。疳证可按病情发展的轻重分为疳气、疳积、干疳三个阶段。疳气属疳证的初期，症状较轻，治宜健脾和胃。若疳由积滞演变而成，治宜先去其积，积去之后，再用调补。疳积属虚实夹杂，治疗以消导为主，或消补兼施。疳证病至干疳，则脾胃衰败，津液干涸，治疗以补为主。若有其他兼证，则随证治之。

 巢元方　论小儿疳证病因病机[※※]

伤饱候

小儿食不可过饱，饱则伤脾，脾伤不能磨消于食，令小儿四肢沉重，身体苦热，面黄腹大是也。

食不知饱候

小儿有嗜食，食已，仍不知饱足，又不生肌肉。其亦腹大，其大便数而多泄，亦呼为豁泄，此肠胃不守故也。

哺露候

小儿乳哺不调，伤于脾胃，脾胃衰弱，不能饮食，血气减损，不荣肌肉，而柴辟羸露，其腑脏之不宣，则吸吸苦热，谓之哺露也。

大腹丁奚候

小儿丁奚病者，由哺食过度，而脾胃尚弱，不能磨消故也。哺食不消，则水谷之精减损，无以荣其气血，致肌肉消瘠。其病腹大颈小，黄瘦是也。若久不瘥，则变成谷癥。

伤饱，一名哺露，一名丁奚，三种大体相似，轻重立名也。

——隋·巢元方《诸病源候论·卷四十七·小儿杂病诸候》

无辜病候

小儿面黄发直，时壮热，饮食不生肌肤，积经日月，遂致死者，谓之无辜。言天上有鸟，名无辜，昼伏夜游。洗浣小儿衣席，露之经宿，此鸟即飞从上过。而取此衣与小儿着，并席与小儿卧，便令儿着此病。

——隋·巢元方《诸病源候论·卷四十八·小儿杂病诸候》

【提要】 本论主要阐述伤饱候、哺露候、大腹丁奚候和无辜病候的病因病机。要点如下：在《诸病源候论·小儿杂病诸候》中，未直接提及小儿疳证候，而列有伤饱候、哺露候、大腹丁奚候、无辜病候等，均属于小儿疳证。作者指出伤饱候、哺露候、大腹丁奚候大体相似，皆因乳食过度，损伤脾胃，脾胃虚弱不能消磨食物所致，在症状上有轻重差别而命名不同。本论对上述证候病因病机的阐述，多为后世医家继承。

《太平圣惠方》 论小儿疳证病因病机与五疳症状[*]

夫小儿托质胞胎，成形气血。诞生之后，骨肉轻软，肠胃细微。哺乳须是合宜，脏腑自然调适。若乳母寒温失理，动止乖违，饮食无常，甘肥过度，喜怒气乱，醉饱伤劳，便即乳儿，致成疳也。又小儿百日已后，五岁已前，乳食渐多，不择生冷，好食肥腻，恣食甘酸，脏腑不和，并生疳气。凡五疳者：一曰肝疳，其候摇头揉目，白膜遮睛，流汗遍身，合面而卧，目中涩痒，肉色青黄，发竖头焦，筋青脑热，腹中积聚，下痢频多，久而不瘥，转甚羸瘦。此是肝疳，亦名风疳也。二曰心疳，其候浑身壮热，吐利无恒，颊赤面黄，胸膈烦满，鼻干心躁，口舌生疮，痢久不愈，多下脓血。有时盗汗，或乃虚惊。此是心疳，亦名惊疳也。三曰脾疳，其候腹多筋脉，喘促气粗，乳食不多，心腹胀满，多啼咳逆，面色萎黄，骨立毛焦，形枯力劣，胸膈壅闷，水谷不消，口鼻常干，好吃泥土，情意不悦，爱暗憎明，肠胃不和，利多酸臭。此是脾疳，亦名食疳也。四曰肺疳，其候咳嗽气逆，皮毛干焦，饶涕多啼，咽喉不利，揉鼻咬甲，壮热憎寒，口鼻生疮，唇边赤痒，腹内气胀，乳食渐稀，大肠不调，频频泄利，粪中米出，皮上粟生。此是肺疳，亦名气疳也。五曰肾疳，其候肌骨消瘦，齿龈生疮，寒热有时，口鼻干燥，脑热如火，脚冷如冰，吐逆既增，乳食减少，泻痢频并，下部开张，肛门不收，疳疮痒痛。此是肾疳，亦名急疳也。今以一方同疗之，故曰五疳也。

——宋·王怀隐《太平圣惠方·卷第八十六·小儿五疳论》

【提要】 本论主要阐述小儿疳证的病因病机和五疳的具体症状表现、异名等。论中详细阐述了小儿疳证的分类、证候，为后世小儿疳证的辨证奠定了基础。要点如下：其一，小儿疳证，是由乳母起居乖违，饮食不节，情志不调，经乳传入，使小儿患疳证；或者小儿恣食甘肥，使脏腑不和，以致产生疳气。其二，肝疳、心疳、脾疳、肺疳、肾疳，可以用同一方药治疗，因此统称为五疳。

《太平圣惠方》　论小儿疳证病因病机※※

治小儿一切疳诸方

夫小儿疳疾者，其状多端，虽轻重有殊，形证各异，而细穷根本，主疗皆同。由乳哺乖宜，寒温失节，脏腑受病，气血不荣，故成疳也。其五脏及诸疳等，今以一方同疗之，故谓一切疳也。

治小儿风疳诸方

夫小儿风疳者，由肝脏壅热，乳食不调之所致也。是以孩子十旬之内，三岁之间，气血未调，骨本轻软，凡于动静，易为所伤。若乳母昧于寒暄，失于调适，滋味不节，喜怒无恒，或外中风寒，内怀惊怒，便即乳儿，邪气未除，伤儿脏腑，致成风疳也。其状摇头揉目，眼赤多睡，脑热发焦，百脉拘急，渐渐黄瘦者，是其候也。

治小儿惊疳诸方

夫小儿惊疳者，由心脏实热之所致也。凡小儿襁褓之内，气血未调，脏腑细微，骨本轻软，因其乳哺不时，致生壅滞。内有积热，不得宣通，心神多惊，睡卧不稳，胸膈烦闷，口舌生疮，颊赤面黄，发黄烦躁，多渴吃水不止，乳食渐微，久而不痊，体瘦壮热，故名惊疳也。

治小儿食疳诸方

夫小儿食疳者，由脾胃不调，乳食过度，伤于脏腑之所致也。是以小儿百日之内，肠胃尚微，哺乳犹少。三岁之外，气血渐盛，乳食则多。其乳母须在调适寒温，知其搏节，减省五味，令气血和平，则孩孺无病也。若饮食不节，生冷过多，积滞不消，在于肠胃，致成食疳也。其状面色萎黄，肌体羸瘦，腹大脚细，毛发干焦，鼻口常干，好吃泥土，脑中大热，肚上青筋，口舌生疮，水谷不化，下痢无度，渐渐困羸者，是其候也。

治小儿气疳诸方

夫小儿气疳者，由乳食不调，内有壅热，伤于肺也。肺主于气，其气不荣则皮毛枯燥，咳逆上气，多涕交流，壮热憎寒；揉鼻咬甲，唇边赤痒，鼻内生疮，脑热多啼，腹胁胀满，乳食减少，下利无恒，皮上粟生，粪中米出，渐渐羸瘦，故名气疳也。

治小儿急疳诸方

夫小儿急疳者，由乳食不调，甘肥过度之所致也。甘味入于脾而动于虫，但虫因甘而动，伤于脏腑。若上蚀齿龈，则生疮出血，齿色紫黑；下蚀肠胃，则下利无恒，肛门开张。生疮赤烂，毛焦发立，乳食不消，肌体羸瘦，若不早疗，便至膏肓，故曰急疳也。

——宋·王怀隐《太平圣惠方·卷第八十六》

【提要】　本论主要阐述小儿疳证的病因病机及惊疳、风疳、食疳、气疳、急疳的病因病机和证候。要点如下：宋代，疳证逐渐从内科杂病中分离出来，列为小儿专病。小儿疳证的症状表现多端，病情轻重程度有差异。宋代医书中对小儿疳证的命名和分类比较繁杂，如本论将疳证分为心疳（惊疳）、肝疳（风疳）、脾疳（食疳）、肺疳（气疳）、肾疳（急疳）等。论中从根本而言，小儿疳证皆由乳哺乖宜，寒温失节，脏腑受病，血气不荣所致，故以一方同疗之。因此，其将五脏疳及其他诸疳总称为一切疳。

钱 乙 小儿疳证综论※※

疳在内，目肿，腹胀，利色无常，或沫青白，渐瘦弱，此冷证也。疳在外，鼻下赤烂，目燥，鼻头上有疮不着痂，渐绕耳生疮。治鼻疮烂，兰香散。诸疮，白粉散主之。

肝疳，白膜遮睛，当补肝，地黄丸主之。心疳，面黄颊赤，身壮热，当补心，安神丸主之。脾疳，体黄腹大，食泥土，当补脾，益黄散主之。肾疳，极瘦，身有疮疥，当补肾，地黄丸主之。筋疳，泻血而瘦，当补肝，地黄丸主之。肺疳，气喘，口鼻生疮，当补脾肺，益黄散主之。骨疳，喜卧冷地，当补肾，地黄丸主之。诸疳，皆依本脏补其母及与治疳药，冷则木香丸，热则胡黄连丸主之。

疳皆脾胃病，亡津液之所作也。因大病或吐泻后，以药吐下，致脾胃虚弱亡津液。且小儿病疳，皆愚医之所坏病。假如潮热，是一脏虚一脏实，而内发虚热也，法当补母而泻本脏则愈。假令日中发潮热，是心虚热也，肝为心母，则宜先补肝，肝实而后泻心，心得母气则内平，而潮热愈也。医见潮热，妄谓其实，乃以大黄、牙硝辈诸冷药利之，利既多矣，不能禁约而津液内亡，即成疳也。又有病癖，其疾发作，寒热饮水，胁下有形硬痛。治癖之法，当渐消磨，医反以巴豆、硇砂辈下之，小儿易虚易实，下之既过，胃中津液耗损，渐令疳瘦。又有病伤寒，五六日间有下证，以冷药下之太过，致脾胃津液少，即使引饮不止，而生热也。热气内耗，肌肉外消，他邪相干，证变诸端，因亦成疳。又有吐泻久病，或医妄下之，其虚益甚，津液燥损，亦能成疳。又有病伤寒，五六日间有下证，以冷药下之太过，致脾胃津液少，即使引饮不止，而生热也。热气内耗，肌肉外消，他邪相干，证变诸端，因亦成疳。又有吐泻久病，或医妄下之，其虚益甚，津液燥损，亦能成疳。

又有肥疳，即脾疳也，身瘦黄，皮干而有疮疥。其候不一，种种异端，今略举纲纪：目涩或生白膜，唇赤，身黄干或黑，喜卧冷地，或食泥土，身有疥疮，泻青白黄沫，水利色变，易腹满，身耳鼻皆有疮，发鬓作穗，头大项细极瘦，饮水，皆其证也。

大抵疳病，当辨冷热肥瘦。其初病者为肥热疳，久病者为瘦冷疳。冷者木香丸，热者胡黄连丸主之。冷热之疳，尤宜如圣丸。故小儿之脏腑柔弱，不可痛击，大下必亡津液而成疳。凡有可下，量大小虚实而下之，则不至为疳也。初病津液少者，当生胃中津液，白术散主之。

——宋·钱乙《小儿药证直诀·卷上·脉证治法·诸疳》

【提要】 本论主要阐述小儿疳证病因病机和辨证施治。要点如下：其一，分别论述了疳证在内、在外的症状，以及肝疳、心疳、脾疳、肾疳、筋疳、肺疳、骨疳等疳证的症状和治法方药，指出各种疳证可依据本脏补其母之法来治疗。其二，指出吐泻久病，庸医误治及饮食所伤，均可导致小儿疳证，认为小儿疳皆脾胃病，亡津液之所作，高度概括了疳证的病机。其后，《小儿卫生总微论方》《保婴撮要》《幼科类萃》《幼科铁镜》等多宗此论。如《保婴撮要·疳证》有"盖疳者，干也，因脾胃津液干涸而患"之论。其三，小儿疳证当辨冷热肥瘦。初病者为肥热疳，久病者为瘦冷疳。冷者宜用木香丸，热者宜用胡黄连丸，冷热夹杂宜用如圣丸。明代万全赞同此论，在《幼科发挥·疳》中指出："幼科书论诸疳，头绪太多，法无经验，无可取者，唯钱氏分肥瘦冷热四者，庶为近理。"其四，强调小儿脏腑柔弱，不可大下，以免亡津液成疳证。小儿如有可下之证，要衡量年龄大小、证候虚实而使用下法，不可痛击。

《小儿卫生总微论方》　论五疳证候※※

小儿疳病，诸论丛杂，唯五疳之说为当。其证候，外则传变不同，内则悉属五脏。一曰肝疳，其候摇头揉目，白膜遮睛，遍身多汗，喜覆面而卧，眼中涩痒，色泽青黄，发竖头焦，筋青脑热，腹中积聚，下痢频多，日渐羸瘦。二曰心疳，其候浑身壮热，颊赤面黄，心胸膈脘烦躁满闷，口舌生疮，盗汗多惊，下痢脓血，神彩衰耗。三曰脾疳，其候腹大如鼓，上多筋脉，喘促气粗，心腹壅胀，多啼咳逆，水谷不消，唇口干燥，好食泥土，情意不乐，憎明好暗，痢多酸臭，肌肉内消，形枯力劣，甚则大肉陷下。四曰肺疳，其候咳嗽气逆，皮毛焦落，咽喉不利，揉鼻咬甲，口鼻生疮，腹内气胀，乳食不进，大肠不调，泄痢不常，憎寒体栗，粪中米出，洞下白泔。五曰肾疳，其候上热下冷，寒热时作，齿龂生疮，耳焦胸热，手足逆冷，吐逆滑泄，下部生䘌，脱肛不收，夜啼饶哭，渐成困重，甚则高骨乃败。小儿疳疾，乃与大人痨瘵相似，故亦名疳痨。大人痨者，因肾脏虚损，精髓衰枯；小儿疳者，因脾脏虚损，津液消亡。病久相传，至五脏皆损也。大人痨疾，骨削而气耗；小儿疳疾，腹鼓而神羸。以其病之始也，其脏之传受不同故也。至于传久，五脏皆损则一也。故五损者，《经》言一损于皮毛，皮聚毛落，肺也。二损于肌肉，肌肉消瘦，饮食不为肌肉，脾也。三损于血脉，血脉虚少，不能荣于脏腑，心也。四损于筋，筋缓不能自收持，肝也。五损损于骨，骨痿不能起于床，肾也。病极则大肉陷下，高骨败坏，以至死矣。

——宋·佚名氏《小儿卫生总微论方·卷第十二·五疳论》

【提要】　本论主要阐述五疳的证候，并指出小儿疳疾与大人痨瘵的异同。要点如下：其一，虽然小儿疳证在外的证候传变不同，在内则悉属五脏，因此认为五疳的说法最为恰当。其二，小儿疳疾与大人痨瘵相似，二者的病机不同。在病初时症状表现各异，但病久传变，最终相同的结果都是五脏皆损。其三，五脏皆损是指损伤与五脏相关的形体，皮毛、肌肉、血脉、筋、骨受损，疳证极重则可能导致死亡。

杨士瀛　论小儿疳证病因病机※※

儿童二十岁以下其病为疳，二十岁以上其病为痨。疳与痨，皆气血虚惫，肠胃受伤致之，同出而异名也。何者？小儿脏腑娇嫩，饱则易伤，乳哺饮食，一或失常，不为疳者鲜矣。疳皆乳食不调，甘肥无节而作也。或婴幼阙乳，粥饭太早，耗伤形气，则疳之根生。或三两晬后，乳食稍多，过饱无度，则疳以伤得。或恣食甘肥黏腻，生冷咸酸，以滞中脘，则疳因积成。或乳母寒暄失理，饮食乖常，喜怒房劳，即与儿乳，则疳因母患传气而入。此非病家不能调适之过乎？疳皆脾胃受病，内无津液而作也。有因吐泻之后，妄施吐下，津液虚竭得之者，有因潮热大下，利无禁约，胃中焦燥得之者，有因伤寒里证，冷驶太过，渴引水浆，变而生热，热气未散，复于他邪得之者，又有病癖寒热，胁下痛硬，或者不能渐与消磨，遽以硇、巴峻决，津液暴伤得之者，此非医家轻药坏病之过乎？

——宋·杨士瀛《仁斋小儿方论·卷之三·疳·诸疳方论》

【提要】　本论主要阐述小儿疳证的病因病机。要点如下：其一，认为小儿疳证为病家不能调适之过。婴幼儿粥饭太早或过饱无度，或乳母起居失常，疳因母患传气而入，均属病家之过。其二，为医家轻药坏病之过。若小儿病后误治，则属医家之过。后世薛铠、万全等医家多宗此论。杨士瀛指出小儿为疳、大人为痨的年龄分界是二十岁，都是肠胃受伤，气血虚惫所致。

杨士瀛　消积和胃滋血调气论[※*]

大抵疳之受病，皆虚使然，热者虚中之热，冷者虚中之冷，治热不可妄表过凉，治冷不可峻温骤补，故钱氏又曰：小儿易为虚实，脾虚不受寒温，服寒则生冷，服温则生热，当识此而勿误。是果非幼幼之纲领乎？上医处此，消积和胃，滋血调气，随顺药饵以扶之，淡薄饮食以养之，荣卫调和，脏腑自然充实，一或过焉，君子未保其往也。取积之法，又当权衡。积者，疳之母，由积而虚，谓之疳极。诸有积者，无不肚热脚冷，须酌量虚实而取之。若积而虚甚，则先与扶胃，使胃气内充，然后为之微利，若积胜乎虚，则先与利导，才得一泄，急以和胃之剂为之扶虚。然取积虽当疏利，如白豆蔻、萝卜子、缩砂、蓬术消积等辈，亦不可无。胁间癖痛，亦虚中之积也，先寒后热，饮水不食，或因饮水以致喘嗽，钱氏有癖为潮热之说，治法解散寒热，即与下癖。合是而观，发作不同，疗治不一，又可无权度于此哉。

——宋·杨士瀛《仁斋小儿方论·卷之三·疳·诸疳方论》

【提要】　本论主要阐述治疗小儿疳证消积和胃、滋血调气的方法。要点如下：杨士瀛推崇钱乙之论，治疗疳证重视顾护脾胃。指出小儿疳证皆因虚所致，所以治热不可妄表过凉，治冷不可峻温骤补，应消积和胃，滋血调气，使荣卫调和，脏腑充实而病愈。对于疳极之证，因由积而虚所致，强调要根据虚实情况，先扶正后祛邪，扶胃气之后再微利，或者先祛邪后扶正，即先利导，见有泄下，急以和胃之剂扶正。

张从正　热乘脾之湿土论[※*]

小儿除胎生病外有四种：曰惊，曰疳，曰吐，曰泻。其病之源只有二：曰饱，曰暖。惊者，火乘肝之风木也；疳者，热乘脾之湿土也；吐者，火乘胃膈，甚则上行也；泻者，火乘肝与大肠而泻者也。夫乳者，血从金化而大寒，小儿食之，肌肉充实。然其体为水，故伤乳过多，反从湿化。湿热相兼，吐痢之病作矣。

——金·张从正《儒门事亲·卷一·过爱小儿反害小儿说》

【提要】　本论主要阐述小儿疳证的病因病机为热乘脾之湿土。要点如下：其一，认为惊、疳、吐、泻为小儿常见病、多发病。清代陈士铎《辨证录·卷十四·幼科》亦云："小儿之病，惊、疳、吐、泻为多。"其二，小儿病源简单，只有两类，由伤饱或过暖引起。其三，指出疳证为热乘脾之湿土所致，病因为热，病位在脾。可见，张从正对小儿疳证的病因病机，有独到的见解。

曾世荣　五疳综论[※*]

小儿疳证，其名有五：心、肝、脾、肺、肾是也，详析于后。咬牙舒舌，舌上生疮，爱饮冷水，唇红面赤，喜伏眠于地，名曰心疳。目生眵粪，发际左脸多青，或白睛微黄，泻痢夹水，或如苔色，名曰肝疳。爱吃泥土冷物，饮无度，身面俱黄，发稀作穗，头大项小，腹胀脚弱，间或酿泻，肌瘦目慢，昼凉夜热，不思乳食，名曰脾疳。鼻下赤烂，手足枯细，口有腥气，或作喘嗽，右腮㿠白，名曰肺疳。两耳内外生疮，脚如鹤膝，头缝不合，或未能行，牙齿生迟，其缝臭烂，传作走马疳之类，名曰肾疳。大抵疳之为病，皆因过餐饮食，于脾家一脏有积不治，传之余脏而成五疳之疾。若脾家病去，则余脏皆安。苟失其治，日久必有传变。然脾家病宜芦荟丸、沉香槟榔丸，或水晶丹、乌犀丸，更察虚实疗之。有虫者投使君子丸、化虫饮，如心腹痛，吐清水，虫自下，多投二圣丸，诸疳证皆宜用《局方》五疳保童丸，或万应丸，常服化积治疳，仍各投本脏调理之剂。宁心用茯神汤，调肝用芪归汤，调脾用参苓白术散，补肺用补肺散，补肾用调元散。庶各得其宜，则前证不致再作。

——元·曾世荣《活幼心书·卷中明本论·疳证》

【提要】　本论主要阐述小儿五疳的症状和病因病机、治法方药等。要点如下：其一，小儿疳证，按照五脏分类，可分为肝疳、心疳、脾疳、肺疳、肾疳。其二，疳证皆因过餐饮食，脾有积滞不治，传之余脏而成。其三，疳证的治疗，应先以去脾病为要，以防传变。

演山省翁　小儿疳疾论

小儿疳疾，其证数端，其候不同，发作不常，治疗不一，方论不等，该载不尽，轻重斟酌，随宜设方，加减审量，从长调治，必有可理者，良工顺证而已。

议曰：疳者，甘也。疳因脾家有积，虚而所致，其积不下，复食黏腻、甘甜、生冷、炙煿之物，故得名曰疳。初作为疾，名曰疳气，皆由饮食不节，生冷相投，积伤久滞不化而得之；久则疳气传于五脏，传是名疳极候；又反传名疳逆候。虽食不生肌肉，作渴烦躁，名疳虚候。时发潮热，盗汗常有，名疳劳候。腹大喉细，手足无肉者，名丁奚候。自丁奚翻食吐虫，虚热来去，名曰哺露。十岁以下名曰疳，十岁以上名曰痨。治痨之理，悉不用疳药，盖疾作传足，非常治疳之法。理其气虚，助其血弱，调令脉壮，消其虫子，散去疳热，和顺三焦，详而后已，无用急力攻治，亦无勉强投药，只可循候而设，不得过剂。若冷药易动脏腑，燥药易损三焦，审察端的，丸散随其轻重，故无得失之叹矣。

——元·演山省翁《活幼口议·卷之十一·小儿疳疾》

【提要】　本论主要阐述小儿疳证的病因病机、症状及治法。要点如下：其一，疳者，甘也。疳是因脾虚有积滞不下，又食甘甜等物所致，指出疳是据病因命名。其二，对于疳证的分类，把小儿疳证按发病新久和传变顺序分疳气、疳极候、疳逆候。根据症状特点，把疳证分为疳虚候、疳劳候、丁奚候和哺露。其三，在疳、痨发病年龄上，作者指出"十岁以下名曰疳，十岁以上名曰痨"。其四，疳证的治疗，提出先补气养血，再杀虫清热，强调循证用药，不可过剂。

演山省翁　小儿疳证综论

议曰：积是疳之母，所以有积不治，乃成疳候。又有治积不下，其积存而脏虚，成疳尤重。

大抵小儿所患疳证，泄泻无时，不作风者何？惟疳泻，名热泻，其脏腑转动有限，所以不成风候，虽泻不风，亦转它证，作渴，虚热烦躁，下痢，肿满喘急，皆疳候虚证。古云疳虚用补虚，是知疳之为疾，不可更利动脏腑。发作之初，名曰疳气；腹大胀急，名曰疳虚；泻痢频并，名曰疳积；五心虚烦，名曰疳热；毛焦发穗，肚大青筋，好吃异物，名曰疳极（受病传脏已极）；热发往来，形体枯槁，面无神彩，肉无血色，名曰疳劳；手足细小，颈长骨露，尻臀无肉，肚胀脐突，名曰丁奚；食加呕哕，头骨分开，作渴引饮，虫从口出，名曰哺露。此皆疳候。又因多食生冷，甘黏肥腻，积滞中脘不化，久亦成疳。……

治疳之法，量候轻重，理其脏腑，和其中脘，顺其三焦，使胃气温而纳食，益脾元以壮消化，则脏腑自然调贴，令气脉与血脉相参壮，筋力与骨力俱健，神清气爽，疳消虫化，渐次安愈。若以药攻之五脏，疏却肠胃，下去积毒，取出虫子。虽曰医疗，即非治法。盖小儿脏腑虚则生虫，虚则积滞，虚则痞羸，虚则胀满，何更利下？若更转动，肠胃致虚，由虚成疳，疳虚症候乃作无辜，无辜之孩难救矣。

——元·演山省翁《活幼口议·卷之十八·疳疾症候方议·大效使君槟榔丸》

【提要】 本论主要阐述小儿疳证的病因病机和辨证施治。要点如下：其一，积滞是演变成小儿疳证的主要因素。小儿因多食生冷、甘黏、肥腻，积滞于中脘不化，而不加治疗或者治积不下，会成疳证。明代万全《万氏秘传片玉心书·卷五·疳症门》也认为"疳因积生"。其二，一般疳泻不成风候，会转成疳候虚证。治疗疳候虚证用补虚法。其三，将疳证发作之初命名为疳气，受病传脏已极命名为疳极等。论中疳证的命名，对后世小儿疳证的分类和辨证施治具有指导意义。其四，小儿疳证是小儿脏腑虚所致，虚则生虫，虚则积滞，虚则痞羸，虚则胀满，属本虚标实。在治法上，重视脾胃，提出治疳之法要理其脏腑，和其中脘，温补脾胃，以恢复脾胃功能，切忌攻下。王肯堂《幼科证治准绳》收录了该论。

❖ 薛　铠、薛　己　调补胃气论

大抵其症虽多，要不出于五脏。治法：肝疳，用地黄丸以生肾。心疳，用安神丸以治心，异功散以补脾。脾疳，用四味肥儿丸以治疳，五味异功散以生土。肺疳，用清肺饮以治肺，益气汤以生金。脑疳，亦用地黄丸。无辜疳，用大芜荑汤、蟾蜍丸。丁奚、哺露，用肥儿丸、大芦荟丸。走马疳，敷雄黄散，服蟾蜍丸。若作渴泻痢，肿胀痨瘵等类，当详参方论而治之。盖疳者，干也，因脾胃津液干涸而患，在小儿为五疳，在大人为五痨，总以调补胃气为主。

——明·薛铠、薛己《保婴撮要·卷八·疳症》

【提要】 本论主要阐述治疗小儿疳证总以调补胃气为主的治法。要点如下：薛铠、薛己父子，对小儿病的治疗强调脏腑辨证，注重调补脾胃，认为人身气血脏腑，俱由胃气而生，胃气一虚，则四脏俱失所养。《保婴撮要·卷九·虚羸》中说："凡小儿诸病，先当调补脾胃，使根本坚固，则诸病自退，非药所能尽祛也。"其对疳证病因病机的认识宗钱乙之说，认为小儿疳证是因脾胃津液干涸而患，在治疗上总以调补胃气为主。

陈复正　诸疳证治※

然治寒以温，治热以凉，此用药之常法。殊不知疳之为病，皆虚所致，即热者亦虚中之热，寒者亦虚中之寒，积者亦虚中之积。故治积不可骤攻，治寒不宜峻温，治热不可过凉。虽积为疳之母，而治疳必先于去积，然遇极虚者而迅攻之，则积未去而疳危矣。故壮者先去积，而后扶胃气；衰者先扶胃气，而后消之。书曰：壮人无积，虚则有之。可见虚为积之本，积反为虚之标也。

——清·陈复正《幼幼集成·卷三·诸疳证治》

【提要】　本论主要阐述小儿疳证的病性及治法。要点如下：其一，认为疳证皆是由虚导致，即热是虚中之热，寒是虚中之寒，积是虚中之积。此观点与宋代杨士瀛之论一致。其二，治疗小儿疳证不可操之过急。如治疗积滞不可骤攻，有寒者不宜峻温，有热者不可过凉。其三，强调治疗疳证要扶助胃气。因虚为积之本，积为虚之标，作者指出体壮者可先去积后扶胃气，体衰者要先扶胃气后消积。

吴鞠通　论疳生于湿和嗜食异物※*

疳者，干也，人所共知。不知干生于湿，湿生于土虚，土虚生于饮食不节，饮食不节，生于儿之父母之爱其子，惟恐其儿之饥渴也。盖小儿之脏腑薄弱，能化一合者，与一合有半，即不能化，而脾气郁矣。再小儿初能饮食，见食即爱，不择精粗，不知满足，及脾气已郁而不舒，有拘急之象，儿之父母，犹认为饥渴而强与之。日复一日，脾因郁而水谷之气不化，水谷之气不化而脾愈郁，不为胃行津液，湿斯停矣。土恶湿，湿停而脾胃俱病矣。中焦受气取汁，变化而赤是谓血，中焦不受水谷之气，无以生血而血干矣。再水谷之精气，内入五脏，为五脏之汁；水谷之悍气，循太阳外出，捍卫外侮之邪而为卫气。中焦受伤，无以散精气，则五脏之汁亦干；无以行悍气，而卫气亦馁，卫气馁故多汗，汗多而营血愈虚，血虚故肢体日瘦，中焦湿聚不化而腹满，腹日满而肢愈瘦。故曰干生于湿也。……

小儿疳疾，有爱食生米、黄土、石灰、纸、布之类者，皆因小儿无知，初饮食时，不拘何物即食之。脾不能运，久而生虫，愈爱食之矣。全在提携之者，有以谨之于先；若既病治法，亦惟有暂运脾阳，有虫者兼与杀虫，断勿令再食，以新推陈，换其脏腑之性，复其本来之真方妙。

——清·吴鞠通《温病条辨·卷六·解儿难》

【提要】　本论主要阐述小儿疳证的病因病机及治法。要点如下：其一，小儿饮食不节则造成脾胃虚，脾胃虚则导致湿停其中而形成疳证，疳证的典型表现为肢体干瘦，故有"疳者，干也"的说法，因此提出疳证的病因病机为干生于湿。其二，作者指出有小儿嗜食生米、黄土、石灰、纸、布之类异物，脾不能运化，久而生虫导致疳证。对于此类疳证，治疗应健运脾阳，有虫者兼与杀虫，不可再食异物，以恢复脏腑功能。

吴鞠通　论治疳九法※*

医者诚能识得干生于湿，湿生于土虚，且扶土之不暇，犹敢恣用苦寒，峻伤其胃气，重泄其脾气哉！治法允推东垣、钱氏、陈氏、薛氏、叶氏，诚得仲景之心法者也。疏补中焦，第一妙法；升降胃气，第二妙法；升陷下之脾阳，第三妙法；甘淡养胃，第四妙法；调和营卫，第五妙法；食后击鼓，以鼓动脾阳，第六妙法（即古者以乐侑食之义，鼓荡阳气，使之运用也）；《难经》谓伤其脾胃者，调其饮食，第七妙法；如果生有疳虫，再少用苦寒酸辛，如芦荟、胡黄连、乌梅、使君、川椒之类，此第八妙法，若见疳即与苦寒杀虫便误矣；考洁古、东垣，每用丸药缓运脾阳，缓宣胃气，盖有取乎渣质有形，与汤药异岐，亦第九妙法也。

——清·吴鞠通《温病条辨·卷六·解儿难·疳疾论》

【提要】 本论主要阐述疳证的治则治法。要点如下：疳证是脾虚所致，治疗上应着重扶土，不可恣用苦寒，峻伤脾胃之气。本论总结了治疳九法，包括疏补中焦、升降胃气、升陷下之脾阳、甘淡养胃、调和营卫、食后击鼓、调其饮食、少用苦寒酸辛之药、用丸药缓运脾阳和缓宣胃气等。这九法中，包括疳证治则治法、药物性味宜忌、宜用剂型，以及非药物疗法等。其中，食后击鼓，用以鼓荡阳气，属于音乐疗法。早在《周礼》中，即主张"以乐侑食"，亦有此义。

沈金鳌 小儿疳积综论*

古称儿病，惊疳最大。惊得心肝，疳得脾胃，脏腑因由，各不相蔽。童稚之时，病则为疳，弱冠而后，病成痨瘵，同出异名，惟年齿计，元气亏伤，气血虚惫，其原则一，非有他疠。曰惟小儿，脏腑娇脆，饱固易伤，饥亦为害，热则熏蒸，冷则凝滞，故疳之来，必有伊始。或幼缺乳，耗伤形气，此疳之根，积渐生蒂。或二三岁，乳食无制，此疳由脾，过饱反瘵。或喜生冷，甘肥黏腻，此疳由积，肠胃气闭。或母自养，一切无忌，喜怒淫劳，即与乳呗，此疳由母，传气为戾。或因病余，妄行转泄，胃枯液亡，虚热渐炽，此疳由医，冒昧错治。大抵疳病，缘此等弊。然而古人，五脏分隶，各有症形，各有方剂。肝心肾肺，脾总多累，二十四候，更宜体会，庄氏家传，最为详备。总之疳候，必先贪嗜，盐酸炭米，好吃泥块，口渴且馋，形体憔悴，潮热肠鸣，面黄便秽，渐渐腹胀，牙干目眯，揉鼻挦眉，脊高项细，甚至缩腮，头皮光异，肚大筋青，发焦毛悴，龈烂腿枯，周身疥癞，种种恶候，讵必齐逮，约略形神，实惟危殆，为语病家，毋徒嗟喟，失治于前，今亦无奈。

——清·沈金鳌《幼科释谜·卷二·疳积》

【提要】 本论主要阐述小儿疳证的病因病机和种种恶候表现。要点如下：其一，小儿疳证和成人痨瘵只是以年龄划分而言，实际二者的根源是一样的，都是元气亏伤，气血虚惫所致。其二，指出疳证病位在脾胃，小儿腑脏娇脆，饥饱热冷均易使之受到伤害。其三，疳证的病因病机，分为由饱伤脾、由积导致肠胃气闭、由母传气为戾和由医错治四种。其四，小儿疳证一定先有嗜食盐、酸、炭、米或泥块等异物的征兆，家长应引起注意。然后逐渐形体憔悴，出现脊高项细，肚大筋青，发焦毛悴，周身疥癞等种种恶候。

2.3.8 小儿发热

小儿发热是小儿体温高于正常标准的病证。小儿"阳常有余，阴常不足"，患病常从阳化热，发热是小儿最常见的病证之一。小儿发热的病因，一般分为外感和内伤两大类。外感因素包括六淫之邪和疫疠之气。小儿肌肤薄嫩，易于感触外邪。小儿常因感受风、寒、暑、湿之邪或时疫痘疹引起发热。内伤发热，多由伤于乳食，阴阳失调，气血虚损所致。小儿发热当辨表里虚实，分别治以解表清里、补虚泻实之法。

巢元方 论小儿发热病因病机[*]

温壮候

小儿温壮者，由腑脏不调，内有伏热，或挟宿寒，皆搏于胃气。足阳明为胃之经，主身之肌肉，其胃不和调，则气行壅涩，故蕴积体热，名为温壮。候小儿大便，其粪黄而臭，此腹内有伏热，宜将服龙胆汤；若粪白而酸臭，则挟宿寒不消，当服紫双丸。轻者少服药，令默除之；甚者小增药，令微利。皆当节乳哺数日，令胃气和调。若不节乳哺，则病易复，复则伤其胃气，令腹满。再、三利尚可，过此则伤小儿矣。

壮热候

小儿壮热者，是小儿血气盛，五脏生热，熏发于外，故令身体壮热。大体与温壮相似，而有小异。或挟伏热，或挟宿寒。其挟伏热者，大便黄而臭；挟宿寒者，粪白而有酸气。

此二者，腑脏不调，冷热之气俱乘肠胃，蕴积染渐而发。温温然热不甚盛，是温壮也；其壮热者，是血气盛，熏发于外，其发无渐，壮热甚，以此为异。若壮热不歇，则变为惊，极重者，亦变痫也。

————隋·巢元方《诸病源候论·卷之四十五·小儿杂病诸候》

【提要】 本论主要阐述温壮和壮热的病因病机。要点如下：作者根据小儿发热热势的特点，首次提出了"温壮"和"壮热"的概念，指出二者都是由于腑脏不调，冷热之气乘于肠胃，蕴积于内，积渐而发。挟伏热，还是挟宿寒，可以依据大便的颜色和味道判断。论中还提出温壮和壮热的区别。温壮，是温温然发热，热势不太高；壮热不是体温逐渐升高，而是发而高热，壮热不止，且易发惊风，严重者甚至引起癫痫发作。宋代的《太平圣惠方》《小儿药证直诀》《幼幼新书》和《圣济总录》，明代《婴童百问》《证治准绳·幼科》等医著，论及"温壮"和"壮热"，多宗本论之说。

钱 乙 风热温壮潮热壮热相似论[*]

潮热者，时间发热，过时即退，来日依时发热，此欲发惊也。壮热者，一向热而不已，甚则发惊痫也。风热者，身热而口中气热，有风证。温壮者，但温而不热也。

————宋·钱乙《小儿药证直诀·卷上脉证治法·风温潮热壮热相似》

【提要】 本论主要阐述风热、温壮、潮热、壮热的发热特点。要点如下：作者重视相似证的鉴别，提出风热、温壮、潮热、壮热相似。本论指出，潮热的特点是定时发热，壮热是持续高热，二者都会引起惊痫；温壮的热势不高，风热会有口中气热。

《小儿卫生总微论方》 诸身热论※

凡小儿有病，皆须身热，其证不一，今条而具之。

小儿于某时间发热，过时即退，至来日依时发热（昼夜同），此为潮热，欲发惊也。

小儿身热，但一向壮热不已者，此为壮热，甚则发惊也。

小儿身热，但温而不甚壮热，此为温热。小儿身热，口中气热，叫哭无时，呵欠顿闷，面目青色，此为风热，甚亦发惊。

小儿身热，饮水悸惕，手足摇动，上视弄舌，印内青筋见，掌中赤，怕物生涎，此为惊热。

小儿身热，面赤时久不退，睡觉颠叫，气急发渴，胸高热壅，此为积热，与壮热相似，但胸高涎壅为异，乃脏腑积蕴热毒，三焦膈脘壅滞也，又摇头顶硬者，亦三焦膈脘壅也。

以上皆甚则发搐。

小儿身体发热，气促鼻塞，清涕嚏喷，寒毛立，眼泪出，或出痰水，此为伤寒。

小儿身热，时发时退，退但肚热，或夜发热，面黄腹胀吐泻，乳食不化，粪酸臭异常，此为食伤。

小儿夜发热，晓即如故，多涎喜睡，此肺虚发热也。此与食伤夜发热相似，须要识之，况二证余候各皆不同。食伤者可下，肺虚者不可下，下之则失津液，发渴引饮。

小儿每早食后发热，至夜则凉，此为血热。

小儿身热，形瘦多渴，饮食不为肌肉，此为疳热。

小儿血气旺盛，发渴引饮，大便黄坚，小便赤少，四肢身体翕然而热，此为胃实热也。

小儿身热微惊，耳冷尻冷，上唇头有白泡起，如鱼目珠子，或汗或不汗，此为变蒸。

小儿身热，昏睡惊悸，喜嚏喷，耳尻冷，此为疮疹候。此与食伤、变蒸相似。伤寒耳尻皆热，变蒸唇上有白疣泡珠子为异。

小儿身热者，更有内外。在内者多饮水得之，在外者多因风寒得之。钱氏有云：小儿身热饮水者，热在内；身热不饮水者，热在外。此大概之验也。在内者宜下之，在外者宜散之。若小儿积蕴内外，感伤表里，浑身俱热，颊赤口干，小便赤，大便焦黄少者，先以四顺清凉饮子，利动脏腑，热即退矣。既而复热者，是里热已解，而表热未除，复以惺惺散，或红绵散加麻黄，微发其汗，表热乃去。既去又复发热者，世医尽不能晓，再下再表，皆为不可，误伤多矣，此表里俱虚，气不归元，阳浮于外，所以再发热也。但以六神散和其胃气，则收阳归内，身便凉矣。

——宋·佚名氏《小儿卫生总微论方·卷三·诸身热论》

【提要】 本论主要阐述小儿发热的分类及治法方药。要点如下：小儿发热，也称小儿热、身热、烧热等。小儿发热是儿科临床上最为常见的证候之一，因此本论中有"凡小儿有病，皆须身热"的概括。本论在前人论述的基础上，对小儿发热作了较为全面的总结。小儿发热的类型较多，论中论述了潮热、壮热、温热、风热、惊热、积热、伤寒热、食伤热、肺虚发热、血热、疳热、胃实热、变蒸热、疮疹热、表热、里热和表里俱热等的发热特点和鉴别方法。论中提出的表热、里热、表里俱热的治法方药，对临床具有指导意义。

郑端友　诸热总论

夫热者，有潮热、惊热、夜热、余热、食热、疳热、壮热、烦热、积热、风热、虚热、客热、癖热、寒热、血热、疹热，十六者大同而小异，故必有所因也。凡人之热，必乘阳邪而发。《经》云：邪之所凑，其气必虚。留而不去，其病则实。邪正分争，客搏于皮肤，或恍惚而啼叫，或闷乱而喘粗，其变多端。或在表，或在里，或似实而似虚，或半表而半里，半实而半虚，皆由血气盛实，脏腑生热，阴阳气交，熏蒸于外，致令身热。若夫潮热、惊热、夜热、余热之类，亦各自有证，必即随宜而治焉。凡病热者，左脸先赤，肝受热也；右脸先赤，肺受热也；额上先赤，心受热也；颐间先赤，肾受热也；鼻上先赤，脾受热也。五脏所主热各不同，其治也亦不同，是不可一概论也。大抵热则生风，风生则悸矣。

——宋·郑端友《保婴全方·诸热总论》

【提要】　本论主要阐述小儿发热的分类和病因病机。要点如下：小儿发热有潮热、惊热、夜热、余热、食热、疳热、壮热、烦热、积热、风热、虚热、客热、癖热、寒热、血热和疹热共十六种，指出发热是由于血气盛实，脏腑生热，阴阳气交，熏蒸于外引起。明·朱橚《普济方》、王銮《幼科类萃》等医著中，阐述小儿发热引录了本论。论中所言五脏所主之热，根据面部色诊判断的方法，源于《素问·刺热篇》。论中强调五脏热的治疗不可一概而论，应及早施治，以免变生他证。

曾世荣　论小儿发热辨治*

仲景论曰：有翕翕发热，有蒸蒸发热，此分汗下之不同。翕者，若翕之所覆，明其热在表也，属上太阳第一证，以桂枝汤主之。蒸者，如熏蒸之甚，主其热在胃也，属阳明三十二证，以调胃承气汤下之。此仲景法也。缘小儿之热，似是而非，若同而异。有伤寒热、变蒸热、积热、麻豆热、惊风热、潮热、骨蒸热，有表里俱虚而热。有热虽同，名则异，可不明辨标本以施治乎？须令验证，对证用药，斯为的论。

伤寒热，十指稍冷，鼻流清涕，发热无汗，面惨凌振，右腮有紫纹。

变蒸热，温温微热，气粗惊少，呗乳泻黄，上唇尖有小泡，如水珠子，即变蒸也，不须用药攻治。如兼他证者，当依其所感之候，略与和解，不必重剂可也。盖变者变其形容，蒸者蒸长肌肉。三十二日为一变，六十四日为一蒸。又三大蒸，积五百一十二日，变蒸毕而形气血脉筋骨全矣。

积热，眼胞浮肿，面黄足冷，发热从头至肚愈甚，或闻饮食之气，恶心及腹疼呕吐。

麻豆热，面赤足冷，身发壮热，呵欠顿闷，咳嗽腰疼，时或作惊，腹痛自痢，及中指独自冷者是也。

惊风热，遍身发热而光，自汗心悸不宁，脉数烦躁，治法与急惊证同。所用药饵，必先解表。

潮热，有午后发热，或日晡发热，对时如潮水之应不差是也。先用百解散发表，次以当归散及三解散治之。脉实者下之，宜大柴胡汤；虚浮散者微汗之，用百解散。若发热而呕者，小柴胡汤主之。

虚热，因病后发热无时，一日三五次者，此客热乘虚而作。先以胃苓汤加黄芪末，温米清汤调服，次投钱氏白术散，或固真汤，带凉服，及用温盐汤，参入凉水送下黑锡丹，固守元气。

骨蒸热，身体虚羸，遇晚而发，有热无寒，醒后渴汗方止。此乃疳病之余毒，传作骨蒸，或腹内有癖块，有时微痛，用参苓白术散，姜、枣、三棱煎汤调服，或投化癖丸，先疗脾虚宿滞，次以柴胡饮为治，仍忌鸡、酒、羊、面、毒物。

有小儿热证，用表里药后其热俱退，既退复热者何也？疗病至此，难以概举，或再解表攻里，或施凉剂，热见愈甚。以阴阳辨之，何者为是？推其原乃表里俱虚，而阳浮于外，阴伏于内，所以又发热。宜用温平之药和其里，则体热自除。投钱氏白术散，去木香加扁豆，水煎，及黄芪六一汤、安神散，自然平复。若日久汗多，烦渴食减，脉微缓，喜饮热，可服真武汤。虽附子性温，取其收敛阳气，内有芍药性寒，一寒一温，亭分得宜，用之无不验矣。

——元·曾世荣《活幼心书·卷中明本论·热证》

【提要】　本论主要阐述小儿发热的类型及治法方药。要点如下：小儿发热有伤寒热、变蒸热、积热、麻豆热、惊风热、潮热、虚热、骨蒸热及表里俱虚而热等类型，论述了不同发热类型的特点和治法方药。本论中列举的多是根据病因命名的发热类型，如伤寒热、变蒸热、积热、麻豆热、惊风热；也有据发热特点命名的，如潮热及骨蒸热；还有据病性病位命名的，如虚热、表里俱虚而热。作者在总结前人经验的基础上，强调要明辨小儿发热之标本而施治。

薛　铠、薛　己　小儿发热综论[注]

小儿之热，有心肝脾肺肾五脏之不同，虚实温壮四者之不一，及表里血气、阴阳浮陷，与夫风湿痰食，各当详之。

心热者，额上先赤，心烦心痛，掌中热而哕，或壮热饮水，巳午时益甚。肝热者，左颊先赤，便难转筋，寻衣捻物，多怒多惊，四肢困倦，寅卯时益甚。脾热者，鼻上先赤，怠惰嗜卧，身热饮水，遇夜益甚。肺热者，右颊先赤，手掐眉目，喘咳寒热饮水，日西热甚。肾热者，颏下先赤，两足热甚，骨苏苏如虫蚀，热甚不能起于床，夜间益甚。

仍当辨其虚实。实则面赤气粗，口燥唇肿，作渴饮冷，大小便难，或掀衣露体，烦啼暴叫，伸体而卧，睡不露睛，手足指热，宜用表下。虚则面色青白，恍惚神缓，口中虚冷，嘘气软弱，喜热恶寒，泄泻多尿，或乍凉乍温，怫郁惊惕，上盛下泄，夜则虚汗，屈体而卧，睡露睛，手足指冷，宜用调补。

壮热者肢体大热，热不已则发惊痫。温热者手体微热，热不已则发惊搐。

阴虚则内热，阳盛则外热。以手轻扪之则热重，按之不热，此皮毛血脉之热，热在表也。重按之筋骨之分则热，轻手则不热，此筋骨之热，热在里也。不轻不重，按之而热，此肌肉之热，热在表里之间也。

以虚实分属表里而言之，壮热恶风寒，为元气不充，表之虚热也。壮热不恶风寒，为外邪所客，表之实热也。壮热饮汤，为津液短少，里之虚热也。壮热饮水，为内火销烁，里之实热也。

若夫内外皆热，则喘而渴，齿干烦冤腹满，四肢热，逢风寒，如炙于火，能冬不能夏，是皆阳盛阴虚也。脉尺寸俱满为重实，尺寸俱弱为重虚。脉洪大，或缓而滑，或数而鼓，此热盛拒阴，虽形症似寒，实非寒也。热而脉数，按之不鼓，此寒盛格阳，虽形症似热，实非热也。

发热恶热，大渴不止，烦躁肌热，不欲近衣，其脉洪大，按之无力，或兼目痛鼻干者，此血虚发躁也，当补其血。如不能食而热，自汗者，气虚也，当补其气。仲景论内外不足发热自汗之症，禁不可发汗。如饮食劳役，虽病发热，误发其汗，则表必虚也。

身热而汗出者，风也。发热身疼而身重黄者，湿也。憎寒发热，恶风自汗，脉浮胸痞者，痰也。发热头痛，脉数者，食也。

寸口脉微为阳不足，阴气上入阳中则恶寒。尺脉弱为阴不足，阳气下入阴中则发热。阴阳不归其分，则寒热交争也。昼则安静，夜则发热烦躁，是阳气下陷入阴中也。昼则发热烦躁，夜则安静，是重阳无阴也，当急泻其阳，峻补其阴。至若身热脉弦数，战栗而不恶寒者，瘅疟也。发热恶寒，脉浮数者，温病也。若四肢发热，口舌咽干，是火热乘土位，湿热相合，故烦躁闷乱也。若身体沉重，走注疼痛，乃湿热相搏，风热郁而不得伸也。

婴儿诸热，其因别症而作者，当从所重而治之。或乳母七情厚味，饮食停积，遗热于儿，或见嗜食甘肥，衣衾过暖，或频浴热汤，积热于内为患者，各当详之。盖小儿脏腑脆弱，元气易虚，补泄宜用轻和之剂，庶无变症。若乳下婴儿，当兼治其母，仍参诸热症治之。

——明·薛铠、薛己《保婴撮要·卷六·发热》

【提要】　本论对小儿发热的病因病机和辨证施治作了较为全面的总结。要点如下：其一，本论继承了钱乙以五脏为纲的辨证方法，列举了小儿发热分属心、肝、脾、肺、肾五脏的不同症状表现。其二，指出了虚热、实热、壮热、温热的区别，及热在表、在里、在表里之间的判别方法。其三，阐述了血虚、气虚发热的证候及治法，因风湿痰食不同致病因素所致发热的不同，以及阴阳浮陷所致发热的差异。其四，强调由于小儿脏腑脆弱，补泻宜用轻和之剂。其五，对于哺乳期的婴儿发热，本论指出要考虑是否由乳母遗热于儿所致，治疗当兼治其母，体现了中医学治病求其本的治疗思想。

万　全　论热有表里虚实[※][*]

热有表里

表热者，多因伤风寒之故。喜人怀抱，畏缩恶风寒，不欲露头面，面有惨色，不渴，清便自调者，此热在表也。宜发散，惺惺散、败毒散、升阳散火汤、十神汤，选而用之。

里热者，喜露顶面而卧，扬手掷足，揭去衣被，渴饮冷水，儿小不能言，吃乳不休者是也。小便赤，大便秘，此热在里也。宜解利之，凉惊丸、三黄丸、四顺清凉饮、凉膈散、钱氏抱龙丸、牛黄凉膈丸、黄芩汤，选而用之。

有表里俱热者，宜通圣散、柴芩汤、人参白虎汤，选而用之。

热有虚实

虚热者，多在大病之后，或温热，兼潮热，或渴或不渴，大小便如常，宜调之，竹叶汤、调元汤、地骨皮散主之。

实热者，面赤腮燥，鼻干焦，喜就冷，合面卧，或仰卧，露出手足，掀去衣被，大渴饮水，大小便秘，宜泻之，神芎丸、大金花丸。大便不通者，用胆导法。

或问治热以寒，治寒以热，良工不能废其绳墨也。今治虚热，乃用温药者，亦有说乎？说见《内经》。实热者，邪火也，可以水制，可以实折。故以寒治热者，逆治法也。虚热者，真火也，水不能制，寒不能折，唯甘温之剂，可以胜之。故以温治虚热者，从治法也。逆之从之，不离乎正。

　　按钱氏书中有潮热发搐似惊者，附会之说也。盖热则生风，诸热不退，皆能发搐，不特潮热也。其以十二时分五脏者固是，愚窃有疑焉。人身之气，昼则行阳二十五度，故昼则发热，夜则明了者，此热在气分，宜小柴胡汤、白虎汤主之。夜则行阴二十五度，故夜则发热，昼则明了者，此热在血分，宜四物合桂枝汤主之。如昼夜发热者，此气血俱虚也，宜如前法，分表里虚实治之。如日晡潮热，乃胃中有宿食也，宜下之，小承气汤、三黄枳术丸主之。如伤风发热、伤饮食发热、变蒸疮疹发热、胎热、疳热，各随其类治之。

——明·万全《幼科发挥·卷二》

　　【提要】　本论主要阐述小儿发热的辨证施治。要点如下：其一，作者将小儿发热分为表、里、虚、实四大证，分别阐述了表热、里热、虚热、实热的证候表现和治法方药。其二，依据《内经》理论，指出实热宜用逆治法，虚热须用从治法。其他，如热在气分、热在血分、气血俱虚发热，都可分表里虚实辨证施治。作者将表里虚实作为小儿发热的辨证大纲。清·陈复正宗之，在《幼幼集成·卷三·发热证治》中，引用了万全对表热、里热、虚热、实热的证候论述。

万　全　小儿发热综论※*

　　小儿凡病有热，症既不同，治亦多异，须分虚实，不可妄用汗下也。

　　伤风发热，其症汗出身热，呵欠，目赤涩多睡，恶风喘急，此因解脱受风所致。宜疏风解肌退热，先服柴葛解肌汤，发去风邪，热退之时，再服凉惊丸，以防内热。

　　伤寒发热，其症无汗身热，呵欠烦闷，项急面赤，喘急恶寒，口中气热，此因解脱受寒所致。宜发散寒邪，退热镇惊，先服惺惺散，发去寒邪，后用凉惊丸，以防内热。

　　以上二症，如小儿禀赋原实者，可用凉惊丸，若虚怯者，不如只用胃苓丸，甚效。

　　如伤风寒发热，又吐泻者，不可发散，此脾虚怯也，只以五苓散吞理中丸，甚效。

　　伤热发热，多得于夏。其症身热自汗，作渴昏睡，手足俱热。此因天气已热，包裹太厚，重受其热也。先以白虎汤调益元散，以解其热；次服调元生脉散，以补正气。

　　伤暑发热，亦多得于夏。其症身热自汗，作渴昏睡，手足冷。此由阴室中贪凉太过所致。服调元生脉散，补其元气；次服四君子汤，以防吐泻之病。

　　如夏月汗出当风，以致身热，浑身自汗不止者，此名暑风。四君子汤加麻黄根、黄芪以去风，次以益元散以去热。

　　伤食发热，其症手心、肚腹尤热，噫气吐乳，大便酸臭，或腹疼多啼，饱胀喘急，不思乳食。此因饮食过度所伤，宜先用利药去其积，用丁香脾积丸，复以集圣丸调之。如伤食已久，日渐黄瘦，无时作热者，不可下之，轻者保和丸，重者集圣丸，百无一失。

　　痘疹发热，其症面燥腮赤，目胞亦赤，呵欠烦闷，乍热乍凉，咳嗽喷嚏，手足指冷，惊怖多睡。此由时行痘疹，各相传染，宜清热解毒。惟痘疹宜参苏饮加木香，麻痘宜用荆防败毒散，不可妄施汗下，恐生变症。

　　若变蒸发热，此小儿常症，不须服药。

　　潮热者，当分二症，有时间发热，过时即退，来日依时复发，其状如疟，此肺热也；有早晚发热，每日两度，如潮水之应期者，此胃热也。盖因感触邪气，以致血脉凝滞，不得流通，若不治之，变为惊疳者多矣。肺热地骨皮散主之，胃热三黄丸下之。如虚热者，用集圣丸调之。

惊热者，遍身发热，面青自汗，心悸不宁，脉数烦躁，颠叫恍惚，此心热也。以凉惊丸退热，安神丸定心。

夜热者，但夜发昼退，此血虚症也。以人参当归散治之，更兼抱龙丸，以防作搐。

余热者，伤寒汗后，而热又来，乃表里俱虚，气不归元，阳浮于外，不可再用寒凉之药，古人戒之。当和胃气，使阳气收敛，其热自退，人参、苍术主之。甚者，四君子汤加炒干姜，即效。

疳热者，形色黄瘦，食不长肉，骨蒸盗汗，泄泻无常，肚大脚小。此多得于大病之后，失于将息，又或伤饱失饥，用集圣丸调理。

壮热者，一向热而不已，由气血壅实，五脏生热，郁蒸于内，则睡卧不安，精神恍惚；熏发于外，则表里俱热，燥急喘粗，甚则发惊痫。先以导赤散，泄青丸以治其热；后以抱龙丸镇其惊。如实热，大小便秘者，三黄丸下之。

烦热者，心躁不安，五心烦热，四肢温壮，小便赤色。宜导赤散加麦冬、山栀仁治之；再以凉惊丸，撤其余邪。

积热者，颊赤口疮，大小便赤涩，此表里俱实。或内伤酒面煎煿、热药峻补，外因厚绵炉火所侵，皆能生热。此内外蕴积之热也，非食积。先以三黄丸下之，后以凉惊丸调之。

虚热者，或因汗下太过，津液虚耗，或因大病之后，元气受伤，皆能生热。其症困倦少力，面色青白，虚汗自出，神慢，嘘气软弱，手足厥冷。此气血俱虚，气虚则发厥，血虚则发热也。四君子汤加炒干姜，甚者加熟附子一片，待热少退，以凉惊丸调之。

客热者，阳邪干于心也。心若受邪，则热形于额，故先起于头面而身热，恍惚多惊，闻声则恐。此由五气虚而邪气胜，故与之交争。发热无时，进退不定，如客之往来。先以导赤散去其邪，后以凉惊丸调之。

癖热者，由乳食不消，伏结于中，致成癖块，以生内热，熏灼于外，集圣丸主之。

疟热者，寒热往来。有头痛汗出者，有呕吐不食，憎寒壮热作渴者，有遍身疼痛者或吐泻者，症既百出，病非一端。头疼汗出及遍身疼者，小柴胡汤加苍术、羌活治之；腹痛者，脾积丸下之；作渴者，白术散治之；吐泻者，理中汤治之，后用平疟养脾丸调之。

血热者，每日巳午时发热，遇夜则凉，此心热也。轻者导赤散，重者四顺饮治之。

——明·万全《万氏秘传片玉心书·卷五·发热门》

【提要】 本论主要阐述小儿发热的病因病机和辨证施治。要点如下：其一，小儿发热的证候各异，治疗要分清虚实，不能妄用汗法或下法。其二，本论简要论述了伤风、伤寒、伤热、伤暑、暑风、伤食、痘疹发热，以及潮热、夜热、惊热、余热等二十二种发热的症状表现、病因病机和治法方药，从中可以看出万全具有丰富的临证经验。本论所言与《幼科发挥·卷二》中"热有表里""热有虚实"的观点可谓相辅相成。清·陈复正《幼幼集成·卷三·发热证治》，引用了万全在这两部著作中有关小儿发热的阐述，指出小儿发热以表里虚实为纲，以伤风发热、伤寒发热、伤热发热等杂证为目，有纲有目，辨证明晰简切，则发表清里、补虚泻实之治无误。

张介宾　论小儿发热病因病机※※

发热

小儿发热证，其最要者有四：一则外感发热，二则疮毒发热，三则痘疹发热，四则疳积发热。凡此四者之外，如饮食、惊风、阴虚、变蒸之类，虽亦有之，然各有其说，均当详辨。

诸热辨证

小儿发热，若热随汗退者，即外感证也。其有取汗至再而热不退者，必痈毒、痘疹之候。……若是疮毒，但当辨其阴证阳证，阳证宜清火解毒，阴证宜托里助阳。……若汗出热不退，别无痈肿而耳后红筋灿然，及眼如包泪，或手指尖冷，脉紧数者，必是痘疹，方治详具痘疹门。

小儿饮食内伤，本无发热之证，盖饮食伤脏，则为胀为痛，为吐为泻，本非肌表之病，焉得发热？故《调经论》曰：邪之生于阳者，得之风雨寒暑；生于阴者，得之饮食居处、阴阳喜怒。此自不易之理也。今人但见小儿发热，则多言伤食而妄行消导，谬亦甚矣。其或饮食内伤，风寒外感，表里兼病而发热者，亦常有之。然此当察其食之有停无停，酌而治之，亦非可混行消耗。盖恐内本无滞而妄加克伐，则亏损中气，以致外邪难解，则病必滋甚。

小儿疳积发热，此诚饮食内伤所致，然必成痞成疳，阳明郁积既久，所以内外俱热，是非暴伤饮食者之比，亦非肌表发热者之比，方治详具疳积条。

——明·张介宾《景岳全书·卷四十谟集·小儿则》

【提要】　本论主要阐述小儿发热的病因病机。要点如下：其一，引起小儿发热最常见的病因病机，有外感、疮毒、痘疹、疳积。除此之外，还有饮食、惊风、阴虚、变蒸等因素，亦可引起发热。其二，论述了常见发热证的鉴别，如外感、疮毒、痘疹发热，可以用取汗法判别。若汗出热退，则为外感；取汗至再而热不退，必是痈毒、痘疹引起的发热。其三，饮食内伤，又加上风寒外感，表里兼病可引起发热。小儿疳积发热，由饮食内伤所致；因阳明郁积已久，表现为表里俱热。

张介宾　论表热里热治法※

外感发热治法

凡小儿无故发热，多由外感风寒。若寒邪在表未解者，必有发热头痛，或身痛无汗，或鼻塞流涕，畏寒拘急，脉见紧数者是也。凡暴感者，极易解散，一汗可愈。但察其气血平和，别无实热等证，或但倦怠昏睡者，则但以四柴胡饮，或五柴胡饮为主，酌儿大小而增减其剂。此法先固其中，次解其表，庶元气无伤，而邪且易散，最为稳当极妙之法。有云小儿何虚，乃堪此补，及又有补住邪气之说，皆寸光昧理之谈，不可信也。若胃气微见虚寒者，宜五君子煎加柴胡，或以理阴煎加减用之最妙，元气颇强而能食者，宜正柴胡饮。兼内热火盛而外邪未解者，宜一柴胡饮，或钱氏黄龙汤。壮热火盛往来寒热者，宜柴芩煎。寒气盛者，宜二柴胡饮。寒邪盛而中气微虚者，宜五积散。伤寒见风，身热兼嗽而中气不虚者，宜柴陈煎。若中气不足而兼热兼嗽者，宜金水六君煎。冬受寒邪，至春夏而发热者，是为小儿正伤寒，但取效稍迟，然治法不能外此。

外感发热弗药可愈

凡小儿偶然发热者，率由寒热不调，衣被单薄，柔弱肌腠，最易相感，感则热矣。余之治此，不必用药，但于其熟睡之顷，夏以单被，冬以绵被，蒙头松盖，勿壅其鼻，但以稍暖为度，使其鼻息出入皆此暖气，少顷则微汗津津，务令上下稍透，则表里通达而热自退矣。若冬月衣被寒凉，汗不易出，则轻搂着身，赤体相贴，而上覆其面，则无有不汗出者。此余近年养儿至妙之法，百发百中者也。若寒邪甚者，两三微汗之，无有不愈。然此法惟行于寅卯之际，则汗易出而效尤速。

内热证

内热与外热不同。内热以五内之火，热由内生，病在阴分，故内热者宜清凉，不宜升散，升散则内火愈炽，火空则发也。外热以肤腠之邪，风寒外袭，病在阳分，故外热者宜解散，不宜清降，清降则表热愈留，外内合邪也。此外热内热之治，其不同者有如此。欲分内外之辨，则外热者，其至必骤，内热者，其来必缓，但察其绝无表证，而热在脏腑、七窍、三焦、二阴、筋骨、肌肉之间者，皆是内热之证。但内热之证，亦有虚实，实者宜从正治，虚者当从反治，反正之间，有冰炭之异，非可混也。

凡实热之在内者，古法治分五脏，宜从正治。心热者，宜泻心汤、导赤散、安神丸。肝热者，泻青丸、柴胡饮子、龙胆汤。脾热者，泻黄散。肺热者，轻则泻白散、地骨皮散，重则凉膈散。肾热者，滋肾丸、滋阴八味丸。实热则宜疏下，虚热则宜调补。肢体热，轻则惺惺散，重则人参羌活散。大便秘者，二黄犀角散、四顺清凉饮。余热不退者，地骨皮散。大小便血者，保阴煎。血热妄行者，清化饮。三焦火盛，上下热甚者，抽薪饮。小水热痛者，大分清饮。阳明内热，烦渴头痛，二便秘结者，玉泉散。阳明火盛，兼少阴水亏者，玉女煎。凡元气虚而为热者，必真阴不足，皆假热证也，宜从反治。心脾肺气虚假热者，五君子煎、人参理中汤。五脏气血俱虚假热者，五福饮。肝肾真阴不足假热者，轻则六味地黄汤，甚则理阴煎。肝肾血虚假热者，大营煎、五物煎。肝肾阴虚，上热下寒，则阳无所附而格阳为热者，六味回阳饮，或八味地黄汤。肝经血虚生风而热者，四物加天麻、钩藤钩。汗后血虚而热甚者，六神散加粳米。汗后气虚而恶寒发热者，补中益气汤。汗后阴虚，阳无所附而热者，四物汤加参、芪。汗后阳虚，阴无所附而热者，四君子加芍、归。久从温补而潮热不退，脉见滑大者，五福饮加地骨皮，或加知母。凡婴儿诸热有因别证而作者，当从所重者而治之。若乳下婴儿，当兼治其母以调之。

——明·张介宾《景岳全书·卷四十谟集·小儿则》

【提要】 本论主要阐述外感发热和内热证的治法。要点如下：其一，治疗小儿外感风寒发热，应该先固中，次解表，注意固护元气，从而使邪气易散。其二，对于小儿偶然发热者，可以用单被或棉被蒙头松盖，通身微汗，不使用药物治疗而热自退。其三，内热证宜用清凉之法，还要辨明虚实；实热宜从正治，宜疏下；虚热当从反治，则宜调补。并列举相应方药。

《医宗金鉴》 小儿发热综论※

诸热总括

小儿有病多发热，表里虚实宜分别，观形察色辨因由，审证切脉有妙诀，表证须汗里下之，虚则宜补实则泻，平昔体认要精详，方得临时无遗阙。

注：小儿发热有表、里、虚、实之异，治亦有汗、下、补、泻之殊。须观形、察色、审证、切脉以别之。惟在平昔讲习精详，临证庶不致误。

表热

表热之证因外感，脉浮发热恶风寒，头痛身疼而无汗，十神通圣表为先。

注：小儿外感寒邪，脉浮发热，恶风恶寒，头疼身痛无汗，此表热也，宜十神汤主之。若兼内热者，双解通圣汤两解之。

里热

里热之证因内热，遍身蒸热小便红，面赤唇焦舌燥渴，调胃白虎解毒清。

注：小儿肥甘过度，必生内热，以致发热蒸蒸，小便赤涩，面赤唇焦，舌燥而渴。脉实有力者，先以调胃承气汤下之；不愈，用白虎汤，或黄连解毒汤清之。

虚热

虚热病后营卫弱，神倦气乏用补中，呕渴竹叶石膏治，面赤尿白厥白通。

注：虚热者，因小儿病后气血虚弱，营卫尚未调匀之故。其证神倦气乏，宜用补中益气汤治之。若兼口渴引饮而呕者，宜用竹叶石膏汤治之。又有阴盛格阳，外浮发热者，其面色虽赤，然小便必清白，四肢必厥逆，宜用白通汤收敛阳气，热退自愈。

实热

实热积热午潮热，腹胀尿红大便难，烦渴口疮腮颊赤，凉膈大柴效通仙。

注：小儿有余积热，以致午后潮热，蒸蒸有汗，肚腹胀满，小便赤，大便难，烦渴啼叫，口舌生疮，腮颊红赤，脉洪数有力，法宜清热通利。时时热者，凉膈散主之；午后潮热者，大柴胡汤主之。

——清·吴谦《医宗金鉴·幼科杂病心法要诀·卷五十五·发热门》

【提要】 本论主要阐述小儿发热的辨证施治。要点如下：其一，指出小儿发热有表里虚实的差异，在治法上也有汗、下、补、泻的不同，需要从观形、察色、审证、切脉不同方面仔细辨别。其二，阐述了表热证、里热证、虚热证、实热证的病因病机、辨证施治和相应方药。作者在本论中，对小儿发热辨证的论述，条理分明，要言不烦。

陈复正 小儿发热外治法论※*

疏表法：小儿发热，不拘风寒食饮，时疫痘疹，并宜用之。以葱一握，捣烂取汁，少加麻油在内和匀，指蘸葱油，摩运儿之五心、头面、项背诸处，每处摩擦十数下，运完，以厚衣裹之，蒙其头，略疏微汗，但不可令其大汗。此法最能疏通腠理，宣行经络，使邪气外出，不致久羁荣卫，而又不伤正气，诚良法也。

清里法：小儿发热至二三日，邪已入里，或乳食停滞，内成郁热。其候五心烦热，睡卧不宁，口渴多啼，胸满气急，面赤唇焦，大小便秘。此为内热。以鸡蛋一枚，去黄取清，以碗盛之，入麻油约与蛋清等，再加雄黄细末一钱，搅极匀，复以妇女乱发一团，蘸染蛋清，于小儿胃口拍之，寒天以火烘暖，不可冷用，自胸口拍至脐轮止，须拍半时之久，仍以头发敷于胸口，以布扎之，一炷香久，取下不用。一切诸热皆能退去。盖蛋清能滋阴退热，麻油、雄黄拔毒凉肌故也。此身有热者用之，倘身无热，惟啼哭焦烦，神志不安者，不必蛋清，专以麻油、雄黄、乱发拍之，仍敷胃口，即时安卧。此法多救危险之症，功难殚述。

解烦法：凡小儿实热之证，及麻疹毒盛热极，其候面赤口渴，五心烦热，啼哭焦扰，身热如火，上气喘急，扬手掷足。一时药不能及，用水粉一两，以鸡蛋清调匀，略稀，涂儿胃口及两手掌心，复以酿酒小曲十数枚，研烂，热酒和作二饼，贴两足心，布扎之。少顷，其热散于四肢，心内清凉，不复啼扰。

——清·陈复正《幼幼集成·卷三·发热证治》

【提要】　本论主要阐述小儿发热的三种外治法。要点如下：小儿发热，不仅可以采用内服药物治疗，还可以应用外治法退热。小儿外治法，主要是使用药物进行敷、贴、熨、洗、熏、点、滴、吹等。外治法应用得当，同样疗效迅速，也易为小儿接受。清代陈复正的《幼幼集成·卷三·发热证治》中，附有九条"神奇外治法"，其中有三条可用于治疗小儿发热。这三种外治法，分别是疏表法、清里法和解烦法。作者详细阐述了三种外治法的适应证、具体操作方法和功效。从论述中可以看出，使用外治法也需要根据病情，辨别表里虚实，进行辨证施治。

芝屿樵客　论小儿发热证治※※

小儿表症，谓外感风寒，其见证必先发热。然发热之证有三，最宜详辨，不可一概混同施治也。其在冬月感于寒者，头痛身痛，项背强，恶寒，壮热无汗，脉浮而紧，此太阳表证。用药得法，一汗即解。……其感于风者，头痛，鼻塞流涕，发热，或有汗恶风，或无汗恶寒，或咳嗽干呕，脉浮而数或紧，此四时之感冒是也。治法不可大发散，微表之即已。如《易简》参苏饮、惺惺散之类主之。大抵近日人情，爱护小儿者众，富贵之家，重衣厚褥，贫贱之子亦皆衣絮，以致汗液不断，腠理疏泄，偶触微风，即成感冒。是以迩来小儿冬月感寒之症，百无一二，而伤风发热之症恒多也。

至若内因于虚，发热之症极多，最为疑似，人殊不知，更宜详辨。如阳虚生寒，阴虚发热，血虚发躁而热，气虚自汗不能食而热，气虚注夏而热，暑湿合病而热，汗后阴虚阳无所附而热，汗后阳虚阴无所附而热，阳气下入阴中，昼安静，夜烦躁而热，重阳无阴，夜安静，昼烦躁而热。以上诸症，同一发热也。若误表之必死。其次则又有变蒸之热，将发痘疹之热，亦同一发热也，而援守各异。每见庸医，一遇发热，动皆表散，殊不知病有微甚，热有虚实，虽同一发热，而治法殊途，攻补迥别。业幼科者，于临症之际，务宜细心体认。必先问其病之新久，曾未服药，以及一切爱恶情状，然后再察其热之温壮，形之强弱，脉之虚实，色之夭泽。合四者以决之，庶无误人于夭札也。

盖外感为暴病，其发热也骤，必手背热，脉浮身热无汗。仍须分别虚实以治之。……若无手背热、脉浮身热无汗等症，或发热已久，则非外感证矣。治者审焉。

——清·芝屿樵客《儿科醒·表论》

【提要】　本论主要阐述小儿发热应辨表里虚实而施治。要点如下：其一，外感表证发热，有因于寒、因于风的不同，不可一概混同施治。如因冬月感于寒而发热，可用汗法；感于风而发热，则微发散即可。其二，内因为虚而发热，要详辨属阳虚、阴虚、血虚、气虚，或是变蒸热、痘疹热，切不可动皆表散。其三，辨别外感发热与非外感发热，以有无手背热、脉浮、身热、无汗等症状区分。外感发热仍须再辨别虚实施治。

2.3.9 小儿汗证

小儿汗证是指小儿在安静状态下，全身或局部出汗过多的病证。小儿由于元气未充，腠理不密，要比成人容易出汗。若仅为头额部汗出，或入睡时微微汗出，小儿发育良好，精神活泼，此为清阳发越所致，属生理性汗出。若因天气炎热，或衣被过厚，或饮食过热，或剧烈运动，或恐惧惊吓等，导致汗出，若无其他疾苦，也不属病态。小儿汗证有自汗、盗汗之分。睡中出汗，醒时汗止者，称盗汗；不分寤寐，无故汗出者，称自汗。小儿汗证往往自汗、盗汗并见，故统称为汗证。多因卫虚不固、营卫不和、气阴两虚、脾胃湿热所致，治宜益气固表、调和营卫、益气养阴、清泻湿热。临证时，不可见汗止汗，注意标本同治。

❧ 钱 乙 小儿汗证综论※※ ❧

喜汗，厚衣卧而额汗出也，止汗散主之。

盗汗，睡而自汗出，肌肉虚也，止汗散主之。遍身汗，香瓜丸主之。……

太阳虚汗，上至头，下至项，不过胸也，不须治之。

胃怯汗，上至项，下至脐，此胃虚，当补胃，益黄散主之。

——宋·钱乙《小儿药证直诀·卷上·脉证治法》

黄芪散，治虚热盗汗。……虎杖散，治实热盗汗。

——宋·钱乙《小儿药证直诀·卷下·诸方》

【提要】 本论主要阐述小儿汗证的分类、病因病机及治法方药。要点如下：其一，小儿汗证分为喜汗、盗汗、太阳虚汗和胃怯汗等，指出汗出有属生理性者，有属病理性者。需要按照出汗部位判别是否需要治疗。如汗不过胸，则不须治；如果上至项，下至脐出汗，则需治疗。其二，盗汗有虚热和实热之分，可用不同方药治疗。

❧《小儿卫生总微论方》 论小儿自汗病机※※ ❧

小儿身喜汗出者，此荣卫虚也。荣卫相随，通行经络，营周于身，环流不息。荣阴卫阳，荣虚则津液泄越，卫虚则不能固密，故喜汗出遍身也。

——宋·佚名氏《小儿卫生总微论方·卷十五·诸汗论》

【提要】 本论主要阐述小儿自汗的病机是荣卫虚弱。要点如下：荣属阴，卫属阳，荣卫周流于全身；若荣卫虚，则津液泄越，小儿遍身喜汗出。论中"喜汗出"，即指自汗。在《伤寒论》中，自汗称为"自汗出"，《诸病源候论·卷四十五·小儿杂病诸候》中，称为"小儿头身喜汗候"，《小儿药证直诀》中称之为"喜汗"。

演山省翁　小儿自汗宜气血相参论※*

议曰：血不荣则神不备，气不卫则脉不充，理其血用和其气，安其神用调其脉，阴阳均平，气血相参，百脉顺流，三焦五脏自然以益其体。初生至周晬之儿，不可自汗，自汗即亡阳，亡阳即气怯，气怯即脉虚，脉虚即神散，神散即惊风有作。惊风已作，搐搦施为。医者失之究竟，血不荣，气不卫，作疾不轻，为害必大。祸生起于微，人事何不察，庸夫反笑之曰：自汗岂能成风痫耶？愚曰：渠莫知其所以然者，非我友也。举此一端，虚以类之。智者应有诮云，观其澜而探其海，知其末须明其本，通变之士，审乎得失，是是非非，不离乎中，裁度疏谨而后已。疗乳幼自汗，切勿止之。方用白术一分，小麦一撮，水煮令干，去麦为末，煎黄芪汤调与服，以愈为良。若以止汗，反为闭气，作热烦躁，所谓气血相参，则汗自止矣。

——元·演山省翁《活幼口议·卷五·议自汗》

【提要】　本论主要阐述小儿自汗，切勿止汗，宜气血相参。要点如下：其一，认为初生至一周岁的婴儿，如有自汗则易引起亡阳，甚至惊风发作。因此，提出要重视小儿自汗的治疗。其二，指出治疗小儿自汗，切勿单纯止汗，易引起作热烦躁，治宜气血相参，则汗自止。明代鲁伯嗣亦赞同此观点，在其《婴童百问·卷之九·自汗》中，引用了此论的观点。

薛　铠、薛　己　自汗属阳虚盗汗属阴虚论※*

自汗

自汗者，汗无时而自出也。《经》曰：饮食饱甚，汗出于胃。惊而夺精，汗出于心。持重远行，汗出于肾。疾走恐惧，汗出于肝。摇体劳苦，汗出于脾。又云：阴虚而阳必辏，则发热而自汗。阳虚而阴必乘，则发厥而自汗。东垣云：表虚自汗，秋冬用桂，春夏用黄芪。丹溪云：汗者心之液也。自汗之症，未有不因心肾俱虚而得之者。巢氏云：虚劳病若阳气偏虚，则津液发泄而为汗。天自心为主，阳之藏，火也。阳主气，人身津液，随其阳气所在之处而生，亦随其火所扰之处而泄，则为自汗矣。治法当用参、芪甘温益气之药，使阳气外固，而津液内藏则汗止矣。……

盗汗

盗汗者，睡则汗出，寤则汗收也。自汗属阳虚，盗汗属阴虚。盖阳为卫气，阴为荣血，血之所主心也，所藏肝也。热搏于心，故液不能内敛，而外泄于皮肤。人卧则静而为阴，觉则动而为阳，故曰自汗属阳，盗汗属阴也，多因心肾不交，水火不能既济。肾虚则闭藏之令失守，故有是症，宜用六味丸、十全大补汤。

——明·薛铠、薛己《保婴撮要·卷十》

【提要】　本论主要阐述盗汗和自汗的概念与病机、治法。要点如下：其一，小儿汗证有自汗和盗汗之分。自汗，是指汗无时而自出的病证。盗汗，是指睡时汗出，醒时汗止的病证。其二，自汗和盗汗都属虚证。自汗属阳虚，盗汗属阴虚。其三，自汗为卫气虚而津液外泄，当用益气之药使阳气外固；盗汗多属心肾不交，治宜补肾，使其行使闭藏之令。

万 全 论诸汗※

额头有汗不须疑，漐漐浑身早问医，若待阳虚成脱病，纵逢国手也虚题。

《内经》曰：阳者，卫外而为固也；阴者，内之守也。气为阳，血为阴。心主血，汗者心之液也。肺主气，皮毛腠理，肺之合也。小儿心火太盛，上熏于肺，则皮毛不敛，腠理不密，失其卫外之职矣，故汗出焉。或为自汗，或为盗汗，血亦失其守矣。汗出不止，心亦虚也。气弱血虚，大病生焉，纵遇良工，不可为也。自汗者，或昏或醒，浸浸而出不止也；盗汗者，睡困则出，醒而复收也。

——明·万全《万氏家藏育婴秘诀·卷之四·诸汗》

【提要】 本论主要阐述汗证的病因病机，区分了自汗和盗汗。要点如下：其一，小儿汗出，有属生理性的，有属病理性的。小儿为纯阳之体，头为诸阳之会，额头汗出，属清阳发越之象。如小儿精神活泼，无其他症状，则不需治疗。如汗出量大，湿透衣被，兼有其他症状，则应及早治疗。一些危重疾病，往往可因汗出导致阴液枯竭，甚至引起阳气暴脱，危及生命，则难治。其二，汗证是因小儿心火太盛，上熏于肺，则皮毛不敛，腠理不密，失其卫外之职所致。其三，小儿汗证分为自汗和盗汗，自汗是入睡或醒着时汗出，盗汗是睡中汗出，醒则自止。

万 全 自汗血气俱热论※*

自汗者，昼夜出不止。此血气俱热，荣卫虚也。宜当归六黄汤主之。其方用黄芪以补其卫，当归、生地黄以补其荣，芩、连、柏以泻其血气之火，用浮小麦为引，入肺以泻其皮毛之热。此治诸汗之神方也。

——明·万全《幼科发挥·卷之二·心所生病·诸汗》

【提要】 本论主要阐述小儿自汗的病机及治法。要点如下：其一，指出小儿自汗的症状特点，是昼夜汗出不止。其二，小儿自汗因血气俱热，荣卫虚所致，治宜补益荣卫之气，泻血气之火，采用补泻兼施之法。

万 全 治小儿额汗宜收敛心气论※*

汗者，心之所藏，在内为血，在外为汗。小儿气血嫩弱，肤腠未密，若厚衣太暖，熏蒸脏腑，脏腑生热，热搏于心，故液不能自藏，而额汗出也。额属心本位，宜收敛心气，团参汤主之，此虚汗也。

——明·万全《万氏秘传片玉心书·卷五·诸汗门》

【提要】 本论主要阐述小儿额汗的治法。要点如下：其一，小儿额汗出，是由于厚衣太暖，致脏腑生热，热搏于心所致。其二，额属心之位，小儿额汗出，治宜收敛心气。其三，小儿额汗属虚汗。

万　全　论盗汗病因病机※*

如睡中汗出，不睡则无汗，乃睡浓也。醒觉则止，而不复出汗，亦是心虚，此盗汗也。宜敛心气，团参汤主之。如睡中遍身汗出，醒觉时久不干，此积症盗汗，脾冷所致，益黄散主之。如病困，睡中身体汗流，此因阳虚所致，黄芪固真汤主之。

——明·万全《万氏秘传片玉心书·卷五·诸汗门》

【提要】　本论主要阐述小儿盗汗的病机。要点如下：盗汗可由心虚、脾冷、阳虚等因素所致，并论述了各证的汗出特点。心虚盗汗的特点，是睡中汗出，醒时则止；脾冷所致盗汗的特点，是睡时遍身汗出，醒时汗久不干，称为积症盗汗；阳虚盗汗的特点，是睡中身体汗出成流。清代陈复正《幼幼集成·卷之四·诸汗证治》引录了此论。

张介宾　小儿汗证卫虚不固论※*

小儿元气未充，腠理不密，所以极易汗出，故凡饮食过热，或衣被过暖，皆能致汗。东垣诸公云：此是小儿常事，不必治之。然汗之根本，由于营气；汗之启闭，由于卫气。若小儿多汗者，终是卫虚，所以不固。汗出既多，未免营卫血气愈有所损，而衰羸之渐，未必不由乎此，此所以不可不治也。大都治汗之法，当以益气为主，但使阳气外固，则阴液内藏，而汗自止矣。

——明·张介宾《景岳全书·卷四十一谟集·小儿则·盗汗》

【提要】　本论主要阐述小儿汗证的病因病机及治法。要点如下：其一，小儿饮食过热或衣被过暖而汗出，属生理性汗出，不必治疗。其二，小儿多汗因卫虚不固引起，汗出量多，愈损血气，易致小儿衰弱羸瘦，强调汗证应及早治疗，不要轻视。其三，主张小儿汗证治疗以益气为主，阳气外固则阴液内藏而自汗止。

张介宾　盗汗治宜清火补阴※*

盗汗者属阴虚，阴虚者阳必凑之，故阳蒸阴分则血热，血热则液泄而为盗汗也。治宜清火补阴。此其大法，固亦不可不知也。……自汗盗汗亦各有阴阳之证，不得谓自汗必属阳虚，盗汗必属阴虚也。然则阴阳有异，何以辨之？曰：但察其有火无火，则或阴或阳，自可见矣。盖火盛而汗出者，以火烁阴，阴虚可知也；无火而汗出者，以表气不固，阳虚可知也。知斯二者，则汗出之要无余义，而治之之法，亦可得其纲领矣。

——明·张介宾《景岳全书·卷十二从集·杂证谟·汗证·论证》

【提要】　本论主要阐述盗汗的病因及治法。要点如下：其一，盗汗因阳气内蒸阴液，血热液泄所致，故清火补阴为治疗盗汗的基本大法。其二，不得认定自汗必属阳虚，盗汗必属阴虚，自汗、盗汗各有阴阳之证；有火汗出属阴虚，无火汗出属阳虚。

陈复正　小儿自汗综论※※

大病后气血两虚，津液自汗，或潮热，或寒热，发过之后身凉。自汗日久，令人黄瘦，失治则变蒸疳，宜黄芪固真汤。……

脾虚泄泻，自汗后而遍身冷，有时遇泻则无汗，不泻则有汗。此为大虚之候，急当补脾，理中汤；待泻止，黄芪固真汤。

凡自汗上至胸，下至脐，此胃虚也。当补胃，四君子汤加黄芪。

肺虚自汗，面白唇白，六脉无力。盖因久嗽脾虚，故令自汗。四君子汤加麦冬、五味。

伤风自汗，宜实表，桂枝汤；伤寒汗出，自头至颈而止者，欲发黄也，茵陈汤。

如有实热在内，烦躁汗出不止者，胃实也，宜集成沆瀣丹微下之。

——清·陈复正《幼幼集成·卷四·诸汗证治》

【提要】　本论汇集《诸病源候论》《活幼心书》《万氏秘传片玉心书》等医籍对自汗的论述，主要阐述小儿自汗的病因病机及治法方药。要点如下：其一，小儿自汗因大病后气血两虚，或脾虚泄泻，或胃虚，或肺虚，或伤风，或伤寒，或胃有实热等因素所致。其二，小儿自汗的病因病机有外感，有内伤，不仅有虚证，亦有实证。

《医宗金鉴》　小儿汗证综论※※

汗证总括

自汗属阳有虚实，或因胃热或表虚；睡中盗汗为阴弱，心虚血热随证医。

注：汗乃人之津液，存于阳者为津，存于阴者为液，发泄于外者为汗。若汗无故而出者，乃因阴阳偏胜也。如小儿无因而汗自出者，谓之自汗。自汗属阳，有虚实之别。虚者汗出翕翕，发热恶寒，乃表虚也；汗出蒸蒸，发热不恶寒，乃里热也。表虚者，法当固表；里实者，法当攻热。又有睡则汗出，觉则汗止，谓之盗汗。盗汗主阴虚，然当分心虚不固，心火伤阴也。心虚当补心，心热当凉血。治者宜详辨之，庶无差谬。

自汗

表虚自汗玉屏风，甚者桂枝加附从；里实自汗用白虎，便秘调胃承气攻。

注：表虚自汗，玉屏风散主之。若恶寒冷，阳气虚也，桂枝汤加附子固之。阳明里实，蒸蒸自汗，用白虎汤清之。便秘者，以调胃承气汤攻之。

盗汗

心虚盗汗睡多惊，酸枣仁汤服即宁；心火伤阴必烦热，当归六黄汤奏功。

注：盗汗有二，虚实两分。心虚者，阴气不敛也，睡则多惊，以酸枣仁汤主之；心热者，火伤于阴也，身多烦热，以当归六黄汤主之。

——清·吴谦《医宗金鉴·幼科杂病心法要诀·卷五十五·汗证门》

【提要】　本论主要阐述小儿汗证总的病机，区分了自汗和盗汗的症状及治法。要点如下：其一，小儿汗证总的病机，是阴阳偏胜所致。其二，自汗属阳，有虚实之别。胃热自汗，兼有发热不恶寒，治宜攻热；表虚自汗，兼有发热恶寒，治宜固表。其三，盗汗属阴虚。心虚不固者，治宜补心；心火伤阴者，治宜凉血。

《医宗金鉴》　论盗汗证治^{※*}

又有睡则汗出，觉则汗止，谓之盗汗。盗汗主阴虚，然当分心虚不固、心火伤阴也。心虚当补心，心热当凉血。治者宜详辨之，庶无差谬。……盗汗有二，虚实两分。心虚者，阴气不敛也，睡则多惊，以酸枣仁汤主之；心热者，火伤于阴也，身多烦热，以当归六黄汤主之。

——清·吴谦《医宗金鉴·幼科杂病心法要诀·卷五十五·汗证门》

【提要】　本论主要阐述小儿盗汗的概念和辨证施治。要点如下：其一，指出睡时汗出而醒时汗止称为盗汗。其二，盗汗主阴虚，有虚实两证，即心虚不固和心火伤阴。心虚不固者，兼见睡中多惊，治宜补心；心火伤阴者，兼见身多烦热，治宜凉血。

2.3.10　小儿鹅口疮

小儿鹅口疮是以小儿满口及舌上满布白屑为特征的一种病证。因口里起白屑，如鹅之口，故名鹅口疮。本病多发于婴儿，尤以初生儿以及久吐、久泻、体质虚弱的婴幼儿更为常见。口为脾之窍，舌为心之苗，足太阴脾经连舌本，散舌下，所以鹅口疮的发病多与心脾相关。小儿鹅口疮多是由胎禀过厚，心脾二经积热，出生后热毒循经上攻口舌所致，或小儿肝脾气虚，虚火上泛，熏于口舌引起。小儿鹅口疮的病情轻重不一。若患儿一般状况良好，只有口舌白屑局部症状，或者其他兼证较轻，则较易治愈。若患儿白屑蔓延至鼻腔外，咽喉层层叠叠肿起，有碍呼吸、吮乳、语言等，属危重证，则难治。本病须辨清实热与虚火。实热者予以清热泻火，虚火者治以滋阴降火，均当配合外治疗法。

巢元方　小儿鹅口疮综论^{※*}

小儿初生，口里白屑起，乃至舌上生疮，如鹅口里，世谓之鹅口。此由在胎时受谷气盛，心脾热气，熏发于口故也。

——隋·巢元方《诸病源候论·小儿杂病诸候六·鹅口候》

【提要】　本论主要阐述小儿鹅口疮的症状和病因病机。要点如下：其一，《诸病源候论》首次专论"鹅口候"。指出小儿鹅口疮是小儿初生时，口中生白屑，甚至舌上生疮，状如鹅口里，所以称为鹅口。其二，先天胎热内蕴，心脾积热是小儿鹅口疮的重要病因。

孙思邈　小儿鹅口疮综论^{※*}

凡小儿初出腹有鹅口者，其舌上有白屑如米，剧者鼻外亦有之。此由儿在胞胎中受谷气盛故也，或妊娠时嗜糯米使之然。

——唐·孙思邈《备急千金要方·卷五·初生出腹》

【提要】　本论主要阐述小儿鹅口疮的症状、病因病机和治疗。要点如下：其一，小儿鹅口疮的主要症状是舌上有如米粒大小的白屑，严重者甚至鼻子外也会生出白屑。其二，小儿鹅口疮的病因病机有二，胎儿在胞胎时谷气盛，胎热壅盛，或母亲在怀孕的时候喜食糯米所致，强调了鹅口疮的产生和母亲怀孕时的饮食偏嗜有关。

《圣济总录》　论小儿鹅口疮病因病机※※

论曰小儿初生，口中有白屑，如米粟状，鼻外亦有，乃至舌上生疮，谓之鹅口。此由胎中禀受谷气偏多，既生之后，心脾气热，上熏于口，致成斯疾。盖心主舌，脾之络脉，散舌下故也。

——宋·赵佶《圣济总录·卷第一百六十七小儿门·小儿鹅口》

【提要】　本论主要阐述小儿鹅口疮的症状和病因病机。要点如下：小儿鹅口疮的病因是胎中禀受谷气偏多，致出生后的心脾积热。心主舌，脾的经脉散舌下，若心脾郁热，则热邪循经上行，熏蒸口舌，导致鹅口疮。本论从藏象学说心与舌的关系以及经络循行的角度，阐释小儿鹅口疮的病因病机。

刘　昉　小儿鹅口疮综论※※

《巢氏病源》小儿鹅口候：小儿初生，口里白屑起，乃至舌上生疮如鹅之口里，谓之鹅口。此由在胎时受谷气盛，心脾热气熏发于口故也。

《千金》论曰：凡小儿初出腹，有鹅口者，其舌上有白屑如米，剧者鼻外亦有之。此由儿在胞胎中，受谷气盛故也，或妊娠时嗜糯米使之。

茅先生论小儿生下有喉痹、木舌、鹅口候：喉中忽壅一块肉瘤闭却喉，此为喉痹。及身大热，舌硬都不转得，为木舌。口更开殊不合，满口都黄如膏，此名鹅口。此三个候，皆因热甚生风，风盛壅热毒，至此为实积实热。得此候所治者，先用积实牛黄丸微与通；吐恶涎后，用匀气散；然用天竺黄散夹牛黄膏与服即愈。如见喉内加空响似锯及眼视面青黑，不下奶食，死候。

——宋·刘昉《幼幼新书·卷第五·初生有鹅口》

【提要】　本论主要阐述小儿鹅口疮的病因病机及与喉痹和木舌三病异病同治理论。要点如下：其一，引用巢元方和孙思邈对于鹅口疮的看法，认为小儿鹅口疮的病因是胎时谷气盛，心脾积热以及孕妇嗜食糯米。其二，其引用茅先生的论点，指出喉痹、木舌、鹅口疮三者虽然症状不同，但均由热极生风，风热壅盛所致，治疗上应该用积实牛黄丸微通，在吐恶涎后用匀气散，最后用天竺黄散夹牛黄膏。其三，其指出了小儿鹅口疮的死候，小儿喉内有如锯般空响，眼面青黑，吃不下奶，治疗时候应该格外注意。

曾世荣　小儿鹅口疮综论※※

鹅口者，始生婴儿，自一月之外，至半岁以上，忽口内白屑满舌，则上腭戴碍，状如鹅口，开而不合，语声不出，饮食多艰。亦因感受热毒，停积于脾，故上蒸于舌。至极时药不能顿治，急以绢线扎针嘴，约以粟谷长，刺破舌上下小疱如芥子大，见黄水清血微出即减；方投前证内药同服，及以朱砂膏、地黄膏调化涂点舌上，咽下无妨。或消黄散亦好。

——元·曾世荣《活幼心书·卷中明本论·重舌》

【提要】　本论主要阐述小儿鹅口疮的病因病机和治疗。要点如下：小儿鹅口疮可发生于初生儿及半岁以上婴幼儿，见有口内舌上白屑，口张开不能闭合，甚至不能发声，饮食困难，由感受热毒，停积于脾引起。在治疗上可用针刺患处出血，内服汤药，外涂膏药，内治、外治配合治疗。

鲁伯嗣　小儿鹅口疮综论※*

巢氏云：鹅口候者，小儿初生，口里白屑满口舌上如鹅之口，故曰鹅口也，此乃胎热而心脾最盛熏发于口也。

葛氏用发缠指头，蘸井花水揩拭之，睡时以黄丹锻出火气掺于舌上。……治鹅口以马牙硝如豆许涂亦好，或口如鱼口不能合，或作鸦声者难治。

——明·鲁伯嗣《婴童百问·卷之四·口疮、鹅口、重腭第三十七问》

【提要】　本论主要阐述小儿鹅口疮的病因病机和治疗。要点如下：作者引用巢元方的观点，认为鹅口疮的病因是胎热而致心脾积热；引用葛氏治疗鹅口疮的方法，以头发缠绕手指，蘸取井花水擦拭白屑，小儿睡眠时候用黄丹涂抹在舌头上面。或者用豆子般大小的马牙硝涂抹治疗。此外，作者提醒注意鹅口疮如出现"口如鱼口不能合"，发出"鸦声"，病情难以治疗。

万　全　论小儿鹅口疮与口疮的异同※*

小儿鹅口者，口内白屑满舌上，如鹅之口者，此为胎热，而心脾最甚，重发于口也。当内服凉惊丸，外用鹅口中涎，以绢包手指洗净，以保命散吹之。此亦名口疮。

口疮者，满口赤疮，此因胎禀本厚，养育过温，心脾积热，熏蒸于上，以成口疮。内服凉惊丸，外用地鸡擂水，遍涂疮上，又以一连散敷之。

以上二症，如服凉惊丸不效，洗心散如神。……

口疮服凉药不效，乃肝脾气不足，虚火泛上而无制，用理中汤治之，外用官桂末吹之。吐泻后，口生疮者，亦是虚火，理中汤主之。

——明·万全《万氏秘传片玉心书·卷五·口疮门》

【提要】　本论主要阐述小儿鹅口疮与口疮的异同。要点如下：其一，认为鹅口疮和口疮都可由心脾积热引起，区别是鹅口疮的心脾积热是由于胎热壅盛所致，而口疮是因为胎中禀赋充足，养育过温而致。其二，在治疗上认为两者都可内服凉惊散，鹅口疮外用"鹅口中涎"，再用绢包手指洗净，吹保命散。口疮则外用地鸡擂水，遍涂疮上，再敷一连散。如果治疗均没有效果，还可以用洗心散，效果如神。其三，指出鹅口疮、口疮等口内生疮病证，若服凉药无效，或吐泻后引起口生疮，皆是虚火上泛引起。

陈实功 小儿鹅口疮综论※※

鹅口疮，皆心脾二经胎热上攻，致满口皆生白斑雪片，甚则咽间叠叠肿起，致难乳哺，多生啼叫。以青纱一条裹箸头上，蘸新汲水揩去白胎，以净为度，重手出血不妨，随以冰硼散搽之，服凉膈之药。

——明·陈实功《外科正宗·卷四·鹅口疮》

【提要】 本论主要阐述小儿鹅口疮的病因病机、症状及治法。要点如下：其一，小儿鹅口疮的病因是心脾积热，热邪循经上袭于口，从而导致患儿满口如雪片般的白屑，严重的在咽喉重叠致肿胀，患儿难以哺乳。其二，治疗小儿鹅口疮的方法，用轻纱缠在筷子头上，蘸取新汲水擦拭，注意擦拭的力度，干净即可，如果过重出血也无妨，之后再用冰硼散擦拭，服用凉膈之药。

王大伦 论小儿鹅口疮病因病机※※

凡妇怀孕，宜清心远欲，饮食宜淡，忌煎炒辛辣厚味，并飞禽走兽之肉，俱不可食。……或暑月耽胎，冬月拥炉，胎中内蕴热毒，所以生下而生重舌、木舌、鹅口、疳疮、茧唇，并诸风疮、疥癣、赤游丹毒，种种胎毒，皆母不洁故也。

——明·王大伦《婴童类萃·上卷·胎毒论》

【提要】 本论主要阐述小儿鹅口疮等胎毒一类病证的病因病机。要点如下：作者认为妇女在孕期应注意饮食与生活方面的调护，宜清心远欲，饮食清淡，若胎养不慎，则生子多疾。指出小儿出生后所患重舌、木舌、鹅口疮等病证，皆是胎中内蕴热毒所致。

秦景明 小儿鹅口疮综论※※

胎中受热积心脾，生下芽孩受此亏，满口只如鹅口白，冰硼一扫即全除。

初生小儿，白屑满口，延于舌上，啼哭少乳，大便燥急，小便赤涩，身热烦躁。盖因胎中热毒蕴蓄于心脾，发于口舌，故名曰鹅口。先用三黄散泻去心脾之热，即将冰硼散吹入口中舌上可愈。倘迟延日久，沿入喉中者，难治。

——明·秦景明《幼科金针·卷上·鹅口疳》

【提要】 本论主要阐述小儿鹅口疮的病因病机、症状及治法。要点如下：其一，在小儿鹅口疮主要症状的基础上，补充了其伴随症状有大便燥急，小便赤涩，身热烦躁，认为鹅口疮是由于胎中热毒蕴蓄于心脾所致。其二，小儿鹅口疮治疗用三黄散泻心脾之热，再用冰硼散吹舌。治疗应该及时，如果迁延日久，延至喉中，则病证难治。

《医宗金鉴》 小儿鹅口疮综论^{※※}

鹅口白屑满舌口，心脾蕴热本胎原，清热泻脾搽保命，少迟糜烂治难痊。

注：鹅口者，白屑生满口舌，如鹅之口也。由在胎中受母饮食热毒之气，蕴于心脾二经，故生后遂发于口舌之间。治法以清热泻脾散主之，外用发蘸井水拭口，搽以保命散，日敷二三次，白退自安。倘治之稍迟，必口舌糜烂，吮乳不得，则难痊矣。

——清·吴谦等《医宗金鉴·幼科杂病心法要诀·卷五十五·初生门下》

【提要】 本论主要阐述小儿鹅口疮的病因病机及治法。要点如下：其一，小儿鹅口疮是因胎中禀受其母饮食热毒之气，热邪积于心脾二经，伏热上发，熏灼口舌所致。其二，治疗小儿鹅口疮宜内服清热泻脾散，外用井水擦拭净口内白点，然后搽敷保命散，内服与外敷药物配合治疗。强调此病必须及早治疗，否则会导致口舌糜烂疼痛，乳食困难，则难以治愈。

陈复正 小儿鹅口疮综论^{※※}

《经》曰：中央黄色，入通于脾，开窍于口。又曰：脾气通于口，脾和，口能知五味矣。故口者，脾之外候。凡鹅口者，口内白屑满舌，如鹅之口。此肺热而心脾为甚，故发于口也。内服沆瀣丹，外以保命散吹之。

——清·陈复正《幼幼集成·卷四·口疮证治》

【提要】 本论主要阐述小儿鹅口疮的病因病机和治疗理论。要点如下：作者引用《内经》中脾藏象理论、心脾与口的关系理论，指出舌口与心脾关系密切。鹅口疮是由于肺热加上心脾热甚所致。治疗宜内服沆瀣丹，外用保命散，内外兼治。

赵濂 小儿鹅口疮综论^{※※}

脾胃郁热上蒸，口舌白腐，叠如雪片，在小儿名鹅口疮。先以牛桔汤升发其火。若苦寒药用早，则冰伏火势，有喉烂气喘声嗄之危。

——清·赵濂《医门补要·卷上·鹅口疮》

【提要】 本论主要阐述小儿鹅口疮的病因病机及治法。要点如下：小儿鹅口疮的病因是脾胃郁热上蒸，治疗上应该先以牛桔汤升发其火，其强调苦寒之药不能用之过早，否则会导致"冰伏火势"，有喉烂气喘声嗄的危险。

2.3.11 小儿口疮

小儿口疮是指以口腔内黏膜、舌、唇、齿龈、上腭等处出现溃疡为特征的一种病证。口疮发生于口唇两侧者，称燕口疮；满口糜烂，色红作痛者，又称口糜。本病证可单独发生，也常伴发于其他疾病之中。小儿口疮轻症可见有流涎、拒食、啼哭等症状，一般预后良好；若失治误治，体质虚弱，可导致重症，见有吐舌弄舌，喘促痰多，饮食不入，则迁延难愈。小儿口疮，多因外感风热之邪乘脾，上攻口舌，致口舌生疮；或小儿将养过温，喂养不当，恣食肥甘，致心脾积热，熏蒸于上，而成口疮；或妊娠时母亲饮食不节，积热遗于胎儿，乳母七情郁火，遗热于小儿，发为口疮；或它病迁延，如小儿吐泻、痫证病久，气血耗伤，虚火上炎，或痘疹余毒未尽，热壅上焦，亦可出现口疮。小儿口疮有实火和虚火之分。实热证以清热解毒泻火为主，虚热证以滋阴清热降火为主，内服与外治法配合使用，可提高疗效。乳下婴儿患口疮，则应子母同治。

巢元方　小儿口疮综论[※*]

小儿口疮，由血气盛，兼将养过温，心有客热，熏上焦，令口生疮也。

——隋·巢元方《诸病源候论·卷五十·小儿杂病诸候·口疮候》

此由脾胃有客热，热气熏发于口，两吻生疮。其疮白色，如燕子之吻，故名为燕口疮也。

——隋·巢元方《诸病源候论·卷五十·小儿杂病诸候·燕口生疮候》

【提要】　本论主要阐述小儿口疮的分类及病因病机。要点如下：其一，小儿口疮的基本病因是血气盛实，加上将养过温。小儿纯阳之体，易生热邪，而小儿又脏腑娇嫩，饮食不知自节，过食肥甘厚腻，极易导致心脏积热，熏蒸于上，产生口疮。其二，发于口唇两侧的白疮称为燕口疮，由脾胃积热，热气上熏蒸于口舌而致。

孙思邈　论小儿口疮饮食宜忌[※*]

凡口疮，忌食咸腻及热面、干枣等，宜纯食甜粥，勿食盐菜，三日即瘥。

——唐·孙思邈《千金翼方·卷第十一小儿·口病》

【提要】　本论主要阐述小儿口疮的饮食宜忌。要点如下：小儿口疮为热证，故饮食上切忌咸腻、热面、干枣等滋腻之物，宜食用甜粥之类。强调了饮食调理对于小儿口疮治疗的重要性，也符合孙氏养生中食治重于药治的理论。

《圣济总录》　小儿口疮综论[※*]

论曰：小儿口疮者，由血气盛实，心脾蕴热，熏发上焦，故口生疮。盖小儿纯阳，易生热疾，或衣服过厚，饮食多热，血脉壅盛，皆致此疾。

——宋·赵佶《圣济总录·卷第一百八十小儿门·小儿口疮》

论曰：小儿燕口疮者，口吻两际，疮生如燕口，世亦谓之肥疮。此由脾胃客热，上冲口唇，熏发为疮。或者以燕泥敷之，甚良，盖治之以其意也。

——宋·赵佶《圣济总录·卷第一百八十小儿门·小儿燕口疮》

【提要】　本论主要阐述小儿口疮、燕口疮的病因病机。要点如下：其一，小儿口疮的病机是血气盛实，心脾蕴热。小儿纯阳之体，热病较多；另一方面在养育过程中衣食不当，衣服过厚，饮食多热，从而导致小儿血脉壅盛，引起口疮。其二，燕口疮的病因病机是脾胃郁热上冲口唇。在治疗上，因为其疮形似燕口，可用燕泥敷在嘴角。

刘　昉　论小儿口疮病因病机[**]

《惠眼观证》：凡生下中鹅口、重舌、重腭、口疮，皆上焦热所致。此亦受胎时，大受极热。急以鸡内金为末，干掺口内，及以朱砂膏、地黄膏，轮流掺之，仍以天竺黄散服之。

——宋·刘昉《幼幼新书·卷第五·初生有重舌》

【提要】　本论主要阐述小儿口疮的病因病机。要点如下：作者引用《惠眼观证》的理论，认为胎产因素对小儿生长发育至关重要，指出胎热是口疮的重要病因之一，治疗上应该外敷与内服药物并用。

《小儿卫生总微论方》　唇口病论[*]

风毒湿热，随其虚处所着，搏于血气，则生疮疡。若发于唇上生疮，乍瘥乍发，谓之紧唇，又曰沈唇；其发频者，唇常肿大粗厚，或上有疮，不较甚者，以至唇𦙽；若发于唇里，连两颊生疮者，名曰口疮，若发于口吻两角生疮者，名曰燕口。俗云因乳食看视燕子，则生燕口疮也，并叙方于后。

——宋·佚名氏《小儿卫生总微论方·卷十八·唇口病论》

【提要】　本论主要阐述小儿口疮的病因病机。要点如下：其一，认为"风毒湿热"侵袭体内，与血气相搏，易生疮疡。强调了疮疡外因的致病因素。其二，以疮疡发生在口唇部位的不同，将其分为沈唇、唇𦙽、口疮、燕口疮，并且指出口疮和燕口疮的区别，生于口唇里面，疮疡连着两颊的是口疮，白疮生在嘴角的是燕口疮。

张从正　小儿口疮综论[**]

夫大人、小儿口疮唇紧，用酸浆水洗去白痂，临困点绿袍散。如或不愈，贴赴筵散。又不愈，贴铅白霜散则愈。

——金·张从正《儒门事亲·卷四·口疮》

大热则病生肌，大饱则必伤于肠胃。生于肌表者，赤眼、丹瘤、疥癣、痈疖、眉炼、赤白口疮、牙痔宣烂及寒热往来。此乳母抱不下怀，积热熏蒸之故，两手脉浮而数也。……以上诸症，皆乳母怀抱，奉养过度之罪。

——金·张从正《儒门事亲·卷五·身瘦肌热》

【提要】 本论主要阐述小儿口疮的病因病机和治疗。要点如下：其一，大人小儿口疮可以采用同样的方药治疗。其二，大热则伤于肌表，发生口疮等病证，是由于父母溺爱小儿，抱不下怀，从而导致患儿积热熏蒸所致。

曾世荣 小儿口疮综论**

心脾胃热蒸于上，舌白牙根肉腐伤，口角承浆分两处，有疮虽异治同方。

——元·曾世荣《活幼心书·卷上决证诗赋·口疮》

口疮一证，形与名不同，故治法亦异。有发于未病之前，有生于已病之后，大抵此疾不拘肥瘦。有血气盛者，又加将养过温，或心脾二经有热，或客热在胃，熏逼上焦，而成其疮。此为实证，宜宣热拔毒，使无炎炽，自然作效。可用当归散加升麻、干葛、黄芩，水、姜、葱、灯芯煎服，及投牛蒡汤、拔毒饮、木通散，点以消黄散。

若口内白烂于舌上，口外糜溃于唇弦，疮少而大，不甚为痛，常流清水，此因脾胃虚热上蒸，内已先发，而后形于外，宜百解散疏表，当归散，水、姜、枣煎服，和胃气，理虚热。次投牛蒡汤、三解散，涂以绿袍散，立效。饮黄金散，或投天竺黄散、地黄膏。

若疮生于口角，是脾有积热，才开口则燥痛，饮食多难，甚至再有外风吹着，便觉折裂，微有清血，谓之燕吻疮。治法同前药饵。轻者用甑盖上炊流汁，涂之亦验。

有口唇下成小片赤烂，此因饮食腻汁，淋漓不洁。盖以婴儿皮肉脆嫩，浸溃成疮，及有风热乘之，名曰承浆疮，又谓之疳蚀疮。其所因者一也，治法同前证内药剂。

有无故口臭糜溃，而不成疮，或服凉剂，或涂末药，不能疗者，此名元焦。故叔和《脉诀》云：阴数脾热并口臭。是脾家有虚热上攻于口，宜服回阳散，儿大者用黑锡丹，早食前新汲井水入盐少许调匀送下，与正元气，及参苓白术散、调元散服之，以立效饮、黄金散干点溃烂处，或用蒸蜜同熟水调点舌上，令其自化，咽下无妨，诚良法也。仍忌毒物。

——元·曾世荣《活幼心书·卷中明本论·口疮》

【提要】 本论主要阐述小儿口疮的病因病机、辨证施治和分类。要点如下：其一，指出小儿口疮虽有发于口内舌上牙龈、口角以及承浆部位的不同，但均属心脾胃之热熏蒸于上所致，治法均相同。其二，强调小儿口疮分虚实，以实证为多。实证是由血气盛实，加上将养过温，或者心脾二经有热，或者胃热，熏蒸上焦而致，治宜宣热拔毒。虚证是由于脾胃虚热循经上蒸，外发于口而致，治宜疏表、和胃气、理虚热。其三，将口疮以其发生部位不同，分为燕吻疮、承浆疮和元焦。其中由于脾内积热，外感风邪侵袭而致口角生疮者称为燕吻疮；由于风热侵袭，饮食不洁而致口唇下浸溃赤烂成疮者称为承浆疮，两者可应用相同治法。元焦表现为口臭糜溃，而不成疮，多因脾内虚热上熏于口而致。治疗仍以内治与外治兼用，因属虚热，所用方药与燕吻疮、承浆疮不同。

鲁伯嗣　小儿口疮综论^{※※}

口疮候，乃小儿血气盛，兼将养过温，心脏积热，熏蒸于上焦，故成口疮也。宜用南星末淡醋调贴两脚心，乳母宜服洗心散，却用泻心散敷口之法，用黄连末以蜜水调抹口中，黄柏、青黛、冰片皆可，又以牛黄少许末之，竹沥调涂口内。

——明·鲁伯嗣《婴童百问·卷之四·口疮、鹅口、重腭第三十七问》

【提要】　本论主要阐述小儿口疮的病因病机和治疗。要点如下：其一，小儿口疮是因小儿血气热实，兼将养过温，从而引起心脏积热，热邪熏蒸于上引发。治疗上主张用南星末淡醋调贴两脚心，以引热下行。其二，患处外敷药物，除了治疗小儿，作者还特别指出了乳母要服用药物，母子同治，从而提高治疗效果。

万　全　小儿口疮综论^{※※}

口疮者，满口赤疮，此因胎禀本厚，养育过温，心脾积热，熏蒸于上，以成口疮。内服凉惊丸，外用地鸡擂水，遍涂疮上，又以一连散敷之。……

口糜者，满口生疮溃烂，乃膀胱移热于小肠，膈肠不便，上为口糜。以导赤散去小肠热，五苓散去膀胱热，当以导赤散调五苓散主之。

口疮服凉药不效，乃肝脾气不足，虚火泛上而无制，用理中汤治之，外用官桂末吹之。吐泻后，口生疮者，亦是虚火，理中汤主之。

——明·万全《万氏秘传片玉心书·卷五·口疮门》

【提要】　本论主要阐述小儿口疮的病因病机和辨证施治。要点如下：其一，小儿口疮有实热，也有虚热。实热证多因胎禀过厚，心脾积热所致；虚热证多由肝脾气虚，虚火泛上，或者吐泻后伤阴，虚火上炎引起。后世清代医家陈复正赞同此观点，强调不要认为口疮都是实热证，概用寒凉药物治疗，必至不救。治疗小儿口疮，宜内治外治并用。其二，口糜是因膀胱移热于小肠，小肠火上炎，熏蒸口舌所致，治宜泻利小肠、膀胱之热。

薛　铠、薛　己　小儿口疮综论^{※※}

诸疳口疮

诸疳口疮，因乳哺失节，或母食膏粱积热，或乳母七情郁火所致。其症口舌齿龈如生疮状。若发热作渴饮冷，额间色赤，左寸脉洪数者，此属心经，先用导赤散，清心火，次用地黄丸，滋肾水。若寒热作渴，左颊青赤，左关脉弦洪者，属肝经，先用柴胡栀子散，清肝火，次用六味地黄丸，生肝血。若两腮黄赤，牙龈腐烂，大便酸臭，右关脉洪数，按之则缓者，属脾经，用四味肥儿丸，治脾火，以五味异功散，补脾气。若发热咳嗽，右腮色赤，右寸脉洪数，按之涩者，属肺经，先用清肺饮，治肺火，用五味异功散，补脾胃。若发热作渴，两额黧色，左尺脉数者，属肾经不足，先用六味地黄丸，以生肾水，次用补中益气汤，以生肺气。又有走马疳者，因病后脾胃气血伤损，虚火上炎，或痘疹余毒上攻，其患甚速，急用铜碌散、大芜荑汤。

轻则牙龈腐烂唇吻腮肿，重则牙龈蚀露，颊腮透烂。若饮食不入，喘促痰甚，此脾胃虚而肺气败也。颊腮赤腐，不知痛者，此胃气虚甚而肉死也，并不治。

热毒口疮

《经》云：手少阴之经通于舌，足太阴之经通于口。因心脾二经有热，则口舌生疮也。当察面图部位，分经络虚实而药之。若元气无亏，暴病口生白屑，或重舌者，用乱发缠指，蘸井水揩之，或刺出毒血，敷以柳花散。敷之上以肿胀或有泡者，并令刺破，敷前散，或以青黛搽之，刺后又生，又刺。若唇吻热烈者，用当归膏调柳花散敷之。若元气亏损，或服寒凉之药，或兼作呕少食者，此虚热也，用五味异功散加升麻、柴胡。若泄泻作渴者，脾胃虚弱也，用七味白术散。若腹痛恶寒者，脾胃虚寒也，用六君、姜、桂。若因母食酒面煎煿者，用清胃散。若因母饮食劳役者，用补中益气汤。肝脾血气者，用加味逍遥散。郁怒内热者，用加味归脾汤，子母并服。若泥用降火，必变慢脾风矣，仍参吐舌、弄舌治之。

——明·薛铠、薛己《保婴撮要·卷十一》

【提要】 本论主要阐述小儿口疮的病因病机和辨证施治。要点如下：其一，小儿诸疳口疮是由乳哺失节，或乳母遗热于小儿导致，总结了其不同症状脉象的五脏经络归属和治疗。其二，论述走马疳的病因病机、辨证施治和预后，认为是由于重病后，脾胃气血亏虚，虚火上炎，或者痘疹余毒上攻引起，应及时治疗，若脾胃气虚，肺气衰败，症状加重，往往预后不良。其三，小儿热毒口疮有实热、虚热与虚寒的不同，提出要按照经络虚实辨证用药。若因母亲饮食不节、情志不遂等遗热于小儿，引发口疮，则应母子同治。其四，治疗小儿口疮用药不可盲目降火，以免疾病转变为慢脾风。

谢玉琼 小儿口疮综论[※※]

心脾胃经毒未降，热壅上焦口生疮。满口唇舌俱赤烂，独有牙龈不受伤。

口疮之症，满口唇舌生疮，或黄或赤，或白而烂，独牙龈无恙者是也。其症多见于正收及收后，乃心脾胃三经火甚，余热未尽，而毒壅上焦，下必大便燥结，小便赤涩。治宜清利心脾之火，兼润大肠之剂，以导赤散去甘草，加猪苓、泽泻，以导脾胃之火，火麻仁、杏仁，以润大肠之燥。若得大便通利，小便频行，其毒自退。外以绿袍散吹之。如乳下婴儿，乳母有热，亦当服药，使乳无热，儿亦清安，以酿乳方去甘草，与乳母服之。若麻收之后，口疮唇裂者，均宜以秘本洗心散去麻黄，或以河间凉膈散去芒硝、甘草，俱加石膏、牛蒡子下之。如系牙疳之症，则又从牙疳门施治。

——清·谢玉琼《麻科活人全书·卷之四·口疮》

【提要】 本论主要阐述小儿口疮的症状特点、病因病机及治法。要点如下：其一，作者指出口疮的症状特点是口唇舌生疮，色黄或赤，或白而溃烂，未连及牙龈。这与前代医家的认识有所不同。其二，认为小儿口疮多见于麻疹正收和收后之时，因心脾胃三经火甚，麻疹余毒未清，余热壅于上焦引起。其三，小儿口疮的治疗应该清利心脾之火，滋润大肠之燥，则毒自退。还强调若乳下婴儿患口疮，则应母子同治。

◆ **赵　濂　小儿口疮综论**※*

小儿病久，肺胃大虚，无根之火上浮，满口生疮烂腐，面黄身肿，或肿如馒。口流涎者可治，无涎者难治。以六味汤加肉桂。

——清·赵濂《医门补要·卷上·病后口疮》

【提要】　本论主要阐述小儿口疮的病因病机、症状表现、治疗方药和预后。要点如下：其一，小儿病久可引发口疮，多由肺胃大虚，虚火上浮导致，见有满口生疮烂腐，面色黄，身肿胀，以六味汤滋阴降火，引火归元。其二，该病证有口流涎者可治，若无流涎则难治。

2.3.12　小儿乳蛾

小儿乳蛾是以小儿咽部喉核肿大，或伴红肿疼痛，甚至化脓溃烂为主症的病证。因肿大的喉核状如乳头或蚕蛾，故名乳蛾。"蛾"又俗写作"鹅"。发于咽部一侧者名单乳蛾，生于两侧者名双乳蛾。若乳蛾上有白星点，白星上下相连，状如缠袋，或如蚕茧子样者，为连珠乳蛾。若乳蛾白腐作烂，称烂头乳蛾。小儿乳蛾一般症状较重，常伴有高热。小儿乳蛾的病因病机，包括实火与虚火。实火证与感受风热、肺胃热盛有关。虚火证与阴虚肾亏，虚火上炎有关。小儿外感风热之邪，循口鼻而入侵肺胃两经，咽喉首当其冲，邪热上攻咽关，郁结于喉核，致喉核肿大。小儿膏粱积热，或禀赋有热，或乳母七情之火遗热于小儿，致使肺胃热盛，循经上攻咽喉，熏灼喉核，喉核红肿疼痛，甚至溃烂化脓。若风热、积热邪毒逗留不去，伤及肺肾之阴，或素体肺肾阴虚，虚火上灼，则乳蛾反复化脓而难愈。小儿乳蛾的治疗以利咽散结为法，须辨明表里虚实，分别施治。热在表者，宜发散；热在里者，宜清热泻火；阴虚者，宜滋阴降火。

◆ **《素问》　喉痹嗌痛综论**※*

一阴一阳结，谓之喉痹。

——《素问·阴阳别论》

心咳之状，咳则心痛，喉中介介如梗状，甚则咽肿喉痹。

——《素问·咳论》

手阳明少阳厥逆，发喉痹，嗌肿，痉，治主病者。

——《素问·厥论》

邪客于手少阳之络，令人喉痹舌卷，口干心烦，臂外廉痛，手不及头，刺手中指次指爪甲上，去端如韭叶各一痏，壮者立已，老者有顷已，左取右，右取左，此新病数日已。女子有顷已，左取右，右取左。……

邪客于足少阴之络，令人嗌痛不可内食，无故善怒，气上走贲上。刺足下中央之脉各三痏，凡六刺，立已。左刺右，右刺左。嗌中肿，不能内唾，时不能出唾者，缪刺然骨之前，出血立已，左刺右，右刺左。

——《素问·缪刺论》

【提要】　本论主要阐述喉痹和嗌痛的病因病机和治疗。宋以前没有乳蛾的病证名，《素问》中"喉痹""嗌痛""嗌中肿"等咽喉病症的范畴当包含乳蛾症状。要点如下：其一，喉痹的病因病机是"一阴一阳结"，王冰注："一阴谓心主之脉，一阳谓三焦之脉也。"心为君火，三焦为相火，上合于咽喉，热气内结，以致成为喉痹。其二，"喉痹""嗌中肿"的病因是邪气侵袭手阳明、少阳经，"嗌痛"的病因是邪气侵袭足少阴络脉，皆可应用针刺治疗。

巢元方　论喉痹咽喉疮病因病机※※

喉痹候

喉痹者，喉里肿塞痹痛，水浆不得入也。人阴阳之气出于肺，循喉咙而上下也。风毒客于喉间，气结蕴积而生热，故喉肿塞而痹痛。

脉沉者为阴，浮者为阳，若右手关上脉阴阳俱实者，是喉痹之候也。亦令人壮热而恶寒，七八日不治，则死。其汤熨针石，别有正方。补养宣导，今附于后。

咽喉疮候

咽喉者，脾胃之候也。由脾胃热，其气上冲喉咽，所以生疮。其疮或白头，或赤根，皆由挟热所致。

喉咽肿痛候

喉咽者，脾胃之候，气所上下。脾胃有热，热气上冲，则喉咽肿痛。夫生肿痛者，皆挟热则为之。若风毒结于喉间，其热盛则肿塞不通，而水浆不入，便能杀人。

——隋·巢元方《诸病源候论·卷三十·咽喉心胸病诸候》

喉痹候

喉痹，是风毒之气，客于咽喉之间，与血气相搏，而结肿塞，饮粥不下，乃成脓血。若毒入心，心即烦闷懊恼，不可堪忍，如此者死。

——隋·巢元方《诸病源候论·卷四十八·小儿杂病诸候》

【提要】　本论主要阐述小儿喉痹、咽喉疮的病因病机。要点如下：其一，"乳蛾"应该属于巢元方所论"喉痹候""咽喉疮候""咽喉肿痛候"的范围。其认为咽喉诸症的病因都是"热"，气结而生热，热结于咽喉，最后导致肿胀痹痛。其二，热又分为脾胃积热和风毒热盛。脾胃热气上冲咽喉，导致咽喉生疮、肿痛；风毒热盛，与血气相搏，导致喉咙肿塞痹痛。其三，尤其需要注意小儿邪毒入心，令小儿心胸烦闷，不堪忍受而导致死亡。

《圣济总录》　论小儿喉痹病因病机※※

论曰：喉痹之病，喉中肿塞痹痛，水饮不下，呼吸有妨，寒热往来。得之风热客于脾肺，熏发咽喉。小儿纯阳，尤多是疾，若不速治，毒邪入心，则烦闷懊恼，立致危殆。

——宋·赵佶《圣济总录·卷第一百八十小儿门·小儿喉痹》

【提要】　本论主要阐述小儿喉痹的病因病机。要点如下：认为喉痹的病因是风热侵袭肺脾，上冲于咽喉，导致咽喉肿塞痹痛。而小儿是纯阳之体，多生热病，所以喉痹的发生率高。并且警告世人，喉痹如果不及时治疗，毒邪日久入心，最终会危及生命。

《小儿卫生总微论方》　论小儿乳蛾病因病机

小儿咽喉生病者，由风毒湿热搏于气血，随其经络虚处所著，则生其病。若发于咽喉者，或为喉痹，或为缠喉风，或为乳蛾，重者或为马喉痹，又或悬壅肿，或腮颔肿，或喉中生疮。

——宋·佚名氏《小儿卫生总微论方·卷十九·咽喉总论》

【提要】　本论主要阐述小儿乳蛾的病因病机。要点如下：宋代出现了"小儿乳蛾"病证名，可见于《小儿卫生总微论方》。作者认为咽喉疾病是因风热邪毒外侵，与气血相搏，邪毒循经上犯，结聚于咽喉，从而引发喉痹、缠喉风、乳蛾，严重的将导致马喉痹、悬壅肿、腮颔肿、喉中生疮等病症。

薛　铠、薛　己　论小儿乳蛾五色论和母子同治

小儿喉痹，因膏粱积热，或禀赋有热，或乳母七情之火、饮食之毒，当分其邪蓄表里，与症之轻重，经之所主而治之。若左腮色青赤者，肝胆经风热也，用柴胡栀子散。右腮色赤者，肺经有热也，用泻白散。额间色赤者，心与小肠经热也，用导赤散。若兼青色，风热相搏也，用加味逍遥散。鼻间色黄，脾胃经有热也，用泻黄散。若兼青色，木乘土位也，用加味逍遥散；兼赤色，心传土位也，用柴胡栀子散。颏间色赤，肾经有热也，用地黄丸。凡此积热内蕴，二便不通者，当疏利之；风邪外客而发寒热者，当发散之；外感风邪，大便闭结，烦渴痰盛者，当内疏外解。若因乳母膏粱积热者，母服东垣清胃散。若因乳母恚怒肝火者，母服加味逍遥散。禀赋阴虚者，儿服地黄丸。大概当用轻和之剂，以治其本。切不可用峻利之药，以伤真气也。

——明·薛铠、薛己《保婴撮要·卷十三·喉痹》

【提要】　本论主要阐述小儿乳蛾的五色论和母子同治。要点如下：其一，薛氏父子认为小儿乳蛾的病因应该按照表里、轻重，循经而治疗，其基于《黄帝内经》"五脏之精气皆上荣于面"的理论，通过观察面部不同部位呈现的不同色泽，从而推断出所属经络病变，并选择合适的药物治疗。其二，提出对于积热内蕴，当以疏利之法；风邪客表，当以发散之法。此外尤其需要注意母体对于哺乳婴儿的影响，提倡用药轻缓，母子同治。

龚廷贤　论小儿乳蛾和喉痹的关系

论小儿喉痹，会厌两旁肿者为双乳蛾，易治；一旁肿者为单乳蛾，难治。乳蛾差小者为喉

痹。热积于咽喉，且麻且痒，肿绕于外名缠喉风。喉痹暴发暴死者，名走马喉风。

——明·龚廷贤《寿世保元·卷八·喉痹（附乳蛾）》

【提要】　本论主要阐述小儿乳蛾和喉痹关系。要点如下：小儿乳蛾的症状是会厌部肿胀，而会厌两旁肿称为双乳蛾，一旁肿称为单乳蛾。而喉痹比乳蛾肿胀小，又麻又痒，肿在外的是缠喉风，喉痹突发而死者是走马喉风。

秦景明　小儿乳蛾综论

总括

喉中肿痛称喉痹，实因相火冲逆至；急须刺破涌其痰，并敷立效散而愈。

脉法

两寸脉浮而溢者，喉痹也，脉微而伏者死。

《内经》曰：一阴一阳结谓之喉痹。王注谓一阴即厥阴，肝与胞络是也。一阳即少阳，胆与三焦是也，四经皆有相火存焉。子和曰：胆与三焦寻火治，肝与胞络都无异。东垣曰：火与元气不两立，一胜则一负。盖元气一虚，则相火随起而喉痹等暴病作矣。夫喉之为会厌者，《经》谓之吸门是也，以其司呼吸，主升降，为人身紧关之橐龠门户也。若夫卒然肿痛，水浆不入，言语不通，死在须臾，诚可惊骇。其会厌之两旁肿者，俗谓之双乳蛾，易治；会厌之一边肿，俗谓之单乳蛾，难治。古方通谓之喉痹，皆相火之所冲逆耳。治之先必大涌其痰，或以针刺其患处，此急则治标之法也。用药者必须以桔梗、甘草、玄参、升麻、防风、羌活、荆芥、薄荷、山豆根之类服之，以立效散敷之可也。

——明·秦景明《幼科折衷·下卷·喉痹》

【提要】　本论主要阐述小儿乳蛾的病因病机及辨证施治。要点如下：秦景明继承了《内经》、张从正、李东垣关于喉痹病因病机的思想，认为小儿乳蛾的病因是相火冲逆，其指出双乳蛾易治，单乳蛾难治，治疗应该涌痰或刺破其处，以立效散敷之。

秦景明　小儿乳蛾综论

小儿咽症看犹难，乳蛾发出有双单。利膈清咽真妙法，须防气促及生痰。

咽喉为一身之要道，作心肺肝肾呼吸之门，害人迅速。小儿患此，非蛾即痹。二症咸因风热实邪不散，热则生痰，痰火并举而得也。小儿喉痛，何以知之？但吮乳必哭，其病必在喉也。取箸压其口，察其喉。蛾发于关外，或左或右，或左右皆有，突如蛾腹，故得其名。关内则热伤脾。治乳蛾，儿大者，以针微刺出血，吹冰硼散，服清咽利膈汤，慎勿犯蒂丁，致使立毙，如儿幼不必刺血。又大人患此，甚者水谷难入，将土牛膝根打汁水饮之。（蒂丁，即小舌也。）

——明·秦景明《幼科金针·第八十五篇乳蛾》

【提要】　本论主要阐述小儿乳蛾的病因病机及治法。要点如下：其一，小儿咽喉之病，乳蛾、喉痹多见，二者的病因病机都是风热生痰，痰火蕴积于咽喉。乳蛾发于喉关外，则是热伤脾所致。若小儿吮乳必哭，可判断病在喉。其二，治疗小儿乳蛾，可采用针刺、外涂散剂、内服汤剂的方法，即针刺出血，吹涂冰硼散，服清咽利膈汤。切忌触犯蒂丁，即悬雍垂，会危及生命。

2.3.13　小儿咳嗽

　　小儿咳嗽是以肺气上逆作咳，咯吐痰涎为主要临床表现的病证。有声无痰谓之咳，有痰无声谓之嗽，往往痰声并见，故合称咳嗽。病因分为外感、内伤两类。外感以风邪为主，有风热、风寒之别，肺失宣肃，肺气上逆，故发生咳嗽。内伤多由肺脾虚弱，脾虚生痰，肺气失司而咳。其基本病机为肺失宣肃，肺气上逆。病位在肺脾，他脏亦可累及肺脏而生咳嗽。辨证主要辨其外感内伤，属虚属实。外感初期，多为实证，以驱散外邪为主，避免过早使用收涩、镇咳、滋腻之品，以免关门留寇。内伤咳嗽应辨其病变脏腑，兼治脾、肝、肾等脏，随证施治。咳嗽痰多，痰热者清热化痰，痰湿者燥湿化痰。咳嗽治疗后期或久病者多虚，宜润肺滋阴或健脾补肺。

巢元方　论小儿咳嗽※*

嗽候

　　嗽者，由风寒伤于肺也。肺主气，候皮毛，而腧在于背。小儿解脱，风寒伤皮毛，故因从肺俞入伤肺，肺感微寒，即嗽也。故小儿生，须常暖背，夏月亦须用单背裆。若背冷得嗽，月内不可治，百日内嗽者，十中一两瘥耳。

咳逆候

　　咳逆，由乳哺无度，因挟风冷伤于肺故也。肺主气，为五脏上盖，在胸间。小儿啼，气未定，因而饮乳，乳与气相逆，气则引乳射于肺，故咳而气逆，谓之咳逆也。冷乳、冷哺伤于肺，搏于肺气，亦令咳逆也。

——隋·巢元方《诸病源候论·卷之四十八·小儿杂病诸候》

　　【提要】　本论主要阐述了小儿咳嗽的病因病机及证候。要点如下：小儿咳嗽的病位在于肺脏，病因多见于哺乳失和而复兼风寒袭肺，病机为乳气相逆，上射于肺，或冷乳冷哺伤于肺脏，引发咳逆之症。因肺俞在背，故小儿平素应注意背部保暖。

钱　乙　论小儿咳嗽*

　　夫嗽者，肺感微寒。八九月间，肺气大旺，病嗽者，其病必实，非久病也。其证面赤痰盛身热，法当以葶苈丸下之。若久者，不可下也。十一月、十二月嗽者，乃伤风嗽也，风从背脊第三椎肺俞穴入也，当以麻黄汤汗之。有热证，面赤饮水涎热、咽喉不利者，宜兼甘桔汤治之。若五七日间，其证身热、痰盛唾黏者，以褊银丸下之。有肺盛者，咳而后喘，面肿，欲饮水，有不饮水者，其身即热，以泻白散泻之。若伤风咳嗽五七日，无热证而但嗽者，亦葶苈丸下之，后用化痰药。有肺虚者，咳而喘气，时时长出气，喉中有声，此久病也，以阿胶散补之。痰盛者，先实脾，后以褊银丸微下之，涎退即补肺，补肺如上法。有嗽而吐水，或青绿水者，以百祥丸下之。有嗽而吐痰涎、乳食者，以白饼子下之，有嗽而咯脓血者，乃肺热，食后服甘桔汤。久嗽者，肺亡津液，阿胶散补之。咳而痰实，不甚喘而面赤，时饮水者，可褊银丸下之。治嗽大法：盛即下之，久即补之，更量虚实，以意增损。

——宋·钱乙《小儿药证直诀·卷上脉证治法·咳嗽》

【提要】　本论主要阐述小儿咳嗽的辨证施治。要点如下：其一，咳嗽的病因为风寒袭肺，其发病的月份不同，病机不一，症状各异，故采用不同的治法方药。其二，辨证可分为虚实两大类：新病、伤风、肺盛、痰盛、肺热之后为实证，常用下法、汗法等治法；久病、肺虚、涎退之后为虚证，常用阿胶散补肺生津。其三，作者总结出"盛即下之，久即补之，更量虚实，以意增损"的治嗽大法。

《小儿卫生总微论方》　咳嗽论※

治嗽大法：盛则下之，久则补之，风则散之，更量大小虚实，以意施治。是以慎护小儿，须常着夹背心，虽夏月热时，于单背心上当背更添衬一重。盖肺俞在背上，恐风寒伤而为嗽。嗽久不止，亦令生惊。若百晬内儿病嗽者，十中一二得全，亦非小疾也。

又有停饮作痰者，由儿乳饮失宜，致脾胃不和，停滞其饮不散，留结成痰，若随气上干于肺而嗽者，此为痰嗽。若不嗽者，则肺壅不利，咽塞唾涎，胁腹膈滞。

又脾胃冷热不调，涎不归胃，致涎流口角，而无休止，冷者鼻上色青，及大便青白，热者鼻上赤色，及大便赤黄。

——宋·佚名氏《小儿卫生总微论方·卷十四·咳嗽论》

【提要】　本论主要阐述小儿咳嗽的辨证施治。要点如下：本论在钱乙治疗小儿咳嗽的基础上探讨小儿咳嗽的证治。其一，治嗽大法与钱乙比较，补充了"风则散之"。其二，痰嗽由于乳饮失宜导致脾胃不和，饮留成痰，上干于肺而成。其三，从小儿鼻上和大便的颜色来辨别疾病寒热。

万　全　论肺所生病※※

诸气上逆喘逆，皆属于肺。咳嗽有二：风寒外感者，痰饮者。

如因感冒得之者，必洒洒恶寒，鼻流清涕，或鼻塞，宜发散，加减五拗汤主之。……

因于痰者，或母乳多涌出，儿小吞咽不及，呛出而成痰嗽者，或因儿啼声未息，气未平，强以乳哺，气逆而嗽者，此乳夹痰而嗽也，宜玉液丸主之。有痰甚气弱不可下，宜润下丸主之。……

《发挥》云：《经》曰：秋伤冷湿，冬发咳嗽。乃太阴湿土之病也。凡咳嗽有痰有气，痰出于脾，气出于肝，皆饮食之所化，脾总司之也。饮食入胃，脾为传化，水谷之精气为荣，悍气为卫，周流一身，昼夜不息。虚则不能运化精悍之气以成荣卫。其糟粕之清者为饮，浊者为痰，留于胸中，滞于咽嗌，其气相传，浮涩作痒，介介作声，而发为咳嗽也。故治痰咳，先化其痰；欲化其痰者，先理其气。陈皮、枳壳以理肺中之气，半夏、茯苓以理脾中之痰，此治咳之大略也。若夫虚则补之，阿胶散。实则泻之，葶苈丸。祖传玉液丸，无多丸子。

——明·万全《幼科发挥·卷之四·肺所生病》

【提要】　本论主要阐述小儿咳嗽的病因病机及辨证施治。要点如下：其一，小儿咳嗽的主要病因为风寒外感和痰饮。风寒者，宜发散，五拗汤加减。痰饮者，宜祛痰，玉液丸主之。其二，提出"治痰咳，先化其痰；欲化其痰者，先理其气"的治法。咳嗽所挟之痰的根源是脾脏，故止咳化痰必须宣肺而理脾，且兼顾虚者补之，实者泻之的原则。

万　全　小儿嗽综论[※*]

肺主喘嗽，喘有顺逆，嗽有新旧，须辨明之。……

嗽之新者，因风寒中于皮毛。皮毛者，肺之舍也。肺受风寒之邪，则发为咳嗽。其证或鼻流清涕，或鼻塞者是也。宜发散，华盖散作丸服之，即三拗汤加减法也。

或因乳得之。凡儿啼哭未定，不可以乳强入口，乳气相搏而逆，必呛出也。胃气既逆，肺气不和，发为痰嗽，咳则吐乳是也。宜顺气和胃，加减大安丸主之。

初伤乳者，未得顺气化痰，以致脾胃俱虚，乃成虚嗽。宜健脾补肺，消乳化痰，三奇汤主之。

久嗽者，初得病时，因于风者，未得发散，以渐而入于里，肺气益虚，遂成虚嗽。宜润肺兼发散，人参润肺散主之。

久嗽不已，服上诸药不效者，宜神应散主之，气弱者，必用之剂也。如气实者不可服，宜家传葶苈丸主之。

久嗽不已，嗽而有血者，此肺损也，宜茅花汤主之。

久嗽不已，胸高起如龟壳，此名龟胸，难治，宜家传葶苈丸主之。咳止者吉，不止者发搐必死。

久嗽不已，日渐羸弱，又发搐者，此慢惊风，不治。如不发搐，但羸瘦者，此名疳瘦，宜人参款花膏合阿胶丸主之。

久嗽不已而浮肿者，宜五皮汤加紫苏叶主之。

久嗽咯唾脓血者，此肺痈也，宜桔梗汤主之。后嗽不止，发搐者死。

小儿初生，至百日内嗽者，谓之百晬内嗽。痰多者，宜玉液丸；肺虚者，阿胶散主之。此名胎嗽，最为难治。如喘嗽气逆，连声不止，以致发搐，必死。

——明·万全《幼科发挥·卷之四·肺所生病·喘嗽》

【提要】　本论主要阐述小儿嗽的病因病机、症状及治法和久嗽不已之症的鉴别。要点如下：其一，嗽的辨证要点在于辨疾病新旧。外感风寒和乳气上逆者为新，治宜发散风寒和顺气和胃；伤乳迁延，脾胃俱虚和外感入里，肺气虚弱者为旧，治宜健脾补肺，消乳化痰和益气润肺，发散外邪。其二，久嗽不已可见于他病兼症或变生他病，如肺损、龟胸、慢惊风、疳瘦、浮肿、肺痈等病证，另有小儿百晬内嗽，临床应注意鉴别。

鲁伯嗣 论伤寒咳嗽伤风※

仲阳云：咳嗽者肺感微寒。八九月间肺气大旺，病嗽者，其病必实，非久病也。其症面赤身热痰盛，法当以葶苈丸下之，若久嗽不可下也。冬月嗽，乃伤风咳也，当以麻黄汤汗之。有肺盛者，咳而后喘，面肿欲饮水，有不饮水者，其身即热，以泻白散泻之。有嗽而吐涎痰乳食者，以白饼子下之。然肺主气，应于皮毛，肺为五脏华盖，小儿感于风寒，客于皮肤，入伤肺经，微者咳嗽，重者喘急。肺伤于寒，则嗽多痰涎，喉中鸣急；肺伤于暖，则嗽声不通壅滞。伤于寒者，必散寒邪；伤于暖者，必泄壅滞。发散属以甘辛，即桂枝、麻黄、细辛是也；涌泄系以酸苦，即葶苈、大黄是也。更五味子、乌梅之酸，可以敛肺气，亦治咳嗽之要药也。久嗽不已，必主惊悸顽涎，血脉灌脸。其嗽传受五脏，或吐逆，或痰涎，或厥冷，或恐悸，甚而至于眼目两眶紫黑如被物伤损，眼白红赤如血，谓之血眼。治之之法，当用生地黄及湿黑豆研成膏，掩眼上，而眼肿黑自消，其血皆自眼泪而出，真良方也。兼服麦兼散而嗽自止。久嗽成痫，当服散痫等剂。凡治嗽，先要发散寒邪，然后服宽气化痰止嗽之药，即得痊瘥。先服九宝丸、华盖散、葶苈丸、抱龙丸，或细辛五味子汤；如有热，可服凉肺之药柴胡、黄芩等剂并泻白散；痰多气喘，用金星丸利痰了，却服前药，后服百部丸、生犀散、天麻定喘饮，调理而安。冷症咳嗽，小青龙汤加杏仁去麻黄，亦可服。有热及时气咳嗽，柴胡散加杏仁、五味子，柴胡石膏汤亦可，钱氏生犀散加减亦佳。有惊咳嗽，天麻防风丸治之，惺惺散、化风丹皆可服。金沸草散、三拗汤加减，乃治伤风咳嗽之常剂也。和解汤，治四时感冒，可加减服。

——明·鲁伯嗣《婴童百问·卷之六·伤寒咳嗽伤风第五十四问》

【提要】 本论主要阐述小儿咳嗽的病因病机、症状及治法。要点如下：小儿感受风寒、风热之邪，伤于肺脏，易引发咳嗽。伤于寒者，必散寒邪；伤于暖者，必泄壅滞。若久咳不已，必主惊悸顽涎，血脉灌脸。故医者可选取散寒、清肺、涌泄、敛气、利痰、止咳、定惊等方药进行治疗。

陈飞霞 咳嗽证治※

帝曰：肺之令人咳，何也？岐伯曰：五脏六腑皆令人咳，非独肺也。又曰：邪在肺，则病皮肤痛、寒热、上气喘、汗出、咳动肩背。夫肺为华盖，口鼻相通，息之出入，气之升降，必由之路，故专主气。《经》曰：形寒饮冷则伤肺。由儿衣太薄，及冷饮之类，伤于寒也。《经》曰：热伤肺。由儿衣太厚，爱养过温，伤于热也。又曰：皮毛者，肺之合。皮毛先受邪气，邪气得从其合，使气上而不下，逆而不收，充塞咽嗌，故令咳嗽也。

凡有声无痰谓之咳，肺气伤也；有痰无声谓之嗽，脾湿动也；有声有痰谓之咳嗽。初伤于肺，继动脾湿也。在小儿由风寒乳食不慎而致病者，尤多矣。《经》曰：五脏六腑皆令人咳，然必脏腑各受其邪而与之，要终不离乎肺也。但因痰而嗽者，痰为重，主治在脾；因咳而动痰者，咳为重，主治在肺。以时而言之，清晨咳者，属痰火；午前嗽者，属肾火；午后嗽者，属阴虚；黄昏嗽者，火浮于肺；五更嗽者，食积滞于三焦。肺实者，顿嗽抱首，面赤反食；肺虚者，气逆虚鸣，面白飧泄；肺热者，痰腥而稠，身热喘满，鼻干面红，手捏眉目；肺寒者，嗽多痰清，面白而喘，恶风多涕。故治者各因其虚实寒热而调之，斯无误矣。

因于寒者，则气壅喘促，声浊而无汗，鼻塞声重，宜参苏饮微汗之。

咳而气逆，喘嗽，面白有痰，此肺本经病，宜清肺饮。咳甚，葶苈丸微利之。

咳而喉中介介有声，面赤发热心烦，或咽喉痛声哑者，此肺病兼见心证，宜清宁散。咽喉痛，沉瀣丹。

咳而面黄体倦，痰涎壅盛，或吐痰，或吐乳食，此肺病兼见脾证。大抵咳嗽属脾肺者居多，以肺主气，脾主痰故也，宜橘皮汤。

咳而面青多怒，痰涎壅盛而发搐者，盖因咳嗽声不能转，所以瞪目直视。此肺病兼见肝证，宜集成金粟丹。

咳而面色暗黑，久咳而吐痰水，此肺病而兼见肾证，宜六味地黄丸加麦冬、五味。

咳而声不出，口鼻出血者，此气逆血亦逆也。须顺气宁嗽为主，宜人参冬花膏。

咳而久不止，并无他证，乃肺虚也。只宜补脾为主，人参五味子汤。

咳而胸高骨起，其状如龟者，谓之龟胸。此肺热之极，阳火熏蒸而致也，清燥救肺汤。

咳而日久，胸前疼痛，口吐脓血腥臭者，此肺火壅盛，已成痈也，桔梗汤。治不如法，其证多死。

凡咳嗽痰涎壅塞，逆气冲并而作搐者，多难治。故头摇目上视，及闭目呻吟，手足摆舞，肩息胸突，喉中痰鸣，口噤不乳，喘而手足冷，皆死证也。

——清·陈飞霞《幼幼集成·卷三·咳嗽证治》

【提要】　本论主要阐述小儿咳嗽的证治。要点如下：其一，寒热失当，伤及皮毛，扰动肺气，肺失宣肃，可发为咳嗽。且咳、痰相互搏结，与肺、脾两脏关系密切。其二，对咳、嗽和咳嗽三者的症状和所伤脏腑进行辨析。因五脏六腑皆令人咳，故根据痰、咳声、咳嗽的时间判断导致咳嗽的脏腑。根据咳嗽的伴见症状判断寒、热、虚、实。其三，阐述了小儿咳嗽肺寒证、肺热证、肺病兼脾证、肺病兼肝证、肺病兼肾证、气血上逆证以及久病所形成肺脾气虚证、龟胸和抽搐等病证的辨证特点及治法方药。

《医宗金鉴》　小儿咳嗽综论[**]

咳嗽总括

肺病咳嗽有痰声，有声无痰咳之名，有痰无声谓之嗽，为病寒热食与风。

注：《病机式要》云：咳嗽谓有声有痰，因肺气受伤，动乎脾湿而然也。咳谓无痰而有声，肺气伤而不清也。嗽谓无声而有痰，脾湿动而为痰也。二者虽俱属肺病，然又有肺寒、肺热之分，食积、风寒之别，医者宜详辨之。

肺寒咳嗽

肺虚饮冷致咳嗽，面色㿠白痰涕清，《圣惠》橘皮宜初进，补肺阿胶久嗽灵。

注：寒嗽者，因平素肺虚，喜啖生冷，以致寒邪伤肺，发为咳嗽。其证面色㿠白，痰多清稀，鼻流清涕，初宜《圣惠》橘皮散主之，若日久不愈者，须以补肺阿胶散主之，则气顺痰清而嗽自止矣。……

肺热咳嗽

火嗽面赤咽干燥，痰黄气秽带稠黏，便软加味泻白散，便硬加味凉膈煎。

注：火嗽一证，乃火热熏扰肺金，遂致频频咳嗽，面赤咽干，痰黄气秽，多带稠黏也。便软者加味泻白散主之。便硬者凉膈散加枯梗、桑皮煎服，则热退气清而嗽自止矣。……

食积咳嗽

食积生痰热熏蒸，气促痰壅咳嗽频，便溏曲麦二陈治，便燥苏葶滚痰攻。

注：积嗽者，因小儿食积生痰，热气熏蒸肺气，气促痰壅，频频咳嗽。便溏者以曲麦二陈汤消导之，便秘者以苏葶滚痰丸攻下之。……

风寒咳嗽

风寒咳嗽频嚏涕，鼻塞声重唾痰涎，疏风参苏金沸散，散寒加味华盖痊。

注：小儿脱衣偶为风冷所乘，肺先受邪，使气上逆冲塞咽膈，发为咳嗽。嚏喷流涕，鼻塞声重，频唾痰涎，先以参苏饮疏解表邪，再以金沸草散清其痰嗽。若寒邪壅蔽，当以加味华盖散治之，则风邪解而气道通，气道通而咳嗽止矣。

——清·吴谦《医宗金鉴·幼科杂病心法要诀·卷五十三·咳嗽门》

【提要】 本论主要阐述小儿咳嗽的病因病机、症状及治法。要点如下：其一，肺病咳者，有声无痰谓之咳，有痰无声谓之嗽，其发病与寒、热、食、风等因素密切相关。其二，根据不同的病因与症状，肺病咳嗽可分为肺寒咳嗽、肺热咳嗽、食积咳嗽和风寒咳嗽四类。肺寒咳嗽由内伤生冷，外感寒邪所致，新病宜用《太平圣惠方》橘皮散，久病宜用补肺阿胶散。肺热咳嗽由火热熏肺所致，便软者用加味泻白散，便硬者用凉膈散加减。食积咳嗽由食积生痰，痰热熏肺所致，便溏者消导，便秘者攻下。风寒咳嗽由外感风冷，气上冲咽所致，宜先解表，后化痰。

2.3.14 小儿五迟

五迟是指小儿立迟、行迟、齿迟、语迟、发迟等发育迟缓的病证。临床可仅见一种，或几种迟证同时并见。小儿五迟多因父母气血虚弱，小儿禀受精血不足，先天有亏，或出生后护养失宜，或疾病久治不愈导致。小儿肝肾亏损，筋骨软弱，则不能依时站立、行走，发生立迟、行迟之证。齿为骨之余，肾主骨，若小儿禀受肾气不足，则齿久不生。言为心声，小儿若在胎之时，妊母受到惊吓，惊邪乘儿之心，致心气不足，使小儿语迟，或小儿病后津液亏损，或脾胃虚弱等皆可致语迟之证。发为血之余，肾之苗，小儿肾气亏虚，气血不足，则发久不生，或者毛发黄而稀疏。小儿五迟多属虚证，治疗以扶正补虚为主。

巢元方 论小儿五迟病因病机※*

齿不生候

齿是骨之所终，而为髓之所养也。小儿有禀气不足者，髓即不能充于齿骨，故齿久不生。

数岁不能行候

小儿生，自变蒸至于能语，随日数血脉骨节备成。其髌骨成，即能行。骨是髓之所养，若禀生血气不足者，即髓不充强，故其骨不即成，而数岁不能行也。

头发不生候

足少阴为肾之经，其华在发。小儿有禀性少阴之血气不足，即发疏薄不生。亦有因头疮而秃落不生者，皆由伤损其气血，血气损少，不能荣于发也。

——隋·巢元方《诸病源候论·卷之四十八·小儿杂病诸候》

四五岁不能语候

人之五脏有五声，心之音为言。小儿四五岁不能言者，由在胎之时，其母猝有惊怖，内动于儿脏，邪气乘其心，令心气不和，至四五岁不能言语也。

——隋·巢元方《诸病源候论·卷之五十·小儿杂病诸候》

【提要】　本论主要阐述小儿五迟的病因病机。要点如下：《诸病源候论·小儿杂病诸候》记载了齿不生候、数岁不能行候、头发不生候、四五岁不能语候的病因病机。作者指出，齿不生候、数岁不能行候、头发不生候，由禀受先天气血不足所致；四五岁不能语候，是因母亲怀孕时猝有惊怖，令儿心气不和导致。《太平圣惠方·卷第八十九》在本论基础上进一步阐述发不生、齿不生、语迟、行迟等证候的病因病机和治疗方药，认为小儿行迟是由肝肾气不足所致。

《圣济总录》 论小儿语迟病因病机[**]

论曰：心为言，肝为语，其经属手少阴、足厥阴，其气上通于舌。舌者，声之机。若禀受之初，母怀惊怖，则子之心火不足，而肝木弱，故令机关不利，气不宣扬而语，甚者有经数岁不能言者。

——宋·赵佶《圣济总录·卷第一百八十一·小儿门·小儿语迟》

【提要】　本论主要阐述小儿语迟的病因病机。要点如下：其一，从经脉联系的角度，论述小儿语迟的病因病机：手少阴心经和足厥阴肝经之气通于舌，故令舌之机关不利，导致小儿语迟。其二，指出本病病因病机是妊母之惊怖传于子，则子之心火不足而肝木弱，与后世认为属心气不足有别。本论见解独特。

薛　铠、薛　己　小儿行迟齿迟语迟综论[**]

鹤膝、行迟

钱仲阳云：鹤膝者，乃禀受肾虚，血气不充，致肌肉瘦薄，骨节呈薄，如鹤之膝也。行迟者，亦因禀受肝肾气虚，肝主筋，肾主骨，肝藏血，肾藏精，血不足，则筋不荣，精不足，则骨不立，故不能行也。鹤膝用六味地黄丸加鹿茸以补其血气，血气既充，则其肌肉自生。行迟用地黄丸加牛膝、五加皮、鹿茸，以补其精血，精血既足，则其筋骨自坚。凡此皆肝肾之虚也。虚而热者，用六味地黄丸。虚而寒者，用八味丸。若手拳挛者，用薏苡仁丸。足拳挛者，用海桐皮散。脾胃亏损，肾脏虚弱，寒邪所乘而膝渐肿者，佐以补中益气汤，及大防风汤。

齿迟

《经》云：齿者，肾之标，骨之余也。小儿禀受肾气不足，肾主骨髓，虚则髓脉不充，肾气不能上营，故齿迟也，用地黄丸主之。

语迟

钱氏云：心之声为言。小儿四五岁不能言者，由妊母卒有惊动，邪乘儿心，致心气不足，故不能言也。有禀父肾气不足而言迟者；有乳母五火遗热，闭塞气道者；有病后津液内亡，会厌干涸者；亦有脾胃虚弱，清气不升而言迟者。心气不足，用菖蒲丸。肾气不足，用羚羊角丸。闭塞气道，用加味逍遥散。津液内亡，用七味白术散。脾胃虚弱，用补中益气汤。

——明·薛铠、薛己《保婴撮要·卷五》

【提要】　本论主要阐述小儿行迟、齿迟、语迟的病因病机和辨证施治。要点如下：其一，行迟是因禀受肝肾气虚所致。若肝肾虚热用六味地黄丸治疗，若肝肾虚寒用八味丸治疗。其二，齿迟由小儿禀受肾气不足所致，用地黄丸治疗。其三，引起小儿语迟的致病因素较多，有禀父肾气不足者，有妊母卒有惊动致心气不足者，有乳母五火遗热闭塞气道者，有病后津液内亡者，有脾胃虚弱者等五种情况，可分别根据病因病机，运用相应方药治疗。

万　全　小儿五迟因胎禀不足论※※

小儿胎疾，有胎禀不足，并宜地黄丸。有胎毒者，如胎热法。所谓胎禀不足者，各随五脏论之。如语迟，心气不足也，心主言；行迟者，肝气不足也，肝主筋；齿发不生者，肾气不足也，发者血之余，肾主血，齿者骨之余，肾主骨；吐泻频并者，脾胃之气不足也，脾胃为水谷之府；啼声短小者，肺气不足也，肺主声。

——明·万全《万氏家藏育婴秘诀·卷二·胎疾》

【提要】　本论主要阐述小儿五迟的病因病机为胎禀不足，各随五脏论之。要点如下：其一，小儿五迟属胎疾，由禀受五脏之气不足所致。其二，由于小儿五迟的病因病机相同，无论是语迟、行迟，还是齿发不生者，都适合使用地黄丸治疗。

万　全　小儿五迟综论※※

发乃血之余，肾之苗也。小儿发久不生，虽生不黑而稀，此由肾气衰，则血气不足之故也，地黄丸主之。

齿乃骨之余，骨者肾所主也。齿久不生，虽生而不齐者，此肾虚故也，地黄丸主之。

行迟者，何也？盖骨乃髓之所养，血气不充，则髓不满骨，故软弱不能行。此由肾与肝俱虚得之。盖肝主筋，筋弱而不能早行；肾主骨，骨弱而不坚。加味地黄丸主之。……

语迟者，由儿在胎之时，母受惊邪之气乘心，儿感母气，心神不定，不能荣舌，故而语迟。菖蒲丸主之。

——明·万全《万氏秘传片玉心书·卷五·形声门》

【提要】　本论主要阐述小儿五迟的症状表现、病因病机和主治方药。要点如下：作者在前代医家论述的基础上，对小儿发迟和齿迟的症状表现又有所补充和发挥。指出小儿发迟表现为发久不生，虽生不黑而稀；小儿齿迟表现为齿久不生，虽生而不齐者。二者均由肾虚所致，属生长发育迟缓，可服用地黄丸治疗。

王大伦　论小儿语迟行迟治法^{※*}

语迟论

肾经之脉络于肺，而系于舌本，行血气，通阴阳，伏行而温于骨髓也。肾禀胎气不足，水不能上升以沃心阳通条肺气。《经》云：肺主声，心为言。舌乃心之苗，心肺失调，致舌本强，故不能发而为言也。治当滋肾益肺，泻心火，水升火降，阴阳和畅，语言自辨也。肾气丸，语迟，此方主之。

行迟论

肾主骨，肝主筋，骨得髓则坚健，筋得血则流通。小儿脚软行迟，亦禀受胎气之不足耳。宜滋肾水、益肝气、养血补脾之药，何患乎不行也！启脾丸间地黄丸服。

——明·王大伦《婴童类萃·下卷》

【提要】 本论主要阐述小儿语迟、行迟的治法方药。要点如下：其一，小儿语迟、行迟，皆因肾禀胎气不足所致。其二，从肾经经脉循行络于肺而系于舌本的角度，论述小儿语迟的病因病机，指出小儿语迟，治宜滋肾益肺，泻心火。其三，指出小儿行迟治宜滋肾水，益肝气，养血补脾。

张　璐　小儿五迟综论^{※*}

五迟者，立迟、行迟、齿迟、发迟、语迟是也。盖肾主骨，齿者，骨之余。发者，肾之荣。若齿久不生，虽生而不固，发久不生，生而不黑，皆胎弱也。良由父母精血不足，肾气虚弱，不能荣养而然。若长而不立，立而骨软，大不能行，行则筋软，皆肝肾气血不充，筋骨痿弱之故。有肝血虚而筋不荣膝，膝盖不成，手足拳挛者，有胃气虚而髓不温骨，骨不能用，而足胫无力者，并用地黄丸为主。齿迟加骨碎补、补骨脂，发迟加龟板、鹿茸、何首乌，立迟加鹿茸、桂、附，行迟加牛膝、鹿茸、五加皮。

——清·张璐《张氏医通·卷十一·婴儿门上·五迟五硬五软》

【提要】 本论主要阐述小儿五迟的概念、病因病机和辨证施治。要点如下：其一，提出小儿五迟的概念，指出五迟是立迟、行迟、发迟、齿迟、语迟的总称。其二，小儿五迟的症状表现为：齿久不生，虽生而不固；发久不生，生而不黑；长而不立，立而骨软；大不能行，行则筋软。其三，小儿五迟皆是胎弱，由父母精血不足，肝肾气血不充所致，治疗以地黄丸为主。

《医宗金鉴》　小儿五迟综论^{※*}

小儿禀来气血虚，筋骨软弱步难移，牙齿不生发疏薄，身坐不稳语言迟。加味地黄为主治，补中益气继相医，邪乘心气菖蒲好，血虚发迟茸胜宜。

注：小儿五迟之证，多因父母气血虚弱，先天有亏，致儿生下筋骨软弱，行步艰难，齿不速长，坐不能稳，要皆肾气不足之故。先用加味地黄丸滋养其血，再以补中益气汤调养其气。

又足少阴为肾之经，其华在发，若少阴之血气不足，即不能上荣于发，茸胜丹主之。又有惊邪乘入心气，至四五岁尚不能言者，菖蒲丸主之。

——清·吴谦《医宗金鉴·幼科杂病心法要诀·卷五十五·杂证门·五迟》

【提要】　本论主要阐述小儿五迟的病因病机及治法方药。要点如下：其一，小儿五迟的病因，是父母气血虚弱，先天不足所致。其二，小儿五迟可分证治之。小儿行迟、齿迟、立迟，可先用加味地黄丸滋养其血，再以补中益气汤调养其气治疗。发迟可用茸胜丹补血生发。语迟由惊邪乘心所致，可用菖蒲丸治疗。

2.3.15　小儿五软

五软是指小儿头项软、口软、手软、足软、肌肉软的病证。为儿童时期生长发育障碍的疾病。五软多因父母气血虚衰，或母亲孕期体弱多病，使小儿先天禀受不足，气血不充，而致头项、口、手、足、肌肉痿软无力。或者小儿出生后护养不当，久患疾病，致脾胃虚弱，气血亏损，而成五软之证。亦有因外感六淫之邪，或吐泻等病证，耗损气血津液，邪毒乘虚灼伤肝肾筋脉，以致肌肉萎缩，筋脉不用，致成五软之证。五软的发生与肝肾不足、脾胃虚弱密切相关，治宜培补肝肾、益气补脾。

曾世荣　小儿五软综论[※※]

戴氏论：五软证，名曰胎怯，良由父精不足，母血素衰而得。诚哉是言！以愚推之，有因母血海久冷，用药强补而孕者；有受胎而母多疾者；或其父好色贪酒，气体虚弱；或年事已迈，而后见子；有日月不足而生者；或服堕胎之剂不去，而竟成孕者，徒尔耗伤真气，苟或有生，譬诸阴地浅土之草，虽有发生，而畅茂者少。又如培植树木，动摇其根，而成者鲜矣。由是论之，婴孩怯弱，不耐寒暑，纵使成人，亦多有疾。爰自降生之后，精髓不充，筋骨痿弱，肌肉虚瘦，神色昏慢，才为六淫所侵，便致头、项、手、足、身软，是名五软。治法用调元散、补肾地黄丸渐次调养，日久乃安。若投药不效，亦为废人。

——元·曾世荣《活幼心书·卷中明本论·五软》

【提要】　本论主要阐述小儿五软的概念、病因病机及辨证施治。作者在宋代御医戴克臣对五软认识的基础上，主要论述三点：其一，头、项、手、足、身软，叫作五软，又名胎怯。其二，小儿五软由父精不足，母血虚衰，因母血海久冷、母多病、孕期服过堕胎药、父好色贪酒、父母高龄等，使胎禀不足或胎元受损所致。其三，治疗小儿五软，可用调元散、补肾地黄丸渐次调养。

薛　铠、薛　己　小儿五软综论[*]

五软者，头项、手、足、肉、口是也。夫头软者，脏腑骨脉皆虚，诸阳之气不足也，乃天柱骨弱，肾主骨，足少阴、太阳经虚也。手足软者，脾主四肢，乃中州之气不足，不能营养四肢，故肉少皮宽，饮食不为肌肤也。口软者，口为脾之窍，上下龈属手足阳明，阳明主胃，脾胃气虚，舌不能藏，而常舒出也。夫心主血，肝主筋，脾主肉，肺主气，肾主骨，此五者皆因禀五脏之气虚弱，不能滋养充达，故骨脉不强，肢体痿弱，源其要总归于胃。盖胃水谷之海，为五脏之本，六腑之大源也。治法：必先以脾胃为主，俱用补中益气汤，以滋化源。头、项、手足三软，兼服地黄丸，凡此症必须多用二药。仍令壮年乳母饮之，兼慎风寒，调饮食，多能全形。

——明·薛铠、薛己《保婴撮要·卷三·五软》

【提要】　本论主要阐述小儿五软的概念、病因病机和辨证施治。要点如下：其一，小儿五软指头项软、手软、足软、肉软、口软，比前代医家论述的五软，增加了口软。其二，小儿五软因所禀五脏之气虚弱，不能滋养充达骨脉肢体所致，根源在胃。其三，小儿五软治疗以补后天脾胃为主，俱用补中益气汤，以滋化源。

万　全　小儿五软综论*

如小儿五软，有胎元不足软者，有大病后软者，有误服凉药软者。胎禀软者，地黄丸主之；大病后软者，参苓白术丸主之；误服凉药软者，加味八味地黄丸主之。以上三症，若不急治，有伤真元，久则成痿，以至不可治者多矣。

——明·万全《万氏秘传片玉心书·卷二·五软病症》

【提要】　本论主要阐述小儿五软的病因病机及治疗方药。要点如下：其一，先天胎元不足，或小儿大病后，或误服凉药，均可导致五软。其二，分别施用补肾、补脾方药治疗。其三，小儿五软应及早治疗，否则预后不良。

万　全　颈软属恶病论**

头仰者，颈软也。颈者，头之茎也，一名天柱骨。颈软者，乃天柱骨不能任元，而前后左右倾倒也。此恶病也。其症有二：小儿初生便颈软者，皆胎禀不足，骨气虚弱也。肾主骨，肝主筋，筋不束骨，其骨则折，母能令子虚也，此儿难养，纵长不及四旬。肾气虚矣，宜服地黄丸加当归、续断主之。有因大病之后，头骨不能起者，此血气虚弱也，宜十全大补汤炼蜜丸服。《经》云：头者精明之府也，头仰邪欹，神将去矣。凡大病人有是症，难治。有病惊风者，或病痉痓者，勿作项软论。

——明·万全《万氏家藏育婴秘诀·卷四·头病》

【提要】　本论主要阐述小儿颈软的病因病机和辨证施治。要点如下：其一，颈软属恶病，难治。其二，颈软分为两个证候。有肾气虚证，因胎禀不足所致，治宜地黄丸加减，患此证小儿难以成活。有血气虚弱证，因大病之后导致，治宜十全大补汤。其三，惊风或痉痓出现头仰，不要当作项软论治。

秦昌遇 小儿五软综论

软者，胎气不固，精髓不充，为六淫所袭也。头项软者，肾虚所致也，或因吐泻，脾弱而得，脾胃为主，六君子加肉桂、炮姜。风邪侵入，祛风为主。手软者，两手筋缩不能屈伸，薏苡仁、当归、秦艽、枣仁、防风、羌活、荆芥为末，芡实汤下。脚软者，骨髓不满，气血不足，筋弱不能束骨而行也，宜地黄丸加牛膝、虎骨、鹿茸、五加皮为主。身软者，肉少皮宽，饮食不为肌肤，补脾主之。口软者，心神不足，故不能言语也，人参、石菖蒲、麦冬、远志、川芎、当归各二钱，乳香、朱砂各一钱，蜜丸。

——明·秦昌遇《幼科折衷·下卷·小儿五软》

【提要】 本论主要阐述小儿五软病因病机及治法方药。要点如下：小儿五软总的病因病机是胎气不固，精髓不充，由六淫所侵袭所致，不同部位的软弱无力又涉及不同的脏腑。头项软是因肾虚或脾弱所致，手软是风邪侵入所致，治以祛风为主。脚软是气血不足引起，宜地黄丸加减。身软是脾虚导致，宜补脾。口软为心神不足所致，给予治疗用药。

鲁伯嗣 论小儿五软可治与难治之证

五软者，头软、项软、手软、脚软、肌肉软是也。无故不举头，肾疳之病。项脉软而难收，治虽暂瘥，他年必再发。手软，则手垂，四肢无力，亦懒抬眉，若得声圆，还进饮食，乃慢脾风候也，尚堪医治。肌肉软，则肉少皮宽自离，吃食不长肌肉，可服钱氏橘连丸，莫教泻利频并，却难治疗。脚软者，五岁儿不能行，虚羸脚软细小，不妨荣卫，但服参、芪等药，并服钱氏地黄丸，长大自然肌肉充满。又有口软，则虚舌出口，阳盛更须提防，必须治膈却无妨，唇青气喘则难调治也。

——明·鲁伯嗣《婴童百问·卷之三·五软第二十六问》

【提要】 本论主要阐述小儿五软的概念，指出了五软的可治之证、难治之证。要点如下：小儿五软是指头软、项软、手软、脚软、肌肉软和口软。小儿出现头软，为肾疳的症状。项软虽愈易复发。小儿手软，若能饮食则可治。小儿肌肉软，出现泻利频并则难治。虽脚软，不妨碍气血化生，可服参、芪等药物治疗。小儿口软，出现唇青气喘则难治。明代王肯堂《幼科证治准绳》收录了本论。

《医宗金鉴》 小儿五软治宜补气为主论

五软禀赋不足证，头项手足口肉肌，地黄丸与扶元散，全在后天调养宜。

注：五软者，谓头项软、手软、足软、口软、肌肉软是也。头软者，项软无力也。手足软者，四肢无力也。肉软者，皮宽不长肌肉也。口软者，唇薄无力也。此五者，皆因禀受不足，气血不充，故骨脉不强，筋肉痿弱，治宜补气为主，先以补骨地黄丸补其先天精气，再以扶元散补其后天羸弱。渐次调理，而五软自强矣。

——清·吴谦《医宗金鉴·幼科杂病心法要诀·卷五十五·杂证门·五软》

【提要】　本论主要阐述小儿五软的症状表现、病因病机及治法方药。要点如下：其一，提出五软的概念，是指头项软、手软、足软、口软、肌肉软。其二，小儿五软皆因禀受不足，气血不充所致。其三，小儿五软治宜补气为主，补养先后天之精气，以渐次调养为宜。

陈复正　治小儿五软补肝肾升举脾气论[※※]

小儿生后，有五软五硬之证，乃胎元怯弱，禀受先天阳气不足，不耐寒暑，少为六淫所犯，便尔五软见焉。

五软者，头项软、身体软、口软、肌肉软、手足软，是为五软。然头项软，肝肾病也。肝主筋，肾主骨，肝肾不足，故头项软而无力。手足软，脾胃病也。脾主四肢，脾胃不足，故手软而懒于握，足软而慵于步也。身体软，阳衰髓怯，遍身羸弱，而不能强立。口软者，虚舌出口而懒于言。肌肉软者，肉少皮宽，肌体虚尪之象也。总之，本于先天不足，宜地黄丸以补肝肾。而更所重者在胃，盖胃为五脏六腑之化源，宜补中益气，升举其脾气。倘得脾胃一旺，则脏气有所禀，诸软之证，其庶几矣。

——清·陈复正《幼幼集成·卷四·五软五硬证治》

【提要】　本论主要阐述小儿五软的概念、病因病机和辨证施治。要点如下：历代医家对小儿五软的概念认识不一。本论认为，小儿五软是指头项软、身体软、口软、肌肉软、手足软。小儿胎元怯弱，禀受先天阳气不足，稍为六淫所犯，即出现五软之证。在治疗上，主张补益脾肾，用地黄丸补肝肾，用补中益气丸升举其脾气。

2.3.16　小儿遗尿

小儿遗尿，俗称尿床，是指三周岁以上的小儿经常睡中小便自遗，醒后方觉的一种病证。三周岁以下小儿，因智力未全，未养成正常的排尿习惯，暂时出现尿床，不属病态。年长儿童因贪玩劳累、睡前多饮，或其他原因，偶然发生遗尿，过后即恢复正常，亦不属病态。小儿遗尿的发生多由于肾膀胱俱虚，冷气乘之，或肺脾气虚，不能约束水道，或热客肾部，干于足厥阴之经，或小儿自幼没有养成按时排尿的习惯，随意自遗而成此证。小儿遗尿病因虽有寒有热，证有虚实，但大多由肺、脾、肾三气不固所致。治疗上予以相应的补益肺脾、温补肾阳、清利热邪或滋阴清火等，佐以固涩之剂，宜标本同治。对于小儿没有养成按时排尿习惯引起本病者，还应注意睡前不与流食，临睡前排尿，观察小儿每晚遗尿时间，提前叫醒小儿排尿，培养其自行排尿的好习惯。

《内经》　论遗尿病因病机[※※]

膀胱者，州都之官，津液藏焉，气化则能出矣。

——《素问·灵兰秘典论》

仓廪不藏者，是门户不要也；水泉不止者，是膀胱不藏也。

——《素问·脉要精微论》

膀胱不利为癃，不约为遗溺。

——《素问·宣明五气》

三焦者，足少阳太阴之所将，太阳之别也，上踝五寸，别入贯腨肠，出于委阳，并太阳之正，入络膀胱，约下焦，实则闭癃，虚则遗溺。遗溺则补之，闭癃则泻之。

——《灵枢·本输》

【提要】 本论主要阐述遗尿的病因病机和治则。早在《内经》中记载了遗尿，论中称遗尿为遗溺。要点如下，其一，膀胱是储存尿液的器官，通过气化作用约束尿液随意识排出体外，膀胱不约是遗尿产生的重要原因。其二，三焦经脉入络膀胱，约束下焦，所以三焦气化功能失调也是遗尿产生的原因。其三，遗尿属虚证，当用补法。

巢元方 论小便不禁尿床与小儿遗尿病因病机[※※]

小便不禁候

小便不禁者，肾气虚，下焦受冷也。肾主水，其气下通于阴。肾虚下焦冷，不能温制其水液，故小便不禁也。

尿床候

夫人有于眠睡不觉尿出者，是其禀质阴气偏盛，阳气偏虚者，则膀胱肾气俱冷，不能温制于水，则小便多，或不禁而遗尿。

膀胱，足太阳也，为肾之腑。肾为足少阴，为脏，与膀胱合，俱主水。凡人之阴阳，日入而阳气尽，则阴受气，至夜半阴阳大会，气交则卧睡。小便者，水液之余也，从膀胱入于胞为小便，夜卧则阳气衰伏，不能制于阴，所以阴气独发，水下不禁，故于眠睡而不觉尿出也。

——隋·巢元方《诸病源候论·卷十四·小便病诸候》

遗尿者，此由膀胱有冷，不能约于水故也。足太阳为膀胱之经，足少阴为肾之经，此二经为表里。肾主水，肾气下通于阴。小便者，水液之余也。膀胱为津液之腑，既冷，气衰弱，不能约水，故遗尿也。

——隋·巢元方《诸病源候论·卷四十九·小儿杂病诸候·遗尿候》

【提要】 本论主要阐述尿床和遗尿的病因病机。要点如下：其一，《诸病源候论》中出现了小便不禁、尿床和遗尿不同的病证名。尿床是指睡眠中不觉尿出。其二，分别论述了小便不禁、尿床和遗尿的病因病机。指出尿床是由于阴气盛，阳气虚，膀胱肾气俱冷，夜卧则阳气更虚，不能制约水液导致睡眠中小便自遗。小便不禁是因肾虚下焦冷，不能温制其水液引起。遗尿是因膀胱虚冷，不能制约于水所致。

《太平圣惠方》 论小儿遗尿病因病机[※※]

夫小儿遗尿者，此由脏腑有热，因服冷药过度，伤于下焦，致膀胱有冷，不能制于水故也。

膀胱为津液之腑，与足少阴之经为表里，肾主于水，肾气下通于阴，小便者，水液之余也，今膀胱既冷，不能制约于水，故遗尿也。

——宋·王怀隐等《太平圣惠方·卷第九十二·治小儿遗尿诸方》

【提要】　本论主要阐述小儿遗尿的病因病机。要点如下：《太平圣惠方》继承了《诸病源候论》关于小儿遗尿的病因病机看法，并对病因有进一步的补充，认为小儿遗尿是因脏腑有热，过用寒凉药物，损伤下焦，致膀胱虚冷，不能制约水液引起。

杨士瀛　论小儿遗尿和尿床的鉴别[※*]

小便者，津液之余也。肾主水，膀胱为津液之腑，肾与膀胱俱虚，而冷气乘之，故不能约制。其水出而不禁，谓之遗尿。睡里自出，谓之尿床。此皆肾与膀胱俱虚而挟冷所致也。用鸡肠散。

——宋·杨士瀛《仁斋小儿方论·卷之四·大小便诸证·遗尿证治》

【提要】　本论主要阐述小儿遗尿和尿床的区别和病因病机。要点如下：其一，区分了遗尿和尿床，认为遗尿是"水出而不禁"，尿遗出而不能控制，而尿床是小便睡眠中自出，醒后方觉。其二，小儿遗尿和尿床皆因肾与膀胱俱虚而挟冷所致，都可用鸡肠散治疗。

曾世荣　小儿遗尿综论[※*]

有癃闭、遗溺二证，与淋不同，《内经·宣明五气篇》曰：膀胱不利为癃，不约为遗溺。……遗溺者，乃心肾传送失度，小肠膀胱关键不能约束。有睡梦而遗者，有不知而遗者，皆是下元虚冷所致，亦因禀受阳气不足，用《三因方》家韭子丸治之，及参苓白术散、补肾地黄丸。然此证，法当实土以存水，乃免渗泄之患，所谓补肾不如补脾是也。平胃散倍加益智仁锉碎，水、姜、枣、烧盐煎，空心温服。

——元·曾世荣《活幼心书·卷中明本论·五淋》

【提要】　本论主要阐述小儿遗尿病因病机及治法。要点如下：其一，遗尿为心肾传送失度，小肠膀胱不约而致。其二，遗尿可以分为两种，即"睡梦而遗"和"不知而遗"，都是由于下元虚冷或阳气不足所致。其三，对于小儿遗尿的治疗，作者提出应实土以存水，强调补肾不如补脾，即通过补养脾胃后天来补养先天，以免水液渗泄。

鲁伯嗣　小儿遗尿综论[※*]

巢氏云：遗尿者，此由膀胱有冷，不能约于水故也。肾主水，肾气下通于阴，小便者，水之余也，膀胱为津液之府，既冷气衰弱，不能约水，故遗尿也。汤氏云：小儿尿床，由膀胱冷，夜属阴，小便不禁，睡里自出，宜破故纸散治之。益智之剂，亦不可阙。

——明·鲁伯嗣《婴童百问·卷之八·遗尿第七十七问》

【提要】 本论主要阐述小儿遗尿的病因病机及治法。要点如下，其一，作者引用巢氏的观点，指出小儿遗尿是膀胱冷，不能制约水液所致。其二，引用汤氏的观点，认为小儿膀胱虚寒，加之夜来阴寒更甚，容易发生尿床，宜用破故纸散治疗。并强调"益智之剂，亦不可阙"，主张以益智醒神药物治疗小儿尿床。

王 銮 论小儿遗尿病因病机※＊

《原病式》云：遗尿不禁者为冷。《内经》云：不约为遗溺。《仁斋》曰：小便者，津液之余也。肾主水，膀胱为津液之腑，肾与膀胱俱虚，而冷气乘之，故不能拘制其水，出而不禁，谓之遗尿。睡里自出者，谓之尿床。此皆肾与膀胱俱虚，而挟冷所致也，以鸡肠散主之。亦有热客于肾部，干于足厥阴之经，挺孔郁结极甚，而气血不能宣通，则痿痹而神无所用，故液渗入膀胱，而旋溺遗失不能收禁也，此又不可不知。

——明·王銮《幼科类萃·卷之二十·小便诸证门》

【提要】 本论主要阐述小儿遗尿的辨证。要点如下：作者引用《内经》《仁斋小儿方论》《素问玄机原病式》中小儿遗尿和尿床的论述，认为小便出而不禁，谓之遗尿，睡里小便自出者，谓之尿床。强调小儿遗尿有属寒、属热之分。小儿遗尿和尿床若因肾与膀胱俱虚挟冷所致，治疗应该选用鸡肠散。除了肾与膀胱虚寒外，热客于肾，干于足厥阴肝经，亦导致遗尿。

薛 铠、薛 己 论小儿遗尿辨治※＊

巢氏云：肾主水，与足太阳相为表里。《经》曰：膀胱者，州都之官，津液藏焉。卧则阳气内收，肾与膀胱之气虚寒不能约制，故睡中遗出，《内经》谓膀胱不约为遗是也。用破故纸散、益智散、鸡肠散之类主之。亦有热客于肾，干于足厥阴之经，廷孔郁结，而气血不能宣通，则痿痹而无所用，故液渗入膀胱，而漩溺遗失者，用六味地黄丸；虚热亦用前丸。脾肺气虚者，用补中益气汤加补骨脂、山茱萸。

——明·薛铠、薛己《保婴撮要·卷八·遗尿》

【提要】 本论主要阐述小儿遗尿的辨证施治。要点如下：作者集成了《内经》和巢元方等前代医家对小儿遗尿的论述，将小儿遗尿按照虚寒、实热、虚热及气虚四种证型来辨治，认为膀胱虚寒，治疗应用破故纸散、益智散、鸡肠散之类的药物。肝肾热证，无论实、虚，治疗都可用六味地黄丸。脾肺气虚，治疗应用补中益气汤加补骨脂、山茱萸。

万 全 论小儿遗尿和小儿癃闭的区别※＊

膀胱不利号为癃，不约遗尿梦寐中，如此两端分冷热，还来水火觅真踪。

《经》曰：膀胱不利为癃，不约为遗尿。癃，小便不通也。又曰：肝有热则小便先赤。凡小便赤涩为热，小便自遗为寒。热者，火有余，水不足，治宜泻心火，滋肾水，加味导赤散主之。寒者，火不足，水有余也，治宜温肾水，益心火，益智仁散主之。

——明·万全《万氏家藏育婴秘诀·卷之四·大小便病·治小便》

【提要】　本论主要阐述小儿遗尿和小儿癃闭的区别和治疗特点。要点如下：作者认为小儿癃闭为小便不通，是"膀胱不利"所致，多为热证，应用加味导赤散，以泻心火，滋肾水。而小儿遗尿是梦寐之中小便自遗，为"膀胱不约"导致，多为寒证，应用益智仁散，以温肾水，益心火。强调在病因病机、辨证施治上应该注意两者的区分。

张介宾　论遗尿证治[※*]

论证

遗溺一证，有自遗者，以睡中而遗失也。有不禁者，以气门不固，而频数不能禁也。又有气脱于上，则下焦不约，而遗失不觉者，此虚极之候也。总之，三者皆属虚证，但有轻重之辨耳。若梦中自遗者，惟幼稚多有之，俟其气壮而固，或少加调理可愈，无足疑也。惟是水泉不止，膀胱不藏者，必以气虚而然。盖气为水母，水不能蓄，以气不能固也。此失守之兆，大非所宜，甚至气脱而遗，无所知觉，则尤其甚者也。此惟非风证及年衰气弱之人，或大病之后多有之。仲景曰下焦竭则遗溺失禁，此之谓也。

古方书论小便不禁者，有属热属虚之辨。不知不禁之谓，乃以小水太利者为言，皆属虚寒，何有热证？若因热而小水频数，其证则淋沥点滴，不能禁止，而小水必不利，且或多痛涩，方是热证。若然，则自有淋浊门正治之法。盖此非遗失之谓也。倘以虚寒误认为热，而妄投泻火之药，无不殆矣。

论治

凡治小便不禁者，古方多用固涩，此固宜然，然固涩之剂，不过固其门户，此亦治标之意，而非塞源之道也。盖小水虽利于肾，而肾上连肺。若肺气无权，则肾水终不能摄，故治水者必须治气，治肾者必须治肺，宜以参、芪、归、术、桂、附、干姜之属为之主，然后相机加以固涩之剂为之佐，庶得治本之道，而源流如度。否则，徒障狂澜，终无益也。余制有巩堤丸方，治无论心脾肺肾之属，皆宜以此为主治。

脾肺气虚，不能约束水道，而病为不禁者，此其咎在中上二焦，宜补中益气汤、理中汤、温胃饮、归脾汤、或四味回阳饮之类，加固涩等剂主之，如不见效，当责之肾。

肝肾阳气亏败，则膀胱不藏，而水泉不止，此其咎在命门，宜右归饮、大补元煎、六味回阳饮，甚者以四维散之类主之，或加固涩为佐亦可，或用《集要》四神丸，或八味地黄丸去泽泻亦可用。

凡睡中遗溺者，此必下元虚寒，所以不固，宜大菟丝子丸、家韭子丸、五子丸、缩泉丸之类主之。其有小儿从幼不加检束，而纵肆常遗者，此惯而无惮，志意之病也。当责其神，非药所及。或因纵以致不固者，亦当治之如前，宜用猪羊溲脬炙脆煎汤，送下前药更妙。

凡因恐惧辄遗者，此心气不足，下连肝肾而然，宜大补元煎、归脾汤、五君子煎之类主之。

古方壮阳固涩等剂，如茴香益智丸、二气丹、固脬丸、秘元丹、牡蛎丸、《济生》菟丝子丸、固真散，皆可随宜择用。

——明·张介宾《景岳全书·卷之二十九必集·杂证谟·遗溺》

【提要】　本论主要阐述遗尿的分类、病因病机及辨证施治。要点如下：其一，遗尿包括小便自遗、不禁和遗失不觉三类。小便自遗是指睡梦中小便遗失。小便不禁是因气门不固，小便频数而不能自控。小便遗失不觉是由于气脱于上，下焦不约所致。三者都属虚证，病情有轻重的不同。小便自遗较轻，多见于小儿，待小儿体质增强后稍加调理即可痊愈。小便不禁为气虚。小便遗失不觉则为气脱之证，病情最重，多见于风证及年衰气弱之人，或大病之后。其二，作者认为小便不禁属虚寒证，没有热证。其三，无论肺脾气虚，还是肝肾阳气亏败，或心气不足所致的小便不禁，其治疗，"治水者必须治气，治肾者必须治肺"，主张塞源以治本，佐以固涩治标，应标本同治。其四，小儿睡中遗尿是由于下元虚寒，不能固摄所致，治疗上应当用大菟丝子丸、家韭子丸、五子丸、缩泉丸之类温肾固摄的方药。有的小儿因自幼没有养成良好的排尿习惯，任其随意自遗，而成此证，是"志意之病"，应当注意培养小儿按时排尿的习惯。若小儿因放纵自遗而致下元不固者，则须用药治疗。

◆ 秦昌遇　论小儿遗尿辨治※※

《原病式》曰：遗尿不禁者为冷。《内经》曰：膀胱不约为遗溺。仁斋曰：小便者，津液之余也。肾主水，膀胱为津液之腑，肾与膀胱俱虚而冷气乘之，故不能拘制其水，出而不禁，此谓遗尿；睡里自出者，谓之尿床。此皆肾与膀胱，虚而挟冷所致也，以鸡肠散主之，然益智、破故纸之类，亦不可缺。

亦有热客于肾部及膀胱，火邪妄动，水不得宁，故不能禁而频数来也，治当补膀胱阴血，泻火邪为主，而佐以收涩之剂，如牡蛎、山茱萸、五味之类。病本属热，故宜泻火，因水不足，故火动而致小便多，小便既多，水益虚，故宜补血泻火。补血，治其本也；收之、涩之，治其标也。

——明·秦昌遇《幼科折衷·下卷·小便闭（附遗尿尿床）》

【提要】　本论主要阐述小儿遗尿的辨证施治。要点如下：其一，作者汇总《内经》《素问玄机原病式》和杨仁斋等前代医家的论述，认为小儿遗尿和尿床的病因分为寒、热两个方面，指出除了肾与膀胱虚寒是导致小儿遗尿和尿床的重要原因外，热邪侵袭肾和膀胱也是其病因之一。其二，着重阐述对热客肾及膀胱所致遗尿的病机、症状和治则治法。热邪客于肾部及膀胱，火热之邪妄动，水液不宁，则表现为小便不禁，并且小便多而频数。治宜补膀胱阴血，泻火为主，佐以收涩之剂。补血以治本，收涩以治标，标本同治。

2.3.17　小儿夜啼

夜啼是指小儿白天能安静入睡，入夜则啼哭，甚至通宵达旦，或每夜定时啼哭的一种病证。多发生于1岁以内婴儿，初生儿更为多见。婴儿常以啼哭表达要求或痛苦。如因饥渴冷热而啼哭，或所欲不得而啼哭，满足要求后，啼哭可很快停止，则不属病态。如因虫证、重舌、口疮等病证引起夜间啼哭者，则不属本证范围。小儿夜啼的主要原因有寒、热、惊、虚四类。寒指脾寒。脾为至阴，喜温而恶寒，寒则作痛，夜属阴，阴胜则脾寒愈盛，故入夜腹痛甚而啼。热为心热。心属火，见灯火则烦热内生，故见灯而愈啼。小儿神气嫩弱，胎中受惊或暴触异物，则使心神不宁，夜不得安睡，常在睡梦中惊醒啼哭。或乳母恚怒，遗热于小儿，使小儿肝火不平，引起惊啼。或因吐泻，津液内伤，或禀赋肾阴不足，水不涵木，使小儿虚烦不眠，故而夜啼。治疗可分别采用温脾散寒、清心导赤、镇惊安神、滋阴养血之法。若小儿夜间喜见灯亮，无灯则啼哭，见灯即止，此属拗哭，又称儿嗜灯花，应逐步改变此习惯，夜啼可逐渐停止。

巢元方　论小儿夜啼病因病机※*

惊啼候

小儿惊啼者，是于眠睡里忽然而惊觉也。由风热邪气乘于心，则心脏生热，精神不定，故卧不安，则惊而啼也。

夜啼候

小儿夜啼者，脏冷故也。夜阴气盛，与冷相搏则冷动，冷动与脏气相并，或烦或痛，故令小儿夜啼也。然亦有犯触禁忌，亦令儿夜啼，则可法术断之。

躯啼候

小儿在胎时，其母将养伤于风冷，邪气入胞，伤儿脏腑。故儿生之后，邪犹在儿腹内，邪动与正气相搏则腹痛，故儿躯张蹙气而啼。

——隋·巢元方《诸病源候论·卷之四十七·小儿杂病诸候》

【提要】　本论主要阐述小儿夜啼的分类及其病因病机、症状表现。要点如下：小儿夜啼可按症状特点分为惊啼、夜啼及躯啼。惊啼是因风热乘于心，小儿睡卧不安，于睡眠中惊醒而惊叫啼哭。夜啼是由脏冷引起，或心烦或腹痛，令小儿在夜阴气盛之时啼哭，或小儿触犯禁忌引起夜啼。躯为身体向前弯曲之义。躯啼是因在胎之时，其母伤于风冷，侵入胎儿脏腑，令小儿出生后发生腹痛而曲身，气促而啼，故名。

《小儿卫生总微论方》　论小儿夜啼证候※*

小儿夜啼者，证候甚多，其所专者，不出三种。一者冷，谓脾脏寒则腹痛而啼。其候面青白，手冷腹肚冷，口中气亦冷，曲腰而啼，不肯吮乳。又有从生下多啼，入夜则甚者，此胃寒也，亦曰胎寒。《圣济经》言积冷而夜啼，夜则为阴，冷则作痛，故夜间痛甚，令儿啼哭也。二者热，谓心脏热则烦躁而啼。其候面赤，小便赤，口中气热，心腹亦暖，仰身而啼，不肯吮乳。又有多饶惊悸惕跳，或睡中忽然叫啼，此风热也，亦曰惊啼。心主热，其候惊，故热则生惊。又心为火，热则火旺，故热邪燥甚，令儿啼哭也。三者邪祟，谓有鬼气所持。其候睡卧不稳，或作疼痛，且鬼祟者，阴物也，入夜则旺，小儿精神怯弱，血气嫩微，夜间被鬼所持，故令儿啼哭也。以外，客忤、虫动、重舌、口疮等病，亦皆能为夜啼。

宋·佚名氏《小儿卫生总微论方·卷十五·夜啼论》

【提要】　本论主要阐述小儿夜啼的证候及症状。要点如下：其一，小儿夜啼按病因分为冷证、热证及邪祟证三种，并分别论述其症状表现。冷证夜啼有因脾脏寒和胃寒引起之不同。

热证分为心脏热和风热。邪祟所致夜啼，认为是小儿夜间为鬼所持引起。其二，客忤、虫动、重舌、口疮等病，也可以导致夜啼，应随证治之。

曾世荣 小儿夜啼综论※*

夜啼者，有惊热夜啼，有心热夜啼，有寒疝夜啼，有误触神祇夜啼。此四者，详具于后。

惊热者，为衣衾之厚，或抱于极暖处久坐，致生烦闷，邪热攻心，心主神，神乱则惊，心与小肠为表里，故啼泣而遗溺者是也。治法遏热镇心，则自安矣，用百解散、牛蒡汤、三解散主之。

心热者，见灯愈啼，面红多泪，无灯则稍息。盖火者阳物也，心热遇火，两阳相搏，才有灯而啼甚，故《经》曰：火疾风生，乃能雨。此其义也。宜凉心安神，用百解散，或五苓散加黄芩、甘草，水煎服，次牛蒡汤、三解散及琥珀抱龙丸为治。

有遇黄昏后至更尽时，哭多睡少，有啼声不已，直到天明，乃胎中受寒，遇夜则阴胜而阳微，故腰曲额汗，眼中无泪，面莹白而夹青，伏卧而啼，入盘肠内吊之证，名为寒疝。治法去宿冷，温下焦，白芍药汤、乌梅散及冲和饮加盐炒茱萸、茴香，水、姜煎服，及钩藤膏亦佳。

误触神祇者，面色紫黑，气郁如怒，叫时若有恐惧，及睡中惊惕，两手抱母，大哭不休，此误触禁忌神祇而得，或因恶祟所侵。盖婴孩目有所睹，口不能言，但惊哭无时，指纹俱隐，故《玉环集》云：忽然两手形无见，定知唐突恶神灵。治法先解其表，宜百解散，次驱邪镇心，用苏合香丸、琥珀抱龙丸，投之自效。

——元·曾世荣《活幼心书·卷中明本论·夜啼》

【提要】 本论主要阐述小儿夜啼的病因病机及辨证施治。要点如下：小儿夜啼分为惊热夜啼、心热夜啼、寒疝夜啼及误触神祇夜啼，并分别论述了其病因病机、夜啼特点、治法方药。惊热夜啼是由于邪热攻心所致，故啼泣、遗尿，治宜遏热镇心。心热夜啼，见灯火啼哭愈甚，是因为心火遇外界之火，两阳相搏引起，宜凉心安神。若夜里哭多睡少，伏卧而啼，是由于胎中受寒引起的寒疝夜啼，当去宿冷，温下焦。误触神祇或因恶祟所侵，则小儿惊叫啼哭，若有恐惧，宜先解表，再驱邪镇心。

演山省翁 论夜啼辨治※*

凡初生儿日夜烦啼，真如有祟，或谓热在心经，药与疏利；或谓寒停脏腑，与服温暖，医者察而治之乃善也。若儿啼哭，胸膛仰突，首反张，喜灯者，心经有热，宜疏利，服三黄丸，或洗心散加灯心、麦门冬子，良。若儿啼哭，头低身曲，眼闭肚紧者，脏腑留寒，宜与温之，胃风汤加黄芪煎，效。若不识证候，但以蝉蜕二七枚，全者，去大脚，为末，加朱砂一字，蜜调与吻，立效。

——元·演山省翁《活幼口议·卷之四·议初生牙儿症候二十六篇·议夜啼》

【提要】 本论主要阐述小儿夜啼的辨证施治。要点如下：小儿夜啼有心经有热和寒停脏腑之分，并详细描述了二者的夜啼特点及治法方药。心经有热，可见小儿啼哭时胸膛仰突，喜见灯亮，治宜疏利之法。寒停脏腑，则见小儿啼哭时头低身曲，当用温中治法。

鲁伯嗣　小儿夜啼综论※＊

夜啼者，脏冷也，阴盛于夜则冷动，冷动则为阴极发躁，寒盛作疼，所以夜啼不歇也，钩藤散主之。或心热烦啼，必有脸红舌白，小便赤涩之症，钩藤饮去当归、木香，加朱砂、木通，煎汤调下。又有触犯禁忌而夜啼者，用醋炭熏，可服苏合香丸。客忤者，小儿神气嫩弱，外邪客气，兽畜异物，暴触而忤之，其候惊啼，口出青黄白沫，水谷鲜杂，面色变易，喘息腹痛，反侧瘛疭，状似惊痫，但眼不上窜，脉来弦急而数，视其口中悬痈左右，若有小小肿核，即以竹针刺溃之，或以爪甲摘破亦佳，治法辟邪正气，散惊定心为上，延久则难为力也。凡客忤、中恶，急作醋炭，或降真香、皂角，并用熏之，仍服苏合香丸即自痊愈。治惊啼拗哭，《本事方》龙齿散主之，又有花火膏亦卒急可用也。论曰：心藏神，神安则脏和。故小儿昼得精神安，而夜得稳睡，若心气不和，邪气乘之，则精神不得安定，故暴惊而啼叫也，安神散等剂治之。又有躽啼之症，小儿胞胎中，其母将养失宜，伤于风冷，则邪气入于胞胎，既生之后，冷气停留，复因乳哺不节，邪气与正气相搏，故腹痛躽张蹙气而啼也，牛黄丸等剂主之，冷甚者理中丸主之。

——明·鲁伯嗣《婴童百问·卷之三·夜啼客忤惊啼第三十问》

【提要】　本论主要阐述小儿夜啼的病因病机及辨证施治。要点如下：指出小儿脏冷、心热、触犯禁忌、暴触兽畜异物受惊及其母将养失宜可导致夜啼，并分别论述其症状表现和治疗方药。小儿脏冷，到了夜间阴气重，则寒盛所致疼痛加重，致使小儿夜啼不歇。心热则烦啼，兼见脸红舌白的热象。触犯禁忌和客忤所致夜啼有受惊的症状，应该辟邪扶正，散惊定心。本论躽啼的病因病机沿用了《诸病源候论》的阐释，作者提出了治疗方药。

万　全　论夜啼四症※＊

夜啼之症有四：惊啼、热烦啼、腹痛啼、神不安啼。惊啼者，邪热乘于心也，当养心，以导赤散加灯心退心热，以安神丸定心效。热烦啼者，其哭无泪，见灯则喜而止，以导赤散加麦冬、栀子仁治之。腹痛啼者，脾脏冷而痛也，面青而光，以温中药调理中气，益黄散治之。神不安啼者，睡中忽觉自哭，以安神丸，灯心烧灰，调汤吞服。又有拂其性而拗哭者，要审明白，不可妄投药丸。

——明·万全《万氏秘传片玉心书·卷之五·夜啼门》

【提要】　本论主要阐述小儿夜啼的病因病机及辨证施治。要点如下：其一，指出小儿夜啼按病因病机分有四症：惊啼、热烦啼、腹痛啼及神不安啼。惊啼是邪热乘心所致，当养心退热。热烦啼表现为哭而无泪，见灯则喜，啼哭停止的特点。腹痛啼是因脾脏冷导致，可以用温中药调理中气。神不安啼，表现为小儿睡梦中突然醒来啼哭。其二，指出有时小儿啼哭是因为没有得到满足，生气而哭，即拗哭，不属病态，不可妄投方药。

薛　铠、薛　己　论夜啼*

夜啼有二：曰脾寒，曰心热也。夜属阴，阴胜则脾脏之寒愈盛。脾为至阴，喜温而恶寒，寒则腹中作痛，故曲腰而啼。其候面青白，手腹俱冷，不思乳食是也，亦曰胎寒，用钩藤散。若见灯愈啼者，心热也。心属火，见灯则烦热内生，两阳相搏，故仰身而啼。其候面赤，手腹俱缓，口中气热是也，用导赤散。若面色白，黑睛少，属肾气不足，至夜阴虚而啼也，宜用六味丸。若兼泄泻不乳，脾胃虚弱也，用六神散。若兼吐泻少食，脾胃虚寒也，用六君、炮木香。大便不化，食少腹胀，脾气虚弱也，用异功散。心血不足者，秘旨安神丸。木火相搏者，柴胡栀子散。肝血不足者，地黄丸。大抵此证，或因吐泻，内亡津液，或禀赋肾阴不足，不能滋养肝木，或乳母恚怒，肝火侮金，当用六君子汤补脾土以生肺金，地黄丸壮肾水以滋肝木。若乳母郁闷而致者，用加味归脾汤；乳母暴怒者，加味小柴胡汤；乳母心肝热搏者，柴胡栀子散。

——明·薛铠、薛己《保婴撮要·卷四·夜啼》

【提要】　本论主要阐述小儿夜啼的病因病机及辨证施治。要点如下：其一，小儿夜啼多由脾寒、心热所致，并分别论述其症状表现和治疗方药。其二，五脏气血不足亦可导致小儿夜啼。多因小儿吐泻，内亡津液，以致五脏阴血不足，或禀赋肾阴不足，不能滋养肝木，而致小儿夜啼，可分别补益其五脏之不足。其三，乳母恚怒、郁闷等情志失调，通过哺乳传于小儿，亦可致小儿夜啼，可随证治其乳母。

张介宾　论夜啼*

小儿夜啼不安，按《保婴》等书云：夜啼有二，曰脾寒，曰心热也。夜属阴，阴胜则脾脏之寒愈盛，脾为至阴，喜温而恶寒，寒则腹中作痛，故曲腰而啼，其候面青，手腹俱冷，不思乳食是也，亦曰胎寒，宜钩藤饮。寒甚者，理中丸。若曲腰啼叫，哭而无泪者，多系腹痛，宜木香散，或用温胃饮加木香。若脾肾寒甚而兼带作痛者，宜陈氏十二味异功散。若过用乳食，停滞作痛，邪实无虚而啼者，宜保和丸、和胃饮加减主之。甚者宜消食丸。若阴盛阳衰，心气不足，至夜则神有不安而啼叫者，宜四君子汤、五味异功散，或七福饮、秘旨安神丸。若面青手冷，阳气虚寒，心神惊怯而啼者，宜五君子煎，或六味异功煎。甚者宜七福饮加炮干姜、肉桂。若兼泄泻不乳，脾肾虚弱也，宜六神散。甚者，养中煎、胃关煎。若兼吐泻少食，脾胃虚寒也，宜五君子煎、温胃饮，或六味异功煎加炮木香。若大便不化，食少腹胀，脾气虚弱也，宜五味异功散，或五君子煎加木香。若面色白，黑睛少，至夜分阴中阳虚而啼者，此肝肾之不足也，宜六味丸、八味丸、理阴煎。若见灯见火愈啼者，心热也。心属火，见火则烦热内生，两阳相搏，故仰身而啼，其证面赤手腹俱暖，口中气热是也。火之微者，宜生脉散、导赤散；火之甚者，宜朱砂安神丸、人参黄连散。苦肝胆热甚，木火相搏者，宜柴胡清肝散。大都此证，或因吐泻，内亡津液，或禀赋肾阴不足，不能滋养肝木，或乳母恚怒，肝火侮金，当用六君子汤补脾土以生肺金，地黄丸壮肾水以滋肝木。若乳母郁闷而致者，用加味归脾汤。乳母暴怒者，加味小柴胡汤。乳母心肝热搏者，柴胡清肝散。若因惊夜啼者，宜从前惊啼论治。

——明·张介宾《景岳全书·卷四十谟集·小儿则·夜啼》

【提要】　本论主要阐述小儿夜啼的病因病机及辨证施治。要点如下：作者在《保婴撮要》论述小儿夜啼五脏辨证的基础上，认为五脏的虚实寒热都可致小儿夜啼的发生，对小儿夜啼的五脏辨证更为细致。其一，补充了脾寒、心热分别有程度微甚的不同，可予以相应的方药治疗。其二，认为脾肾寒、乳食停滞亦可引起小儿夜啼。

夏　鼎　辨夜啼

夜啼有六：

面深红多泪，无灯则啼稍息，见灯则啼愈甚，此心热也，遇火两阳相搏，故见灯而啼甚也。其候手腹必热，小便赤，推用水底捞月，引水上天河，退下六腑及运八卦，推坎入艮。药用导赤散加栀仁、薄荷、天麻。

哭多睡少，天明则已，面色青白，便亦青白，治宜温下焦，用备急方。

为异物所侵，目有所视，口不能言，但睡中惊悸，抱母大哭，面色紫黑，治宜陈皮、生姜、茯神、远志、甘草。

有脾胃两虚，吐泻少食而啼者，治宜用六君子汤加炮姜、木香。

有心血不足而啼者，其候睡浓忽悸，舌色淡白，而色不重，宜用安神汤。

有脏寒肠痛而啼者，以手按其腹即不啼，起手又啼，此候面必青，手必冷，口不吮乳，治用当归、白芍、人参、甘草、桔梗、橘皮，等分服之。

外此而啼者，必非病也，或夜醒时为戏灯所惯，无灯而啼者有之，或乳母缺乳而啼者有之。

——清·夏鼎《幼科铁镜·卷五·辨夜啼》

【提要】　本论主要阐述小儿夜啼的病因病机及治法方药。要点如下：其一，小儿夜啼病因病机可分为六种，即心热、下焦寒、为外物所侵、脾胃两虚、心血不足及脏寒肠痛皆可引起夜啼，可施用推拿手法和方药治疗。其二，指出小儿夜里醒时习惯有灯亮，无灯则啼，或缺乳而啼，非属病态。

《医宗金鉴》　小儿初生夜啼综论[※※]

夜啼寒热因胎受，须将形色辨分明，寒属脾经面青白，手腹俱冷曲腰疼，面赤溺闭属心热。热用导赤寒钩藤，若无寒热表里证，古法蝉花散最精。

注：小儿初生夜啼，其因有二：一曰脾寒，一曰心热。皆受自胎中，观其形色便知病情矣。如面色青白，手腹俱冷，不欲吮乳，曲腰不伸者，脾寒也，钩藤饮主之；面赤唇红，身腹俱热，小便不利，烦躁多啼者，心热也，导赤散主之。若无以上形证，但多啼者，用蝉花散最当。

——清·吴谦等《医宗金鉴·幼科杂病心法要诀·卷五十一·初生门·夜啼》

【提要】　本论主要阐述小儿初生夜啼的病因病机及辨证施治。要点如下：其一，小儿初生夜啼的病因病机有脾寒、心热两种，皆禀受于胎中。可据患儿形色寒象或热象的表现辨证治疗。其二，若无其他形证，仅见多啼者，可用蝉花散。

沈金鳌 论小儿夜啼病因病机※

泪为肝液，哭乃肺声。风袭肝脏，内外风并，惟风煽热，乘于心经，火热逼风，刑铄肺金，金木相击，悲哭声惊，或日或夜，阴阳互争。亦因母怒，乳哺热生，热移肝脏，肝火莫平，乃多惊哭，其用弗宁。亦因母欲，孕时过淫，淫火炎炽，致令毒停，既生之后，有触哭应。亦因母冷，孕时寒凝，邪气入胞，儿与之迎，生后邪郁，儿腹膨脝，正气相搏，瞋张啼倾。亦因父气，肾弱亏精，儿禀之产，肾阴不荣，虚火炎上，忽作啼鸣。丹溪论此，必致归冥。然则啼哭，病因匪轻。或寒或热，或吓或撄，或胸腹痛，或触神灵，务观其势，各究其情，勿云常事，任彼涕淋。

——清·沈金鳌《幼科释谜·卷四·啼哭》

李梴曰：初生月内多啼者，凡胎热、胎毒、胎惊，皆从此而散，且无奇疾。

鳌按：李氏此说，甚是。故凡儿啼，只宜轻手扶抱，任其自哭自止，切不可勉强按住，或令吮乳止之，若无他病，亦不必服药。

——清·沈金鳌《幼科释谜·卷四·啼哭原由证治》

【提要】 本论主要阐述小儿夜啼的病因病机。要点如下：其一，引起小儿夜啼因素较多，有因风袭肝脏，乘于心经，心火刑肺金导致日夜啼哭者；有因乳母恚怒，遗热于小儿所致者；有因母亲怀孕时性欲火炽所致者；有因母亲孕时寒凝，邪气入胞，致小儿出生后腹胀而啼者；有因其父肾精亏虚，致小儿禀受肾阴不足所致者；或者触犯神灵所致者。应仔细探究小儿夜啼病因。其二，作者赞同李梴的观点，认为胎热、胎毒、胎惊可由啼哭而散。因此，若无他病，小儿啼哭时只需轻手扶抱，可任其自哭自止，不必服药。

2.3.18 小儿虫证

小儿虫证是指由人体肠道寄生虫所引起的病证，其中以蛔虫和蛲虫较为常见，分述于下。蛔虫病是蛔虫寄居于肠道引起的以脐周疼痛，时作时止，腹部条索状物或包块，轻揉可散，饮食异常，甚至吐出蛔虫为临床表现的病证。本病多由食用有蛔虫卵的生冷蔬菜瓜果或其他不洁食物引起。蛔虫寄生于肠中，扰乱脾胃气机，影响消化吸收。蛔虫好动喜钻，钻入胃中，胃失和降，可见吐蛔；钻入胆道，肝胆气闭，引起蛔厥；钻入阑门，气滞血瘀，形成肠痈。蛔虫缠绕成团，阻塞肠道，则腑气不通。治疗以驱蛔杀虫为主，辅以调理脾胃。体弱者应驱虫扶正并举，或先调脾胃，再行驱虫。用药常用酸、苦、辛之品以安蛔止痛。蛲虫病是以肛门和会阴部瘙痒，睡卧不安及消化道症状为主要临床表现的病证。多由食入带有蛲虫卵的食物或接触被虫卵污染物品后吮指等不良习惯引起。蛲虫寄居肠内，影响脾胃运化功能而产生恶心、腹泻等消化道症状。雌虫移行于肛门附近产卵时导致肛门瘙痒或湿疹，蛲虫爬入女孩前阴而发生阴痒、尿频、尿急或遗尿。蛲虫侵入阑尾，可导致阑尾炎。治疗以驱虫为主，杀虫止痒，辅以灌肠法、涂药法。体弱者应顾护脾胃。

 ## 巢元方　论九虫病诸候

九虫候

九虫者，一曰伏虫，长四分；二曰蛔虫，长一尺；三曰白虫，长一寸；四曰肉虫，状如烂杏；五曰肺虫，状如蚕；六曰胃虫，状如虾蟆；七曰弱虫，状如瓜瓣；八曰赤虫，状如生肉；九曰蛲虫，至细微，形如菜虫。

伏虫，群虫之主也。蛔虫，贯心则杀人。白虫相生，子孙转多，其母转大，长至四五尺，亦能杀人。肉虫，令人烦满。肺虫，令人咳嗽。胃虫，令人呕吐，胃逆喜哕。弱虫，又名膈虫，令人多唾。赤虫，令人肠鸣。蛲虫，居胴肠，多则为痔，极则为癞，因人疮处以生诸痈、疽、癣、瘘、疬、疥、龋虫，无所不为。

人亦不必尽有，有亦不必尽多，或偏有，或偏无者。此诸虫依肠胃之间，若腑脏气实，则不为害；若虚，则能侵蚀，随其虫之动而能变成诸患也。

三虫候

三虫者，长虫、赤虫、蛲虫也。为三虫，犹是九虫之数也。长虫，蛔虫也，长一尺，动则吐清水，出则心痛，贯心则死。赤虫，状如生肉，动则肠鸣。蛲虫至细微，形如菜虫也，居胴肠间，多则为痔，极则为癞，因人疮处，以生诸痈、疽、癣、瘘、疬、疥、龋虫，无所不为。

此既是九虫内之三者，而今别立名，当以其三种偏发动成病，故谓之三虫也。其汤熨针石，别有正方，补养宣导，今附于后。

养生方导引法云：以两手着头相叉，长引气，即吐之。坐地，缓舒两脚，以两手从外抱膝中，疾低头，入两膝间，两手交叉头上，十二通，愈三尸也。

又云：叩齿二七过，辄咽气二七过，如此三百通乃止。为之二十日，邪气悉去；六十日，小病愈；百日，大病除，三虫伏尸皆去，面体光泽也。

蛔虫候

蛔虫者，是九虫内之一虫也。长一尺，亦有长五六寸。或因腑脏虚弱而动，或因食甘肥而动。其发动则腹中痛，发作肿聚，去来上下，痛有休息，亦攻心痛。口喜吐涎及吐清水，贯伤心者死。

诊其脉，腹中痛，其脉法当沉弱而弦，今反脉洪而大，则是蛔虫也。

寸白虫候

寸白者，九虫内之一虫也。长一寸而色白，形小褊，因腑脏虚弱而能发动。或云饮白酒，一云以桑枝贯牛肉炙食，并食生栗所成。又云：食生鱼后，即饮乳酪，亦令生之。其发动则损人精气，腰脚疼弱。

又云：此虫生长一尺，则令人死。

蛲虫候

蛲虫，犹是九虫内之一虫也。形甚细小，如今之蜗虫状。亦因腑脏虚弱，而致发动，甚者则能成痔、瘘、疥、癣、癞、痈、疽、疬诸疮。

蛲虫是人体虚极重者，故蛲虫因之动作，无所不为也。

——隋·巢元方《诸病源候论·卷之十八·九虫病诸候》

【提要】 本论主要阐述虫病的分类、形态、发病特点及病因病机。要点如下：其一，根据其长度大小、形态特征、寄居部位、临床症状之不同，将人体寄生虫分为九种，总称"九虫"，分别是伏虫、蛔虫、白虫、肉虫、肺虫、胃虫、弱虫、赤虫和蛲虫。并指出脏腑气实，虫不为害，脏腑虚弱，虫易发动。其二，九虫中因长虫（蛔虫）、赤虫和蛲虫较为常见，易于发动，故另立三虫候详述。此三虫皆寄居于肠道之中，蛔虫腹痛攻心，赤虫动则肠鸣，蛲虫易生疮癣，另附其导引之法。其三，又分立蛔虫候、寸白虫候和蛲虫候，进一步阐述其病因病机和症状特点。蛔虫因脏腑虚弱，或饮食肥甘所致，以腹痛攻心、肿聚不定、时有间歇为特点。寸白虫因饮食生物，候脏腑虚弱则发动，以腰脚疼弱为特点。蛲虫因脏腑虚弱而发动，以皮肤诸疮表现为特点。

钱 乙 论小儿虫痛症状[*]

虫痛（虚实腹痛附）

面㿠白，心腹痛，口中沫及清水出，发痛有时，安虫散主之。小儿本怯者，多此病。

积痛、食痛、虚痛，大同小异。惟虫痛者，当口淡而沫自出，治之随其证。

虫与痫相似

小儿本怯，故胃虚冷，则虫动而心痛，与痫略相似，但目不斜，手不搐也。安虫散主之。

——宋·钱乙《小儿药证直诀·卷上脉证治法》

【提要】 本论主要阐述小儿虫痛发病特点、方药、病因病机以及与痫证区别。要点如下：其一，小儿虫痛，与积痛、食痛、虚痛相比较，以口吐清水涎沫为辨证要点，用安虫散治疗。其二，虫痛多由小儿先天禀赋不足，胃虚冷，则虫动而心痛。其三，虫痛与痫相似，但虫痛目不斜，手不搐。

《小儿卫生总微论方》 诸虫论[*]

经言人脏腑中有九虫，内三虫偏能发动为病。人脏腑实强，则不能为害；若脏腑虚弱，则随虫所动而生焉。故经亦别立三虫之名，一曰蛔虫（又曰长虫），居胃脘之间，动则令儿吐青白沫，或吐青水，心腹刺痛，若虫贯心者即死。二曰蛲虫，居洞肠之间，多则发动为痔瘘䘌蚀，疮疥痂癣。三曰寸白虫，居肠胃之间，动则损人精气，令腰脚痛弱。更有一虫，形若细丝，或如马尾，故俗呼谓之马尾虫。此虫不拘九虫之数，或云饮食中误咽油发所变，亦居胃中，动则令儿腹中搅刺发痛，不可忍受。小儿虫动者，多病于诸病之后，脏腑虚弱故也，患疳瘰吐泻者尤甚。钱乙论小儿虫动之证，面㿠白，心腹痛，唯是口不吐沫，及无清水出也。故乙又言心腹痛而吐者，虫痛也。心腹痛而不吐水者，冷痛也。但吐水不心腹痛者，胃冷也。又虫痛亦与惊痫证略略相似，但目不邪，手不搐也。以此别之，则无误矣。乙治虫痛者，用安虫散，然世人用治虫之药，多于临卧服之，并无日分，故多不验。唯于每月初四五日间，在五更时服之，至日午前，虫尽下矣。后以平调药一两服和之，不可多也。凡虫在人腹中，每月上旬头向上，中旬横之，下旬头向下。是以中下旬服药，则不入虫口，所以不验也。亦如牛马生子，上旬生者行在母前，中旬生者并母而行，下旬生者行在母后。又如猫之食鼠，上旬则食前段，中旬则食中段，下旬则食下段。此物理之自然，莫不知也。然虫痛极者，虽不贯心，亦能毙人。

——宋·佚名氏《小儿卫生总微论方·卷第十三·诸虫论》

【提要】　本论主要阐述三虫的命名、病位、症状、病因病机和治疗。要点如下：其一，蛔虫、蛲虫和寸白虫若发动则为病。人脏腑实强，则不能为害；若脏腑虚弱，则随虫所动而生焉。其二，蛔虫居于胃脘之间，发病心腹刺痛，吐清水。蛲虫居洞肠之间，发病为痔瘘䘌蚀，疮疥痂癞。寸白虫居于肠胃之间，发病损人精气，腰脚痛弱。其三，小儿虫动者，多病于诸病之后，脏腑虚弱。其四，治虫服药时间应于每月上旬四五日间，五更左右晨服，方能收获疗效。

演山省翁　论蛔虫动痛※*

蛔虫动痛，口吐清水涎沫，或吐出虫，痛不堪忍，其疾因食甘肥荤腥太早而得，故胃寒虫动作痛。其虫吐来，或生或死，儿小者，此痛苦甚，亦致危难。先以理中汤加乌梅，水煎服，使胃暖不逆，次芦荟丸、使君子丸、化虫饮主之。有儿大者，面㿠白而间黄色，肉食倍进，肌体消瘦，腹中时复作痛，此有血鳖蛔虫杂乎其间，以二圣丸下之。

又有胃受极寒极热，亦令虫动，或微痛，或不痛，遽然吐出，法当安虫为上。若以治虫，反伤胃气，固不可也。因寒而动者，用理中汤加乌梅，水煎服；因热而动者，用㕮咀五苓散，亦加乌梅，水、姜煎投。

——元·演山省翁《活幼心书·卷中·明本论·腹痛》

【提要】　本论主要阐述蛔虫动痛的辨证施治。要点如下：其一，蛔虫动痛，因食甘肥荤腥过早而得。因胃寒虫动作痛者，治以理中汤加乌梅，暖胃安蛔，后以驱虫方药下之。其二，胃受极寒极热而虫动者，安虫为上，若治虫，恐伤胃气。因寒而动者，用理中汤加乌梅；因热而动者，用五苓散加乌梅。

演山省翁　论蛔虫胀※*

议曰：此证候作，与脾气冷积、虚积大抵相似。然小儿腹肚紧胀，天明吐津沫，要羹肉吃方少安，乃蛔虫候。脾气多噎逆，饮食不下，虚中有积，腹中吊痛，冷积胀紧，膨满心腹，不任坐卧，两胁心膈上下攻刺疼痛，内虫痛胀，先与下虫丸杀虫，其虫困，次与水晶丸推下，余证各与调胃药服，却推下积，宜服小沉香煎丸。

——元·演山省翁《活幼口议·卷之十七·蛔虫胀》

【提要】　本论主要阐述蛔虫胀证候、病因病机及治法。要点如下：其一，蛔虫痛胀与脾气冷积，虚积相似，但有小儿腹肚紧胀，天明吐津沫以及食后稍安的症状区别。其二，其病机乃脾气噎逆，饮食不下，虚中有积。治疗宜先杀虫，后下积，再调胃。

鲁伯嗣　蛔虫综论※

巢氏云：蛔虫者，九虫之内一虫也，长一尺，亦有长五六寸者。或因脏腑虚弱而动，或因食甘肥而动，其动则腹中痛，发作肿聚，行来上下，痛有休止，亦攻心痛，口喜吐涎及清水，贯伤心者则死。诊其脉，腹中痛，其脉法当沉弱而弦，反脉大则是蛔虫也。此病因食物太早，爱甜怕苦，痛时便高声啼叫，只看人中上、鼻头唇口一时黑色，即是此症，当服使君子丸、槟榔散、化虫丸药取下便无事。仲景云：蛔厥者，其人当吐蛔，今病烦此为脏寒，乌梅丸主之。其蛔虫穿心者，用薏苡根煎汤治之即安。

——明·鲁伯嗣《婴童百问·卷九·蛔虫第八十五问》

【提要】　本论主要阐述蛔虫的发病原因、发病症状、脉诊特点及用药。要点如下：其一，发病原因包括脏腑虚弱，或食甘肥，故而虫动。其二，症状以发作肿聚，行来上下，痛有休止，亦攻心痛，口喜吐涎及清水为特点，其脉大。其三，治疗当以驱虫药下之，用乌梅丸、薏苡根煎汤安蛔。

万　全　论小儿虫痛辨治※*

虫痛发作无时，随痛随止。发则面色㿠白，口吐涎沫，腹中痛作疙瘩，脉洪大，目直视似痫，宜下之，用木香槟榔丸，苦楝根白皮煎汤送下。先翁用雄黄解毒丸下之。小儿体弱者，不可下也，用安虫丸以渐去之。

——明·万全《幼科发挥·卷之三·腹痛（有虫有积）》

【提要】　本论主要阐述虫痛发作的表现及治法。要点如下：虫痛发作无时，随痛随止，状若痫证。治宜下之，可用木香槟榔丸、雄黄解毒丸。小儿体弱不可峻下，用安虫丸渐去之。

《医宗金鉴》　论小儿虫痛※*

虫痛不安腹因痛，面色乍青乍赤白，时痛时止吐清涎，安虫理中治最合。
注：虫痛者，因腹中虫动不安，故腹中作痛。其候面色乍赤乍青乍白，其痛时作时止，时吐清水。切不可妄用攻下，当以安虫为主，其痛即除。新痛者，钱氏安虫散治之；痛久不愈者，加减理中汤治之。

——清·吴谦等《医宗金鉴·幼科杂病心法要诀·卷五十四·腹痛门·虫痛》

【提要】　本论主要阐述虫痛发作特点及治法方药。要点如下：其一，虫痛，面色乍青乍赤白，时痛时止，吐清涎。其二，不可妄用攻下，当安虫为主。视其病新久而用药不同，新痛用钱氏安虫散杀虫驱下，久痛用理中汤温中安蛔。

陈飞霞　论小儿虫痛证治※

《经》曰：肠中有虫瘕、蛟蛔，皆不可取以小针。又曰：饮食者，皆入于胃，胃中有热则虫动，虫动则胃缓，胃缓则涎出。夫虫痛者，蛔虫也。盖由小儿脾胃虚弱，多食甘肥生冷，留而为积，积化为虫，动则腹痛，发则肿聚一块，痛有来去，乍作乍止，呕恶吐涎，口出清水，久而不治，其虫长至一尺，则贯胃伤心杀人矣。外证面白唇红，六脉洪大，是其候也。凡腹内有虫，必口馋好甜，或喜食泥土、茶叶、火炭之类，宜攻去之，槟榔丸。

小儿虫痛，凡脾胃怯弱者，多有此证。其攻虫取积之法，却又未可常用。及取虫之后，速宜调补脾胃，或集成肥儿丸，或乌梅丸，或六君子汤多服之，以杜虫之复生。

——清·陈飞霞《幼幼集成·卷之四·虫痛证治》

【提要】　本论主要阐述虫痛的症状及治法。要点如下：其一，小儿虫痛多由脾胃虚弱，多食甘肥生冷所致，时痛时止，口吐清水，有异食癖。病久蛔虫长大，可向上贯胃冲心，引起危重证候。其二，治疗采用槟榔丸攻下，取效之后，宜调补脾胃，以杜虫之复生。

第六篇

眼科

概　要

　　中医眼科是以中医药理论为指导，依据眼部与体内脏腑经络的功能关系，研究眼的生理、病理和眼病的临床表现、诊断、辨证、治疗与预防的专门学科。中医眼病分外障和内障两部分，发生在胞睑、两眦、白睛、黑睛部位的疾病统称为外障，发生在瞳神、晶珠、神膏、视衣、目系的疾病统称为内障。

　　眼病多由外感六淫疠气、七情所伤、饮食不节、劳倦、眼外伤、先天与衰老及其他因素所致，导致与眼相关的脏腑功能失调，气血失调，或上冲于目，或未上营于目，而致目病发生。在辨证方面，中医眼科有独特的辨证方法，辨内障与外障，辨翳与膜，辨视觉、痛痒、红肿与眵泪；或在五轮学说基础上，通过疾病位置属于五轮中的哪一轮，来确定疾病所属的脏腑。眼病的治疗分内治法与外治法。内治法主要有疏风清热、泻火解毒、滋阴降火、活血化瘀、疏肝理气、补益肝肾、软坚散结、退翳明目等。外治法种类很多，有药物点滴法、熏洗法、敷法、熨法、冲洗法等，具有祛风、清热、除湿、活血通络、祛瘀散结及退翳明目等作用。

　　本篇分总论与各论两部分来论述眼科疾病。总论主要包括眼部的生理功能、眼病的病因病机、眼病共性诊疗规律、多个病种综合性论述内容。各论包括外障与内障具体病证的诊疗理论。

1

眼 科 总 论

1.1 综 论

《灵枢》 五脏六腑精气上注于目论※※

　　五脏六腑之精气，皆上注于目而为之精。精之窠为眼，骨之精为瞳子，筋之精为黑眼，血之精为络，其窠气之精为白眼，肌肉之精为约束，裹撷筋骨血气之精而与脉并为系，上属于脑，后出于项中。故邪中于项，因逢其身之虚，其入深，则随眼系以入于脑，入于脑则脑转，脑转则引目系急，目系急则目眩以转矣。邪其精，其精所中不相比也则精散，精散则视歧，视歧见两物。目者，五脏六腑之精也，营卫魂魄之所常营也，神气之所生也。故神劳则魂魄散，志意乱。是故瞳子黑眼法于阴，白眼赤脉法于阳也，故阴阳合传而睛明也。

——《灵枢·大惑论》

　　【提要】　　本论主要阐述眼睛各部与五脏的联系。要点如下：其一，五脏六腑之精气，皆上注目中濡养于目，从而产生视觉功能。肾之精注于瞳孔，筋之精注于黑睛，心之精注于血络，肺之精注于白睛，脾之精注于眼胞。目系上连于脑，内含筋骨血气之精与脉。故瞳子属肾，黑睛属肝，二者均依赖阴脏的滋养；白睛属肺，眼球的血络属心，二者均依赖于阳脏的滋养；阴阳二脏精气协同作用而使视物清晰。其二，五脏六腑受病，皆可累及于目。本段经文为后世眼科理论尤其是五轮学说奠定了基础。

《太平圣惠方》 眼论※

　　目者，五脏之精气也。五脏有病，皆形于目。目色赤，病在心；目色白，病在肺；目色青，病在肝；目色黄，病在脾；目色黑，病在肾；不可名者，病在胸中。阳气失则目瞑，阴气绝则目盲。肝气通于目，肝气通和，则辨五色；肝有病，则目夺精而眩。肝中寒，则目昏而瞳子痛；邪伤肝，则目青黑，瞻视不明；肝实热，则目痛如刺；肝虚寒，则目䀮䀮，谛视生花；肝劳则目涩闭不开；肝气不足，则目昏暗风泪，视物不明；肝热冲睛，目眦赤痛，生息肉，及目睛黄。胆与肝合，胆虚为阳邪所伤，目中生花。肝热，则目中多赤痛泪出；肝不利，则目昏；肝热中风，则目欲脱而泪出。

又曰：目热则内外眦烂，肝久热实，则目赤而生淫肤息肉。故目者，五脏之精气所成也。又曰：眼有五轮：风轮、血轮、气轮、水轮、肉轮。五轮应于五脏，随气之主也。

肝者，在脏为肝，其色青，其味酸，属东方甲乙木也，王于春。肝气通于目，左目属甲为阳，右目属乙为阴。肝生风，眼有风轮也。虽有其名，形状难晓，与水轮相符也。心者，在脏为心，其色赤，其味苦，属南方丙丁火也，王于夏。

心生血，眼有血轮也。血轮与肉轮相连，赤黑色是也。此轮忌针。

脾者，在脏为脾，其色黄，其味甘，属中央戊己土也，王于四季十八日。脾生肉，眼有肉轮也。肉轮在外，郁郁黄白色，今俗呼为白睛也。

肺者，在脏为肺，其色白，其味辛，属西方庚辛金也，王于秋。肺生气，眼有气轮也。气轮在肉轮之下，隐而不见也。

肾者，在脏为肾，其色黑，其味咸，属北方壬癸水也。王，王于冬。肾生水，眼有水轮也。水轮在四轮之内，为四轮之母，能射光明，能视万物，今俗呼瞳人是也。

肝脏病，应于风轮。风轮病，即望风泪出，睹物烟生，夜退昼增，碜痛畏日，或如青衣拂拂，时似飞蝇联联。此是肝脏之疾，宜治肝也。心脏病者，应于血。血轮病，即飞花竞起，散乱纵横，胬肉渐渐遮睛，两眦泪淹赤烂。此是心脏之疾，宜治心也。脾脏病者，应于肉轮。肉轮病，即睑内肿痛，眦头涩痛，眼见飞丝缭乱，又如毛发纵横，夜半甚于黄昏，日没增于早起。此是脾脏之病，宜治脾也。肺脏病者，应于气轮。气轮病，即忽如云飞遮日，逡巡却渐分明，或如雪影中花，或似飞蝇相趁。此是肺脏之疾，宜治肺也。肾脏病者，应于水轮。水轮病，即黑花簇簇，雾气昏昏，视物而见两般，睹太阳如同水底。此是肾脏之疾，治宜肾也。

夫眼目者，法天地日月也。天地清净，日月光明；天地晦瞑，日月昏暗。《经》云眼应于肝，王春三月，作魂神宫。眼为户牖，所通万事，无不视之，好恶是非，自然分别。自少及长，疾状多般，皆是摄养有乖，致使眼目生患。凡人多餐热食，或嗜五辛，喜怒不时，淫欲不节，凌寒冒暑，坐湿当风，恣意叫呼，任情号泣，长夜不寐，永日不眠，极目视山，登高望远，或久处烟火，或博弈经时，抄写多年，雕镂绣画，灯下看字，月中读书，用其眼力，皆失光明也。更有驰骋畋猎，冒涉雪霜，向日迎风，昼夜不息，皆是丧目之因也。恣一时之快意，为百疾之深源，所以疾生眼目也。诸有养性之士，必须慎焉。若能终身保惜，可使白首无患。

——宋·王怀隐《太平圣惠方·卷第三十二·眼论》

【提要】 本论主要阐述五轮所在、所属脏腑、各自特点，及目病的病因。要点如下：其一，目为五脏之精华所注，依五行所属，五脏有病，目现青、赤、黄、白、黑五色。并述及五脏寒热虚实所见眼病的症状。其二，在《内经》理论的基础上，最早提出眼有五轮，即风轮、血轮、气轮、水轮、肉轮，指出五轮所在部位、特点，与五脏的配属关系，及五轮病所见症状。但其对五轮的认识后世未采纳。其三，详述导致眼部疾病的各种病因。如恣食辛热饮食、触冒寒暑湿风、恣意哭泣、淫欲不节、长夜不眠，或久处烟火中熏烤、过度用眼疲劳，皆可导致眼疾。

《秘传眼科龙木论》 眼叙论

夫眼者，五脏之精明，一生之至宝，如天之有日月，其可不保护之？然骨之精为瞳子，属肾；筋之精为黑眼，属肝；血之精为络果，属心；气之精为白眼，属肺；肉之精为约束，属脾。

裹撷筋骨血气之精，与脉并为系，系上属于脑，后出于项中。故六淫外伤，五脏内郁，饮食房室，远视悲泣，抄写雕镂，刺绣博奕，不避烟尘，刺血发汗，皆能病目。故方论有五轮、八廓、内外障等，各各不同，尤当分其所因及脏腑阴阳，不可混淆。如且决其面者为锐眦，属少阳；近鼻上为外眦，属太阳；下为内眦，属阳明。赤脉从一上下者，太阳病；从下上者，阳明病；从外走内者，少阳病。此三阳病，不可混也。睛色赤，病在心；色白，病在肺；色青，病在肝；色黑，病在肾；色黄，病在脾；色不可名者，病在胃中。此五脏三阳病，不可混也。

——宋元间·佚名氏《秘传眼科龙木论·卷之首·眼叙论》

【提要】　本论主要阐述眼之五轮在五脏的分属、眼病的致病因素、观眼部赤脉诊断三阳病的方法，以及目病五色与五脏之间的关系。要点如下：其一，瞳子属肾，黑眼属肝，内外二眦属心，白眼属肺，上下眼睑属脾。五脏之精气皆上注于目，濡养各自归属部分，使目能视万物。其二，目病的致病因素很多，外感六淫、五脏内郁、饮食房劳、久视耗伤等，皆可导致目病。其三，从眼部赤脉的走行，可以判断各经之病。如从上向下者，为太阳病；从下向上者，为阳明病；从外走内者，为少阳病。其四，目病视白睛颜色，色赤则病在心，色白则病在肺，色青则病在肝，色黑则病在肾，色黄则病在脾，色不可名则病在胃。

王肯堂　五轮八廓论

金之精腾结而为气轮，木之精腾结而为风轮，火之精腾结而为血轮，土之精腾结而为肉轮，水之精腾结而为水轮。气轮者，目之白睛是也。内应于肺，西方庚辛申酉之令，肺主气，故曰气轮。金为五行之至坚，故白珠独坚于四轮。肺为华盖，部位至高，主气之升降，少有怫郁，诸病生焉。血随气行，气若怫郁，则火胜而血滞；火胜而血滞，则病变不测。火克金，金在木外，故气轮先赤。金克木，而后病及风轮也。金色尚白，故白泽者顺也。风轮者，白内青睛是也。内应于肝，东方甲乙寅卯，厥阴风木，故曰风轮。目窍肝，肝在时为春，春生万物，色满宇宙，惟目能鉴，故属窍于肝也。此轮清脆，内包膏汁，有涵养瞳神之功。其色青，故青莹者顺也。世人多黄浊者，乃湿热之害。唯小儿之色最正，至长食味，则泄其气而色亦易矣。血轮者，目两角大小眦是也。内应于心，南方丙丁巳午火，心主血，故曰血轮。夫火在目为神光，火衰则有昏瞑之患，火炎则有焚燎之殃。虽有两心，而无正轮。心，君主也，通于大眦，故大眦赤者，实火也。心包络为小心。小心，相火也，代君行令，通于小眦，故小眦赤者，虚火也。若君主拱默，则相火自然清宁矣。火色赤，唯红活为顺也。肉轮者，两脾是也。中央戊己辰戌丑未之土，脾主肉，故曰肉轮。脾有两叶，运动磨化水谷，外亦两脾，动静相应。开则万用，如阳动之发生；闭则万寂，如阴静之收敛。土藏万物而主静，故脾合则万有寂然而思睡，此藏纳归静之应也。土为五行之主，故四轮亦为脾所包涵，其色黄，得血而润，故黄泽为顺也。华元化云：目形类丸，瞳神居中而前，如日月之丽东南而晚西北也。内有大络六，谓心、肺、脾、肝、肾、命门，各主其一。中络八，谓胆、胃、大小肠、三焦、膀胱，各主其一。外有旁支细络，莫知其数，皆悬贯于脑，下连脏腑，通畅血气往来，以滋于目。故凡病发，则有形色丝络显见，而可验内之何脏腑受病也。外有二窍以通其气，内有诸液出而为泪。有神膏、神水、神光、真气、真元、真精，此皆滋目之源液也。神膏者，目内包涵膏液，如破则黑稠水出是也。此膏由胆中渗润精汁积而成者，能涵养瞳神，衰则有损。神水者，由三焦而发源，先天真一之气所化，在目之内，虽不可见，然使触物损破，则见黑膏之外，有似稠痰者是也。在目之外，则目上润泽之水是也。水衰则有火胜燥暴之患，水竭则有目轮大小之疾，耗涩则有昏眇之危。

亏者多，盈者少，是以世无全精之目。神光者，谓目自见之精华也。夫神光发于心，原于胆火之用事，神之在人也大矣。在足能行，在手能握，在舌能言，在鼻能嗅，在耳能听，在目能视。神舍心，故发于心焉。真血者，即肝中升运滋目经络之血也。此血非比肌肉间易行之血，因其脉络深高难得，故谓之真也。真气者，盖目之经络中往来生用之气，乃先天真一发生之元阳也。大宜和畅，少有郁滞，诸病生焉。真精者，乃先后天元气所化精汁，起于肾，施于胆，而后及瞳神也。凡此数者，一有所损，目则病矣。大概目圆而长，外有坚壳数重，中有清脆，内包黑稠神膏一函，膏外则白稠神水，水以滋膏，水外则皆血，血以滋水，膏中一点黑莹是也。胆所聚之精华，唯此一点，烛照鉴视，空阔无穷者，是曰水轮。内应于肾，北方壬癸亥子水也。其妙在三，胆汁、肾气、心神也。五轮之中，四轮不鉴，唯瞳神乃照物者。风轮则有包卫涵养之功，风轮有损，瞳神不久留矣。或曰：瞳神，水也、气也、血也、膏也。曰：非也。非血、非气、非水、非膏，乃先天之气所生，后天之气所成，阴阳之妙用，水火之精华，血养水，水养膏，膏护瞳神，气为运用，神则维持，喻以日月，理实同之。而午前则小，午后则大，亦随天地阴阳之运用也。

大抵目窍于肝，主于肾，用于心，运于肺，藏于脾。有大有小，有圆有长，亦由禀受之异。男子右目不如左目精华，女子左目不如右目光彩，此各得其阴阳气分之王也。然聪愚佞直柔刚寿夭，亦能验目而知之，神哉！岂非人身之至宝乎！

八廓应乎八卦，脉络经纬于脑，贯通脏腑，达血气往来，以滋于目。廓如城郭，然各有行路往来，而匡廓卫御之意也。乾居西北，络通大肠之腑，脏属肺，肺与大肠相为阴阳，上运清纯，下输糟粕，为传送之官，故曰传道廓。坎，正北方，络通膀胱之腑，脏属于肾，肾与膀胱相为阴阳，主水之化源以输津液，故曰津液廓。艮位东北，络通上焦之腑，脏配命门，命门与上焦相为阴阳，会合诸阴，分输百脉，故曰会阴廓。震，正东方，络通胆腑，脏属于肝，肝胆相为阴阳，皆主清净，不受浊秽，故曰清净廓。巽位东南，络通中焦之腑，脏属肝络，肝与中焦相为阴阳，肝络通血以滋养，中焦分气以化生，故曰养化廓。离，正南方，络通小肠之腑，脏属于心，心与小肠相为脏腑，为谓阳受盛之胞，故曰胞阳廓。坤位西南，络通胃之腑，脏属于脾，脾胃相为脏腑，主纳水谷以养生，故曰水谷廓。兑，正西方，络通下焦之腑，脏配肾络，肾与下焦相为脏腑，关主阴精化生之源，故曰关泉廓。脏腑相配，《内经》已有定法，而三焦分发肝肾者，此目之精法也。盖目专窍于肝，而主于肾，故有二络之分发焉。左目属阳，阳道顺行，故廓之经位法象亦以顺行。右目属阴，阴道逆行，故廓之经位法象亦以逆行。察乎二目两之分，则昭然可见阴阳顺逆之道矣。

——明·王肯堂《证治准绳·杂病·第七册·七窍门上·五轮八廓》

【提要】　本论主要阐述五轮八廓学说的定位及分属脏腑。要点如下：其一，人的双眼源自先天，由阴阳五行之精凝结而成。肺之精结为气轮，即白睛；肝之精结为风轮，即青睛；心之精结为血轮，即大、小二眦；脾之精结为肉轮，即眼睑；肾之精结为水轮，即瞳神。其二，眼内部有大络者五，五脏各主其一；中络者六，六腑各主其一。其三，眼外表有无数细络，皆上贯于脑，下达脏腑，通气血往来。眼内有神膏、神水、神光，以及真血、真精、真气。

其四，八廓应乎八卦，乾居西北，络大肠属肺；坎居正北，络膀胱属肾；艮居东北，络上焦属命门；震居正东，络胆属肝；巽居东南，络中焦属肝络；离居正南，络小肠属心；坤居西南，络胃属脾；兑居正西，络下焦属肾络。并提出"左目属阳，阳道顺行，故廓之经位法象亦以顺行。右目属阴，阴道逆行，故廓之经位法象亦以逆行"，使两目分位配属得以对称。八廓学说演变为白睛诊法，原辽宁中医学院彭静山教授依据八廓理论创立眼针疗法，为针灸疗法提供了新思路。

傅仁宇　内外二障论

医门一十三科，惟眼科最难，而常人无不易之也。岂惟常人易之，即专是科者，亦易之也。由于烛理不明，究心不到，或不知儒书，或暗于医学，甚至有一字不谙者，或得一方及得一法，试之稍验，辄自夸耀，以为眼科无出其右，便出治人。而世之愚夫，蒙其害者屡屡，亦各不自知也。若尔人者，是诚以管窥天，所见者不广也。然自古迄今，轩岐之后，明医世出，如伤寒则有张长沙，杂症则有李东垣，治火则有刘河间，补阴则有朱丹溪。四家之外，名手甚多，然于杂病，则靡不著论立方，以传后世，以开来学。故后之学者，有所依归，是以察脉验症，即论视病，按方用药，苟用之当，靡不通神，乘时奋发，驰名遐迩，皆赖古人所定之方耳。惟眼科岂独今人见易，吾意张、李、朱、刘，亦略于是，皆未见其精详垂论焉，使后世无所本也。但云血少也，神劳也，肾虚也，风热也，苟执是四者而治，其不陷于一偏者亦鲜矣。

且夫内障之症，不红不紫，非痛非痒，惟觉昏矇，有如薄纱笼者，有如雾露中者，有如见黑花者，有如见蝇飞者，有如见蛛悬者，有眉棱骨痛者，有头旋眼黑者，皆为内障。障者遮也，如物遮隔，故云障也。内外障者，一百零八症之总名也。其外障者，乃睛外为云翳所遮，故云外障。然外障可治者，有下手处也；内障难治者，外不见症，无下手处也。且内障之人，二目光明，同于无病者，最难分别，惟目珠不动，微可辨耳。先贤俱言脑脂下垂，遮隔瞳神，故尔失明。惟有金针可以拨之，坠其翳膜于下，能使顷刻复明。予因深思，眼乃五脏六腑之精华上注于目而为明，如屋之有天窗也，皆从肝胆发源，内有脉道孔窍，上通于目，而为光明，如地中泉脉流通，一有瘀塞，则水不通矣。夫目属肝，肝主怒，怒则火动痰生，痰火阻隔肝胆脉道，则通光之窍遂蔽，是以二目昏矇，如烟如雾。目一昏花，愈生郁闷，故云久病生郁，久郁生病。今之治者，不达此理，俱执一偏之论，惟言肝肾之虚，止以补肝补肾之剂投之，其肝胆脉道之邪气，一得其补，愈盛愈蔽，至目日昏，药之无效，良由通光脉道之瘀塞耳。余故譬之井泉，脉道塞而水不流，同一理也。如执定以为肝肾之虚，余思再无甚于痨瘵者，人虽将危，亦能辨察秋毫。由此推之，因知肝肾无邪，则目决不病。专是科者，必究其肝肾果无邪而虚耶，则以补剂投之；倘正气虚而邪气有余，必先驱其邪气，而后补其正气，斯无助邪害正之弊。则内障虽云难治，亦可以少尽病情矣。至于外障，必据五轮而验症，方知五脏之虚实。而五脏之中，惟肾水神光，深居于中，最灵最贵，辨析万物，明察秋毫。但一肾水而配五脏之火，是火太有余，水甚不足，肾水再虚，诸火益炽，因而为云、为翳、为攀睛、为瘀肉。然此症虽重，尚可下手施治，非如内障之无可下手也。然今之业是科者，煎剂多用寒凉以伐火，暂图取效，点药皆用砒硇以取翳，只顾目前。予观二者，皆非适中之治，亦非仁术之所宜也。故治目虽云苦寒能折，如专用寒凉，不得其当，则胃气受伤，失其温养之道，是以目久病而不愈也。至于药之峻利，夫岂知眼乃至清至虚之府，以酷烈之药攻之，翳虽即去，日后有无穷之遗害焉，良可慨也！予业岐黄，朝夕承先大人庭训，附以管见，遂忘固陋，订制煎剂点药，虽非适中之治，然亦不越于规矩准绳之外也。所用煎剂，惟以宽中开郁、顺气消痰、滋阴降火、补肾疏风为主，点药专以去翳明目为先。然点药惟用气而不用质，去翳虽不神速，决无后患。其制药之玄妙，诚非世俗所得知也。但药得于家传，兼以苦心思索有年，幸得其妙。至于目疾危急，万不得已，间用砒硇，亦必用药监制其毒，分两之中，十用其一，毫不敢多也。此予治人之目，必抱竞业之心。至病目者，愈当小心禁戒，即如劳神酒色忿怒诸事，并宜捐弃，否则目愈之后，不能久视，久视则目珠隐隐作痛，日后决伤于目。是以劳神诸事，俱宜忌也。盖心藏乎神，运光于目，凡读书作字，与夫妇女描刺，匠作雕銮，凡此皆以目不转睛而视，又必留心内营。心主火，内营不息，则心火动，心火一动，则眼珠隐隐作痛，诸疾之所由起也。且人未有不亏肾者，夫肾属水，水能克火，若肾无亏，则水能上升，可以制火，水上升，火下降，是为水火既济，故虽神劳，元气充足，亦无大害。惟肾水亏弱之人，难以调治，若再加以劳神，水不上升，此目之所以终见损也。今吾辈治目，务宜先审其邪正之虚实，当首驱其有余之邪气，而后补其不足之正气，治斯当而病斯愈矣，此治目之次第。至于临症圆机，神而明之，又在乎人，专是业者，宜究心焉。

——明·傅仁宇《审视瑶函·卷一·内外二障论》

【提要】 本论主要阐述内障与外障的辨证方法、症状、用药特点及治疗原则。要点如下：其一，指出内障之病，眼睛不红不紫，不痛不痒，外观完好，与常人无异，主要表现为视力下降，治疗需用金针拨之；外障多有红肿、痛痒、流泪等明显症状。外障需依据五轮理论来辨证，明确五轮中患病部位，确定相应的五脏虚实。而肾水常有不足，可致视物模糊、胬肉攀睛等外障疾病。其二，眼睛为至清至虚之府，用药不可过于峻利。若专用寒凉，损伤胃气，则目病久而不愈。所用煎剂，惟以宽中开郁、顺气消痰、滋阴降火、补肾疏风为主，点药专以去翳明目为先。目病危急，不得已用砒硇，但要严格控制其毒性，不可过量。患者自身也应小心保养，生活、饮食皆应有所节制，否则必复发。其三，目病的治疗应先辨邪正之虚实，治当先驱其有余之邪气，后补其不足之正气。

🏵 马化龙 论眼病病机与治法※*🏵

眼有五轮八廓、十二经络、三百六十脉络，皆一身精气上升，入通灵空窍，而为光明。其中轮廓、经络、表里、阴阳、气血、生克等论，各家眼科，或编歌诗，或列像图，详悉明白，故不复著。至于病分内、外七十二症，是古人因形定名，示后人看症用药，不致差错。然往往按症用药，小病或愈，大病难痊，即眼前虽效，久则必犯者，何也？亦以治外而不治内，治标而不治本，根源之地未明故也。所以眼科外障虽有四十九种，内障虽有二十三候，其病源皆起于肝、肺，传于五脏六腑，达于十二经络，随其所感，变化多端，而七十二症之名出焉。然其中有虚、实不同，须要反本穷源，辨别明白。审得内外障，凡系实症，当除风散热，用孙真人吹冲之法，凡系虚症，当养血安神，用杞实粥补益诸方。庶几由博反约，不致症多方乱也夫。

——清·马化龙《眼科阐微·卷之一·总论》

【提要】　本论主要阐述眼科内外障七十二病的根源与治法。要点如下：其一，眼睛是全身脏腑经络之精气上升而汇聚之窍，光明亦因精气汇聚而得。其二，眼科疾病虽分为七十二症，但是病源皆为肝、肺，传于五脏六腑，达于十二经络。其三，分辨内障、外障后，当辨其虚实而治。实症，当除风散热；虚症，当养血安神。

1.2　病 因 病 机

巢元方　目风肿论※

目为肝之外候，肝虚不足，为冷热之气所干，故气上冲于目，外复遇风所击，冷热相搏而令睑内结肿，或如杏核大，或如酸枣之状。肿而因风所发，故谓之风肿。

——隋·巢元方《诸病源候论·卷二十八·目风肿候》

【提要】　本论主要阐述目风肿的病因病机及症状。要点如下：其一，目风肿是由肝虚不足，受冷热之气侵袭，其气上冲于目，冷热相搏所致。其二，其症状为睑内结肿，或如杏核大，或如酸枣之状。

《圣济总录》　眼目病因论※*

夫五脏阴阳，其变动俱感于目，又况摄养失宜，动过生疾者耶？或多热食，或嗜五辛，或喜怒不时，或房室不节，以至凌寒冒暑，处湿当风，哭泣不寐，凡过用目力，皆致疾病，其候不一，养生者不可不知也。

——宋·赵佶《圣济总录·卷一百二·眼目门·眼目统论》

【提要】　本论主要阐述眼病的病因。要点如下：论中提出过食辛热之物、喜怒不节、凌寒冒暑，或处湿当风、哭泣不寐、房劳过度等因素，皆能引起五脏的阴阳失衡而导致目疾的发生，但证候不尽相同。养生者应注意保护眼睛，切勿因过度用眼或因外感时邪、七情内伤、饮食不节等因素而导致目疾。

倪维德　目病风热论※*

风动物而生于热，譬以烈火焰而必吹，此物类感召而不能违间者也。因热而召，是为外来；久热不散，感而自生，是为内发。内外为邪，惟病则一，淫热之祸，条已如前。

——元·倪维德著，明·薛己校补《原机启微·卷之上·风热不制之病》

【提要】　本论主要阐述风热所致目病的内外病因。要点如下：《诸病源候论》记载了风热伤于目眦则眦赤烂的病症。《原机启微》在此基础上，指出因体内有热邪，又外受风邪而致目病，或因体内热邪久郁不散，感而内生风邪而致目病。

倪维德 论目昏赤肿翳膜皆属于热※

《原病式》曰：目昧不明，目赤肿痛，翳膜眦疡，皆为热也。及目膜，俗谓之眼黑，亦为热也。或平白目无所见者，热气郁之甚也。或言目昧为肝肾虚冷者，误也。是以妄谓肝生于目，肾主瞳子，故妄言目昧为虚而冷也。然肾水，冬阴也，虚则当热；肝木，春阳也，虚则当冷。肾阴肝阳，岂能同虚而为冷者欤？或通言肝肾之中，阴实阳虚，而无由目昧也。俗妄谓肝肾之气衰少，而不能至于目也。不知经言热甚目瞑，眼黑也，岂由寒乎！又考仲景言伤寒病，热极则不识人，乃目盲也。《正理论》曰：由热甚怫郁于目而致之然也。若目无所见，耳无所闻，悉由热气怫郁，玄府闭密而致。气液血脉，荣卫精神，不能升降出入故也，各随郁结微甚，而见病之轻重也。故知热郁于目，无所见也。故目微昏者，至近则转难辨物，由目之玄府闭小也，隔缣视物之象也。或视如蝇翼者，玄府有所闭合者也。或目昏而见黑花者，由热气甚而发之于目。亢则害，承乃制，而反出其泣，气液昧之，以其至近，故虽微而亦见如黑花也。及冲风泣而目暗者，由热甚而水化制之也。故《经》言厥则目无所见。夫人厥则阳气并于上，阴气并于下。阳并于上，则火独光也；阴气并于下，则足阴，足阴则胀也。夫一水不能胜五火，故目眦而盲，是以冲风泣下而不止。夫风之中于目也，阳气内守于睛，是火气燔目，故见风泣下。

按：此论热甚怫郁，阴阳并厥，玄府闭密，致目病之由为详，盖一主于火热之化也。若由饮食辛热，七情所动，六气淫郁，气血虚实，则东垣、子和、陈无择辈，论亦已详，然亦有痰热湿热，与夫服食金石燥热之药致者。或久病后，荣卫虚弱，肝气肾阴不足，或元气精气虚衰，及脱营为病，皆有虚热实热之殊，并宜分治。

——元·倪维德著，明·薛己校补《原机启微·附录·论目昏赤肿翳膜皆属于热》

【提要】 本论主要阐述目昏、赤肿、翳膜因热而生的观点，并论述了玄府学说。要点如下：其一，引用《原病式》的观点，说明目昧不明、赤痒肿痛、翳膜眦疡等症状，皆属于热。其二，引用《正理论》的观点，阐明热甚怫郁于目可导致眼病。如目不明，耳不闻，均是由于热邪怫郁，玄府闭密所致。其三，薛己归纳诸家观点，并提出热邪也分为多种，如痰热、湿热、虚热、实热等，皆可导致眼病，应注意辨证施治。

《秘传眼科龙木论》 论目病有三因※※

病者喜怒不节，忧思兼并，致脏气不平，郁而生涎，随气上厥，逢脑之虚，浸淫眼系，荫注于目。轻则昏涩，重则障翳，眵泪胬肉，白膜漫睛，皆内所因；或数冒风寒，不避暑湿，邪中于项，乘虚循系以入于脑，故生外翳。翳论中所谓青风、绿风、紫风、黑风、赤风、白风、白翳、黄翳等，随八风所中，变生诸证，皆外所因；或嗜欲不节，饮酒无时，生食五辛，热啖炙煿，驰骋田猎，冒涉烟尘，劳动外精，丧明之本。所谓恣一时之游侠，为百岁之固患，皆不内外因，治之各有方。

——宋元间·佚名氏《秘传眼科龙木论·卷一·三因证治》

【提要】 本论主要阐述目病之三因及其相应症状。要点如下：其一，提出七情内伤，脏气不平，郁而生涎，上侵目系，为目病发病之内因。其症状，轻则昏涩，重则障翳，眵泪胬肉，白膜遮睛。其二，外感六淫之邪，乘虚循目系入脑，可生外翳，为目病发病之外因。其三，嗜欲不节、饮酒无时、生食五辛、触冒烟尘等，为不内外因，是失明之主要原因。

《明目至宝》　内外障因机论*

夫眼者，五脏之精华，一身之至宝，如天之日月，其可不保护哉！骨之精为瞳人（属肾），筋之精为黑睛（属肝），血之精为脉络（属心），气之精为白睛（属肺），肉之精为约束（属脾）。人之造化皆从眼，目生于肝、心、脾、肺、肾、肢体、手足。今人多好淫欲，耗散元阳，五脏不和，上盛下虚，血不能流传，致令热气上攻，眼目赤肿，疼痛隐涩难开，翳膜遮睛，羞明怕日。或然表虚，外受风寒，其气在里，内须头痛发作无时，经年日久，致令翳障，侵睛内障。或饮酒过多，常食热物，皆为损眼之源。

——明·佚名氏《明目至宝·卷一·孙真人谕眼论》

【提要】　本论主要阐述眼与五脏的关系，以及内外障眼病的病因病机。要点如下：内障病的病因有三种：其一，房事过度，耗散肾之阴阳，上盛下虚，精血不足，阴虚火旺，导致目赤肿痛，翳膜遮睛。其二，表虚外受风寒，经年日久头痛发作，可致内障。其三，饮酒过多，常食热物，亦为损眼之因。

王肯堂　目病火热论**

目者，肝之外候也。肝主目，在五行属木。虽木之为物，太茂则蔽密，太衰则枯瘁矣。夫目之五轮，乃五脏六腑之精华，宗脉之所聚，其白轮属肺金，肉轮属脾土，赤脉属心火，黑水、神光属肾水，兼属肝木，此世俗皆知之矣。及有目疾，则不知病之理。岂知目不因火则不病，何以言之？白轮变赤，火乘肺也；肉轮赤肿，火乘脾也；黑水神光被翳，火乘肝与肾也；赤脉贯目，火自甚也。能治火者，一句可了。故《内经》曰：热胜则肿。凡目暴赤肿起，羞明瘾涩，泪出不止，暴翳目睛，皆太热之所为也。

——明·王肯堂《证治准绳·杂病·第七册·七窍门上·目》

【提要】　本论主要阐述五轮为火邪所伤的病证。要点如下：目为五脏六腑之精华，目分五轮，分属五脏，而目之为病，皆因火邪乘袭五脏所致。五轮为火邪所伤后，症见目暴翳赤肿、羞明涩痛、泪出不止等。

傅仁宇　亡血过多致目病论**

《六节藏象论》曰：肝受血而能视。《宣明五气篇》曰：久视伤血。《气厥论》曰：胆移热于脑，则辛頞鼻渊，传为衄衊瞑目。《缪刺论》曰：冬刺经脉，血气皆脱，令人目不明。由此推之，目之为血所养，明矣。手少阴心生血，血荣于目。足厥阴肝，开窍于目，肝亦多血，故血亡目病。男子衄血便血，妇人产后崩漏，亡之过多者，皆能病焉。其为病睛珠痛，珠痛不能视，羞明瘾涩，眼睫无力，眉骨太阳，因为酸痛，当作芎归补血汤主之，当归养荣汤主之，除风益损汤主之，滋阴地黄丸主之。诸有热者加黄芩。妇人产漏者加阿胶。脾胃不佳，恶心不进食者，加生姜。复其血，使有所养则愈。然要忌咸物。《宣明五气篇》曰：咸走血，血病无多食咸。是忌。

——明·傅仁宇《审视瑶函·卷之二·亡血过多之病》

【提要】　本论主要阐述失血过多所致目病的病机、症状及治法。要点如下：其一，目为肝血所养，各种形式的亡血均可致目病。其二，亡血所致目病，表现为目痛不能视、畏光干涩、眼睑无力、眉棱骨及太阳穴酸痛等症状。其三，列举了失血所致目病与兼证的治疗方药及饮食禁忌。

黄庭镜　目病流毒论※*

何事疡疮不罢，血气注留未谢，浊邪因此害清和，目病斯来也。道是酒肉淫，却似烟花惹，风流棒打始能痊，甘受几多下。

此章言人生疮疡，流毒攻及于目。夫疮疡之作，皆由膏粱厚味，酒色劳郁，耗损真元，外邪袭入，朋党作奸，致血气注留，内无从泄，发为肿痛。《经》曰：形伤痛，气伤肿。又曰：五脏不和，九窍不通，六腑不和，留结为痈。外似有余而内实不足，如再加肝虚毒胜，必循目络，侵挠清虚，法当澄清毒源，毒去目自愈。大要肿高焮痛，脓水稠黏者，元气未损也，仙方活血饮解之，次用托里消毒散。漫肿微痛，脓水清稀，元气衰弱也，用托里不应，加姜、桂。脓出反痛，气血虚也，八珍汤加芪、桂。不生肌，不敛口，脾气虚也，四君子加芍药、木香。恶寒、憎寒，阳气虚也，十全大补加姜、枣。晡热、内热，阴血虚也，四物加参、术。欲呕、惯呕，胃气虚也，六君子加炮姜。自汗、盗汗，心肾虚也，补心丹或都气丸。食少体倦，脾气虚也，补中益气加半夏、茯苓。喘促咳嗽，脾肺虚也，前汤加麦冬、五味。欲呕少食，脾胃虚也，椒梅理中汤。再腹痛泄泻，则虚寒矣，前汤乌梅易附子。小腹痞，足胫肿，脾肾虚也，十全大补加枣皮、山药。更泄泻足冷，则虚寒矣，再加香附。热渴淋闭，此肾虚阴火，加减八味丸。喘嗽淋秘，此肺肾虚火，前方及补中益气汤。大凡怯弱之人，不必分其肿、溃，惟当先补胃气，以托里消毒散加减从事。或疑参、芪满中，间有用者，加上许多凉散，所补不偿所损。又有泥于气质素实，及有痰不服补剂，专一败毒，草菅人命，医云乎哉！故东垣云：形气、病气有余，当泻不当补；形气、病气不足，当补不当泻。丹溪曰：但见肿痛，参之脉症，虚弱便与滋补。气血无亏，可保终吉。若好讼，因而受杖，棒疮痛攻及目，此怒气激伤肝肺，须援因他例议治，却与本症无涉。

——清·黄庭镜《目经大成·卷之二上·十二因·因毒》

【提要】　本论主要阐述邪毒攻于目的病因、辨证、治法及方药。要点如下：其一，疮疡的发生，是因饮食肥甘厚味，劳郁过度，耗损真元，加之外邪侵袭，热毒壅塞血脉无法外泄而致。其二，疮疡看似外邪侵袭，但脏腑精气已有不足，若此时肝虚毒盛，则邪毒必循经上行于目。治疗关键为"澄清毒源"，毒去则目之疮疡自愈。临证中要根据具体症状，辨证施治，遣方用药。

顾　锡　目病因喜论*

《素问·宣明五气篇》曰：精气并于心则喜。《阴阳应象大论》曰：在脏为心，在声为笑，在志为喜。《调经论》曰：心藏神，神有余则笑不休。然乐不可极，极则终凶。《灵枢·本神》篇曰：喜乐者，神惮散而不藏。又曰：肺喜乐无极则伤魄。《素问·天元正纪大论》曰：少阴所至为语笑。《五常政大论》曰：火太过为赫曦，赫曦之纪，其病笑狂妄。河间云：笑者，犹燔烁太甚而鸣，笑之象也。盖喜则气散，心阳大动，百脉沸腾，所谓暴喜伤阳，其病为笑不休，为毛革焦，为内病，为阳气不收，甚则为狂。且心火过炽，上先刑肺，下反克肾，金水受伤，病必及目。《经》曰：心合诸脉。《五脏生成篇》曰：诸脉者，皆属于目。凡人五脏六腑之精液，尽上注于目，阳亢阴微，炎蒸空窍，遂有胬肉攀睛等症。其起于大眦者，属心为实火；其起于小眦者，属心胞，为虚火；甚则胬肉双斗，蚀及神水，乃心火克肾所致。治以清补为主。清则心火不升，心阳得静；补则心气得宁，心血不耗。或通利小肠，使火气由水道而泄，以心与小肠为表里也；或凉解心胞，以心胞为心之外廓也。至于变端不一，又当活治，不可执一也。

——清·顾锡《银海指南·卷一·七情总论·喜》

【提要】　本论主要阐述内伤七情之喜对于目的影响。要点如下：其一，依据《内经》之理论，强调喜则气散，心阳大动。心火过炽，首先乘肺，而后侮于肾，金水受伤，病必及目。其二，五脏六腑之精血津液，尽上注于目。心火过炽，阳亢阴微，炎蒸空窍，遂致胬肉攀睛等。提出胬肉起于大眦（内眦）者，属心，为实火；起于小眦（外眦）者，属心胞，为虚火。此观点有一定临床参考价值，但是不能拘泥于此，应结合眼部及全身其他症状综合分析。其三，提出治以清补为主。或通利小肠，使心火下移小肠而解；或凉解心胞，以泻虚火。

顾　锡　目病因怒论*

《素问·五运行大论》曰：东方生木，木生酸，酸生肝，肝在志为怒。《调经论》曰：肝藏血，血有余则怒。《宣明五气篇》曰：胆为怒。以肝胆相为表里，肝气虽强，取决于胆也。《调经论》曰：血并于上，气并于下，心烦悗善怒，以阳为阴胜，病及于心也。《灵枢·本神》篇曰：肾盛怒而不止则伤志。《缪刺论》曰：邪客于足少阴之络，令人无过大怒，以怒发于阴而侵乎肾也。是肝、胆、心、肾四脏，皆能病怒，所为多阴者多怒，亦曰阴出之阳则怒也。《五常政大论》曰：木太过曰发生，其病怒。《气交变大论》曰：岁木太过，风气流行，甚则善怒。又曰：岁土不及，风反大行，民病善怒。其证飧泄，薄厥呕血，胸胁痛，气逆不下，喘渴烦心，消瘅肥气，以及外发痈疽等症。况目为肝窍，尤易受伤。初但昏如雾露中行，渐渐空中有黑花，久则神光不收，胆汁不应，则内急外干，睹物成歧种种，皆怒之贻戚也。

——清·顾锡《银海指南·卷一·七情总论·怒》

【提要】　本论主要阐述内伤七情之怒对目的影响。要点如下：怒甚伤肝，肝木克土，伤脾胃则气不聚，伤肝则神水散。怒则病无眵泪、痛痒、羞明、紧涩等病证。初期视物模糊，如雾露中行，渐渐眼前有黑影，继则神光不收，胆汁不应，则内急外干，视物变形，病久则失明。

顾 锡 目病因忧论*

《素问·六节藏象论》曰：肺者气之本，魄之处也。《阴阳应象大论》曰：心之变动为忧。《灵枢·口问》篇曰：思忧则心系急，心系急则气道约，约则不利，故太息。《本脏》篇曰：心小则易伤以忧。盖忧则伤神，故伤心也。《宣明五气篇》曰：精气并于肝则忧，肝胜而侮脾也。《灵枢·本神》篇曰：脾忧愁而不解，则伤意。脾主中气，中气受抑，则生意不伸，故郁而为忧。是心、肺、脾、肝四脏，皆能病忧也。戴复庵云：七气致病，虽本一气，而所以为气者，随症而变。如忧伤肝，肝属木，忧则气并于肝，而脾土受邪。忧伤心，心属火，忧则气并于心，而肺金受邪。忧伤肺，肺属金，忧则气并于肺，而肝木受邪。凡人忧多则气机不利，胸胁痛。忧多则水湿凝滞，周身走痛，或关节痛，遇阴寒则发。忧多则热蓄不散，目眥，小便赤。忧多则气虚不能摄涩，动则喘。忧多则血脉塞滞，四肢无力，能食便红。忧多则食物不化，嗳酸腹满不能食。目之白睛属于肺，肺忧郁太过，则肺气不舒，结成翳障，视物模糊。复有忧极而悲者，伤及心胞之相火。有忧极而恐者，伤及肾中之真水，火不足则光华不能发越于外，水不足则膏液不能充满于中，轻则昏眊羞涩，重则鱼胞。补肺安神，最为要法，再令素所亲信之人，好言慰劝，使心阳转动，即喜胜忧之意也。

——清·顾锡《银海指南·卷一·七情总论·忧》

【提要】 本论主要阐述内伤七情之忧对目的影响。要点如下：过度忧虑可致机体气机不畅，水湿凝滞，气虚血滞。白睛属肺，肺忧太过则肺气不舒，在目结成翳障，视物模糊。另有忧极生悲者，或损心包之相火；忧极生恐，伤及肾中真水。轻者眼部畏光干涩；重者眼睑肿胀，犹如鱼胞。治以补肺安神，同时令人好言慰劝，以喜胜忧。

顾 锡 目病因悲论*

《痿论》曰：悲哀太甚，则胞络绝。胞络绝，则阳气内动，发则心下崩。《宣明五气篇》曰：精气并于肺则悲。《本神》篇曰：悲哀动中者，竭绝而失生。又曰：肝悲哀动中则伤魂。又曰：心气虚则悲。《调经论》曰：神不足则悲。是肺、肝、心三脏亦病于悲也。又运气：悲皆属寒水攻心。《五常政大论》曰：火不及曰伏明，伏明之纪，其病昏惑悲忘，从水化也。又曰：太阳司天，寒气下临，心气上从，喜悲数欠。《至真要大论》曰：太阳司天，寒淫所胜，民病善悲，时眩仆。又曰：太阳之复，甚则入心，善忘善悲。夫悲之为情，与忧思大异。忧思则默然不语，如呆如痴；悲则哀恸迫切，号呼痛哭，渐至泪枯眼肿，视物无形。且悲则心系急，肺布叶举，而上焦不通，营卫不散，热气在中，熏蒸清道，伤及五轮，遂有黑花、蝇翅、鱼鳞、白陷诸症。治宜补其肝脾，盖木为火之母，子虚则补母之义也。土为火之子，补子令母实之义也。然必释其悲，则治得其效。若妇女性执，终岁戚戚，虽日用芜芎、香附以升提，参、术、归、苓以培本，是亦扬汤止沸之计而已。

——清·顾锡《银海指南·卷一·七情总论·悲》

【提要】 本论主要阐述内伤七情之悲对目的影响。要点如下：强调悲则气消，过度悲忧可使肺气抑郁，意志消沉，肺气耗伤。肺气耗伤，则上焦不通，营卫不散，热气在中，故致气消。悲忧痛哭太过，逐渐使泪枯眼肿，久而久之视物模糊无形；悲忧过度伤及瞳神，使之视物眼前有黑点蝇翅等形状的遮挡感。而治疗此类目疾的根本，在于调畅情志，同时补益肝脾。

 顾 锡 目病因思论[*]

《灵枢·本神》篇曰：心有所忆谓之意，意之所存谓之志，因志而存变谓之思。《阴阳应象大论》曰：中央生湿，在志为思。《举痛论》曰：思则气结。又曰：思则心有所存，神有所归，正气留而不行，故气结矣。《本神》篇曰：怵惕思虑则伤神。《本病》篇曰：忧愁思虑则伤心。盖心为脾之母，母气不行，则病及其子，所以心脾皆病于思也。张会卿曰：思郁者，气结于心而伤于脾也；及其既甚，则上连肺胃，而为咳喘，为失血，为噎膈，为呕血；下连肝肾，则为带浊，为崩淋，为不月，为劳损。李东垣曰：五脏六腑之精气，皆禀受于脾，上贯于目。脾者，诸阴之首也。目者，血脉之宗也。思虑伤脾，则五脏之精气皆失所司，不能归明于目，而有视物羞明，眼皮宽纵，倒睫拳毛等症。或生偷针，或生眼瘴，治宜扶脾补土兼清心阳。若初病而气结凝滞者，宜顺宜开，久病而损及中气者，宜修宜补。然以情病者，必得愿遂而后可释，或以怒胜思，亦可暂解。如朱丹溪治一思想气结之女，先激之使怒，然后与药，复念病虽愈，必得喜方已。乃给以夫回，病遂不举。予尝用此治太湖李姓之妇，目竟获痊，即此法也。

——清·顾锡《银海指南·卷一·七情总论·思》

【提要】 本论主要阐述内伤七情之思对目的影响。要点如下：强调思则气结伤脾，脾之运化功能失调，气机郁结则五脏之精气皆失所司，不能归明于目，而产生视物畏光、眼睑松弛、倒睫，或频发针眼、胞生痰核等病证。因思虑过度导致的目病，必须从其根源入手，畅其情志，使其释怀则病乃治；或先激怒患者，以怒克思，而后配合用药，病亦可愈。

 顾 锡 目病因恐论[*]

《素问·阴阳应象大论》曰：在脏为肾，在志为恐。《宣明五气篇》曰：精气并于肾则恐。《邪气脏腑病形》篇曰：恐惧则伤心，神伤则恐也。《调经论》曰：血不足则恐。《本神》篇曰：肝气虚则恐。以肝为将军之官，肝气不足，则怯而恐也。戴人曰：肝者敢也，惊恐则肝伤矣。肝胆实则怒而勇敢，虚则怒而不敢也。《玉机真脏论》曰：恐则脾气乘矣。以肾虚而脾胜之也。《宣明五气篇》曰：胃为气逆，为哕为恐者，以阳明土胜，亦伤肾也。又运气：善恐皆属肝木虚。《五常政大论》曰：木不及曰委和，委和之纪，其病淫动。注：恐是心肾肝脾胃皆主于恐也，甚则精却。恐则气下，人目中一点黑莹，乃先天真一之水所化，全赖精气神包裹，而能鉴察万物。精却则不能化气，而瞳神有昏眊之患矣。气下则不能摄精，而瞳神有散大之患。急宜补养肝肾，固其精气，以复神光。盖心以神为主，阳为用。肾以志为主，阴为用。阳则气也，火也。阴则精也，水也。水火交为既济，全在阴精上奉以安其神，阳气下脏以定其志，不然，则神不安于内，阳气散于外，志不戢于中，阴精走于下，水火不交，而目未有不病者也。

——清·顾锡《银海指南·卷一·七情总论·恐》

【提要】 本论主要阐述内伤七情之恐对目的影响。要点如下：瞳神赖精气神包裹，而能鉴察万物。恐甚则精亏，精亏则不能化气，则目有视物昏花之疾；恐则气下，不能摄精，而导致瞳孔散大，视物模糊。治疗急当补益肝肾，固其精气；缓则安神定志，使水火既济，病乃自愈。

◆ 顾 锡 月经不调目疾论※※ ◆

经闭不调，皆有目患。盖目为血脉之宗，血不足，则脾脏失职，不能归明于目，而且肝木无制，必然化火生风，为星翳雾障，甚则挟相火上行，刑克水源，为瞳神淡白。水经逆行而上，目中清纯之膏，为浊阴扰乱，或为瘀血灌睛，或为胭脂内障。

——清·顾锡《银海指南·卷二·经带兼目疾论》

【提要】 本论主要阐述月经不调或闭经引发聚星障的机理。要点如下：其一，全身血脉之精汇聚于目，若脾脏失职而生血不足，则注目之源，目失所养，因而为病。其二，气血不足，会导致肝阴亏虚，肝阳上亢，化火生风上目，而发为聚星障，重者可引起瞳神失养而色淡白。

◆ 顾 锡 胎产兼目疾论※ ◆

（胎前产后）若兼目疾，治法亦不外此，惟气虚不运者，发在右目，翳障羞明，宜补气和中，如四君子加香砂之类是也。血虚不能滋养肝木，化火生风者，发在左目，星翳胬肉，宜补血清热，如四物汤加黄芩之类是也。

——清·顾锡《银海指南·卷二·胎产兼目疾论》

【提要】 本论主要阐述胎前产后出现翳障的病因病机、治法与方药。要点如下：其一，胎前产后易气虚，气虚不运，在目发为翳障。治宜补气和中，用四君子加香砂之类。其二，若血虚不能滋养肝阴，阴虚化火生风者，发在左目，易生星翳胬肉。治宜补血清热，如四物汤加黄芩之类。

1.3 辨 证 论 治

◆ 《银海精微》 论目疾辨治※※ ◆

眼生清泪，枯黄绕睛，此肝虚也。治法：用止泪补肝散，点用九一丹，后服补肾丸。此乃滋母益子也。

乌轮突起，胞硬瞳红，眵泪湿浆，里热则痛，是谓之热眼。治方：用双解散加凉大通之剂。瞳痛止用生地黄散，点用清凉散，间九一丹点之，随人治法用之。

眼浑如泪，胞肿而软，上壅濛濛，酸渣微赤，是谓之气眼。服桑螵蛸酒调散，后服明目流气饮，当归汤主之。

其或风与热并，则痒而浮赤；风与气搏，则痒涩昏沉。点用九一丹，间二八丹，服羌活除风汤。

——明·佚名氏《银海精微·卷之下·审症应验口诀》

【提要】　本论主要阐述辨目治病的法则及用药。要点如下：眼生清泪、枯黄绕晴的肝虚证，可施以滋母益子法，通过滋补肝肾，使疾病得以痊愈。乌轮突起，胞硬瞳红，眵泪湿浆，里热则痛，治疗可用双解散加导大通之剂。眼浑如泪，胞肿而软，上壅漾漾，酸渣微赤，可服桑螵蛸酒调散，后服明目流气饮。风热并存，痒而浮赤，风气相搏，痒涩昏沉，可点用九一丹，间二八丹，服羌活除风汤。

《银海精微》　论暴发眼病辨治

暴发眼者，审他是热甚，用双解散、救苦汤、当归龙胆汤、修肝散、洗肝散、泻肝散、郁金酒调散。

有是风热火病，服凉药不退者，用明目细辛汤、助阳活血汤、紫金川芎茶调散、明目流气饮、桑螵蛸酒调散。

有是久病血滞风甚，用当归和血煎、神清散、没药散、卷云汤。发歇无时用生地黄散、破血红花散。

有是风毒为病，用蝉花散、如圣散、川芎茶调散、神清散、夜光柳红丸。痰病用清热、半夏、二陈汤之类，老痰用四生汤。

有是久病无表病里病，眼内净了，用蝉花散、密蒙花散、决明子散、十味还睛丸。

若内病俱无，但是外病，可次第依法不须服药，有翳只是去翳药加减疗之。

——明·佚名氏《银海精微·卷之下·审症秘论》

【提要】　本论主要阐述暴发眼病的辨证施治。要点如下：暴发眼病，有热甚、风热、久病血滞风甚、风毒、痰浊所致者，论中提出与各证候相应的方药。

《明目至宝》　目病综论

帝曰：外障者，肝中得病；内障者，胆中用药。外障，肝上有膜，先令吃药去膜，然后用点药；内障者，胆上有膜，胆汁热枯，用药调理，唤作青风内障，虚则补之。二十以上，三十以下，凉药多不妨。五十以上，七十以下，宜用温药。赤眼、毒眼，须用治心肺血气之药。审其虚实，解心肺气，先宜解，后点洗。及患翳膜，眼睛不疼痛，不用宣解。妇人血气，先治头风，然后治眼，非俗说之谈。

——明·佚名氏《明目至宝·卷一·轩辕黄帝说眼病目科》

【提要】　本论主要阐述外障与内障的病机及治疗原则。要点如下：其一，外障属肝气不舒，内障属胆之失调，需先调肝胆，再治目病。其二，年轻人用凉药多无妨，但年老患者宜用温药，以防寒药伤阳。其三，赤眼、毒眼，用治心肺血气之药，宜先宣解心肺，后配合点洗。

其四，若患有翳膜而不痛之眼，则不用宣解。其五，若气血亏虚，血虚生风，风邪上扰头面而患目疾，应先治其头风，后治其目疾。

🏵 傅仁宇 论内外障鉴别※＊ 🏵

徐彦纯曰：人之眼目，备脏腑五行，相资而神明，故能视。内障乃瞳神黑小，神光昏昧也；外障则有翳膜可见。内障有因于痰热、气郁、血热、坎阳、坎阴、虚脱荣卫所致，种种不同；外障有起于内眦、睛上、睛下、睛中。视其翳色，从何经来，惟宜分治。目之为病，肝热则昏暗，心热则烦痛，风湿血少则涩痒，肾虚则不禁固，甚则陷突，缓则翳暗矣。

——明·傅仁宇《审视瑶函·卷二·目病有三因》

【提要】 本论主要阐述内障与外障的鉴别。要点如下：其一，外障，有翳膜可见，有起于内眦、睛上、睛下、睛中者。视其翳色，可知其从何经而来。内障，瞳神黑小，视物昏昧，多因痰热、气郁、血热、肾阳虚、肾阴虚及气血虚弱所导致。其二，不同脏腑病变导致的眼病，病机和证候也有所区别，如肝热则昏暗，心热则烦痛，肾虚则不禁固，甚则陷突，缓则翳暗等。

🏵 傅仁宇 眼病点服治法论※＊ 🏵

问曰：点服之治，俱各不同，有点而不服药者，有服药而不点者，有点服并行者，何谓乎？曰：病有内外，治各不同。内疾已成，外症若无，不必点之，点之无益，惟以服药内治为主。若外有红丝赤脉，如系初发，不过微邪，邪退之后，又为余邪，点固可消，服药夹攻犹愈。倘内病始发，而不服药内治，只泥外点者，不惟徒点无益，恐反激发其邪，必生变症之害。若内病既成，外症又见，必须内外并治，故宜点服俱行。但人之性，愚拗不同，有执己之偏性、喜于服药而恶点者，有喜于点而恶服者，是皆见之偏也。殊不知内病既发，非服药不除。古云：止其流者，莫若塞其源；伐其枝者，莫若治其根；扬汤止沸，不如灶底抽薪。此皆治本之谓也。若内有病，不服而愈者，吾未之信也。至于外若有翳，不点不去。古云：物秽当洗，镜暗须磨。脂膏之釜，不经涤洗，焉能洁净？此皆治标之谓也。若外障既成，不点而退者，吾亦未之信也。凡内障不服药而点者，反激其火，耗散气血，徒损无益，反生变症。又有内病成而外症无形，虽亦服药，而又加之以点，此恐点之反生他变。至于外症有翳，单服药而不点，如病初起，浮嫩不定之翳，服药亦或可退，若翳已结成者，服药虽不发不长，但恐不点，翳必难除，必须内外兼治，两尽其妙，庶病可愈矣。故曰：伐标兼治本，伐本兼治标。治内失外是为愚，治外失内是为痴，内外兼治是为良医。

——明·傅仁宇《审视瑶函·卷之一·点服之药各有不同问答论》

【提要】 本论主要阐述内服与外点治法的适应证及应用规律。要点如下：眼病内疾已成，外症若无，不必点之。若外有红丝赤脉，如系初发，点固可消，服药夹攻犹愈。若内病既成，外症又见，必须内外并治，故宜点服俱行。论中还对某些不当观点提出批驳。

马化龙　辨五轮病源用药论[※]

夫两眼角红丝穿入白珠如线者，乃心火克肺金也，当用柴胡、黄连、菊花以泻心火，肺金自得其平。白珠红赤灌入黑睛，乃肺金克肝木也，当用桑白皮、枳壳、黄芩以泻肺火，肝木自得其平。黑珠凸出胀痛，两胞红肿难开，乃肝木克脾土也，当用赤芍、胆草、生地、麦冬以泻肝火，脾土自得其平。两胞肿，黑珠下陷难开，是脾土克肾水也，当用栀子、石膏以泻脾土，肾水自得其平。

　　　　　　　　　　　　——清·马化龙《眼科阐微·卷之一·元集·辨五轮病源用药论》

【提要】　本论主要阐述通过五轮所属脏腑来选择用药。要点如下：以五轮学说作为理论基础，根据眼部红血丝的部位、胞睛的状态等五轮症状判断五脏病证，依据其病证来制定治则并遣方用药。

马化龙　辨眼内生云翳用凉药难退论[※]

目不因火则不病，是火为受病之源也。云翳因火而生，退云翳又不可遽然清火。何也？心火积久，白珠生云翳，肺经一团热血也；肺毒蕴深，入肝经，乌珠生翳，肝经一团热血也。此时误用寒凉，将热血冰住不得流通，经络阻塞，云翳赤丝死于眼睛上，为不退之翳，俗名为冷翳是也。治法当相其虚实，活血养血，发散清火，缓缓治之可也。夫云翳犹之舟也，火犹之水也，舟以水来，亦以水去，若先彻水，舟落泥中矣。云翳因火而生，还借火而退，火与云翳一齐退，是良法也。点扫雾丹、至宝丹，亦用《秘诀》吹冲法，点赛宝丹。

　　　　　　　　　　——清·马化龙《眼科阐微·卷之一·元集·辨眼内生云翳用凉药难退论》

【提要】　本论主要阐述云翳的病因病机及治法。要点如下：其一，云翳因火而生，尤其为肺、肝二经内热炽盛所致。若此时误用寒凉之药，寒性凝滞，将肺、肝二经热毒之邪，闭阻于目而不得出，反而使云翳留于目睛之上，成为不可退之冷翳。其二，云翳的治法，当审其虚实，活血养血，发散清火，缓缓治之。可点扫雾丹、至宝丹，也可用《秘诀》之吹冲法，点赛宝丹。

2

眼 科 各 论

2.1 外 障

外障疾病包括胞睑疾病、两眦疾病和黑睛疾病。按照五轮学说，胞睑属肉轮，其病多责之于脾胃；两眦属血轮，其病常与心和小肠有关；白睛为气轮，其病多与肺、大肠相关；黑睛属风轮，其病常责之于肝胆。眼目因其可直接与外界接触，不仅易遭受邪毒的侵袭，而且容易遭受外伤致病。外感六淫侵袭，常引动心火、肝火，内外合邪发病。治疗时，属脾胃火热者，治当清脾泻火解毒；脾胃虚弱，治当补中益气；心火炽盛，当以苦寒泻心；肝肾亏虚，应滋养肝肾。临证之时，还需要配合点眼、洗眼等外治法，必要时采用手术治疗及中西医结合治疗。外障疾病中，部分疾病有一定的传染性，如椒疮等，应注意预防。

◈《秘传眼科龙木论》 肝虚积热外障论[※※]◈

此眼初患之时，忽然发肿，赤涩泪出，痒痛摩隐，瞳人黑睛，渐生翳障，或退或聚或散。初时即轻，如经一二年间渐重，致目不明，即冤神鬼祈求。此疾皆因肝家劳热所作，毒风入脑，眼中觉患。切宜服药将息，不得烧灸头面，可服泻肝汤、青箱子圆，及朱砂煎点之，立效。

——宋元间·佚名氏《秘传眼科龙木论·卷之三·肝虚积热外障》

【提要】 本论主要阐述肝虚积热所致外障的发病特点、主要症状及治法。要点如下：因肝虚积热所致的外障眼病，初发时突然眼睛发红，流泪，视物模糊。初次发病较轻，随着病程延长可致失明。治宜泻肝汤、青箱子丸，或用朱砂煎点眼。

◈《银海精微》 伤寒热病后外障论[※※]◈

伤寒热病外障者，盖由大病新瘥出早，形骸羸瘦，脏腑未实，气血尚虚，阴阳偏胜未复，纵口多毒，五辛油腻煎炒，一切热物之类，蓄积诸毒，众聚停留于内，热邪必表于外，攻冲于眼。眼者五脏六腑之精华，其症各现于五轮。此症发时赤肿泪出痛涩难开，瞳仁阔大黑花撩乱，不能远视，此血虚也。治法点以时药，洗以散风前证活血之药，不宜瓢洗，只平补脏腑，损其有余，益其不足，是为活法也，宜忌三两月可也。

——明·佚名氏《银海精微·卷上·伤寒热病后外障》

【提要】 本论主要阐述伤寒所致外障的病因病机及辨证施治。要点如下：其一，此病发时，或目红肿泪出，或痛涩难开，或瞳仁开大，黑花缭乱，甚至视力下降。其二，其基本病机，为伤寒热病后，脏腑、气血虚弱，阴阳偏胜未复所致。其三，治法，点以时药，洗以散风前症活血之药，不宜劖洗，只平补脏腑，损其有余，补其不足。

邓 苑 外障风火论[**]

世谓眼病属火，然非外受风邪，眼必不病。因腠理为风邪所束，内火不得外泄，挟肝木而上奔眼窍，血随火行，故患赤眼。及时调治，自获痊愈。倘日久不治，及治而无效，为粗工所误，遂成外障等症。外障者，风凝热积血滞也。法当除风散热，活血明目，须用加减金液汤主之，外点玉华丹自愈。如患翳膜遮睛者，用仙传紫金膏点之。

——清·邓苑《一草亭目科全书·外障治法》

【提要】 本论主要阐述外障的病因病机及辨证施治。要点如下：其一，风邪外袭，腠理为风邪所束，内火不得外泄，循肝经上于目，血随火行，致赤眼发生。若失治误治，遂成外障。其二，外障因风凝热积于内，故治以除风散热，活血明目之法，以加减金液汤主之，外点玉华丹。翳膜遮睛者，可用仙传紫金膏点之。

张 璐 论外障三阳病辨治[**]

外障在睛外遮暗。凡赤脉翳，初起从上而下者属太阳；以太阳主表，其病必连脑项痛，治宜温之散之。赤脉翳初从下而上，或从内眦出外者，皆属阳明，以阳明主里，其证多热，或便实是也，治宜寒之下之。赤脉翳初从外眦入内者，属少阳，以少阳主半表半里，治宜和之解之。翳膜者，风热重则有之。或斑入眼，此肝气盛而发在表也。翳膜已生，在表明矣，宜发散而去之。

——清·张璐《张氏医通·卷八·外障》

【提要】 本论主要阐述外障三阳病的辨证及治法。要点如下：赤脉翳从上而下，属太阳，治宜温散之法；赤脉翳从下而上，或从内眦出外者，属阳明，治宜寒下之法；赤脉翳从外眦入内者，属少阳，治宜用和解之法。此外，翳膜遮睛者，为风热所致；斑入眼者，为肝气盛所致；翳膜既生，而在表者，宜发散治疗。

2.1.1 针眼

针眼是以胞睑边缘生疖、形如麦粒、红肿痒痛、易成脓破溃为主要表现的病证。又名"土疳""土疡""偷针""包珍珠"等。主要由风热之邪直袭胞睑，滞留局部脉络，气血不畅，或喜食辛辣，脾胃积热，火热毒邪上攻，导致营卫失调，气血壅滞，热盛肉腐，酿成疖疮。余邪未清或脾气虚弱，蕴伏之热邪夹风上扰，可致针眼此起彼伏，反复发作；若正气虚弱，正不胜邪而致疖肿经久难消。在治疗上，未酿脓者，应退赤消肿，促其消散；脓已成者，决以刀针，切开排脓，脓尽则愈。其反复发作者，宜补泻兼施。本病酿脓之时，切忌挤压，以免毒邪扩散，变生他症。

巢元方 论针眼病因病机※*

人有眼内眦头忽结成疱，三五日间便生脓汁，世呼为偷针。此由热气客在眦间，热搏于津液所成。但其热势轻者，故止小小结聚，汁溃热歇乃瘥。

——隋·巢元方《诸病源候论·卷之二十八·目病诸候·针眼候》

【提要】 本论主要阐述针眼的病因病机。要点如下：针眼是热气客于眦间，煎熬津液而成，可在眼内角结成小疱，三五日便成脓。轻者只有小结，浓汁溃出便愈。

《太平圣惠方》 针眼综论※*

夫人有眼内眦头忽结成疱，三五日间生脓汁，世呼为偷针。此由热气客在眦间津液所成，但其热势轻，故止小结聚，汁溃热歇乃瘥。亦可针破捏去之。凡针，须翻眼皮里针之。若于外畔，恐作瘢痕。又虑风入，往往有此状也。

——宋·王怀隐《太平圣惠方·卷第三十二·治针眼诸方》

【提要】 本论主要阐述针眼的发病、病机及治法。要点如下：其一，本文沿袭《诸病源候论》的观点，认为针眼是由热气客于眦间，煎熬津液而成。其二，提出针刺治疗的方法"须翻眼皮里针之"，恐作瘢痕。

《太平圣惠方》 论针眼辨治※*

治风热毒气，忽冲眼睑，生如米豆，名曰针眼。或白睛似水泡，疼痛，不可睡卧，宜服大黄散方。

治针眼赤肿，心躁，风热壅滞，眼开即涩痛，宜服玄参散方。

治肝膈虚热，生针眼肿赤，羚羊角散方。

——宋·王怀隐《太平圣惠方·卷第三十二·治针眼诸方》

【提要】 本论主要阐述针眼的辨证施治。要点如下：其一，针眼的辨证分风热毒气客睑、风热壅盛和肝膈虚热三种证型。其二，风热毒气客睑证，发病急，胞睑及白睛肿胀，疼痛明显，宜服大黄散方。风热壅盛证，胞睑局部红肿灼热，烦躁，睁眼即涩痛，治宜玄参散方。肝膈虚热证，局部红肿，治宜羚羊散方。

《圣济总录》 针眼综论※*

论曰：针眼者，以邪热搏于血脉，上攻眼目，发于睑眦，结焮肿痛，赤根白头，包裹脓汁，痛如针刺。治法：当详其外证，随宜砭刺，决泄邪毒；后以消肿败热之剂，断其根本。

——宋·赵佶《圣济总录·卷第一百一十三·针眼》

【提要】　本论主要阐述针眼的病因病机、症状及治法。要点如下：其一，针眼为邪热搏于血脉，上攻眼目，发于睑眦所致。主证为眼睑结节红肿疼痛，上有白头，包裹脓汁，痛如针刺。其二，治疗时内外并治。用砭刺外治脓头，泄除邪毒；再服清热消肿之剂，断其根本。

倪维德　热客眦间论[※*]

巢氏曰：凡眼内头忽结成疱，三五日间，便生脓汁，世呼为偷针。此由热气客在眦间，热抟于津液所成。但其势轻者，小小结聚，汁溃热歇乃瘥。谨按：世传眼眦初生小疱，视其背上，即有细红点如疮，以针刺破，眼时即瘥，故名偷针，实解太阳经结热也。

——元·倪维德著，明·薛己校补《原机启微·附录·论偷针眼》

【提要】　本论主要阐述针眼的病机及治法。要点如下：其一，本病由热邪上袭于目，火走异经，邪热煎熬津液所成。轻者红肿较小，待其破溃热退，即可瘥愈。其二，眼眦初生小疱，其人背上即有细红点如疮，以针刺破，解太阳经结热，眼角疱则自愈。

王肯堂　论针眼病因病机[※*]

《内经》运气目疮疡有二：一曰热。《经》云：少阴司天之政，三之气，大火行，寒气时至，民病目赤疡，治以寒剂是也。二曰燥。《经》云：岁金太过，民病目赤肿眦疡。又云：阳明司天，燥淫所胜，民病目眯眦疡，治以温剂是也。

谓睥上生毒，俗呼偷针眼是也。有一目生又一目者，有止生一目者；有邪微不出脓血而愈者，有犯触辛热燥腻、风沙烟火，为漏为吊败者；有窍未实，因风乘虚而入，头脑俱肿，目亦赤痛者。其病不一，当随宜治之。人每试之有验。

——明·王肯堂《证治准绳·杂病·第七册·七窍门上·目疮疣》

【提要】　本论主要阐述针眼的病因病机及证候。要点如下：其一，眼目生疮疡病机有二：一为热，二为燥。其二，针眼为目上生毒，红肿疼痛，由触犯辛热燥腻之食物，或感风沙烟火，或因风邪外袭而致。针眼可双眼交替患病，或一眼的上下眼睑交替患病。其病轻者，不出脓血而自愈。病重者，当辨证施治。

申斗垣　针眼泻心火论[※*]

凡大人、小儿眼眦角上有小疮疖，肿起作痛，亦是心、胆、小肠之火盛也。凡有此疮，胸背上必有小疮窠累。宜用针刺出其血，眼角疮眦则自愈矣，故名曰偷针眼。再以泻心火药服之更效。

——明·申斗垣《外科启玄·卷之九·偷针眼》

【提要】 本论主要阐述针眼的病机及治法。要点如下：针眼由心、胆、小肠火盛，上犯于目所致，眼角出现小疮疖，肿起作痛。其人胸背当有小疮，用针刺放血，眼角疮眦则自愈。再以泻心火药服之，效果更佳。

黄庭镜 论针眼证治※*

土疡俗号包珍珠，血瘀生痰火剥肤。莫谓疾微无用治，到成溃漏费神机。

此症世又呼偷针眼，生外睑弦上，初得但痒而肿，次则结一小核，乃作痛，屡屡不药自消。若病形俱实，必至核大溃脓始愈。有一核溃，一核又结，一日罢，一日又起，乃窍虚外风袭入，头面悉肿，目亦赤痛。如再犯燥烈，决为腐漏吊败，改形换相者。些须小恙，而祸害一至于此，患者幸毋忽。始以泻黄散、竹叶石膏汤，次归芍六君、金水六君。若目赤痛，面微肿，亟进清胃散、二术胜湿汤，或于疡顶上重砭一针，血出气泄，万万不致溃腐。

——清·黄庭镜《目经大成·卷之二·五色疡》

【提要】 本论主要阐述针眼的证候与治法。要点如下：针眼又名土疡，生于外睑弦上，初次发病痒而肿，之后发病易结一小核，自觉疼痛，但每次不用服药也能自愈。然而此病极易复发，双眼上下眼睑交替多发。治法始以泻黄散、竹叶石膏汤治疗，次用归芍六君汤、金水六君汤治疗。外用针刺法刺破出血，泻去邪气，不致溃烂。

俊笃士雅 论麦粒肿证治※*

麦粒肿 汉名偷针眼，乃细小之肿疡，生睑缘弓状软骨之部。其初起发痒，而后焮肿疼痛，必为脓溃。惟是小儿少壮之人，往往有之，大人极少也。误治之，则坚硬甲错变成固结肿，若积日经月，则必刺戟眼珠以发翳。

治法 起先用铍针，而可除其脓，自然脓溃漏脱者，亦为不少焉。倘若变于固结肿者，宜用洗蒸剂，以缓之。割破肿头，除去所藏病毒。此证有屡发者，此胃中畜积污液之人也。施手术之后，宜与下剂。

——日·俊笃士雅《眼科锦囊·卷二·外障篇·麦粒肿》

【提要】 本论主要阐述针眼的症状与外治法。要点如下：其一，针眼乃是生睑缘边细小的肿疡，如同麦粒一样大，故称"麦粒肿"。初起发痒，后红肿疼痛，不治则溃脓。其二，针眼未自行漏脓者，用铍针割开，可以除其脓。自行漏脓而变为干固结肿者，宜用洗蒸剂，以缓和之；再割破肿头，除去所藏之毒。其三，针眼屡次发作，多为脾胃不和之人，应在手术后，给予泻下药以泻去邪毒。

2.1.2 流泪症

流泪症是以眼不肿不痛、无翳无膜，泪液不循常道而溢出睑弦为主要表现的一类病证。流泪症病名繁多，如迎风流泪、目泪不止、冲风泪出、冷泪、热泪等。其病由肝血不足，目失濡养，目窍空虚，或因肺气虚弱，卫阳不足，卫外不固，风寒之邪乘虚而入，邪引泪出。或肝肾两虚，不能约束其液，而致冷泪汪汪。或肝经蕴热，复感风邪，内外合邪，上攻于目，引而外发，以致迎风热泪频流。肝肾阴虚，水火不济，虚火上炎，而致热泪频流。另外，椒疮邪毒侵及泪窍，窍道阻塞或不畅，泪不下渗而溢于睑外。在治疗中，若流泪但泪道通畅，或通而不畅者，可药物配合针灸治疗。若泪道不通者，可行手术治疗。

◈ 巢元方　论目泪出不止病因病机^{※*} ◈

目风泪出候

目为肝之外候，若被风邪伤肝，肝气不足，故令目泪出。其汤熨针石，别有正方，补养宣导，今附于后。

目泪出不止候

夫五脏六腑皆有津液，通于目者为泪。若脏气不足，则不能收制其液，故目自然泪出。亦不因风而出不止，本无赤痛。

——隋·巢元方《诸病源候论·卷二十八·目病诸候》

【提要】　本论主要阐述目泪不止的病因病机。要点如下：目为肝之外候，若风邪伤肝，肝气不足，则目泪不止。五脏六腑的津液皆上注于目，若脏腑之气不足，不能收制其液，则目泪不止。可用汤熨针刺治疗，或以补养宣导法治疗。

◈ 《银海精微》　迎风冷泪综论^{※*} ◈

问曰：迎风洒泪者何也？曰：肝之虚也，是亦脑冷，迎风泪遂出，拭却还生，夏月即少，冬月即多，后若经二三年间，不以冬夏皆有。此疾乃泪通于肝，肝属木，目乃肝之外候，为肝虚风动则泪流，故迎风泪出，即服补肝散治冷泪。

——明·佚名氏《银海精微·卷上·迎风洒泪症》

【提要】　本论主要阐述迎风冷泪的病因病机及证治。要点如下：泪通于肝，本病为肝虚风动，上犯于目而致，其症状主要为迎风遂冷泪出，夏少冬多。本病若年久失治，则不分冬夏皆有泪出，治宜补肝散加减。

◈ 《秘传眼科龙木论》　论风邪致冷泪证^{※*} ◈

此眼初患之时，盖因毒风入眼，遂乃泪出，拭却还生，冬月即多，夏月即少，后至三五年间，不分冬夏，皆有泪出。此疾盖谓泪腔通肺，脏中久冷，便令眼目转加昏暗，难辨物色。如此疾状，宜服细辛圆、暖肺汤，以铜箸烧烙睛明穴，点点眼止泪散，乃得痊效。

——宋元间·佚名氏《秘传眼科龙木论·卷之五·冲风泪出外障》

【提要】　本论主要阐述迎风冷泪的病因病机、发病特点及治法。要点如下：其一，迎风冷泪是毒风入眼所致，由于"泪膛通肺"，肺脏久寒，致令眼目昏暗，视力下降。其二，发病初期，冬季较重，夏季缓解；但久病失治后，不分冬夏，皆有泪出。其三，治疗上，内服细辛丸、暖肺汤，外用点眼止泪散，同时加以铜箸烧烙睛明穴。

王肯堂 论流泪证之鉴别[※*]

《灵枢》：黄帝曰：人之哀而泣涕者，何气使然？岐伯曰：心者，五脏六腑之主也。目者，宗脉之所聚也，上液之道也。口鼻者，气之门户也。故悲哀愁忧则心动，心动则五脏六腑皆摇，摇则宗脉感，宗脉感则液道开，液道开故涕泣出焉。液者，所以灌精濡空窍者也。故上液之道开则泣，泣不止则液竭，液竭则精不灌，精不灌则目无所见矣。故命曰夺精。补天柱经侠颈。又云：五脏六腑，心为之主，耳为之听，目为之视，肺为之相，肝为之荣，脾为之卫，肾为之主外。故五脏六腑之津液，尽上渗于目。心悲气并则心系急，心系急则肺举，肺举则液上溢。夫心系与肺不能常举，乍上乍下，故咳而泣出矣。《素问·解精微论》曰：厥则目无所见。夫人厥则阳气并于上，阴气并于下。阳并于上则火独光也。阴并于下则足寒，足寒则胀也。夫一水不胜五火，故目眦盲，是以气冲风泣下而不止。夫风之中目也，阳气内守于精，是火气燔目，故见风则泣下也。有以比之，夫火疾风生乃能雨，此之类也。肝为泪。运气，泪出皆从风热。《经》曰：厥阴司天之政，三之气，天政布，风乃时举，民病泣出是也。张子和曰：凡风冲泪出，俗言作冷泪者非也。风冲于内，火发于外，风热相搏，由是泪出，内外皆治可愈。治外以贝母一枚白腻者，加胡椒七粒，不犯铜铁研细，临卧点之。治内以当归饮子服之。《经》云：风气与阳明入胃，循脉而上至目内眦，则寒中而泣出。此中风寒泪出也。河间当归汤主之。东垣云：水附木势，上为眼涩，为眵为冷泪，此皆由肺金之虚，而肝木寡于畏也。

迎东证：谓目见东南二风则涩痛泪出，西北风则否。与迎风赤烂、迎风泪出，末同而本异。各证不论何风便发，此二证则有东西之别，以见生克虚实之为病。迎风之泪，又专言其泪，不带别病。而本病之深者，又非迎东迎西有别病之比，故治亦不同。迎东与迎西又不同。迎东乃肝之自病，气盛于血，发春夏者多。非若迎西，因虚受克而病发也。

迎西证：谓目见西北二风则涩痛泪出，见东南风则否。乃肝虚受克之病，秋冬月发者多。治当补肝之不足，抑肺之有余。

迎风冷泪证：不论何时何风，见则冷泪交流。若赤烂障翳者，非也。乃水木二家，血液不足，阴邪之患，与热泪带火者不同。久而失治，则有内障视眇等阴证生焉。与无时冷泪又不同。此为窍虚，因邪引邪之患；无时冷泪则内虚，胆肾自伤之患也。

迎风热泪证：不论何时何风，见之则流热泪。若有别证及分风气者，非也。乃肝胆肾水木之精液不足，故因虚窍不密，而风邪引出其泪，水中有隐伏之火发，故泪流而热。久而不治，反有触犯者，则变为内障，如萤星满目等证也。

无时冷泪证：目不赤不痛，苦无别病，只是时常流出冷泪，甚则视而昏眇也。非比迎风冷泪，因虚引邪病尚轻者。盖精液伤耗，肝胆气弱膏涩，肾水不足，幽隐之病已甚。久而失治，则有内障青盲视瞻昏眇之患。精血衰败之人，性阴毒及悲伤哭泣久郁者，又如产后悲泣太过者，每多此疾。且为患又缓，人不为虑，往往罹其害，而祸成也，悔已迟矣。

无时热泪证：谓目无别病，只是热泪不时常流也。若有别病而热泪流出者，乃火激动其水，非此病之比。盖肝胆肾水耗而阴精亏涩，及劳心竭意、过虑深思，动其火而伤其汁也。故血虚膏液不足，人哭泣太伤者，每每患此。久而失治，触犯者，变为内障。因其为患微缓，故罹害者多矣。肝虚，还睛补肝丸、枸杞酒、二妙散。肝实，洗肝汤、羚羊角散。肝热，决明子方、凉胆丸。风热，羌活散、青葙子丸。风冷，羌活散。风湿，菊花散、蝉蜕饼子、川芎丸。外点真珠散、乳汁煎。食盐如小豆大，内目中习习去盐，以冷水洗目瘗。开元铜钱一百文，背上有月者更妙，甘草去皮三钱，青盐一两半，于白瓷器内，用无根水一大碗，浸七日，每着一盏洗。无力换。洗到十日，约添甘草、青盐，每日洗三次．忌食五辛驴马鸡鱼荤酒。治冷泪久而眼昏。乌鸡胆汁，临卧点眼中，治迎风冷泪不止。乌贼鱼骨，研极细末。点目中，治无时热泪。目中溜火，恶日与火，隐涩，小角紧，久视昏花，迎风有泪，连翘饮子主之。

气壅如痰证：睥内如痰，白沫稠腻甚多，拭之即有者，是痰火上壅、脾肺湿热所致。故好酒嗜燥悖郁者，每患此疾。若觉睥肿及有丝脉虹赤者，必滞入血分，防瘀血灌睛等变生矣。

　　　　　　　　　　——明·王肯堂《证治准绳·杂病·第七册·七窍门上·目泪》

【提要】　本论主要阐述目泪不止的病因病机及辨证施治。要点如下：其一，引《内经》之言，阐释人在悲伤时流泪的原因。其二，迎风流泪之病，因外伤风邪，火气燔目，风热相搏所致。治疗应内外兼治。其三，分别阐述了迎东证、迎西证、迎风冷泪证、迎风热泪证、无时冷泪证、无时热泪证和气壅如痰证的病因病机、发病特点及辨证施治。其四，迎东证多发于春夏季节，因春夏多为东南风，故名曰迎东。病位在肝，气盛于血，遇东南风则泪出，不伴随其他疾病。迎西证多发于秋冬季节，见西北二风则痛涩泪出。其病为肝虚受克，治疗应补肝抑肺。其五，迎风冷泪的发病无季节性，一年四季见风皆可发病。其病为肝肾阴虚，泪道失约而泪出，日久失治易生内障。迎风热泪证的发病同样无季节性，一年四季见风皆流热泪。其病为肝肾阴虚，内有伏火，外感风邪，风热相搏而热泪溢出，分为肝虚、肝实、风热三种类型，日久失治易变生内障。治疗时应辨证施治。其六，气壅如痰是指睑内有白沫黏稠状分泌物，状如痰液的一种病证。此证是因痰火上壅，肺脾湿热所致。

傅仁宇　冷泪综论[※※]

迎风冷泪，水木俱虚，血液不足，寒药勿施，失治则重，宜早补之。此症谓见风则冷泪流，若赤烂有障翳者，非也。水木二经，血液不足，阴邪之患，久而失治，则有内障视渺等症生焉。与无时冷泪不同，此为窍虚，因虚引邪之患。若无时冷泪则内虚，胆肾自伤之患也。

无时冷泪，水木俱伤，此幽阴之深患，其为病也非常。然斯疾每出不意，非青盲则内障为殃。此症为目无赤病也，只是时常流出冷泪，久则瞻视昏渺。非比迎风冷泪，因虚引邪之轻者。此盖精液耗伤，肝气渐弱，精膏涩枯，肾水不足，幽阴已甚，久而失治，则有内障青盲之患。精血衰败之人，及悲伤哭泣久郁，妇人产后悲泣太过者，每多此症。且为祸又缓，人不为虑，往往罹其害而祸成也，悔已迟矣。

　　　　　　　　　　——明·傅仁宇《审视瑶函·卷之六·目泪·无时冷泪症》

【提要】 本论主要阐述迎风冷泪与无时冷泪的病因病机及两者鉴别。要点如下：其一，迎风冷泪，是遇风则冷泪交流，冬季多夏季少。此病因肝肾亏虚，阴液不足所致。其二，无时冷泪，是目无赤无痛，无其他症状，只是常流出冷泪。此病因肝郁气滞或肾阴不足所致。其三，迎风冷泪与无时冷泪，若日久失治，有变生青盲或视瞻昏渺之患。两者虽均有冷泪流出，但病因病机及证候皆有所不同。

俊笃士雅 多泪眼综论※※

此证大眦流出许多之水液者也。或迎向冷风，或照映明亮，或冒触烟火，则洒泪淋漓而不止。今分其证，配以寒热二途。其为寒证也，因鼻管之闭塞，泪孔之衰弱，或所收藏泪液之诸具，自迟缓放开等而渗出水液者，名冷泪。即汉人所谓迎风洒泪也。

其轻证者，冬月遇着寒风，则因外塞表内郁蒸气，而泪鼻二管漏泄泪液。即与在感冒之始塞腠理，流利稀涕者无异，故夏月自为希少焉。

其为热证也，风眼疫眼，或梅毒、胎毒、痘疹、蛔虫、睫毛内刺、飞尘入目等之诸眼疾，在其交发之时，而流出温暖之泪液，故名热泪。

又有一证，其泪液带辛辣之气味者，间变作烂弦风。

治法：闭塞外表者，发表剂主之。泪管为衰弱者，灸少陵三壮，或《眼科全书》所载乳香川乌丸亦可也。然此证间有难治者，而病者患疟，或热病之后，有自痊者。至于热泪，宜从本病治之。

——日·俊笃士雅《眼科锦囊·卷二·外障篇·病系内眦之证·多泪眼·（附）迎风流泪》

【提要】 本论主要阐述多泪眼的病因病机、证候及治法。要点如下：其一，多泪眼，是指目内眦不断流出眼泪之证。本病之发生，由眼睛迎向冷风，或照映明亮，或冒触烟火，而致眼泪淋漓不止。其二，本病有寒证和热证的不同。寒证因冬月感寒，鼻道闭塞，泪管衰弱，泪鼻二管漏泄泪液所致，又名冷泪，俗称迎风洒泪。热证由风眼疫眼，或梅毒、胎毒、痘疹、蛔虫、睫毛内刺、飞尘入目等眼疾所致，因流出温暖之泪液，故名热泪。患眼泪出，灼热疼痛，刺痒难忍，可发展为烂弦风。其三，治法上，闭塞外表者，宜散寒解表。泪管衰弱者，灸少陵三壮，或用乳香川乌丸。其四，部分患者患疟，或热病之后，有自愈倾向。

许克昌、毕 法 流泪疏风散火论※※

泪为肝液，风行水流，风动则泪出。又肝热多泪，如烧竹沥，火炙沥出，迎风出泪，风火合也。火发风冲，相搏致泪，疏风散火，虽是正治，亦当审肝经之虚实。

——清·许克昌、毕法合撰《外科证治全书·卷一·迎风流泪》

【提要】 本论阐述迎风流泪证的病因病机与治法。要点如下：迎风流泪，内由肝热火炙，外遇风吹，火发风冲而泪出。治当疏风散火，但当审肝经虚实，辨证施治。

2.1.3 漏睛

漏睛是以内眦部常有黏液自泪窍沁出为主要表现的病证。又名"大眦漏""漏睛脓出外障"等。由泪道不畅或阻塞，毒邪滞留泪道发为本病。外感风热，停留泪窍，泪道不通，积伏日久，溃而成脓。心有伏火，脾蕴湿热，心脾湿热壅滞泪窍，阻隔经络，气血凝滞，积聚成脓，为热积必溃之病。另外，先天性泪道狭窄或阻塞，或素有椒疮，毒邪侵及泪窍，泪液不得下渗，以致毒邪滞留，久则酿脓为患。治疗则可内外同治，内服清热、祛湿、消滞之剂，外用点眼药，配合泪道冲洗，甚者可行手术治疗。

《太平圣惠方》 论漏睛病机与预后※*

夫目是肝之外候，上液之道，风热客于睑眦之间，热搏于血液，令眦内结聚，津液乘之下上故成脓。血汁不尽谓脓漏，俗呼为漏睛是也。又有眼因患疮，出脓血后，大眦头常有脓液，亦名漏睛。若不早治，日久眼生黑点，微有黯色，侵损于目，即难治也。

——宋·王怀隐《太平圣惠方·卷之二十八·治眼脓漏诸方》

【提要】 本论主要阐释漏睛的病因病机及转归预后。要点如下：其一，脓漏是指大眦间脓血淋漓不尽，俗呼为"漏睛"。主要因风热客于泪窍，热壅血瘀，积聚成脓；或因既往眼内生疮不愈，出脓血不止而下漏。其二，脓漏日久不愈，可导致黑睛疾病，引起恶候，应当引起重视。

《秘传眼科龙木论》 漏睛脓出外障论※*

此眼初患之时，微有头旋昏闷，四肢如劳，五脏多积，风气壅毒，致令疮出于眼中，或流清涎，皆是脑热所作。虽然不痛，却渐加昏暗，切宜补治。服治风黄芪汤，即瘥。

歌曰：

眼目缘何患漏睛，热和风在睑中停。眦头结聚为脓汁，或流涎水色粘青。

虽然不痛兼无翳，渐攻疮大岂心宁。黄芪象胆圆和散，眼安芦荟作膏蒸。

若也因缘经岁月，乌珠渐落始心惊。

——宋元间·佚名氏《秘传眼科龙木论·卷之四·漏睛脓出外障》

【提要】 本论主要阐述漏睛脓出外障的病因病机及辨证施治。要点如下：其一，初患漏睛脓出外障时，微有头昏，四肢疲乏，眼中流脓水或清涎。其二，基本病机为五脏多积风气壅毒，以致疮出于眼。其三，治宜治风黄芪汤。

倪维德 漏睛综论※*

积者，重叠不解之貌。热为阳，阳平为常，阳淫为邪。常邪则行，行则病易见，易见则易治。此则前篇淫热之病也。深邪则不行，不行则伏，因伏而又伏，日渐月聚，势不得不为积也。

积也久，久积必溃，溃始病见，病见则难治。难治者，非不治也。为邪积久，比溃已深，何则？溃犹败也。知败者，庶可以救。其病隐涩不自在，稍觉眊躁，视物微昏，内眦穴开窍如针，目按之则沁沁脓出，有两目俱病者，有一目独病者。目属肝，内眦属膀胱，此盖二经积邪之所致也，故曰热积必溃之病，又曰漏睛眼者是也，竹叶泻经汤主之。大便不硬者，减大黄，为用蜜剂解毒丸主之。不然，药误病久，终为枯害。

——元·倪维德著，明·薛己校补《原机启微·卷之上·热积必溃之病》

竹叶泻经汤 治眼目瘾涩，稍觉眊躁，视物微昏，内眦开窍如针，目痛，按之浸浸脓出。

柴胡 栀子 羌活 升麻 炙草（各五分） 赤芍药 草决明 茯苓 车前子（各四分） 黄芩（六分）黄连 大黄（各五分） 青竹叶（一十片） 泽泻（四分）

作一服，水二盏，煎至一盏，食后，稍热服。

上方，逆攻者也。先以行足厥阴肝、足太阳膀胱之药为君，柴胡、羌活是也；二经生意，皆总于脾胃，以调足太阴、足阳明之药为臣，升麻、甘草是也；肝经多血，以通顺血脉，除肝邪之药，膀胱经多湿，以利小便，除膀胱湿之药为佐，赤芍药、草决明、泽泻、茯苓、车前子是也；总破其积热者，必攻必开，必利必除之药为使，栀子、黄芩、黄连、大黄、竹叶是也。

蜜剂解毒丸 治证上同。

杏仁（去皮尖，二两，另研） 山栀（十两，末） 石蜜（炼，一斤） 大黄（五两，末）

蜜丸，如梧桐子大。每服三十丸，加至百丸，茶汤下。

上方，以甘润治燥为君，为燥为热之原也；山栀子微苦寒治烦为臣，为烦为热所产也；石蜜甘平温，安五脏为佐，为其解毒除邪也；大黄苦寒，性走不守，泻诸实热为使，为攻其积，不令其重叠不解也。

——元·倪维德著，明·薛己校补《原机启微·卷之下·附方》

【提要】 本论主要阐述漏睛的症状、病机及治疗方药。要点如下：其一，漏睛常表现为患眼隐涩不适，内眦微痛，按压睛明穴下方有脓液自泪窍流出，可单目发病，亦可双目均发。其二，目属肝，内眦属膀胱，此病由热邪郁滞二经所致，用竹叶泻经汤、蜜剂解毒丸治疗。

《秘传眼科龙木论》 漏睛综论[**]

此眼初患之时，微有头眩昏闷，四肢如劳，五脏多积，风气壅毒，致令疮出于眼中，或流清涎，皆是脑热所作，虽然不痛，却渐加昏暗，切宜补治，服治风黄芪汤即瘥。

——宋元间·佚名氏《秘传眼科龙木论·卷之四·漏睛脓出外障》

【提要】 本论主要阐述漏睛的症状及治法。要点如下：其一，漏睛多由风热毒邪，壅塞目中，蕴积成疮，腐败流脓，或流清涎，兼有头眩昏闷，肢体疲劳等症状，睛明穴按之不痛，日久不愈，可致眼目昏暗。其二，治以补益之法，以治风黄芪汤治之。

2.1.4　暴风客热

暴风客热是指猝然感受风热之邪的侵袭，以白睛红赤、眵多黏稠、痒痛交作为主要表现的病证。又名"风火眼""火眼""暴发火眼"。其发病的主要原因是骤感风热之邪，客留肺经，上犯白睛，若肺经素有蕴热，病症更甚。治疗上，应根据本病特点，分风重或热重，或风热并重，辨证施治。内治以祛风清热为基本原则，外治用药水滴眼。

《秘传眼科龙木论》　论暴风客热外障※*

此眼初患之时，忽然白睛胀起，都覆乌睛和瞳人，红肿或痒或痛，泪出难开。此是暴风客热，侵在肺脏，上冲肝膈，致令眼内白睛浮胀，不辨人物。此疾宜服泻肺汤、补肝散，铍镰出血，后点抽风散，即瘥。

歌曰：

白睛胀起盖乌睛，睑肿还应痒痛生。此是暴风兼客热，来侵肺脏不安宁。

泻汤之内加风药，圆散临时得妙名。铍镰瘀血应须尽，抽风膏药点眼睛。

——宋元间·佚名氏《秘传眼科龙木论·卷之五·暴风客热外障》

【提要】　本论主要阐述暴风客热外障的病因病机及治疗。要点如下：其一，暴风客热外障初起，表现为忽然白睛胀起，覆盖黑睛和瞳仁，红肿流泪，或痒或痛，目难以睁开。其二，本病由风热邪毒，侵袭犯肺，上冲肝膈所致。治疗上，宜泄肺热，补肝虚，服泻肺汤和补肝散，配合外治之铍针放血，后以抽风散点眼。

《明目至宝》　暴赤生热综论※*

暴风客热疾须知，此候生时泪若悲。两眦赤脉频频痒，疼痛如针实惨悽。肺风热，肝经疲，医人变动任施为。洗心凉肝方莫错，硼砂樟脑用相宜。此是心经有客热也，宜服洗心散、洗肝散。

——明·佚名氏《明目至宝·卷二·暴赤生热》

【提要】　本论主要阐述暴风客热的病因病机及治疗。要点如下：其一，暴风客热，症见白睛赤红，流泪，痛痒交错。其二，本病是风热袭肺，肺经热盛，延及心经客热所致。其三，治以清心、凉肝为主。方用洗心散、洗肝散。

王肯堂　暴风客热综论※*

非天行赤热，尔我感染之比。又非寒热似疟，目痛则病发，病发则目痛之比。乃素养不清，躁急劳苦，客感风热，卒然而发也。虽有肿胀，乃风热夹攻，火在血分之故。治亦易退，非若肿胀如杯等证，久积退迟之比。

——明·王肯堂《证治准绳·杂病·第七册·七窍门上·目痛·暴风客热证》

若暴风客热作肿者，必热泪多而珠疼稍缓。然风热自外客感易退，治亦易愈。若木火内自攻击，则病亦退迟，重则疼滞闭塞，血灌睛中而变证不测矣。须用开导之法，轻则敷治而退，重则必须开导，此大意也。若敷治不退及退而复来，并开导不消，消而复发，痛连头脑而肿愈高，睥愈实者，此风热欲成毒之候也。

——明·王肯堂《证治准绳·杂病·第七册·七窍门上·目肿胀》

【提要】　本论主要阐述暴风客热证的病因病机及辨证施治。要点如下：其一，暴风客热证，为素体肝火亢盛，或过劳体虚，复外感风热所致。眼睑肿胀，则是因风热夹攻，为火在血分。其预后良好，易治易退。其二，若肝郁化火，上攻于目，可致目络阻滞，疼痛难忍；甚者血灌睛中，而变证不测。轻则敷治而退，重者必须采用疏肝泻火等"开导"之法。其三，若敷治不退，及退而复来者，或开导不治者，或复发者，痛连头脑而目肿渐高者，为风热欲成毒之候，预后不佳。

张　璐　目病肺火壅塞论[**]

卒然而发，其证白仁壅起，包小乌睛，疼痛难开，此肺经受毒风不散，热攻眼中，致令白睛浮肿，虽有肿胀，治亦易退，非若肿胀如杯之比，宜服泻肺汤。肿湿甚者，稍加麻黄三四分。赤肿甚者，加黄连半钱，生地黄一钱。

——清·张璐《张氏医通·卷八·七窍门上·目痛》

【提要】　本论主要阐述暴风客热的病因病机、症状及治法。要点如下：本病因肺经骤感风热毒邪，上攻眼中，致使白睛浮肿。若非肿胀如杯，则预后良好。治以祛风清热，方用泻肺汤加减。

顾世澄　论暴风客热外障辨治[**]

按：此证皆由肺火壅塞，热气上冲，以致白睛陡红肿壅起，乌珠内陷，日夜肿胀，疼痛泪出难睁，宜服清金桑皮散。……又肺经火盛热结，白珠红肿，微觉胀疼，近黑珠边起一二小泡，大便干结者，宜泻肺汤。

——清·顾世澄《疡医大全·卷十一·暴风客热外障》

【提要】　本论主要阐述暴风客热的辨证施治。要点如下：其一，肺火壅塞，热气上冲于目，导致白睛突然红肿疼痛，泪出难睁者，治以清金桑皮散。其二，肺经火盛热结，上犯于目，白睛红肿，微觉胀疼，黑睛边缘隆起小泡者，治以泻肺汤加减。

2.1.5　天行赤眼、天行赤眼暴翳

天行赤眼是指外感疫疠之气，而以白睛暴发红赤，可迅速传染并引起广泛流行为主要表现的外障病证。又称"赤眼外障""天行暴赤""天行赤目"。本病常发生于春秋两季，可发生于任何年龄，多为双眼受累，易于传染和广泛流行。其病多由猝感疫疠之气，风热毒邪相搏上犯

白睛所致。若脾胃积热者，极易相染，而且发病症情尤重。治疗上，内治法以清热解毒为主，外治可用药液滴眼。

天行赤眼暴翳是指因感受疫疠之气，急发白睛红赤，继之黑睛生翳的眼病。又名"大患后生翳""暴赤生翳"。其病多由猝感疫疠之气，内兼肺火亢盛，内外合邪，肝肺同病。在治疗当中，应抓住肝肺同病的特点，不能因白睛红赤肿痛消退而放松对黑睛星翳的治疗，否则会造成黑睛星翳迁延难愈。

《银海精微》　天行赤眼综论※*

天行赤眼者，谓天地流行毒气，能传染于人，一人害眼传于一家，不论大小皆传一遍，是谓天行赤眼。肿痛沙涩难开，或五日而愈，此一候之气，其病安矣。……此症只气候瘴毒之染，虽肿痛之重，终不伤黑睛瞳仁也。

问曰：一人患眼，传于一家者何也？

答曰：天时流行，瘴毒之气相染。治宜解毒凉血清热，痛甚者，服用洗肝散、七宝洗心散，点用清凉散加解毒。但此症与内无损，极甚者，二七不疗自愈，切不可剌洗去血。

——明·佚名氏《银海精微·卷上·天行赤眼》

【提要】　本论主要阐述天行赤眼的病因病机、症状及治法。要点如下：其一，天行赤眼由天地间流行的瘴毒之气所致，骤起发病，眼目灼痛，红赤肿痛，易于传染，广泛流行。其二，治疗此病以清热解毒凉血为主要原则。对于症状明显者，可服用洗肝散、七宝洗心散，点清凉散加解毒药。其三，本病症状虽重，但是不伤黑睛瞳仁，二周常常可以自愈，切不可刺破出血。

《秘传眼科龙木论》　天行赤眼暴翳综论※*

此眼初患之时，忽然白睛赤肿泪出，或痒或痛，皆是肝心壅毒在胸膈之间，更相击发，脏气上冲，致使如此。切宜剌洗出血，后饮芦根饮子、镇肝圆，立效。

歌曰：

忽然暴患白睛红，轻者无妨重者疼。定是肝心二脏热，更须击发使相攻。

芦根饮子须通泄，莫遣他时更复踪。圆散镇肝吞半剂，如斯治疗有神功。

——宋元间·佚名氏《秘传眼科龙木论·卷之五·暴赤眼后急生翳外障》

【提要】　本论主要阐述天行赤眼暴翳的病机、症状及治法。要点如下：其一，天行赤眼暴翳发病迅速，白睛混赤浮肿，眵少泪多，或痒或痛。其二，此病多由外感疫疠毒邪，内兼心肝火盛，内外合邪，上攻于目所致。治以芦根饮子、镇肝丸清泻火热。

王肯堂　论天行赤热证※*

目赤痛，或睥肿头重，怕热羞明，涕泪交流等症。一家之内，一里之中，往往老幼相传者是也。然有虚实轻重不同，亦因人之虚实、时气之轻重何如，各随其所以，而分经络以发病。

有变为重病者，有变为轻病者，有不治而愈者，不可概言。……天时流行热邪相感染，而人或素有目疾，及痰火热病，水少元虚者，则尔我传染不一。其丝脉虽多赤乱，不可以为赤丝乱脉证，常时如是之比。若感染轻而源清，邪不胜正者，则七日而自愈，盖火数七，故七日火气尽而愈。七日不愈而有二七者，乃再传也。二七不退者，必其犯触及本虚之故，防他变证矣。

——明·王肯堂《证治准绳·杂病·第七册·七窍门上·目痛·天行赤热证》

【提要】　本论主要阐述天行赤眼的病因病机及症状、转归。要点如下：其一，天行赤眼，也称"天行赤热"，多有眼目灼痛、胞睑微肿、怕热羞明、头痛及鼻涕眼泪交相流出等症状，家庭成员互相传染。其二，本病外因为感染天时流行热邪，内因与人素有目疾、痰火热病、气血阴阳虚弱有关。是否发病，病情轻或重，与人的体质强弱有关，也与邪气强度有关。若正不胜邪，日久不愈，须防其变为他证。

《医宗金鉴》　天行赤眼综论*

天行赤眼四时生，传染热泪肿赤疼，受邪浅深随人化，祛风散热饮防风，牛蒡将军羌赤芍，连翘栀薄草归芎。

注：天行赤眼者，四时流行风热之毒，传染而成，老幼相传，沿门逐户，赤肿涩泪，羞明疼痛，受邪浅深，视人强弱，强者先愈，弱者迟愈。宜用祛风散热饮，风盛倍羌防，热盛倍大黄。

——清·吴谦《医宗金鉴·眼科心法要诀·卷七十八·天行赤眼歌》

【提要】　本论主要阐述天行赤眼的病因病机、症状及治法。要点如下：其一，天行赤眼由四季流行的风热毒气传染而致，出现白睛红赤浮肿、怕热羞明、沙涩难忍、泪热如汤等症状，传染性强。病程长短，视正气虚实而定。其二，治疗宜用祛风散热饮，风盛可倍用羌活、防风，热盛倍用大黄。

2.1.6　胬肉攀睛

胬肉攀睛是以目中胬肉由眦角横贯白睛、攀侵黑睛、甚至遮盖瞳神为主要表现的病证。又名"胬肉侵睛外障""蝇螳积证"等。本病的发生，有诸多因素：或心肺蕴热，风热外袭，内外合邪，热郁血滞，脉络瘀滞，渐生胬肉；或嗜食五辛酒浆，脾胃蕴积湿热，邪热壅滞目眦所致；或忧思劳怒，五志过极，气郁化火，心火上炎，克伐肺金，渐生胬肉。或劳欲过度，心阴暗耗，肾精亏虚，水不制火，虚火上炎，脉络瘀滞，渐生胬肉；或日光、风沙、烟尘等长期刺激，以致脉络瘀滞，发为本病。对于本病的治疗，若胬肉淡红菲薄，头平体小者，以点眼药为主，胬肉头尖高起，体厚而宽大，血脉红赤粗大者，应内外同治。若药物无效，发展较速者，宜手术治疗。

倪维德　论胬肉攀睛经络辨证及治法*

人之有五脏者，犹天地之有五岳也；六腑者，犹天地之有四渎也；奇经者，犹四渎之外，别有江河也。奇经客邪，非十二经之治也。十二经之外，别有治奇经之法也。《缪刺论》曰：邪客于足阳跷之脉，令人目痛，从内眦始。启玄子王冰注曰：以其脉起于足，上行至头，而属目内眦，故病令人目痛，从内眦始也。《针经》曰：阴跷脉入鼽，属目内眦，合于太阳、阳跷而上行。故阳跷受邪者，内眦既赤，生脉如缕，缕根生于瘀肉，瘀肉生黄赤脂，脂横侵黑睛，渐蚀神水，此阳跷为病之次第也。或兼锐眦而病者，以其合于太阳故也。锐眦者，手太阳小肠之脉也。锐眦之病，必轻于内眦者，盖枝蔓所传者少，而正受者必多也，俗呼为攀睛，即其病也。还阴救苦汤主之，拨云退翳丸主之，栀子胜奇散主之，万应蝉花散主之，磨障灵光膏主之，消翳复明膏主之，朴硝黄连炉甘石泡散主之。病多药不能及者，宜治以手法。先用冷水洗，如针内障眼法，以左手按定，勿令得动移，略施小眉刀尖，剔去脂肉，复以冷水洗净，仍将前药饵之，此治奇经客邪之法也，故并置其经络病始。

——元·倪维德著，明·薛己校补《原机启微·卷之上·奇经客邪之病》

【提要】 本论主要阐述胬肉攀睛从经络走行的病机及内外治法。要点如下：其一，足阳跷脉上行头目，而属目内眦，故阳跷发病从内眦始。阴跷脉走行入鼻中，属目内眦，故阴跷脉发病，亦从内眦发病，见内眦红赤，红黄色瘀肉渐长，内有血脉如缕，横侵黑睛，渐蚀神水。手太阳经受邪时，则外眦发病，外眦发病轻于内眦。其二，胬肉攀睛可内服还阴救苦汤、拨云退翳丸、栀子胜奇散等汤药，若病情较重，则以小眉刀去除胬肉，同时内服汤药。

《银海精微》 胬肉攀睛综论※*

胬肉攀睛者，与大眦赤脉之症同，然此症者，脾胃热毒，脾受肝邪。多是七情郁结之人，或夜思寻，家筵无歇，或饮酒乐欲，致使三焦壅热；或肥壮之人，血滞于大眦。胬肉发端之时多痒，因乎擦摩，胬肉渐渐生侵黑睛。日积月累者为实，乍发乍痛者为虚。治法，实者小针为钩，钩起剪断些宽，三五日剪痕收满，方可点阴二阳四药，吹点，余翳渐清，避风忌口，斋戒可也。若乍发不宜钩剪，宜服药，点以淡丹药可也。三焦心火俱炎，亦能生此疾，治之须钩割后，宜服泻脾除热饮。

——明·佚名氏《银海精微·卷上·胬肉攀睛》

【提要】 本论主要阐述胬肉攀睛的病因病机及治法。要点如下：其一，胬肉攀睛的发生多由嗜食五辛酒浆，脾胃热毒壅盛，壅滞眦部；或是情志郁结，脾受肝邪；或肥壮之人，血滞于目内眦；或三焦心火俱炎，亦能生此疾。其病日积月累者为实，乍发乍痛者为虚。其二，实证翼状胬肉的治疗，可先行部分切除，待切口收满点阴二阳四药，后期应避免风沙刺激，忌食刺激性食物。虚证治疗则点淡丹药。若为三焦心火亢盛之证，则先行部分切除，后煎服泻脾除热饮。

傅仁宇 论胬肉攀睛外治法※*

胬肉之症，或大小眦间生出者，乃活肉也。若用点药、服药不能退者，必至侵遮黑睛，恐碍瞳神，须用割法施治为妙。或未侵及黑珠者，亦无伤也。只宜点服丸散，缓以退之，不可轻易钩割，慎之慎之！

凡割之际，先用明矾不拘多少，热水泡化，以新羊毛笔蘸矾水于胬肉上，其肉始能皱起，然后易于下手。

先用锋利之针，穿入肉中，上下露针挑起，横于上下眼胞担定，方用锄刀从中锄至近黑珠边，微微轻浮搜拨下切，不可碍动黑珠要紧，复又从针处搜拨白睛，至大小眼眦尽处。或用刀割，或用小花剪剪断亦可，不可碍动大小眦头红肉一块，此乃眼窍通于心之血英也。若一出血，则必伤之，多至成漏，为害非浅。如胬肉白者，不烙无妨。如割胬肉有出血者，用绵纸揉软，蘸水湿拭之即止。

凡割眼如胬肉红者不烙，有变成鸡冠蚬肉者，亦宜割之。割后要戒色欲恼怒、冲风冒日、辛苦劳碌，静养三七日可也。禁食鱼腥、煎炒、酒面、鸡、鹅、驴、马、猪头、犬肉、葱、蒜、韭、芥、胡椒辛辣等物，割后宜服清热活血疏风煎剂十余帖，始妙。

——明·傅仁宇《审视瑶函·卷之四·割攀睛胬肉手法》

【提要】 本论主要阐释胬肉攀睛的外治法。要点如下：胬肉攀睛起于目内外眦，凡是经外用或内服药不愈者，须外治切除胬肉。在切除时，将矾水蘸于胬肉之上，待其皱起后将针穿过，逐渐将胬肉剥离，期间如有出血沾水，绵纸擦拭即可。若胬肉色白，可不用烙法，但胬肉有红肉一块，不可割除。在切除之后，须忌食辛辣发物，避免风沙刺激，并内服清热活血疏风煎剂。

张 璐 论胬肉攀睛外治法[※*]

多起于大眦，如膜如肉，渐侵风轮，甚则掩过瞳神。初起可点而退，久则坚韧难消，必用钩割。以针从上边胬肉中道挑起穿过，先揭起风轮边，后揭至大眦边钩定，沿眦割去，留则复长，过则伤眦，适当为妥。若血出，用软纸蘸墨浥汁则止，胬肉四沿虽粘，中则浮也，有用线穿挂割，亦能去之，但延缓为累。去后用点药消其根，内服和血清火之剂。

——清·张璐《张氏医通·七窍门上·外障·胬肉攀睛证》

【提要】 本论主要阐释胬肉攀睛的外治法。要点如下：胬肉攀睛大多都是起于目内眦，于白睛部生胬肉，呈三角状隆起并逐渐增厚，且有脉络分布，横贯白睛，甚至攀侵黑睛。初发时点药可愈，日久则须外治割除。并详细述及手术之法。术后内服和血清火药物，外用用点药消其根。

《医宗金鉴》 论胬肉攀睛证治[※*]

胬肉攀睛大眦起，初侵风轮久掩瞳，或痒或疼渐积厚，赤烂多年肺热壅。初起紫金膏点效，久宜钩割熨烙攻，内服除风汤蔚桔，细辛连味大黄风。

注：胬肉攀睛之证，起于大眦，初则渐侵风轮，久则掩过瞳人，或痒或痛，渐渐积厚。此证多因赤烂年久，或肺经风热壅盛所致。初起可点紫金膏，胬瘀自退；久则坚韧难消，必须钩割熨烙后，服除风汤。

——清·吴谦《医宗金鉴·眼科心法要诀·卷七十八·胬肉攀睛歌》

【提要】 本论主要阐述胬肉攀睛的病机及治法。要点如下：其一，胬肉攀睛大多起于目内眦，初起患眼涩痒，眦部白睛表层肥厚隆起，努起如肉似翼状，并向黑睛攀附，影响视力。其二，此证多由肺经风热壅盛而致，或眦角日久溃烂不愈所引起。其三，治疗上，初起可用紫金膏点眼，病久则外治除去胬肉，后服除风汤。

2.1.7 火疳

火疳是以白睛里层有紫红色结节隆起，且疼痛拒按为主要表现的外障病证。因系心肺两经实火上攻白睛，火邪无从宣泄而致，故称之为火疳，亦称为"火疡"。其病因病机分以下几方面：心肺热毒内蕴，火郁不得宣泄，以致气滞血瘀，滞结为疳，病从白睛而发；或素有痹证，风湿久郁经络，郁久化热，风湿热邪循经上犯白睛而发病；或肺经郁热，日久伤阴，虚火上炎，上攻白睛。治疗方面，本病是白睛病中较严重的一种疾病，病发于白睛里层，病情复杂，病变多端，以心肺热蕴为主，且痰热互结，累及血分，应以清泻心肺之热为本，以活血散结贯穿治疗始终，同时不要忽视扶正，若反复发作者，应在眼病治愈后注意调理。外治可以用清热泻火中药滴眼液滴眼，重症者可用针刺疗法、放血疗法治疗。

王肯堂 论火疳病因病机[※]

生于睥眦气轮，在气轮为害尤急。盖火之实邪在于金部，火克金，鬼贼之邪，故害最急。初起如椒疮榴子一颗，小而圆，或带横长而圆，如小赤豆，次后渐大，痛者多，不痛者少。不可误认为轮上一颗如赤豆之证，因瘀积在外易消者。此则从内而生也。

——明·王肯堂《证治准绳·杂病·第七册·七窍门上·目疮疡·火疳证》

【提要】 本论主要阐述火疳的病因病机与主要症状。要点如下：火疳为心火盛，火克金，心肺热盛，上逼白睛所致，病在目眦和气轮，在气轮者尤为严重。本病初起为红色结节，由内而生，后逐渐增大，痛者多，不痛者少。

傅仁宇 论火疳症[※*]

火疳生如红豆形，热毒应知患不轻，两眦目家犹可缓，气轮犯克急难停。重则破泉成血漏，轻时亦有十分疼，清凉调治无疑惑，免致终身目不明。

此症生于睥眦气轮也。在气轮，为害尤急。盖火之实邪，今在金部，火克金，鬼贼相侵，故害最急。初起如粟疮榴子一颗，小而圆，或带横长而圆，状如豆，次后渐大，痛者多，不痛者少，不可误认为轮上一颗如赤豆症，因瘀积在外，易消之比，此则从内而生也。宜服洗心散。

——明·傅仁宇《审视瑶函·卷之四·火疳症》

【提要】 本论主要阐述火疳的病机、症状及治法。要点如下：其一，火疳形似红豆，多由心火克肺，热毒上冲于目所致。病发两眦病情轻，若发于气轮，则难救治。其二，本病初起如粟疮，小而圆，之后渐渐变大，多有疼痛，不可误认为是外部瘀血所致，实从内而生。治宜服洗心散。

黄庭镜 火疡综论※※

火疡状如红豆蔻，其故知为邪毒否，两眦之间已不堪，气轮犯克难分剖。

此症初起如秦椒，继如红豆蔻，生于内睑眦间，着气轮者为急。盖火之实邪，今在金部，所谓鬼贼相侵，失治或误会成溃漏，须黄连解毒汤。不妥，当八正散、犀角地黄汤。再则宜滋水以济火，或补阴以配阳，圆机活用，治法良多，宁必一意败毒。

——清·黄庭镜《目经大成·卷之二上·五色疡》

【提要】 本论主要阐述火疡的发病特点、症状、治法及方药。要点如下：其一，火疡初起如秦椒大小，渐渐发展如红豆蔻般大小，多有疼痛。由心肺火盛所致。其二，病位在于内睑眦间已属病重，生于气轮者为急。若失治误治，则易成溃漏。其三，治宜泻火解毒，凉血散结，用黄连解毒汤、八正散、犀角地黄汤。或滋阴降火，补阴以配阳。

黄朝坊 火疡论※

火疡之证，生于睥眦气轮，然在气轮者，为害尤急。盖心经火之实邪，今在金部，火克金，鬼贼相侵，故害最急。其候初起如粟疮榴子一颗，小而圆，或带横长而圆，状俨如豆，次后渐大，痛者多，不痛者少。不可误认为轮上一颗如赤豆之证，因瘀积在外易消者之比，盖此从内而生也。治之亦宜分虚实，实者以洗心散主之，虚者以补心丹主之。虚实分明，经络原因不紊，岂尚有误治哉。

——清·黄朝坊《金匮启钥·卷四·火疡论》

【提要】 本论主要阐述火疡证治疗分虚实。要点如下：其一，火疡为心肺热毒内蕴，火郁不得宣泄，上逼白睛所致。其二，本病初起，为白睛由内而外隆起紫红色结节，推之不移，多有疼痛拒按。紫红色结节，可逐渐增大。其三，治疗上，首先要辨清虚实，实则泄之，虚则补之。实者以洗心散主之，虚者以补心丹主之。

2.1.8 聚星障

聚星障是以黑睛骤生多个细小星翳，伴有沙涩疼痛、羞明流泪为主要表现的外障病证。又称"星翳""翳如称星"。其病由风热或风寒之邪外侵，上犯于目，袭于黑睛；或肝经伏火，复感风邪，风火相搏，上攻黑睛；或居住潮湿或长期水中作业，或淋雨涉水，或过食炙煿五辛肥甘厚味，或常饮酒醪，或忧思太过，脏腑功能失调，湿热滞留黑睛而生翳；或肝肾阴虚，或热病后阴津亏耗，虚火上炎，熏灼黑睛而病。本病病因较为复杂，辨证时要全身症状与局部症状综合分析，详辨病因，细审寒热虚实。若因风热为病者，治宜疏风清热；若因风寒为病者，治宜发散风寒；肝火盛，宜清肝泻火；湿热重，宜清化湿热。病情缠绵，反复发作者，常为虚实夹杂，至于孰轻孰重，当眼、体合参，权衡利弊，扶正祛邪并用。

王肯堂 聚星障综论※*

乌珠上有细颗，或白色，或微黄。微黄者，急而变重，或联缀，或团聚，或散漫，或一同生起，或先后，逐渐一而二，二而三，三而四，四而六七八十数余，如此生起者。初起者易治，生定者退迟。能大者有变。团聚生大而作一块者，有凝脂之变。联缀四散，旁风轮白际而起，变大而接连者，花翳白陷也。若兼赤脉爬绊者，退迟。若星翳生于丝尽头者，亦退迟进速且有变，盖接得脉络生气之故。此证大抵多由痰火之患，能保养者庶几，斫丧犯戒者，变证生焉。

——明·王肯堂《证治准绳·杂病·第七册·七窍门上·目翳·聚星障证》

【提要】 本论主要阐述聚星障的发病特点、病机及症状。要点如下：其一，本病初起，黑睛上出现细小的白点，加重变为微黄色，或联缀，或团聚，或散漫逐渐增多，进而连片。若失治误治，可能变为凝脂翳或花翳白陷。其二，聚星障的形成，多由痰瘀火所致。发病初期若及时治疗，预后较好；但片状浸润形成后，病程较长，且翳障不易消退。

马化龙 辨肺金克肝木黑睛生翳膜论※

五行生克云金克木。肝属木，肺属金，木受金伤，枯燥生火，肝上因生脂膜如豆腐皮，粘延缠扰不清。热毒随肝之经络上升于目，而生红丝，自白睛而入黑睛，睛上云翳如称星，如丝缕，如梅花，时长时退，甚至遮蔽瞳人。治法宜服发散、和解之药，清热退翳为妙。合观二症，黑白珠上未生翳膜，肝、肺上先生翳膜，如何钩割得？先点扫雾丹，次用《秘诀》吹冲法，点赛宝丹。

——清·马化龙《眼科阐微·卷之一·元集·辨肺金克肝木黑睛生翳膜论》

【提要】 本论主要阐述聚星障的病机与用药特点。要点如下：其一，黑睛生翳，为木受金伤，枯燥生火，热毒随肝之经络上升于目所致。其二，起初白睛充血，后由白睛而入黑睛，表现在黑睛上为星芒状、丝状、梅花状等，甚至会生长至遮蔽瞳仁。其三，用药应具有发散、和解之功效，清热退翳为妙。且黑白睛珠未生翳膜之时，不可使用钩割法。

顾 锡 论肝肾郁结聚星障※*

肝属风木，木能生火，惟血涵养，否则火盛血伤，目病生焉。其脏主疏泄，凡人愤闷不平，或受六淫之邪，则气不宣流，遂生星翳障雾，如点如凿，或圆或方，形色不一，莫可枚举。……白星团聚，名聚星障，属肝肾郁结，精血受伤也。

——清·顾锡《银海指南·卷二·肝经主病》

【提要】 本论主要阐述聚星障的病因病机。要点如下：其一，本病因愤闷不平，致肝气郁结，肝火上炎，火盛血伤；或感受六淫之邪，则气滞不舒。总由肝肾郁结，精血受伤，精血不能上荣于目，遂生星翳障雾。其二，因其形状如点如凿，各不相同，如天上的星星，因此得名聚星障。

俊笃士雅　钉翳根深论※※

此证星翳中之恶证，而角膜上生白色小疮，及多日则渐侵瞳子，毒深钉入而不迁其处，流利如脓眵液，涩痛羞明。先患一眼，必传于一眼，遂致大患。原因梅毒而所发之煅肿眼后多有之。

——日·俊笃士雅《眼科锦囊·卷二·钉翳根深》

【提要】　本论主要阐述由梅毒引发星翳的特点。要点如下：其一，梅毒引发的星翳属星翳重证，病灶深如钉入而不迁延其他部位，流脓眵液，涩痛羞明。其二，本病多为一眼先发，而后传至另一眼，而后引发更多全身疾病。

2.1.9　花翳白陷

花翳白陷是以黑睛生翳溃陷，四周略高起，中间低陷，边缘不整齐，形状如花瓣，或似碎米、鱼鳞状为主要表现的外障病证。又名"白陷鱼鳞"。其病因病机有三：一是外感热毒之邪，肝经火炽于内，内外相搏，攻冲黑睛为病；二是毒邪深入，肝胆火炽，酿成腑实热症，热盛则肉腐，故黑睛溃陷；三是湿热外袭，郁结肝胆，热为湿阻，湿胜则烂，故黑睛溃烂。治疗上本病急重，且以实证热证居多，虚证夹实者，间或有之，单纯虚证者少见。初期多系外感风热毒邪，治宜疏风清热解毒；毒邪深入，迅速传变，导致肝胆实热，治宜清肝泻热；若肝胆火炽，则出现腑实热证，治宜泻火通腑。夹湿者，往往病情缠绵，治宜清热除湿。外治以清热解毒退翳明目为主，以滴眼液治疗。

《太平圣惠方》　论花翳白陷病机与病证※※

夫花翳初发之时，眼中发歇疼痛，泪出，赤涩，睛上忽生白翳，如枣花、砌鱼鳞相似。此为肝肺积热，脏腑壅实而生此疾。宜速治疗，不尔失明，遂有所损也。

——宋·王怀隐《太平圣惠方·卷第三十三·治眼生花翳诸方》

【提要】　本论主要阐述花翳白陷的病机及症状。要点如下：其一，花翳白陷，由肝肺积热，脏腑壅实所致。其二，初起眼中疼痛，流泪，红肿涩痛；随之黑睛忽生白翳，状如枣花、鱼鳞状。当尽早治疗，不治将失明，或视力有所损伤。

《银海精微》　花翳白陷论※※

人之患眼，生翳如萝卜花，或鱼鳞子，入陷如碎米者，此肝经热毒入脑，致眼中忽然肿痛，赤涩泪出不明，头痛鼻塞，乃是肝风热极，脑中风热极致使然也。宜服泻肝散，加味修肝散主之。

——明·佚名氏《银海精微·卷上·花翳白陷》

【提要】　本论主要阐述花翳白陷的症状、病机及治法。要点如下：其一，本病初起时，黑睛生翳，如萝卜花，或鱼鳞子，入陷如碎米；患眼有突然红肿疼痛，流泪，头痛鼻塞等症状。其二，本病为肝风热极，化热成毒，上行于脑所致。其三，治疗上，宜用泻肝散、加味修肝散加减。

《秘传眼科龙木论》　花翳白陷外障综论

此眼初患之时，发歇忽然，疼痛泪出，黑睛立时遽生白翳如珠，与枣花陷，铺砌鱼鳞相似。此为肝肺积热壅实，上冲入脑，致生此疾。切宜服药治疗，不得失时，恐损眼也。宜用摩顶膏摩于顶上，然后服知母饮子，兼服山药圆，立瘥。

歌曰：

忽生白翳簇瞳人，点点如花陷砌鳞。肝肺伏藏多壅实，上冲入脑病为根。

膏摩顶上除风热，汤饮除肝服要频。酒面休餐诸毒物，莫因小事发贪嗔。

——宋元间·佚名氏《秘传眼科龙木论·卷之三·花翳白陷外障》

【提要】　本论主要阐述花翳白陷的病因病机、症状及治法。要点如下：其一，花翳白陷初发时，突然疼痛泪出，黑睛遂生白翳，如枣花、鱼鳞状。其二，本病的基本病机，为肝肺积热壅实，上冲于目。其三，治疗宜及时服药，不得延误，宜用摩顶膏，后服知母饮子、山药丸。

《明目至宝》　花翳白陷凉肝经论

花翳旋绕瞳仁，点点如花如鳞。砌成白陷不须嗔，肝脏积热已定。酒后行房共枕，嗜食煎炙茹荤。先将药饵凉肝经，羚羊角散保命。此是肝经热毒也，宜服聚宝散、拨电散、岩电散、拂手散、密蒙花散。

——明·佚名氏《明目至宝·卷二·花翳白陷》

【提要】　本论主要阐述花翳白陷的病因病机、症状及治法。要点如下：其一，本病是因嗜食肥甘厚味导致积热成毒，肝经热毒上行于目所致。其二，症见黑睛生翳，四周高起，中间低陷，状如花瓣。其三，治法上，以凉肝解毒为主，方用羚羊角散等。

傅仁宇　花翳白陷综论

凝脂四边起，膏伤目坏矣。风轮变白膏，低陷如半粞。总是见瞳神，也知难料理。

此症因火烁络内膏液蒸伤，凝脂从四围起而幔神珠，故风轮皆白或微黄色。看之与混障相似而嫩者，其轮白之际，四围生翳，而渐渐厚阔，中间尚青，未满者瞳神尚见，只是四围皆起，中间低陷，此金克木之祸也。或于脂下起黄膜一片，此二症夹攻尤急。亦有上下生起，名顺逆障，此症乃火上郁逼之祸也。亦有不从沿际起，只自凝脂色黄，或不黄，初小后大，其细条如翳，或细颗如星，四散而生，后终长大，牵连混合而害目，此是木火之祸也。以上三者，必有所滞，治当寻其源，浚其流，轻则清凉，重则开导。若病慢及瞳神，不甚厚重者，速救，可以挽回，但终不能如旧，虽有瞳子，光不全矣。

——明·傅仁宇《审视瑶函·卷之三·外障·花白翳陷症》

【提要】 本论主要阐述花翳白陷三种证候的发病特点与病因病机。要点如下：其一，金克木之祸，即肺热克肝，初起从气轮与风轮交界之处开始，黑睛四周起白翳，中间低陷。其二，火上郁逼之祸，即肝郁化火上攻于目，白翳可见黄膜。其三，木火之祸，即肝胆火旺，其不沿气轮与风轮边际而起，色黄或不黄，初小后大，初形如条如星，逐渐长大后串连成片。其四，治疗上，当"寻其源，浚其流"，"轻则清凉，重则开导"。若病情不重，及时正确地治疗，亦会影响视力。

《医宗金鉴》 花翳白陷综论※*

花翳白陷在乌睛，四围渐起漫神瞳，状如枣花鱼鳞翳，肺肝风热脑中冲，知母饮子防风桔，知母硝黄芩细芄。

注：花翳白陷者，乃黑睛生翳，风轮四围渐起，中间低陷，其翳状如枣花鱼鳞之形，乌睛或白或带微黄。此因肺肝积热，风邪上冲于脑所致。宜用知母饮子。

——清·吴谦《医宗金鉴·眼科心法要诀·卷七十八·花翳白陷歌》

【提要】 本论主要阐述花翳白陷的病因病机与证治。要点如下：其一，花翳白陷的病位在黑睛，从黑睛周围发病，渐渐漫及瞳神，翳膜形状如枣花鱼鳞状。其二，本病的基本病机，为肺肝积热，风邪上冲于脑。其三，治疗宜用知母饮子。

2.1.10 宿翳

宿翳是指黑睛疾患痊愈后遗留下的瘢痕翳障，以边缘清晰、表面光滑、无红赤疼痛为主要表现的病证。历代眼科文献根据翳障的位置、形状、范围、厚薄及颜色等情况命名繁多，但主要有冰霞翳、云翳、厚翳和斑脂翳四种。总由黑睛疾病或黑睛外伤痊愈后遗留瘢痕翳障所致。其致病的原因，多由外感风热或脏腑热炽所致，火热易伤阴液，且火邪易郁脉络，故瘢痕翳障的形成往往与阴津不足、气血瘀滞有关。宿翳之辨证，应分清翳之新久。新患浅而薄的宿翳，坚持治疗可望缓解；久患翳厚者难疗。治宜内外结合，以退翳明目为主，随体质之虚实，酌予补虚泻实治之。外治可针刺或药水点眼。

王肯堂 冰瑕翳综论※*

薄薄隐隐，或片或点，生于风轮之上，其色光白而甚薄，如冰上之瑕。若在瞳神旁侧者，视亦不碍光华。若掩及瞳神者，人看其病不觉，自视昏眊渺茫。其状类外圆翳，但甚薄而不圆。又似白障之始，但经久而不长大。凡风轮有痕粗者，点服不久，不曾补得水清膏足，及凝脂、聚星等证，初发点服不曾去得尽绝，并点片脑过多，障迹反去不得尽，而金气水液凝滞者，皆为此证。大抵虽治不能速去，纵新患者，必用坚守确攻，久而方退。若滑涩沉深及患久者，虽极治亦难尽去。

——明·王肯堂《证治准绳·杂病·第七册·七窍门上·目翳·冰瑕翳证》

【提要】　本论主要阐释宿翳的症状特点、病因及预后。要点如下：其一，宿翳的症状表现为黑睛生翳，多生于风轮，形状点片不一，较薄，表面光滑，状如冰上之瑕，多不影响视力。若生于水轮，掩盖瞳神，外观无异常，但视物模糊。其二，宿翳须与外圆翳和圆翳相鉴别。其形状像外圆翳，但很薄且不圆；又像圆翳初发，但日久而不长大。其三，本病多由凝脂翳、聚星障等病日久失治而致，很难治疗。一般翳薄早治，可望减轻或消退；若年久翳老，则用药多难奏效。

王肯堂　论斑脂翳证治※＊

其色白中带黑，或带青，或焦黄，或微红，或有细细赤脉绊罩。有丝绊者则有病发之患。以不发病者论，大略多者粉青色，结在风轮边旁，大则掩及瞳神。掩及瞳神者，目亦减光，虽有神手，不能除去。治者但可定其不垂不发，亦须内外夹治，得气血定久，瘢结牢固，庶不再发。若治欠固，或即纵犯，则斑迹发出细细水泡，时起时隐，甚则发出大泡，起而不隐，又甚则于本处作痛，或随丝生障，或蟹睛再出矣。其病是蟹睛收回，结疤于风轮之侧，非若玛瑙内伤，因内伤气血，结于外生之证，犹有可消之理，故治亦不同耳。

——明·王肯堂《证治准绳·杂病·第七册·七窍门上·目翳·斑脂翳证》

【提要】　本论主要阐释斑脂翳的症状及预后。要点如下：其一，斑脂翳色白，或白中带黑、青、焦黄、微红等色，亦或有细细赤脉绊罩。有赤脉绊罩者则有发病的可能。本病多发于风轮，较大则掩及瞳神，进而影响视力，预后不良。其二，治疗应内外兼治，使气血定，斑翳固，方不再发。若治欠固，极易复发，甚者病处作痛，或生新生血管翳，更甚者可再发蟹睛。其三，本病预后较差，若调护得当，尚可维持现有视力，若失于调护，再发蟹睛，可造成失明。

黄庭镜　宿翳综论※＊

不多宿翳凌神水，尽晶莹伶俐。秋江月朗，玉壶冰洁，一般情致。观光直恁留槐市，怎双眸无济。当前风物，转头陈迹，又将何以。

此症亦是宿翳，若隐若现，或片或点，留于风轮，色光白而甚薄，看虽易治，其实不然。掩及瞳子者，微觉昏而视短。盖青睛有窝痕的，点磨不到，不曾补得元神，俾水清膏足。或浮云暴症，内除未净，而冰硝过点，火热水冷，磅礴而成。玉质英英，晶光洞彻，余故有冰壶秋月之喻。须耐心岁月，坚攻稍退。但是症十有七分尚见，谁肯长年从事。且去翳之药越点越矇，肉娇而难耐毒者必红肿备至，人见辄云眼不医不瞎。其在斯，急罢手。有混睛障尽去，独存一翳，洁白映人，本科曰孤星伴月，呼此名亦通。

凡宿翳不在厚薄，但见实而光滑，及如雪如粉，直透风轮之背，巽廊之面，均谓之废疾，不必言及医药。

——清·黄庭镜《目经大成·卷之二·冰壶秋月》

【提要】 本论主要阐释宿翳的病因病机、症状及治法。要点如下：其一，冰壶秋月之翳也属宿翳，其症状较轻，或点或片，若隐若现，多见于白睛，色光白而甚薄，掩及瞳神可引起视物模糊。其质如玉，晶光洞彻，因而喻为冰壶秋月。其二，本病病程较长，难以根治，因影响视力的程度较轻，若点去翳之药，反致眼矓红肿，故有"眼不医不瞎"之说法。凡宿翳无论厚薄，预后均不良。

2.2 内 障

内障眼病，泛指广义的瞳神疾病，包括发生于瞳神以及其后的一切眼内组织的病变。其病变的特点有二：一是在外可见瞳神散大、缩小或变形、辨色的改变。二是眼外观无明显异常，仅有视觉改变，如自觉视觉模糊或变形、变色，或自觉眼前似有蚊蝇飞舞，云雾飘逸等，严重者可失明。临证需配合必要的仪器检查，确定病变的部位和性质，从而进行综合分析。内障眼病多因外感攻目，过用目力及劳累过度所致，分为虚实二证。虚证主要由脏腑内损，气血不足，导致精气耗损，不能上荣于目；实证多因风热攻目，痰湿内聚，气郁血瘀，目窍不利而致。亦有虚实夹杂证。治疗时多以内治为主。虚证多以滋养肝肾、补益气血为主；实证常用清热泻火、利湿祛痰、疏肝理气、凉血止血和活血化瘀等法治疗；虚实夹杂之证，又需灵活辨证。有的疾病发病急骤危重，需进行中西医综合治疗。此外，尚可配合针灸等其他方法综合治疗。

巢元方 论内障病因病机※

夫目是五脏六腑之精华，宗脉之所聚，肝之外候也。腑脏虚损，为风邪痰热所乘，气传于肝，上冲于目，故令视瞻不分明，谓之茫茫也。凡目病，若肝气不足，兼胸膈风痰劳热，则目不能远视，视物则茫茫漠漠也。若心气虚，亦令目茫茫，或恶见火光，视见蜚蝇黄黑也。诊其左手尺中脉，沉为阴，阴实者目视茫茫。其脉浮大而缓者，此为逆，必死。其汤熨针石，别有正方，补养宣导，今附于后。

——隋·巢元方《诸病源候论·卷二十八·目病诸候·目茫茫候》

【提要】 本论主要阐述内障的病因病机。要点如下：其一，脏腑虚损，兼风邪痰热所侵，其气传于肝，上冲于目，可致视物昏渺目茫茫。其二，肝气不足，兼胸膈风痰劳热，则致视物模糊，不能远视。其三，左手尺脉沉实为肾虚，可见视物茫茫，若脉浮大而缓者，为逆，预后不良。其四，本病可用汤熨针刺治疗。

《太平圣惠方》 眼内障论※

凡病眼不痛不痒，端然渐渐昏暗，遂至失明，眼状虽如寻常，瞳仁中潜生障翳，作青白色，渐不辨人物，微见三光，名曰内障也。多从一眼先患，久后相牵，俱成此状。若不预服汤丸除其根本，不下为翳，在内肉脉相连双损故也。此皆热风冲脑，脑脂流下灌睛，亦有黑水凝结而作障也。

又曰内障之眼，凝滑数种，异象多般，有浮有沉，或滑或涩，或形如皓雪，或状似清冰，或散若梨花，或半分片月。风撮明窍，热攻翳开，缺角无垠，斜㖞有异。或翳嫩难见，或翳老粘睛，向阳色之不通，背日闪之不动。更有苍黄非等，灰色殊形，如斯异同，穷论莫尽。其中亦有不可治者，初患之时，脑痛眼疼，又有虽不痛疼，霍之不动者，名曰死翳。其翳作黄赤色，不可治也。又有翳状或作破散，或深或浅，中心垂布浓厚者，亦不可治也。

——宋·王怀隐《太平圣惠方·卷三十三·眼内障论》

【提要】　本论主要阐述眼内障的概念、证候、病因病机及预后。要点如下：其一，眼内障发病不痛不痒，渐渐视力下降，不辨人物，甚则仅有对日、月、火"三光"的光感，而眼之外形如常，瞳仁渐呈青白色。其二，内障，多从一眼先发，后至另一眼，其基本病机为热风冲脑，脑脂流下灌入眼睛，或水轮凝结所致。其三，眼内障的证候各有不同，翳障形态各异，颜色、质地也不尽相同。其四，眼内障亦有不可治者，有初患时脑痛眼痛者，亦有虽不痛但针拨之而不下之死翳者，另有翳色黄赤者，翳状或破散或深或浅，瞳仁中心浓厚者，皆不可治。

《太平圣惠方》　论内障症状与针拨内障法[※※]

凡内障之眼，形候甚多，好恶非一。有冰，有涩，有滑，有散。冰者拨之不下，滑者闭之不牢，涩者收之稍迟，散者刮之难聚。如此之类，各有浮沉，鉴辨者绝稀，造次者尤甚。偶逢有效，以为功能。忽若不痊，便言分命。是以学者，必须洞明形状，细察根源，穷其是非。固不容易，翳状不少，受病多端。或浮或沉，或老或嫩。用针轻重，粗细测量。宜浅宜深，宜迟宜疾。患人或冷或热，或实或虚。……又性热者，脑脂流下，其翳易老。性冷者，其翳难老。老障者可用小针，嫩薄者须用大针。障浮者，去乌珠近下针之。障沉者，须远下针。翳若沉，下针近拨之，则其翳不牢。翳若浮，下针远拨之，则翳多破。……凡开内障，及诸翳膜胬肉等，并须候天气晴朗无风，仍静处断除喧乱，安心定意，方可行针。随眼左右，宜向小眦头下针。隔鼻开眼者，鼻碍于手，下针不妙。令患人正面坐，手捉医人腰带，勿令放手。先将钝针柱穴令定，使得眼惯，勿令转动，定呼吸气五十息，徐徐进针。勿令过重，亦不可全轻。初且须轻轻，未入即须稍重。针头若偏，或有伤损，血则随针出，即不可止，亦不得重手按之。恐血更多，可轻轻裹之。又须缓气，徐徐用力逼之，血即自止。若血不止，必见大伤。则待血凝塞针孔则合也。可依旧法，用药将息。转针不过子午，若针觉坚急者，则是入膜。若放手犹滑，及未得全入。若已入了，其眼觉痛。若痛且住，歇少时，更渐进之。临欲过膜，痛即更甚。方便用意针过。待痛稍定，即可倒针向瞳仁，与瞳仁齐平，拨之向下，不得绝重手也。离瞳仁微近，开眼便见物。既见物，须捻眼合，缓缓抽针出了，停五十息。久开得明，明见物分明，即以绵封之，依法将息，勿令失度，稍失其宜，即翳晕却上，准前更开亦得。若拨后有动静，随状止之。若有痛处，以手随处摇之即定。若大痛不定，即以火熨之。凡欲下针，预向人说勿恐。下手疾，人惊恶呕吐，亦须协药止痛。以大黄木香等为末，以醋浆水和如泥，作饼子拓之即定。或吐不定，含白梅咽津，仍预先含之。吐逆盛，即难止。凡诸药须预备，拟不可临时阙也。痛久不可忍，即见损也。开眼后，绵封七日，吃豉粥仰卧，不得转动侧卧。常须人看，不得离人。勿高声叫唤，大小便缓缓扶起，勿令患人用力，及不得洗面，避风将息。七日后开封，若见物犹白色，或如霜雪，盖是眼嫩故也。亦未可全除封，看物即可时时一开。若看物甚即睛疼，必有所损。二七日后，方可除封。有物状如衣带飞虫，悬针之动，水轮未定，吃药渐渐自已。三七日外，眼忽痒，无虑也。凡开眼时，患人不得太饱，亦无令饥也。既明见物，或有痛处，随左右针之，及揹捻左右督脉，颞颥、风府等穴。若针痕痛二三日即自定也。一月内不用洗面，恐水入针孔有损也。宜以绵渍盐汤，微微拭之。七日内不得吃饭，恐动牙关，应着水轮，故须吃粥及软烂之物。夫治眼不论障翳及错杂状候之眼，皆不得当风看日，及喜怒房事，五辛酒面，炙煿毒物，并宜断之。唯须宽缓情性，慎护调摄，即无不瘥也。若纵恣乖违，触犯禁忌，则自贻其咎矣。

——宋·王怀隐《太平圣惠方·卷三十三·开内障眼论》

【提要】 本论主要阐述内障的证候及用针拨内障的方法。要点如下：其一，各种类型的内障，在治疗时用针的粗细、手法的轻重中都有区别。其二，论中记载了内障外治法的步骤、注意事项，以及术后护理等各个事项。

倪维德 论金针拨内障[※※*]

久则不睹，神水纯白色，永为废疾也。然废疾亦有治法，先令病者，以冷水洗眼如冰，气血不得流行为度，用左手大指次指按定眼珠，不令转动，次用右手持鸭舌针，去黑睛如米许，针之令入。白睛甚厚，欲入甚难，必要手准力完，重针则破，然后斜回针首，以针刀刮之，障落则明。有落而复起者，起则重刮。刮之有至再三者，皆为洗不甚冷，气血不凝故也。障落之后，以棉裹黑豆数粒，令如杏核样，使病目垂闭，覆眼皮上，用软帛缠之，睛珠不得动移为度。如是五七日，才许开视，视勿劳也。亦须服上药，庶几无失。此法治者五六，不治者亦四五。

——元·倪维德著，明·薛己校补《原机启微·卷之上·阴弱不能配阳之病》

【提要】 本论主要阐述金针拨内障的手术方法、手术要点及术后调养。要点如下：金针拨内障疗法，最早见于唐代的《外台秘要》之中；表明当时已经有手术治疗白内障的病例记载。本论所述金针拨内障法虽然技术还不甚发达，但已有五六成的治愈率。

《秘传眼科龙木论》 圆翳内障论[※※*]

此眼初患之时，眼前多见蝇飞、花发、垂喜，薄烟轻雾，渐渐加重，不痛不痒，端然渐渐失明。眼与不患眼相似，且不辨人物，惟睹三光，患者不觉，先从一眼先患，向后相牵俱损。此是脑脂流下，肝热上冲，玉翳青白，瞳仁端正，阳看则小，阴看则大。其眼须针，然后服药补治。治用防风散、羚羊角饮子。

歌曰：

翳中最好是团圆，一点犹如水上盘。阳里看时应自小，阴中见则又还宽。

金针一拨云飞去，朗日舒光五月天。不是医人夸巧妙，万两黄金永不传。

——宋元间·佚名氏《秘传眼科龙木论·卷之一·七十二症方论·圆翳内障》

【提要】　本论主要阐述圆翳内障的病因病机与证治。要点如下：其一，圆翳内障，初患时眼前似蚊蝇飞舞、蜘蛛垂丝，如从烟雾中视物，渐渐加重，眼睛多不痛不痒，外部轮廓与正常眼睛无异，多从一眼先发，而后另一只眼睛亦发病。因其最终瞳神内呈圆形银白色或棕色的翳障，而得名圆翳内障。其二，圆翳内障的病机，为肝热上冲。其三，治疗可针拨，针拨后服防风散、羚羊角饮子。圆翳内障与冰翳内障、滑翳内障、涩翳内障等，虽病名不同，但实则均为晶珠混浊，只是发病的病因及病变的阶段、程度、部位、颜色有所差别。

《秘传眼科龙木论》　冰翳内障论※※

　　此眼初患之时，头旋，额角偏痛，连眼睑骨及鼻颊骨疼痛，眼内赤涩，有花或黑或白或红，皆因肝脏积热，肺受风劳，或心烦，或呕血、大便秘涩，夜见灯花如蜂飞。初患之时，宜令针治诸穴脉，忌督脉出血过多，恐加昏暗，宜服还睛圆。

　　歌曰：

　　冰翳犹如水冻坚，阴中阳里一般般。旁观瞳子透表白，针下分明岂诳言。

　　来往用针三五拨，志心服药必能痊。若遇庸医强拨下，瞳人清净不能观。

　　　　　　——宋元间·佚名氏《秘传眼科龙木论·卷之一·七十二症方论·冰翳内障》

【提要】　本论主要阐述冰翳内障的病因病机及证治。要点如下：其一，冰翳内障初患时，症见头眩额角偏痛，眼眶痛，眼内赤涩，视物昏花，甚至伴心烦、呕血、大肠秘涩等全身症状。其二，冰翳内障，为肝脏积热，肺受风劳所致。其三，治疗宜针刺诸穴，忌督脉出血过多，宜服还睛丸。

《秘传眼科龙木论》　滑翳内障论※※

　　此眼初患之时，不痒不痛，还从一眼先患，后乃相牵俱损，端然渐渐失明，皆因脑脂流下，肝气冲上，瞳人内有翳如水银珠子，不辨人物。宜令金针拨之，将息后，服补肝汤及石决明圆即瘥。

　　歌曰：

　　滑翳看时心宜专，微含黄色白翻翻。才开还大速还小，有似水银珠子旋。

　　针拨虽然随手落，凝神针出却归原。缩针穿破青云散，五月金乌照远天。

　　　　　　——宋元间·佚名氏《秘传眼科龙木论·卷之一·七十二症方论·滑翳内障》

【提要】　本论主要阐述滑翳内障的病因病机及证治。要点如下：其一，指出滑翳内障初患时，与圆翳内障相似，亦可从一眼先发，而后另一眼再发病。但瞳仁形态与其不同，所生翳障如水银珠子般圆滑。其二，滑翳内障，是因脑脂下流至目中所致，也与肝气上冲相关。其三，治疗宜金针拨除，后服补肝汤、石决明丸。

《秘传眼科龙木论》　涩翳内障论※※

此眼初患之时，朦胧如轻烟薄雾，渐渐失明，还从一眼先患，渐渐失明，后乃相牵俱损，不睹人物，犹辨三光。翳如凝脂色，瞳人端正，宜令金针拨之。然后服还睛散、七宝圆立效。

歌曰：

涩翳随开随聚迟，阴阳大小亦些微。旁观瞳子凝脂色，先哲留言不要疑。

此障拨时依本法，用针三五不还离。牢封七日图疮可，将息应当莫自欺。

——宋元间·佚名氏《秘传眼科龙木论·卷之一·七十二症方论·涩翳内障》

【提要】　本论主要阐述涩翳内障的证候及证治。要点如下：其一，涩翳内障，先一只眼睛视物模糊，渐至两眼俱患，视物不清，但有光感。翳膜颜色如凝脂色。治疗宜先用针拨除，后服还睛散、七宝丸治疗。其二，涩翳内障与滑翳内障，同属圆翳内障，两者之区别在于翳障的状态。滑翳内障之翳，如水银珠子般圆滑，色为黄白色；而涩翳内障之翳，如凝脂，呈白色，较滑翳缺少光泽。

《秘传眼科龙木论》　胎患内障论※※

此眼初患之时，皆因乳母多有吃食乖违，将息失度，爱食湿面、五辛、诸毒、丹药，积热在腹，从此令胎中患眼。生后五六岁以来，不言不笑，都无盼视，父母始觉，急须服药调理。不宜点诸毒药，烧灸头面，枉害形容。直至年长十五以来，方始辨眼内翳状，如青白色。盖定瞳人，犹辨三光，可令金针拨之。小儿内障，多有不堪疗者，宜仔细看之，方可医疗。宜服护睛圆，即不损眼也。

歌曰：

内障因何及小儿，胎中受热脑脂垂。初生不觉三年内，流盼还应眼转迟。

四五岁时言近看，瞳人结白始如迷。若能信受医家语，更读前贤后首诗。

又曰：

小儿内障未容医，将息难为定不宜。父母解留年十八，金针一拨若云披。

痴心灸烙烧头面，舌舐揩摩黑水亏。年几得医先损了，不堪针拨只堪悲。

——宋元间·佚名氏《秘传眼科龙木论·卷之一·七十二症方论·胎患内障》

【提要】　本论主要阐述胎患内障的病因病机及证治。要点如下：本病由孕妇饮食失节，爱食湿面、五辛之物，或将息失度，服食诸毒丹药，或由胎中受热，脑脂下流于眼所致，胎中患眼病，睛珠混浊，长至四五岁后，始辨眼内翳状如青白色，父母始觉。宜待其长至成年后，方可进行手术。服药宜服护睛丸。

《秘传眼科龙木论》　五风变内障论※※

此眼初患之时，头旋偏痛，亦是脏腑虚劳，肝风为本，或因一眼先患，或因呕吐双暗，毒风入眼，兼脑热相侵，致令眼目失明。初觉即须急疗，宜服除风汤、通明补肾丸立效。

歌曰：

乌绿青风及黑黄，堪嗟宿世有灾殃。瞳人颜色如明月，问睹三光不见光。

后有脑脂如结白，真如内障色如霜。医人不识将针拨，翳落非明目却伤。

——宋元间·佚名氏《秘传眼科龙木论·卷之一·七十二症方论·五风变内障》

【提要】 本论主要阐释五风变内障的病因病机及证治。要点如下：其一，五风变内障，主要指由青风、绿风、黄风、黑风、乌风内障等演变而来，其发病特点为头旋偏痛，瞳仁呈白色，眼目失明。其二，病机源于脏腑虚劳，肝风内动；或因呕吐，毒风入眼，兼脑热相侵而致。其三，治疗宜服除风汤、通明补肾丸。

《秘传眼科龙木论》 雷头风变内障论※※

此眼初患之时，头面多受热毒，风冲头旋，犹如热病相似，俗称为雷头风。或呕吐，或恶心，卒多冲入眼内，致令失明，还从一眼先患，瞳人或大或小不定，后乃相牵俱损，眼前昏黑，不辨三光。初觉有患，宜服泻肝汤、磁石圆立效。

歌曰：

俗号雷头热毒风，卒多冲入眼睛中。瞳人微大或微小，坐对三光黑不红。

脑热流脂来结白，医师不了便针通。虽然医坠依前暗，自愧庸医不用功。

——宋元间·佚名氏《秘传眼科龙木论·卷之二·雷头风变内障》

【提要】 本论主要阐述雷头风内障的病因病机及证治。雷头风内障，因发病时头晕，恶心呕吐，两耳中若雷鸣风动轰轰作声，故名。要点如下：其一，雷头风内障的发病特点，为恶心呕吐，头晕目眩，与热病相似；瞳仁微大或微小，眼前昏黑，视物不清或失明。其二，雷头风内障，头面感受冷热之邪，毒风上冲于目，年久失治所致。其三，强调及早治疗，初有症状即服泻肝汤、磁石丸。

《秘传眼科龙木论》 惊振内障论※※

此眼初患之时，忽因五脏虚劳受疾，亦因肝气不足，热毒冲入脑中，或因打筑脑，脑中恶血流下，渐入眼内，后经二三年间变成白翳，一如内障形状，不宜针拨先患之眼，更一只牵损之眼，却待翳成，根据法针之立效，然后服镇肝圆、还睛散即瘥。

歌曰：

忽然撞振不全伤，疼痛微微日子长。变即脑脂为白色，一如内障睹三光。

不须错误将针拨，却恐为灾难可当。在后若牵俱损者，医元如法如开张。

——宋元间·佚名氏《秘传眼科龙木论·卷之二·惊振内障》

【提要】 本论主要阐述惊振内障的病因病机及证治。惊振内障，是指头眼部挫伤或眼部锐器伤，损及晶珠，以致晶珠混浊的眼病。要点如下：其一，病因为五脏虚劳，肝气不足，热毒冲入脑中；或因打筑或撞振，脑中恶血流下，渐入眼内，后经二三年间变成白翳。其二，惊振内障初起，因眼部血络受损，瘀血停留，郁而化热，故常见灼热疼痛，畏光流泪等。若晶珠破损，神水侵犯，则晶珠开始混浊；甚至数日后，晶珠全混，影响视力。先患之眼，会损及另一只眼。其三，治疗上，初起宜清肝泻热，活血化瘀，服镇肝丸、还睛散；若红赤已退，仅留内障者，待病情稳定可行手术治疗。

《秘传眼科龙木论》 绿风内障论[※※]

此眼初患之时，头旋，额角偏痛，连眼睑骨及鼻颊骨痛，眼内痛涩见花，或因恶心痛甚欲吐，或因呕逆后，便令一眼先患，然后相牵俱损。目前花生，或红或黑，为肝肺受劳，致令然也。宜服羚羊角饮子、还睛圆。兼针诸穴，眉骨血脉。令住却疾势也。

歌曰：

初患头旋偏头痛，额角相牵是绿风。眼眶连鼻时时痛，闷涩生花黑白红。

肝脏只因先患左，肺家右眼作先锋。绩后相牵多总患，缘他脉带气相通。

风劳入肺肝家壅，客热浅流到肾宫。秘涩大肠犹自可，每觉心烦上筑胸。

必是有时加呕逆，风疾积聚在心中。羚羊汤药须当服，还睛圆散方成功。

频针眉骨兼诸穴，能令病本减行踪。忌针督脉宜出血，恐因此后转昏蒙。

瞳子开张三曜绝，妙药能医更漫逢。

——宋元间·佚名氏《秘传眼科龙木论·卷之二·绿风内障》

【提要】 本论主要阐述绿风内障的病因病机及证治。要点如下：其一，绿风内障患病初期，头晕，额角偏痛，连及眼眶及鼻颊骨痛，眼内痛涩，视物昏花；或因恶心呕吐后，一眼先患病，继而连及另一眼。其二，绿风内障的基本病机，为"风劳入肺肝家壅，客热潜流到肾宫""风痰积聚在心中"所致。其三，治以羚羊角饮子、还睛丸，针刺眉骨周围血脉。

《秘传眼科龙木论》 乌风内障论[※※]

此眼初患之时，不疼不痒，渐渐昏沉，如不患眼相似。先从一眼起，后乃相牵俱损，瞳子端然，不开不大，微小，不睹三光。此是脏气不和，光明倒退，眼带障闭；经三五年内，昏气结成翳，如青白色，不辨人物；以后相牵俱损，瞳人微小。针之无效，惟宜服药，补治五脏，令夺病势。宜服决明圆、补肝汤，立效。

歌曰：

眼无痛痒头不疼，渐渐昏蒙似物瞒。没翳恰如浑不患，乌风根本更何言。

有花脏腑虚劳事，无即肝家气填壅。两种既知虚与实，分明用药补和宣。

觉时先服凉药饮，空腹宜吞磁石圆。食后补肝须早治，瞳人未小即能痊。

阳衰年老还相似，医者搜寻仔细看。若绝三光永不救，瞳人乾定是为难。

——宋元间·佚名氏《秘传眼科龙木论·卷之二·乌风内障》

【提要】 本论主要阐述乌风内障的发病特点及治法。要点如下：其一，乌风内障，初患时不痛不痒，视力逐渐下降；一眼先发，后连及另一眼；瞳仁正常或微大，瞳神颜色昏暗，日久变乌。病由情志郁怒，肝火上炎，年老阳衰而致。其二，治宜决明丸、补肝汤。

《秘传眼科龙木论》 青风内障论※*

此眼初患之时，微有痛涩，头旋脑痛；或眼先见有花，或无花。瞳人不开不大，渐渐昏暗；或因劳倦，渐加昏暗。宜令将息，便须服药。终久结为内障，不宜针拨。皆因五脏虚劳所作，致令然也。宜服羚羊角汤、还睛散即瘥。

歌曰：

曾无痒痛本原形，一眼先昏后得名。瞳子端然如不患，青风便是此源因。

初时微有头眩闷，或见花生又不生。忽因劳倦加昏暗，知尔还应自失惊。

服药更须将息到，莫遣风劳更发萌。须服羚羊汤与散，还睛坠翳自相应。

头摩膏药频频上，免使双眸失却明。患者无知远此法，他时还道是前生。

——宋元间·佚名氏《秘传眼科龙木论·卷之二·青风内障》

【提要】 本论主要阐述青风内障的病因病机及证治。要点如下：其一，青风内障初起，眼略有涩痛，头痛，瞳仁微大，渐渐昏暗不清，多在劳累后加重。其二，青风内障的基本病机为五脏虚劳。其三，治疗上，宜服羊角汤、还睛散。勿过劳，不宜针拨。

《秘传眼科龙木论》 黑风内障论※*

此眼初患之时，头旋，额角偏痛，连眼睑骨及鼻颊骨时时亦痛；兼眼内痛涩，有黑花来往；还从一眼先患，以后相牵俱损。亦因肾脏虚劳，房室不节。因为黑风内障，不宜针拨，宜服药将息，针治诸穴脉。宜服羚羊角饮子、补肾圆立效。

歌曰：

黑暗形候绿风同，脏腑推寻别有踪。黑即肾家来作祸，绿风本是肺相攻。

欲知何药能为疗，也要羚羊瘥病踪。将息一针除赤眼，涩即轻轻镰睑中。

切忌房劳啼嗔怒，恣意之流切莫从。瞳子开张三曜绝，名医拱手谩相逢。

——宋元间·佚名氏《秘传眼科龙木论·卷之二·黑风内障》

【提要】 本论主要阐述黑风内障的病因病机及证治。要点如下：其一，黑风内障初起，头眩额角疼痛，连及眼眶及鼻根等部位疼痛，眼内涩痛，有黑花；一眼先发，后连及另一眼。其二，黑风内障的基本病机，为房室不节，肾脏虚劳。其三，治宜羚羊角饮子、补肾丸，针治诸脉，不宜针拨。其四，患者均有绿风内障病史，绿风内障失治误治后未能痊愈，转变为黑风内障。

邓 苑 论内障治法※*

内障受病，多因瞳神不红不肿，人不经意，日久不治，便成痼疾。瞳神属肾，又通胆腑，人身最灵者，惟此瞳神。而人身最重者，惟此肾经，所谓乙癸同源之义也。夫人有阴虚者，有阳虚者。阴虚则水不滋木，少火挟肝木而上炎，肝通眼窍，眼斯病矣。盖肾经如太极图也，水火具焉。右肾属阳水，左肾属阴水，命门少火居中。少火者阳也，以一阳陷于二阴之中，成乎坎之象，故易谓天一生水也。水火和平，百骸通畅，然脾土非少火不生，肝木非肾水不养，脾气足自生肺金，肝气充自培心火，则肾为五脏之源，所谓先天真气，生身立命，正在此也。故无水者，壮水之主以镇阳光。无火者，益火之源以消阴翳，非独治目，诸症可例推矣。此水火乃无形之水火，即先天真阴真阳也，阴虚补阴，阳虚补阳，脉候参之，庶几勿失。

若水火有亏，瞳神受疾，遂为内障等症。内障者，血少神劳，肾虚也，法当养血补阴，安神明目，须用加减地黄丸主之，空心服，兼进五宝丹，饭后服，自获奇效。或千金磁朱丹与石斛夜光丸，连服，及后方选用。

——清·邓苑《一草亭目科全书·内障治法》

【提要】　本论主要阐述肾与内障病的关系。要点如下：肾乃先天之本，五脏之源；五脏六腑之精，皆注于眼。且内障属瞳神疾病，瞳神属肾，肾精充盈，则瞳神明亮；肾精不足，则内障遂生。且内障者，多由血少神劳，肾虚所致，治当养血补阴，安神明目。方用加减地黄丸，兼进五宝丹。或千金磁朱丹与石斛夜光丸。

2.2.1　瞳神紧小

瞳神紧小是以瞳神失去正常的展缩功能，紧缩变小，甚者缩小如粟米，或如针孔且伴有红赤疼痛为主要表现的内障病证。又称"瞳仁锁紧""瞳神缩小""瞳神细小"。其病因病机有以下六点：一是肝胆火炽，火邪燔灼黄仁，强阳搏实阴，导致瞳神紧小。二是嗜食辛热炙煿、肥甘厚味，酿成脾胃湿热，或感受风湿之邪，郁久化热，上蒸于目，熏灼黄仁所致。三是劳累太过或病久伤阴，肝肾阴亏，虚火上炎，伤及黄仁。四是眼部外伤，黄仁受损。五是由眼部邻近组织病变波及，如花翳白陷、火疳等疾病，病邪深入，波及黄仁引起。六是全身性疾病导致，如现代所称之结核、痛风等。治疗上，实证可清肝泻火，清热除湿；虚证宜滋养肝肾。可以针刺、热敷外治，也可用药液滴眼。

❁ 倪维德　瞳神紧小因强阳抟实阴论[※※] ❁

强者，盛而有力也；实者，坚而内充也。故有力者，强而欲抟；内充者，实而自收。是以阴阳无两强，亦无两实。惟强与实，以偏则病。内抟于身，上见于虚窍也。足少阴肾为水，肾之精上为神水。手厥阴心包络为相火，火强抟水，水实而自收。其病神水紧小，渐小而又小，积渐之至，竟如菜子许。又有神水外围，相类虫蚀者。然皆能睹而不昏，但微觉眊矂羞涩耳。是皆阳气强盛而抟阴，阴气坚实而有御，虽受所抟，终止于边鄙皮肤也，内无所伤动。治法当抑阳缓阴则愈。以其强耶，故可抑。以其实耶，惟可缓而弗宜助，助之则反胜，抑阳酒连散主之。大抵强者则不易入，故以酒为之导引，欲其气味投合，入则可展其长，此反治也，还阴救苦汤主之，疗相火药也。亦宜用搐鼻碧云散。然病世亦间见，医者要当识之。

——元·倪维德著，明·薛己校补《原机启微·卷之上·强阳抟实阴之病》

【提要】 本论主要阐述瞳神紧小的病因病机与治法方药。要点如下：其一，首次运用"强阳抟实阴"的理论，阐释瞳神紧小的形成机制，即心包相火强盛搏于肾水，肾中精气坚实，故瞳孔自收。其二，本病可见瞳神紧小，且渐渐越来越小，甚者可如菜籽般大小，亦可见神水周围似虫蚀样改变。其三，提出"抑阳缓阴"的治疗原则。方用还阴救苦汤，亦可用搐鼻碧云散。

倪维德 论还阴救苦汤证治※*

还阴救苦汤 治目久病，白睛微变青色，黑睛稍带白色，黑白之间，赤环如带，谓之抱轮红，视物不明，昏如雾露中，睛白高低不平，其色如死，甚不光泽，口干舌苦，眵多羞涩，上焦应有热邪。

升麻 苍术 甘草（炙） 柴胡 防风 羌活（各半两） 细辛（二钱） 藁本（四钱） 川芎（一两） 桔梗（半两） 红花（一钱） 归尾（七钱） 黄连 黄芩 黄柏 知母 生地黄 连翘（各半两） 龙胆草（三钱）

每服七钱，水二盏，煎至一盏，去滓，热服。

上方，以升麻、苍术、甘草，诸主元气为君，为损者温之也；以防风、柴胡、羌活、细辛、藁本，诸升阳化滞为臣，为结者散之也；以川芎、桔梗、红花、当归尾，诸补行血脉为佐，为留者行之也；以黄连、黄芩、黄柏、知母、连翘、生地黄、龙胆草，诸去除热邪为使，为客者除之也。奇经客邪之病，强阳搏实阴之病，服此亦具验。

——元·倪维德著，明·薛己校补《原机启微·卷之下·附方》

【提要】 本论主要阐述还阴救苦汤的证治与方义。要点如下：本方由清热、解毒、祛风、活血诸药组成，具有泻火解毒、凉血散结的功效，主治"心火乘金水衰反制之病"，用于治疗火毒瘀滞所致"目久病，白睛微变青色，黑睛稍带白色，黑白之间，赤环如带，谓之抱轮红，视物不明，昏如雾露中，睛白高低不平，其色如死，甚不光泽，口干舌苦，眵多羞涩"者。

王肯堂 论瞳神紧小病因病机※*

《秘要》云：瞳子渐渐细小如簪脚，甚则小如针，视尚有光，早治可以挽住，复故则难。患者因恣色之故，虽病目亦不忌淫欲，及劳伤血气，思竭心意，肝肾二经俱伤，元气衰弱，不能升运精汁以滋于胆。胆中三合之精有亏，则所输亦乏，故瞳中之精亦日渐耗损，甚则陷没俱无，而终身疾矣。亦有头风热证，攻走蒸干精液而细小者，皆宜乘初早救，以免噬脐之悔也。

——明·王肯堂《证治准绳·杂病·第七册·七窍门上·瞳神紧小》

【提要】 本论主要阐述瞳神紧小的病因病机。要点如下：本病因淫欲过度，劳伤精血，肝肾亏虚，不能升运精汁于胆，胆中三合之精有亏，所输亦乏，致瞳神日渐耗损。或因患头风热病，耗伤阴精，目失所养而致病。病宜早治，方可保住视力。

张　璐　瞳神紧小综论[※*]

瞳神渐渐细小如簪脚，或如芥子，又有神水外围，相类虫蚀，渐觉眊矂羞涩，视尚有光，极难调理，早治可以挽住，经久则难。因病目不忌淫欲，相火强搏肾水，肝肾俱伤，元气衰弱，不能升运精汁以滋于胆，胆中之精有亏，所输亦乏，故瞳神亦日渐耗损，甚则陷没俱无，而终身疾矣。治当抑阳缓阴，先与黄连羊肝丸数服，次与六味地黄丸换生地加二冬，兼进滋肾丸，不应，加熊胆。亦有头风热证攻走，蒸干津液而细小者，皆宜乘初早救，以免噬脐之悔也。

——清·张璐《张氏医通·卷八·七窍门上·瞳神紧小》

【提要】　本论主要阐述瞳神紧小的病因病机和辨证施治。要点如下：其一，沿袭《证治准绳》的观点，认为瞳神紧小，是病目不忌淫欲，相火强搏肾水，肝肾俱伤，元气衰弱，不能升运精汁以滋于胆，胆中之精有亏，所输亦乏，瞳神日渐耗损所致。亦有头风热证上攻，蒸干细小津液而致。其二，治宜抑阳缓阴，以黄连羊肝丸、六味地黄丸换生地加二冬、滋肾丸为主进行治疗。

张　璐　肝热肾虚论[※*]

神水将枯，视珠外神水干涩不润，如蜓蚰之光，乃火气郁蒸，膏泽内竭之候，凡见此证，必成内障。若失调理，久久瞳神紧小，内结云翳，渐成瞽疾。盖瞳神小者，肝热肾虚；瞳神大者，肝虚肾热。此为肝热肾虚，初起珠头坠痛，大眦微红，犹见三光者，六味地黄丸加麦冬、五味，切忌吹点。若小儿素有疳证，粪如鸭溏而目疾，神将枯者死。热结膀胱证，神水将枯者，盖下水热蒸不清，故上亦不清。澄其源而流自清矣。

——清·张璐《张氏医通·卷八·七窍门上·神水将枯》

【提要】　本论主要阐述瞳神紧小的病因病机及辨证施治。要点如下：其一，瞳神紧小为肝热肾虚所致。其二，初起之时，目珠坠痛，白睛微红，视力尚可者，用六味地黄丸加麦冬、五味子治疗。其三，目珠外神水干涩不润，畏光羞明，是肝肾阴虚，虚火郁蒸，神水耗伤所致。凡见此证，必成内障。若失调理，久则瞳神紧小。

黄庭镜　瞳神缩小综论[※*]

两目当空罳，墨白分明好，童时无大今无小，可知为至宝，可知为至宝。因何候忽水干木槁，瞳神收缩精光少，看看盲到老，看看盲到老。

此症谓金井倏尔收小，渐渐小如针孔也，盖因劳伤精血，阳火散乱，火衰不洞，而水亦随涸，故肾络下缩，水轮上敛。甚则紧合无隙，残疾终身矣。治宜大补气血，略带开郁镇邪，使无形之火得以下降，有形之水因而上升，其血归元，而真气不损，或少挽回一二。

原案：倪氏《原机》为强阳搏实阴之病，抄书奴皆从之。庭镜特辟其谬，可谓反古，窃亦有所见而云然。一少年武闱下第，目忽不见，瞳神小如青葙子。某医谨遵渠，用抑阳酒连丸、搐鼻碧云散、还阴清肾等汤，未十日死矣。又一老丈亦得此症，近视略见指动，人咸曰寿微，余曰：病也。诊之脉沉迟而涩，饵以人参养荣及理阴煎十余剂，视稍远。一戚属仍处倪方，竟失明。由此验之，其为阴阳两虚无疑。且即据《原机》而论，阳强阴实，水火既济，何病之有？内无所伤，能睹不昏，何药之有？火强搏水，水实而自收，是犹日月对照，固当明察秋毫，何微觉眊燥？况瞳神小者，金井小之也，于心胞络何事？至云又有神水外围相类虫蚀，此眼目心腹之病，何止边鄙皮肤。老朽疯话，公然梓以行世，不仁孰有甚焉！《瑶函》颇更其说，而仍录其方，依次主治。非故口不从心，处此决无佳谋。然则少者之死，与老者之瞽，皆天也。岂抑阳、清肾之为祸哉！剔灯孤坐，忧从中来，不知涕之奚自？抑阳清肾固不对症，然遇偏阳鳏夫，服亦或效，未足深非。碧云散，主风热蔽郁，目暴赤肿。搐鼻窍而喷嚏，则邪从涕泪而泄。顾两肾自病，毫无表证，怎想到攻散法上，实可笑而不可解。

——清·黄庭镜《目经大成·卷之二下·瞳神缩小》

【提要】　本论主要阐述瞳神紧小的主要症状、病因病机与治则。要点如下：其一，提出本病为劳伤精血，阳火散乱，阴阳两虚，水不滋木所致。又以病案，批驳了倪氏"强阳搏实阴"的观点。其二，治宜大补气血，开郁镇邪，使无形之火得以下降，希冀有形之水因而上升，其血归元，而真气不损。

2.2.2　瞳神干缺

瞳神干缺是以黄仁与晶珠发生粘着，瞳神失去正圆，边缘参差不齐，形如锯齿或状如花瓣，且伴有视物昏矇为主要表现的内障病证。又称"瞳神缺陷""金井锯齿"。其病由肝胆蕴热，郁久化热，火气上逆，煎灼黄仁所致；或肝肾阴亏，虚火上炎，上扰于目，黄仁受灼所致。本病治疗务必尽早。内治应审证求因，肝胆蕴热治以清肝泻热，阴虚火旺治以滋阴降火。外治以药液滴眼，甚者行手术治疗。

《银海精微》　瞳神干缺综论＊＊

瞳人干缺者，亦系内障，与外障无预，但因头疼痛而起，故列外障条中。按此症因夜卧不得，肝藏魂，肺藏魄，魂魄不安，精神不定而少卧，劳伤于肝，故金井不圆，上下东西如锯齿，匾缺参差，久则渐渐细小，视物蒙蒙，难辨人物，相牵俱损。治法：宜泻肝补肾之剂。……瞳仁小者肝之实，瞳仁大者肝之虚。此症失于医治，久久瞳多锁紧，如小针眼大，内结有云翳，或黄或青或白，阴看不大，阳看不小，遂成瞽疾耳！初起时眼珠坠痛，大眦微红，犹见三光者，治宜服五泻汤、省风汤同补肾丸及补肾明目丸，久服效。

——明·佚名氏《银海精微·卷上·瞳仁干缺》

【提要】　本论主要阐述瞳神干缺的病因病机、症状及治法。要点如下：其一，瞳神干缺起病多见头痛目痛，入夜尤甚，查其瞳神形状不圆，边缘如锯齿，干缺不荣，日久瞳神渐渐缩小，视力下降，甚至失明。其二，本病病机为长期夜寐不安，劳伤于肝，肝肾阴虚阳亢，目失所养，久之发为本病。其三，本病治宜泻肝补肾，服五泻汤、省风汤同补肾丸及补肾明目丸，长久服用。其四，本病失于医治，将出现晶珠混浊，视力下降，以至失明。

《秘传眼科龙木论》 瞳神干缺外障论※*

此眼初患之时，忽因疼痛发歇，作时难忍，夜卧不得睡，即瞳人干缺，或上或下、或东或西，常不正圆，难辨三光，久后必俱损。大人多患，其瞳人或白或黑不定。白者脑脂流下为患，黑者胆热，肾脏俱劳，肝风为患。宜服泻胆汤、镇肝丸、补肾散，立效。

歌曰：

瞳人干缺水全无，或黑或白作形膜。白即脑脂来闭塞，黑即其中本自虚。

此状必须疼痛后，胆家风热作劳劬。名医拱手无方救，堪叹长年暗室居。

——宋元间·佚名氏《秘传眼科龙木论·卷之六·瞳人干缺外障》

【提要】 本论主要阐述瞳神干缺的病因病机、症状及治法。要点如下：其一，瞳神干缺发病初期可见目珠疼痛拒按，时作时止，入夜尤甚，瞳神某一方位干枯不荣，常不正圆，视力下降。其二，本病多发于成年人。其瞳仁颜色或白或黑不定，其色白，多为神水混浊，视力下降较重。瞳仁色黑，多因外感风湿，郁而化热，加以肾阴亏虚，肝风胆热，合而为病。其三，治疗宜服泻肝汤、镇肝丸、补肾散。

《医宗金鉴》 论瞳神干缺辨治※*

瞳人干缺瞳形缺，左右上下不成圆，色白脑脂流下患，色黑肝胆热虚愆。色白泻肝芩地骨，麦知芍蔚黑参添；色黑镇肝山药味，参芩石决细车前。

注：瞳人干缺内障，初患之时，忽因疼痛难忍，细看瞳人现出缺形，或左或右，或上或下，缺而不圆，瞳人之色，黑白不定。色白乃脑脂流下为患，宜服泻肝汤；色黑则胆热肝虚，宜服镇肝丸。

——清·吴谦《医宗金鉴·眼科心法要诀·卷七十七·瞳人干缺歌》

【提要】 本论主要阐述瞳神干缺的辨证施治。要点如下：其一，瞳神干缺初患时目珠疼痛难忍，其后瞳神形状干缺不荣，缺而不圆，其色或黑或白。其二，此病证的辨证施治分两种情况：瞳神色白，因肝胆湿热，宜服泻肝汤；色黑，因胆热肝虚，宜服镇肝丸。

2.2.3 青盲

青盲是以眼外观正常，唯视力逐渐下降，或视野缩小，甚至失明为主要表现的内障病证。本病可从视瞻昏渺、高风内障、青风内障、绿风内障、暴盲、头眼外伤及眶内颅内肿物等病引起。其病因病机有四：一是先天禀赋不足，肝肾亏损，精血不能上荣于目，致目窍萎闭，神光遂没。二是久病体虚，或心脾两虚，气血不足，目失濡养，导致目窍萎闭，神光泯灭。三是七情郁结，肝失条达，或暴怒伤肝，气机紊乱，目中玄府郁闭，阻碍精气血的运行，神光渐暗。四是头眼外伤，目系受损，或肿物压迫目系，导致脉络瘀滞，玄府闭阻，目失滋养，终致失明。本病不外虚、实、虚实兼夹三型，本着损其有余补其不足的原则对症治疗，但开通玄府精、气、血运行的通道应贯穿于各证治疗的始终。

巢元方　论青盲病因病机※*

眼无障翳，而不见物，谓之青盲。此由小儿脏内有停饮而无热，但有饮水积渍于肝也。目是五脏之精华，肝之外候也。肝气通于目，为停饮所渍，脏气不宣和，精华不明审，故不赤痛，亦无障翳，而不见物，故名青盲也。

——隋·巢元方《诸病源候论·卷之二十八·目病诸候·目青盲候》

【提要】　本论主要阐述小儿青盲的病因病机。要点如下：眼本身无障翳，而不见物，谓之青盲。本病是因肝气为停饮所渍，脏气不和，脏腑之精气无法上达于目而致。故目无红肿赤痛，亦无翳障遮蔽，但不见物。

《普济方》　青盲外障论※*

小儿青盲外障，此眼初患之时，于母胎中忽受惊邪之气，令生后五七岁以来，便乃患眼。其初患之时，夜卧多惊，呕吐痰涎黄汁，渐渐失明，还从一眼先患，后乃相牵俱损，致使然也。初觉便宜将息急疗，服牛黄丸、犀角饮子立效。

——明·朱橚《普济方·卷三百六十四·青盲外障》

【提要】　本论主要阐述小儿青盲外障的病因及发病特点。要点如下：小儿青盲，源于小儿胎中感受惊邪之气，而后待小儿五六岁时始发病。疾病初发之时，夜卧多惊，呕吐痰涎黄汁，随后一只眼睛视力逐渐下降，甚至失明，还会迁延至另一只眼，最后双目失明。此病初起宜及时治疗，服牛黄丸、犀角饮子。

徐春甫　青盲综论※*

此证多因酒色太过，内伤肾气，不痛不痒，渐失其明，眼目俱不伤损，有似常人。只因一点肾气不充，故无所见。有谓瞳人反背，有谓翳膜遮朦，皆非也。宜服还睛滋肾之药。

——明·徐春甫《古今医统大全·卷之六十·七十二证候·青盲内障》

因肾经虚弱，酒色太过，相火所成，病则眼目青暗，头痛冷泪，观人物若烟，视太阳若水。久而失治，青盲内障，宜补肾补肝。

——明·徐春甫《古今医统大全·卷之六十一·五轮病证》

【提要】　本论主要阐述青盲内障的病因病机及治法。要点如下：青盲多因酒色太过，内伤肾气所致。患者自觉不痛不痒，眼外观端好，犹如常人，但视力逐渐模糊直至失明。治疗上，应采用滋补肝肾，清肝明目之法。

《秘传眼科龙木论》　青盲综论※*

此眼初患之时，肝有积热冲上，肾脏虚劳，亦兼患后风冲，肝气不足，致患此疾。与前状不同，见物有别，惟见顶上之物。然后为青盲。宜服补肝散、还睛圆即瘥。

——宋元间·佚名氏《秘传眼科龙木论·卷之二·二十二·高风雀目内障》

此眼初患之时，矇眬昏暗，并无赤痛，内无翳膜，此是肾脏虚劳，肝气不足，眼前多生花，数般形状，或黑或白，或黄或青，如此患者，切忌房室。如夜看细书，亦恐失明也。见一物两形难辨，后亦变为青盲。急宜补治五脏，可得疾退，宜服补肝散、山药圆，立效。

——宋元间·佚名氏《秘传眼科龙木论·卷之二·二十三·肝风目暗内障》

此眼初患之时，眼中别无所苦，惟久坐多时，忽然起后，头旋，眼中黑花，发昏，良久乃定，皆因肝肾虚劳受风，心脏热毒上冲，致有此疾，如治疗稍迟，以后变为青盲。宜服镇心圆、补肝散，立效。

——宋元间·佚名氏《秘传眼科龙木论·卷之六·六十三·眼坐起生花外障》

【提要】 本论主要阐述高风雀目、肝风目暗、眼坐起生花等病证皆可变为青盲。要点如下：其一，高风雀目，是因肝积郁热，肾脏虚劳，日久不治而变为青盲。宜服补肝散、还睛丸。其二，肝风目暗之病，初期视物昏暗，模糊不清，但眼无赤痛，亦无翳膜生成。此因肾脏虚劳，肝气不足而致。多表现为眼前形态、颜色各异的星点或花纹飘动。若视物重影或难辨，后可变为青盲。治疗急补五脏，宜服补肝散、山药丸。其三，眼坐起生花之病，起初并无特殊眼部症状，只是久坐后起身，眼前出现黑花，头晕，片刻后可缓解。因肝肾俱劳受风，心脏热毒上冲，致有此疾。若失治误治，可发展为青盲。宜服镇心丸、补肝散。

《明目至宝》 论小儿青盲病因病机[※*]

提起自伤悲叹，那怀孕时堪赞。五辛口味不能停，产后令儿难盼。或时呕吐黄酸，两目瞳仁盲贯。致令肝热受其殃，作定青盲难散。

此是肝经风热也。或因病后亦变此青盲，反背瞳仁也。此证多嗜五辛（难治），宜服三花五子丸、镇肝散。

——明·佚名氏《明目至宝·卷二·小儿青盲》

【提要】 本论主要阐述小儿青盲的病因病机。小儿青盲，多因母亲孕期嗜食辛辣，以致患儿出生后五辛化火，上传于目所致；或由肝经风热，上攻于目；或其他眼病不愈，而后变此青盲。本病症见时呕吐黄酸，两目瞳仁盲贯。治疗上，宜服三花五子丸、镇肝散。本病预后多不佳。

王肯堂 青盲综论[※*]

目内并无障翳气色等病，只自不见者是，乃玄府幽邃之源郁遏，不得发此灵明耳。其因有二：一曰神失，二曰胆涩。须讯其为病之始，若伤于七情则伤于神，若伤于精血则损于胆，皆不易治，而失神者尤难。有能保真致虚，报元守一者，屡有不治而愈。若年高及疲病，或心肾不清足者，虽治不愈。世人但见目盲，便呼为青盲，谬甚。夫青盲者，瞳神不大不小，无缺无损，仔细视之，瞳神内并无些少别样气色，俨然与好人一般，只是自看不见，方为此证。若有何气色，即是内障，非青盲也。

——明·王肯堂《证治准绳·杂病·第七册·七窍门上·青盲》

【提要】　本论主要阐述青盲的发病特点、病因病机及鉴别诊断。要点如下：其一，青盲的特点是瞳神不大不小，无缺无损，瞳神内并无别样气色，与好人一样，只是视力低下。与瞳神内有别样气色的内障相鉴别。其二，本病为"玄府幽邃之源郁遏，不得发此灵明"所致。究其因，一为"伤于七情则伤于神"的"神失"，一为"伤于精血则损于胆"的"胆涩"。此二者虽经治疗亦不易恢复，伤于七情者预后尤为不佳。其三，年高及体弱多病，或心肾不足者，预后不良。

张　璐　论青盲辨治[**]

青盲有二，须询其为病之源，若伤于七情，则伤于神，独参汤。或保元汤加神、砂、麝香、门冬、归身。若伤于精血，则损于胆，六味丸加枣仁、柴胡。皆不易治，而失神者，尤难取效，能保其真者，屡有不治而愈。若年高及病后，或心肾不充者，虽治不愈，世人但见目盲，便呼为青盲者，谬甚！夫青盲者，瞳神不大不小，无缺无损，仔细视之，与好眼一般，只是自不见，方为此证。若瞳神有何气色，即是内障，非青盲也。

——清·张璐《张氏医通·卷八·青盲》

【提要】　本论主要阐述青盲的辨证施治。要点如下：其一，若伤于七情者，则伤于神，治疗应予独参汤、保元汤加减。其二，若伤于精血，则损于胆，可予六味丸加酸枣仁、柴胡。其三，老年人或大病之后者，若有视物不清，并非都是青盲，需排除内障的可能。此病预后不佳。

黄庭镜　论青盲病因病机[**]

青盲不似暴盲奇，暴盲来速青盲迟。最怕龙钟神气夺，又嫌清瘦精血脱。与夫脾痿胆不充，青囊妙术医无功。吁嗟乎！暴盲目光闪烁如飞电，日月星辰皆不见。吁嗟乎！青盲斯人有疾谁知觉，孔子见之未必作。

此症目内外并无翳障，金井不大不小，俨与常人一般，只自不见。初起视斜视短，间有神膏绿与水轮黄色者。其因有二：一曰心肾不交。盖心者，神所舍也，宜静而安；肾者精所藏也，宜固而秘。不安不秘，是为不交。不交则精神潜散，精散则销阴而视斜。视斜者，犹下弦之月向晦也。神散则销阳而视短。视短者，犹着花之灯未剔也。精神俱散，阴阳两销，则营卫关格，目淹淹如长夜矣。一曰甲己不合。盖甲为胆，胆乃金相水质，澄之不清，挠之不浊；己为脾，脾为后天黄庭，诸阴之首，万物之母。土木合德，生生不已。甲己不合，乙戊先伤。肝伤则血不和，目不能辨五色；胃伤则五脏失资，不能运精归明于目。且胆寄旺于肝，肝有贼邪，胆汁自坏，故燥上炎而睛绿；脾食气于胃，胃有壮头，则脾亦散气，故中寒，湿热上蒸而睛黄。睛黄、睛绿，甲己真色。真色已现，真元索然。则元府出入之路，被邪遏抑，不得发此灵明，目虽有，若无矣。此二因者，究竟皆得于七情六欲，最不能治。有抱元守真，药饵无时无算，或稍痊可。如年形衰迈性气浮躁，治亦无济。

——清·黄庭镜《目经大成·卷之二·青盲》

【提要】 本论主要阐述青盲的发病特点及病因病机。要点如下：青盲发病迟缓，且眼外部与常人无异，只是视力逐渐下降。其主要病机有二：一曰心肾不交，二曰肝胆脾胃不合。本病皆由于七情六欲所伤所导致，此病预后不佳。

概 要

    中医耳鼻咽喉口齿科是以中医药理论为指导，依据耳、鼻、咽喉、口、齿与体内脏腑经络的功能关系，研究其生理、病理特点和相关疾病临床表现、诊断、辨证、治疗与预防的专门学科。

    耳、鼻、咽喉、口、齿皆为清窍，常见的致病因素有外感邪毒侵入、局部创伤、异物进入，或饮食、劳倦、情志所伤、官窍疾病相传，致使邪毒、气滞、血瘀、痰浊等壅滞于清窍，而出现各种疾病。诊治强调辨病与辨证结合，又重视各器官自身的生理与病理特点,将局部辨证与整体辨证相结合。治疗时多采用通窍、祛瘀、化痰、开音、消肿等治法，常常内治法与外治法结合运用。

    本篇由耳病、鼻病、咽喉病和口齿病四部分组成，每部分均分总论与各论。总论主要包括耳病、鼻病、咽喉病和口齿病的病因病机、共性诊疗规律、多个病种综合性论述内容。各论包括具体病证的诊疗理论。

1 耳 病

1.1 耳 病 总 论

耳主听觉，司位觉，由外耳、中耳、内耳三部分组成。耳为清阳之窍，喜温喜通。耳与手、足三阳经关系密切，有"耳病实则少阳"之说。导致耳病的外因主要有风、热、湿邪，内因主要为脏腑失衡所产生的火、湿、瘀血和精虚等。外邪所致耳病以实证为主。内因所致耳病，若病在肝胆，则多见实证，病在脾肾，则多见虚证，故有"实则肝胆，虚则脾肾"之说。耳病若病在外耳、中耳，在内治的同时还可选用滴耳、吹药、涂敷、洁耳等外治法进行直接治疗。

1.1.1 病因病机

陈无择 论耳病内外之因※＊

肾虽寄窍于耳，当知耳为听会，主纳五音。外则宫商角徵羽，内则唏嘘呵吹呬。内关五脏，外合六淫。故风寒暑湿，使人聋聩、耳鸣；忧思喜怒，多生内塞；其如劳逸，不言而喻。复有出血、生脓、聤耳、䏓耳，或耵聍不出、飞走投入，诸证既殊，治各有法。

——宋·陈无择《三因极一病证方论·卷之十六·耳病证治》

【提要】 本论主要阐述耳病的内外病因。要点如下：其一，耳为肾之外窍，人体精气调和，脏气充盛，则耳聪无疾。其二，耳部疾病与多种原因有关。外可由风寒暑湿等邪气内袭所致，内可因情志失调、劳逸失当所致。不同内外之因，可引发耳部多种病证，治法也各有不同。其中聋聩指耳聋，聩为先天性耳聋。聤耳也写作"停耳"，泛指耳内流脓的病，尤其是流黄脓者。䏓耳，又写作"底耳""抵耳"，相当于现代的"脓耳病"。

严用和 论耳病病因病机※＊

夫耳者，肾之所候。肾者，精之所藏。肾气实则精气上通，闻五音而聪矣。若疲劳过度，精气先虚，于是乎风寒暑湿，得以外入，喜怒忧思，得以内伤，遂致耳聩、耳鸣。热壅加之，出血出脓，则成聤耳、底耳之患。候其颧颊色黑者，知其耳聋也。亦有手少阳之脉动厥而聋者，耳内辉辉焞焞也。手太阳脉动厥而聋者，耳内气满也。大抵气厥耳聋尚易治，精脱耳聋不易药愈。诸证既殊，治各有法。

又论：夫耳者肾之候，肾乃宗脉之所聚，其气通于耳。肾气和平则闻五音而聪矣，肾气不平则耳为之受病也。前论载之备矣。医经云：肾气通于耳，心寄窍于耳。风、寒、暑、湿、燥、热得之于外，应乎肾；忧、愁、思、虑得之于内，系乎心。心气不平，上逆于耳，亦致聋聩、耳鸣、耳痛、耳痒、耳内生疮，或为聤耳，或为焮肿。六淫伤之调乎肾，七情所感治乎心。医疗之法，宁心顺气，欲其气顺心宁，则耳为之聪矣。宜用《局方》妙香散，以石菖蒲煎汤调服以顺心气，参丹、蜜砂以宁心君。调肾之药苁蓉丸是也，各方参而用之可也。

——宋·严用和原著《重订严氏济生方·耳门·耳论治》

【提要】 本论主要阐述耳病的病因病机。要点如下：其一，耳为肾之外窍，肾精亏虚再逢外邪或情志损伤，易引发各种耳病。若热邪壅滞则出血出脓，发为聤耳等病。其二，手少阳或手太阳经气厥逆皆可致耳聋。气厥耳聋易治，精脱耳聋难治。其三，肾气通于耳，心开窍于耳，外邪损伤应于肾，情志损伤应于心。心气不平，上逆于耳，亦致聋聩、耳鸣、耳痛、耳痒、耳内生疮，或为聤耳，或为焮肿。其四，耳病治疗应宁心顺气，调节肾气。

杨士瀛 耳论

耳属足少阴之经，肾家之寄窍于耳也。肾通乎耳，所主者精，精气调和，肾气充足，则耳闻而聪。若劳伤气血，风邪袭虚，使精脱肾惫，则耳转而聋。又有气厥而聋者，有挟风而聋者，有劳损而聋者。盖十二经脉，上络于耳，其阴阳诸经，适有交并，则脏气逆而为厥，厥气搏入于耳，是为厥聋，必有时乎眩晕之证。耳者，宗脉之所附，脉虚而风邪乘之，风入于耳之脉，使经气痞而不宣，是为风聋，必有时乎头痛之证。劳役伤于血气，淫欲耗其精元，瘦悴力疲，昏昏聩聩，是为劳聋。有能将适得所，血气和平，则其聋暂轻，其或日就劳伤，风邪停滞，则为久聋之证矣。外此，又有耳触风邪，与气相击，其声嘈嘈，眼或见光，谓之虚鸣。热气乘虚，随脉入耳，聚热不散，脓汁出焉，谓之脓耳。入耳间有津液，轻则不能为害，若风热搏之，津液结硬成核塞耳，亦令暴聋，谓之耵耳。前是数者，肾脉可推，风则浮而盛，热则洪而实，虚则涩而濡。风为之疏散，热为之清利，虚为之调养，邪气屏退，然后以通耳调气安肾之剂主之，于此得耳中三昧。

——宋·杨士瀛《仁斋直指方论·卷之二十一·耳·耳论》

【提要】 本论主要阐述耳病的病机、证候及治法。要点如下：其一，肾开窍于耳，肾精充足则耳聪，若劳伤、外感风邪伤及肾精则发为耳聋。其二，脏气厥逆则为厥聋，必有眩晕之症。其三，脉虚感风则为风聋，必有头痛之症。其四，过劳、淫欲过度损伤精血，则发劳聋，将养得当则症暂轻，若再感风邪则成久聋。其五，触冒风邪，耳内有嘈嘈之声，是为虚鸣。其六，热邪入耳，聚热化脓，发为脓耳。其七，风热袭耳，津液凝结成耵聍，成块阻塞耳道，发为耵耳。其八，耳病，肾脉浮盛为风，洪实为热，涩濡为虚。其九，耳病因风而致，治宜疏散；因热而致，治宜清利；因虚而致，治宜调养。各类耳病，皆应配以通耳调气安肾之剂。

虞抟　耳病综论※*

论

《内经》曰：肾者，作强之官，技巧出焉。又曰：耳为肾之外候。一曰：肾通窍于耳。一曰：心通窍于耳。夫肾之为脏，水脏也，天一生水，故有生之初，先生二肾而一阴藏焉，而又有相火存乎命门之中也，每挟君火之势而侮所不胜，《经》所谓"一水不能胜二火"是矣。其或嗜欲无节，劳役过度，或中年之后，大病之余，肾水枯涸，阴火上炎，故耳痒耳鸣，无日而不作也。或如蝉噪之声，或如钟鼓之响，甚为可恶，早而不治，渐而至于龙钟，良可叹哉！治法宜泻南方之火，补北方之水，无有不安者焉。钱仲阳曰：肾有补而无泻。厥有旨哉！

脉法

两寸脉浮洪上鱼为溢，两尺脉短而微，或大而数，皆属阴虚，法当补阴抑阳。

左寸洪数，心火上炎，两尺脉洪者或数者，相火上炎，其人必遗精，梦与鬼交，两耳蝉鸣或聋。

方法

丹溪曰：大病后耳聋，及阴虚火动而聋者，宜补阴降火，四物汤加黄柏主之。

耳鸣，宜当归龙荟丸；多饮酒人，宜木香槟榔丸。

耳聋，以茱萸、乌头尖、大黄三味为末，津调贴涌泉穴，以引火下行。

——明·虞抟《医学正传·卷之五·耳病》

【提要】　本论主要阐述耳与肾、心的关系及耳病的虚实脉象和治法。要点如下：其一，据《内经》"肾通窍于耳""心通窍于耳"之论，指出耳病多因肾阴虚及心火旺所致。其二，耳病虚实之证，也可在寸部和尺部表现出不同的脉象。其三，肾阴虚及心火旺所致耳病，治疗当采用泻南补北法，即泻心火、补肾水之法。书中又列举了耳部常见疾病，如耳鸣、耳聋的代表用药。

徐春甫　耳病综论※*

忧愁思虑则伤心，心虚血耗必致耳聋、耳鸣。房劳过度则伤肾，肾虚精竭亦必致耳聋、耳鸣。药宜泻南方补北方，滋阴降火为主。心虚当宁心顺气，宜辰砂妙香散、平补镇心丹选用之。肾虚者宜益精补肾，肉苁蓉丸。

——明·徐春甫《古今医统大全·卷之六十二·耳证门·治法·耳聋治法宜泻南方补北方》

【提要】　本论主要阐述心虚、肾虚所致耳病的病因病机及治法。要点如下：其一，耳病，由忧愁思虑，耗伤心血，心虚血亏，耳窍失养所致，治以宁心顺气。其二，若房劳伤肾，肾虚则耳窍失养，治以益精补肾，选用肉苁蓉丸治疗。同时，泻南补北，滋肾阴降心火，仍为主要治疗原则。

龚信、龚延贤　论耳病脉证※*

脉

肾脉浮而盛为风，洪而实为热，短而涩为虚。两尺脉短而微，或大而数，皆属阴虚。相火上炎，其人必遗精，而两耳蝉鸣，或聋。

病

夫耳者，肾之窍也，其为病亦有数种：有气厥而聋者，有挟风而聋者，有劳伤而聋者；有热气乘虚，随脉入耳，而为脓耳者；有耳出津液，风热搏之，结核塞耳，亦令暴聋而为聤耳者。然又有左聋者，有右聋者，有左右俱聋者，不可不分经而治之也。

——明·龚信撰，龚延贤续补《古今医鉴·卷九·耳病》

【提要】 本论主要阐述耳病脉象及病证。要点如下：其一，耳病，肾脉浮盛多见风证，洪实多见热证，尺脉短微或大数多见阴虚之证。其二，气厥、风邪侵袭和劳伤可致耳聋，热邪入耳可致脓耳，耳中出液又感风热可致暴聋或聤耳。其三，耳聋有单耳聋与双耳皆聋之不同，当分经而治。

孙志宏　耳病综论^{※*}

《经》曰：肾开窍于耳，耳为肾之外候。又曰：肾者，作强之官，技巧出焉。又曰：脱精者则耳聋。又曰：心通窍于耳，阳气上甚而跃，故耳鸣也。夫肾经寄窍于耳，所藏者精，所纳者气。精气调和，肾经充足，则耳聪矣。若劳伤气血，耗损精髓；或酒醴厚味，痰火上升；或素多郁怒，气逆于上；或大病后皆致耳鸣。设若精脱肾惫，则为聋矣。有厥、风、阴、热、气、劳诸聋，名虽种种，感受无出肾虚所致。又有邪热乘虚随脉入耳，作耵耳、脓耳之证，亦皆热候。脉尺部洪盛为火，濡涩而短为阴虚。治宜补肾，壮水制火。

——明·孙志宏《简明医彀·卷五·耳证》

【提要】 本论主要阐述耳病的病因、病机、脉候及治法。要点如下：其一，肾开窍于耳，心通窍于耳，所以心、肾失调皆可引发耳病。若劳伤气血，耗损精髓，或饮酒厚味，痰火上升，或素多郁怒，气逆于上，或大病后，皆可致耳鸣。耳聋种类虽多，总以肾虚为主因。其二，耵耳、脓耳多为邪热入耳之热候。其三，耳病尺脉洪盛为火热之证，濡涩而短为阴虚之证，治当补肾，滋阴降火。

赵献可　耳病综论[*]

耳者，肾之窍，足少阴之所主。人身十二经络中，除足太阳、手厥阴，其余十经络，皆入于耳。惟肾开窍于耳，故治耳者，以肾为主。或曰：心亦开窍于耳，何也？盖心窍本在舌，以舌无孔窍，因寄于耳。此肾为耳窍之主，心为耳窍之客尔。以五脏开于五部，分阴阳言之，在肾、肝居阴，故耳、目二窍，阴精主之；在心、脾、肺居阳，故口、鼻、舌三窍，阳精主之。《灵枢》云：肾气通乎耳，肾和则能闻五音。五脏不和，则七窍不通。故凡一经一络有虚实之气入于耳者，皆足以乱其聪明，而致于聋聩，此言暴病者也。若夫久聋者，于肾亦有虚实之异，左肾为阴，主精，右肾为阳，主气。精不足，气有余，则聋为虚。若其人瘦而色黑，筋骨健壮，此精气俱有余，固藏闭塞，是聋为实，乃高寿之兆也。二者皆禀所致，不须治之。又有乍聋者，《经》曰：不知调和七损八益之道，早衰之节也。其年未五十，体重，耳目不聪明矣，是可畏也。其证耳聋、面颊黑者，为脱精肾惫，安肾丸、八味丸、苁蓉丸、薯蓣丸，选而用之。若肾经虚火，面赤口干，痰盛内热者，六味丸主之，此论阴虚者也。至于阳虚者，亦有耳聋。《经》曰：清阳出上窍。胃气者，清气、元气、春升之气也，同出而异名也。今人饮食劳倦，脾胃之气一虚，不能上升，而下流于肾肝，故阳气者闭塞，地气者冒明，邪害空窍。今人耳目不明，此阳虚耳聋，须用东垣补中益气汤主之。有能调养得所，气血和平，则其耳聋渐轻。若不知自节，日就烦劳，即为久聋之证矣。

又有因虚而外邪乘袭者，如伤寒邪入少阳，则耳聋、胁痛之类，当各经分治之。

又有耳痛、耳鸣、耳痒、耳脓、耳疮，亦当从少阴正窍，分寒热虚实而治之者多，不可专作火与外邪治。耳鸣以手按之而不鸣，或少减者，虚也；手按之而愈鸣者，实也。王节斋云：耳鸣盛如蝉，或左或右，或时闭塞，世人多作肾虚治不效。殊不知此是痰火上升，郁于耳而为鸣，甚则闭塞矣。若其人平昔饮酒厚味，上焦素有痰火，只作清痰降火治之。大抵此证多先有痰火在上，又感恼怒而得，则气上，少阳之火客于耳也。若肾虚而鸣者，其鸣不甚，其人必多欲，当见劳怯等证。惟薛立斋详分缕析，云血虚有火，用四物加山栀、柴胡。若中气虚弱，用补中益气汤。若血气俱虚，用八珍汤加柴胡。若怒便聋而或鸣者，属肝胆经气实，用小柴胡加芎、归、山栀。虚用八珍汤加山栀。若午前甚者，阳气实热也，小柴胡加黄连、山栀。阳气虚，用补中益气汤加柴胡、山栀。午后甚者，阴血虚也，四物加白术、茯苓。若肾虚火动，或痰盛作渴者，必用地黄丸。

耳中哄哄然，是无阴也。又液脱者，脑髓消，胫瘦，耳数鸣，宜地黄丸。

肾虚，耳中潮声蝉声，无休止时，妨害听闻者，当坠气补肾，正元饮咽黑锡丹，间进安肾丸。肾脏风耳鸣，夜间睡着，如打战鼓，更四肢抽掣痛，耳内觉风吹奇痒，宜黄芪丸。肾者宗脉所聚，耳为之窍，血气不足，宗脉乃虚，风邪乘虚，随脉入耳，气与之搏，故为耳鸣。先用生料五苓散，加制枳壳、橘红、紫苏、生姜同煎，吞青木香丸，散邪风下气，续以芎归饮和养之。耳中耵聍，耳鸣耳聋，内有污血，宜柴胡聪耳汤。

其余耳痛、耳痒、耳肿等证，悉与薛氏论相参用之。

《丹铅续录》云：王万里时患耳痛，魏文靖公劝以服青盐、鹿茸煎雄附为剂，且言：此药非为君虚损服之。盍不观《易》之坎为耳痛，坎水藏在肾，开窍于耳，而在志为恐，恐则伤肾，故耳痛。气阳运动常显，血阴流行常幽。血在形，如水在天地间，故坎为血卦，是经中已着病证矣，竟饵之而悉愈。

《圣惠》云：有耳痒，一日一作，可畏，直挑剔出血稍愈。此乃肾脏虚，致浮毒上攻，未易以常法治也，宜服透冰丹。勿饮酒、啖湿面、鸡、猪之属，能尽一月为佳，不能戒，无效。

——明·赵献可《医贯·卷之五·先天要论·耳论》

【提要】　本论主要阐述耳病的病因病机、症状及治法。要点如下：其一，十二经脉中有十经均入于耳，肾为耳窍之主，心为耳窍之客，治耳病多以肾为主。其二，久聋有精气虚实之异，若因先天禀赋所致，不须治。乍聋有肾精亏虚、肾阴虚和肾阳虚之异，当调养气血阴阳。其三，诸多耳病，分寒热虚实之不同，多从肾论治，不可仅从火热及外邪来论治。如耳鸣从气血、阴阳、虚实论治。肾虚耳鸣为风邪乘虚入耳，与气相搏所致，治以散邪和养之法。其四，以《易经》之理阐释耳痛病机和以血药治之之理。其五，耳痒可用放血法，服透冰丹治疗，并忌口。

李用粹　耳病综论※＊

大意

北方黑色，入通于肾，开窍于耳。（《内经》）分新旧治之，新聋多热，少阳、阳明火盛也。旧聋多虚，少阴肾气不足也。（《汇补》）

内因

肾通乎耳，所主者精，精盛则肾气充足，耳闻耳聪。（《心法》）若疲劳过度，精气先虚，四气得以外入，七情得以内伤，遂致聋聩耳鸣。（《大全》）

外候

肾气充盛则耳聪，肾气虚败则耳聋，肾气不足则耳鸣，肾气结热则耳脓。（《绳墨》）

风聋

耳者宗脉之所附，宗脉虚而风邪乘之，使经气痞而不宣，是为风聋。内必作痒，或兼头痛。（丹溪）

厥聋

十二经络上络于耳，其阴阳诸经，适有交并，则脏气逆而为厥，厥气搏于耳，是谓厥聋。痞塞不通，必兼眩晕。（丹溪）

劳聋

劳役伤于血气，淫欲耗其真元，憔悴力疲，昏昏愦愦，是谓劳聋。有能将息得宜，则其聋自轻。如日就劳伤，则为久聋。（《心法》）

虚聋

虚聋由渐而成，必有兼症可辨。如面颊黧黑者，精脱；少气嗌干者，肺虚；目眊善恐者，肝虚；心神恍惚，惊悸烦躁者，心虚；四肢懒倦，眩晕少食者，脾虚。（《汇补》）

脉法

脉证以肾为主，迟濡为虚，洪动为火，浮大为风，沉涩为气，数实为热，滑利为痰。（《入门》）

治法

肾窍于耳，而能听声者，肺也。因肺主气，一身之气贯于耳故也。凡治耳聋，必先调气开郁。（《入门》）其次，风为之疏散，热为之清利，虚为之补养，郁为之开导，然后以通耳调气安肾之剂治之。（《汇补》）

聋分左右

厚味动胃火，则左右俱聋。忿怒动胆火，则左聋。色欲动相火，则右聋。（《入门》）

用药

风聋，用清神散，加羌活、防风、细辛、独活。气郁，用二陈汤，加香附、菖蒲、乌药、青皮。劳聋，用补中益气汤，加菖蒲、远志。虚聋，用八珍汤，加菖蒲、远志。精耗，用六味丸，加枸杞、五味。虚炎，用八味丸，加磁石、龟胶。肝胆实火，用小柴胡，加芎、归、山栀。脾胃实火，用清胃散，加黄芩、山栀。肾虚阴火，用地黄汤，加黄柏、知母。

　　　　　　　　——清·李用粹《证治汇补·卷之四·上窍门·耳病》

【提要】　本论主要阐述耳病的病因、病机、证候与治法。要点如下：其一，耳病有耳聋、耳鸣、脓耳等不同。肾气虚则耳鸣，肾气虚败则耳聋，肾气结热则脓耳。其二，耳病的病因有多种：或因劳累过度，色欲扰动相火，肾精亏虚，不荣于耳；或因外感邪气入耳；或伤于七情，扰动肝火；或饮食肥甘厚味，胃火上炎。其三，耳聋又有新聋与旧聋的不同。新聋多热证，主因少阳、阳明火盛。旧聋多虚证，主因少阴肾气虚。其四，耳聋又分为风邪乘之的风聋、脏气厥逆搏于耳中的厥聋、劳役过度与淫欲损耗真元的劳聋、劳伤日久的久聋。其五，耳病脉证以肾脉为主，迟濡为虚，洪动为火，浮大为风，沉涩为气，数实为热，滑利为痰。其六，治耳聋先调气开郁，风宜疏散，热宜清利，虚宜补养，郁宜开导，再施以通耳调气安肾之剂。

程国彭　论耳病辨治※*

耳者，肾之外候，《中藏经》曰：肾者，精神之舍，性命之根，外通于耳。然足厥阴肝、足少阳胆经，皆络于耳。凡伤寒邪热耳聋者，属少阳证，小柴胡汤主之。若病非外感，有暴发耳聋者，乃气火上冲，名曰气闭耳聋，宜用逍遥散加蔓荆子、石菖蒲、香附主之。若久患耳聋，则属肾虚，精气不足，不能上通于耳，宜用六味地黄丸加枸杞、人参、石菖蒲、远志之类。其患耳鸣如蝉声、如钟鼓声，皆以前法治之。若风热相搏，津液凝聚，变为聤豆抵耳之患，或脓水淋漓，或痒极疼痛，此皆厥阴肝经风热所致，宜用加味逍遥散，去白术，加荷叶、木耳、贝母、香附、菖蒲之属，外用红棉散吹之。若耳内生疮，并用前药加金银花主之。又百虫入耳，宜用猫尿滴之，次则葱汁犹可。若用麻油，恐陷耳中不得出也。又法，以猪肉炙香，置耳边，诈就寝，令虫闻肉香，则出矣。

——清·程国彭《医学心悟·卷四·耳》

【提要】　本论主要阐述耳病的辨证施治。要点如下：其一，伤寒邪热耳聋，病属少阳，治以小柴胡汤。其二，非外感而暴发耳聋，多由气火上冲所致，治以逍遥散加减。其三，耳聋病久多属肾虚，治以六味地黄丸加减。其四，风热相搏致生脓耳，多属肝经风热，治以加味逍遥散加减，外用红棉散。其五，若耳内生疮，加味逍遥散加减，并加金银花。其六，虫入耳内，以猫尿、葱汁滴耳，或以肉香诱虫外出。

沈金鳌　耳病综论※

耳属足少阴，肾之寄窍也。耳所致者精，精气调和，肾气充足，则耳聪。若劳伤气血，风邪乘虚，使精脱肾惫，则耳聋，是肾为耳聋之原也，宜益肾散、六味丸、肉苁蓉丸。然肾窍于耳，所以聪听，实因水生于金。盖肺主气，一身之气贯于耳，故能为听。故凡治耳聋，必先调气开郁。昔人用磁石羊肾丸以开关窍者，以聋之为病，多由痰火郁络，非磁石镇坠，乌桂椒辛，菖蒲辛散，以通利老痰，则郁火何由而开？《入门》谓愈后以通圣散和之是也。虽然，耳之聋，正自有辨；左聋属足少阳之火，其原起于忿怒，宜龙胆汤；右聋属足太阳之火，其原起于色欲，宜滋阴地黄丸；左右俱聋属足阳明之火，其原起于醇酒厚味，宜酒制通圣散、清聪化痰丸。然三者之病，由于忿怒者更多，以肝胆之火易动也。以上皆耳聋之原也，由是而耳之为病，有不可胜言者矣。何言之？五脏六腑、十二经脉，有络于耳者，其阴阳经气，有时交并，并则脏气逆而厥，厥气搏入耳，是为厥聋，宜流气散、当归龙荟丸。耳为宗脉所附，脉虚而风邪凑之，风入于耳，使经气否而不宣，是为风聋，必兼头疼之症，宜防风通圣散。若风虚，宜桂星散，若风热，宜开痰散，皆从风聋例。有劳役伤其血气，淫欲耗其精元，瘦瘁力疲，昏昏愦愦，是为劳聋，能将息，使血气和平，则其聋渐轻。总之，或因房劳精脱，宜益肾散、人参养荣汤加盐炒知、柏，或因肾经素虚，宜烧肾散，或因肾气虚而久聋，宜姜蝎散以开之，皆当分治。有大病后，耳触风邪，与气相搏，其声嘈嘈而鸣，眼见黑花，谓之虚聋，宜四物汤加盐酒炒知、柏，肾气丸加磁石、黄柏、菟丝子、补骨脂。其劳役脱气者别治，宜六味丸加知母、黄柏、远志、菖蒲，并盐水炒。其由阴虚火动者别治，宜六味丸加知母、黄柏、远志、菖蒲，并盐水炒。有雨水入耳，浸渍肿痛，谓之湿聋，宜凉膈散倍入酒大黄、酒黄芩，加羌活、防风、荆芥，或五苓散加陈皮、枳壳、紫苏、生姜，外用吹耳之法，宜黄龙散。有肾气虚，风邪传经络，因入于耳，邪与正相搏，而卒无闻者，谓之卒聋，亦曰暴聋，宜芎芷散、清神散。或由厥逆之气，如《经》云，少阳之厥，暴聋者，皆卒聋也，须用塞耳法，宜蒲黄膏、龙脑膏。……夫鸣何以故？《灵枢》曰：上气不足，耳为之苦鸣。又曰：髓海不足，则脑转耳鸣。又曰：耳者，宗脉所聚，胃中空，则宗脉虚，宗脉虚，则下流，脉有所竭，故耳鸣。《内经》曰：一阳独啸，少阳厥也。注云：啸，谓耳鸣。一阳谓胆三焦。胆三焦脉皆入耳，故气逆上而耳鸣。《正传》曰：肾水枯涸，阴火上炎，故耳痒耳鸣，不治，必至聋聩。《医鉴》曰：痰火上升，两耳蝉鸣，渐欲聋。据此数说，亦可知耳鸣之所由来矣。总之，右耳属肾，左耳属肝，其鸣之故，必先由肝肾之气虚，又为风火痰气之所乘，故其鸣也。或如蝉噪，或如钟鼓，或如水激，不一而足。而其为治，亦有当分者。如正气与风邪相击而虚鸣，须先散邪，宜芎芷散。肾气虚，宗脉虚，风邪乘入而鸣，须先祛邪下气，宜五苓散加枳、橘、姜、苏，吞青木香丸。而后加以和养，宜芎归饮。痰火升上而鸣，须理痰清火，宜加减龙荟丸、通明利气汤、复聪汤。肾精不足，阴虚火动而鸣，须温肾益精，宜补肾丸、滋阴通耳丸。大约由于痰火者其鸣盛，由于肾虚者其鸣微，此其辨也。肝家本来火甚，或为风乘痰客而鸣，须先清肝，兼治风痰，宜加减龙荟丸。风热酒热，上贯于耳而鸣，须用扩清之法，宜通圣散加柴、枳、荆、桔、青皮、南星。卒然而鸣，且失聪，须以开通为主，宜蝎梢挺子。此则耳鸣之症也。

——清·沈金鳌《杂病源流犀烛·卷二十三·耳病源流》

【提要】 本论主要阐述耳聋、耳鸣的病因病机、症状及治法。要点如下：其一，耳为肾之窍，肾精亏虚，或虚火上炎为耳聋的主要病源，治以益肾散、六味丸、肉苁蓉丸、滋阴地黄丸等。耳聋常因愤怒引发，属足少阳之火，治以龙胆汤。或因饮食辛热所致，属足阳明之火，治以通圣散、清聪化痰丸。其二，耳聋常见厥聋、风聋、劳聋、虚聋、湿聋、暴聋等六种类型，并给出各型的治疗方药。其三，耳鸣可由上焦气虚、髓海亏虚、宗脉虚、少阳厥逆、肾虚火旺、痰火上升等多种原因所致。肝肾气虚，风火痰气乘之，是耳鸣的主要病机。其四，对于耳鸣的治疗，提出祛邪下气、理痰清火、温肾益精、清肝祛风痰等不同的治法，并给出治疗方药。

1.1.2　辨证施治

陈实功　耳病虚实论治※*

耳病乃三焦肝风妄动而成，大人有虚火、实火之分，小儿有胎热、胎风之别。虚火者，耳内蝉鸣，或兼重听，出水作痒，外无燉肿。此属虚火妄动之症也，四物汤加牡丹皮、石菖蒲及肾气丸主之。实火者，耳根、耳窍俱肿，甚则寒热交作，疼痛无时，宜柴胡清肝汤治之。又有耳挺结于窍内，气脉不通，疼痛不止，以栀子清肝汤为治，外用黄线药插入挺肉缝旁，化尽乃愈。小儿胎热或浴洗水灌窍中，亦致耳窍作痛生脓，初起月间，不必搽药，治早项内生肿，候毒尽自愈。如月外不瘥，以红绵散治之则安矣。

——明·陈实功《外科正宗·卷之四·杂疮毒门·耳病》

【提要】　本论主要阐述耳病的辨证施治。要点如下：其一，成人耳病有虚火、实火之分。虚火可见耳内蝉鸣、重听、耳痒出水等症状，治以四物汤、肾气丸加减；实火见耳根、耳窍俱肿，甚则寒热疼痛，治以柴胡清肝汤。若因耳挺（生于外耳道的肿物，形如枣核）疼痛不止，治以栀子清肝汤，外用黄线药。其二，小儿耳病有胎热、胎风之分。起病多因胎热或水灌耳窍引发。初起可待毒尽自愈，若长久不愈，当以红绵散治之。

罗国纲　论耳病虚实辨治※*

凡耳痛、耳鸣、耳闭、耳聋，当辨虚实，而后症可治也。暴病者多实，久病者多虚。少壮热盛者多实，中衰无火者多虚。饮酒味厚，素有痰火者多实；质清脉细，素行劳苦者多虚。且耳为肾窍，肾气充足，则耳目聪明。《经》曰：人年四十，而阴气自半。半即衰之谓也。阴衰肾亏，每多耳鸣，聋之渐也。聋者，气闭也。此外又有火闭者，因诸经之火，壅塞清道，其症或烦热，或头面赤肿者皆是，宜清之。气闭者，因肝胆气逆，必忧郁恚怒而然，宜顺气舒心。邪闭者，因风寒外感，邪传少阳而然，宜和解之。窍闭者，必因损伤，或取耳，或雷炮震之，或停耳溃脓而坏，宜用法以通之。以外只有肾亏虚聋，非大培根本不可。故谓暴聋者易治，久聋者难愈也。

——清·罗国纲《罗氏会约医镜·卷之六·杂证·论耳病》

【提要】　本论主要阐述耳病的虚实辨治。要点如下：其一，耳病实证多见于暴病、少壮热盛、饮食辛热肥甘有痰火者。耳病虚证多见久病、脾肾阳虚、脉细劳苦者。其二，肾精虚衰可致耳鸣，耳鸣不愈，渐致耳聋。其三，耳聋实证有火闭、气闭、邪闭、窍闭之不同。火闭之证是因火邪壅塞清道所致，宜清之；气闭之证是因忧郁恚怒，肝胆气逆所致，宜顺气舒心；邪闭之证是风寒外邪入少阳所致，宜和解；窍闭之证多是损伤所致，或耳残损，或暴响震聋，或耳溃脓而聋，宜通之。耳聋虚证为肾亏虚聋，宜大补肾精。其四，暴聋易治，久聋难治。

林珮琴　论耳病辨治*

足少阴肾窍于耳，肾气充则耳听聪，故《经》言精脱者耳聋也。又言肝病气逆，则头痛耳聋。以胆附于肝,而胆脉上贯耳中也。精脱失聪,治在肾。气逆闭窍,治在胆。凡耳聋以及耳鸣,治法悉准乎此。第就中条析之。有因劳力伤气者,补中汤加盐水炒黄柏、知母、茯苓、菖蒲。有因房劳伤肾者,滋阴地黄汤、益肾散,加盐炒知、柏。有因阴虚火动者,磁石六味丸加减。有因病后虚鸣者,四物汤加盐炒知、柏。肾气丸加磁石、龟板。有因心肾亏,肝阳逆,虚风上旋蒙窍者,用填阴镇逆,佐以酸味入阴,咸以和阳。如山萸、地黄、磁石、龟板、天冬、麦冬、白芍、五味、牛膝、秋石。

有脏气逆为厥聋者,流气散、当归龙荟丸。有风入络为风聋者,必兼头痛,防风通圣散。有因怒气壅者,流气散、清神散。有因惊火郁者,清胆汤。有气闭猝聋者,芎芷散。

有年久耳聋者,胜金透关散。有小儿耳聋者,通鸣散。有肾经热,右耳重听,兼苦鸣者,地黄汤。有肝胆火升,常闻蝉鸣者,龙胆泻肝汤、清胆汤。有因痰火升而鸣者,加减龙荟丸。总之,由痰火者其鸣甚,由肾虚者其鸣微。又有耳中津液结块,名耳聤,栀子清肝汤。有风温上郁,耳聤右胀者,马勃散。有左耳聤痛,挟暑风上郁者,须辛凉轻剂。菊叶、苦丁茶、山栀、滑石、连翘、淡竹叶。有因暑邪闭窍者,鲜荷叶汤。有耳聤胀,少阳火郁,羚羊角汤。耳聤流脓,黄柏面,或用片、麝末,研吹。小儿胎风耳脓,鱼牙散吹。耳忽大痛,如虫蠕动,蛇蜕烧存性,鹅管吹。寒热耳大痛者,疔也。以疔治之。内外红肿痛者,耳痛也。活命饮加升麻、桔梗。耳蕈耳痔,不寒热,不作脓,黄连消毒饮、活命饮。皆足少阴、手少阳肾与三焦风热上壅致之。此耳症大概也。

——清·林珮琴《类证治裁·卷之六·耳症》

【提要】 本论主要阐述耳病的辨证施治。要点如下:其一,耳病包括耳聋、耳鸣、耳聤、耳痛、耳痈、耳蕈、耳痔等众多病证。其二,耳聋、耳鸣之病,精脱失聪,治在肾;气逆闭窍,治在胆,因胆脉上贯耳中。其三,耳聋、耳鸣之虚证,有劳力伤气、房劳伤肾、阴虚火动、病后虚鸣、心肾亏虚、肝风上蒙耳窍等不同;实证有脏气逆的厥聋、风入络的风聋、因怒气壅者、因惊火郁者、气闭猝聋者、肾经热者、肝胆火升者、痰火升者及暑邪闭窍等不同。"由痰火者其鸣甚,由肾虚者其鸣微",并分别给出虚证与实证的治疗方药。其四,耳中津液结块,名耳聤,进一步出现耳胀及流脓的症状。有风温上郁、挟暑风上郁、因暑邪闭窍及少阳火郁等不同,给予不同方药治疗。其五,小儿胎风耳脓、耳疔、耳痛、耳蕈(耳内肿物,形如蘑菇)及耳痔(生于耳孔内、黄豆粒大小、红肿微痛),皆足少阴肾经、手少阳三焦经风热上壅而致,治以清热解毒之方。

1.2 耳 聋

耳聋是听力出现不同程度减退的病证。耳聋轻证听音不清楚,重证完全不能听音。突发性耳聋多见单侧,偶有双侧同发;缓慢渐进性耳聋多见双侧,亦有呈波动式听力减退的情况。耳聋有虚实之分:实证多因肝火上扰、风热袭肺、气滞血瘀、痰热蒙窍所致,一般起病快,病程短;虚证多由肾精虚损、气血虚损,耳窍失养所致,一般起病慢,病程长。耳聋治疗实证以疏泻宣通为主,虚证以补益为上,兼顾通窍。肝火上扰,则清泻肝热,疏郁通窍;风热袭肺,则疏风清热,宣肺通窍;气滞血瘀,则行气活血,化瘀通窍;痰热蒙窍,则祛痰化热,开郁通窍;肾精虚损,则滋阴潜阳,补肾通窍;气血虚损,则气血双补,健脾通窍。本病患者若年龄较大,病程较长，则预后不好，通常难以恢复正常听力；小儿若不及时治疗，错过学习语言阶段，往往导致聋哑。

《内经》 耳聋综论

肝病者，两胁下痛引少腹，令人善怒，虚则目䀮䀮无所见，耳无所闻，善恐如人将捕之，取其经，厥阴与少阳，气逆，则头痛耳聋不聪颊肿。……肺病者，喘咳逆气，肩背痛，汗出尻阴股膝髀腨胻足皆痛，虚则少气不能报息，耳聋嗌干，取其经，太阴足太阳之外厥阴内血者。

——《素问·脏气法时论》

暴厥而聋，偏塞闭不通，内气暴薄也。

——《素问·通评虚实论》

伤寒……三日少阳受之，少阳主胆，其脉循胁络于耳，故胸胁痛而耳聋。……九日少阳病衰，耳聋微闻；……两感于寒者，……三日则少阳与厥阴俱病，则耳聋囊缩而厥，水浆不入，不知人，六日死。

——《素问·热论》

少阳之厥，则暴聋颊肿而热，……手太阳厥逆，耳聋。

——《素问·厥论》

刺客主人内陷中脉，为内漏，为聋。

——《素问·刺禁论》

邪客于手阳明之络，令人耳聋，时不闻音，刺手大指次指爪甲上，去端如韭叶各一痏，立闻；不已，刺中指爪甲上与肉交者，立闻，其不时闻者，不可刺也。

——《素问·缪刺论》

岁火太过，炎暑流行，肺金受邪。民病疟，少气咳喘，血溢血泄注下，嗌燥耳聋。

——《素问·气交变大论》

凡此少阳司天之政，气化运行先天，天气正，地气扰，风乃暴举，木偃沙飞，炎火乃流，阴行阳化，雨乃时应，火木同德，……故风热参布，云物沸腾，太阴横流，寒乃时至，凉雨并起。……民病寒热疟泄，聋瞑呕吐，上怫肿色变。

——《素问·六元正纪大论》

岁太阴在泉，草乃早荣，湿淫所胜，……民病饮积，心痛，耳聋浑浑焞焞，嗌肿喉痹。……少阴司天，客胜则鼽嚏颈项强，肩背瞀热，头痛少气，发热耳聋目瞑。……少阳司天，客胜则丹胗外发，及为丹熛疮疡，呕逆喉痹，头痛嗌肿，耳聋血溢，内为瘛疭。

——《素问·至真要大论》

小肠手太阳之脉，……是主液所生病者，耳聋目黄颊肿，颈颔肩臑肘臂外后廉痛。

三焦手少阳之脉，……是动则病耳聋浑浑焞焞，嗌肿喉痹。

——《灵枢·经脉》

耳聋无闻，取耳中；耳鸣，取耳前动脉；耳痛不可刺者，耳中有脓，若有干耵聍，耳无闻也。耳聋取手小指次指爪甲上与肉交者，先取手，后取足；耳鸣取手中指爪甲上，左取右，右取左，先取手，后取足。

——《灵枢·厥病》

精脱者，耳聋；……液脱者，骨属屈伸不利，色夭，脑髓消，胫酸，耳数鸣。

——《灵枢·海论》

【提要】 本论主要阐述耳聋的病因病机及针刺治疗。要点如下：《内经》认为耳聋的病因病机主要有以下五个方面：其一，风寒、风热、燥热及湿热等六淫邪气，均可侵犯耳窍，使耳窍受蒙蔽而致耳聋。其二，"耳者，宗脉之所聚"，全身脏腑经脉的病变可以循经脉反映于耳，少阳经脉、太阳经脉、阳明经脉气逆，或肝经之气逆乱，可致耳中经脉闭阻不通，不闻音声。其三，肺虚、肝虚、肾虚、精脱等原因使耳窍失养而致耳聋。由于"肾气通于耳，肾和则耳能闻五音"，所以耳聋与肾的关系最为密切。其四，针刺耳部，误伤耳内脉络，瘀血闭阻耳窍而致耳聋。其五，耳中有脓，日久不愈，变成耳聋。治疗耳病主要采用针刺的方法。《内经》耳病的理论为后世耳科的发展奠定了理论基础。

张仲景 津亏耳聋论※*

未持脉时，病人手叉自冒心，师因教试令咳而不咳者，此必两耳聋无闻也。所以然者，以重发汗，虚，故如此。

——汉·张仲景《伤寒论·卷第三·辨太阳病脉证并治》

【提要】 本论主要阐述耳聋的病因病机。要点如下：太阳病大汗后，耗伤津液，致血虚不能荣养耳，故出现耳聋。

巢元方 论耳聋病因病机※*

耳聋候

肾为足少阴之经而藏精，气通于耳。耳，宗脉之所聚也。若精气调和，则肾脏强盛，耳闻五音。若劳伤血气，兼受风邪，损于肾脏而精脱，精脱者，则耳聋。然五脏六腑、十二经脉，有络于耳者，其阴阳经气有相并时，并则有脏气逆，名之为厥，厥气相搏，入于耳之脉，则令聋。

其肾病精脱耳聋者，候颊颧，其色黑。手少阳之脉动，而气厥逆，而耳聋者，其候耳内辉辉焞焞也。手太阳厥而聋者，其候聋而耳内气满。其汤熨针石，别有正方。……

耳风聋候

足少阴，肾之经，其气通于耳。耳，宗脉之所聚。其经脉虚，风邪乘之，风入于耳之脉，使经气否塞不宣，故为风聋。风随气脉，行于头脑，则聋而时头痛，故谓之风聋。

劳重聋候

足少阴，肾之经，其气通于耳。耳，宗脉之所聚，劳伤于肾，宗脉虚损，血气不足，故为劳聋。劳聋为病，因劳则甚。有时将适得所，血气平相和，其聋则轻。

久聋候

足少阴，肾之经，其气通于耳。耳，宗脉之所聚，劳伤于肾，宗脉虚损，血气不足，为风邪所乘，故成耳聋。劳伤甚者，血气虚极，风邪停滞，故为久聋。……

耳耵聍候

耳耵聍者，耳里津液结聚所成。人耳皆有之，轻者不能为患；若加以风热乘之，则结硬成丸核，塞耳亦令耳暴聋。

——隋·巢元方《诸病源候论·卷之二十九·耳病诸候论》

【提要】　本论主要阐述各型耳聋的病因病机。要点如下：其一，耳为肾之窍，为宗脉汇聚之处，各经气机不利可致耳聋。足少阴病所致耳聋，多为精虚之候，兼见颊部色黑。手少阳气厥耳聋，则兼见耳中鸣响。手太阳气厥耳聋，兼见耳内胀满。其二，耳聋之因，有实、虚不同。实证耳聋有两种：风热实邪侵袭，经气不利，气滞窍闭，而为风聋，多兼头痛；耳内耵聍，遇风热侵袭，结成硬核，堵塞耳道，亦令暴聋。虚证耳聋，由过劳损伤肾精，经脉气血亏虚，不荣于耳而为劳聋。病情会因劳逸状态而时轻时重。劳伤日久不愈，风邪停滞则变为久聋。

《圣济总录》　耳聋二因论※*

耳统论

论曰：肾气通于耳，心寄窍于耳。气窍相通，若窗牖然，音声之来，虽远必闻。若心肾气虚，精神失守，气不宣通，内外窒塞，斯有聋聩之疾。《经》所谓"五脏不和，则九窍不通"是也。

耳聋

论曰：耳聋之证有二：有肾虚精脱而聋者，肾气通于耳也；有经脉气厥而聋者，经脉络于耳也。肾虚而聋者，其候面色黑；气厥搏入于耳而聋者，其候耳中辉辉焞焞，或耳中气满是也。辉辉焞焞，过在手少阳；耳中气满，过在手太阳。以至五络，皆会于耳中，各有证候，审而治之。……

风聋

论曰：风聋者，本于足少阴经虚，风邪乘之，令气脉不通，风邪内鼓，则耳中引痛，牵及头脑，甚者聋闭不通，故谓之风聋。

治风聋，飕飕如风雨钟磬声，或时出清水，或有脓汁，黄芪汤方。……

劳聋

论曰：劳聋者，肾气虚劳所致也，足少阴肾经，宗脉所聚，其气通于耳，肾气虚弱，宗脉耗损,则气之所通,安得聪彻而不聩哉,旧说谓因劳则甚,要当节嗜欲,慎起居,而无损肾脏。……

久聋

论曰:久聋者,肾脏虚,血气不足,风邪停滞故也,足少阴经,宗脉所聚,其气通于耳,若肾脏劳伤,宗脉虚损,血气既衰,风邪乘之,是为耳聋,积久不瘥,劳伤过甚,邪气留滞,故为久聋也。……

五聋

论曰:五聋不同,曰风聋,曰干聋,曰劳聋,曰虚聋,曰聤聋是也。肾气通于耳,足少阴其经也,经虚受风邪,及劳伤血气,停滞津液,皆能致聋,惟所受不同,故其证各异,葛氏所谓风聋者痛掣,干聋者生耵聍,劳聋者出黄汁,虚聋者肃肃作声,聤聋者脓汁出,可不辨哉!……

耳聋有脓

论曰:耳聋有脓者,盖肾脏虚,劳伤血气,与津液相搏,热气乘之,则结聚于耳中,腐化脓汁,气不开窍,则致耳聋。

——宋·赵佶《圣济总录·卷第一百一十四·耳门》

【提要】 本论主要阐述耳聋的病因病机。要点如下:其一,肾开窍于耳,五脏不和,九窍不通,是耳聋主要的病因。其二,耳聋之证分为肾精虚耳聋、经脉气厥耳聋。若耳鸣有声,为手少阳主病。若耳中气满,为手太阳主病。其三,足少阴经气虚,风邪内袭,耳痛及脑,甚者聋闭,发为风聋,治以黄芪汤。其四,劳聋为肾气虚劳所致,一因耳为经脉之所聚,肾气通于耳,二因劳欲伤肾。其五,久聋为肾虚气血不足,又有风邪停滞所致。其六,耳聋包括风聋、干聋、劳聋、虚聋、聤聋五种,病本在足少阴经,所因不同,其证各异。其七,耳聋有脓多因肾虚加之劳伤血气,热邪内乘,津液结聚所致。

罗天益 耳卒聋论[**]

夫卒耳聋者,由肾气虚为风邪所乘,搏于经络,随其血脉上入耳,正气与邪气相搏,故令耳卒聋也。

——元·罗天益《卫生宝鉴·卷十·耳卒聋诸方》

【提要】 本论主要阐述突发性耳聋的病机。要点如下:突然发生的耳聋,主要因肾虚复感风邪引起,风邪循经络上逆于耳,若正邪交争剧烈,则引起突发性耳聋。

朱丹溪 论耳聋辨治[**]

耳聋皆属于热,少阳、厥阴热多,当用开痰散风热,通圣散、滚痰丸之类。大病后耳聋,须用四物汤降火。阴虚火动耳聋者,亦用四物汤。

因郁而聋者,以通圣散内大黄酒煨,再用酒炒三次后入诸药,通用酒炒。耳鸣因酒过者,大剂通圣散加枳壳、柴胡、大黄、甘草、南星、桔梗、青皮、荆芥,不愈用四物汤妙。耳鸣必用龙荟丸,食后服。气实入槟榔丸或神芎丸下之。聋病必用龙荟丸、四物汤养阴。湿痰者,神芎丸、槟榔丸。耳湿肿痛,凉膈散加酒炒大黄、黄芩酒浸、防风、荆芥、羌活服,脑多麝少。

湿加枯矾吹。耳内哄哄然，亦是阴虚。

戴云：亦有气闭者，盖亦是热。气闭者，耳不鸣也。

——元·朱丹溪撰，明·程充校补《丹溪心法·卷四·耳聋》

【提要】 本论主要阐述耳聋的辨证施治。要点如下：其一，耳聋热证多属少阳、厥阴之热，可用开痰散风之法治疗。其二，大病后耳聋及阴虚火旺耳聋，治当养血清热为主。其三，因郁生热的耳聋，治当疏风清热。其四，因饮酒而耳鸣者，在疏风清热的通圣散基础上，再加行气、化痰的中药。若不愈则用养血之法。其五，耳聋有湿痰、耳湿肿痛者，分别予以辨治。其六，耳聋应注重养阴。其七，气闭耳聋也是因热而致，通常无耳鸣之症。

张介宾 耳聋综论※*

耳聋证，诸家所论虽悉，然以余之见，大都其证有五：曰火闭，曰气闭，曰邪闭，曰窍闭，曰虚闭。凡火闭者，因诸经之火壅塞清道，其证必哄哄熇熇，或胀或闷，或烦或热，或兼头面红赤者是也。此证治宜清火，火清而闭自开也。气闭者，多因肝胆气逆，其证非虚非火，或因恚怒，或因忧郁，气有所结而然。治宜顺气，气顺心舒而闭自开也。邪闭者，因风寒外感，乱其营卫而然，解其邪而闭自开也。窍闭者，必因损伤，或挖伤者，或雷炮之震伤者，或患聤耳溃脓不止而坏其窍者，是宜用开通之法以治之也。虚闭者，或以年衰，或以病后，或以劳倦过度，因致精脱肾亏，渐至聋闭，是非大培根本必不可也。凡此数者，有从外不能达者，其病在经，有从内不能通者，其病在脏，当各随其宜而治之，自无不愈者。然暴聋者多易治，久聋者最难为力也。

耳聋证，总因气闭不通耳。盖凡火邪、风邪，皆令气壅，壅则闭也。怒则气逆，逆则闭也；窍伤则气窒，窒则闭也；虚则气不充，不充则闭也。凡邪盛气逆而闭者，实闭也；气有不及而闭者，虚闭也。然实闭者少，而虚闭者多。且凡属实邪，固令耳窍不通，使果正气强盛，断不至此，惟经气不足，然后邪气得以夺之，此正"邪之所凑，其气必虚"之谓也。

故即系实邪而病至聋闭者，亦无不有挟虚之象。所以凡治此证，不宜峻攻，如古法之用通圣散、神芎丸、凉膈散、木香槟榔丸之属，皆不可轻用，盖恐攻之未必能愈耳，而反伤脾胃，则他变踵至矣。至若治此之法，凡火壅于上者，自宜清降，兼阴虚者，亦宜补阴，此阳证之治也。若无火邪，只由气闭，则或补或开，必兼辛温之剂方可通行，此阴证之治也。然此二者，皆当以渐调理，但无欲速，庶乎尽善。

——明·张介宾《景岳全书·卷二十七必集·杂证谟·耳证·论证》

【提要】 本论主要阐述耳聋的病因病机、分类与治疗。要点如下：其一，耳聋总的病机，是气闭不通。主要有诸经之火壅塞耳道所致火闭，肝胆气逆所致气闭，外感风寒所致邪闭，外伤或聤耳溃脓所致窍闭，衰老、久病、劳倦损伤肾精所致虚闭。无论是外来的风、火，还是情志损伤，均可令气机紊乱甚至壅闭。其二，邪从外来，其病多在经；邪从内生，其病多在脏。其三，气闭，又可分为邪实壅塞而闭和正虚不充而闭。临证以虚闭更为多见，实闭也多夹虚候，而不宜峻攻。

❀ 张介宾 论五种耳聋辨治* ❀

火盛而耳鸣、耳闭者,当察火之微甚及体质之强弱而清之降之。火之甚者,宜抽薪饮、大分清饮、当归龙荟丸之类主之。火之微者,宜徙薪饮主之。兼阴虚者,宜加减一阴煎、清化饮之类主之。兼痰者,宜清膈饮主之。

气逆而闭者,宜六安煎加香附、丹皮、厚朴、枳壳之类主之。气逆兼火者,宜加山栀、龙胆草、天花粉之类主之。气逆兼风寒者,加川芎、细辛、苏叶、菖蒲、蔓荆子、柴胡之类主之。

伤寒外感发热,头痛不解而聋者,当于伤寒门察证治之,邪解而耳自愈也。但伤寒耳聋,虽属少阳之证,然必因虚,所以有之,故仲景亦以为阳气虚也。是以凡遇此证,必当专顾元气,有邪者兼以散邪。且可因耳之轻重以察病之进退,若因治而聋渐轻者,其病将愈,聋渐甚者,病必日甚也;其有聋闭至极而丝毫无闻者,此其肾气已绝,最是大凶之兆。

虚闭证,凡十二经脉,皆有所主,而又惟肝肾为最,若老年衰弱及素禀阴虚之人,皆宜以大补元煎,或左归、右归丸、肉苁蓉丸,或十全大补汤之类主之。若忧愁思虑太过而聋者,宜平补镇心丹、辰砂妙香散之类主之。若阳虚于上者,宜补中益气汤、归脾汤之类主之。凡诸补剂中,或以川芎、石菖蒲、远志、细辛、升麻、柴胡之类,皆可随宜加用,但因虚而闭或已久者,终不易愈耳。

窍闭证,非因气血之咎而病在窍也,当用法以通之。《外台秘要》治聋法:用芥菜子捣碎,以人乳调和,绵裹塞耳,数易之即闻。《千金方》治耳聋久不效,用大蒜一瓣,中剜一孔,以巴豆一粒去皮膜,慢火炮极熟,入蒜内,用新绵包定塞耳中,三次效。

——明·张介宾《景岳全书·卷二十七必集·杂证谟·耳证·论治》

【提要】 本论主要阐述五种耳聋的辨证施治。要点如下:其一,火盛耳聋,有火盛、微火、火盛兼阴虚、火盛兼痰等不同,治当清降,同时根据火势及体质强弱调整用药。其二,气逆耳聋,有气逆而闭、气逆兼火、气逆兼风寒三种类型,重在理气散邪。其三,伤寒耳聋,需察证而治,应专顾元气,有邪散邪,邪散则病解。耳聋的轻重变化,预示着疾病的转归。其四,虚闭耳聋,又有忧愁思虑太过、阳虚于上之不同,以老年人及素禀阴虚之人最为多见,治当补益。其五,窍闭耳聋,是指不因气血之乱所致耳聋。病在耳窍,当用通窍之法。

❀ 楼 英 论运气耳聋※* ❀

运气耳聋有四:

一曰湿邪伤肾三焦聋。《经》云:太阴在泉,湿淫所胜,民病耳聋,浑浑焞焞,治以苦热是也。

二曰燥邪伤肝聋。《经》云:岁金太过,燥气流行,肝木受邪,民病耳聋无所闻是也。

三曰火邪伤肺聋。《经》云:岁火太过,炎暑流行,肺金受邪,民病耳聋是也。

四曰风火炎扰于上聋。《经》云:少阳司天之政,风热参布,云物沸腾,民病聋瞑,三之气,炎暑至,民病热中聋瞑,治以寒剂是也。

——明·楼英《医学纲目·卷之二十九·肾膀胱部·耳聋》

【提要】　本论主要阐述运气耳聋的病机及症状。要点如下：作者依据《内经》"太阴在泉，湿淫所胜""岁金太过，燥气流行""岁火太过，炎暑流行"及"少阳司天之政，风热参布，云物沸腾"所致耳聋的条文，提出湿邪伤肾三焦聋、燥邪伤肝聋、火邪伤肺聋及风火炎扰于上聋等四种运气耳聋的观点。

1.3　耳　　鸣

耳鸣是指在无外环境相应声源情况下，患者自觉耳中鸣响的一类病证。亦有患者自觉鸣响来自颅内，单、双侧均可发生。耳鸣即是临床常见症状，也可以是多种疾病之兼症，常与耳聋相伴或先后出现。本病病因病机、病性、治疗等均与耳聋相似，病分虚实：实者多因外邪侵袭、脏腑实火等上扰耳窍所致。如风热侵袭伤肺，肺结穴于耳，或风热侵袭、风寒侵袭化热而邪壅耳窍，滞结不散而发病；情志之因致肝气郁结或暴怒上冲，致肝火循经上扰耳窍而发病；痰湿郁久化火，上扰耳窍而发病；气血瘀滞，耳窍经脉相对闭塞而发病。虚者多因脏腑亏虚，不荣耳窍所致。如脾虚运化无力，清阳不升，导致耳窍不得濡养，及痰湿壅聚而发病；血虚脉涩，耳窍不得濡养而发病；肾精亏虚，一方面髓海不足，耳窍失养，另一方面肾虚而心火无以制，亢盛上犯耳窍，发为耳鸣；肾阳不足，耳窍不得温煦而发病。实证的治疗，风热侵袭，治以疏风清热、开郁通窍；肝火上扰，治以清肝泻火、开郁通窍；痰湿蕴热，治以化痰祛湿、清火降浊；气血瘀滞，治以活血化瘀、行气通窍。虚证的治疗，脾虚失司，治以补脾益气、化浊通窍；血虚失养，治以养血润燥、理气通窍；肾精亏虚，治以补肾益精、滋阴潜阳；肾阳不足，治以培补肾阳、温通耳窍。

《内经》　论耳鸣病因病机[※※]

头痛耳鸣，九窍不利，肠胃之所生也。

——《素问·通评虚实论》

太阳……所谓耳鸣者，阳气万物盛上而跃，故耳鸣也。

——《素问·脉解篇》

厥阴司天，风气下临，脾气上从，而土且隆，黄起水乃眚，土用革，体重肌肉萎，食减口爽，风行太虚，云物摇动，目转耳鸣。

——《素问·五常政大论》

厥阴之胜，耳鸣头眩，愦愦欲吐，胃鬲如寒，大风数举，倮虫不兹，胠胁气并，比而为热，小便黄赤。……厥阴司天，客胜则耳鸣掉眩。

——《素问·至真要大论》

心脉……微涩为血溢、维厥、耳鸣、颠疾。

——《灵枢·邪气脏腑病形》

手太阳之筋，……其病小指支，肘内锐骨后廉痛，循臂阴入腋下，腋下痛，腋后廉痛，绕肩胛引颈而痛，应耳中鸣痛，引颔目瞑，良久乃得视。

——《灵枢·经筋》

黄帝曰：人之耳中鸣者，何气使然？岐伯曰：耳者宗脉之所聚也，故胃中空则宗脉虚，虚则下溜，脉有所竭者，故耳鸣。

故上气不足，脑为之不满，耳为之苦鸣，头为之苦倾，目为之眩。

——《灵枢·口问》

液脱者，骨属屈伸不利，色夭，脑髓消，胫酸，耳数鸣。

——《灵枢·决气》

髓海不足，则脑转耳鸣，胫酸眩冒，目无所见，懈怠安卧。

——《灵枢·海论》

【提要】　本论主要阐述耳鸣的病因病机。要点如下：其一，胃肠虚，则九窍荣养无力，耳窍亦不得荣，发为耳鸣。此虽言胃肠，亦含脾脏。其二，阳气上跃，经脉气逆可发耳鸣。因前文言月令，故阳气升发之春月应考虑为耳鸣之症好发或加重之时。其三，厥阴司天之年，风木气候旺盛，人亦肝气内盛，易发耳鸣头眩等肝风之症。其四，《素问·金匮真言论》言"南方赤色，入通于心，开窍于耳"，若血虚血瘀，伤心心虚，可致耳鸣。其五，因手太阳之筋其支者入耳中，故其病可致耳中鸣响。其六，宗脉聚于耳，胃为后天之本、五脏六腑之海，故胃虚则宗脉虚，耳不得养，可发耳鸣。其七，液脱则耳不得荣，发为耳鸣。其八，肾主骨生髓，肾精虚则髓海不足，在上则头脑不得精髓之荣而发耳鸣。《内经》有关耳鸣的理论奠定了后世治疗耳鸣的理论基础。

巢元方　耳鸣因虚论*

肾气通于耳，足少阴，肾之经，宗脉之所聚。劳动经血，而血气不足，宗脉虚，风邪乘虚随脉入耳，与气相击，故为耳鸣。

诊其右手脉，寸口名曰气口。以前脉浮则为阳，手阳明大肠脉也；沉则为阴，手太阴肺脉也。阴阳俱虚者，此为血气虚损，宗脉不足，病苦耳鸣嘈嘈，眼时妄见光，此是肺与大肠俱虚也。

左手尺中名曰神门，其脉浮为阳，足太阳膀胱脉也。虚者，膀胱虚也。肾与膀胱合，病苦耳鸣，忽然不闻，时恶风。膀胱虚则三焦实也。膀胱为津液之府，若三焦实，则克消津液，克消津液，故膀胱虚也。耳鸣不止，则变成聋。

——隋·巢元方《诸病源候论·卷之二十九·耳病诸候论·耳鸣候》

【提要】　本论主要阐述耳鸣的病因病机。要点如下：耳鸣之苦，皆有内虚之因。其一，肾通于耳，宗脉聚于耳，劳伤气血不足则宗脉虚，风邪乘虚入耳与气相搏，发耳中鸣响。其二，肺与大肠脏腑俱虚，气血皆虚，则宗脉虚，耳不得荣而发耳鸣。其三，膀胱与肾相表里，足太阳膀胱经脉虚，可突发耳聋并恶风。其四，若耳鸣不止，可转为耳聋。

《圣济总录》 耳虚鸣综论※*

《论》曰：耳者心之寄窍，肾气所通也。腑脏和平，则其窍通而无碍，肾气既虚，风邪干之，复以思虑劳心，气脉内结，不得疏通，则耳内浑焞与气相击而鸣，或如钟磬雷鼓，或如蝉噪，皆肾虚所致也。

治肾气虚弱，气奔两耳作声，甚则成聋，磁石散方。……

治耳内虚鸣，保命丸方。……

治男子患耳内虚鸣，腰肾疼痛，髀膝风冷，食饮无味，肉苁蓉丸方。……

治肾虚耳内作声，或如蝉噪，或如风水声，诊其左手尺脉微而细，右手关脉洪而大，是其候也，石斛丸方。……

治肾虚耳数鸣而聋，补肾，黄芪汤方。……

治肾气虚弱，气奔两耳，鸣甚成聋，桑螵蛸散方。……

治肾劳虚后，耳常闻钟磬风雨之声，补肾，鹿茸丸方。……

治耳聋及耳鸣，菖蒲浸酒方。……

治肾虚热毒，乘虚攻耳，致耳内常鸣如蝉声，不可专服补药，龙齿散方。……

治耳鸣，并水入耳，塞耳菖蒲丸方。……

治耳内昼夜虚鸣，塞耳方。……

治肾气虚弱，风邪干之，上攻于耳，常作蝉鸣，以至重听，牛膝煎丸方。……

治肾虚耳鸣，地黄丸方。……

——宋·赵佶《圣济总录·卷第一百一十四·耳门·耳虚鸣》

【提要】 本论主要阐述耳鸣的病因病机及辨证施治。要点如下：其一，耳鸣本在肾虚，加之外有风邪因虚侵袭、内有思虑劳心而气脉不通、肾虚热毒乘虚攻耳、水入耳等因素致耳鸣发生。其二，分列十二种耳鸣的症状，给出相应的治疗剂，并提出肾虚热毒不可专服补药。

刘完素 耳鸣水虚火实热气上甚论※*

耳鸣有声，非妄闻也。耳为肾窍，交会手太阳、少阳（一作阴），足厥阴、少阴、少阳之经。若水虚火实而热气上甚，客其经络，冲于耳中，则鼓其听户，随其脉气微甚而作诸音声也。《经》言：阳气上甚而跃，故耳鸣也。

——金·刘完素《素问玄机原病式·六气为病·火类·耳鸣》

【提要】 本论主要阐述耳鸣的病因病机。要点如下：肾水虚无以制火，火热之气随其本性上炎，客诸会于耳之经脉，故冲于耳内发为耳鸣。此论承于《素问·脉解篇》"所谓耳鸣者，阳气万物盛上而跃，故耳鸣也"之说。

李东垣 耳鸣胃虚论※*

大肠小肠五脏皆属于胃，胃虚则俱病论

……《内经》云：耳鸣耳聋，九窍不利，肠胃之所生也。此胃弱不以滋养手太阳小肠、手阳明大肠，故有此证。然亦止从胃弱而得之，故圣人混言肠胃之所生也。或曰：子谓混言肠胃所生，亦有据乎？予应之曰：《玉机真脏论》云：脾不及，令人九窍不通，谓脾为死阴，受胃之阳气能上升水谷之气于肺，上充皮毛散入四脏。今脾无所禀，不能行气于脏腑，故有此证，此则脾虚九窍不通之谓也。虽言脾虚，亦胃之不足所致耳。此不言脾，不言肠胃，而言五脏者又何也？予谓此说与上二说无以异也，盖谓脾不受胃之禀命，致五脏所主九窍不能上通天气，皆闭塞不利也，故以五脏言之。此三者，只是胃虚所致耳。然亦何止于此，胃虚则五脏六腑、十二经、十五络、四肢皆不得营运之气，而百病生焉，岂一端能尽之乎！

脾胃虚则九窍不通论

……或曰：《经》言阳不胜其阴，则五脏气争，九窍不通；又脾不及，则令人九窍不通，名曰重强；又五脏不和，则九窍不通；又头痛耳鸣，九窍不通利，肠胃之所生也。请析而解之。答曰：夫脾者，阴土也，至阴之气，主静而不动；胃者，阳土也，主动而不息。……胃者，十二经之源，水谷之海也，平则万化安，病则万化危。五脏之气上通九窍，五脏禀受气于六腑，六腑受气于胃。……胃既受病，不能滋养，故六腑之气已绝，致阳道不行，阴火上行。五脏之气各受一腑之化，乃能滋养皮肤、血脉、筋骨。故言五脏之气已绝于外，是六腑生气先绝，五脏无所禀受而气后绝矣。

肺本收下，又主五气，气绝则下流，与脾土叠于下焦，故曰重强，胃气既病则下溜。《经》云：湿从下受之，脾为至阴，本乎地也。有形之土，下填九窍之源，使不能上通于天，故曰五脏不和则九窍不通。胃者，行清气而上，即地之阳气也。积阳成天，曰清阳出上窍，曰清阳实四肢，曰清阳发腠理者也。脾胃既为阴火所乘，谷气闭塞而下流，即清气不升，九窍为之不利。胃之一腑病，则十二经元气皆不足也。

——金·李东垣《脾胃论·卷下》

【提要】 本论主要阐述耳鸣的病机为胃虚。要点如下：针对《内经》"耳鸣耳聋，九窍不利，肠胃之所生也"与"脾不及，令人九窍不通，谓脾为死阴"之说，提出耳鸣之病，为"胃弱不以滋养手太阳小肠、手阳明大肠"所致，而"脾虚，亦胃之不足所致耳"，强调脾胃虚弱源于胃虚。若脾胃虚弱则不能荣养脏腑，脏腑虚则外络之窍不利不通，又脾胃虚阴火上行，故发耳鸣等九窍之病。

◈ 楼 英 论耳鸣病机※*

耳中哄哄然，是无阴者。

上阴虚耳鸣，《经》云：液脱者，脑髓消，胫酸耳数鸣是也。……

运气耳鸣，皆属风火。《经》云：厥阴司天，风行太虚，云物摇动，目转耳鸣。三之气，天政布气乃时举，民病耳鸣。又云：厥阴之脉，耳鸣头眩。又云：少阳所至为耳鸣，治以寒凉是也。

——明·楼英《医学纲目·卷之二十九·肾膀胱部耳聋·耳鸣》

【提要】 本论主要阐述耳鸣的病因病机。要点如下：其一，阴虚耳鸣，若虚甚无阴，阳亢无制，上扰则发耳中哄哄。其二，运气耳鸣，皆属风火。此从天时运气风火为盛的角度阐述耳鸣的病因病机。

李　梴　论耳鸣辨治※*

耳鸣乃是聋之渐，惟气闭多，不鸣便聋。风热鸣者，解毒汤加生地、知母，或通圣散。痰火鸣甚，当归龙荟丸。挟湿，神芎丸或青木香丸。肾虚微鸣，滋肾丸。气虚，四君子汤下。血虚，四物汤下。阴虚，虎潜丸。

——明·李梴《医学入门·外集·卷四·杂病分类·风类》

【提要】　本论主要阐述耳鸣的辨证施治。要点如下：其一，耳鸣是耳聋的初期阶段，多由气闭所致，不经治疗，不鸣便聋。其二，耳鸣有风热、痰火、痰火挟湿、肾虚、气虚、血虚、阴虚等不同类型，分别治以解毒汤、当归龙荟丸、神芎丸或青木香丸、滋肾丸、四君子汤、四物汤和虎潜丸。

张介宾　论耳鸣虚实辨治※*

论证

耳鸣当辨虚实。凡暴鸣而声大者多实，渐鸣而声细者多虚；少壮热盛者多实，中衰无火者多虚；饮酒味厚，素多痰火者多实，质清脉细，素多劳倦者多虚。且耳为肾窍，乃宗脉之所聚，若精气调和，肾气充足，则耳目聪明，若劳伤血气，精脱肾惫，必至聋聩。故人于中年之后，每多耳鸣，如风雨，如蝉鸣，如潮声者，是皆阴衰肾亏而然。《经》曰：人年四十而阴气自半。半，即衰之谓也。又以《易》义参之，其象尤切。《易》曰：坎为耳。

盖坎之阳居中，耳之聪在内，此其所以相应也。今老人之耳，多见聪不内居，而声闻于外，此正肾元不固，阳气渐涣之征耳，欲求来复，其势诚难，但得稍缓，即已幸矣，其惟调养得宜，而日培根本乎。

论治

火盛而耳鸣耳闭者，当察火之微甚，及体质之强弱而清之降之。火之甚者，宜抽薪饮、大分清饮、当归龙荟丸之类主之。火之微者，宜徙薪饮主之。兼阴虚者，宜加减一阴煎、清化饮之类主之。兼痰者，宜清膈饮主之。

——明·张介宾《景岳全书·卷二十七必集·杂证谟·耳证》

【提要】　本论主要阐述耳鸣的虚实辨治。要点如下：其一，辨耳鸣当辨虚实：凡耳暴鸣声大者、发于少壮阳盛者、常饮酒食厚味多痰火者，多属实；耳鸣渐进且声细者、中气虚无火热者、脉细劳倦者，多属虚。其二，强调肾气肾精是否充足对耳鸣之症至关重要。若劳伤气血而致精脱肾衰，必发耳聋。其三，提出老年人因肾元虚衰，易患耳鸣，且不易治愈。其四，耳鸣火盛者，应察火之微甚、体质之强弱来辨证施治。

陈士铎　耳鸣心肾不交论※*

人有平居无事，忽然耳闻风雨之声，或如鼓角之响，人以为肾火之盛也，谁知是心火之亢极乎！凡人心肾两交，始能上下清宁，以司视听。肾不交心与心不交肾，皆能使听闻之乱。然而肾欲上交于心，与心欲下交于肾，必彼此能受，始庆相安。倘肾火大旺，则心畏肾炎，而不敢下交；心火过盛，则肾畏心焰，而不敢上交矣。二者均能使两耳之鸣，但心不交肾耳鸣轻，肾不交心耳鸣重。今如闻风雨鼓角者，鸣之重也。治法欲肾气复归于心，必须使心气仍归于肾。方用两归汤：

麦冬一两　黄连二钱　生枣仁五钱　熟地一两　丹参三钱　茯神三钱

水煎服。二剂而鸣止，四剂不再发。

此方凉心之剂也。心既清凉，则肾不畏心热，而乐与来归原，不必两相引而始合也。况方中全是益心滋肾之品，不特心无过燥之虞，而且肾有滋润之乐。自不啻如夫妇同心，有鱼水之欢，而无乖离之戚也，又何至喧阗于一室哉？

——清·陈士铎《辨证录·卷之三·耳痛门》

【提要】　本论主要阐述耳鸣的病因病机。要点如下：其一，心肾不交是突发性耳鸣的主要病机。若人平时无耳鸣之症，突发耳鸣，或如风雨之声、或如击鼓号角之声，多由心肾不交所致。其二，心肾不交之耳鸣，可分为心不交肾与肾不交心两种情况，其中肾不交心者耳鸣较重。其三，治法以凉心为要，使心肾相交，方用两归汤。

1.4　耳　疖

耳疖是外耳道出现疖肿的一类病证，临床以耳痛、外耳道局限性红肿、突起如椒目为特征。也称为"耳疔""黑疔""黑靥疔""肾疔"等。本病病位在外耳道，多因风热外袭或肝胆湿热等上扰耳窍所致。风热之邪侵袭，或因过度挖耳损伤外耳道，而使风热之邪乘虚来犯，邪气壅于耳窍经脉，结而不散，致发耳疖；肝胆湿热，循经上扰耳窍，壅于经脉，逆于肉理，湿热熏灼，致发耳疖。治疗以清热消肿为主。风热侵袭耳窍，治以疏风清热、解毒消肿；肝胆湿热上壅，治以清肝泻胆、祛湿消肿。

《中藏经》　黑疔在肾论[※*]

黑疔者，起于耳前，状如瘢痕。其色黑，长减不定，使人牙关急，腰脊脚膝不仁，不然即痛。亦不出三岁，祸必至矣，不可治也。皆由肾气渐绝也，宜慎欲事。

——六朝·佚名氏《中藏经·卷中·论五疔状候》

【提要】　本论主要阐述耳疔的病机及耳疔走黄的证候。要点如下：其一，黑疔生于耳前，若瘢痕，色黑，病在肾，应节制性欲。其二，若耳疔走黄，使人牙关急，腰脊脚膝不仁，则不超过三年肾气渐绝，必死。本论是目前最早提出黑疔病名的文献。

巢元方　耳疖上焦风邪入耳论[*]

凡患耳中策策痛者，皆是风入于肾之经也。不治，流入肾，则卒然变脊强背直成痓也。若因痛而肿，生痛疖，脓溃邪气歇，则不成痉。所以然者，足少阴为肾之经，宗脉之所聚，其气通于耳。上焦有风邪，入于头脑，流至耳内，与气相击，故耳中痛。耳为肾候，其气相通，肾候腰脊，主骨髓，故邪流入肾，脊强背直。

——隋·巢元方《诸病源候论·卷之二十九·耳病诸候·耳疼痛候》

【提要】　本论主要阐述耳疖的病因病机、发病及耳疔走黄。要点如下：其一，上焦风邪流入耳内，致耳中疼痛后痛疖即起。其二，生痛疖后，若脓溃邪气散去，不发痉；反之则脓毒不散，耳疔走黄，可发脊强背直之痉。其三，足少阴肾经通耳，上焦风邪入头脑后流至耳内，邪与正气相搏击，邪气偏盛则流入肾经，肾候腰脊骨髓，故发脊强背直之痉。

王肯堂　论耳痈与耳疔的鉴别※*

若寒热间作，内外红肿，疼痛日增者，为耳痈。……若寒热大作，痛楚难禁者，疔也，作疔治之。

——明·王肯堂《证治准绳·疡医·卷之三·耳内疮》

【提要】　本论主要阐述耳痈与耳疔的鉴别。要点如下：耳上生疮，若偶有寒热发作，内外红肿，为耳痈；若寒热剧烈，且局部疼痛难忍，为耳疔，虽列"耳内疮"门下，但作疔治疗。

陈实功　论耳疔病机与症状※*

毒气发于肾经者，生为黑靥疔。其患多生耳窍、胸腹、腰肾偏僻软肉之间。其发初生黑斑紫泡，毒串皮肤，渐攻肌肉，顽硬如疔，痛彻骨髓。重则手足青紫，惊悸沉困，软陷孔深，目睛透露，此等出于肾经之病也。

——明·陈实功《外科正宗·卷之二·疔疮论》

【提要】　本论主要阐述耳疔的病机及症状。要点如下：耳疔为毒邪发于肾经之病。初起皮肤多发黑斑紫泡，渐至肌肉，坚硬如疔，疼痛彻骨。重者耳疔软陷孔深，伴见手足青紫，惊悸昏沉，目睛透露等危急症状。

《医宗金鉴》　黑疔火毒论※*

黑疔暗藏耳窍生，色黑根深椒目形，痛如锥刺引腮脑，破流血水火毒攻。

注：此证生于耳窍暗藏之处，由肾经火毒所发，亦有因服丹石热药积毒而成者。色黑根深，形如椒目，疼如锥刺，痛引腮脑，破流血水，急服蟾酥丸汗之，再用蟾酥丸水调浓，滴于耳窍内立效。毒甚者，以黄连消毒饮疏解之。黄连解毒汤清之即瘥。

——清·吴谦《医宗金鉴·外科心法要诀·卷六十五·耳部·黑疔》

【提要】 本论主要阐述耳疖的病因病机、症状及治法。要点如下：其一，黑疗的病因有二：一由肾经火毒所致；二因服用丹石热药，火热之毒日久累积而发。其二，病位在耳窍之内，其状如钉丁，色黑，形小根深，疼痛，可痛引脑腮，溃破则流血水。其三，治疗上，急服蟾酥丸发汗，继用水调浓滴耳；毒甚，治以黄连消毒饮及黄连解毒汤。

1.5 耳 疮

耳疮是以外耳道弥漫性红肿疼痛为主要特征，好发于夏秋时节的一类病证。本病病位在外耳道，多因湿热上扰耳窍或血虚化燥耳窍失养所致。风湿热侵袭耳窍，邪气夹杂与气血搏结不解而致发耳疮；肝胆湿热循经上扰耳窍，热灼湿蒸，壅遏营卫，逆于肉理，致发耳疮；久病气血亏虚，血虚化燥，耳窍及肌肤不得濡养，邪毒久滞发耳疮，且易反复发作。风湿热邪上扰耳窍，治以疏风清热、祛湿解毒；肝胆湿热上扰耳窍，治以清肝泻胆、祛湿消肿；血虚化燥不能濡养耳窍，治以养血润燥。此外，本病虽预后良好，但应注意耳部卫生及避免过度挖耳损伤外耳道。

巢元方 耳疮肾虚邪侵论*

足少阴为肾之经，其气通于耳。其经虚，风热乘之，随脉入于耳，与血气相搏，故耳生疮。

——隋·巢元方《诸病源候论·卷之二十九·耳病诸候论·耳疮候》

疮生于小儿两耳，时瘥时发，亦有脓汁。此是风湿搏于血气所生，世亦呼之为月食疮也。

——隋·巢元方《诸病源候论·卷五十·小儿杂病诸候·耳疮候》

【提要】 本论主要阐述耳疮的病因病机及症状。要点如下：耳疮之病，由平素肾虚，风热之邪乘虚而入，随脉入耳，与气血相搏，郁而生疮。小儿患此病，名月食疮，为风湿之邪与血气相搏而致，有脓，时常反复。

薛 己 耳疮综论*

耳疮属手少阳三焦经，或足厥阴肝经血虚风热，或肝经燥火风热，或肾经虚火等因。若发热焮痛，属少阳、厥阴风热，用柴胡栀子散；若内热痒痛，属前二经血虚，用当归川芎散；若寒热作痛，属肝经风热，用小柴胡汤加山栀、川芎；若内热口干，属肾经虚火，用加味地黄丸，如不应，用加减八味丸。余当随症治之。

——明·薛己《外科枢要·卷之二·耳疮》

【提要】 本论主要阐述耳疮的病因病机及辨证施治。要点如下：其一，耳疮由手少阳三焦经及厥阴肝经血虚风热，或肝经燥火风热，或肾经虚火所致。其二，根据局部热痛或痒痛，是否发寒热，辨证施治，给出相应的方药。

张介宾 耳疮肝肾不足上实下虚论※*

予尝治一儒者，年近三旬，素有耳病，每年常发，发必肿溃。至乙亥二月，其发则甚，自耳根下连颈项，上连头角，耳前耳后莫不肿痛。……盖此证虽似溃疡有余，而实以肝肾不足，上实下虚，一奇证也，故存识之。

——明·张介宾《景岳全书·卷四十七贤集·外科钤·耳疮》

【提要】 本论主要阐述耳疮的病因病机。要点如下：以一耳疮罕见病例，说明耳疮可由肝肾不足，上实下虚而致。

冯兆张 耳疮风湿相抟论※*

风入于脑，停滞于手太阳之脉，则令气塞耳聋。若风湿相搏，则生耳疮。

——清·冯兆张《冯氏锦囊秘录·杂症大小合参卷六·儿科耳病》

【提要】 本论主要阐述耳疮的病因病机。要点如下：外有风邪侵袭入脑，停滞于手太阳之脉，则令耳聋；若风湿相搏，则生耳疮。

2

鼻　病

2.1　鼻病总论

鼻位居面中，又称"明堂"，有司呼吸、主嗅觉、助发音、御外邪的功能。鼻是人体清气出入之门户，与喉相接，下通于肺。鼻与五脏六腑关系密切，尤其作为肺系的前端，与肺息息相关。鼻为清阳之窍，手足阳经皆直接或间接联络于鼻周，经脉中尤以阳明经与鼻关系最为密切。鼻病多因感受外邪或脏腑失调所致，实证、热证多与肺、肝、胆、脾胃等脏腑关系密切，虚证、寒证多与肺、脾、肾关系密切。据病变特点可选用适当的内治法及滴鼻、吹药、塞药、涂敷、熏蒸等外治法。

2.1.1　病因病机

《小儿卫生总微论方》　鼻中病论[※]

肺气通于鼻，气不和，为风冷所乘，停滞鼻中，搏于津液，使涕凝结壅，气不通快，不闻臭香，谓之鼻塞。若风冷搏于血气而生息肉塞滞者，谓之齆鼻。若风湿相搏，则鼻内生疮，而有脓汁出也。若脑热攻鼻中干燥，或生疮痂，硬而无脓汁也。

——宋·佚名氏《小儿卫生总微论方·卷十八·鼻中病论》

【提要】　本论主要阐述三种鼻病的病因病机。要点如下：其一，风冷停滞鼻中，涕凝气塞，则发为鼻塞。其二，风冷搏于气血，则生息肉，发为齆鼻。其三，风湿搏于鼻内，则发为鼻疮，有脓汁流出。其四，若鼻干，生疮痂无脓，是脑热攻鼻所致。

陈无择　论鼻病三因[※*]

肺为五脏华盖，百脉取气于肺，鼻为肺之闾阖，吸引五臭，卫养五脏，升降阴阳，故鼻为清气道。或七情内郁，六淫外伤，饮食劳逸，致清浊不分，随气壅塞，遂为清涕、鼻洞浊脓、脑丝、衄血、息肉，久而为齆。虽种种不同，未始不涉三因，有致泥丸汩乱，变生诸证。……

凡鼻头微白者，亡血也。赤者，血热也，酒客多有之。若时行衄血，不宜断之，或出至二三升不已，即以龙骨为末，吹入。凡九窍出血，皆用此法，甚良。

——宋·陈无择《三因极一病证方论·卷之十六·鼻病证治》

【提要】　本论主要阐述鼻与脏腑的关系及鼻病的病因。要点如下：鼻部疾病虽有多种，但致病原因不外七情内郁、六淫外伤、饮食劳逸三个方面。提出据鼻头颜色辨病证虚实的诊病方法，以及用龙骨末止鼻衄的治法。

⚜ 严用和　鼻为肺主论※※ ⚜

夫鼻者，肺之候，职欲常和，和则吸引香臭矣。若七情内郁，六淫外伤，饮食劳役，致鼻气不得宣调，清道壅塞。其为病也，为衄，为痈，为息肉，为疮疡，为清涕，为窒塞不通，为浊脓，或不闻香臭。此皆肺脏不调，邪气蕴积于鼻，清道壅塞而然也。治之之法，寒则温之，热则清之，塞则通之，壅则散之，无越于斯。但时气鼻衄不可遽止，如出三升以上恐多者，方可断之。《活人书》所谓衄血者乃解，盖阳气重故也，不可不知。

又论：人鼻者，肺之所主，职司清化，调适以宜，则肺脏宣畅，清道自利；摄养乖方，则清道壅塞，故鼻为之病焉。盖肺主于气，肝藏于血，邪热伤之则血热，血热则气亦热，血气俱热，随气上逆，故为鼻衄，甚则生疮。风寒乘之，阳经不利，则为壅塞，或为清涕。蕴积不散，则不闻香臭，或为鼻痈，或生息肉、鼻痛之患矣。又有热留胆腑，邪移于脑，遂致鼻渊。鼻渊者，浊涕下不止也，传为衄衊瞑目，故得之气厥也。

——宋·严用和原著《重订严氏济生方·鼻门·鼻论治》

【提要】　本论主要阐述鼻病皆因肺脏不调所致的机理。要点如下：其一，论中提出"肺脏宣畅，清道自利"的论断。因鼻为肺之候，七情、六淫、劳逸等，皆可致肺脏不调，清道壅塞，鼻气不得宣调，而致鼻疮、鼻痈、鼻衄等病证的发生。其二，对于鼻衄，提出若为阳热邪气时气所伤，不可立即止血，防止过早止血闭留邪气，出血过多时方可止血。其三，提出邪热伤于肝、肺二脏，气血上逆则生鼻衄，甚则生疮。风寒乘之，则壅塞不通，或流清涕。邪气蕴积，则不闻香臭，或生鼻痈、息肉、鼻痛等疾病。热留胆腑，移热于脑，则生鼻渊。

⚜ 徐春甫　鼻之病总属于火论※ ⚜

鼻之病总属于火

鼻中痒而气喷，作于声为嚏。夫痒为火化，心火邪热干于阳明，发于鼻则痒而嚏也。有故以物扰之而嚏，有视日而嚏者，盖太阳真火耀于目而扰于心，则火热冲上，鼻中痒而嚏也。有风热上攻，头鼻壅塞，有因嚏而痛者，虽证候之不同，同为热也。凡为病不同，邪热所乘之经有异故也。鼻窒与嚏痒者，热客阳明胃之经也。衄涕者，热客太阴肺之经也。盖鼻者，足阳明胃经所主，阳明脉左右相交，注于鼻孔。又鼻者肺之窍，故肺气通于鼻。其邪热干于二经，发于鼻而为窒塞、衄涕之证。故《经》曰：心肺有病，而鼻为之不利也。

鼻痈息肉邪气结成

肺气通于鼻，清气出入之道。肺脏热邪壅滞，上焦郁结，伏留不散，而成痈息之患矣。

——明·徐春甫《古今医统大全·卷之六十二·鼻证门》

【提要】 本论主要阐述鼻病由火而致的病机。要点如下：其一，嚏、鼻痒、鼻窒、衄涕等鼻病，多由风热或火邪内扰心、肺、胃等脏腑，或足阳明胃经与手太阴肺经感邪所致。如鼻痒而嚏，是心火邪热干于阳明所致。头鼻壅塞，可因风热上攻所致。其二，邪热侵袭不同经脉，所致病证各不相同。热客阳明则鼻窒、嚏痒。热客太阴则衄涕。若邪热壅于上焦而不得疏散，则易引发鼻痛、息肉等病证发生。

张介宾　鼻病外感内热论[※※]

鼻为肺窍，又曰天牝，乃宗气之道，而实心肺之门户。故《经》曰：心肺有病，而鼻为之不利也。然其经络所至，专属阳明，自山根以上，则连太阳、督脉，以通于脑，故此数经之病，皆能及之。若其为病，则窒塞者谓之衄。时流浊涕而或多臭气者，谓之鼻渊，又曰脑漏。或生息肉而阻塞气道者，谓之鼻齆。及有喷嚏、鼻衄、酒皶、赤鼻之类，各当辨而治之。然总之鼻病无他也，非风寒外感，则内火上炎耳。外感者，治宜辛散；内热者，治宜清凉。知斯二者，则治鼻大纲尽乎是矣。

——明·张介宾《景岳全书·卷二十六必集·杂证谟·鼻证·论证》

【提要】 本论主要阐述鼻的功能特点及各种病证的概念、病因与治疗。要点如下：其一，阐明鼻病与肺、心两脏及阳明、太阳、督脉关系密切。其二，指出窒塞者谓之衄，时流浊涕而或多臭气者谓之鼻渊，生息肉而阻塞气道者谓之鼻齆。其三，鼻病的病因，不外乎外感风寒和内火上炎；外感之证宜用辛散，内热之证宜用清凉之药。

2.1.2　辨证施治

朱丹溪　论鼻病治法[※※]

鼻肺窍也，心肺有病而鼻为之不利也。有寒、有热。寒则表之，羌活、独活、防风、升麻、干葛、白芷、黄芪、苍术、甘草、川椒。热则清之，黄芩、黄连。

——元·朱丹溪《丹溪手镜·卷中·鼻》

【提要】 本论主要阐述鼻病的用药。鼻为肺窍，所生之病有寒证与热证不同。寒证当用表散之法，用羌活、独活、防风、升麻、干葛、白芷、黄芪、苍术、甘草、川椒。热证当用清热之法，用黄芩与黄连等药。

龚　信、龚延贤　论鼻病证治[※※]

脉：左寸脉浮缓，为伤风鼻塞、鼻流清涕；右寸脉浮洪而数，为鼻衄、鼻齆。

病：鼻塞不闻香臭，或但遇寒月多塞，或略感风寒便塞，不时举发者，世俗皆以为肺寒，而用表解通利辛温之药不效，殊不知此是肺经多有火邪，郁甚则喜多热，而恶见寒，故遇寒便塞，遇感便发。

治：治法清金降火为主，而佐以通利之剂。若如常鼻塞不闻香臭者，再审其平素，只作肺热治之，清肺火，泻火消痰，或丸药噙化，或末药轻调缓服，久服无不效。又平素原无鼻塞之病，一时偶感风寒，而致鼻塞声重，或流清涕者，只作风寒治之。

——明·龚信撰，龚延贤续补《古今医鉴·卷九·鼻病》

【提要】　本论主要阐述鼻病的脉象、辨证及治法。要点如下：其一，伤风鼻塞者，左手脉多见浮缓。鼻衄、鼻齄者右手脉多浮洪而数。其二，平素遇寒则鼻塞者，非为肺寒，乃是肺经郁火所致。治以清金降火，佐以通利消痰，或丸药噙化，或末药轻调缓服，久服必效。若偶感风寒而鼻塞者，可作风寒论治。

孙志宏　论鼻病辨治[**]

凡鼻之为病，如生疮、干结、痛痒、齄衄，至于鼻痔、鼻息、鼻痈、鼻齄等诸证，皆属于火也。惟伤风鼻塞，流清涕者为寒；若鼻中热气，浊涕有痰，亦为热矣。脉右寸浮洪而数，治当清肺火，有风邪兼疏散。

——明·孙志宏《简明医彀·卷五·鼻证》

【提要】　本论主要阐述鼻病的常见证候及辨证治疗。要点如下：其一，多种鼻病皆属火证，惟伤风鼻塞流清涕为寒证。其二，鼻病见热证，脉右寸浮洪而数，当清肺火。若有风邪，兼用疏散之法。

何其伟　论鼻病辨治[**]

无形之气通于鼻，鼻塞声重风寒被；胆移热脑鼻渊生，喜饮鼻赤伤肺气。清邪郁久，肺气窒塞，当开上宣郁，连翘、荷叶、滑石、苦丁茶、蔓荆、白芷。热壅肺气，知母、贝母、梨肉煎膏。精虚鼻渊，脑髓不固，淋下无秽气，此劳怯之根也。天真丸，人参、黄芪、白术、山药、苁蓉、当归、天冬、羊肉。脑热鼻渊，兼耳鸣左甚，初用苦辛凉散，羚角、苦丁茶、菊叶、连翘、山栀、夏枯草、滑石；久则用咸降、滋填、镇摄，虎潜丸。

——清·何其伟《杂症总诀·卷下·鼻病》

【提要】　本论主要阐述鼻窒、鼻渊等鼻病的辨证施治。要点如下：其一，鼻窒分寒邪郁久及热壅肺气所致两种，治当用开上宣郁，或清热养阴之药。其二，鼻渊分虚劳精气不足所致鼻渊与胆移热于脑鼻渊两类。虚者用补益精气的天真丸治之。脑热者，先用苦辛凉散之药，病久则用咸降、滋填、镇摄之药。

罗国纲　论鼻病治法[**]

肺开窍于鼻，阳明胃脉亦挟鼻上行。以窍言之，肺也；而以用言之，心也。然总之鼻症不一，非风寒外感，即阴虚火炎。治外感者，宜辛散；治内热者，宜滋阴以降火。治法大纲，尽乎是矣。

——清·罗国纲《罗氏会约医镜·卷之六·杂证·论鼻证》

【提要】 本论主要阐述鼻病的治法。要点如下：鼻病多由风寒外感，或阴虚火旺所致。外感鼻病，治以辛散为主；虚热鼻病，治以滋阴降火为主。

2.2 鼻 渊

鼻渊是以鼻流浊涕、量多不止，伴见鼻塞、头痛为主要特征的病证。鼻渊可见急性和慢性两类。急鼻渊发病急，病程较短；慢鼻渊多由急鼻渊失治转化而来，病程较长。急鼻渊多属实属热，常见肺经风热、肝胆热盛和胃热壅盛等证，以疏风清热、清泻肝胆、清胃泄火、宣肺通窍为主要治法。慢鼻渊虚证和实证皆可见，多见肺经蕴热、脾肺气虚、肾阳亏虚和气血瘀阻等证，以清宣肺热、补益脾肺、温补肾阳、活血化瘀为主要治法。急、慢鼻渊在内治的同时，可使用滴鼻、吹鼻、熏鼻等外治法。

《素问》 鼻渊胆移热于脑论※*

胆移热于脑，则辛頞鼻渊。鼻渊者，浊涕下不止也，传为衄衊瞑目，故得之气厥也。

——《素问·气厥论》

【提要】 本论主要阐述鼻渊的病因病机。要点如下：鼻渊为鼻流浊涕不止，鼻茎酸痛之病，甚者出现鼻衄、目昏等证。其病机为气机厥逆，胆热上移于脑所致。该论对后世产生了重要影响。

《圣济总录》 鼻渊胆移热于脑综论※*

论曰：《内经》谓胆移热于脑，则辛頞鼻渊者，浊涕下不止也。夫脑为髓海，藏于至阴，故藏而不泻。今胆移邪热上入于脑，则阴气不固，而藏者泻矣，故脑液下渗于鼻。其证浊涕出不已，若水之有渊源也。治或失时，传为衄衊瞑目之患。

治脑热鼻渊，下浊涕不止。防风散方……

治脑热肺壅，鼻渊多涕。鸡苏丸方……

——宋·赵佶《圣济总录·卷第一百一十六·鼻门·鼻渊》

【提要】 本论主要阐述鼻渊因胆有热上移于脑的病因病机与证治。要点如下：其一，遵循《内经》所论，阐明鼻渊是胆热上入于脑，阴气不能固藏而外泻，脑液下渗于鼻而引起，症见鼻流浊涕不已。其二，治疗上，脑热鼻渊，下浊涕不止，治用防风散方。脑热肺壅，鼻渊多涕，治用鸡苏丸方。

陈实功　鼻渊风寒湿热交蒸论*

脑漏者，又名鼻渊，总因风寒凝入脑户与太阳湿热交蒸乃成。其患鼻流浊涕，或流黄水，点点滴滴，长湿无干，久则头眩虚晕不已，治以藿香汤主之，天麻饼子调之，亦可渐愈。如日久虚眩不已，内服补中益气汤、六味地黄丸相间服，以滋化原始愈。

——明·陈实功《外科正宗·卷之四·杂疮毒门·脑漏》

【提要】　本论主要阐述鼻渊的病因病机、症状及治法。要点如下：根据鼻渊鼻流浊涕，或流黄水、点点滴滴、长湿无干等症状，提出鼻渊主要是风寒入脑与太阳湿热交蒸所致的新观点。用藿香汤散表祛湿，病久强调当扶正补虚为主，以补中益气汤、六味地黄丸相间服用，以滋化源。

虞抟　鼻渊外寒束内热论※*

其或触冒风寒，始则伤于皮毛，而成鼻塞不通之候，或为浊涕，或流清汁，久而不已，名曰鼻渊，此为外寒束内热之证也。《原病式》曰：肺热则出涕是也。又有胆移热于脑，则为辛颊鼻渊。鼻中浊涕如涌泉，下渗而下，久而不已，则为鼻蠛、衄血、息肉、鼻痛等证。医者宜各以类推而治之，无忽也。

——明·虞抟《医学正传·卷之五·鼻病》

【提要】　本论主要阐述外感鼻渊的病因病机。要点如下：鼻渊之因，一为风寒外缚，入里化热，肺热郁蒸，鼻流浊涕或清涕不已，久而发为鼻渊，为外寒内热之证。二是胆移热于脑，则鼻中浊涕如泉涌，下渗而下，久而不已，发为鼻蠛、衄血、息肉、鼻痛等证。

吴崑　论苍耳散治鼻渊※*

（苍耳散）鼻渊者，此方主之。鼻流浊涕不止者，名曰鼻渊。乃风热在脑，伤其脑气，脑气不固，而液自渗泄也。此方四件皆辛凉之品，辛可以驱风，凉可以散热，其气轻清，可使透于巅顶，巅顶气清，则脑液自固，鼻渊可得而治矣。

——明·吴崑《医方考·卷五·鼻疾门·苍耳散》

【提要】　本论主要阐述苍耳散主治鼻渊的机理。要点如下：其一，鼻渊多是由于风热之邪壅于上，脑气损伤不能固摄所致。其二，使用辛凉散热之苍耳散治疗。因辛可驱风，凉可散热，药性轻清可达于上窍。

张介宾　论鼻渊治法※*

鼻渊证，总由太阳、督脉之火，甚者上连于脑而津津不已，故又名为脑漏。此证多因酒醴肥甘，或久用热物，或火由寒郁，以致湿热上熏，津汁溶溢而下，离经腐败，有作臭者，有大臭不堪闻者。河间用防风通圣散一两，加薄荷、黄连各二钱以治之。古法有用苍耳散治之者。然以余之见，谓此炎上之火，而治兼辛散，有所不宜，故多不见效，莫若但清阴火而兼以滋阴，久之自宁，此即高者抑之之法，故常以清化饮加白蒺藜五钱或一两，苍耳子二三钱。若火之甚者，再以清凉等剂加减用之，每获全愈，或用《宣明》防风汤之意亦可。但此证一见，即宜节戒早治，久则甚难为力也。凡鼻渊脑漏，虽为热证，然流渗既久者，即火邪已去，流亦不止，以液道不能扃固也。故新病者，多由于热，久病者，未必尽为热证，此当审察治之，若执用寒凉，未免别生他病。其有漏泄既多，伤其髓海，则气虚于上，多见头脑隐痛及眩晕不宁等证，此非补阳不可，宜十全大补汤、补中益气汤之类主之。

——明·张介宾《景岳全书·卷二十六必集·杂证谟·鼻证·论治》

【提要】　本论主要阐述鼻渊新病与久病的治法。要点如下：其一，鼻渊证多由太阳经与督脉之火所致，发病与饮食肥甘、久用热物、寒郁化火有关，湿热上蒸而致鼻渊。其二，鼻渊因火热炎上所致，故以"高者抑之"为治疗原则，即清阴火兼以滋阴。鼻渊初现即当早治，久则难愈。其三，鼻渊新病多热，但久病未必尽为热证。临证要慎用寒凉药物，久病正气虚弱，当用补益之法。

陈士铎　鼻渊综论[※※]

人有无端鼻流清水者，久则流涕，又久则流黄浊之物，如脓如髓，腥臭不堪闻者，流至十年而人死矣。此病得之饮酒太过，临风而卧，风入胆中，胆之酒毒不能外泄，遂移其热于脑中。夫脑之窍通于鼻，而胆之气何以通于脑，而酒之气何以入于胆耶？凡善饮酒者，胆气自旺，且多叫号，故酒先入胆，而胆不胜酒，即不及化酒而火毒存于其中矣。夫胆属木，最恶者寒风也，外寒相侵，则内热愈甚。

胆属阳，而头亦属阳。胆移热而上走于头，脑在头之中，头无可藏热之处，故遇穴而即入。况胆与脑原是相通，脑之穴大过于胆，遂乐于相安居之，而不肯还入于胆矣。迨居脑既久，而动极思迁，又寻窍而出，乃顺趋于鼻矣。火毒浅而涕清，火毒深而涕浊，愈久愈流而愈重，后则涕无可流，并脑髓而尽出，欲不死而不可得矣。治法治其脑可也，然治其脑，必仍治其胆者，探源之治也。方用取渊汤。

辛夷（二钱）　当归（二两）　柴胡（一钱）　炒栀子（三钱）　玄参（一两）　贝母（一钱）

水煎服。一剂涕减，再剂涕又减，三剂病全愈。

盖辛夷最能入胆，引当归以补脑之气，引玄参以解脑之火，加柴胡、栀子以舒胆中之郁热，则胆不来助火，而自受补气之益也。然不去止鼻中之涕者，清脑中之火，益脑中之气，正所以止之也。盖鼻中原无涕，遏抑上游出涕之源，何必截下流之水乎？此治法之神耳。或疑当归过于多用，不知脑髓尽出，不大补则脑之气不生。……

人有鼻流清涕，经年不愈，是肺气虚寒，非脑漏也。夫脑漏即鼻渊也，原有寒热二症，不止胆热而成之也。然同是鼻渊，而寒热何以分乎？盖涕臭者热也，涕清而不臭者寒也。热属实热，寒属虚寒。兹但流清涕而不腥臭，正虚寒之病也。热症宜用清凉之药，寒症宜用温和之剂，倘概用散而不用补，则损伤肺气，而肺金益寒，愈流清涕矣。方用温肺止流丹。

诃子（一钱）　甘草（一钱）　桔梗（三钱）　石首鱼脑骨（五钱，煅过存性为末）　荆芥（五分）　细辛（五分）　人参（五分）

水煎调服。一剂即止流矣，不必再服也。

此方气味温和，自能暖肺，而性又带散，更能祛邪，故奏功如神。或谓石首脑骨，古人以治内热之鼻渊，是为寒物，何用之以治寒症之鼻渊耶？不知鼻渊实有寒热二症，而石首脑骨寒热二症皆能治之。但热症之涕通于脑，寒症之涕出于肺，我用群药皆入肺之药也，无非温和之味，肺既寒凉，得温和而自解，复得石首脑骨佐之，以截脑中之路，则脑气不下陷，而肺气更闭矣，所以一剂而止流也。

人有鼻塞不通，浊涕稠黏，已经数年，皆以为鼻渊而火结于脑也，谁知是肺经郁火不宣，有似于鼻渊，而非鼻渊乎！夫郁病五脏皆有，不独肝木一经之能郁也。

《内经》曰：诸气膹郁，皆属于肺。肺气郁则气不通，而鼻乃肺经之门户，故肺气不通，而鼻之气亦不通也。《难经》曰：肺热甚则出涕。肺本清虚之府，最恶者热也，肺热则肺气必粗，而肺中之液，必上沸而结为涕，热甚则涕黄，热极则涕浊，败浊之物，岂容于清虚之府，自必从鼻之门户而出矣。方用逍遥散加味治之。

柴胡（二钱）　当归（三钱）　白术（二钱）　陈皮（五分）　甘草（一钱）　黄芩（一钱）　茯苓（二钱）　白芍（三钱）　白芷（一钱）　桔梗（三钱）　半夏（一钱）

水煎服。一剂轻，二剂又轻，连服八剂全愈。

此方治肝木之郁者也，何以治肺郁而亦效？不知逍遥散善治五郁，非独治肝经一部之郁已也。况佐之桔梗，散肺之邪，加之黄芩泻肺之热，且引群药直入肺经，何郁之不宣乎？故壅塞通稠浊化也。

此症用宣肺散亦佳。

柴胡　黄芩　紫菀（各二钱）　白芍（一两）　当归　麦冬（各五钱）　茯苓　白芥子（各三钱）甘草　款冬花（各一钱）　紫苏（一钱）　辛夷（五分）

水煎服。四剂愈。

——清·陈士铎《辨证录·卷之三·鼻渊门》

【提要】　本论主要阐述鼻渊的病因病机与辨证施治。要点如下：其一，鼻渊的发生，与饮酒感风有关。酒毒内郁于胆，上犯脑户，再传及相通之鼻窍，致鼻渊发生。其二，依据鼻渊流出之涕的状态，分为不同类型。涕臭为热证，涕浊则热盛，涕清则热轻，涕清不臭则属寒证。热证多为实证，寒证多为虚证。其三，鼻渊治疗，当从发病之源入手，治疗脑、胆之热，同时辅以补脑之药，防止脑髓尽伤。热证宜用清凉之药，寒证宜用温和之剂。其四，有鼻塞不通，浊涕黏稠，多年不愈者，非鼻渊，为肺经郁火所致，治以逍遥散。

◆ 汪文绮　鼻渊综论※*

尝观古人谓鼻渊一症，乃寒凝脑户，太阳湿热为病。皆治标而不求其本，攻邪而反耗其元，于经旨迥乎不合，其说可足信欤？《内经》曰：胆移热于脑，则辛頞鼻渊。明明属之内伤，与外感全无关涉，何医家辛夷、苍耳、防、芷杂投，致轻者重，而重者危乎？无非泥古书不化，而虚实莫辨，夭枉人命，是可悲也。夫脑属神脏，藏精髓而居高位；鼻为肺窍，司呼吸而闻香臭；清阳由此而升，浊阴无由而上，是为平人。而要非论胆热及于脑，脑热及于鼻者也，盖少阳生发之气，全赖肾水为之滋养，肾水虚则胆中之火无制，而上逆于脑，脑热蒸蒸气化，浊涕走空窍而出于鼻，臭浊不堪闻，涕愈下则液愈耗，液愈耗则阴愈亏。斯时也，头为之苦倾矣，喉为之作咳矣，身为之潮热矣，食饮为之减少矣。而医犹谓之曰：风未散也，表药不可缺；寒未退也，辛味不可除。曾不知辛散伤元，有升无降，有阳无阴，肾肝虚于下，而肺气虚于上，虽有卢扁，其奈之何哉？虽然，胆之火，胡为而入脑也？《经》谓其脉起于目锐眦，上抵头角，下耳后，曲折布于脑后，脉络贯通，易于感召。惟其虚也，则灼脑炙髓，阴液下漏。治法宜戒怒以养阳，绝欲以养阴。药进补水保肺，而藿香、牛脑，尤为必用之药。俾水壮火熄，木荣金肃，胆汁充满，而生生之气流行，火自安其位矣。倘脾胃渐亏，阳分渐弱，壮水之法，又宜变通，或脾肾双补，或阴阳两救，庶几于病有济，而不致错误也。且脑为诸阳之会，髓为至精之物，鼻属金气之路。治脑也，补在髓；治鼻也，清在金。脑满可以生水而制火，金空可以化液而制木。而春升少阳之气，与厥阴相为表里，上属于脑。如此，则《内经》谓胆热所关，义亦明矣。冯氏有言：鼻渊乃风热灼脑而液下渗，或黄或白，或带血如脓状，此肾虚之症也。斯言极中病情，第此风非外人之风，乃肝胆火胜而热极风生也。若寒凝脑户，湿热为病，较冯氏之说，不啻霄壤之隔。治鼻渊者，其可不知清窍无壅，阳开阴合之理，而深玩味也哉。

治以肾为主，畅所欲言，可补前人之未备。

——清·汪文绮《杂症会心录·卷下·鼻渊》

【提要】 本论主要阐述鼻渊的病因病机与辨证施治。要点如下：其一，鼻渊主要由肾阴虚，少阳胆火无制，上逆于脑，浊涕下流于鼻窍所致。其二，治疗上，病在脑则补髓，病在肺则清肺。或以滋肾水为主，或补益脾肾，或阴阳双补。不宜使用辛夷、苍耳等辛散药，以免损伤元气。提出平时戒怒以养阳，绝欲以养阴。其三，风热鼻渊非感外风，是肝胆火盛，热极生风，为内风，不可作寒治。

◆ 高秉钧 鼻渊风热肾虚论治[※※] ◆

鼻渊者，鼻流浊涕不止，或黄或白，或带血如脓状，久而不愈，即名脑漏。乃风热烁脑而液下渗，此肾虚之证也。《经》曰：脑渗为涕。又曰：胆移热于脑。《原病式》曰：如以火烁金，热极则化为水。然究其原，必肾阴虚而不能纳气归元，故火无所畏，上迫肺金，由是津液之气不得降下，并于空窍，转为浊涕，津液为之逆流矣。于是肾阴愈虚，有升无降，有阳无阴，阴虚则病，阴绝则死。此宜戒怒以养阳，绝欲以养阴，断炙煿，远酒面，以防作热。然后假之良医，滋肾清肺为君，开郁顺气为臣，补阴养血为佐，俾火息金清，降令胥行，气畅郁舒，清窍无壅，阳开阴阖，相依相附。脏腑各司乃职，自慎以培其根，药饵以治其病，间有可愈者。苟或骄恣不慎，或误投凉药，虽仓扁不能使之长生矣。主治之方，如初起用苍耳散，久则六味地黄汤、补中益气汤、麦味地黄汤、加味逍遥散，酌而用之可也。

——清·高秉钧《疡科心得集·卷上·辨鼻渊鼻痔鼻衄论》

【提要】 本论主要阐述鼻渊的病因病机及辨证施治。要点如下：其一，鼻渊主要病机是风热销铄，肾虚不能纳气归元，火热上迫肺脏所致。肝肾愈虚，上逆愈甚，病证越重。其二，治以清热扶正、开郁顺气等补泻并用之法，同时注重调畅情志，清心寡欲，饮食清淡。

祁　坤　论鼻渊辨治^{※*}

鼻渊者，鼻流浊涕，黄水腥秽是也。又名脑崩、脑漏。久之令人头眩虚晕不已。《经》云：胆移热于脑，则辛頞鼻渊。遇寒而甚者，火郁之为也。书云：胆与三焦同火治。故先宜清上，继以镇火补水，兼理肺肝。清上多取乎辛凉，如荆芥、薄荷、甘菊、连翘、升麻、牛蒡子、天麻之类。镇火补水，如犀角、二冬、朱砂、人参、五味子、茯苓、山药、丹皮、甘草之类。理肺如桑皮、桔梗、二冬、牛蒡子、天花粉、竹沥之类。清肝胆如柴胡、川芎、竹茹、枣仁、羚羊角之类。余治脑漏，于对症药内加檀香片一大撮，无不奏效。

——清·祁坤《外科大成·卷三·鼻部》

【提要】　本论主要阐述鼻渊的治法。要点如下：其一，鼻渊由胆移热于脑所成，虽有遇寒加重者，也实为火郁所致。其二，鼻渊的治疗，要先清上焦之火，再施以镇火补水、理肺气、清肝胆等治法。

华德元　论鼻渊辨治^{※*}

《经》云：肺和则鼻能知香臭矣。又云：胆移热于脑，令人辛頞鼻渊，传为衄蔑瞑目。是知初感风寒之邪，久则化热，热郁则气痹而塞矣。治法利于开上宣郁，如苍耳散、防风通圣散、川芎茶调散、菊花茶调散等类。先生则佐以荷叶边、苦丁茶、蔓荆、连翘之属以治之。此外感宜辛散也。内热宜清凉者，如脑热鼻渊，用羚羊、山栀、石膏、滑石、夏枯草、青菊叶、苦丁茶等类。苦辛凉散郁之法也。久则当用咸降滋填，如虎潜减辛，再加镇摄之品。其有精气不足，脑髓不固，淋下无腥秽之气者，此劳怯根萌，以天真丸主之。此就案中大概而言之也。然症候错杂，再当考前贤之法而治之。（华德元）

——清·叶桂著，徐灵胎评《临证指南医案·卷八·鼻》

【提要】　本论是华德元为叶天士医案所作按语，主要阐述鼻渊不同证候的辨证施治。要点如下：其一，凡感风寒化热致热郁气塞者，当开上宣郁，使用辛散之药。其二，若内热壅滞，当用苦辛凉散之法。其三，病久邪盛正伤，可用咸降滋补之法，再配以镇摄之品。其四，精亏不固者，可使用补益精血之法。

2.3　鼻　衄

鼻衄即鼻出血，是一种鼻部病证，或为多种全身性疾病的常见症状之一。鼻衄症状多种多样，或单侧或双侧，出血量或多或少，出血或间歇或持续。鼻衄可分为虚实两大类型，实证多因肺、胃、肝、心等脏腑火热炽盛所致，虚证多与肝肾阴虚、脾肾阳虚、脾失统血等有关。鼻衄治疗要"急则治其标""缓则治其本"，对于出血急迫者需及时止血。实证治疗多采用清热凉血、清泻脏腑之热等方法，虚证多采用温补脾肾、滋阴降火等方法。也可使用吹鼻、滴鼻、压迫、冷敷等外治法。

巢元方 鼻衄综论*

鼻衄候

《经》云：脾移热于肝，则为惊衄。……凡血与气，内荣腑脏，外循经络，相随而行于身，周而复始。血性得寒则凝涩，热则流散。而气，肺之所生也，肺开窍于鼻，热乘于肺，则气亦热也。血气俱热，血随气发出于鼻，为鼻衄。

诊其寸口微芤者，衄血。寸脉血，苦寒，是为衄血。

寸脉微弱，尺脉涩，弱则发热，涩为无血。其人必厥、微呕。夫厥当眩不眩，而反头痛。痛为实，下虚上实，必衄也。

肝脉大，喜为衄。脉阴阳错而浮，必衄血。脉细而数，数反在上，法当吐而不吐，其面颧上小赤，眼中白肤上自有细赤脉如发，其趣至黑瞳子上者，当衄。病人面无血色，寒热，脉沉弦者，衄也。

衄发从春至夏，为太阳衄；从秋至冬，为阳明衄。连日不止者，其脉轻轻在肌，尺中自浮，目精晕黄，衄必未至；若晕黄去，目睛了慧，知衄今止。

脉滑小弱者生，实大者死。诊衄人，其脉小滑者生，大躁者死不治也。鼻衄，脉沉细者生，浮大而牢者死。

养生方云：思虑则伤心，心伤则吐、衄血。

鼻衄不止候

肝藏血，肺主气，开窍于鼻。血之与气，相随而行，内荣腑脏，外循经络。腑脏有热，热乘血气，血性得热即流溢妄行，发于鼻者为鼻衄。脏虚血盛，故衄不止。……

鼻久衄候

鼻衄，由热乘血气也。肝藏血，肺主气，开窍于鼻。劳损脏腑，血气生热，血得热则流散妄行，随气发于鼻者，名为鼻衄。脏虚不复，劳热停积，故衄经久不瘥。

> ——隋·巢元方《诸病源候论·卷之二十九·鼻病诸候》

【提要】 本论主要阐述鼻衄的病因病机、诊断及预后。要点如下：其一，鼻衄多由肝、脾、肺三脏有热，迫血妄行，上溢于鼻窍而致。其二，鼻衄常见脉象，有寸脉微芤，尺脉涩，肝脉大，脉阴阳错而浮，脉细数，脉沉弦等，以此判断虚实。若脉见滑小弱、沉细者可治。脉实大、大躁、浮大而牢者预后不佳。其三，鼻衄发生在春夏为太阳衄，发生在秋冬为阳明衄。其四，"脏虚血盛"，则鼻衄不止；"劳伤过度，劳热停积"，则鼻衄经久不愈。

陈无择 情志所伤鼻衄论*

病者积怒伤肝，积忧伤肺，烦思伤脾，失志伤肾，暴喜伤心，皆能动血，蓄聚不已，停留胸间，随气上溢，入清气道中，发为鼻衄，名五脏衄。

> ——宋·陈无择《三因极一病证方论·卷第九·内因衄血证治》

【提要】 本论主要阐述鼻衄的内伤病机。鼻衄发生可因情志过激伤及五脏，五脏气机紊乱则动血，血随气升，上溢鼻中，则发为鼻衄。

张介宾 衄血论治※

衄血证，诸家但谓其出于肺，盖以鼻为肺之窍也，不知鼻为手足阳明之正经，而手足太阳亦皆至鼻。故仲景曰：太阳病，脉浮紧，发热身无汗，自衄者愈。此太阳之衄也。《原病式》曰：阳热怫郁于足阳明而上热，则血妄行为鼻衄。此阳明之衄也。若以愚见言之，则凡鼻衄之血，必自山根以上，睛明之次而来，而睛明一穴，乃手足太阳、足阳明、阴阳跷五脉之会，此诸经皆能为衄也。然行于脊背者，无如足太阳为最；行于胸腹者，无如足阳明为最。而尤有其最者，则又惟冲脉为十二经脉之血海，冲之上腧，出足太阳之大杼；冲之下腧，会足阳明之气街。故太阳、阳明之至，而冲脉无不至矣；冲脉之至，则十二经无不至矣。所以衄之微者，不过一经之近；而衄之甚者，则甚至数升或至斗许，并通身形色尽脱，又岂特手太阴一经而病至如是耶？临证者，不可不察。

衄血之由，内热者多在阳明经，治当以清降为主。微热者，宜生地、芍药、天冬、麦冬、玄参、丹参，或《局方》犀角地黄汤、生地黄饮子、麦门冬散之类主之；热甚者，宜芩、连、栀、柏，或茜根散、抽薪饮、加减一阴煎。若兼头痛、口渴者，宜玉女煎、白虎汤之类主之。或阳明热极，下不通而火壅于上者，宜《拔萃》犀角地黄汤之类，通其下而上自愈。

衄血之由外感者，多在足太阳经。观仲景曰：伤寒，脉浮紧，不发汗，因致衄者，麻黄汤主之。曰：伤寒，不大便，其小便清者，知不在里，仍在表也，当须发汗。若头痛者，必衄，宜桂枝汤。成无己曰：伤寒衄者，为邪气不得发散，壅盛于经，逼迫于血，因致衄也。麻黄汤、桂枝汤治衄者，非治衄也，即是发散经中邪气耳。按此论治，则凡伤寒因衄而邪得解者，即所以代汗也，不必治之。若虽见衄而脉仍浮紧，热仍不退，是必衄有未透，而表邪之犹未解耳，故仍宜麻黄、桂枝等汤。然此二汤，乃仲景正伤寒之治法，倘病由温热而有未宜于此者，则但于伤寒门择散剂之宜者用之，或于余新方中诸柴胡饮随宜用之，自无不可。

衄血虽多由火，而惟于阴虚者为尤多，正以劳损伤阴，而水不制火，最能动冲任阴分之血。但察其脉之滑实有力，及素无损伤损者，当作火治如前。若脉来洪大无力，或弦或芤，或细数无神，而素多酒色内伤者，此皆阴虚之证，当专以补阴为主。若有微火者，自当兼而清之，以治其标。若虽见虚热而无真确阳证，则但当以甘平之剂温养真阴，务令阴气完固，乃可拔本塞源，永无后患。如一阴煎、三阴煎、左归饮、六味地黄汤之类，皆必用之剂。如兼气虚者，则五福饮、五阴煎之属，皆当随宜用之。

——明·张介宾《景岳全书·卷三十贯集·杂证谟·血证·衄血论治》

【提要】 本论主要阐述鼻衄的病因病机及辨证施治。要点如下：其一，手足阳明经、手足太阳经及冲脉皆至鼻，鼻衄轻者仅关乎一经，甚者常涉及多条经脉或脏腑。其二，鼻衄由内热所致，多与阳明经有关，治当清降为主。据热邪轻重及兼症不同选择不同方药。其三，外感鼻衄多病在足太阳经。正伤寒可用麻黄汤、桂枝汤。由温病所致者可选诸柴胡饮等方。其四，素多酒色内伤的鼻衄，多为阴虚之证，其脉来洪大无力，或弦或芤，或细数无神。治当补阴为主。若为微火当先清热，即治标为先。若无真确阳证，治当温养真阴。

陈士铎　论鼻衄久不愈※※

人有鼻中流血，经年经月而不止者，或愈或不愈，此虽较口中吐血者少轻，然而听其流血而不治，与治不得其法，皆能杀人。盖吐血犯胃，衄血犯肺，胃为浊道，肺为清道也。犯浊道，则五脏尽皆反复，犯清道，则止肺经一脏之逆也。气逆则变症多端，故皆能杀人。治法宜调其肺气之逆，但肺逆成于肺经之火。夫肺属金，本无火也，肺经之火，仍是肾水之火，肺因心火之侵，肾水救母而致干涸，以肾火来助，乃火与火斗，而血遂妄行，从鼻而上越矣。然则调气之法，舍调肾无他法也，而调肾在于补水以制火。（大约血症俱宜顾肾，此治血所以皆宜补而不宜泻也。）

——清·陈士铎《辨证录·卷之三·血症门》

【提要】　本论主要阐述鼻衄病久不愈的病因病机与治法。要点如下：鼻衄久不止，病在肺，肺气逆则变证多端。但肺逆成于肺经之火，心火袭肺，肾水救母则干涸，如此则肾火偏亢，终致肺中火盛，气血妄行，从鼻而出。治疗当补肾水制心火。

高秉钧　鼻衄综论※※

鼻衄者，或心火、或肺火、或胃火，逼血妄行，上干清道而为衄也。有因六淫之邪，流传经络，涌泄清道而致者；有因七情所伤，内动其血，随气上溢而致者；有因过食膏粱积热而致者。治法：外因者，以辛凉清润为主，如羚羊、犀角、细生地、石斛、生石膏、知母、元参、连翘、山栀、丹皮等。内因者，若系肝阳化风上逆，则宜甘咸柔婉，如阿胶、生地、石决明、天冬、麦冬之属；若肾阴亏损，虚阳浮越者，则以滋潜为主，如六味丸、虎潜丸之类；其由饮食不节而火盛者，则用和阳消毒，如黄连解毒汤是也。

又书谓：妇人产后，口鼻有黑气，及见鼻衄为不可治者，何也？盖五脏之华，皆上注于面。凡色红赤者，阳热之生气也；青黑者，阴寒之绝气也。况口鼻为阳明多血多气之部，而见阴寒惨杀之气，则胃中阳和之气衰败可知矣。复至鼻衄，则阳亡阴走也；胃绝肺败，阴阳两亡，故不可治。

——清·高秉钧《疡科心得集·辨鼻渊鼻痔鼻衄论》

【提要】　本论主要阐述鼻衄的病因病机与治法。要点如下：其一，鼻衄主要因"六淫之邪，流传经络，涌泄清道而致者；有因七情所伤，内动其血，随气上溢而致者；有因过食膏粱积热而致者"，多与心火、肺火和胃火有关。其二，外感鼻衄，治以辛凉清润；肝阳上逆鼻衄，治以甘咸；肾阴亏损鼻衄，治以滋阴潜阳；饮食积热鼻衄，治以和阳消毒。

唐宗海　论太阳阳明鼻衄*

鼻为肺窍，鼻根上接太阳经脉，鼻孔下夹阳明经脉，内通于肺，以司呼吸，乃清虚之道，与天地相通之门户，宜通不宜塞，宜息不宜喘，宜出气不宜出血者也。今乃衄血何哉？《金匮》谓热伤阳络则衄血，热伤阴络则便血。阴络者，谓躯壳之内，脏腑油膜之脉络，内近肠胃，故主便血。阳络者，谓躯壳之外，肌肉皮肤脉络之血。从阳分循经而上，则干清道，而为衄也。然则阳络者，太阳阳明之络脉也。盖太阳阳明，统走人身躯壳之外，阳络之血，伤于太阳者，由背上循经脉，至鼻为衄，仲景所谓春夏发太阳者是也。伤于阳明者，由胸而上，循经至鼻，仲景所谓秋冬发阳明者是也。今分两条论之。

太阳主开。春夏阳气，本应开发，若一郁闭，则邪气壅而为衄。其证鼻塞头痛，寒热昏愦。或由素有郁热，应春夏开发之令而动，或由风瘟暑疫攻发而动，又有伤寒失汗，邪无出路，因由血分泄而为衄，此名红汗。乃邪欲自愈，医者不可不知。然即红汗论之，可知太阳之气不得泄于皮毛，则发为红汗，即可知太阳之热，不得发越于外者，必逼而为鼻衄也。皮毛者，肺之合，太阳之气，外主皮毛，内合于肺，鼻又为肺之窍。欲治太阳之衄者，必以治肺为主。观《伤寒论》治太阳，用麻、杏理肺，则知治肺即治太阳矣。治宜清泻肺火，疏利肺气，肺气清则太阳之气自清，而衄不作矣。风寒外来，皮毛洒淅无汗者，麻黄人参芍药汤。如肺火壅盛，头昏痛，气喘，脉滑大数实者，人参泻肺汤加荆芥、粉葛、蒲黄、茅根、生地、童便。久衄血虚，用丹溪止衄散加茅花、黄芩、荆芥、杏仁。以上数方，鼻塞者，俱加麝香、黄连。盖风寒杂证，鼻塞多是外寒闭之，此证鼻塞者尤多，乃是内火壅之，如用羌活，则鼻愈塞矣。故用黄连、麝香，以开火之闭，衄血既止，宜多服止衄散原方，及六味地黄汤以收功。又有肾经虚火浮游上行，干督脉经而衄血者，必见腰痛，项脊痛，头昏足厥冷等证，所以然者，肾经虚火上行故也，宜用止衄散去黄芪，加碎补、牛膝、续断、粉葛、鹿角尖、童便、元参治之。盖督脉丽于太阳，故以治太阳者，兼治督脉，亦犹冲脉丽于阳明，而以治阳明者兼治冲脉也。太阳为少血之经，督脉乃命元之主，其血均不可损。衄止后，即宜用地黄汤加天冬、阿胶、血余、五味以补之。

阳明主阖。秋冬阴气，本应收敛，若有燥火伤其脉络，热气浮越，失其主阖之令，逼血上行，循经脉而出于鼻。其证口渴气喘，鼻塞孔干，目眩发热，或由酒火，或由六气之感，总是阳明燥气合邪而致衄血。盖阳明本气原燥，病入此经，无不化而为燥，治法总以平燥气为主，泻心汤加生地、花粉、枳壳、白芍、甘草。或用犀角地黄汤加黄芩、升麻，大解热毒。鼻衄止后，宜用玉女煎加蒲黄以滋降之，再用甘露饮多服以调养之，肆饮梨胶、藕汁、莱菔汁、白蜜等，皆与病宜。

以上两条，治法各异，然鼻总系肺经之窍，血总系肝经所属，故凡衄家，目必昏黄。仲景云：目黄者，衄未止；目了慧者，其衄已止。以肝开窍于目，血扰肝经，故目黄也，治宜和肝。而其血犯肺窍出，又宜和肺。今且不问春夏，不分秋冬，总以调治肝肺为主，生地黄汤治之。服后衄止，再服地骨皮散以滋之。盖不独衄血宜治肝肺，即一切吐咯，亦无不当治肝肺也。肝主血，肺主气，治血者必调气，舍肝肺而何所从事哉？

又凡衄血，久而不止，去血太多，热随血减，气亦随血亡矣。此如刀伤，血出不止，则气亦随亡，而血尽则死也。急用独参汤救之。手足冷，气喘促，再加附子，以引气归根。如其人鼻口黑黯，面目茄色，乃血乘肺脏之危候，缓则不救，二味参苏饮治之。此等危证，在所不治，用参苏饮，亦理应如是救济耳。其效与否，非敢期必。

按：病在肠胃者，药到速。病在经脉者，药到缓。衄血病在经脉，兼用外治法，亦能取急效。用十灰散塞鼻，并吞咽十灰散，为极稳妥；或用人爪甲煅为末，吹鼻止衄；或用壁钱窠塞鼻，取其脉络以维护之。龙骨吹鼻，能干结血孔免衄。白矾吹鼻，性走窜截血。醋和土敷阴囊，囊为肝所属，肝主血，敷囊以收敛肝气，则肝血自止。上病取下，治尤有理。鳝血滴鼻中；鳖血点鼻；温水浸足，使热气下行；捆病人中指；用湿纸贴脑顶，熨斗熨纸令干，乃汤熨取火之法。数者或效，或不效，备录其方，以资采择。

衄家不可发汗，汗则额陷。仲景已有明禁，以此类推，可知一切血证，均不宜发汗，医者慎之。

虽与吐咳诸证不同，然其为血一也。宜参看各门，庶治之百不失一。

——清·唐宗海《血证论·卷二·鼻衄》

【提要】 本论主要阐述鼻衄涉及太阳、阳明的病机与治疗。要点如下：其一，依据经典之言，提出"阴络者，谓躯壳之内，脏腑油膜之脉络，内近肠胃，故主便血。阳络者，谓躯壳之外，肌肉皮肤脉络之血。从阳分循经而上，则干清道，而为衄也"，而阳络为太阳、阳明之络脉。提出鼻衄的发生是由热邪循太阳、阳明之经上犯清道所致。其二，太阳之热若不得发越于外，则郁而为鼻衄。治宜清泻肺火，疏利肺气，同时依据风寒外袭无汗、肺火壅盛、久衄血虚、肾经虚火上行犯督脉等不同病机，辨证施治，衄止后宜补血养阴。其三，因燥火伤其脉络，或酒热，或六气引发阳明燥火，气血上逆而致鼻衄，治当平燥。衄止后当滋阴降火加以调理。其四，肺主气，肝主血，"治血者必调气"，故鼻衄治疗皆以调和肝肺为重。其五，久衄不止，气随血脱，治当大补元气。若阳衰，当加附子引气归根。其六，鼻衄病在经脉，药到缓慢，临证可兼用外治之法，如塞鼻、吹鼻、滴鼻或捆扎、贴敷、汤熨等。其七，血汗同源，故鼻衄禁忌发汗。

2.4 鼻 窒

鼻窒是以长期鼻塞、流涕为特征的慢性鼻病，可伴有嗅觉失常、头痛等症状。又称"鼻塞""鼻齆""齆鼻""鼻塞气息不通"。多因脏腑虚弱，邪滞鼻窍所致，临证常见肺经郁热、肺脾气虚、脾虚痰浊、气滞血瘀等证候。治疗多采取散邪清热、补益肺脾、健脾化湿、行气活血等方法。

巢元方 论鼻窒病因病机^{※*}

肺主气，其经手太阴之脉也，其气通鼻。若肺脏调和，则鼻气通利，而知臭香。若风冷伤于脏腑，而邪气乘于太阴之经，其气蕴积于鼻者，则津液壅塞，鼻气不宣调，故不知香臭，而为齆也。

——隋·巢元方《诸病源候论·卷二十九·鼻病诸候·鼻齆候》

肺主气而通于鼻。而气为阳，诸阳之气，上荣头面。若气虚受风冷，风冷客于头脑，即其气不和。冷气停滞，搏于津液，脓涕结聚，即鼻不闻香臭，谓之齆鼻。

——隋·巢元方《诸病源候论·卷四十八·小儿杂病诸候·齆鼻候》

肺气通于鼻。而气为阳，诸阳之气，上荣头面。其气不和，受风冷，风冷邪气入于脑，停滞鼻间，即气不宣和，结聚不通，故鼻塞也。

——隋·巢元方《诸病源候论·卷四十八·小儿杂病诸候·鼻塞候》

【提要】　本论主要阐述鼻窒的病因病机。要点如下：其一，风冷之邪是鼻塞形成的主要病因。其二，诸阳之气上荣于头面部，若阳气虚于上，寒邪入脑，停滞于鼻间，搏于津液，脓涕结聚，鼻不闻香臭，发为鼻窒。其三，风冷乘肺，邪气循手太阴肺经上至于鼻，寒邪凝滞，津液壅塞，鼻气不宣，不知香臭，发为鼻窒。

《太平圣惠方》　鼻窒冷气结聚论**

夫肺气通于鼻，若其脏为冷风所伤，故鼻气不通利成齆也。为冷气结聚，搏于血气则生肉，冷气盛者则瘜肉生长，气息窒塞不通也。

——宋·王怀隐《太平圣惠方·卷三十七·治鼻塞气息不通诸方》

【提要】　本论主要阐述鼻窒的病因病机。认为鼻塞主要是由冷风伤肺所致。冷气结聚于鼻，寒凝则气滞血瘀，郁久生息肉，亦致气息不通而发为鼻窒。

《圣济总录》　鼻窒心经移热于肺论**

论曰：鼻和则知香臭。夫鼻为肺之窍，非能自和也；必肺气流通，然后鼻为用而香臭可知。若心经移热于肺，致肺脏不和，则其窍亦无以宣达，故为齆鼻。此乃《内经》所谓心肺有病，则鼻为之不利也。

——宋·赵佶《圣济总录·卷第一百一十六·鼻病门·齆鼻》

【提要】　本论主要阐述鼻窒的病机。认为鼻为肺窍，若心经移热于肺，则肺气失调，鼻窍失于宣达，发为鼻窒。

刘完素　鼻窒热客阳明论*

鼻窒，窒，塞也。火主膹䐜肿胀，故热客阳明，而鼻中膹胀则窒塞也。或谓寒主闭藏，妄以鼻塞为寒者，误也。盖阳气甚于上，而侧卧则上窍通利而下窍闭塞者，谓阳明之脉左右相交，而左脉注于右窍，右脉注于左窍。故风热郁结，病偏于左则右窍反塞之类也。俗不知阳明之脉，左右相交，注于鼻孔，但见侧卧则上窍通利，下窍窒塞，反疑为寒尔。所以否泰之道者，象其肺金之盈缩也。

——金·刘完素《素问玄机原病式·六气为病·热类·鼻窒》

【提要】　本论主要阐述鼻窒的病因病机。要点如下：其一，鼻窒主要是因热客阳明所致。热客阳明，火热引起鼻部肿胀故窒塞。其二，阳明之脉左右相交，所以风热郁结，邪在左侧则右窍窒塞，邪在右侧则左窍窒塞。

李　梴　论鼻窒辨治**

鼻塞须知问久新。

鼻，窍于肺，而能知香臭者，心也。人身水升火降，荣卫调和，则鼻司呼吸，往来不息而已。苟或寒伤皮毛，则鼻塞不利；火郁清道，则香臭不知。新者，偶感风寒，鼻寒声重，流涕喷嚏，宜以风寒治之，九味羌活汤、参苏饮、消风百解散。久则略感风寒，鼻塞等证便发，乃肺伏火邪，郁甚则喜热恶寒，故略感冒而内火便发，宜清金降火，兼通气之剂，凉膈散加荆芥、白芷，或川芎石膏散。又有不必外感，四时鼻塞干燥，不闻香臭，宜清金降火消痰之药，清气化痰丸、上清丸。古方：鼻塞甚者，御寒汤、澄茄丸；不知香臭者，通气汤；内有硬物者，单南星饮、贴囟莘芨饼。外用石菖蒲、皂角，等分为末，绵包塞鼻，仰卧片时。虚寒者，通草丸。

——明·李梴《医学入门·卷之四·杂病分类·外感·鼻》

【提要】 本论主要阐述鼻窒的辨证施治。要点如下：其一，认为鼻窍属肺，而能知香臭者属心，故"寒伤皮毛，则鼻塞不利；火郁清道，则香臭不知"。其二，鼻窒新发者，多因偶感风寒，治当疏风散寒，宜九味羌活汤、参苏饮等。其三，病久者，略感风寒则鼻窒，多为肺中伏火，火郁则喜热恶寒。治宜清金降火，兼以通气，凉膈散加味。其四，鼻窒不因外感，四季鼻干且不闻香臭，治宜清金降火消痰，宜清气化痰丸。

◆ 张 璐 论鼻窒辨治※*

丹溪云：鼻为肺窍，肺家有病，而鼻为之不利也，有寒有热，暴起为寒，久郁成热，寒伤皮毛，气不得利而壅塞，热壅清道，气不通达。先以葱白、白芷、香豉、羌、防、紫苏、细辛、辛夷之属表散，后以酒炒芩、连、姜汁炒黑山栀、生甘草、石膏、薄荷、川椒之属清火自愈。

近世以辛夷仁治鼻塞不闻香臭，无问新久寒热，一概用之。殊不知肺胃阳气虚衰，不能上透于脑，致浊阴之气，上干清阳之位而窒塞者，固宜辛夷之辛温香窜以通达之；若湿热上蒸，蕴酿为火而窒塞者，非山栀仁之轻浮清燥不能开发也。至于风寒鼻窒，重则丽泽通气，轻则葱白、香豉、细辛、羌活、薄荷、荆芥之属，随寒热轻重而施，可不审权度而混治哉！

王汝言曰：鼻塞不闻香臭，或遇冬月多塞，或略感风寒便塞，不时举发者，世俗皆以为肺寒，而用解表通利辛温之药不效。殊不知此是肺经素有火邪，火郁甚，故遇寒便塞，遇感便发也，治当清肺降火为主，而佐以通利之剂。若如常鼻塞不闻香臭者，再审其平素，只作肺热治之，清金泻火消痰，或丸药噙化，或末药轻调，缓服久服，无不效也，若其平素原无鼻塞旧证，一时偶感风寒而致窒塞声重，或流清涕者，作风寒治。

薛立斋云：前证若因饥饱劳役所伤，脾胃生发之气不能上升，邪害孔窍，故不利而不闻香臭，宜养脾胃，使阳气上行，则鼻通矣。补中益气加辛夷、山栀。

鼻齆

肺气注于鼻，上荣头面，若风寒客于头脑，则气不通，久而郁热，搏于津液，浓涕结聚，则鼻不闻香臭，遂成齆，芎䓖散。外用千金搐鼻法，或瓜蒂、黄连、赤小豆为散，入龙脑少许，吹鼻中，水出郁火即通。不应，非火也，乃湿也，瓜蒂、藜芦、皂荚为散，入麝、脑少许，吹鼻中去水以散其湿。

——清·张璐《张氏医通·卷八·七窍门下·鼻》

【提要】　本论主要阐述鼻窒的辨证施治。要点如下：其一，鼻窒暴起多因寒邪，病久郁而化热。治疗先散表后清热。其二，鼻窒常用药物辛夷适用于肺胃阳虚之证，辛夷可辛温香窜，开散阳窍中壅塞的浊阴之气。若湿热上蒸所致的鼻窒，当用轻浮清燥的山栀仁。其三，鼻窒风寒重证可用益气升阳、祛风散寒的丽泽通气汤，轻证可选辛温散寒之药。其四，感寒鼻塞，辛温解表不效者，为火郁，当清肺降火，佐以通利。其五，饥饱劳役，损伤脾气，宜养脾胃，益气升阳。其六，鼻齆为风寒郁久化热所致鼻塞不通，可内服芎䓖散，外用搐鼻法或吹鼻法。若此不应，则为湿，以散湿之药吹鼻。

3

咽 喉 病

3.1　咽喉病总论

　　咽喉是咽与喉的合称。咽上接鼻腔，下连食道，且与口腔相通。咽主司吞咽运动，是食物通行之路，并可助发音，行呼吸。喉上通于咽，下连气道，隶属肺系，有行呼吸、主发音的功能。咽喉居上，属阳窍，喜温恶寒，喜润恶燥，以通为利。咽喉病常见病因有外邪侵袭、七情所伤、饮食不节、劳伤过度等，在诸多病因中尤以火热致病多见。咽喉病实证多与肺、胃、肝关系密切，虚证多与肺、脾、肾关系密切，可据病证特点选用适当的内治法，并同时应用含漱、吹药、含化、刺切、外敷、探吐等外治法。

3.1.1　病因病机

《圣济总录》　咽喉病脏热腑寒论※*

　　论曰：咽门者，胃气之道路。喉咙者，肺气之往来。一身之中，气之升降出入，莫急乎是。详考经络流注，则咽喉所系，非特肺胃为然。故孙思邈曰：应五脏六腑往还，神气阴阳通塞之道也。人之气血，与天地相为流通，咽喉尤为出纳之要，故《内经》曰：喉主天气，咽主地气。若脏热则咽门闭而气塞，若腑寒则咽门破而声嘶，以致肿痛、喉痹、生疮、悬痈之属。与夫哽哽如有物妨闷痛痒，多涎唾，其证不一，不可概以实热为治。大率热则通之，寒则补之，不热不寒，依经调之。汤剂荡涤之外，复有针刺等法，要皆急去之不可缓，非若脏腑积久之病，磨化调养，有非一朝一夕之功也。

　　　　　　　　　　——宋·赵佶《圣济总录·卷第一百二十二·咽喉门·咽喉统论》

　　【提要】　本论主要阐述咽喉病的病因病机及治则。要点如下：其一，五脏有热则咽门闭而气塞，六腑有寒则咽门破而声嘶。其二，咽喉梗塞痛痒等证，不可皆以实热论治。其三，咽喉病的治疗应热则通之，寒则补之，寒热之证不显著则依经辨证，汤剂与针刺并施。

陈无择　咽与喉病辨析※*

　　夫喉以候气，咽以咽物，咽接三脘以通胃，喉通五脏以系肺，气谷攸分，皎然明白。有为

"水喉""谷喉"之说者，谬说也。《千金》复云：喉咙候脾胃，咽门候肝胆，亦非至论，智者当以理推，不可强存乎人矣。诸脏热则肿，寒则缩，皆使喉闭，风燥亦然。五脏久咳则声嘶，嘶者喉破也，非咽门病。咽肿则不能吞，干则不能咽。多因饮啖辛热，或复呕吐烙伤，致咽系干枯之所为也，与喉门自别。又有悬痈暴肿，闭塞喉咙，亦如喉闭。但悬痈在上颚，俗谓莺翁，又谓之鹅聚，俗语声讹，不可不备识。

——宋·陈无择《三因极一病证方论·卷十六·咽喉病证治》

【提要】　本论主要阐述咽病、喉病的联系、区别及证治不同的机理。要点如下：其一，咽与喉位置相邻，但各自功能不同，与脏腑的关系亦不同。咽连胃，行水谷；喉连肺，行气。所谓"水喉""谷喉"之分，以及"喉咙候脾胃""咽门候肝胆"之说，是为谬说。其二，喉病与咽病的病变表现不同，喉病多由脏热、脏寒、风燥、久咳所致，咽病可因饮食辛热、呕吐、烙伤引起。

严用和　论咽喉病病因病机※※

论曰：夫咽者，咽也；喉者，喉也。咽者，因物以咽；喉者，以候呼吸之气。物之与气，莫不由于咽喉也。若阴阳和平，荣卫调摄，气道无不宣畅矣。摄养乖违，喜饵丹石，多食炙煿，过饮热酒，致胸膈壅滞，热毒之气不得宣泄，咽喉为之病焉。病则为肿为痛，为喉痹，为窒塞不通，为不利而生疮，或状如肉脔，吐不出，咽不下，皆风热毒气之所致耳。又有伏热上冲，乘于悬壅，或长或肿。悬壅者，在乎上腭也。更有腑寒亦使人喉闭而不能咽者，治之当辨明也。

——宋·严用和原著《重订严氏济生方·咽喉门·咽喉论治》

【提要】　本论主要阐述咽喉病的病因病机。要点如下：其一，咽喉病的发生与摄养不当有密切关系。如服用丹石、饮食辛热、过饮热酒等可致胸膈壅滞，热毒之气上熏咽喉，引发咽喉肿痛、窒塞、疮疡等病证。若伏热上冲悬壅则局部肿胀。其二，腑有寒气也可导致咽喉闭塞不能吞咽，临证要详辨寒热之证。

张从正　乳蛾综论※※

咽与喉，会厌与舌，此四者，同在一门，而其用各异。……及其为病也，一言可了。一言者何？曰：火。……故十二经中言嗌干、嗌痛、咽肿、颔肿、舌本强，皆君火为之也。唯喉痹急速，相火之所为也。夫君火者，犹人火也；相火者，犹龙火也。人火焚木其势缓，龙火焚木其势速。《内经》之言喉痹，则咽与舌在其间耳。以其病同是火，故不分也。后之医者，各详其状，强立八名：曰单乳蛾、双乳蛾、单闭喉、子舌胀、木舌胀、缠喉风、走马喉闭。热气上行，结薄于喉之两旁，近外肿作，以其形似，是谓乳蛾。一为单，二为双也。……此八种之名虽详，若不归之火，则相去远矣。其微者可以咸软之，而大者以辛散之。今之医者，皆有其药也，如薄荷、乌头、僵蚕、白矾、朴硝、铜绿之类也。……大抵治喉痹，用针出血，最为上策。但人畏针，委曲旁求，瞬息丧命。凡用针而有针创者，宜捣生姜一块，调以热白汤，时时呷之，则创口易合。《铜人》中亦有灸法，然痛微者可用，病速者，恐迟则杀人。故治喉痹之火，与救火同，不容少待。《内经》：火郁发之。发，谓发汗。然喉咽中，岂能发汗。故出血者，乃发汗之一端也。后之君子，毋执小方，而曰吾药不动脏腑，又妙于出血，若幸遇小疾而获功，不幸遇大病而死矣！毋遗后悔可矣！

——金·张从正《儒门事亲·卷三·喉舌缓急砭药不同解》

【提要】 本论主要阐述咽喉病的病因病机、症状及治法。要点如下：其一，认为《内经》所言喉痹，包括咽与舌在内，而后世强分为单乳蛾、双乳蛾、单闭喉、子舌胀、木舌胀、缠喉风、走马喉闭八种。其病因为"火"，治疗上轻者治以咸软之法，重者采用辛散之法。其二，详细描述了乳蛾部位在喉咙两旁，肿胀疼痛，形状似蛾，因此称为乳蛾，分为单乳蛾和双乳蛾。其三，提出喉痹诸证在治疗上，应重视针灸，"用针出血，最为上策"。此外强调喉痹的治疗刻不容缓，切不可因为害怕针灸而盲目用药，最终因小失大。后世对本病的命名，有称"乳蛾"者，仍有沿用"喉痹"者，多将乳蛾混在喉痹之中一起论述。

◆ 尤 乘 喉症总论※ ◆

咽喉，为人身呼吸饮食门户，方寸之地，受病危险，其症甚繁，大约其要总归于火。盖少阴、少阳，君相二火，其脉并络于咽喉，故往往为火症之所结聚。君火势缓，则结而为疼，为肿；相火势速，则肿甚不仁而为痹，痹甚不通，则痰塞以死。《经》云：一阴一阳，结为喉痹。火者痰之本，痰者火之标。火有虚实。实火应过食煎炒炙煿，蕴结积毒，其症烦渴，二便秘塞，风痰上壅，将发喉痹，症先胸膈不利，脉弦而数。治宜先去风痰，后解热毒。虚火，或应饮酒太过，或应忿怒，或应色欲，火炎上攻，咽喉干燥，必二便如常，少阴心脉微。治宜补虚降火。凡用药，不宜纯用寒凉，取效目前，上热未除，中寒复起，毒气乘虚入腹，胸前高肿，上喘下泄，手足指甲青黑，七日以后，全不进食，口如鱼口者死。且治喉症，最忌发汗，误人不浅。或针砭出血，已具汗意，但凡寒伤于肾，及帝中肿者，切不宜针。至如内伤虚损，咽喉失音，无法可治矣（帝中即喉咙花）。喉症初起，一日寒战即生者，发后身凉，口不碎，又无重舌，或二便俱利，不可认作热症，皆因阴气虚寒而发，其痰不可吊泯。盖此痰即身中津液所化，与热症乳鹅瘲舌之痰，以流尽而愈者不同。若亦流尽，则精神竭而必毙。先以药吹，或用水浇之法，使喉一通，即便服药。初剂发散和解，第二剂即使温补资养之药，设三四日后，再发寒战，或心痛，骨痛，胁疼等症，皆属难治。

——清·尤乘《尤氏喉科秘书·喉症总论》

【提要】 本论主要阐述喉病的病机及治疗原则。要点如下：喉病总归于火，多由君、相二火所致，可分为虚火证和实火证。实火证治疗要先去风痰，后解热毒。虚火证治疗宜补虚降火。本论还提出喉病治疗中的一些注意事项。如喉病用药不宜纯用寒凉；治喉病，最忌发汗；寒伤于肾，帝中肿者，切不宜针（帝中，指悬雍垂，也称"肺中"）；喉病初起，伴发寒战，发表后身凉者属虚寒，若有痰乃津液所化，宜先和解再温补，温化寒痰。

◆ 罗国纲 咽喉病综论※* ◆

《经》曰：一阴一阳相结，谓之喉痹。少阴，君火也；少阳，相火也。夫火何以动？以有内外之因，故火引痰上，而痰热燔灼，壅塞咽喉之间，其症不一。肿于两旁者为双蛾，肿于一边者为单蛾；圆突如珠，乃痛疖之类，宜刺出其血而愈。若缠喉风，则满片红肿，多不成脓，亦不必出血，但使火降，其肿自消。然火有虚实之分，其因情志郁怒而起者，多属少阳、厥阴，为风木之脏，固易生火；以口腹辛热而起者，多属阳明，以胃气直透咽喉，故又惟阳明之火为最盛。脉实症实，宜以火治。至于少阴，其脉络于横骨，终于会厌（会厌者，掩其气喉，令水谷能进食喉而不错），系于舌本。凡阴火冲上，多为喉痹（痹，即缠喉风也），然亦有虚实之异。若是实火，症与脉皆实，亦易知也；设色欲过度，以致真阴亏损者，此肾中之虚火也，非壮水不可，六味地黄汤主之。又有火虚于下，而格阳于上，此无根之火，即肾中之真寒症也，非温补命门不可，八味地黄汤主之。必须遵《内经》从治之法，切不可用寒凉以促其危耳！

——清·罗国纲《罗氏会约医镜·卷之七·杂证·论咽喉》

【提要】　本论主要阐述咽喉疾病的病因病机与治法。要点如下：其一，咽喉病多由少阴心火与少阳相火妄动，火邪引动痰邪，痰热燔灼，壅塞咽喉之间，出现喉痹、乳蛾、缠喉风等痛疖类疾病，宜刺出其血而愈。其二，火有虚实之分，情志所化之火多为肝胆之火，饮食所化之火多为胃火，多为实证。胃通咽喉，所以阳明之火最盛。治以泻火之法。其三，少阴之火，多致喉痹，亦有虚实之分。若为实火，脉症皆实；若色欲过度伤及真阴，则为少阴虚火，治当滋补肾阴；也有肾中真寒格阳于上的病证，治当温补命门。

《喉舌备要秘旨》　治咽喉辨论[※]

夫咽喉之症，皆由五脏六腑发来。脏腑生病，其形色见于咽喉，膅中以内者谓之咽，膅中以外者谓之喉，咽喉形色各有阴阳虚实之毒，卒然发起，牙关紧急，痰涎壅盛，气出不收，朝发夕死，是乃急症。医者不明，往往谓此为痰热，孰不知有阴阳虚实之分。外症为阳，内症为阴。虚则温之，实则泻之，有热去热，有风去风，有毒解毒，有膜去膜，有痰化痰，有涎去涎。关闭用开关药，至内面红黄白烂点，可用药散吹之。外面红肿结核，则用药散敷。结核成脓用针刺。审症用药勿慌忙，此真口诀也。

——清·佚名氏《喉舌备要秘旨·治咽喉辨论》

【提要】　本论主要阐述咽喉病的证候特点与治疗原则。要点如下：其一，咽喉病多由内在脏腑病变累及，咽与喉以膅中（当为"膅中"者，前面也写作"膅中"。此"膅"字，义为"腹部肥"）为界，病证各分阴阳不同，外症为阳，内症为阴。其二，若发病急骤，牙关紧闭，痰涎壅盛，为急证，不可误认作痰热。其三，治宜虚则温之，实则泻之，闭则通之，去热、祛风、解毒、去膜、化痰、去涎，据证而治。内面红黄白烂点，用药吹之。外面红肿结核，用药敷之。结核成脓，用针刺之。

郑宏纲　咽喉病起肺胃论[*]

夫咽喉者，生于肺胃之上。咽者咽也，主通利水谷，为胃之系，乃胃气之通道也，长一尺六寸，重六两；喉者空虚，主气息，出入呼吸，为肺之系，乃肺气之通道也，凡九节，长一尺六寸，重十二两。故咽喉虽并行，其实异用也。然人之一身，惟此最为关要，一气之流行，通于六脏六腑呼吸之经。若脏腑充实，肺胃和平，则体安身泰。一有风邪热毒蕴积于内，传在经络，结于三焦，气凝血滞，不得舒畅，故令咽喉诸症种种而发。苟非见症随治，则风痰愈盛，热毒日深，渐至喉间紧闭，水泄不通，几何而不殒命耶？大抵风之为患，好攻上而致疾者，三十六症，内关咽喉为第一。

——清·郑宏纲《重楼玉钥·喉科总论》

【提要】 本论主要阐述咽喉病发生与肺胃失调的内在联系。要点如下：咽喉虽位置相邻，但各自掌司的功能却有不同。咽通胃气，主通利水谷；喉通肺气，主气息出入。故肺胃是否健强，常影响咽喉的功能。故咽喉病证多因肺胃失健，风邪热毒蕴积于内，气凝血滞，不得舒畅所致。

3.1.2 辨证施治

《咽喉脉证通论》 喉病综论※*

夫喉者，吾生气机出入之门户，瞬息存亡之际，性命系焉。偶一受病，危在须臾，迫不及待。所贵医者，能识受病之原，与夫虚实痰火风寒热毒之异，更于望闻问中参究脉理，尤为先务之急。自来业喉科者，全不讲脉，所以治之鲜效。今试论之。

假如其脉洪大而实，其人气粗而躁，此有余之证，用药则以散风下气、清火消痰。散之者，荆芥、防风、羌活、独活、紫苏是也；下之者，枳壳、枳实、青皮、厚朴、山楂、前胡是也；清之者，山栀、黄芩、黄柏，甚则犀角、黄连；消痰则以胆星、蒌仁、杏仁为主。若脉洪大而浮软无力，或弦缓而涩，其人气委而静，此不足之证，用药则以凉血、生血、滋润、消痰。凉之者，丹皮、白芍是也；生之者，生地、当归是也；润之者，苡仁、知母、花粉是也；消痰则以贝母、蒌仁、杏仁，兼用山栀、黄芩、黄柏、犀角、黄连。或有纯是阴脉者，或有纯是阳脉者，当以病治病，脉不与焉。即以荆芥、防风、牛蒡、射干、黄芩、枳壳、银花、独活、生地、丹皮、花粉为治，再以保命丹或红内消同服，日用吹药，夜用嚼药，无不见效。更有一种热病而服热药，火毒炽甚而发于喉间，大寒大热，疼痛不止，或舌胀而木，伸缩不能，饮食难进，其脉洪实有力，大便不行，宜急下之。若脉洪弦而浮无力，宜凉血行血为主，若过用疏风散火之剂，恐变别证，最称难治。又有一种出外急走远路，脱力而伤肺气，喘息难舒，以致喉痛舌胀，地阁下肿，突如锁喉之状，内视之非重舌，外视之非痰毒，寒热大作，痰涎汹涌，六脉洪大中空，面色发黄而浮，初以防风通圣散探之，或效一二，即以凉血、生血、顺气之药治之。又有似喉证非喉证者，其喉亦痛，牙关紧闭，胸胁疼痛，或腹胀痛，四肢挛厥作痛，此因受有重伤，或用力太过，致瘀血凝滞，当以行血破瘀为要，初起可救，过五六日不治。

——元明间·佚名氏撰，清·许梿校订《咽喉脉证通论·总论》

【提要】 本论主要阐述喉病的脉诊及辨证施治。要点如下：其一，喉病若脉洪大而实，患者气粗而躁，多为实证，治疗当散风下气、清火消痰。其二，喉病若脉洪大而浮软无力，或弦缓而涩，患者精神萎靡而静，多为虚证，治疗当以凉血、生血、滋润、消痰为主。其三，喉病若是纯阴脉或纯阳脉，则舍脉辨病，治以祛风、利咽、清热、养阴之药。若火毒炽甚，大便不行当急下之。其四，脉洪弦，浮而无力，宜凉血行血为主。其五，久行气虚，喉痛舌胀，脉洪大中空，治当防风通圣散配以凉血、生血、顺气之药。

陈实功 论咽喉病虚实辨治[※※]

夫咽喉虽属于肺，然所致有不同者，自有虚火实火之分、紧喉慢喉之说。又咽为心、肺、肝、肾呼吸之门，饮食、声音吐纳之道。此关系一身，害人迅速，故曰走马看咽喉，不待少顷也。

假如虚火者，色淡微肿，脉亦细微，小便清白，大便自利。此因思虑过多，中气不足，脾气不能中护，虚火易至上炎。此恙先从咽嗌干燥，饮食妨碍，咳吐痰涎，呼吸不利，斑生苔藓，垒若虾皮，有如茅草常刺喉中，又如硬物嗌于咽下，呕吐酸水，哕出甜涎；甚则舌上白苔，唇生矾色，声音雌哑，喘急多痰。以上等症，皆出于虚火、元气不足中来。治此不可误投凉药，上午痛者属气虚，补中益气汤加麦冬、五味子、牛子、玄参；午后痛者属阴虚，四物汤加黄柏、知母、桔梗、玄参。如服不效者，必加姜、附以为引导之用，亦为佐治之法也。

实火者，过饮醇酒，纵食膏粱，叠褥重衾，铺食辛烈，多致热积于中，久则火动痰生，发为咽肿；甚者风痰上壅，咽门闭塞，少顷汤水不入，声音不出，此为喉闭、紧喉风是也。用药不及，事先用针刺喉间，发泄毒血，随用桐油饯鸡翎探吐稠痰，务使痰毒出尽，咽门得松，汤药可入，语声得出，乃止。内服清咽利膈汤，疏利余毒。如牙关紧闭难入，必当先刺少商出血，其闭自开。如针刺、探吐无痰，声如拽锯，鼻掀痰喘，汤水不入，语声不出者，真死候也。又有喉痈、喉痹、乳蛾、上腭痈等症，其患虽肿而咽门半塞半开，其病虽凶，而喉道又宽又肿，此皆标病，虽重无妨。当用金锁匙吐出痰涎，利膈汤推动积热脓，胀痛者开之，损而痛者益之，其患自安。凡喉闭不刺血，喉风不倒痰，喉痈不放脓，喉痹、乳蛾不针烙，此皆非法。又有痰火劳瘦、咳伤咽痛者，无法可治。

——明·陈实功《外科正宗·卷之二·上部疽毒门·咽喉论》

【提要】 本论主要阐述虚火和实火所致咽喉病的辨证施治。要点如下：其一，咽喉病有虚火、实火所致之分，有紧喉、慢喉之别。咽为心、肺、肝、肾呼吸之门，关系一身。其二，虚火所致咽喉病，多由思虑伤脾所致，午前痛属气虚，午后痛属阴虚，治疗虚火之证不可使用凉药。其三，实火所致者，多因过食辛热，火动生痰而咽肿。其四，若风痰上壅则易发紧喉，急用针刺、探吐之法治之。待痰毒出尽，再服汤药。其五，各种喉病，若见肿胀皆为标病。有脓胀痛者，当用开泻之法清除脓痰积热；损而痛者，当用补益之法扶其正气。其六，作者据临证经验总结出喉闭必刺血，喉风必倒痰，喉痈必放脓，喉痹、乳蛾必针烙等咽喉病治疗法则。

陈实功 论咽喉肿痛辨治[※※]

初起肿痛，寒热交作，头眩拘急者，邪在表也，宜发散。初起肿痛发热，脉有力而便秘者，邪在内也，宜下之。肿痛寒热，口干作渴，脉洪大而有力者，宜发表攻里。咽喉肿痛，痰涎壅甚，面红口干，邪在上也，宜探吐之。喉闭痰涎壅塞气急，口噤难开，先刺少商，后行吐法。已成胀痛，咽喉涂塞，汤水不入，脓已成也，宜急针之。肿痛微红，脉虚无力，午后痛者属阴虚，宜滋阴降火。肿痛色白，咯吐多涎，上午痛者属阳虚，宜补中健脾。

——明·陈实功《外科正宗·卷之二·上部疽毒门·咽喉论·咽喉治法》

【提要】 本论主要阐述咽喉肿痛的辨证施治。要点如下：初起邪在表者当用发散之法，使邪从表解；若邪热在内，当用下法，使邪热从下而出。既有表证，又有里热，当用发表攻里法。邪热壅于上，则宜用探吐之法。痰盛口噤，可先针刺泻热，再行吐法。脓已成者，当急用针刺之法。阴虚宜滋阴降火，阳虚当补中健脾。

❧ 尤仲仁 论喉病诊治[*] ❧

凡看症以箸按舌，其色桃红者，起箸则紫红，此真色，可治；按其色云白，起箸则紫红色，此血已死，不治；按其口中之舌色渐退，起箸紫黑色徐现，死期在迩，不治。

凡治症先看气血壮盛者，可服凉药。衰弱者忌用寒凉，用则气衰，即难治矣。

喉症初起寒战，即生疼痛，发后身冷，口内不碎，身无别症，二便如常，不可以作火毒热症。此皆阴气虚寒而发，先以药吹，或以水涣之法灌喉。即便服药，先以发散和解，继用温补滋阴之味，或二三日后，再发寒热，或加心痛、骨腰胁痛等症，则为难治。

或喉症发时，牙关紧闭，喉舌俱肿，口碎而臭，或舌肿、乳蛾、喉风等症，下午再发寒热，大小便闭者，即作火毒热症，治用石膏败毒主之。

喉症发时，三日前胸膈不利，脉弦而数，治宜先祛风痰，后解热毒。盖饮酒则伤脾，怒气则伤肝，色欲则伤肾。湿郁之人，痰火上攻，咽喉干燥，二便如常，治宜补虚降火。喉症初起口臭者，有痰，头面红肿，此虽极危，独可愈也。又初起火险痛处不肿，而色如好人，牙关不闭紧者，不治。发时面青带白，神气少神，喜浴坐底处，不顾五行者，不治。舌肿满者，不治。又色如胡桃者，不治。如荔枝色者，不治。初起不能言语者，不治。

——明·尤仲仁《尤氏喉症指南·看症凡例》

【提要】 本论主要阐述喉病的诊治。要点如下。其一，指出"凡治症先看气血壮盛者，可服凉药。衰弱者忌用寒凉，用则气衰，即难治矣"。其二，可以通过按压舌部，观察颜色变化，以了解气血状态，分析喉病转归。其三，喉病初起，若属虚寒之证，当先发散再扶正；若见火毒热症，当清热泻火解毒。其四，饮酒伤脾、怒伤肝、色欲伤肾，喉病若见胸膈不利，治当祛风痰、解热毒。湿郁痰火者，治当补虚降火。其五，喉病初起热证虽甚，治之可愈。若初起症状不显著、面青、少神、舌肿、色如胡桃或荔枝、不能言者，是为重证。

❧ 尤仲仁 论喉病治法[※*] ❧

凡喉症，一二日即发寒热者轻，若初起不发寒热者，至第三日发寒热者重。大小便通利则易愈，不过浮游火上攻，宜服消风清火解毒之剂。若通二便，则火易泄，病易愈。若大小便不通，其症必重。若内有寒而外有火，用降火解毒重剂。若头痛，恐传变伤寒，则难治矣。

凡症势虽凶，发于外者易治。若初起大便闭结，宜用大黄元明粉下之，则自下降而愈。若至六七日不愈，仍闭结者，用之立死。盖病久胃虚，元气大亏，宜禁用硝黄等味矣。虽大便闭甚，只宜用蜜煎导法，加牙皂、细辛。

——明·尤仲仁《尤氏喉症指南·治症秘诀》

【提要】　本论主要阐述喉病的治法。要点如下：其一，发病后，即见寒热症状，病势轻微；三日左右，才见寒热症状者，病情较重。其二，喉病患者大小便若通畅，多是浮火所致，病轻易治，宜服消风清火解毒之剂；若二便不通，邪无去路，则病情较重，故初起应及时通便，用大黄、芒硝泻下。若便闭日久，又不可妄用泻药。此久病正虚，应用润下之法治之。

《喉舌备要秘旨》　辨喉症经络治法

夫咽喉者，乃人饮食呼吸之门，声音吐纳之路，此关一身，害人迅速，医者不明，误人更不可胜计。盖口者脾之窍，口唇焦干为脾热。焦而红者吉，焦而黑者凶。若口唇红肿，极热也。口唇青白，极冷也。口烂舌干，心热也。口咽干焦欲饮水者，阳明之热也。口噤难言者，风热闭窍也。口涎流而唇色紫者，胃气虚也。肚痛口吐涎水者，虫积也。如唇嘴反青黧黑，直如鱼口，气急不收，口唇颤动，摇头不止，皆是不治之症。

然口为脾窍，舌为心苗，口养精液，须通五气。五气者，五脏之气也。然脏热则口苦，脏寒则口咸，虚则口淡，冷则口甜，宿食则口酸，虚热烦躁则口涩，腥臭之气蕴结于胸臆之中，发冲于外，则口臭气滞，加之风热劳郁之毒，则口舌生疮，法当清胃泻火为主。假如喉内左边先起，或红或白，或黄或黑，或有膜无膜，有核无核，此皆属肝经发来之毒风热，当用甘桔汤加柴胡、白芍为君，实热加生地、丹皮、胆草为佐，痰涎壅盛加连翘、蒡子、花粉，有膜则用蝉蜕，有核用独活、丹皮。初起有潮热，则用防风、荆芥、薄荷。虚热用元参为君。倘或右边先起，其色或红或黄，或白或黑，有膜无膜，或有核无核，皆是属肺经发来之风热毒，当用黄芩、桑白皮为君。实热则加生地、丹皮、羚羊。痰涎壅盛有膜，及有潮热虚热，用药同上。如在脐中上下舌根左右起者，其色或红黄青白黑不等，此属心经发来之风热毒，当用川连、栀子。舌硬用羚羊、犀角。痰涎壅盛有膜有潮热，用药俱同上。左齿上大齿属胆，加胆草。左下大齿属肝，加柴胡、白芍。右上大齿属大肠，加枳壳、杏仁。右下大齿属肺，加黄芩、桑皮。当中上四齿属心，加黄连、犀角。当中下四齿属肾，加黄柏、知母。上两旁属胃，加川芎、白芷。下两旁属脾，加苍术、白术。若其满喉发来色黄者，此乃脾家发来湿毒，亦当燥脾驱风，除湿解毒。其有满喉黑色者，此属肾经发来之毒，其毒久积，元气损伤，津液败坏，精神倾散，劳神过度所致，是乃险症也。其有喉内二三肉笋，满口干渴，失音舌脱等症，皆系毒气攻脏所致，此等症候，千人犯着千人死，灵丹百救无一生，不可不知之。

——清·佚名氏《喉舌备要秘旨·辨喉症经络治法》

【提要】　本论主要阐述观察口唇诊察咽喉病的方法，及各经风热病证特点与治法。要点如下：其一，诊查喉病，应观察口舌的症状、口中味觉变化、喉部病的具体部位，以此分析疾病的病因病机、病症与经络的关系，选用适宜方药。其二，喉内左侧病证先现，多属肝经风热，治当甘桔汤加减。右侧病证先现，多属肺经风热，治当以黄芩、桑白为君加减用药。肺中上下舌根左右起者，多属心经风热，治当以川楝、栀子为君加减用药。若满喉发黄，多属脾脏湿毒，治当燥脾驱风，除湿解毒。若满喉黑色，多属肾经之毒，元气损伤，多为险证。若喉内见肉笋，满口干渴，失音舌脱，是毒气攻脏所致，皆为凶证。

郑宏纲　喉风论治[※*]

有人云：喉风无非热症，便乱投凉剂，或误用刀针，夭枉人命者众矣。若识症真，先治而后调理，百发百中。有可吐者，有可下者，有可发散者，有可洗可漱者，苟若识症未真，切勿孟浪。……

大凡用药，自内攻出为上策，取痰攻上为中策，沉为下策。热重者，令去内热，用药取病归上，拦定风热，使其攻上不下，诚为善治者。不如是，则病入胃膈，因传于心肺中，辄变他症，是医之罪也，切宜当心详审慎，毋轻率焉。

——清·郑宏纲《重楼玉钥·卷上·诸风秘论》

【提要】　本论主要阐述喉风的治疗法则。要点如下：其一，喉风虽多热证，但不可一味以凉药治之。其二，咽喉病，病位在上、在表，疾病发展趋势易向下、向里，所以当据其病证采用吐、下、散等方法。其三，以"拦定风热"为治疗原则，根据疾病传变规律及时截断邪气，使用发散、取痰攻上等方法防止邪气内传。

3.2　喉　痈

喉痈是发生在咽喉处的以局部红肿、疼痛、吞咽困难为主要特征的痈肿类病证，严重者会阻塞气道，危及性命。喉痈多因脏腑内热蕴结咽喉，灼伤血肉，腐而为脓，与肺热、脾热、胃热关系密切；也可由局部损伤，复感邪气，气血瘀滞，热毒蕴结所致，病久常见气阴两伤。病变可分为酿脓期、成脓期、溃脓期。治疗上采取疏风清热、解毒消肿、散瘀排脓、益气养阴等原则。外治可采用吹药、点药、含药、刺血、排脓等方法。

《灵枢》　猛疽论[※*]

痈发于嗌中，名曰猛疽。猛疽不治，化为脓，脓不泻，塞咽，半日死。其化为脓者，泻已则含豕膏，无冷食，三日而已。

——《灵枢·痈疽》

【提要】　本论主要阐述喉痈的部位、症状与转归。《灵枢》最早记载了喉痈，称之为"猛疽"。张介宾注："猛疽，言为害之急也。"丹波元简注：《灵枢》名曰猛疽，以其势毒猛烈可畏也。可见喉痈病势急迫，进展迅速。"该病的预后情况，与化脓后是否能及时排脓有关。脓若不泻出则预后不佳，脓泻者含豕膏三日而愈。

　巢元方　喉痈气壅热毒论^{※*}

喉咽肿痛候

喉咽者，脾胃之候，气所上下。脾胃有热，热气上冲，则喉咽肿痛。夫生肿痛者，皆挟热则为之。若风毒结于喉间，其热盛则肿塞不通，而水浆不入，便能杀人。

喉痈候

六腑不和，血气不调，风邪客于喉间，为寒所折，气壅而不散，故结而成痈。凡结肿一寸为疖，二寸至五寸为痈。

——隋·巢元方《诸病源候论·卷之三十·咽喉心胸病诸候》

【提要】　本论主要阐述喉痈形成的机制。要点如下：其一，咽喉为脾胃之候，脾胃有热，或者外感风毒等邪气壅结于喉间，导致气血壅塞，是引发喉痈的主要病机。其二，六腑失和，营卫失调，风邪内袭，气壅结于喉间，也可导致喉痈。

《圣济总录》　喉痈脾肺壅热论^{※*}

论曰：肺气上通于喉咙，胃经外连于咽嗌，其气和平，则呼吸咽纳无所妨碍。若脾肺壅热，熏发上焦，攻于咽喉，结聚肿痛，不得消散，热气炽盛，致结成痈，妨害吐纳。古方论：一寸为疖，二寸至五寸为痈。其候使人寒战，咳唾稠浊。善用针者，辨其可刺，宜速破之，仍施以点饵之剂。

——宋·赵佶《圣济总录·卷第一百二十三·咽喉门·咽喉生痈》

【提要】　本论主要阐述肺脾壅热导致喉痈的机理及治疗。要点如下：肺气通于喉，胃经连于咽。脾肺壅热，热邪易攻于咽喉之处；若热气炽盛并结聚较甚，则结而成痈。治疗应刺破排脓，再用点饵之剂。

万　全　论喉痈病机与治疗[*]

结喉风痈，生于结喉之间，号曰海门第一关。其毒最危，由心肝脾肺肾火热上炎，毒气攻喉。若喉痈外症，宜服内托流气饮，外贴万灵膏、生肌散，切勿用针自取危笃。如喉风内症，必畏寒，或肿或不肿，必痰涎壅塞痛甚，或汤水略下，即以三棱针于少商穴刺出血，泻其毒，即服甘桔汤。如病势重，即服化毒汤，或研末吹之。如恶寒腰痛发热，名喉闭伤寒，宜发散，用内托流气饮，或宜下甘桔汤。

——明·万全《万氏秘传外科心法·卷七·结喉风痈》

【提要】　本论主要阐述喉痈的病机及治疗。要点如下：其一，喉痈的发生，主要是五脏火热上炎，热甚成毒，攻于咽喉所致。其二，治疗时要注意辨别内、外之证。外证治疗，宜服用内托流气饮，外敷温经活络、消瘀散毒生肌作用的膏散之剂，切勿用针。内证治疗，可针刺泻热，并服用清热化痰、养阴排脓作用的甘桔汤。病势重者，宜使用清热毒的化毒汤。兼有伤寒者，宜使用发散、内托之法。

王肯堂　喉痈下法论[※※]

《灵枢》云：痈发于嗌中，名曰猛疽。猛疽不治，化为脓，脓不泻塞咽，半日死。其化为脓者泻，则合豕膏冷食，三日而已。或问：当结喉生痈何如？曰：是名喉痈，又名猛疽，以其势毒猛烈可畏也，属任脉及手太阳、手少阴经积热忧愤所致。急宜清热攻毒，用琥珀犀角膏及黄连消毒饮、紫金丹、乌金散选用，壮实者，一粒金丹下之。若过时不治，溃穿咽嗌者死。

——明·王肯堂《证治准绳·疡病·卷之三·痈疽部分项部·结喉痈》

【提要】　本论主要阐述运用下法治疗喉痈。要点如下：其一，喉痈多因积热忧愤所致，以实热证多见。其二，结喉生痈，当急用清热攻毒之法。其三，喉痈因治不及时而溃烂穿孔者，预后不佳。

《医宗金鉴》　论喉痈病机与治法[※※]

结喉痈发项前中，肝肺积热塞喉凶，脓成若不急速刺，溃穿咽喉何以生。

注：此痈发于项前结喉之上，又名猛疽，以其毒势猛烈也。盖项前之中，经属任脉兼肝、肺二经积热忧愤所致。肿甚则堵塞咽喉，汤水不下，其凶可畏。若脓成不针，向内溃穿咽喉者则难生矣。初宜服黄连消毒饮，外敷二味拔毒散。

——清·吴谦《医宗金鉴·外科心法要诀·卷六十四·项部·结喉痈》

【提要】　本论主要阐述喉痈的病机及治疗。要点如下：其一，喉痈的形成，主要由于肝肺积热忧愤所致。因毒势猛烈，病情发展迅速，故又名猛疽。其二，猛疽脓成后，会堵塞咽喉，应及时针刺放脓，否则溃烂难愈。病初可内服清热解毒的黄连消毒饮，外用二味拔毒散。

方成培　喉痈综论[※※]

肺脾热壅，熏发上焦，攻于咽喉，结聚肿痛，不得消散，热气炽盛，致团结成痈，妨害吐纳。古方论以一寸为疖，二寸至五寸为痈。其候使人寒战，咳吐稠浊。善用针者，审其可刺，宜速破之，施以点饵之剂。又有喉间红肿而痛，无别形状者，乃过食炙煿火酒极热物品而发，病在胃与大肠。其重者，寒热头疼四五日可愈，用金十碧一频吹之，内服犀角地黄汤。

——清·方成培《重楼玉钥续编·诸证补遗·喉痈》

【提要】　本论主要阐述喉痈的病因病机、症状及治疗。要点如下：其一，喉痈多因肺脾热壅，结聚于咽喉所致。发作时寒战，咳吐脓痰。其二，喉痈的发生与饮食辛热有关，邪热集结于胃肠，上熏咽喉而致。其三，治宜外用吹法，内用清热解毒之药。

尤　乘　热邪致喉痈论[※※]

喉痈，此因过食辛辣炙煿、厚味醇酒，感热而生，属肺病。喉间无形，但红肿而痛，重者亦发寒热头痛，四五日可愈。

——清·尤乘《尤氏喉科秘书·咽喉门·喉痈》

【提要】　本论阐述喉痈的病因。要点如下：喉痈主要因热而生，热邪之来源，或饮食辛燥所化，或外感而来。

高秉钧　喉痈热毒论※*

咽喉为一身之总要，百节关头，呼吸出入之门户。左为咽属胃，右为喉属肺。或内因，或外感，疡证颇多。……喉痈生于咽外正中，肿形圆正。其感风热而发者，与喉蛾同治。若因心肝之火，上烁肺金，热毒攻喉，而发为痈肿者，宜用龙胆汤或黄连泻心汤之类。

——清·高秉钧《疡科心得集·卷上·辨喉蛾喉痈论》

【提要】　本论主要阐述外感风热与内伤热毒所致喉痈的病机。要点如下：咽喉是呼吸出入的重要门户，咽属胃，喉属肺。咽喉病，因外感风热而发，或心肝之火，上烁肺金，热毒攻喉而发。分别采取疏解散邪，及清肝泻火之法治疗。

张宗良　喉痛综论※*

伏寒喉痛

伏寒喉痛，因积寒在内，外感时邪而发。其色红肿紫色，脉浮不数。……

肿烂喉痛

此症脾家积热而生，红肿溃烂，两寸关脉洪大者是也。……

淡白喉痛

此症因脾肺受寒，其色不红，若用寒凉之剂，七日之内必成脓溃，有脓即用针挑破患处。……

大红喉痛

此症因肺脾积热，其色鲜红肿胀，关内六脉洪大，身发寒热，急针少商、商阳，或针患上肿处出恶血。……

声哑喉痛

此症因着寒太重，肺脏闭塞，以致声哑，汤水难入，或有烂斑。肺脉沉涩，脾胃脉洪大，背寒身热。……

单喉痛

单喉痛，或左或右，身热背寒，脾肺之症也。有红点者风火；无红点者风寒。脉象如前。……

外症喉痛

此症生于颔下，天突穴之上，内外皆肿，饮食有碍，初起无痰涎，内不见形迹，此风毒喉痛也。……

兜腮喉痛

此症生于腮下，其名悬痈，因郁积寒气而发。……

——清·张宗良《喉科指掌·卷之五·喉痛门》

【提要】 本论主要阐述八种喉痛的病因病机及症状。要点如下：其一，根据喉痛的病因、病位，将其分为八种证候，描述了各种证候的病机、症状与治法。其二，喉痛各证中，因积寒而发的有伏寒喉痛、淡白喉痛、声哑喉痛、兜腮喉痛；因积热而发的有肿烂喉痛、大红喉痛；单喉痛或因风火，或因风寒而致。外症喉痛，因风毒而发。

◀《喉舌备要秘旨》 论喉痛证治※※▶

喉痛症此症发在喉内，或左或右，单起一片，耳底痛甚，七日成脓，是乃阳症。治宜左平肝，右清肺，加以升提之药治之。

——清·佚名氏《喉舌备要秘旨·喉部·喉科辨症·喉痛症》

【提要】 本论主要阐述喉痛的症状及治法。要点如下：喉痛多属阳证，发病又多与肝、肺二脏有关，治宜平肝清肺。喉为上窍，故加入升提之药，使药效达于病位。

3.3 喉痹

喉痹是以咽喉部红肿、胀痛或干涩为主要特征的病证。喉痹有急性与慢性之不同。急性喉痹，外因多与风、热、寒、燥邪有关，内因多与肺胃壅热、痰火有关。临证以风邪入袭肺胃，风热蕴结，夹痰上犯咽喉多见。治以疏风清热、消肿利咽为主。慢性喉痹以咽喉干痒，经久不愈为特征，病变多与虚、热、痰、瘀有关，常见肺胃阴虚、肺肾阴虚、肝肾阴虚、气滞血瘀、气虚痰阻等证型。治以养阴清热、升清利咽、行气化痰为主。急性、慢性喉痹皆可使用吹药、含漱、含服等外治法。

◀ 巢元方 论喉痹病因病机※※▶

喉痹者，喉裹肿塞痹痛，水浆不得入也。人阴阳之气出于肺，循喉咙而上下也。风毒客于喉间，气蕴积而生热，致喉肿塞而痹痛。脉沉者为阴，浮者为阳。若右手关上脉阴阳俱实者，是喉痹之候也。亦令人壮热而恶寒，七八日不治，则死。

——隋·巢元方《诸病源候论·卷三十·喉心胸病诸候·喉痹候》

【提要】 本论主要阐述喉痹的病因病机及脉症。要点如下：其一，喉痹的发生，因风毒客于喉间，气郁化热，致咽喉肿塞疼痛，水浆不入。其二，其脉象多见右手关脉阴阳俱实。其三，喉痹不及时治疗，令人高热恶寒，七八日则预后不佳。

◀ 尤仲仁 喉痹综论*▶

肝胃肺三经积热所致，复感时邪而骤发。其形如海棠叶背紫纹，其纹样碎烂，有小泡生于纹旁，饮食如常。治此症，煎剂须用滋阴降火养肺之药，最利乎清火之品。惟走马喉痹之症，其症至险，尤宜早治，用膏子药不时含咽。吹用真禁散、珠黄散、加参叶末吹。

——明·尤仲仁《尤氏喉症指南·治症秘诀·喉痹》

【提要】　本论主要阐述喉痹的病因病机、症状及治法。要点如下：其一，喉痹多由肝、胃、肺三经积热，复感时邪所致。其二，喉内肿胀之处可见紫纹、小泡。其三，治疗宜用滋阴降火养肺之药。其四，走马喉痹病情凶险，须早治，可用含咽或吹喉之法。

张介宾　论喉痹病因病机[※*]

喉痹一证，在古方书虽有十八证之辨，而古人悉指为相火。然此证虽多由火，而复有非火证者，不可不详察也。盖火有真假，凡实火可清者，即真火证也，虚火不宜清者，即水亏证也，且复有阴盛格阳者，即真寒证也。故《内经》曰太阳在泉，寒淫所胜，民病嗌痛颔肿，其义即此。何后人之弗究也？

喉痹所属诸经，凡少阳、阳明、厥阴、少阴皆有此证，具列如前，但其中虚实各有不同。盖少阳、厥阴为木火之脏，固多热证；阳明为水谷之海，而胃气直透咽喉，故又惟阳明之火为最盛。欲辨此者，但察其以情志郁怒而起者，多属少阳、厥阴；以口腹肥甘辛热太过而起者，多属阳明。凡患此者，多宜以实火论治。至若少阴之候，则非此之比。盖少阴之脉，络于横骨，终于会厌，系于舌本，凡阴火逆冲于上，多为喉痹。但少阴之火有虚有实，不得类从火断。若果因实火，自有火证、火脉，亦易知也。若因酒色过度，以致真阴亏损者，此肾中之虚火证也，非壮水不可。又有火虚于下而格阳于上，此无根之火，即肾中之真寒证也，非温补命门不可。凡此诸经不同而虚实大异，皆后人所罕知者，独《褚氏遗书》有上病察下之说，诚见道之言也。

——明·张介宾《景岳全书·卷二十八必集·杂证谟·咽喉·论证》

【提要】　本论主要阐述喉痹的病因病机。要点如下：其一，喉痹虽多由火所致，但也有非火之证，常见真火证、水亏证和真寒证。其二，喉痹的发生，与少阳、阳明、厥阴有关，有虚实之不同。其三，喉痹病在少阳、厥阴多为热证，病在阳明热最盛。情志郁怒所致喉痹多病涉少阳、厥阴；饮食辛热肥甘多病属阳明。其四，喉痹病在少阴，多见阴火逆冲之证。因酒色过度，真阴亏损者多为肾中虚火证，治须滋阴之法。又有因火虚于下而格阳于上的肾中真寒证，治须温补命门。

张介宾　论喉痹辨治[※*]

火证喉痹，悉宜以抽薪饮主之。火不甚者，宜徙薪饮主之。凡肝胆之火盛者，宜以芍药、栀子、龙胆草为主。阳明胃火盛者，宜以生石膏为主。若大便秘结不通，则宜加大黄、芒硝之属，通其便而火自降。凡火浮于上，而热结于头面咽喉者，最宜清降，切不可用散风升阳等剂。盖此火由中，得升愈炽，《经》曰"高者抑之"，正此之谓，非火郁宜发及升阳散火之义。学者于此，最当体察，勿得误认其面目。凡外治火证肿痛之法，宜以木鳖子磨醋，用鹅翎蘸搅喉中，引去其痰，或另少和清水，免其太酸，时时呷嗽喉中，不可咽下，引吐其痰为更善。嗽后以代匙散吹之，仍内服煎药，自无不愈。凡火壅于上，而食物之治，最宜雪梨浆、绿豆饮之属为妙。若南方少梨之处，或以好萝卜杵汁，和以清泉，少加玄明粉，搅匀徐徐饮之，既可消痰，亦可清火。凡单双乳蛾，若毒未甚，脓未成者，治之自可消散。若势甚而危者，必须砭出其血，庶可速退。此因其急，亦不得已而用之也。又古法用三棱针刺少商穴出血，云治喉痹立愈。

阴虚喉痹，其证亦内热口渴喉干，或唇红颊赤，痰涎壅盛，然必尺脉无神，或六脉虽数而浮软无力。但察其过于酒色，或素禀阴气不足，多倦少力者，是皆肾阴亏损，水不制火而然。火甚者，宜滋阴八味煎、加减一阴煎之类主之。火微而不喜冷物，及大便不坚，小便不热者，宜六味地黄汤、一阴煎之类主之。若因思虑焦劳，兼动心火者，宜二阴煎主之。

格阳喉痹，由火不归元，则无根之火客于咽喉而然，其证则上热下寒，全非火证。凡察此者，但诊其六脉微弱，全无滑大之意，且下体绝无火证，腹不喜冷，即其候也。盖此证必得于色欲伤精，或泄泻伤肾，或本无实火，而过服寒凉，以伤阳气者，皆有此证。速宜用镇阴煎为上，八味地黄汤次之，或用蜜附子含咽亦妙。若再用寒凉，必致不救。

阳虚喉痹，非喉痹因于阳虚，乃阳虚因于喉痹也。盖有因喉痹而过于攻击，致伤胃气者，有艰于食饮，仓廪空虚，亦伤胃气者。又有气体素弱，不耐劳倦而伤胃气者。凡中气内虚，疼痛外逼，多致元阳飞越，脉浮而散，或弱而涩，以致声如鼾睡，痰如拽锯者，此肺胃垂绝之候，速宜挽回元气，以人参一味浓煎，放心徐徐饮之。如痰多者，或加竹沥姜汁亦可。如迟，多致不救。如作实火治之，则祸如反掌。

——明·张介宾《景岳全书·卷二十七必集·杂证谟·咽喉·论治》

【提要】 本论主要阐述喉痹的辨证施治。要点如下：其一，火证喉痹，治以清火。肝胆火盛，则清肝胆火；阳明胃火盛，则清胃火，或通便泻火。火浮于上，治当清降，不可升阳散火。火证肿痛痰郁，可用吐法引其痰。食物之治，可用雪梨浆、绿豆饮或萝卜汁。其二，阴虚喉痹，多因素体阴虚、酒色过度，肾阴亏损不能制火，而见内热口渴、痰涎壅盛、脉虚无力等症状。其火甚者治以滋阴八味煎等，火微者治以六味地黄汤、一阴煎等。兼见心火，治以二阴煎。其三，格阳喉痹为火不归元，无根之火客于咽喉所致。多因色欲伤精或过服寒凉，损伤肾阳，而成上热下寒之证。其四，阳虚喉痹是因喉痹过用泻法，损伤胃气，或中气素虚，元阳因喉痹消散而致阳气虚弱的喉痹证型。症见脉浮散或弱涩，声如鼾睡，痰如拽锯，是为肺胃气衰。当急固元气，宜服独参汤，若痰多加化痰之药。

❖ 程国彭 论喉痹辨治※*

喉间肿痛，名曰喉痹。古人通用柑桔汤主之，然有虚火、实火之分，紧喉、慢喉之别，不可不审。虚火者，色淡微肿，溺清便利，脉虚细，饮食减少。此因神思过度，脾气不能中护，虚火易至上炎，乃内伤之火，名曰慢喉风，虚证也。午前痛甚者，属阳虚，四君子汤加桔梗、麦冬、五味、当归；午后痛甚者，属阴虚，四物汤加桔梗、元参。如不效，必加桂、附以为引导之用，加减八味汤，加牛膝主之。若脉数有热，六味汤主之。更有中寒咽痛，治用半夏桂甘汤，不可误投凉药。

——清·程国彭《医学心悟·附录·外科证治方药·喉痹》

【提要】 本论主要阐述喉痹的辨证施治。要点如下：其一，喉痹有虚火、实火之不同。

按发病急缓又可分为紧喉与慢喉。其二，虚火喉痹多因神思过度，脾虚不运，虚火上炎所致。午前痛甚者属阳虚，治以四君子汤加减。午后痛甚者为阴虚，治以四物汤加减。中寒咽痛者治用半夏桂甘汤，不可使用凉药。

沈金鳌　喉痹总在肺胃论[**]

一曰喉痹。痹者，闭也，必肿甚，咽喉闭塞，为天气不通，乃风痰郁火，热毒相攻之证。火有微甚，证因有轻重，其总络系于肺胃，急清此二经之热，宜牛蒡汤，外用通隘散。然虽属火热，内外表里虚实，不可不辨。如恶寒，寸脉小，一时所患相同，属天行邪气，宜先表散，宜牛蒡汤，大忌酸收，恐郁其邪于内，不得外散。其病之由来有二：一者少阳司天，三阳之气，民病喉痹，仲景用桔梗汤依阳毒施治。一者太阴湿胜，火气内郁，民病喉痹，又太阴在泉，湿淫所胜，病喉肿喉痹，或而青黑，仲景用半夏桔梗甘草汤，依阴毒施治。若不恶寒，寸脉大滑实，为阳盛阴虚，下之则愈，宜酌用大小承气汤，亦可用胆矾等涩剂收之。外微而轻者，可缓治，宜喉痹饮，徐徐服之，不可骤用寒凉，以痰实结胸，遇寒不运，渐至喘塞不治也。

——清·沈金鳌《杂病源流犀烛·卷二十四·咽喉音声病源流》

【提要】　本论主要阐述喉痹的病机及治法。要点如下：其一，喉痹之病，必咽喉肿甚闭塞，多因风痰郁火，热毒相攻所致。咽喉为肺胃经络所系之处，故治疗当以牛蒡汤清此二经之热。其二，诊察喉痹，要辨内外、表里、虚实证候，依证而治。如有表证当先散表，忌酸收之品。其三，喉痹来源有二，与五运六气相关，一为少阳司天，依阳毒之治法；一为太阴湿盛，依阴毒之治法。其四，阳盛阴虚，用下法或收涩。喉痹轻微者，可用喉痹饮，徐徐图之，不可骤用寒凉以致痰结于胸。

朱翔宇　论喉痹病机与治法[**]

此症乃热毒伤于心脾，气通于舌，循环上下，故咽喉肿痛而黄，其血黑，其形若臂，其肿若坎，面赤，目上视是也。治法，先用探吐风痰，吹本、秘、十叶、碧雪，肿处不消，亦宜去血，内服粘子解毒汤，并土牛膝根汤频漱，去涎毒，可愈。

——清·朱翔宇《喉科紫珍集·卷下·第十九种喉痹》

【提要】　本论主要阐述喉痹的病机及治法。要点如下：其一，喉痹因热毒伤于心脾二脏，邪气循经脉上逆所致。其二，治疗先用探吐之法祛风痰，再用本药方、秘药方、十叶、碧雪等药吹喉治疗，若肿势不消则可刺血。外治同时，内服粘子解毒汤等以祛涎毒。

潘　诚　阴阳喉痹综论[**]

阳证喉痹

痹者，痛也。痛而红肿为阳，痛而不红肿为阴。若人膈间素有痰涎蓄积，或因好饮烧酒，过啖鸡鱼牛羊煎炙厚味及姜椒等热物，或因忿怒失常，或因纵欲多服助阳药。盖过啖热物，火起于脾胃；忿怒，火起于胆；纵欲，火起于肝肾。火动生风，鼓激痰涎，结聚于咽喉窄狭之处，红肿疼痛，饮食阻碍，小便赤，大便结，此为阳证喉痹。治法必审其表证有无。若无恶寒发热、头痛咳嗽鼻塞等候，多是暴寒折热，寒束于外，热郁于内，切不可遽用末药吹噙，及先投苦酸咸寒，清降凉泻煎剂。……

阴证喉痹

此证咽喉虽疼痛异常，却不红肿，或且带白色，口不渴，喜饮滚汤不多，小便清长，或兼腹痛泄泻，手足厥逆（手足冷为逆冷，过肘膝为厥逆），或头痛如破，身重恶寒（表证恶寒，寒在外宜汗，阴证恶寒，寒在内宜温，忌汗），或头重如压，身体痛，自汗喜睡，或微热，面赤干呕厥逆（面赤者，肾中真阳发露，名戴阳证。微热者，阳外越也），喉间清涎成流而出，脉沉微细，乃足少阴肾经中寒之重证也。由其人肾中真阳本虚，寒邪乘虚直中其经，逼其微阳上浮，而为咽痛，是无阳纯阴之证，故名阴证喉痹。无论冬夏，当用四逆理中姜附等汤冷服，以温肾经，咽痛自止。切禁表散清降寒下诸法，误用必死。

——清·潘诚《喉科心法》

【提要】 本论主要阐述喉痹的阴阳之证的病因病机、症状及治法。要点如下：其一，喉痹若见痛而红肿为阳证，若痛而不红肿为阴证。其二，阳性喉痹素有痰涎，再因辛热饮食引发脾胃之火，或者愤怒引发胆火，或纵欲引发肝肾之火，火动生风，鼓动痰涎聚于咽喉。治疗当先诊察有无表证。无表证者多是寒邪外束，火热内郁，治宜清降凉泻。其三，阴性喉痹，多因肾阳本虚，再感外寒，直中其经，逼阳上浮，而为咽痛。常伴见喜温饮、小便清长、泄泻等兼症。有表证用汗法，里证用温法。其四，若寒证并见面微热而赤者，为戴阳证。若清涎成流，脉沉细，属少阴中寒重证。治须温中回阳，切禁表散、清降、寒下诸法。

王旭高 论风热痰火喉痹※*

多因虚火郁火，或有兼风热痰火者，其症咽唾妨碍。咽喉不肿不红，但觉干燥而痛，饮食却无妨碍。

阴虚郁火喉痹 有患之数年，而难速效者，惟雪梨最为合宜。……

风热痰火喉痹 其人嗜酒，素有痰火，偶感风热，咽喉干燥略肿，不甚红，而咽唾觉病。或初起数日，微有寒热，延至二三十日，咽喉仍痛是也。

——清·王旭高《外科证治秘要·喉痹》

【提要】 本论主要阐述风热痰火喉痹的病机及症状。要点如下：喉痹有阴虚郁火喉痹和风热痰火喉痹之不同。阴虚郁火喉痹，多为久病，宜雪梨煎方滋阴降火。风热痰火喉痹，多因其人嗜酒，素有痰火，偶感风热所致。症见咽喉干燥略肿，初起有寒热表证，病程可迁延二三十日。

3.4 乳 蛾

乳蛾是以咽部红肿疼痛，形似蚕蛾，甚至化脓为主要表现的病证。四季均可发病，冬春季较多发。急性发作者以实热证为主，多由外感风热、肺胃热盛、肝胆火旺所致。若病程迁延日久，咽核肿大不消者为慢性乳蛾，其中实证多以痰热、肺热、气血瘀滞为主，虚证以肺肾阴虚、脾肺气虚、气血亏虚为主。急性乳蛾的治疗多采用疏风清热、清泻肺胃、清肝泻胆、利咽消肿之法，慢性乳蛾的治疗多采用养阴清热、益气散结、活血化瘀之法，同时可选用含漱、吹药、烙法等外治法。

《咽喉脉证通论》 乳蛾综论※※

此证因嗜酒肉热物过多，热毒积于血分，兼之房事太过，肾水亏竭，致有此发。其状或左或右，或红或白，形如乳头，故名乳蛾。一边肿曰单蛾；两边肿曰双蛾；或前后皆肿，白腐作烂，曰烂头乳蛾。初起必发寒热，用保命单、红内消兼煎剂治之。药用荆芥、防风、射干、牛蒡、前胡、枳壳、胆星、连翘、生地、丹皮、元参、黄柏、黄芩、银花，长流水煎。如火盛，加犀角、黄连；大便闭结，加大黄；寒热不止，加羌活、独活；体虚痰多，加蒌仁、杏仁、贝母。

——元明间·佚名氏撰，清·许梿校订《咽喉脉证通论·乳蛾》

【提要】 本论主要阐述乳蛾的病因病机、症状及治法。要点如下：其一，乳蛾的发生与饮食辛热，热毒积于血分，兼之房事损伤肾精有关。其二，发于一侧为单蛾，两侧皆肿为双蛾，白腐作烂为烂头乳蛾。其三，初起必有寒热之症，用保命单、红内消治之。据火盛、便秘、寒热不止、体虚痰多等兼症随证加减。

尤仲仁 论乳蛾病因病机※※

乳蛾：多因酒色郁结而生。初起一日病，二日红肿，三日有形，四日势定，其症生于关口两旁，小舌左右，轻者五六日可愈。如有寒热交作者，其症重险，然生此又有分别。

单蛾：因伤寒之后，发散未尽，身热恶心，恐见痧症。

双蛾：因感时邪而发，如樱桃大，发寒热，六脉弦数，肺胃之症也。

——明·尤仲仁《尤氏喉症指南·用药秘诀》

【提要】 本论主要阐述乳蛾的病因病机。要点如下：其一，乳蛾多因酒色郁结而生，病程多在五六日左右。若症见寒热交作，病情较重。其二，乳蛾有单蛾和双蛾之分。单蛾可因伤寒后邪气发散未尽而致。双蛾可因感受时邪所发，多涉肺胃之症。

张介宾 论乳蛾证治※※

论证

……咽喉证，总谓之火，则名目虽多，似有不必尽辨者，然亦有不可不辨者。如单乳蛾、双乳蛾，及缠喉风之有不同也。盖肿于咽之两旁者为双蛾，肿于一边者为单蛾，此其形必圆突如珠，乃痈节之类结于喉间，故多致出毒，或宜刺出其血而愈者。若缠喉风则满片红肿，多不成脓，亦不必出血，但使火降，其肿自消，此其所以有异，而治之当有法也。

论治

……凡单双乳蛾，若毒未甚，脓未成者，治之自可消散。若势甚而危者，必须砭出其血，庶可速退。此因其急，亦不得已而用之也。又古法用三棱针刺少商穴出血，云治喉痹立愈。

——明·张介宾《景岳全书·卷二十八必集·杂证谟·咽喉》

【提要】 本论主要阐述乳蛾的病因病机及辨证施治。要点如下：属于喉痹范畴的单乳蛾、双乳蛾及缠喉风与其他病证的辨治有所不同。肿于咽两旁者为双蛾，单蛾是肿于一边，其形圆突如珠。单蛾、双蛾都可用针刺出血治疗，缠喉风则用降火法。

《医宗金鉴》 乳蛾综论[※※]

乳蛾肺经风火成，双轻单重喉旁生，状若蚕蛾红肿痛，关前易治关后凶。
注：此证由肺经积热，受风凝结而成。生咽喉之旁，状如蚕蛾，亦有形若枣栗者，红肿疼痛，有单有双，双者轻，单者重。生于关前者，形色易见，吹药易到，手法易施，故易治；生于关后者，难见形色，药吹不到，手法难施，故难治。俱宜服清咽利膈汤，吹冰硼散。易见者，脓熟针之；难见者，用鸡翎探吐脓血。若兼痰壅气急声小，探吐不出者险，急用三棱针刺少商穴，出紫黑血，仍吹、服前药，缓缓取效。

——清·吴谦《医宗金鉴·外科心法要诀·卷六十六·喉部·乳蛾》

【提要】 本论主要阐述乳蛾的病因病机、症状及治法。要点如下：其一，作者认为乳蛾的病因病机是由于肺经积热，受风凝结，风热壅于咽喉而致。乳蛾的形状或似蛾或似枣栗，故称为乳蛾。单乳蛾病情重，双乳蛾病情轻。其二，其将乳蛾发生的部位，以喉关为界限，分为前后。生于喉关前的，形色易见，药吹易到，容易治疗；生于喉关后的，形色难见，药吹不到，难以治疗。其三，乳蛾的治疗都可以用清咽利膈汤，吹冰硼散。其中出脓易见的针之，难见的用鸡翎探吐脓血。若急症应用三棱针刺少商穴。

陈士铎 论阴蛾阳蛾[※※]

人有感冒风寒，一时咽喉肿痛，其势甚急，变成双蛾者。其症痰涎稠浊，口渴呼饮，疼痛难当，甚则勺水不能入喉。此阳火壅阻于咽喉，视其势若重，而病实轻也。夫阳火者，太阳之火也。太阳之火，即膀胱之火也，与肾经之火为表里，膀胱火动，而肾经少阴之火即来相助，故直冲于咽喉之间，而肺脾胃三经之火，亦复相随而上升，于是借三经之痰涎，尽阻塞于咽喉，结成火毒，而不可解。治法似宜连数经治矣，然而其本，实始于太阳，泄膀胱之火，而诸经之火自安矣。但咽喉之地，近于肺，太阳既假道于肺经，而肺经险要之地，即狭路之战场也，安有舍战场要地，不解其围，而先捣其本国者乎？所贵有兼治之法也。方用破隘汤。……

人有咽喉肿痛，日轻夜重，喉间亦长成蛾，宛如阳症，但不甚痛，而咽喉之际自觉一线干燥之至，饮水咽之少快，至水入腹，而腹又不安，吐涎如水甚多，将涎投入清水中，即时散化为水。人以为此喉痛而生蛾也，亦用泻火之药，不特杳无一验，且反增其重。亦有勺水不能下咽者，盖此症为阴蛾也。阴蛾则日轻而夜重，若阳蛾则日重而夜轻矣。斯少阴肾火，下无可藏之地，直奔而上炎于咽喉也。治法宜大补肾水，而加入补火之味，以引火归藏（阴蛾治法，古人多用附、桂，此偏不用以出奇）。方用引火汤。

——清·陈士铎《辨证录·卷之三·咽喉痛门》

【提要】　本论主要阐述乳蛾阴阳之证。要点如下：其一，外感风寒所致乳蛾，症见痰涎稠浊、喉痛剧烈，是阳火壅阻咽喉。其二，乳蛾阳火壅阻之证是因太阳之火与少阴之火直冲咽喉，加之肺脾胃三经之火随之上逆，火邪结于咽喉所致。其三，阳火之证当泻太阳之火为主，太阳火泻诸经火自灭。其四，乳蛾日轻夜重、咽干不欲饮者多为阴蛾。其五，阴蛾多因少阴肾火上冲所致。其六，阴蛾治宜大补肾水，再兼用补火之味以引火归藏。

陈士铎　双蛾综论^{※※}

双蛾之症，乃少阴之火冲上于咽喉也。其势甚速甚急，重者有点滴之水不能下喉者，一连数日不进饮食而死者有之。虽此症皆起于火，而火有不同，有阴火、阳火之异，苟不辨明而妄自用药，死亡顷刻，非发狂而亡，即身青而死矣。阳症如何？喉中必先作干燥之状，口必大渴引饮，痰或结于胸膈之间，欲吐不能，欲咽不可，喉肿如疮，小舌红甚，喉之两旁内如鸡冠，外必作肿状，日间痛不可当，夜间少安可寐，舌必峭而目必赤也。万不可与湿热之药，稍误与之，立时发狂矣。此症只消用吐法，便可全愈。古人有用生桐油以鹅翎扫其喉中，一吐出顽痰碗许，即刻奏功者。然亦有火亢之极，一吐不能效者，奈何？然必问其饮食起居，从前曾服过何药。倘服热药而致此者亦多，其大便必燥结，三四日不下，或小便痛涩者，放胆用吾汤以治之。方名豆根神散，一剂即安，而双蛾消归乌有矣。此方之妙，妙在山豆根之多用，此物最消少阴之实火，然非甘草、桔梗以伴之，则下行而不上达，故用二味为臣。青黛亦止痛消肿之神药，以之为辅。半夏、天花粉不过消其顽痰，则火易消散耳。若阴症之双蛾也，有形而不十分作痛，时而痛，时而不痛，夜痛而重，昼痛而轻，口必不干，不过微燥而已，饮之凉水，下喉即快，少顷转觉不安，胸中膨胀，大便如常，小便清长，即色黄而亦不作艰涩之状，此皆阴虚火动之故。莫妙用八味地黄汤，大剂饮之，自然下喉而痰声息，肿痛除也。盖八味丸专补命门之火，下热而上热自消，龙雷之火非真火不能引之归经耳。然而二症往往有药食不能咽者，虽有此等妙药，何以下喉？阳症用鹅翎扫其喉，得小吐则水路少开，便可用药。阴症则不可用吐法也，盖吐之甚则火益沸腾。另有巧法，用针刺手上大指指甲之旁少商穴，刺星星出血，其血色必紫必黑，血出喉必稍宽，便可用地黄汤也。如不肯刺，更用附子为末，以糯子调成，摊在两足之脚心，一时辰便开水路，便可用药，固是至妙之方也。

——清·陈士铎《辨症玉函·卷之一·阴症阳症辨·双蛾》

【提要】　本论主要阐述乳蛾的病机及辨证施治。要点如下：其一，双蛾因少阴之火上冲所致，病势急迫。其二，双蛾之火有虚实之不同。阳证者口干渴引饮，痰结于上，喉肿如疮，疼痛日重夜轻。其三，阳证当用吐法。火亢极甚者，仅用吐法不能奏效，当详辨兼症，选用豆根神散。其四，乳蛾阴证痛不甚，夜痛重，为阴虚火动之故，用八味地黄汤。其五，若药食不入，阳证乳蛾可用吐法开利咽喉。阴证乳蛾不宜用吐法，可用针刺少商放血或附子末涂敷脚心以开水路。

陈士铎　论双乳蛾虚实证辨治^{※*}

双蛾症之虚实从何辨之？大约外感者为实，内伤者为虚。而外感内伤又从何而辨之？大约外感者鼻必塞，舌必燥，身必先热而后寒，痰必黄，而白目必赤而浮，此邪气之实也，用杀蛾丹治之，用鹅翎吹入喉中，必吐痰涎碗许而愈，神方也。内伤者虽同是为蛾，喉肿而日间少轻，痰多而舌必不燥，吐痰如涌泉，而下身必畏寒，两足必如冰冷，此正气之虚也，用八味汤必然奏功。吾今更定一方，名为三经同补汤。此方之妙，妙在水中补火，水足而肺经有养，亦火温而土气有生，则肺经兼有养也。况方中原有生肺之品，而肺金有不安宁者哉？肺肾脾三经俱安，则邪何所藏，自难留恋于皮肤之内，邪退则肿自消，双蛾顿失其形，真有莫知其然而然者矣。

——清·陈士铎《辨症玉函·卷之二·虚症实症辨·双蛾》

【提要】　本论主要阐述双乳蛾虚实之证及其治疗。要点如下：其一，双乳蛾外感多为实证，内伤多为虚证。其二，双乳蛾外感者多有鼻塞、舌燥、身寒热、痰黄、目赤等症。治宜吐法。其三，内伤双乳蛾喉肿日间较轻，痰多，舌不燥，畏寒足冷。治用八味汤，也可使用三经同补汤，兼固肺肾脾三脏。

张宗良　乳蛾综论^{※*}

双乳蛾
此症感冒时邪而发，生于关口上部两边，如樱桃大，肺胃之症也。身发寒热，六脉弦数。……
单乳蛾
此症因伤寒后发散未尽，身热恶心，恐见痧疹，六脉浮数，生于双蛾之旁，或左或右。……
烂乳蛾
此症因肺胃郁热，红肿烂斑大痛，难于饮食，六脉弦紧。……
风寒蛾
此症因风寒而起，肿大如李，头不能下视，气塞不通，寸关之脉浮紧，肺胃之症也。……
白色喉蛾
白色乳蛾，肿塞满口，身发寒热，六脉浮弦。此症因肺受风寒。……
石蛾
此症或胎生，或因本原不足。生于乳蛾地位，少进半寸。初起切不可用寒凉，不必用刀针。此乃肝火老痰结成恶血，凡遇辛苦风热即发。……
伏寒乳蛾
凡伏寒之症，其色必紫。治法同紫色喉痈门。

——清·张宗良《喉科指掌·卷之三·乳蛾门》

【提要】　本论主要阐述乳蛾的分类与症状特点。要点如下：其一，双乳蛾多因感受时邪而发，生于关口上部，身发寒热，六脉弦数，病涉肺胃之经。其二，单乳蛾是因伤寒后邪未散尽所致。单侧肿痛，身热恶心，六脉浮数，可发痧疹。其三，烂乳蛾多因肺胃郁热所致。局部红肿溃烂，六脉弦紧。其四，风寒蛾多由风寒而起，肿胀严重，寸关之脉浮紧，病涉肺胃。其五，白色喉蛾因肺受风寒所致，肿塞满口，发寒热，六脉浮弦。其六，石蛾，或胎生，或与禀赋不足有关，因肝火老痰互结，形成瘀血，再遇劳伤或风热之邪则发病。初起不可用寒凉、刀针。其七，伏寒乳蛾咽喉肿处色紫为其特征，治法同紫色喉痈。

沈金鳌　乳蛾综论[※※]

一曰乳蛾，有单有双，有连珠。单轻易治，双重难治，连珠尤重。一曰痛，二曰红，三日有形，会厌一边肿曰单，两边肿曰双，如白星上下相连曰连珠。酒色过度，郁火结成。治法亦不外喉痹，宜喉痹饮，外先用碧五金一，后用金二碧三。

——清·沈金鳌《杂病源流犀烛·卷二十四·咽喉音声病源流》

【提要】　本论主要阐述乳蛾的病因病机、症状及治法。要点如下：其一，单乳蛾病轻易治，双乳蛾较重难治，连珠乳蛾最为沉重。其二，乳蛾多因酒色过度，郁火内结而成。其三，乳蛾的治疗同喉痹。

高秉钧　论乳蛾病因病机[※※]

夫风温客热，首先犯肺，化火循经上逆入络，结聚咽喉，肿如蚕蛾，故名喉蛾。（今世俗传说鸡鹅之鹅，谓不可食菜者，非也。）或生于一偏为单蛾，或生于两偏为双蛾。初起寒热，渐渐胀大，即用疏解散邪，如牛蒡散加黄连、荆防败毒散之类，又以冰硼散加薄荷、川连末吹之。至三四日后，胀甚痰鸣，汤水难入，宜以刀刺喉间肿处，用皂角烧灰、胆矾、牛黄、冰片各一分，麝香三厘，为末吹之，必大吐痰而松。再服清火彻热汤饮，如黄连解毒汤，或鲜生地、羚羊、知母、石斛、元参、丹皮、芦根、连翘之属。若不大便者，可服凉膈散通脐泄便。凡蛾有头如黄色样者，必以刀点之；或有不出黄头者，即不必点；至七日后，寒热自退，肿胀自消（大凡风火外疡，总以七日为期）。亦有虚火上炎而发者，以其人肾水下亏，肾中元阳不藏，上越逆于喉中而结，须用引火归源之法，若桂附八味丸是也。辨虚实之法，若实火，脉数大，清晨反重，夜间反轻，口燥舌干而开裂；虚火，脉细数，日间轻而夜重，口不甚渴，舌滑而不裂也。且外感之肿胀，其势暴急；内因之肿胀，其势缓慢。以此断之，庶无差误。

——清·高秉钧《疡科心得集·辨喉蛾喉痈论》

【提要】　本论主要阐述乳蛾的病因病机、症状及治法。要点如下：其一，乳蛾的形成有实火和虚火的不同。实火由风温犯肺，火热循经上逆，结聚于咽喉所致。虚火为肾阴虚，虚火上越喉中结。其二，乳蛾形如蚕蛾，可发于单侧，也可见于双侧。初起，治以疏解散邪之剂，若胀甚痰鸣，则刺破排痰涎，再服清火彻热之剂。若有黄头，则以刀点破。其三，乳蛾虚火上炎者，治以引火归原之法。其四，乳蛾实火者，晨重夜轻，口舌干燥。虚火者，脉细数，日轻夜重。其五，外感所致乳蛾，肿势急迫。内因所致乳蛾，病势缓慢。

《焦氏喉科枕秘》　论乳蛾辨治※※

双乳蛾

此症外受风热，内由气郁而起，蒂丁两边肿痛，饮食不利，口噤难言，痰涎壅塞，形似乳头，故多名乳蛾，治者用元明粉、醋取痰，吹本，刀刺出血，吹秘与本，服三黄凉膈散。有脓去之，服千金内托散，吹生肌散，服桔梗汤更稳。

单乳蛾

此症因风热劳郁而起，于边痰涎壅甚者，手足冷，头昏沉者，用玄明粉、醋取痰，吹本去血，吹秘，服十八味和三黄汤。若五六日，服千金内托散，鼻吹通关散，脓自出，灸合谷穴，用均秘生肌。如肿，不省人事，命欲绝者，用吴茱萸、米醋调敷涌泉穴。

死乳蛾

此症受风热郁怒而起，喉中紧靠蒂丁，不甚痛，饮食有碍。若劳心，不忌口，不避风，日久不治，长塞喉中，渐加气闷，以致殒命。治者用刀横刺，必要长大，待血尽，入白药于刀口内以烂之。每日行刀用药一次，吹本、秘护之，逐日如是，烂尽下烙，以平为度。

乳蛾核

此症气恼郁结不伸而起，喉边形起乳头，遇阴天，劳神气恼，颈外如绳扣住，饮食不下，呼吸不利，日久年深，则蛾下起黄皮或白皮一条，长入喉底。治者吹本，用钩钩住皮条，细细割尽无影，如割未尽，服桔梗、二陈汤，消尽下烙，忌青菜。刀口不收，生肌散加冰片吹之。

——清·金德鉴《焦氏喉科枕秘·卷一·焦氏喉症图形针药秘传》

【提要】　本论主要阐述乳蛾的分类和辨治。要点如下：其一，作者将乳蛾分为单乳蛾、双乳蛾、死乳蛾、乳蛾核四类，详论其病因及治疗。其认为单双乳蛾多是由于风热壅积，发病急，病程短，类似现代医学中的"急性扁桃体炎"，而死乳蛾核和乳蛾核多是由于风热郁怒，气机郁结所致，发病慢，病程长，会反复发作，类似现代医学中的"慢性扁桃体炎"。其二，在治疗乳蛾上有自身特色，在死乳蛾、乳蛾核的治疗上主张手术刀割配合药物，有别于前人。

杨龙九　乳蛾综论※※

有单有双，有连珠，多因酒色过度，郁结而生。初起，一日疼，二日红肿，三日有形，如有细白星者，若发寒热，即飞蛾之凶症也。四日凶势定。治之，四五日可愈。其症生于喉旁，左属心，右属肺。又云：在右者为喉，肺病，因气而得。在左者为咽，胃病，因食热毒而生。一边者单，二边者双，二星上下相连，状如缠袋，又如蚕茧子样者，为连珠，单者轻双者重，连珠者更重，发寒热者凶。若伤寒后，患蛾及闭者，不治。又有急者，且发暮死。又有慢蛾风，四五日可治。又血蛾，用银针挑破血泡，即愈。

——清·杨龙九著，王士雄编订《重订囊秘喉书·卷上·乳蛾》

【提要】　本论主要阐述乳蛾的病因病机、病程和分类。要点如下：其一，乳蛾发生多与饮酒、房劳过度及气机郁结有关。其症生于喉旁，左属心，右属肺。又认为生于右侧多因气郁而致，属肺病；生于左侧多因食热毒所致，属胃病。其二，乳蛾可分为单乳蛾、双乳蛾、连珠乳蛾。单者轻，双者重，连珠者更重。若发寒热则为飞蛾凶证。伤寒后患乳蛾且闭者不治。有病势急迫者，旦发暮死。其三，乳蛾病程多四五日。血蛾刺破血泡可愈。

郑宏纲 论乳蛾辨治[※※]

双鹅风

乳鹅红肿在喉间，病者求痊亦不难，角药频施兼服剂，自然取效莫愁烦。

凡咽间红肿似疔毒两枚，而生在两边者，是为双鹅。切勿误用刀，先以摩风膏少许，入角药，并水调噙；又以鹅翎挑入喉间疔毒上，令病人闭目噙良久，俟满口痰来吐出，再吹赤麟散，服紫地汤，自然立效。如日久疔毒未平，仍似莲子样，须用消芦散，加巴豆七个去壳熏患处，如熏破后只可用吕雪丹。

枢扶氏曰：喉间诸症惟患双单鹅甚多，症候虽轻易治，却难速于平消，迩来庸医不识，欲求速效，每妄用针刀，反致枉人命者，亦复不少。今附参而订之，俾后世治者，庶不致有误苍生耳，盖此症由肺经积热，受风邪凝结感时而发，致生咽喉之旁，状如蚕蛾，亦有形若枣栗者，红肿疼痛，不能吞咽。然形有双有单，双者轻，单者重，凡初起，先用三棱针刺少商、少冲，留三呼吸，入一分，吹赤麟散，以角药调噙，仍服前药，缓缓取效，凡针法以男左女右，若要速效，以捷妙丹吹入鼻中即消。然初起神效，若日久者，不外消芦散。

单鹅风

左畔虚阳热上攻，乳蛾单重喉旁风，关前易治疗须急，关后生兮施不同。

此症生在帝中之旁，如莲子样，左属心，右属肺。治法与双蛾同，亦不可用刀。

枢扶氏曰：此症有部位之分，有虚实、风热、气色之别，凡生于帝中两边者是。双单蛾属关前实症，为易治。若起于咽喉内者，名喉瘤，属关后气郁虚症，却难治。时医不识，概以鹅症治之，安能获效。然喉瘤，由肝肺二经郁热，更兼多语损气性躁而成，形如圆眼，红丝相裹，或双或单，生于喉内之旁。亦有顶大蒂小者，初起喉间微痛，不恶寒发热，日久形色带白而微硬，不犯不痛。或因醇酒炙煿，或因怒气喊叫，犯之则痛。切忌用针刀，吹以消瘤碧玉散，宜服加味逍遥散，益气清金汤。或用夏枯草同郁金煎汤代茶服之，日久自然消退。若体虚，因忧郁不舒而发是疾者，宜用归脾汤，加柴胡、丹皮、山栀，至于出入加减之法，又当神而明之可也。

——清·郑宏纲《重楼玉钥·卷上·喉风三十六症》

【提要】 本论主要阐述乳蛾的辨证施治。要点如下：乳蛾亦写作"乳鹅"。论中"枢扶氏曰"为作者郑宏纲长子郑枢扶所加批注。其一，将乳蛾称为"单蛾风""双蛾风"，告诫人们治疗时候一定要辨清症候，按照轻重治之，切忌滥用寒凉药和针刀，以摩风膏、赤麟散、紫地汤等治之。其二，指出乳蛾因肺经积热再受风邪所致，单者重，双者轻。病初起可刺少商、少冲穴，并以赤麟散吹之。若以捷妙丹吹鼻则速消。其三，单蛾生于左者属心，生于右者属肺，治法与双蛾相同。其四，详述乳蛾和喉瘤的鉴别，乳蛾发生于咽喉两旁，属于关前实证，容易治疗；喉瘤发生于咽喉内部，顶大蒂小，因肺经郁热，肝气郁结所致，诊断中要注意两者的区别。

王旭高 论石蛾病证*

石蛾初起即虚火喉蛾，不甚寒热，来势缓慢，久而不消，即名石蛾。饮食无味，痛亦不甚，偶感风热，即作肿痛，风热退后，肿仍不消。

——清·王旭高《外科证治秘要·各论·石蛾》

【提要】 本论主要阐述石蛾的病证特点。要点如下：石蛾初起之证，为虚火喉蛾，病证进展缓慢，感风热则加重，邪去肿不消为其特点。

包三鏸 论单双乳蛾辨治※*

单乳蛾，多因酒色郁结而发。生于喉旁，或左或右，一日痛，二日红肿，三日有形，如细白星，发寒热者凶，四日势定，大约四五日可愈。用青药五分，黄药一分，后青三黄二同吹。痰涎出尽后，再服煎剂微利之，大便去后当愈。

如至三日，看喉内但红肿无细白星，即为痈证。若三日后红退，但肿两旁左右，即为双乳蛾。然左属心，右属肝，煎剂内左宜加黄连五分，制皂角七分，右宜加赤芍八分，柴胡六分，双蛾兼用。如大便不通，加枳壳一钱，元明粉七分。连珠蛾者，二白星上下相连，又云状如缠袋，用药照前。双乳蛾较单乳蛾重，连珠则尤重也。

——清·包三鏸《包氏喉证家宝·辨喉证》

【提要】 本论主要阐述乳蛾的辨证施治。要点如下：其一，单乳蛾多因酒色郁结而发。病程约四五日，发寒热者病势较重。治用吹药法，痰出后再服煎剂微下。其二，咽喉两侧皆肿者为双乳蛾。乳蛾发于左者属心，发于右者属肝。病在左加用黄连、制皂角，病在右加赤芍、柴胡，双乳蛾兼用。其三，单乳蛾病轻，双乳蛾病重，连珠乳蛾最为严重。

4
口 齿 病

4.1　口齿病总论

口腔简称口，包括唇、舌、齿、龈、颊、腭等部位。口主司咀嚼、构音及辨味，是清阳之气上通之窍，喜温喜润。口的各项功能与脏腑关系极为密切。口、唇、龈，应脾属土；舌，应心属火；齿，应肾属水。口腔病的外因主要涉及风、寒、热、湿之邪，内因多与饮食、情志、劳倦及脏腑失调产生的瘀、火、痰等有关。口腔病的实证多与脾、胃、心有关，虚证多与脾、胃、肾有关。口腔部位表浅，临证可据病证特点选用适当的内治法及吹药、敷药、含化、刺切、手术等外治法。

4.1.1　病因病机

《太平圣惠方》　口齿论

夫口齿者，为腑脏之门户，呼吸之机关，纳滋味以充胃肠，通津液以润经脉。故口为脾之应候，齿作骨之荣华，在乎一身，实为大要。是以《黄庭经》云：口为玉池太和宫，漱咽灵液，灾不于齿，治之坚牢白净，即津液美而无病矣。或揩洗所劳，招风致病，性为疏嫩，不能矜持，滋蔓既深，损蠹朽尤甚。又《经》曰：唇为飞门，齿为户门，宜发五音，摧伏诸谷，凡有病起，因口所成。含恶风以咽津，益痰澼而在膈，使心胸壅滞，毒气攻蒸，久而熏之，焉得不损？究其病本，实有多般。且疳蠹者，其齿龈虚软而无脓血。又口蠹者，其齿龈触着即脓血出。又口疳，其龈不触，自然脓血出。又风疳者，其齿龈上腭有小孔，形如蜂窝之状。又齿疳，其齿骨脆烂。又齿龈唇口，忽变白色或作青黑色者，是急疳之状也，死不过旬日，宜急治之。先看唇颊里有紫赤或青黑脉处，即须针去恶血，不然烙之亦好。附齿有黄黑色物，似烂骨之状者，名为齿床。凡治齿者，先看有此物，即须用疳刀掠去之。附齿有物如蝉翼，或如鸡子膜，或如丝缠着齿根，亦须用疳刀掠去之。不尔，则齿龈永不附着齿根也。

——宋·王怀隐《太平圣惠方·卷第三十四·口齿论》

【提要】　本论主要阐述口齿的功能及病变特点。要点如下：其一，口齿为脏腑之门户，主司水谷摄入，与脾、胃、肾相合，可反映脏腑功能状态。外感、内伤都可引发口齿病，发于齿、齿龈、唇颊等部位。其二，口齿病证候复杂，"究其病本，实有多般"，当及时诊治。其三，附齿有黄黑色物，似烂骨之状者，名为"齿床"。凡治齿者，先看有此物，即须用疳刀掠去之。

◈ 陈无择　论舌病属心脾肝※※ ◈

　　舌者，心之官，主尝五味，以荣养于身，资于脾，以分布津液于五脏。故心之本脉，系于舌根。脾之络脉，系于舌旁。肝脉，循阴器，络于舌本。凡此三经，或为风寒湿所中，使人舌卷缩而不能言；或忧怒思恐所郁，则舌肿满而不得息。心热则破裂生疮，肝壅则出血如涌，脾闭则白苔如雪。诸证虽异，治之各有方。

——宋·陈无择《三因极一病证方论·卷之十六·舌病证治》

　　【提要】　本论主要阐述舌病与心、肝、脾三脏的关系。要点如下：心经、脾经、肝经三条经脉联络于舌部。若感受外邪或情志失常，可导致脏腑经络壅塞，舌部会出现破裂生疮、出血、白苔等症状。

◈ 危亦林　论口齿唇舌病病因病机※※ ◈

　　口为身之门，舌为心之官，主尝五味，以布五脏焉。心之别脉，系于舌根，脾之络脉，系于舌旁，肝脉络于舌本。三经为四气所中，则舌卷不能言；七情所郁，则舌肿不能语。至如心热则舌破生疮，肝壅则出血如涌，脾闭则白苔如雪，此舌之为病也。口则又稍不然。盖热则口苦，寒则口咸，虚则口淡，脾冷则口甜，宿食则酸，烦躁则涩，乃口之津液，通乎五脏，脏气偏胜，则味应乎口。或劳郁则口臭，凝滞则生疮。生疮者夜不可失睡，昼不可就寝，违此必甚。唇乃全属于脾，唇有病则多宜随证以治脾也。齿乃骨之余，肾主营养，呼吸之门户也。故肾衰则齿豁，精盛则齿坚。又手阳明大肠脉入于牙齿，灌于大肠，壅则齿亦浮肿，虚则宣露，挟风则上攻面目，疳䘌则齼（丘禹切，蛀虫也），为脱为痔，皆当随证治之。

——元·危亦林《世医得效方·卷第十七·口齿兼咽喉科·总说》

　　【提要】　本论主要阐述口齿唇舌病的病因病机。要点如下：其一，心、脾、肝之脉布于舌。外邪、七情、三脏失调皆可引发舌部多种病变。其二，口之津液，通于五脏，五脏失衡，则口中味觉发生变化。郁热则口臭，热毒壅滞则生口疮。其三，唇之疾病，宜从脾治。其四，齿为骨之余，手阳明脉络于齿，故肾虚则齿豁，阳明虚则牙宣，阳明壅实齿浮肿，挟风则齿䘌。

◈ 虞　抟　论口病病因病机※※ ◈

论

　　《内经》曰：中央黄色，入通于脾，开窍于口，藏精于脾，故病在舌。夫口之为病，或为重舌木舌，或为糜烂生疮，或见酸苦甘辛咸味，原其所因，未有不由七情烦扰、五味过伤之所致也。《经》曰阴之五宫，本在五味，阴之五宫，伤在五味是也。是以肝热则口酸，心热则口苦，脾热则口甘，肺热则口辛，肾热则口咸。有口淡者，知胃热也。外有谋虑不决，肝移热于胆而口苦者。亦有脾胃气弱，木乘土位而口酸者。或膀胱移热于小肠，膈肠不便，上为口糜。生疮溃烂则伤寒狐惑之证，上唇生疮，虫食其脏，下唇生疮，虫食其肛。其为口之为病，种种不同，医者各类推而治之，无有不安者也。

脉法

《脉经》曰：左寸洪数，心热口苦。右寸浮数，肺热口辛。左关弦数而虚，胆虚口苦。甚洪而实，肝热口酸。右关沉实，脾胃有实热口甘。兼洪数者，口疮，或为重舌木舌。

脉虚者，中气不足。口疮，若服凉药不愈，宜理中汤。

——明·虞抟《医学正传·卷之五·口病》

【提要】 本论主要阐述口病的病因病机。要点如下：其一，口病有重舌、木舌，或糜烂生疮，或口中出现酸苦甘辛咸等异味，其病或因七情所伤，或五味过伤所致，五脏有热也可致口中味觉发生变化。其二，脏腑病邪可发生传变，进而引起多种口部病变。如肝移热于胆而口苦；脾胃气弱，肝郁犯脾而口酸；或膀胱移热于小肠，上为口糜；伤寒狐惑则口唇生疮溃烂。其三，根据脉象虚实变化，可分析口部疾病相关脏腑虚实寒热状况。其四，治疗口疮，若服凉药不愈，宜服理中汤。

黄元御 口病根于脾胃论*

口病者，足阳明之不降也。脾主肌肉而窍于口，口唇者，肌肉之本也。(《素问》语)脾胃同气，脾主升清而胃主降浊，清升浊降，则唇口不病。病者，太阴己土之陷而阳明戊土之逆也。阳明逆则甲木不降而相火上炎，于是唇口疼痛而热肿，诸病生焉。

脾胃不病，则口中清和而无味。木郁则酸，火郁则苦，金郁则辛，水郁则咸，土郁则甘。口生五味者，五脏之郁，而不得土气，则味不自生，以五味司于脾土也。心主五臭，入肾为腐，心为火而肾为水，土者水火之中气，水泛于土则湿生，火郁于土则热作，湿热熏蒸，则口气腐秽而臭恶。

太阴以湿土主令，阳明从燥金化气，脾病则陷，胃病则逆。口唇之病，燥热者多，湿寒者少，责在阳明，不在太阴。然阳明上逆而生燥热，半因太阴下陷而病湿寒，清润上焦之燥热，而不助下焦之湿寒，则得之矣。

——清·黄元御《四圣心源·卷八·七窍解·口病根原》

【提要】 本论主要阐述口病与脾胃的关系。要点如下：其一，口唇为肌肉之本，脾主肌肉，脾胃不能升清降浊，则口唇诸病易生。其二，口生五味，五味司于脾土，所以五脏气郁，脾土受侵，则口生异味。水火失衡，湿热熏蒸，则口气臭秽。其三，口唇之病多燥热之证，责在阳明。

黄元御 论舌病病因病机*

心窍于舌，舌者，心之官也。心属火而火性升，其下降者，胃土右转，金敛而水藏之也。胃逆而肺金失敛，则火遂其炎上之性，而病见于舌，疼痛热肿，于是作焉。

火之为性，降则通畅，升则堙郁，郁则苔生。舌苔者，心液之瘀结也。郁于土，则苔黄；郁于金，则苔白。火盛而金燥，则舌苔白涩；火衰而金寒，则舌苔白滑。火衰而土湿，则舌苔黄滑；火盛而土燥，则舌苔黄涩。五行之理，旺则侮其所不胜，衰则见侮于所胜。水者火之敌，水胜而火负，则苔黑而滑；水负而火胜，则苔黑而涩。凡光滑滋润者，皆火衰而寒凝；凡芒刺焦裂者，皆火盛而燥结也。

心主言，而言语之机关，则在于舌。舌之屈伸上下者，筋脉之柔和也。筋司于肝，肝气郁则筋脉短缩，而舌卷不能言。《灵枢·经脉》：足厥阴气绝，则筋绝。筋者，聚于阴器而脉络于舌本，脉弗荣则筋急，筋急则引舌与卵，故唇青舌卷卵缩。足太阴气绝，则脉不荣其唇舌，脉不荣则舌萎人中满。《素问·热论》：少阴脉贯肾，络于肺，系舌本，故口燥舌干而渴。足三阴之脉皆络于舌，凡舌病之疼痛热肿，则责君火之升炎。若其滑涩燥湿，挛缩弛长诸变，当于各经求之也。

——清·黄元御《四圣心源·卷八·七窍解·舌病》

【提要】 本论主要阐述舌病的病因病机。要点如下：其一，心属火，开窍于舌，火炎于上则舌疼痛热肿。其二，火郁则舌苔生，随着心脾肺之火盛衰变化，舌苔会出现颜色、燥润的改变。总之，舌苔光滑滋润者多火衰，芒刺焦裂者多火盛。其三，足三阴皆络于舌，厥阴气绝则舌卷，太阴气绝则舌萎，少阴气绝则口燥舌干。

4.1.2 辨证施治

陈无择 论口病辨味识病[※*]

夫口，乃一身之都门，出入荣养之要道，节宣微爽，病必生焉。故热则苦，寒则咸，宿食则酸，烦躁则涩，虚则淡，疸则甘。五味入口，藏于胃脾，行其精华，分布津液于五脏，脏气偏胜，味必偏应于口。或劳郁则口臭，凝滞则生疮，不可失睡，失睡则愈增。

——宋·陈无择《三因极一病证方论·卷之十六·口病证治》

【提要】 本论主要阐述根据口中味觉变化辨识疾病的方法。要点如下：其一，口"乃一身之都门，出入荣养之要道"。若"脏气偏胜，味必偏应于口"。其二，口部味觉变化有六种，分别是"热则苦，寒则咸，宿食则酸，烦躁则涩，虚则淡，疸则甘"。通过察觉口中味觉变化，可以发现和辨识疾病。

陈无择 论齿病从肾与大肠论治[※]

齿为关门，肾之荣，骨之余也。肾衰则齿豁，精固则齿坚。又大肠支脉在牙龈，主灌注于牙。大肠壅则齿为之浮，大肠虚则宣露，挟风则攻目头面，痄腮，则龋脱为痔，皆气郁而生。诸证不同，治之各有方。安肾丸、八味丸，并治虚壅，牙齿痛疼浮肿。

——宋·陈无择《三因极一病证方论·卷之十六·齿病证治》

【提要】　本论主要阐述齿病从肾和大肠论治。要点如下：其一，肾主骨，齿为骨之余，齿之坚固，以肾精充足为前提。其二，大肠经支脉布于牙龈，"大肠壅则齿为之浮，大肠虚则宣露，挟风则攻目头面"。治齿病"虚壅"者，可用安肾丸、八味丸。

朱丹溪　论舌病证候诊断[※*]

脉：心脉系舌根，脾脉系舌旁，肝脉、肾脉络舌本。

因证：因风寒所中，则舌卷缩而不言。七情所郁，则舌肿满不得息。肝壅则血上涌，心热则裂而疮。脾热则滑苔，是虚热，心经飞扬上窜；脾闭则白苔如雪；脾热则舌强。舌卷而卵缩者，厥阴绝也，死。

——元·朱丹溪《脉因证治·卷下·舌》

【提要】　本论主要阐述舌病的证候诊断。要点如下：其一，心脉、脾脉、肝脉和肾脉均在舌上有对应区域。其二，风寒所伤，舌卷不言。其三，七情所郁，气机不畅则舌肿满。其四，肝壅则血瘀于舌，心热则舌裂或生疮，脾热则苔厚腻或舌强。其五，厥阴经气绝则舌卷。

朱丹溪　论齿病辨证[※*]

因证：夫齿乃肾之标，骨之余。上龈隶于坤土，足阳明之贯络也；下龈隶于庚金，手阳明之贯络也。手阳明恶寒饮而喜热，足阳明喜寒饮而恶热。肾衰则豁，肾固则坚。大肠壅，齿乃为之浮；大肠虚，齿为之宣露。热甚则齿动龈脱，作痛不已；寒邪、风邪客于脑，则脑痛，项筋急粗露。疼痛蚀饵则缺，少而色变痒痛。

——元·朱丹溪《脉因证治·卷下·齿》

【提要】　本论主要阐述齿病的辨证。要点如下：其一，齿病恶寒喜热，邪在手阳明。喜寒恶热，邪在足阳明。其二，肾气衰则齿豁。大肠壅实则齿浮，虚则宣露。热甚则痛而齿动龈脱。虫蚀则齿缺。

虞　抟　论齿病证治[※*]

论

《内经》曰：百病之起，有生于本者，有生于标者。夫齿者，肾之标，骨之余也。足阳明胃之脉贯络于齿上龈，手阳明大肠之脉贯络于齿下龈。手阳明恶寒饮而喜热饮，足阳明恶热饮而喜寒饮，故其为痛有恶寒恶热之不同也。有开口呷风则痛甚者，肠胃中有风邪也；有开口则秽臭不可近者，肠胃中有积热也。或谓痛而齿动摇，或谓痛而虫侵蚀，又有齿缝疏豁饮食不便者，比比是也。大抵齿龈宣露而动摇者，肾元虚也，治宜滋阴补肾为要；憎寒恶热而口臭秽者，胃气热也，治宜安胃泻火为良。其所谓风邪虫蚀之证，盖因热生风而风生虫也。肠胃之火既平，更加以擦牙诛虫之药以治其标，无有不安之理也，学者详之。

脉法

右寸关脉洪数，或弦而洪，肠胃中有风热，齿痛。

尺脉洪大而虚者肾虚，主齿动摇疏豁，相火上炎而痛。

——明·虞抟《医学正传·卷之五·齿病》

【提要】 本论主要阐述齿病的证候及治法。要点如下：其一，齿痛有恶寒、恶热之不同，邪在手阳明恶寒喜热，邪在足阳明恶热喜寒。其二，遇风齿痛乃肠胃有风邪，此多因热生风，进而可致虫蚀之证。其三，憎寒恶热且口中秽臭者，多肠胃有积热，治宜安胃泻火。火邪清除后，可以擦牙诛虫之药以治其标。其四，齿龈宣露而动摇，多为肾气虚，治宜滋阴补肾。其五，肠胃风热齿痛，脉右寸关洪数，或弦而洪。肾虚齿摇者尺脉洪大而虚。

薛 己 论舌病辨治*

《经》言：舌乃心之苗。此以窍言也。以部分言之，五脏皆有所属。以症言之，五脏皆有所主。如口舌肿痛，或状如无皮，或发热作渴，为中气虚热；若眼如烟触，体倦少食，或午后益甚，为阴血虚热；若咽痛舌疮，口干足热，日晡益甚，为肾经虚火；若四肢逆厥冷，恶寒饮食，或痰甚眼赤，为命门火衰；若发热作渴，饮冷便闭，为肠胃实火；若发热恶寒，口干喜汤，食少体倦，为脾经虚热；若舌本作强，腮颊肿痛，为脾经湿热；若痰盛作渴，口舌肿痛，为上焦有热；若思虑过度，口舌生疮，咽喉不利，为脾经血伤火动；若恚怒过度，寒热口苦，而舌肿痛，为肝经血伤火动。病因多端，当临时制宜。凡舌肿胀甚，宜先刺舌尖，或舌上，或边旁，出血泄毒，以救其急。惟舌下廉泉穴，此属肾经，虽宜出血，亦当禁针，慎之。

——明·薛己《口齿类要·舌症》

【提要】 本论主要阐述舌病的辨证施治。要点如下：其一，五脏在舌，皆有所主之部和所主之证。即五脏寒、热、虚、实变化，在舌部可见相应症状，同时多伴有相关脏腑功能失常的兼证。其二，凡舌肿胀甚，宜先刺舌尖，或舌上，或边旁，出血泄毒，以救其急。惟舌下廉泉穴，属肾经，当禁针。

张介宾 论牙病辨治*

阳明热壅牙痛，宜清胃散、清胃饮之类主之。若火之甚者，宜抽薪饮、太清饮之类主之，皆所以清其源也。若肾阴本虚，胃火复盛，上实下虚，而为热渴肿痛者，玉女煎为最妙。

牙痛外敷之药，惟辛温可以散热，宜细辛煎、丁香散、姜黄散、赴筵散之类主之，然惟二辛煎、三香散为尤妙。

虫牙蛀空疼痛，宜《瑞竹堂方》韭子汤、巴豆丸、藜芦散，皆可择而用之。

牙缝出血不止，无非胃火所致，宜以前清胃等药主之。亦有阴虚于下，格阳于上，则六脉微细，全非实热火证。牙缝之血，大出不能止而手足厥冷者，速宜以镇阴煎主之。若误用寒凉，必致不救。

肾虚牙齿不固，或摇动，或脆弱浮突者，虽宜以补肾为主，然亦当辨其寒热。凡左归丸、六味丸，可壮肾中之阴；右归丸、八味丸，可补肾中之阳，须通加骨碎补丸服尤妙。若齿牙浮动脱落，或牙缝出血，而口不臭，亦无痛者，总属阴中之阳虚，宜安肾丸之类主之。

走马牙疳，牙床腐烂，齿牙脱落。谓之走马者，言其急也。此盖热毒蕴蓄而然。凡病此者，大为凶候。初见此证，速宜内泻阳明之火，兼以绿豆饮常服之；外用冰白散、三仙散、麝矾散、北枣丹之类敷之。丹溪法曰：用干北枣烧存性，同枯白矾为末敷之，神效。

——明·张介宾《景岳全书·卷二十八必集·杂证谟·齿牙·论治》

【提要】 本论主要阐述多种牙病的临床表现及治法。要点如下：其一，阳明热壅牙痛，宜清泻胃火；肾阴虚胃火旺的上实下虚牙痛，宜养阴清热。其二，牙痛外敷药，当用辛温之品，以散热邪。其三，虫牙疼痛，可用杀虫辛散之剂。其四，牙缝出血，若因胃火所致，治以清胃之药；若阴虚格阳于上且出血不止者，治以滋阴潜阳之剂。其五，肾虚牙齿松动，要辨阴阳。阴虚滋阴，阳虚补阳，阴精阳气并虚，当壮阳益肾。其六，走马疳多因热毒蕴蓄所致，初起应泻阳明之火，用冰白散等外敷。

罗国纲 论口病辨治*

口者，五脏六腑所贯通也。脏腑有偏胜之疾，则口有偏胜之症。《病原》以口苦属心火，然亦有思虑、劳怠、色欲过度者，多有苦燥无味之症。此心脾虚则肝胆邪溢而为苦；肝肾虚则真阴不足而为燥。又以口淡属胃火，不知大病、大劳、大泻、大汗之后，皆口淡无味，岂胃火耶！总之，无火症、火脉，则不宜以劳伤作内热，而妄用寒凉也。

凡口渴喜冷水、脉实便结者，是火盛于上，宜清肺胃也。若有口虽渴，喜热汤而便溏，且有不欲饮茶汤者，是干而非渴，系阴虚，宜补脾肾。并有阳虚而无阴以生者，又当水火并济，如八味地黄汤之类是也。

凡口臭，有胃火，亦有脾弱不能化食，而做馊腐之气者，宜调补心脾。若专用凉药，反生他病。

口唇属胃，足阳明之脉，挟口环唇，故脾胃受邪则唇病。风则动，寒则紧，燥则干，热则裂，气郁则生疮，血少则无色。上唇生疮，虫食其脏；下唇生疮，虫食其肛。若人中平满者，为唇反，肉先死也。

——清·罗国纲《罗氏会约医镜·卷之六·杂证·论口病》

【提要】 本论主要阐述口病的辨证施治。要点如下：其一，"口者，五脏六腑所贯通也。脏腑有偏胜之疾，则口有偏胜之症"，故有口苦、口淡等不同。口病症状若脉象无火热之象，治疗不可妄用寒凉之味。其二，口病见口渴喜冷、脉实便结者属火盛之证，当清肺胃。口渴喜热不欲饮、便溏者属阴虚，当补脾肾。阳虚阴亏者当水火并济。其三，口臭者可见于胃火或脾弱之人，皆当调补心脾。其四，脾胃受邪则唇病，因邪不同症状各异。

罗国纲 论舌病的辨证*

《经》曰：舌乃心之苗。又曰：心脉系舌本，脾脉络舌旁，系舌下。故发为病者，皆二经之所致也。然肝脉亦络舌本，故风寒所中，则卷缩而不言。七情所郁，及心经壅热，则舌肿。心热则裂而疮，肝热则木而硬，脾热则涩而苔，肺热则强，热甚则干燥如锯。无故白痹者，由心血不足，虚火烁耳，用四物合理中治之。若舌卷、囊缩者不治，厥阴绝也。

——清·罗国纲《罗氏会约医镜·卷之六·杂证·论舌病》

【提要】 本论主要阐述舌病的辨证。要点如下：其一，心脉、肝脉、脾脉布于舌，故舌之病变与三脏关系密切。其二，风寒中于筋，则舌卷不言。心经壅热或七情所郁则舌肿。其三，心热则舌裂或生疮，肝热则舌木而硬，脾热则舌涩有苔，肺热舌强，热甚则舌燥。其四，心血不足，虚火消烁则舌白痹。其五，厥阴气绝则舌卷。

❖ 怀 远 口病综论※※ ❖

中央黄色，入通于脾，开窍于口。胃脉挟口环唇，大肠脉还出挟口，厥阴脉下颊里环唇内，又皆统之于脾矣。独其邪之所侵，火热则赤，木乘则青，气虚则白，火极似水则焦黑，水极似火则裂坼。一寒一热，判若天渊。胃热脉洪，责于心火内炽脾虚，脉弱本于阴寒上逼。清胃凉膈，所以彻热。附子理中，所以温里。

今人一见唇焦，便指为热，不知中气虚寒，饮食不进，中焦失守，无根之火，逼而上浮。若以寒凉投之，则火愈不归，而食愈不进。惟人参理中，温其中气，火莫厥位，而唇口坼裂，如久旱逢霖，立时润泽矣。至乃舌为心苗，脾之络，连舌本，散舌下。肾之脉，亦系舌本。伤寒家验舌苔，以焦黑为胃热，为水枯，则本此。若别口味之辛甘咸苦酸，以察五脏之热，尤其显白者，则各以其脏治之。斯善耳，要之二阳之病发心脾，火土子母相关，岂浅鲜哉！

口病实热，脉洪数有力者，用清胃汤。

口病饮食不进，脉微细软弱者，用人参理中汤，或归脾汤加炮姜。

谋虑不决，上为口糜，用逍遥散，或升阳散火汤。大肠移热，用秦艽升麻汤。

——清·怀远《古今医彻·卷之三杂症·口病》

【提要】 本论主要阐述口部疾病的病因病机及治法。要点如下：其一，手足阳明、足厥阴之脉联络于口，统于脾脏，故口部疾病与上述脏腑关系密切。其二，口病寒热之证当详辨。中气虚寒，虚火上浮可致唇焦，治当温中。其三，舌为心之苗，脾、肾之脉络于舌，所以舌苔焦黑多属胃热水枯。其四，口味出现五味偏颇，多因五脏有热。其五，口病实热证，治用清胃汤。脉细弱者，治用理中汤或归脾汤为主。气郁口糜，治用逍遥散或升阳散火汤。大肠移热，治用秦艽升麻汤。

4.2 牙 痛

牙痛是以牙齿疼痛或伴牙周肿胀为主要特征的病证。牙痛主要与寒、热、湿、瘀、郁、虚等因素有关，常见风寒牙痛、风热牙痛、胃火牙痛、虚火牙痛、龋齿牙痛等证候，治疗分别采用疏风散寒、温经止痛、疏风清热、清泻胃火、滋补肾阴和杀虫止痛等治疗原则。临证也可采用含漱、外敷、擦牙等外治法进行治疗。

巢元方 论牙痛病因病机※※

牙齿痛候

牙齿痛者，是牙齿相引痛。牙齿是骨之所终，髓之所养。手阳明之支脉，入于齿。若髓气不足，阳明脉虚，不能荣于牙齿，为风冷所伤，故疼痛也。又有虫食于牙齿，则齿根有孔，虫居其间，又传受余齿，亦皆疼痛。此则针灸不瘥，敷药虫死，乃痛止。

牙痛候

牙齿皆是骨之所终，髓气所养，而手阳明支脉入于齿。脉虚髓气不足，风冷伤之，故疼痛也。又虫食于齿，则根有孔，虫于其间，又传受余齿，亦痛掣难忍。若虫痛，非针灸可瘥，敷药虫死，乃痛止。

齿痛候

手阳明之支脉入于齿，齿是骨之所终，髓之所养。若风冷客于经络，伤于骨髓，冷气入齿根，则齿痛。若虫食齿而痛者，齿根有孔，虫在其间，此则针灸不瘥，敷药虫死，痛乃止。其汤熨针石，别有正方。补养宣导，今附于后。

——隋·巢元方《诸病源候论·卷二十九·牙齿病诸候》

【提要】 本论主要阐述牙痛的病机。要点如下：其一，在古汉语中，"齿"指口中前排尖牙，"牙"指口中后排的白形齿。其二，牙齿痛，是因牙髓虚又逢风冷损伤。齿龈肿痛，主要是足阳明脉气虚，风邪袭虚伤于血气所致。还有因虫蛀所致牙痛。

《圣济总录》 二种牙痛论※※

牙齿疼痛

论曰：牙齿疼痛有二：手阳明脉虚，风冷乘之而痛者，谓之风痛。虫居齿根，蚀侵不已，传受余齿而痛者，谓之虫痛。二者不同，古方有涂敷漱渫之药，治风去虫，用之各有法也。……

齿蟨

论曰：齿蟨，谓如疳蟨虫蚀之证，齿根宣露坏烂，脓血俱出口内气息，盖缘脏腑壅滞，熏发上焦，攻冲齿牙。又有嗜肥甘过多，或宿食在齿根，不能漱去，致腐臭之气淹渍而成者。

——宋·赵佶《圣济总录·卷第一百一十九·口齿门》

论曰：字书谓凡动皆风，虫以风化。盖手阳明脉入于齿，其经虚损，骨髓不荣，风邪乘之，攻入于齿，毒气与湿相搏而生虫。故云虫蚀牙齿也。其状，齿根有窍，或作疼痛，甚则摇动宣露，浮肿作臭，世俗亦呼为蚛牙。

——宋·赵佶《圣济总录·卷第一百二十·口齿门·虫蚀牙齿》

【提要】 本论主要阐述牙痛的病机。要点如下：牙痛原因有两方面，一是阳明脉虚，风冷乘虚而致。二是虫蚀牙痛，多因嗜食肥甘，或宿食后牙齿不洁，或脏腑壅滞生热熏蒸牙齿所致。其中虫牙形成和风邪、毒气与湿邪搏结有关。

杨士瀛 论牙痛有五因[※*]

夫齿之为痛者五：一曰风热，二曰风冷，三曰毒痰，四曰恶血，五曰虫蚀。风气袭虚，客于齿间，乘于血气，故令龈肿，热气加之，脓汁遗臭，此风热之为齿痛，一也；血气不足，骨髓乃虚，风冷凑入，停于齿根，不肿不蛀，日渐动摇，此风冷之为齿痛，二也；热则生痰，毒气上攻，灌注经络，最能发痛，外证壅盛，咳唾交冲，此毒痰之为齿痛，三也；头面有风，挟热攻龈，热搏于血，故令血出，瘀滞不消，掣痛钻刺，此恶血之为齿痛，四也；凡人饮食甘肥，不能洁齿，腐臭之气，淹渍日久，齿根有孔，虫在其间，蚀一齿尽，又度其余，至如疳䘌，皆其种类，必虫杀而后痛止，此非五曰虫蚀之证乎？

——宋·杨士瀛《仁斋直指方论·卷之二十一·齿·齿论》

【提要】 本论主要阐述五种牙痛的病因病机。要点如下：牙痛有风热、风冷、毒痰、恶血、虫蚀等所致。风热牙痛，是因风邪袭虚，再逢热邪所致。风冷牙痛，是因精血亏虚，又逢风冷之邪所致。毒痰牙痛，是因热邪炼痰而灌注经络所致。恶血牙痛，是因风热搏血而瘀滞不通所致。虫蚀牙痛，是因洁齿不利而虫生齿间所致。

王纶 牙痛阳明湿热论[*]

牙床肿痛，齿痛摇动，或黑烂脱落，世人皆作肾虚治，殊不知此属阳明经湿热。盖齿虽属肾，而生于牙床，上下床属阳明大肠与胃，犹木生于土也。肠胃伤于美酒厚味膏粱甘滑之物，以致湿热上攻，则牙床不清而为肿为痛，或出血，或生虫，由是齿不得安而动摇，黑烂脱落也。治宜泻阳明之湿热，则牙床清宁，而齿自安固矣。

——明·王纶撰，薛己注《明医杂著·卷之三·牙床肿痛》

【提要】 本论主要阐述阳明湿热牙痛的病因病机。要点如下：世人多认为牙痛与肾虚有关，故皆作肾虚治疗。而阳明大肠与胃湿热，向上熏蒸牙龈，亦可致齿痛，因而泻阳明湿热，可使牙齿坚固。

张介宾 齿病火虫肾虚论[*]

齿牙之病有三证：一曰火，二曰虫，三曰肾虚。凡此三者，病治各有不同，辨得其真，自无难治之齿病矣。凡火病者，必病在牙床肌肉间，或为肿痛，或为糜烂，或为臭秽脱落，或牙缝出血不止，是皆病在经络。而上牙所属，足阳明也，止而不动；下牙所属，手阳明也，嚼物则动而不休。此之为病，必美酒厚味，膏粱甘腻过多，以致湿热蓄于肠胃，而上壅于经，乃有此证。治宜戒厚味，清火邪为主。虫痛者，其病不在经而在牙，亦由肥甘湿热化生牙虫，以致蚀损蛀空，牙败而痛，治宜杀虫为主。湿热胜者，亦宜兼清胃火。肾虚而牙病者，其病不在经而在脏。盖齿为骨之所终，而骨则主于肾也。故曰肾衰则齿豁，精固则齿坚。至其为病，则凡齿脆不坚，或易于摇动，或疏豁，或突而不实。凡不由虫、不由火而齿为病者，必肾气之不足。此则或由先天之禀亏，或由后天之斫丧，皆能致之，是当以专补肾气为主。

齿有伤于外因者，或以击损，或以跌扑，或勉强咬嚼坚硬等物，久之无不损齿，此岂药之可疗，知者自当慎也。

　　种齿法：古有晨昏叩齿之说，虽亦可行，然而谷谷震动，终非尽善之道。余每因劳因酒，亦尝觉齿有浮突之意，则但轻轻咬实，务令渐咬渐齐，或一二次，或日行二三次，而根自固矣。又凡于小解时，必先咬定牙根而后解，则肾气亦赖以摄，非但固精，亦能坚齿。故余年逾古稀，而齿无一损，亦大得此二方之力。

　　《金丹全书》云：今人漱齿，每以早晨，是倒置也。凡一日饮食之毒，积于齿缝，当于夜晚刷洗，则垢秽尽去，齿自不坏。故云：晨漱不如夜漱，此善于养齿者。今观智者每于饭后必漱，则齿至老坚白不坏，斯存养之功可见矣。

——明·张介宾《景岳全书·卷二十七必集·杂证谟·齿牙·论证》

　　【提要】　本论主要阐述火、虫、肾虚牙痛的病因病机及牙齿的护理方法。要点如下：其一，火热邪气易循手足阳明经伤及牙齿，上牙痛属足阳明，下牙痛属手阳明。此证多因饮食肥甘，湿热蕴结肠胃而循经上扰所致。治当戒厚味，清火邪。其二，虫痛不在经而在牙，多因饮食肥甘，内生湿热促生牙虫所致。治当杀虫为主，清胃火为辅。其三，肾虚牙痛，病不在经而在脏，是由先天禀赋不足所致，当专补肾气为主。其四，作者论述了自己平素固护牙齿的"种齿法"。还引用《金丹全书》之言，提倡夜晚刷牙，保护牙齿，免受外力损伤等牙齿护理方法。

秦昌遇　论外感内伤牙痛^{※※}

外感齿痛

　　外感齿痛之症：身发寒热，痛连头目，甚则攻注牙龈，肿痛作脓，此外感齿痛之症也。

　　外感齿痛之因：齿痛属阳明、少阳二经者多。胃家有热，胆经有火，外被风寒所束，二经之热，不能发越，则郁而攻注作痛矣。

　　外感齿痛之脉：右关浮数，阳明风热。右关沉数，肠胃积热。左关浮紧，少阳风寒。左关沉实，肝胆之火。

　　外感齿痛之治：阳明风热者，葛根防风汤。阳明积热者，外刺合谷穴，内服葛根清胃汤。少阳风寒者，柴胡防风汤。少阳风热者，柴胡清肝饮。肝胆积热者，龙胆泻肝汤。头痛恶寒，太阳风寒外束，羌活汤。齿痛属阳明少阳者多，或有太阳症，故立后条。……

内伤齿痛

　　内伤齿痛之症：或齿豁，或动而长，或浮痒燥黑，时常作痛，此内伤之症也。若右上盘痛，属胃与大肠；右下盘痛，属肺胃二经；左上盘痛，属胆经；左下盘痛，属肝经；上正门痛，属心经；下正门痛，属肾经；上左右二虎牙痛，属胃经；下左右二虎牙痛，属脾经。

　　内伤齿痛之因：齿豁而浮者肾衰，齿动而长者胃热，痒为血热，痛为火烁，黑则是虫蚀，此内伤齿痛之因也。

　　内伤齿痛之脉：尺脉虚大，肾水有亏；若见洪数，阴火妄动；左关弦急，肝胆之火；左关洪滑，痰火内烁。

　　内伤齿痛之治：肾虚阴火者，凉八味玄武胶为丸，或知柏天地煎。左关弦急，龙胆泻肝汤。右关洪滑，化痰汤。应下者，三黄丸。大凡牙痛症，寒者少，热者多，故内伤门都用凉剂。若劳倦而胃虚齿浮者，又当用补中益气汤，不可拘痛无补法也。……

齿痛虽有各经虚实不同，然阳明积热者多，故清胃汤治齿病总司。然尚有分别，若膏粱食气已化，惟存积热，所谓热而无滞可用清胃汤，苦寒直折。若积热虽重，厚味尚未化尽，所谓热而有滞，若以苦寒直折，则滞气凝遏，而热愈甚。例如郁火症，用苦寒则火愈郁，服升阳散火汤则愈。东垣以清胃汤加砂仁、香附，更名清胃散。散者，散也，家秘加白蔻、黑山楂末，同是此意。以肠胃积热，大抵酒肉食滞，蒸酿而成，故化散胃滞，积热自清。余以平胃保和散，治口疮齿痛，及疳火疳积，俱获奇效，此深得清积热根本。故疮癣齿痛之人，不能淡薄滋味，必缠绵难愈也。

——明·秦昌遇《症因脉治·卷一·齿痛》

【提要】　本论主要阐述外感和内伤牙痛的辨证施治。要点如下：其一，外感牙痛，属阳明、少阳二经者多。因胃家有热，胆经有火，外被风寒所束，二经之热，不能发越，则郁而攻注作痛。其二，内伤牙痛，有肾衰、胃热、血热、火烁、虫蚀之不同。齿豁而浮者，属肾衰；齿动而长者，属胃热；痒为血热，痛为火烁，黑则是虫蚀。其三，齿痛阳明积热者多，若热而无滞，可用清胃汤苦寒直折；若热而有滞，应配伍消滞化积之药，不可只用苦寒，以防热滞郁遏。

陈士铎　牙痛综论※*

人有牙齿痛甚不可忍，涕泪俱出者，此乃脏腑之火旺，上行于牙齿而作痛也。治法不泻其火则不能取效。然火实不同，有虚火，有实火。大约虚火动于脏，实火起于腑。而实火之中，有心包之火，有胃火；虚火之中，有肝火，有脾火，有肺火，有肾火。同一齿痛，何以别之？不知各经在齿牙之间，各有部位也。两门牙上下四齿，同属心包也；门牙旁上下四齿，属肝也；再上下四牙，乃胃也；再上下四牙，乃脾也；再上下四牙，乃肺也；再上下之牙，乃肾也。大牙亦属肾。肾经有三牙齿，多者贵。治病不论多寡，总以前数分治之多验。火既有如许之多，而治火之法，宜分经以治之矣。虽然，吾实有统治火之法，方用治牙仙丹：

玄参（一两）　生地（一两）

水煎服。无论诸火，服之均效。……

人有多食肥甘，齿牙破损而作痛，如行来行去者，乃虫痛也。夫齿乃骨之余，其中最坚，何能藏虫乎？不知过食肥甘，则热气在胃，胃火日冲于口齿之间，而湿气乘之，湿热相搏而不散，乃虫生于牙矣。初则止生一二虫，久则蕃衍而多，于是蚀损其齿，遂致堕落。一齿既朽，又蚀余齿，往往有终身之苦者。此等之痛，必须外治（虫痛宜外治不宜内治），若用内治之药，未必杀虫，而脏腑先受伤矣。方用五灵至圣散。……

人有牙痛日久，上下牙床尽腐烂者，至饮食不能用，日夜呼号，此乃胃火独盛，有升无降之故也。人身之火，惟胃最烈，火既升于齿牙，而齿牙非藏火之地，于是焚烧于两颊，而牙床红肿，久则腐烂矣。似乎亦可用治牙仙丹加石膏以治之，然而其火蕴结，可用前方，以消弭于无形，今既已溃破腐烂，则前方又不可用，以其有形难于补救也（火牙之痛，必须降火，然纯用降火之药则火反不肯降也，远公言是），方用竹叶石膏汤加减。……

人有牙齿疼痛，至夜而甚，呻吟不卧者，此肾火上冲之故也。然肾火乃虚火，非实火也，若作火盛治之，多不能胜，即作虚火治之，亦时而效时而不效。盖火盛当作火衰，有余当认作不足，乃下虚寒，而上现假热也。人身肾中不寒，则龙雷之火下安于肾宫，惟其下寒之甚，而水又无多，于是上冲于咽喉，而齿牙受之。正如龙雷之火，至冬则地下温暖而龙雷皆蛰，春气发动，则地底寒冷而不可蛰，乃随阳气上升矣。至于夜分，尤肾水主事，水不能养火，而火自游行于外，仍至齿而作祟。譬如家寒难以栖处，必居子舍而作威，而子又贫乏，自然触动其怒气矣。治法急大补其肾中之水，而益以补火之味，引火归源，则火有水以养之，自然快乐而不至于上越矣。方用八味地黄汤加骨碎补治之，一剂而痛止，再剂而痛不发也。……

　　人有上下齿牙疼痛难忍，闭口少轻，开口更重，人以为阳明之胃火也，谁知是风闭于阳明、太阳二经之间乎！此病得之饮酒之后，开口向风而卧，风入于齿牙之中，留而不出，初小疼而后大痛也。论理去其风宜愈，而风药必耗人元气，因虚以入风，又耗其气，则气愈虚，风邪即欺正气之怯而不肯出，疼终难止也。古人有用灸法甚神，灸其肩尖微近骨后缝中，小举臂取之，当骨解陷中，灸五壮即瘥。但灸后，项必大痛，良久乃定，而齿疼永不发也。然而人往往有畏灸者，可用散风定痛汤治之（灸法固神，而汤剂亦妙）。……

　　人有上下齿痛甚，口吸凉风则暂止，闭口则复作，人以为阳明之火盛也，谁知是湿热壅于上下之齿而不散乎！夫湿在下易散，而湿在上难祛，盖治湿不外利小便也。水湿下行其势顺，水湿上散其势逆，且湿从下受易于行，湿从上感难于散，故湿热感于齿牙之间，散之尤难。以饮食之水，皆从口入，必经齿牙，不已湿而重湿乎？湿重不散，而火且更重矣，所以经年累月而痛，不能止也。治法必须上祛其湿热，又不可单利小便，当佐之以风药，则湿得风而燥，热得风而凉，湿热一解，而齿痛自愈矣，方用上下两疏汤。

——清·陈士铎《辨证录·卷三·牙齿痛门》

　　【提要】　本论主要阐述牙痛的病因病机及治法。要点如下：其一，牙痛难忍，多因脏腑火旺，上行于牙所致，治疗当泻其火邪。实火多为心包火、胃火，虚火多为肝、脾、肺、肾之火。火邪之由来，可据牙齿与脏腑的经络联属分析，治疗时当分经治之。其二，虫痛多因饮食过于肥甘，湿热胃火搏于齿间所致。治疗应以外治为主；内治药物勿用杀虫之药，否则伤脏腑。其三，牙痛兼牙床溃烂者，多属胃火壅盛，火升齿间，日久可致牙床溃烂。治疗当清泻胃热。其四，牙痛夜间痛甚者，为肾火上冲所致，多属虚火；亦有下寒甚，水不能养火所致者。治疗当大补肾水，引火归原。其五，牙痛时闭口轻、开口重者，多因饮酒感风，为风闭阳明、太阳之经所致。治疗当用灸法，也可用散风定痛之药。其六，牙痛吸凉风则止者，多为阳明火盛或湿热壅盛所致。治疗当祛湿热，佐以祛风之药。

许克昌、毕　法　风火虫齿痛论[**]

　　齿痛多在内床，内床主嚼，劳而易伤。若是肾虚，摇动不痛，痛则必是风、火、虫。风从外入，火自内出，虫又风之所化，而风痛居多。

——清·许克昌、毕法《外科证治全书·卷二·齿部证治·齿痛》

　　【提要】　本论主要阐述牙痛的病因病机。要点如下：齿痛多在内床，因内床主嚼，劳而易伤。牙病若因肾虚，多松动不固，而非疼痛。牙痛主要是由风、火、虫所致，其中以风痛多见。

沈金鳌 牙病综论※＊

然而齿之为病，大约有七：一为风热痛，由外风与内热相搏，齿龈肿痛，有脓水流出，且臭秽是也。急以荆芥煎汤含漱，内服药宜犀角升麻汤。二为风冷痛，虽痛而龈不肿，亦不蛀，日渐动摇是也。宜温风散，并以开笑散含漱。三为热痛，由肠胃间积热，故龈肿烂臭秽，宜凉膈散加酒大黄为君，知母、石膏、升麻为佐，嚼咽效；又内有湿热，被风冷所郁而作痛，宜当归龙荟丸；又胃中有热而痛，喜冷恶热，宜清胃散、泻胃汤；又酒家因酒热，常患牙痛，宜以冷水频频含漱；久年齿痛，黑烂脱落，必吸凉稍止，乃膏粱湿热之火所蒸也，必下之，宜调胃承气汤加黄连，此等是也。四为寒痛，由客寒犯脑，故齿连头而痛。宜羌活附子汤、细辛散。此与厥逆头痛略同，当参考。若寒热俱痛者，则为寒热痛，宜当归龙胆散。五为痰毒痛，由素有热，热生痰，痰流毒，痰毒灌注经络，上攻牙齿而痛，更兼痰盛咳嗽，宜二陈加细辛、枳壳、乌、姜、枣煎服，再以姜黄、荜拨等分煎汤，候温，以舌浸汤内，涎自流出。六为瘀血痛，由风热挟攻龈间，令血出瘀滞，故痛如针刺。宜加减甘露饮加升麻，或以五灵脂醋煎，含漱效。若齿痛齲，数年不愈者，亦当作阳明蓄血治之。凡好饮者多致此疾，宜桃仁承气汤料细末，蜜丸服之。七为虫蚀痛，由饮食余滓，积齿缝间，腐臭之气淹渍，致齿龈有孔，虫生其间，蚀一齿尽，又蚀一齿，至如痀瘰，必杀虫而愈，宜一笑散、定痛散、蜂窝散。古方书又有齿齲者，谓齿蠹也，即齿虫蚀而痛也。

——清·沈金鳌《杂病源流犀烛·卷二十三·口齿唇舌病源流》

【提要】 本论主要阐释七种牙痛的病因病机与辨证施治。要点如下：其一，牙痛分风热痛、风冷痛、热痛、寒痛、痰毒痛、瘀血痛和虫蚀痛七种。其二，牙痛的病因病机，或因外风与内热相搏；或肠胃间积热，上攻于齿龈；或内有湿热，为风冷所郁；或酒热内蕴，湿热之火熏蒸；或寒邪犯脑，齿痛连头；或素有热，热生痰，痰毒上攻；或风热上攻牙龈，血出瘀滞；或饮食残渣，积存牙缝间，日久生虫成孔。其三，辨析了七种牙痛的症状特点。其四，提出七种牙痛的治疗原则与主治方药。总之，牙痛的治疗，要准确地分析病因病机，治疗时外、内并用则疗效更佳。

4.3 牙 痛

牙痛是以牙龈部疼痛、红肿、流脓为主要特征的病证。多与外感风热、脾胃火盛、正虚邪实等因素有关。治以疏风清热、清胃泻火、解毒排脓、补益气血等方法，并配合外敷、刺血放脓等外治法。

巢元方 牙痛风入阳明论＊

手阳明之支脉入于齿。头面有风，风气流入阳明之脉，与龈间血气相搏，故成肿。

——隋·巢元方《诸病源候论·牙齿病诸候·齿龈肿候》

【提要】　本论主要阐述牙痛的病因病机。因手阳明之脉入于齿，故风入阳明与血气搏结于齿龈间，壅而为肿，发为牙痛。

《咽喉脉证通论》　牙痛综论[※][*]

此证因劳心过度，或食热毒等物，鼓动阳明胃经之火，发于牙龈。其状如豆大，或如指大，紫色肿硬，疼痛难忍，或头疼发热憎寒，先服红内消，次进荆防败毒散和保命丹同服，吹药噙药多用。初起发散，后则凉血。如不愈，乃是体虚，当用黄芪、白术、当归、柴胡、陈皮、熟地、丹皮、芍药、黄芩、石斛、元参、牛蒡、山栀。

——元明间·佚名氏撰，清·许楗校订《咽喉脉证通论·牙痛》

【提要】　本论主要阐述牙痛的病因病机、症状及治法。要点如下：其一，牙痛的发生与劳心过度、过食热毒，鼓动胃经之火有关。其二，牙痛症见肿处色紫，疼痛剧烈，或伴发寒热。其三，牙痛初起治当发散，后则凉血。先服红内消，再用荆防败毒散和保命丹，并多用吹药噙药。其四，牙痛久而不愈者，多因体虚，可用补气养血滋阴等药调治。

王肯堂　牙痛胃热论[*]

或问：牙根生痈何如？曰：此名附牙痈，属足阳明胃经热毒所致，宜服清胃散、黄连消毒饮，或刺出恶血，则愈。

——明·王肯堂《证治准绳·疡医·卷之三·口齿部·牙痛》

【提要】　本论主要阐述牙痛的病因病机。足阳明胃经入于齿，所以胃经热毒可致牙痛，治疗宜用清胃散、黄连消毒饮或刺血之法。

祁　坤　论牙痛治法[※][*]

牙痛为牙床上坚肿疼痛，身发寒热，势盛如常者，痈也。初宜贵金丸下之，蟾酥丸噙之，或灸外踝骨尖三壮，或刺破搽冰硼散。如初时坚肿，破流脓水，久不收口者，多骨也。必俟骨尖刺出，摇则内动，方可取出，其口自愈。

——清·祁坤《外科大成·卷三·分治部下·牙齿部·牙痛》

【提要】　本论主要阐述牙痛治法。要点如下：牙痛症见牙床肿痛，身发寒热。初期宜内服贵金丸，噙服蟾酥丸，或用灸法、刺血法。牙痛久不收口者，因有齿骨，待露出则取出，伤口自愈。

程国彭　论牙痛病机与治法[※][*]

十二曰牙痛。牙边肿痛如豆大，脾胃二经湿热也，可用小刀点破之，吹以冰片散，仍服清胃散。又牙宣症，牙根尽肿，宣露于外，或齿衄不止，并服前方，仍用陈茶、薄荷、金银花等频服之，再用冰片散搽之。

——清·程国彭《医学心悟·卷四咽喉·口舌齿唇》

【提要】 本论主要阐述牙痛的病机及治法。牙痛是因脾胃湿热所致，治疗先点破肿处，再吹以冰片散，内服清胃散。若牙根尽肿或齿衄，在前方基础上频服清热解毒之品。

王维德 论牙痛辨治*

牙根肉红肿痛甚者是。刺出毒血，取珍珠散吹之，内服龙胆泻肝汤而愈。倘牙骨及腮内疼痛，不肿不红，痛连脸骨者，是骨槽风也。倘以痛治，则害之矣。故治病贵在识症。

马曰：牙痛乃胃火风热交攻，脓出即愈。至腮颊之肿，不退外溃则成穿腮漏。

——清·王维德《外科症治全生集·卷一·阳症门·牙痛》

【提要】 本论主要阐述牙痛的辨证施治。要点如下：其一，牙痛红肿痛甚者，刺破放血，再吹以珍珠散，内服龙胆泻肝汤。其二，牙痛不见红肿，痛连牙骨及腮内者是骨槽风，不可以痛论治。其三，牙痛是胃火风热交攻所致，治当排脓，若外溃则成穿腮漏。

《医宗金鉴》 论胃热牙痛治法*

牙痛胃热肿牙床，寒热坚硬痛难当，破流脓水未收口，误犯寒凉多骨妨。

注：此证由阳明胃经热毒所致。生于牙床，坚肿疼痛，身发寒热，腮颊浮肿。初宜服荆防败毒散。若大渴、烦呕者，蟾酥丸汗之；便秘者，双解贵金丸下之；肿处宣软刺破，搽冰硼散。若初时坚肿，破流血水，久不收口，过食寒凉者，必生多骨。俟骨尖刺出，摇则内动，始可取出，其口方能收敛而愈。

——清·吴谦《医宗金鉴·外科心法要诀·卷六十五·齿部·牙痛》

【提要】 本论主要阐述胃热牙痛的治法。要点如下：其一，牙痛多由胃经热毒所致。可见牙床坚肿疼痛，并见寒热之证。其二，牙痛初起，治用荆防败毒散。若兼大渴、烦呕者，治用蟾酥丸。若兼便秘，治用双解贵金丸。肿处宣软当刺破排脓。其三，久不收口者内必有多骨，需待刺出时取出。

顾世澄 论牙痛辨治※*

奎光曰：牙痛，一名牙蜞风。初起一小块，生于牙龈肉上，或上或下，或内或外，其状高肿红焮，寒热疼痛者也。牙痛，牙龈红肿，但口能开合；若牙咬则牙关禁闭，口不能开，以此为辨。如牙痛肿痛，龈肉突出，先用金丹、碧丹吹入牙龈，外用黄熟香削成凿子样，从容放进牙关垫住，则牙关渐开，即将金丹吹入患处。

——清·顾世澄《疡医大全·卷十六·龈齿部·牙痛门主论》

【提要】　本论主要阐述牙痛症状特点及治法。要点如下：其一，牙痛生于牙龈肉上，症见红肿疼痛。其二，牙痛虽红肿，但口能开合，此可与牙咬之病鉴别。其三，牙痛肿痛可用金丹、碧丹吹入牙龈。

郑宏纲　论牙痛治法※*

牙框生疖是牙痛，上下生分总共同。但用破皮针出血，更加角药有奇功。

凡牙框生疖毒，或满框红肿，或一处红肿，先用冰硼散以角药调噙，服紫地汤。凡牙痛搜牙两症，以牙床高低界为辨。在牙床上高处为搜牙，在牙床下低处为牙痛。此症亦有内外生者，皆可用破皮针，针去脓血自效。

枢扶氏曰：此症由阳明胃热毒所致，初起身发寒热，腮颊浮肿红痛者，当以前法治之。若初起往往有误认牙疼等症，过服寒凉清火之剂，以致坚肿色淡，自破流黄水，日久烂至牙根，及延烂咽喉，名曰骨槽风，又名附骨，一名穿珠。法当用二陈汤加阳和丸煎服，或阳和汤消之。倘遇溃者，以阳和汤、犀黄丸，每日早晚轮服。倘有多骨，以推车散吹入，隔一夜其骨不痛，自行刺出，须俟骨尖退出，摇则内动，方可渐次取下。再吹，次日无骨退出，即以生肌散吹入，内服保元汤，加肉桂、归、芎、草宜生，自然获效收功，而愈矣。

——清·郑宏纲《重楼玉钥·卷上喉风三十六症·牙痛风》

【提要】　本论主要阐述牙痛的治法。要点如下：其一，牙痛治疗先用冰硼散，再服紫地汤。发于牙床低处，可刺去脓血治疗。其二，牙痛是由胃之热毒所致，若初起误服寒凉之药易发为骨槽风，治用二陈汤加阳和丸。其三，若有溃烂，治以阳和汤与犀黄丸。其四，若发为多骨，待骨尖退出渐次取出，并以生肌散吹入，内服保元汤。

4.4　口　疮

口疮是以口腔黏膜浅表溃烂，伴见疼痛为特征的口腔病证。口疮可发于口腔各个部位。多因心脾积热、湿热郁蒸、虚火上炎、脾肾阳虚所致。病急少发，病程短，量多，色黄者多见于实证。起病缓，反复发作，病程长，量少，色白者多见于虚证。治疗常用清心泻脾、清利湿热、滋阴降火、温肾健脾等方药，外治可用含漱、敷药、敷贴等方法。

巢元方　论口疮病因病机※*

此由脾脏有热，冲于上焦，故口生疮也。

——隋·巢元方《诸病源候论·卷之九·热病诸候·热病口疮候》

手少阴，心之经也，心气通于舌。足太阴，脾之经也，脾气通于口。腑脏热盛，热乘心脾，气冲于口与舌，故令口舌生疮也。

诊其脉，浮则为阳。阳数者，口生疮。其汤熨针石，别有正方，补养宣导，今附于后。

——隋·巢元方《诸病源候论·卷之三十·唇口病诸候·口舌疮候》

夫伤寒，冬时发其汗，必吐利，口中烂生疮，以其表里俱热，热不已，毒气熏上焦故也。

——隋·巢元方《诸病源候论·卷之七·中风伤寒候·伤寒口疮候》

【提要】　本论主要阐述口疮的病因病机。要点如下：其一，口疮是由脾热冲于上焦所致。其二，心脾之经通于口舌，所以脏腑之热乘于心脾，上冲口舌则生口疮。其三，口疮之脉浮而数。其四，伤寒因表里俱热，热毒熏于上焦则口中生疮。

《圣济总录》　口疮虚实论[※*]

论曰：口疮者，又心脾有热，气冲上焦，熏发口舌，故作疮也。又有胃气弱，谷气少，虚阳上发而为口疮者。不可执一而论，当求所受之本也。

——宋·赵佶《圣济总录·卷第一百一十七·口齿门·口疮》

【提要】　本论主要阐述口疮的虚实之证。要点如下：其一，口疮可因心脾之热冲于上焦，熏于口舌而发。其二，口疮也可因胃气虚弱，虚阳上发而致。

朱丹溪　论口疮辨治[※*]

服凉药不愈者，此中焦气不足，虚火上泛，上无制。理中汤，甚者加附。

实热，口生疮，凉膈散、甘桔汤、赴筵散。

口糜烂，野蔷薇根煎汤漱之。

酒色过度，劳倦不睡，舌上光滑而无皮者，或因忧思损伤中气，不得睡卧，劳倦者，理中汤加附子，冷饮之。口疮若因中焦土虚，且不能食，相火冲上，无所阻碍，用理中汤者，参、术、甘草以补土之虚，干姜以散火之燎，甚者，附子。

——元·朱丹溪著，明·高宾校正《丹溪治法心要·卷六·口疮》

【提要】　本论主要阐述口疮的辨证施治。要点如下：其一，口疮因中售气虚，虚火上泛所致，治用理中汤。其二，口疮实热证，治用凉膈散等清热解毒之剂。其三，口疮糜烂者，治用野蔷薇根。其四，口疮因劳倦、忧思等致中气损伤者，治用理中汤加减。其五，口疮因中焦土虚，相火上冲者，治用理中汤加减。

薛　己　论口疮辨治[※*]

口疮，上焦实热，中焦虚寒，下焦阴火，各经传变所致，当分别而治之。如发热作渴饮冷，实热也。轻则用补中益气汤，重则用六君子汤。饮食少思，大便不实，中气虚也，用人参理中汤。手足逆冷，肚腹作痛，中气虚寒也，用附子理中汤。晡热内热，不时而热，血虚也，用八物加丹皮、五味、麦门。发热作渴，唾痰，小便频数，肾水亏也，用加减八味丸。食少便滑，面黄肢冷，火衰土虚也，用八味丸。日晡发热，或从腹起，阴虚也，用四物、参、术、五味、麦门。不应，用加减八味丸。若热来复去，昼见夜伏，夜见昼伏，不时而动，或无定处，或从脚起，乃无根之火也，亦用前丸，及十全大补加麦门、五味。更以附子末，唾津调搽涌泉穴，若概用寒凉，损伤生气，为害匪轻。

——明·薛己《口齿类要·口疮》

【提要】　本论主要阐述口疮的辨证施治。要点如下：其一，口疮是因上焦实热、中焦虚寒、下焦阴火，各经传变所致。其二，对于口疮的治疗，实热证轻者用补中益气，重者用六君子汤。中气虚者，治宜人参理中汤。中气虚寒者，治宜附子理中汤。血虚者，治宜八物汤加减。肾阴精虚或火衰土虚之证，治宜八味丸。阴虚有热者，治宜四物汤、八味丸加减。口疮无定处者，因无根之火所致，治宜四物汤、八味丸、十全大补丸等加减。

王肯堂　论口疮辨治[※※]

口疮有二：一曰热。《经》云少阳司天，火气下临，肺气上从，口疡是也。

二曰寒。《经》云岁金不及，炎火乃行，复则寒雨暴至，阴厥且格，阳反上行，病口疮是也。

或问口疮如何得之？曰：《经》云：膀胱移热于小肠，膈肠不便，上为口糜。盖小肠者，心之腑也，此举由邪热之端耳。心属君火，是五脏六腑之火主，故诸经之热皆应于心。心脉布舌上，若心火炎上，熏蒸于口，则为口舌生疮。脾脉布舌下，若脾热生痰，热涎相搏，从相火上炎，亦生疮者尤多。二者之病，诸寒凉剂皆可治。但有涎者，兼取其涎。然则有用理中汤加附子以治者，又何如？曰：夫火有虚实，因诸经元有热而动者谓之实，无热而动者谓之虚。实则正治，寒凉之剂是也，虚则从治，如此用温热是也。理中汤者，因胃虚谷少，则所胜肾水之气逆而承之，反为寒中，脾胃衰虚之火，被迫炎上作为口疮，故用参、术、甘草补其土，姜、附散其寒，则火得所助，接引其退舍矣。至《圣济总录》有谓元脏虚冷上攻口疮者，用巴戟、白芷、高良姜末，猪腰煨服。又有用丁香、胡椒、松脂、细辛末，苏木汤调涂疮上。及不任食者，用当归、附子、白蜜含咽者。有用生附涂脚心者。有用吴茱萸末，醋熬膏，入生地龙末，涂两足心者。若此之类，皆是治龙火。按：寒水上迫，心肺之阳不得下降，故用温热之剂，或散于上，或散于下，或从阴随阳，所攸利者也。

胃中有热，脉洪大，宜服凉膈散、甘桔汤加芩、三补丸、金花丸，漱以黄连升麻汤，敷以绿袍散、蜜蘗散。丹溪用西瓜浆水徐徐饮之，如无，以皮烧灰噙之，外用细辛、黄蘗末掺，取涎。胡氏方，以好墨研蝼蛄极细，敷之立效。按：此治膀胱移热于小肠者之正剂也。盖蝼蛄专走小肠膀胱，而通利膈肠者，因力峻气猛，阴虚气上致疮者，戒勿用。唯体实有热在上焦者，宜之。……

治少阴口疮，半夏散。声绝不出者，是寒遏绝阳气不伸。半夏制一两，桂、乌头各一字，同煎一盏，分二服。

治太阴口疮，甘矾散。以甘草二寸，白矾栗子大，含化咽津。

治赤口疮，乳香散。以乳香、没药各一钱，白矾半钱，铜绿少许，研为末，掺之。

治白口疮，没药散。以乳香、没药、雄黄各一钱，轻粉半钱，巴豆霜少许，为末掺之。

口疮久不愈，以五倍末搽之，或煎汤漱，或煎汤泡白矾、或胆矾漱。盖酸能收敛。

——明·王肯堂《证治准绳·杂病·第八册·七窍门下·口》

【提要】 本论主要阐述口疮寒热诸证的辨证施治。要点如下：其一，口疮可分寒热之证，热为口疡，寒为口疮。其二，口疮多因心火上炎、脾热生痰所致，治以寒凉之剂。若有痰涎者兼取其涎。其三，口疮虚热之证是因土虚水乘，脾胃虚衰之火上炎所致，治当补土散寒，引火归原。其四，口疮见胃热、脉洪大者，治用凉膈散等清热解毒之剂。其五，口疮因膀胱移热于小肠之实热之证，治用蝼蛄。其六，少阴口疮，治用半夏散。太阴口疮，治用甘矾散。其七，赤口疮，治用乳香散。白口疮，治用没药散。其八，口疮久不愈者，治用五倍子。

陈实功 论口疮虚实证治※*

口破者，有虚火、实火之分，色淡、色红之别。虚火者色淡而白斑细点，甚者陷露龟纹，脉虚不渴。此因思烦太甚，多醒少睡，虚火动而发之。四物汤加黄柏、知母、丹皮、肉桂以为引导，从治法也，外以柳花散搽之。实火者，色红而满口烂斑，甚者腮舌俱肿，脉实口干。此因膏粱厚味，醇酒炙煿，心火妄动发之。宜凉膈散，外搽赴筵散吐涎则愈。如口舌生疮，舌干黄硬作渴者，加减八味丸以滋化源。俱禁水漱。

——明·陈实功《外科正宗·卷之四·大人口破》

【提要】 本论主要阐述口疮虚实之证的辨证施治。要点如下：其一，口疮虚火之证可见色淡而白斑，重者陷露龟纹，脉虚不渴。多因忧思、起居失常所致。内服四物汤加减，外用柳花散。其二，口疮实火之证可见色红烂斑，重者腮舌俱肿，脉实口干。多因饮食肥甘辛热所致。内服凉膈散，外搽赴筵散。其三，口疮兼见舌干黄硬作渴者，治用八味丸。

陈士铎 论口疮用药※*

口舌生疮，又不可如是治之。乃心火郁热，而舌乃心苗，故先见症。法用黄连二钱，菖蒲一钱，水煎服，一剂而愈，神方也。此方不奇在黄连，而奇在菖蒲。菖蒲引心经之药，黄连虽亦入心经，然未免肝脾亦入，未若菖蒲之单入心也。况不杂之以各经之品，孤军深入，又何疑哉？此所以奏功如响也。倘不知用药神机，轻混之以肝脾之药，虽亦奏功，终不能捷如桴鼓，此治热之又一法也。

张公曰：寒治之法，世人最多，予皆不取。今天师之法，不容予不首折也。用寒而又远寒，用散而又远散，真奇与巧并行，而攻与补兼用也，予又何必多言哉！无已，则更有一方。在治火初起之时，尚未现于头目口舌之际，亦可化有为无。方用柴胡二钱，白芍三钱，甘草一钱，炒栀子三钱，半夏一钱，羌活五分，茯苓三钱，水煎服。一剂可以散火。方名先解汤，乘外症之不见，而先解之。亦争上流法，医者宜留意焉。

——清·陈士铎《石室秘录·卷二乐集·寒治法》

【提要】　本论主要阐述口疮的用药之法。要点如下：其一，口疮因心火郁热所致，治用黄连、菖蒲二药。因菖蒲独入心经，疗效尤佳。其二，口疮火热初起，未现口舌头目之症时，治用先解汤，一剂可以散火。

谢玉琼　论口疮心脾胃热证※*

心脾胃经毒未降，热壅上焦口生疮。满口唇舌俱赤烂，独有牙龈不受伤。

口疮之症，满口唇舌生疮，或黄、或赤、或白、而烂，独牙龈无恙者是也。其症多见于正收及收后，乃心脾胃三经火甚，余热未尽，而毒壅上焦，下必大便燥结，小便赤涩，治宜清利心脾之火，兼润大肠之剂。以导赤散去甘草，加猪苓、泽泻，以导脾胃之火；火麻仁、杏仁以润大肠之燥。若得大便通利，小便频行，其毒自退。外以绿袍散吹之。

——清·谢玉琼《麻科活人全书·卷之四·口疮》

【提要】　本论主要阐述心脾胃三经之火所致口疮的治法。要点如下：其一，口疮以满口生疮，独牙龈无恙为特点。其二，口疮因心脾胃三经之火所致者，治宜清利心脾之火，兼润大肠。可以导赤散加减，清脾胃之火，以火麻仁、杏仁润大肠之燥，外用绿袍散吹之。

第八篇 骨伤科

概　要

　　中医骨伤科是研究防治皮肉、筋骨、气血、脏腑、经络损伤疾患的一门学科。历史上有"折疡""金疡""金镞""正体""接骨""正骨"和"伤科"等不同称谓。骨伤科病因有外因与内因的不同。外因包括刀枪剑伤、坠堕、跌磕、压迮、击打、挫闪等外力作用，又与外感六淫及邪毒感染有关。内因为年老体虚、气血虚弱、肝肾亏虚等。人体遭受损伤时，局部皮肉、筋骨受到损害，导致气血、经络、脏腑等功能紊乱，或者由于气血、经络、脏腑的功能失调所引起骨关节的疾患。按照损伤部位的不同，骨伤可分为外伤和内伤两大类。外伤指皮肉、筋骨的损伤，包括骨折、脱位与伤筋；内伤是指脏腑损伤及由外伤而引起的气血、脏腑、经络功能紊乱的损伤内证。骨伤科辨证除望、闻、问、切四诊，还依靠摸、量等方法，辨别损伤及筋骨关节疾患的本质，辨证的特色为局部辨证与分期辨证。骨伤科的治疗，内治法有攻下逐瘀、行气活血、接骨续筋、舒筋活络等，外治法包括敷贴、掺药、熏洗、牵引、理伤手法等。

　　本文分总论与各论两部分来论述骨伤科疾病。总论主要包括骨伤科的病因病机、特殊的诊法辨证及治则治法等内容。各论包括骨伤、脱位、伤筋、内伤及骨病等具体病证的诊疗理论。

1

骨伤科总论

1.1 综 论

徐彦纯 损伤一证专从血论[※*]

谨按：打扑金刃损伤，是不因气动而病生于外，外受有形之物所伤，乃血肉筋骨受病，非如六淫七情为病，有在气在血之分也。所以损伤一证，专从血论。但须分其有瘀血停积，而亡血过多之证。盖打扑坠堕，皮不破而内损者，必有瘀血；若金刃伤皮出血，或致亡血过多。二者不可同法而治。有瘀血者，宜攻利之；若亡血者，兼补而行之。又察其所伤，有上下、轻重、浅深之异，经络、气血多少之殊。惟宜先逐瘀血，通经络，和血止痛，然后调气养血，补益胃气，无不效也。

——明·徐彦纯撰，刘纯续增《玉机微义·卷四十三·损伤门·论伤损宜下》

【提要】 本论主要阐述损伤从血论治的机理及治法。要点如下：跌扑损伤之证，为外物所伤，致血肉筋骨受病，而有瘀血停积，或亡血过多之不同。故作者提出"损伤一证，专从血论"的观点，以攻下逐瘀或补血行血之法治疗，是伤损之证的治疗大法。但是"专从血论"并非仅治其血，其意在于急则治其标。因失血过多，则耗气伤津；瘀血阻滞，则气机不畅；故在逐瘀通络，和血止痛之后，还当调气养血，补益胃气。如此相辅相成，才能治愈伤损之证。其观点为后世所继承，《寿世保元》《医宗金鉴·正骨心法要旨》《伤科补要》等均收录该论。

《普济方》 从高堕下恶血归肝论[*]

黄帝曰：中风有所堕坠，恶血留内。若有所大怒，气上而不行，下积于胁则伤肝。又中风及有所击仆，若醉入房，汗出当风则伤脾。又头痛不可取于腧者。有所击堕，恶血留滞于内，伤痛未已，可刺则不可远取之也。夫从高堕下，恶血留于内，不分十二经络，圣人俱作风中肝经，留于胁下，以中风疗之。血者皆肝之所主，恶血归于肝，不问何经之伤，必留于胁下，盖肝主血故也。痛甚则必有自汗，但人有汗出皆为风证。诸痛皆属于肝经，况败血凝结，从其所属，入于肝也。从高堕下，逆其上之血气，非肝而何？伤寒无汗，既自汗必是风化也，以破血通经药治之。夫肝胆之经，俱行于胁下，经属于厥阴、少阳，宜以柴胡为引用为君，以当归活血脉。又急者痛也，甘草缓其急，亦能生新血，阳生阴长故也，为臣。穿山甲、瓜蒌根、桃仁、红花破血润血为之佐。大黄酒制，以荡涤败血为之使。气味相合，使血气各有所归，痛自去矣。

——明·朱橚等《普济方·卷三百十二·折伤门·从高坠下》

【提要】 本论主要阐述"恶血归于肝"的理论。要点如下：其一，引用《内经》堕坠后导致恶血滞留，积于胁下而伤肝的观点，及《医学发明》的观点，阐释从高堕下，恶血留内，风中肝经，故以治疗中风之法治疗。其二，提出"恶血归于肝"的理由，源于肝主藏血，加之胁下为肝之分野，故恶血必留胁下。其三，由于诸痛皆属于肝经，堕坠后，血气上逆，亦伤肝，主张采用甘缓生新、破血通经药治疗。明清医学论著，多赞同其观点，并加以引用。

王肯堂 跌扑伤损论[*]

大法固以血之瘀失，分虚实而为补泻，亦当看损伤之轻重。轻者顿挫气血，凝滞作痛，此当导气行血而已。重者伤筋折骨，此当续筋接骨，非调治三四月不得平复。更甚者，气血内停，沮塞真气不得行者，必死。急泻其血，通其气亦或有可治者焉。《伤损论》曰：夫伤损必须求其源，看其病之轻重，审其损之浅深。凡人一身之间，自顶至足，有斫伤、打伤、跌伤及诸创伤者，皆有之。凡此数证，各有其说，有当先表里，而后服损药者，为医者当循其理治之。然医者意也，不知意者非良医也。或者禀性愚昧，不能观其证之轻重，明其损之浅深，未经表里通利，先服损药，误人多矣。有因此痰涎上攻，有因此大小脏腑闭结。差之毫厘，谬以千里，所谓医不三世，不服其药。信哉！此论治损伤之大纲也。然用药固不可差，而整顿手法，尤不可孟浪。今以人之周身，总三百六十五骨节，开列于后。

——明·王肯堂《疡医证治准绳·卷之六·跌扑伤损·治法》

【提要】 本论主要阐述治伤总纲。要点如下：其一，分清虚实，轻者导气行血，重者续筋接骨。其二，治伤必"求其源"，"看其病之轻重，审其损之浅深"，根据受伤部位和种类的不同，当循理治之。其三，跌扑伤损之病证，包括斫伤、打伤、跌伤及各种创伤。其四，内治在表里通利的情况下，而后服损药；外治注重手法，不可草率大意。

薛 铠、薛 己 跌仆外伤综论[*]

伤损之症，若色赤肿痛而血出不止者，肝心内热也，用柴胡栀子散，色白不痛而血出不止者，脾肺气虚也，用补中益气汤。漫肿不消者，元气虚弱也，用五味异功散；黯肿不散者，瘀血凝滞也，用加味逍遥散。肌肉作痛，出血多而烦热者，血脱发躁也，用独参汤；因亡血而烦躁不安者，营卫俱伤也，用八珍汤加柴胡、牡丹皮。久痛不止者，欲作脓也，用托里散；以指按肿而复起者，脓已成也，宜刺泄之；脓出而反痛者，气血内虚也，用十全大补汤。若骨骱接而复脱者，肝肾虚弱也，用地黄丸。如兼余症，当参各门治之。

——明·薛铠、薛己《保婴撮要·卷十六·跌仆外伤》

【提要】　本论主要阐述小儿跌仆外伤所致诸证的病机及辨证施治。要点如下：其一，跌仆外伤，患处或红肿疼痛且血出不止，或色白不痛且出血不止，分属肝心内热与脾肺气虚。患处漫肿不消，属元气虚弱；黯肿不散，属瘀血凝滞。其二，肌肉作痛伴血出烦热，属血脱发躁；因亡血而烦躁不安，属营卫俱伤。其三，久痛不止，为欲作脓；以指按肿而复起，为脓已成，宜刺破；脓出反痛，属气血虚。其四，关节习惯性脱位者，属肝肾亏虚。以上均给出相应方药。

陈实功　论跌扑损伤病机与治法※*

　　跌扑者，有已破、未破之分，亡血、瘀血之故。且如从高坠堕而未经损破皮肉者，必有瘀血流注脏腑，人必昏沉不醒，二便必难，当以大成汤通利二便，其人自苏，不醒者独参汤救之。寻常坠堕，轻者以复元活血汤调之。又如损伤骨节，筋断血流不止者，独胜散止之，次用花蕊石散搽之。又有跌断骨节大损等症，此则另有专门接骨扎缚，未及详注也。

　　　　　　　　　　　　　　　　　　——明·陈实功《外科正宗·卷之四·跌扑》

【提要】　本论主要阐述跌扑伤的病机及治法。要点如下：跌扑伤分为开放性（皮已破）和闭合性（皮未破）损伤两类，前者会导致亡血，后者会导致瘀血。对于开放性骨节损伤，筋断血流不止，治疗以止血为主，方用独胜散、花蕊石散等。对于闭合性损伤，体内瘀血不去而流注脏腑，引起昏迷，二便障碍，治疗以攻下逐瘀，通利脏腑为主，方用大成汤。若仍昏迷不醒，则用独参汤以补气固脱。

张介宾　跌打损伤综论*

　　凡跌打损伤，或从高坠下，恶血流于内，不分何经之伤，皆肝之所主。盖肝主血也，故凡败血凝滞，从其所属而必归于肝，多在胁肋小腹者，皆肝经之道也。若其壅肿痛甚，或发热自汗，皆当酌其虚实，而以调血行经之药治之。

　　脉法：如《内经》曰：肝脉搏坚而长，色不青，当病堕。若搏，因血在胁下，令人呕逆。《金匮》云：寸口脉浮微而涩，然当亡血若汗出。设不汗出者，当身有疮，被刀斧所伤，亡血故也。《脉经》云：金疮出血太多，其脉虚细沉小者生，浮数实大者死。砍刺出血不止，其脉来大者七日死，滑细者生。从高颠仆，内有瘀血，腹胀，脉坚强者生，小弱者死。破伤有瘀血在内者，脉坚强实则生，虚小弱则死。若血亡过多者，脉细小则生，浮大数实则死。皆为脉病不相应故也。

　　治法：凡胸满胁胀者，宜行血。老弱者，宜行血活血。腹痛者，宜下血。瘀肉不溃，或溃而不敛，宜大补气血。若打扑坠堕稍轻，别无瘀血等证，而疼痛不止者，惟和气血，调经脉，其痛自止，更以养气血，健脾胃，则无有不效。亦有痛伤胃气，作呕或不饮食者，以四君子汤加当归、砂仁之类调之。若有瘀血，不先消散而加补剂，则成实实之祸；设无瘀血而妄行攻利，则致虚虚之祸。故凡治此证，须察所患轻重，有无瘀血，及元气虚实，不可概行攻下，致成败证。盖打扑坠堕，皮肉不破，肚腹作痛者，必有瘀血在内，宜以复元活血汤攻之。老弱者，四物汤加红花、桃仁、穿山甲，补而行之。若血去多而烦躁，此血虚也，名曰亡血，宜补其血。如不应，当以独参汤补之。

凡损伤不问老弱及有无瘀血停积，俱宜服热童便，以酒佐之，推陈致新，其功甚大。若胁胀，或作痛，或发热烦躁，口干喜冷，惟饮热童便一瓯，胜服他药。他药虽亦可取效，但有无瘀血，恐不能尽识，反致误人，惟童便不动脏腑，不伤气血，万无一失。尝询之诸营操军，常有坠马伤者，何以愈之？俱对曰，惟服热童便即愈。此其屡试之验亦明矣。然惟胃虚作呕及中寒泄泻者不可服。大凡肿痛或伤损者，以葱捣烂，炒热罨之，或用生姜、葱白同捣烂，和面炒热罨之尤妙，或用生姜、陈酒糟同捣烂，炒热罨之亦可。外治损伤诸方，如秘传正骨丹、没药降圣丹、当归导滞散、黑丸子、本事接骨方、十味没药丸、洗损伤等十余方，俱有妙用，所当详察。

立斋曰：予于壬申年，被重车碾伤，闷瞀良久复苏，胸满如筑，气息不通。随饮热童便一碗，胸宽气利，惟小腹作痛。吾乡银台徐东濠先生与复元活血汤一剂，便血数升，肿痛悉退，更服养血气药而痊。戊辰年，公事居庸，见覆车被伤者七八人，仆地呻吟，一人未苏，予俱令以热童便灌之，皆得无事。

——明·张介宾《景岳全书·卷四十七贤集·外科钤下·跌打损伤》

【提要】 本论主要阐述跌打损伤的病因病机、症状及治法。要点如下：其一，肝主血，跌打损伤，或从高坠下，败血凝滞，从其所属必归于肝，多发胁肋小腹，察其虚实，以调血行经之品治疗。其二，引用《内经》《金匮》《脉经》关于损伤后脉象的阐述以判断愈后。瘀血内停者，脉象强实则生，小弱则死；亡血者，脉象细小则生，浮大数实则死。其三，治疗跌打损伤，详察瘀血有无与元气之虚实。瘀血内停所致胸满胁胀、腹痛等症，宜采用行血、活血、下血之法；元气不足所致瘀血不溃或溃而不敛，或痛而不止，宜采用补气血、养脾胃之法；亡血过多所致烦躁，宜采用补血之法。并给出适用方药。其四，提出"凡损伤不问老弱及有无瘀血停积，俱宜服热童便，以酒佐之，推陈致新，其功甚大"，引入薛己的两则医案以验证该法之良效。

钱秀昌 金疮论治

夫金疮者，乃刀斧剑刃之所伤也，故名曰金疮。盖木乃春之权，金乃秋之令。春则万物始生，故春属震，乃东方甲木之气也；秋则万物凋零，故金属兑，乃西方庚金之气也。金疮之色，最喜者淡红，故吉多而凶少；最恶者紫黑，故少吉而多凶。但金属肺，患金疮者，则忌咳嗽呕哕，亟宜避风为妥。夫风属巽木，肝之气也。疮属庚金，肺之候也。如疮口被风邪所客，则木旺生火，反克肺金，而成破伤风矣。致疮口浮肿，溃烂流脓，变生诸症。甚则憎寒壮热，口噤目斜，身体强直，角弓反张，危在旦夕，救之不及者死。其看法，须辨疮口之浅深，脉象之虚实，年岁之老少，禀赋之厚薄。若胃气益旺，饮食如常，此为最善。盖脾胃属土，土生万物，为阳气之元，阳气旺则阴血易生。尤须戒怒绝欲，怒则疮口迸裂，变生胬肉；欲则疮口腐烂，易损新肌。所赖随经而治，转危为安矣。凡金疮初治，轻者，当出血之时，用止血絮封固伤口，急止其血，如无所犯，待其结痂自愈。重者，筋断血飞，掺如圣金刀散，用止血絮扎住；血止后，若肿溃，去其前药，再涂玉红膏，外盖陀僧膏，止痛生肌。初服三黄宝蜡丸，若肿痛服黎洞丸。如出血过多，面黄眼黑，不可攻瘀，宜服八珍汤；甚者独参汤，先固根本。凡初伤时，切忌热汤淋洗，恐冒汤火之毒。若伤口肿溃流脓，用甘葱煎洗净，再掺金枪铁扇散，收湿拔脓，外盖玉红膏，止痛生肌，防护风邪，可无后患。凡服汤药，必以和营养卫为主。若有伤风、身热、肿痛等象，视其脉浮无力，则病在太阳，宜羌活汤汗之，脉长有力，则病在阳明，宜承气汤下之，脉紧而弦，则病在少阳，宜柴胡汤和解之。若传变入里，则不治矣。夫金疮变易，各有治法，或居于边疆，偶为刀箭所伤，非得胜之药，安能治之乎！《虎钤经》曰：人为兵器所伤出血者，必口渴甚，不可妄与热汤及热酒，须干食肥腻之物，取其解渴而已，斯无妨害。即热粥亦不宜多，饮多则血沸出不止。其所忌，盖有八焉：一忌骂怒，二忌喜笑，三忌高声，四忌劳力，五忌妄动，六忌热羹粥饮，七忌过酒，八忌酸咸。此八者犯之，鲜有得生者。亦有不可治者九：曰伤脑，曰伤天仓，曰伤臂中跳脉，曰伤大小肠，曰伤五脏，此九者皆死。又有难治者四：脑破髓出，及咽喉中沸声，两目直视，并痛在不伤处。经曰：出血不止，前赤后黑，或肌肉腐烂，寒凝坚实，其疮难愈。有此四者，皆不可疗。更按其脉之虚、细、沉、小、和缓者生；若浮、洪、数、大，急疾者死。如失血过多，急宜人参补气，即《经》所谓"阳生阴长"之义耳。

——清·钱秀昌《伤科补要·卷二·第一则·金疮论治》

【提要】　本论主要阐述金疮的辨证施治。要点如下：其一，金疮之色，淡红为吉，紫黑为凶；患金疮者，最忌咳嗽、呕哕，宜以避风为要。其二，金疮当分期辨证施治。金疮初始，轻者出血，急止其血；重者筋断血流，需用掺药止血，后用药物口服并外敷止痛生肌之药。若出血过多，则不可攻瘀，采用八珍汤益气养血；若病情危重，当以独参汤先固根本。用药方面，要结合脉象，以和营养卫为主。其三，列举金疮患者生活上的八忌、九种不治之病及四种难治症状。

钱秀昌　治伤法论[*]

夫跌打损伤，坠堕磕碰之证，专从血论。或有瘀血停积，或为亡血过多，然后施治，庶不有误。若皮不破而内损者，多有瘀血停滞。或积于脏腑者，宜攻利之。或皮开肉绽，亡血过多者，宜补而行之。更察其所伤上下、轻重、浅深之异，经络气血多少之殊，先逐其瘀，而后和营止痛，自无不效。《内经》云：形伤则痛，气伤则肿。又曰：先肿而后痛者，形伤气也。先痛而后肿者，气伤形也。凡打扑闪错，或恼怒气滞，血凝肿痛，或因叫号血气损伤，或过服克伐之剂，或外敷寒凉之药，致气血凝结者，宜活血顺气之法。

——清·钱秀昌《伤科补要·卷二·第二则·治伤法论》

【提要】　本论主要阐述伤科治法当从血论。要点如下：损伤一证，缘于外物所伤，亡血过多与瘀血停积为其主证。《伤科补要》继承了《玉机微义》中提出的"跌打损伤，专从血论"的思想，提出伤科治法当从血论。进一步指出，对于瘀血内停于脏腑而皮不破者，采用攻利之法；对于亡血过多而皮开肉绽者，采用补行之法。同时引入《内经》形气相关的理论，提出跌打损伤，或恼怒气滞，或过服攻伐之药，或外敷寒凉之药，皆易导致气血凝结，故当慎用，应以活血顺气之法治疗。

胡廷光　损伤总论

耀山曰：凡久视则伤血，久卧则伤气，久坐则伤肉，久立则伤骨，久行则伤筋；喜则伤心，怒则伤肝，悲则伤肺，惊则伤胆；醉饱入房则伤精，竭力劳作则伤中：此皆无形之伤。而跌打损伤，则有形之伤也。然伤虽有形，而亦有隐于无形。即如亡血瘀血之分，内因外因之别，已难混同；且外遇跌扑诸伤之异，内有七情兼损之殊，更宜体究。若不条分缕晰，稍存疑似之见，措手殊难。如登高堕下，其人必惊，惊则气陷；争斗相打，其人必怒，怒则气逆；戏耍跌扑，其气必散；极刑鞭扑，其气必结；拳手之伤，肌损血滞而轻；金石之伤，骨折筋断而重；甚至汤烫皮脱，火烧肉焦，虽伤之小焉者，亦不可不立有专条。余不揣鄙陋，详考群书，类分诸伤，先叙所受之因，后引已验之方。此集虽医家之末技，亦治伤之首务也。

——清·胡廷光《伤科汇纂·卷之九·损伤总论》

【提要】 本论主要阐述对有形之伤当辨别无形之处的观点。要点如下：其一，作者根据《内经》五劳所伤的理论，结合自身的临床实践，提出跌打损伤，伤虽有形，但有时也隐于无形之中，故要分清亡血过多还是瘀血内停。其二，跌打损伤过程中出现的情志伤害，也会导致气机紊乱。如堕坠者多惊，故气陷；打斗者多怒，故气逆；戏耍跌扑者，多气散；酷刑鞭打者，多气结。对于外损兼有七情内伤者，辨证时要格外注意。

胡青昆 跌打损伤总论※*

打扑金刃损伤，原因气血不行，痛而生病，非如六淫七情为病，有在气在血之分也。所以损伤一症，专从血论，但须分其有瘀血停积与亡血过多两症。盖打扑坠堕，皮不破而内损者，必有瘀血。有瘀血者，必须内攻。若金刃伤皮出血，或亡血过多，非兼补而行之不可也。治法原有不同，又当察其上下、轻重、浅深之异，经络气血多少之殊。先逐瘀血，通经络，和血止痛，然后养血调气，补益胃气，无不效也。大凡跌打损伤，观伤用药，贵乎应手。药有两数，方有添除。五脏六腑，内症也，是为大穴，最难分辨下药；手足四肢，外症也，此乃小穴，不过调敷而已。七孔俱系大穴，看伤用药，务必仔细。上焦之症，饮食不甘；中焦之症，饮食不纳；下焦之症，大小便通行不止。此乃一定之症，大抵用药以温热为主，而寒凉切不可妄用，恐伤血气，谨将奇方开后。

——清·胡青昆《跌打损伤回生集·卷二·总论》

【提要】 本论主要阐述跌打损伤的病因病机和辨证施治。要点如下：作者在阐述前人"损伤一证，专从血论"观点的基础上，指出五脏六腑的损伤最难辨别，可以通过观察七窍的改变加以辨识。同时提出用药的一般法则，强调用药以温热为主，不可妄用寒凉，以防损伤气血。

1.2 病因病机

《素问》 坠堕恶血留内论※*

人有所堕坠，恶血留内，腹中满胀，不得前后，先饮利药。此上伤厥阴之脉，下伤少阴之络，刺足内踝之下，然骨之前血脉出血。刺足跗上动脉，不已；刺三毛上各一痏，见血立已，左刺右，右刺左。善悲惊不乐，刺如右方。

——《素问·缪刺论》

【提要】　本论主要阐述人体坠堕导致瘀血内停的治疗。要点如下：《内经》指出，坠堕后导致机体瘀血内停而"恶血留内"，从而出现腹胀、大小便不通等闭阻症状。《灵枢·邪气脏腑病形》亦有"有所堕坠，恶血留内"之论。由于损伤筋骨，"恶血留内"，治疗当采用活血化瘀通利之品，同时配合针灸疗法。

巢元方　坠堕瘀血论※*

从高顿仆，内有血，腹胀满。其脉牢强者生，小弱者死。得笞掠，内有结血。脉实大者生，虚小者死。其汤熨针石，别有正方，补养宣导，今附于后。

——隋·巢元方《诸病源候论·卷之三十六·腕伤病诸候·卒被损瘀血候》

【提要】　本论主要阐述跌落仆倒，或被击打，内有瘀血的脉证及预后。要点如下：笞掠，指以竹板打人脊背或者臀腿之刑罚。从高处坠落仆倒，或被击打，是伤及筋骨最常见的原因之一，均可导致瘀血内停。

巢元方　金疮伤筋断骨论*

夫金疮始伤之时，半伤其筋，荣卫不通，其疮虽愈合，后仍令痹不仁也。若被疮截断诸解、身躯、肘中，及腕、膝、髀若踝际，亦可连续，须急及热，其血气未寒，即去碎骨，便更缝连，其愈后直不屈伸。若碎骨不去，令人痛烦，脓血不绝。不绝者，不得安。诸中伤人神，十死一生。

——隋·巢元方《诸病源候论·卷之三十六·金疮病诸候·金疮伤筋断骨候》

【提要】　本论主要阐述金疮致伤筋断骨的治疗。要点如下：其一，金疮伤筋，使其营卫不通，肌痹不仁。其二，金疮致骨断，宜立即趁其血气未寒，取出碎骨。

《圣济总录》　金刃伤筋骨论*

论曰：金刃所中，至于筋骨，所伤深矣。然折骨绝筋，亦可接续，要在乘血气未寒，急施治法。若不乘热，则风冷易入，疮纵暂愈，后必不仁，亦致痛烦而终身不完。至于小碎之骨，即当出之。不尔则脓血不绝，肌亦不敛矣。

——宋·赵佶《圣济总录·卷第一百三十九·金疮门·金刃伤中筋骨》

【提要】　本论主要阐述金刃伤及筋骨的治疗。要点如下：金刃伤于筋骨，是骨折筋断的重要原因。由于所伤部位较深，故宜速治，防止风寒之邪侵入而伤及机体。同时指出若有细小碎骨，亦当取出，否则其疮难愈。

李东垣　伤损恶血归肝论※*

夫从高坠下，恶血留于内，不分十二经络，圣人俱作风中肝经，留于胁下，以中风疗之。血者，皆肝之所主，恶血必归于肝，不问何经之伤，必留于胁下。盖肝主血故也。痛甚，则必有自汗。但人有汗出，皆为风证。诸痛皆属于肝木，既败血凝泣，从其属入于肝也。从高坠下，逆其上行之血气，非肝而何？非伤风无汗，既自汗，必是化也。以破血行经之药治之。

——金·李东垣《医学发明·卷三·中风同堕坠论》

【提要】　本论主要阐述伤损导致恶血归肝的病机及治法。要点如下：其一，坠下后恶血必留于体内，因为肝主藏血，恶血必归于肝，留于胁下。其二，治疗上，提出以破血行经药治疗瘀血内停之证。其观点对后世有较大的影响。

王肯堂　亡血过多论

《灵枢》又云：身有所伤血出多，反中风寒，若有所坠堕，四肢懈惰不收，名曰体惰。取小腹脐下三结交。阳明、太阴也，脐下三寸关元也。（《寒热篇》　三结交者，即关元穴是也）

刘宗厚曰：打扑金刃损伤，是不因气动而病生于外，外受有形之物所伤，乃血肉筋骨受病，非如六淫七情为病，有在气、在血之分也。所以损伤一证，专从血论，但须分其有瘀血停积，而亡血过多之证。盖打扑坠堕皮不破而内损者，必有瘀血；若金刃伤皮出血，或致亡血过多。二者不可同法而治。有瘀血者，宜攻利之；若亡血者，兼补而行之。又察其所伤，有上下轻重浅深之异，经络气血多少之殊。唯宜先逐瘀血，通经络，和血止痛，然后调气养血，补益胃气无不效也。顷见围城中，军士被伤，不问头面、手足、胸背轻重，医者例以大黄等药利之；后大黄缺少，甚者遂以巴豆代之，以为不于初时泻去毒气，后则多致危殆，至于略伤手指，亦悉以药利之。殊不知大黄之药惟与有瘀血者相宜，其有亡血过多，元气胃气虚弱之人，不可服也；其巴豆大热有毒，止能破坚逐积，用于此疾，尤非切当。所以有服下药过后，其脉愈见坚大，医者不察，又以为瘀血未尽而后下之，因而夭折人命，可不慎欤！

——明·王肯堂《疡医证治准绳·卷之六·跌扑伤损·亡血过多论》

【提要】　本论主要阐述对伤损出现亡血过多的认识。要点如下：作者首次将"亡血过多"单独立论，先引自《内经》观点，提出坠堕后身有所伤，血出过多，又中风寒，导致四肢懈惰不收，名曰体惰。后引用刘宗厚的观点，阐述"损伤一证，专从血论，但须分其有瘀血停积，而亡血过多之证"。指出对于亡血过多胃气虚弱之人，不可妄服大黄、巴豆等破坚逐积之品。作者将"亡血过多"单独立论，旨在突出损伤后宜辨清是瘀血还是亡血，前者宜攻利，后者宜补行，同时要结合患者体质，不可妄用下药。

陈实功　金疮论※*

金疮乃刀刃所伤，或有磁锋割损，浅者皮破血流而已，深者筋断血飞不住。皮破者，桃花散掺之，其血自止；筋断者，如圣金刀散掺扎。止复又流者，此症急，用玉红膏涂伤处，膏盖长肉。盖筋、骨、肉方断，斯人面色必黄，外避风寒，内忌冷物，终保无妨。有失血过多者，独参汤、八珍汤补助为要，此无外法矣。

——明·陈实功《外科正宗·卷之四·金疮》

【提要】 本论主要阐述金疮的概念及治法。要点如下：金疮为刀刃及磁锋利器损伤造成，病情有轻重之分。病情轻浅者，皮破流血，以止血为主，外敷桃花散。病情深重者，可致筋断血流不止，外敷用如圣金刀散。血止后而复出者，急用红玉膏外涂伤口，能生肌长肉。凡筋骨损伤者，由于耗伤气血，故其人面色萎黄，应避风寒，忌生冷之品。失血过多，可用独参汤和八珍汤以补益气血。

《可法良规》 论瘀血走注[※]

《可法良规》云：凡伤损之证，乃有形器物所伤，为筋骨受病，当从血论。盖血得热则妄行，其害甚速，须先伐肝火，清运火，砭患处，和经络，则瘀血不致泛注，肌肉不致遍溃；次则壮脾胃，进饮食，生血气，降阴火，则瘀血易于腐溃，新肉易于收敛，此要法也。若用克伐之剂，虚者益虚，滞者益滞，祸不旋踵矣。（论瘀血走注）

——清·顾世澄《疡医大全·卷三十六·跌打部·跌打损伤门主论》

【提要】 《可法良规》是一部失传的治伤专书，作者不详，有研究认为其为明末清初之人所著，其书见载于顾世澄《疡医大全》和胡廷光《伤科汇纂》中。本论主要阐述伤损的病机及治法。要点如下：其一，伤损之证为器物伤及筋骨，宜从血论治。其二，治疗上恐血得热妄行，先清肝火，砭刺患处放血，使瘀血不致泛注。后壮脾胃，生气血，降阴火，则瘀血易于腐溃，新肉易生。同时禁用攻伐之剂，防止腐肉不溃、新肉不生等症。

《可法良规》 伤损血虚论[※*]

凡伤损之证，出血太多，或溃烂之际，收敛之后，如有寒热作痛，或自汗盗汗，烦躁作渴，或遍身疼痛，肢体倦怠，牙关紧急，痰涎上壅等证，是血气虚极而作变证也，当峻补元气为主。大凡伤损证有外邪，乃乘虚而入，犹当补助。作外邪治之，祸不旋踵矣。（论血气内伤）

又云：凡伤损之证，筋糜肉烂，脓血大泄，阳亦随阴而走，元气丧败，理势必然，气血不虚者鲜矣。智者审之。（论血气必虚）

又云：凡伤损之证，脓血大溃，血出过多，兼之恶寒发热，焮痛口干，肝血自然不足。况肝主筋，血去则筋无以养，筋无血养则燥，遂不能束骨而屈伸自如，故有拘挛之象。宜圣愈汤加柴胡、木瓜、山栀、麦冬、五味子治之。如作风证一治，筋愈燥而血愈涸，挛岂能伸乎！（论血虚筋挛）

——清·顾世澄《疡医大全·卷三十六·跌打部·跌打损伤门主论》

【提要】 本论主要阐述伤损血虚的病机及治法。要点如下：其一，损伤失血过多，致气随血脱，易出现汗出烦躁、疼痛肢倦等症状，当峻补元气，补气生血，防止邪气趁虚而入。其二，伤损之证，筋肉糜烂，脓血大泄，必气血亏虚，阳随阴脱，致元气衰败。其三，伤损脓血大溃，血出甚多，必肝血不足，无以养筋，致筋骨拘挛，当用圣愈汤补气养血，复加疏肝清热之品，切勿辨为风证。

《可法良规》 论瘀秽内焮※

凡伤损之证，若棍扑重者，患处虽不破，其肉则死矣。盖内肉糜烂，与瘀血相和，如皮囊盛糊然。其轻者，瘀血必深蓄于内，宜急砭刺，即投大补之剂。否则大热烦躁，头目胀痛，牙关紧急，殊类破伤风证，此瘀秽内作而然也。急刺之，诸证悉退。若刺破之后，或有发热恶寒，口干作渴，怔忡惊悸，寤寐不宁，牙关紧急，目赤头痛，自汗盗汗，寒战咬牙，气短喘促，遗尿手撒，身热脉大，按之如无，身热不欲近衣，或欲投水，或恶寒而脉浮大，重按微细，衣厚仍寒，此气血挟虚使然也。皆宜参、芪、归、术之类急补之，如不应，速加附子，缓则不救。或手足逆冷，肚腹疼痛，泻利肠鸣，饮食不入，呃逆呕吐，此寒气乘虚而然也，治法同前用药。如有汗而不恶寒，或无汗而恶寒，口噤足冷，腰背反张，颈项劲强，乃血气虚而发痉也。治法亦同前用药，少佐见证之剂。此痉证往往误投风药，以致不起者多矣。若果是破伤风证，亦系元气耗损，外邪乘虚而致，皆宜峻补先固其本为善。妄投风药，祸如反掌，治者不可不察。（论瘀秽内焮）

又云：伤损之证，若内积瘀血，焮热，宜砭刺。不知砭刺，则外皮炙干，缩急坚硬，已连好肉，不能腐烂，益加胀痛，俗名丁痂皮是也，以致瘀秽难出，治者因将死肉尽行割去，疮口开张，反难腐溃，怯弱之人，多成破伤风证，以致不救。若杖后刺去瘀秽，涂以神效当归膏，投以参、术、归、芪、地黄之类，诸证即退，死肉即溃，丁痂不结，所溃亦浅，生肌之际，亦不结痂，自免皱结之痛。（论丁痂皮）

————清·顾世澄《疡医大全·卷三十六·跌打部·跌打损伤门主论》

【提要】 本论主要阐述伤损的瘀血内停的病机及治法。要点如下：其一，伤损后瘀血内停，导致局部红肿热痛，宜采用局部刺破以排除瘀血的砭镰法，并外涂神效当归膏，内服补气养血之品，死肉自溃，丁痂不结，所溃亦浅。其二，若不知砭镰法，则疮口出现丁痂皮，以致瘀秽难出。若将死肉尽行割去，疮口开张，反难腐溃，对于体质虚弱之人，恐成破伤风。

《可法良规》 论肾虚气逆

凡伤损之证，最忌肾气虚惫。肾主骨，肾水足则肝气充溢，经脉强健，虽有伤损，气血不亏而溃敛以时，气路不致于上逆，痰涎何能而上壅？使肾气一虚，水不能生木，则肝气奔腾而不下，痰气亦随之以上升，非风痰也，乃水泛白羊也，是水泛为痰之证也。宜六味地黄丸或六味地黄汤加清肝之剂。（论肾虚气逆）

————清·顾世澄《疡医大全·卷三十六·跌打部·跌打损伤门主论》

【提要】 本论主要阐述伤损后肾气亏虚的病机及治法。要点如下："凡伤损之证，最忌肾气虚惫"，若肾气亏虚，水不涵木，肝气上逆，痰随气升，津液输布障碍，水泛为痰。治宜六味地黄丸或加清肝之品。

《可法良规》 论湿热乘肝

凡伤损之证，其患已愈，而腿作痛，乃受患太重，脓血过多，疮虽愈而肝经血气尚未充也，故湿热乘之，因虚而袭，以致作痛，非风证也。用八珍汤加牛膝、木瓜、苍术、黄柏、防己、炙草以祛湿热，养阴血，痛渐止后去防己、黄柏服之，遂瘳。（论湿热乘肝）

——清·顾世澄《疡医大全·卷三十六·跌打部·跌打损伤门主论》

【提要】 本论主要阐述伤损后肝经湿热的病机及治法。要点如下：伤损疮口愈合后，但气血尚未恢复，湿热之邪趁虚而入，故致腿痛。治宜八珍汤补气血，复加清湿热、养阴血之品。

《可法良规》 论湿痰作痛

凡伤损之证，或其人素多湿痰，或又服辛热破血之剂，则湿热助痰流阻道路，反致遍身作痛。丹溪曰：东南之人多因湿土生痰，痰生热，热生风，证类中风，惟宜清燥汤，或二陈汤加羌、防、归、芍、桔梗、炒芩、苍术治之。（论湿痰作痛）

——清·顾世澄《疡医大全·卷三十六·跌打部·跌打损伤门主论》

【提要】 本论主要阐述伤损后湿痰作痛的病机及治法。要点如下：伤损后，遇素多湿痰之人，又服辛热之品，使湿从热化，湿热之邪助痰壅塞气道，致全身气机郁滞，不通则痛。治宜清燥汤或二陈汤加清热化湿之品。

陈士铎 从高坠下气滞血壅论[※]

人有从高而下堕于平地，昏死不苏，人以为恶血奔心也，孰知是气为血壅乎！夫跌仆之伤，多是瘀血之攻心，然而跌仆出于不意，未必心动也。惟从高下坠者，失足之时，心必惊悸，自知坠地必死，是先挟死之心，不比一蹶而伤者，心不及动也。故气血错乱，每每昏绝而不可救。治之法，驱其瘀血而必佐之苏气之品，而血易散，而气易开。倘徒攻瘀血，则气闭不宣，究何益乎？方用苏气汤。

乳香末（一钱） 没药末（一钱） 苏叶（三钱） 荆芥（三钱） 当归（五钱） 丹皮（三钱） 大黄（一钱） 桃仁（十四粒） 羊踯躅（五分） 山羊血末（五分） 白芍（五钱）

水煎。调服一剂而气苏，再剂而血活，三剂全愈。

此方苏气活血兼而用之，故奏功神速。方中妙在用羊踯躅与苏叶、荆芥，因其气乱而乱之，则血易活而气易苏矣。

——清·陈士铎《辨证录·卷之十三·接骨门》

【提要】 本论主要阐述从高坠下后昏迷的病机及治疗。要点如下：坠损后昏迷不醒，是由于失足之时，心必惊悸，体内气血错乱，气滞血壅。当以活血醒气之品治疗，方用苏气汤，不可单用活血之法。

冯兆张　论跌扑堕胎※※

妊娠受胎，……如有跌扑所伤，须逐污生新为主，佛手散最妙。腹痛加益母草，服下痛止，则子母俱安。如胎已损，则污物并下，再加童便、制香附、益母草、陈皮，煎浓汁饮之。如从高坠下，腹痛下血，烦闷，加生地、黄芪，补以安之。如因使内腹痛下血，加参、术、陈皮、茯苓、炙甘草、砂仁末以保之。如胎下而去血过多，昏闷欲绝，脉大无力，用浓厚独参汤冲童便服之。小产本由气血大虚，今当产后，益虚其虚矣，故较正产，尤宜调补。

——清·冯兆张《冯氏锦囊秘录·杂症大小合参·卷十七女科·胎前杂症门·堕胎》

【提要】　本论主要阐述妇女妊娠时跌扑致堕胎的治法。要点如下：妊娠妇女有跌扑所伤，或从高坠下，使体内瘀血内停，因此以活血化瘀为治疗大法，方用佛手散。若伤及胎气，症见腹痛，则以保胎为原则，方以佛手散随症加减调服。若已流产，且流血过多，则以补虚为主，方用独参汤。

沈金鳌　跌扑闪挫气血俱伤论※*

跌扑闪挫，卒然身受，由外及内，气血俱伤病也。何言之？凡人忽跌忽闪挫，皆属无心，故其时本不知有跌与闪挫之将至也，而忽然跌，忽然闪挫，必气为之震，震则激，激则壅，壅则气之周流一身者，忽因所壅而凝聚一处，是气失其所以为气矣。气运乎血，血本随气以周流；气凝则血亦凝矣，气凝在何处，则血亦凝在何处矣。夫至气滞血瘀，则作肿作痛，诸变百出。虽受跌受闪挫者，为一身之皮肉筋骨，而气既滞，血既瘀，其损伤之患必由外侵内，而经络脏腑并与俱伤，其为病，有不可胜言，无从逆料者矣。至于打扑，有受人谴责者，有与人斗殴者，虽不尽无心，然当谴责斗殴之时，其气必壅，其血必凝，固与跌闪挫无异也。其由外侵内，而经络脏腑之俱伤，亦与跌闪挫无异也。故跌扑闪挫，方书谓之伤科，俗谓之内伤，其言内而不言外者，明乎伤在外而病必及内。其治之之法，亦必于经络脏腑间求之，而为之行气，为之行血，不得徒从外涂抹之已也。古来伤科书甚多，莫善于薛立斋分症主治诸法，及陈文治按处施治之法，今特即二家书，采其语之切要者著为篇，而伤科之治，无遗法矣。

——清·沈金鳌《杂病源流犀烛·卷三十·跌扑闪挫源流》

【提要】　本论主要阐述跌扑闪挫后导致气血俱伤的病机及治法。要点如下：其一，忽然闪挫与击打斗殴，均会导致气滞血瘀，故为肿为痛。同时，损伤之患，由外侵内，故经络脏腑与之俱伤，因此将伤科称为内伤。其二，治疗主张不仅外表涂抹，还要从经络脏腑间治之，推崇薛己的分症主治大法及陈文治的按部位施治。

胡廷光　金刃伤※

耀山曰：凡金刃伤，失血之症也，有轻重浅深之分。如出血太多，脉宜安静，最忌躁促脉。《经》云：金疮出血，沉小者生，浮大者死。伤口平置，不辨可明；若伤深而重者，症必大脉已伤，血飞筋断也。宜服八珍、十全等汤补之，甚者独参汤。素有热者，兼以凉血；因有怒者，兼以清肝；烦渴昏愦者，定心补脾；筋骨拘挛者，滋肾补血。其伤处必将自己小便淋洗，如伤久欲换敷药，亦以小便洗之，功能止痛不溃，即见水亦无碍。如轻浅之伤，血止即痊，后虽溃烂，亦无大害。所集止血药方，备述以便选用。

——清·胡廷光《伤科汇纂·卷之九·损伤总论·金刃伤》

【提要】　本论主要阐述金刃伤及机体，容易导致失血之症。要点如下：作者引用《内经》理论，认为伤损出血后以脉象安静沉小者预后良好，躁促浮大者预后不良。伤势深重者，宜以八珍汤、十全大补汤等补血，同时随症兼以凉血、清肝、定心、补脾、滋肾等法治疗。后附《集证》《金匮要略》《陈氏选粹》等诸多止血方。

胡廷光　磁锋伤

耀山曰：凡磁锋伤，较之金刃，稍钝而浅；比之石块，虽轻而深。或头被碗击，或脚踏缸片，或跌堕扑地垫戳，因而脑陷腹破，轻则皮破血流而已，重则筋断血飞不住也。如皮破者，用桃花散掺之，其血自止。筋断者，白胶香散敷之，其筋自续。出血过多，面色必黄，须要外避风寒，内忌冷物，终保无患，并服独参、八珍汤补助为要。若深者，恐有细锋在内，势必腐烂，须用童便乘热洗之，或用葱汤洗而去之，仍用金疮药掺敷，又外用膏药贴之，否则防患破伤风也。

——清·胡廷光《伤科汇纂·卷之九·损伤总论·磁锋伤》

【提要】　本论主要阐述锋利磁器伤及机体的病因病机及辨证施治。要点如下：其一，指出磁锋伤比金刃伤稍钝，但严重者可致筋断血出不止。其二，治疗上主张外用桃花散掺之或白胶香散敷之，同时避风寒，忌冷物；内服独参汤、八珍汤以补气补血。其三，提出若伤口较深，恐有细碎瓷片留在伤口内，必须仔细清洗，以防伤口溃烂。后附《正宗》《拔萃》《鬼遗方》《斗门方》等诸多止血方。

胡廷光　签刺伤[※]

耀山曰：凡签刺伤，竹木针骨所戳伤也。按《正宗》云：外入之患，有软硬之分，浅深之异。软浅者，以针头拨见刺形，拔出即愈。硬深难出者，用蝼蛄捣烂涂刺上，一时许，其刺自然吐出，取去之则愈矣。如朽竹烂木毒骨刺入肉，终必溃烂，要在预为施治，以免脓腐，治验各方，选列于后。

——清·胡廷光《伤科汇纂·卷之九·损伤总论·签刺伤》

【提要】　本论主要阐述签刺伤的定义及竹签刺伤机体的病因病机和辨证施治。要点如下：作者提出当依据位置深浅而区别对待。浅者，拔出即愈；深者，用蝼蛄捣烂外涂竹刺上；遇有朽竹、烂木或毒骨刺肉的情况，宜以药物施治。后附《肘后方》《救急方》《梅师方》《灵苑方》等诸书中祛腐方。

胡廷光 坠堕伤※

耀山曰：坠堕伤，从高而下也。或登楼上树，临岩履险，偶一踏空而堕者，或遇马逸车覆而坠者，若身无大伤，气必惊乱，血必淤滞。一时昏晕者，将患者扶起，或敲其背而振之，或抱其腰而耸之，使其血和气通，人渐苏醒，然后服药调养则痊。若逢撞碰癓痞，身有伤痕者，按其部位穴道而治之。若内伤致命，口眼耳鼻，必然出血，死在须臾者，急灌童便救之。如骨折筋断者，方集本条，可选择通用也。

——清·胡廷光《伤科汇纂·卷之九·损伤总论·坠堕伤》

【提要】 本论主要阐述坠堕伤的定义、病因病机和辨证施治。要点如下：从高而下，或坠落车马，会引起坠堕伤。由于坠堕受惊，气乱血瘀，一时昏厥。当先通过手法调气行血，使之苏醒，然后再服调养之品，患处按部位穴道以治之。后附《圣惠方》《经验后方》《广济方》等诸方。

胡廷光 跌磕伤※

耀山曰：跌磕者，骤然跌倒，磕擦而成伤也。按《洗冤录》云：或失足，或自绊，其力在下，则所伤多在腿足及臂膊，然其或左或右，又皆只伤半边。如被人推而跌者，则其力在上，所伤多在头面及两手腕。盖推之力大，而人之一身其最重莫如首，推而下之，势必自顾，或两手至地，或出不知，则头面必先倒垂而下，虽亦未必全伤，而所伤与自跌不同。不但此也，自跌者因惊，被推者兼怒，要在医者善察而施治，则无贻误。

——清·胡廷光《伤科汇纂·卷之九·损伤总论·跌磕伤》

【提要】 本论主要阐释跌磕伤的定义及受伤机理。要点如下：突然跌倒，磕擦成伤，会引起跌磕伤。引《洗冤录》之说，指出依据跌倒的体位不同会伤及不同部位，论及自跌者多惊，被推者兼怒；提示医者治疗时要善于观察而施治，恐生贻误。后附《直指方》《简便方》《千金方》等诸多治跌方。

1.3 诊法辨证

王肯堂 论伤损脉法*

《内经》云：肝脉搏坚而长，色不青，当病堕。若搏因血在胁下，令人呕逆。《脉经》云：从高颠仆，内有血，腹胀满，其脉坚强者生，小弱者死。

《金匮》云：寸口脉浮微而涩，然当亡血若汗出。设不汗者，其身有疮被刀斧所伤，亡血故也。

《脉经》云：金疮血出太多，其脉虚细者生，数实大者死。金疮出血，脉沉小者生，浮大者死。砍疮出血一二石，脉来大者，二十日死。砍刺出血不止者，其脉止，脉来大者七日死，滑细者生。

上破伤之脉，若瘀血停积者，坚强实则生，虚细涩则死。若亡血过多者，虚细涩则生，坚强实则死。皆为脉、病不相应故也。

——明·王肯堂《疡医证治准绳·卷之六·脉法》

【提要】 本论主要阐述伤损后的脉象。作者引用《内经》《脉经》《金匮要略》所论伤损后的脉象，指出瘀血内停者，脉象坚强实则生；亡血过多者，脉象虚细涩则生。

王肯堂 十不治证*

攧扑损伤，或被伤入于肺者，纵未即死，二七难过；左胁下伤，透内者；肠伤断一半可医，全断者不可治；小腹下伤内者；证候繁多者；脉不实重者；老人左股压碎者；伤破阴子者；血出尽者；肩内耳后伤，透于内者：皆不必用药。

——明·王肯堂《疡医证治准绳·卷之六·跌扑伤损·十不治证》

【提要】 本论主要阐述十种严重伤损的辨识。要点如下：十种具有致命的伤损包括：肺损伤，左胁外伤并伤及体内，肠道完全断裂，小腹外伤伤及腹内，损伤伴发多种证候，脉象虚浮，老人左大腿骨粉碎性骨折，睾丸外伤，损伤血出过多，肩部连及耳后损伤深达于体内者皆为不治之症，不必用药。《奇效良方》《世医得效方》《疡医大全》《正骨心法要旨》《跌打损伤方》等皆收录该段医论。

异远真人 察目验伤左右论*

凡受伤不知左右，若有吐血症，见血自明。血黑者左受伤，血鲜者右受伤，若无血吐出，即看眼珠，亦可知其定所。乌珠包丑者，伤在左；白珠包丑又加红大者，伤在右。左属肝，右属肺。乌珠属肝，白晴属肺，瞳仁属肾。常见右边受伤，发时左边便痛。不可单治一边，必左右兼治，其病始愈。

——明·异远真人《跌损妙方·左右论》

【提要】 本论主要阐述望吐血颜色和诊目法以推断伤损患处的认识。要点如下：其一，吐血黑色肝经受伤，吐血鲜红肺经受伤。其二，察目验伤，即通过眼球的变化，来判断患处在左还是在右。如乌珠包丑，即黑眼珠呈现丑陋的色泽特征时，伤在左。此"左右论"所言方法，虽然不能明确诊断，但是察目验伤，却是伤科学派检查诊断的一大创新。其理论基础，源于《灵枢·大惑论》所云："五脏六腑之精气，皆上注于目而为之精。精之窠为眼，骨之精为瞳子，筋之精为黑眼，血之精为络，其窠气之精为白眼，肌肉之精为约束。"

郑芝龙 辨损伤难治易治论**

凡踢打跌扑损伤，男人伤上部者易治，伤下部者难医，以其气上升故也。女人伤下部者易治，伤上部者难医，以其血下降故也。凡伤须验在何部，按其轻重，明其受伤新久。男子气从左转，左则属阳；女子血从右转，右则属阴。要分气血之使，此症既受脏腑脉络，又验其生气迟速，万投万应，起死回生，宜珍藏之。

——明·郑芝龙《金疮跌打接骨药性秘书·秘授跌打损伤要诀》

【提要】 本论主要阐述辨析损伤难治易治的观点。要点如下：男人伤上部者易治，伤下部者难医；女人伤下部者易治，伤上部者难医。《跌打秘方》收录该观点，解释男子气盛，气以上升多见，故认为男子伤于上部则易治；女子血盛，血易向下，故女子伤于下部则易治。

胡廷光 辨生死※

《可法良规》云：若元气虚怯，邪气滋盛，溃烂延上必死；不溃而色黯者，亦死。手足心背受病，色黑者多死；手足节髓损去者不死。故伤损骨断筋皮尚连者，急剪去之；若肉被伤欲去尚连者，亦剪之；不尔，溃及好肉，怯弱之人多致不救。如手足与指损去一节，不死可治；惟去其半节，留其半节，或骨断筋皮相连者，最为难治。

陈氏《决疑秘法》云：顶门破而骨未入内者可治，骨陷入者不治。脑骨伤损在硬处者可治，若在太阳穴及骨缝软处不可治。头骨陷入内，未甚者可治，囟门出者死。两目俱伤者可治，鼻骨山根伤者可治，断者死。耳后受伤入内者不治。气出不收，眼开者不治，闭者可治。气管伤者死。食管全断者不治，未全断者可治。男人两乳受伤，急救可治；女人两乳伤重者必烂不治。胸膛红肿青色未裹心者可治，红既裹心者不治。胸腹受伤出黄水、黑水、血者，十不治一。若正心口青色者，七日死；调医三日后，转黄色者可救，不转者必死。食饱受伤，三日不死者可救。两胁有伤，血入五脏者难治。肠出，不臭者可治，臭者死；肠未断者可治，断者不治。肠出，色紫黑者不治，色不变者急治可愈。夹脊断者不治，腰歪伤重而自笑者不治，伤轻虽笑可治。小腹受伤吐屎，眼直视者不治；伤轻眼未直视，虽吐屎无害也，可治。孕妇小腹受伤，犯胎者不治。孕妇腰伤，其胎必下，不可救。小肚受伤，不分男女皆不治。阴囊有子可救，若肾子受伤，入小腹者不治。阴囊破开，肾子悬系者可治，若肾子伤碎者不治。尾闾骨断者不治。两手受伤，脉骨断者不治。两足腿骨断者难治。脉大而缓，即四至亦不治。鱼际骨有脉者可救。诸骨受铁器伤，五日外流黄水通内者不治。如跌扑及破伤风，头目青黑，额汗不流，眼小目瞪，身汗如油，谓之四逆，均属不治。

按：赵除瑛秘本，有验症五法，可取以为初学之津梁，故附于末：

一看两眼，眼白有血筋，腹内必有瘀血，筋多瘀多，筋少瘀少，两眼活动有神易治，两眼无神难治；二看指甲，以我指按其指甲，放指即还原血色者易治，少顷后还原者难治，紫黑色者不治；三看阳物不缩可治，缩者不治；四看脚趾甲红活者易治，色黄者难治，看与指甲同；五看脚底红活者易治，色黄者难治。

——清·胡廷光《伤科汇纂·卷之四·辨生死》

【提要】 本论主要阐述伤损后危急重症的辨析。要点如下：其一，摘录《可法良规》的观点认为以下情况预后不佳：元气虚弱，邪气盛者，溃烂上延，或不溃而色黯；手足心背面受伤，颜色发黑者。其二，摘录《决疑秘法》的观点认为伤及以下部位为不可治：颠顶骨破且内陷者，太阳穴处或骨缝处的脑骨损伤，鼻梁骨山根处骨断，两乳伤重者，胸腹伤伴出血黄黑色或腹腔内液者，两胁肋受伤伴内出血者，肠出腐臭或色紫黑者，脊柱断裂，腰伤重者，小腹受伤伴呕吐胃内容物，睾丸伤碎，尾骨骨断等。其三，引入赵除瑛秘本的验伤五法，通过观察眼睛、指甲、阴茎、脚趾甲及脚底之色判断伤损是否严重。《伤科补要》《伤科大成》等皆收录此论。

钱秀昌　伤科脉诀*

伤科之脉，须知确凿。蓄血之症，脉宜洪大；失血之脉，洪大难握。蓄血在中，牢大却宜；沉涩而微，速愈者稀。失血诸症，脉必现芤；缓小可喜，数大甚忧。浮芤缓涩，失血者宜；若数且大，邪胜难医。蓄血脉微，元气必虚；脉症相反，峻猛难施。左手三部，浮紧而弦，外感风寒。右手三部，洪大而实，内伤蓄血。或沉或伏，寒凝气束。乍疏乍数，传变莫度。沉滑而紧，痰瘀之作。浮滑且数，风痰之恶。六脉模糊，吉凶难摸。和缓有神，虽危不哭。重伤痛极，何妨代脉，可以医疗，不须惊愕。欲知其要，细心习学。

——清·钱秀昌《伤科补要·卷一·脉诀》

【提要】　本论主要阐述伤损后的 18 种脉象，及脉诊在伤科的临床应用。要点如下："蓄血"之脉，宜见洪大、牢大，沉涩而微则预后不佳；"失血"之脉，宜见浮芤缓涩或缓小，数大则预后较差；重伤痛极，可见代脉。

钱秀昌　伤科五绝论※※

又有五绝之论：一看两眼白睛上红筋多，则瘀血亦多；若直视无神，不治。二扳撅其指甲，血即还原者可治，不还原者不治。三若脚趾与手指甲俱黑者，死。四阳物缩者，不治。五脚底之色蜡黄者，难治。此五绝之症也。

——清·钱秀昌《伤科补要·卷二·第四则·至险之证不治论》

【提要】　本论主要阐述伤科的五种绝症。要点如下：作者将伤损后出现两眼直视无神者，撅其指甲血不还原者，脚趾与手指甲俱黑者，阴茎缩者及脚底之色蜡黄者，称为"五绝之症"。其观点被《伤科大成》收录其中。近年来医学微循环学说的发展，间接证明了这种验伤方法的科学性，尤其是指甲紫黑难治的见解，确是经验之总结。

赵　濂　先看穴道吉凶

囟门：即脑盖，一名顶门，骨破髓出者不治。节梁：即鼻梁，打断者不治。两太阳穴：即眉梢角骨，不治。突骨：即结喉骨，打断者不治。塞骨：即结喉下，横骨上，空陷处，打断者不治。横骨下，人字骨，离一寸三分，为一节。受伤者，下一节，更重一节。心窝：即人字骨处，又名龙潭穴，打伤晕闷者，久后必死。丹田：脐下一寸三分之内，即膀胱也。倒插伤者不治，一月当亡。卵子：捏碎及伤破者不治。脑后骨：骨破者不治。百劳穴：与塞骨相对，伤断者不治。天柱骨：与结喉骨相对，伤断者不治。两肾穴：在脊背与脐相对之左右，各离一寸三分。打破者，或笑或哭不治。尾巴骨：打碎者不治。海底穴：大小便两界中间，伤重者不治。

软骨：在两乳下，即食肚，倒插伤者不治。气门：左乳上，动脉处，受伤则气塞，救迟者不过三时。血海：右乳下，软肋打伤者不治。两乳：左乳受伤者则咳，右乳受伤者则呃，皆不治。

——清·赵濂《伤科大成·先看穴道吉凶》

【提要】 本论主要阐述伤及不同穴位后判断吉凶的方法。要点如下：作者提出伤及太阳、丹田、百劳、肾俞海底、气门、血海等穴位，或伤及囟门、鼻梁、结喉处、心窝睾丸、脑后骨、颈椎、骶骨、两乳等处，病情凶险，多不治。可见，赵濂重视危重症的观察与研究，对于伤者吉凶的判断方法尤为详细而准确。

赵 濂 看伤吉凶

一看两眼：两眼有瘀血者，则白睛必有瘀血之筋。血筋多者，瘀血必多；血筋少者，瘀血亦少。两眼活动者易治，不动者难治。二看手指甲：以我手指甲，掐其手指甲，放手即还原色者易治，少顷始还原色者伤重，手指甲紫黑者不治。三看阳物：不缩者可治，缩者难治。卵子缩者，亦不治。妇人乳缩者不治。四看脚指甲：与手指甲同法。五看脚底：红活色者易治，黄色者难治。手掌亦同。犯五凶象者不治，如犯一二凶象者尚可治。

凡人受向上打伤者为顺气，平拳打伤者为塞气，倒插打伤者为逆气，其症最凶。夫人身之血，随气转，气顺则血顺行，气逆则血逆滞，血滞则病成。何堪加以骨碎筋断，其不至殒命，与成残废者，亦大幸事，全赖医者，有旋乾转坤之力也。盖前心与后心相对，伤久成痨；小腹与膀胱相连，伤久成黄病。

——清·赵濂《伤科大成·看伤吉凶》

【提要】 本论主要阐述通过望诊判断伤势轻重的方法。要点如下：作者在前人"五绝论"，即通过望眼、手指甲、外生殖器、脚趾甲及脚底判断吉凶基础上，进一步阐释发微。指出跌打损伤后气机运行不畅，气逆则血滞，血滞则病成，加之骨碎筋断，轻则残废，重则殒命，需靠医家之力以扭转乾坤。

江 昱 论验轻重伤诀

一看眼：凡内伤有瘀血，白睛必有红筋，筋多瘀血多，筋少瘀血少。若眼珠动运有神气者可治，否则难治。

二看手指甲：以我手大指甲压病者指甲上，一放开血色即还原者，可治。若迟缓还原，或乌色或紫色者不治。

三看阳道：不缩及有小便者，可治，否则难治。

四看足指：与看手指甲同一法。

五看脚底：红色者易治，黄色难治，五色全犯者不治。

六看脉息：若胃气和平者易治，六脉浮数兼有外感也，难治。六脉微绝，胃气将尽者，不治。

——清·江昱《跌打秘方·论验轻重伤诀》

【提要】 本论主要阐述伤损后六种绝症的相关诊断方法。要点如下：作者在前人提出的"五绝论"基础上，又增补论述了脉象上的绝症表现。即通过望眼、指（趾）甲、外生殖器、脚底及诊脉，判断患者伤情的轻重。脉象平和者，易治；浮数兼有外感之症，难治；脉微欲绝者，不治。

1.4 治则治法

蔺道人 骨折七步内治法※*

如伤重者，第一用大承气汤，或小承气汤，或四物汤，通大小便去瘀血也。惟妇人，别有阴红汤痛下。第二用黄末药，温酒调，不拘时。病在上，食后服；在下，空心服；遍身痛，临卧时服。第三服白末药，热酒调，其法同黄末服。妇人产后诸血疾，并皆治之。第四服乌丸子。第五服红丸子。第六服麻丸子，用温酒吞下，妇人艾醋汤下，孕妇不可服。第七服活血丹、当归散、乳香散。二散方见前方内，并用酒调，不拘时，与黄末、白末服法同。惟乳香散参之。山泉方则又加六味：白杨皮一斤，生芥子十个，泽兰一斤，檀香六两，沉香二两，川芎一斤，余方条具于后。

——唐·蔺道人《仙授理伤续断秘方·又治伤损方论》

【提要】 本论主要阐述骨折"七步内治法"。要点如下：第一步用大承气汤、小承气汤或四物汤，用以攻下逐瘀。主治创伤之初，瘀滞不通，二便闭塞，可因病情轻重、病人体质强弱等分别使用。第二步用黄药末。第三步用白药末，用以活血止痛，续筋接骨。主治创伤之后，气滞血瘀，壅塞经脉内外，局部肿胀疼痛，其是按时间不同及体质差异而设立。第四步用乌丸子。第五步用红丸子。第六步用麻丸子，用以调补气血，坚筋壮骨。主治骨折连而未坚，气血内耗阶段，症见筋痿无力，手足缓弱，外肿内痛，肢节疼痛等。第七步用活血丹、当归散、乳香散，用以强筋壮骨，舒筋活络，主治伤损后期患处疼痛，手足痿痹，筋骨乖纵，筋挛不舒。《仙授理伤续断秘方》在总结唐代以前外伤内治的经验的基础上，加以发展、创新，创立了"七步内伤治法"。其对骨折的治疗，使用了铜类药和动物骨类药，为后世治疗骨折的接骨续损法产生了影响。

异远真人 血头行走穴道歌

周身之血有一头，日夜行走不停留。遇时遇穴若伤损，一七不治命要休。子时走往心窝穴，丑时须向泉井求。井口是寅山根卯，辰到天心巳凤头。午时却与中原会，左右蟾宫分在未。凤尾属申屈井西，丹肾俱为戌时位。六宫直等亥时来，不教乱缚斯为贵。

——明·异远真人《跌损妙方·血头行走穴道歌》

【提要】 本论主要阐述基于针灸经络穴位学说而治伤的观点。要点如下："血头行走穴道"，本是道教武术家的首创，但异远真人依照其理论，将其发展成为伤科"穴道"疗法（包括点穴法和药物疗法）。主要是将经络流注的时辰，与血头行走穴道的时辰进行对照，主张治伤必须按时取穴、按穴用药，某时某穴的损伤，气血滞于某穴，治伤应在被点之前开启，使所伤之穴道受到震动，气机通畅则气血得以疏通。如子时心窝穴受伤，需点丑时泉井开启。该论是异远真人在经络穴位、子午流注和武功穴道技击的基础上，结合其平生治疗穴道损伤的经验总结而来，具有一定的创造性。

异远真人　跌损治法总论*

夫跌打损伤，气血不流行，或人事昏沉，往来寒热，或日轻夜重，变作多端。昧者不审原因，妄投猛剂，枉死多人，诚可惜也。治宜及早，半月后才医，瘀血已固，水道不通，难为力矣。既表不可复表，要仔细看明，随轻重用药。青肿转红色，血活将愈；若牙关紧闭，不能进药，万无生理。坐卧避风，忌一切生冷，牛肉缩筋，猪肉发病，亦不宜食。遇有重伤，解衣谛视遍身，血道形色若何，诊脉调和与否，脉绝不至者死，沉细者生。山根好，阴囊有子，可治；肾子入小腹，无治。顶门一破，骨陷难存；囟门被伤，髓出即死。心胸紧痛，青色胜裹心，乃偏心受伤，可治；红色胜裹心，乃心口受伤，不治。上心口青肿，一七即死。伤小腹而不及肚，可治。若阴阳不分，粪下不止，气出不收，则肚伤矣。食管虽断，在饱食之后，延二日不死者，可治。若鼻孔黑色，舌大神昏，则脏腑绝矣。耳后为制命之处，脊骨无续断之方。男子乳伤，犹非重症；妇人乳伤，却是危机。正腰受伤，笑者多凶。小腹受伤，孕妇最忌。以上姑述其大者，并列各方于下。

——明·异远真人《跌损妙方·治法总论》

【提要】　本论主要阐述治伤的总体原则。要点如下：其一，提出损伤证宜早治疗。伤损之责，多在于"瘀"，故治疗上强调早期活血的重要性。其二，伤科临证时要重视诊断，不能草率马虎，强调解衣遍视全身，对形态、气血、面色、身色、脉象等，均应仔细看明。其三，指出损伤证有轻重之分，变化多端，而且列出危重症。其四，在伤科调理禁忌方面，强调避风寒、忌生冷食物。该论是在《肘后备急方》和《备急千金要方》等文献的基础上，并收集民间方剂和自身治伤经验加以整理而成，强调辨证施治的重要性。其治伤观点，至今仍有参考价值。

薛　己　论伤损痛证辨治**

肌肉间作痛，营卫之气滞也，用复元通气散。筋骨作痛，肝肾之气伤也，用六味地黄丸。内伤下血作痛，脾胃之气虚也，用补中益气汤。外伤出血作痛，脾肺之气虚也，用八珍汤。大凡下血不止，脾胃之气脱也，吐泻不食，脾胃之气败也，苟预为调补脾胃，则无此患矣。

——明·薛己《正体类要·上卷·正体主治大法》

【提要】　本论主要阐述伤损后导致各种痛证的辨证施治。要点如下：伤损肌肉作痛，由营卫气机郁滞所致；筋骨作痛，是伤及肝肾之气所致；内伤下血作痛，是伤及脾胃之气所致；外伤出血作痛，是伤及脾肺之气所致；下血不止，则属脾胃气脱，治法以调补脾胃为主。并给出相应的方药。

薛　己　论创口痛辨治※*

作痛，若痛至四五日不减，或至一二日方痛，欲作脓也，用托里散。若以指按下复起，脓已成也，刺去其脓，痛自止。若头痛时作时止，气血虚也。痛而兼眩属痰也，当生肝血补脾气。

——明·薛己《正体类要·上卷·正体主治大法》

【提要】　本论主要阐述伤损后创口痛的辨证施治。要点如下：患处作痛，需根据是否成脓而区别治疗。欲作脓者，用托里散；脓已成者，刺去其脓；若伴头痛兼眩晕，则生肝血补脾气。

薛　己　论伤损出血辨治※*

出血，若患处或诸窍出者，肝火炽盛，血热错经而妄行也，用加味逍遥散，清热养血。若中气虚弱，血无所附而妄行，用加味四君子汤，补益中气。或元气内脱，不能摄血，用独参汤加炮姜以回阳，如不应，急加附子。或血蕴于内而呕血，用四物加柴胡、黄芩。凡伤损、劳碌、怒气、肚腹胀闷、误服大黄等药，伤阳络，则为吐血、衄血、便血、尿血。伤阴络，则为血积、血块、肌肉青黯。此脏腑亏损，经隧失职。急补脾肺，亦有生者，但患者不悟此理，不用此法，惜哉！

——明·薛己《正体类要·上卷·正体主治大法》

【提要】　本论主要阐述伤损后患处出血的各种治法。要点如下：其将伤损后患处出血不止，归结为肝火炽盛，血热错经，治以清热养血之法，同时结合脏腑虚实加减用药。如中气不足者，治以补益中气法；元气内脱者，治以回阳固摄法等。

薛　己　论腐肉不溃辨治※*

腐肉不溃，或恶寒而不溃，用补中益气汤。发热而不溃，用八珍汤。若因克伐而不溃者，用六君子汤加当归。其外皮坚硬不溃者，内火蒸炙也，内服八珍汤，外涂当归膏。其死肉不能溃，或新肉不能生而致死者，皆失于不预补脾胃也。

——明·薛己《正体类要·上卷·正体主治大法》

【提要】　本论主要阐述伤损后腐肉不溃的辨证施治。要点如下：伤损后腐肉不溃证，若恶寒而不溃乃体内中气不足所致，故以调补脾胃为主；若发热而不溃，乃气血不足，以八珍汤为主。

薛　己　论新肉不生辨治※*

新肉不生，若患处夭白，脾气虚也，用六君、芎、归。患处绯红，阴血虚也，用四物、参、术。若恶寒发热，气血虚也，用十全大补汤。脓稀白而不生者，脾肺气虚也，用补中益气汤。

脓稀赤而不生者，心脾血虚也，用东垣圣愈汤。寒热而不生，肝火动也，用加味逍遥散。晡热而不生，肝血虚也，用八珍、牡丹皮。食少体倦而不生，脾胃气虚也，用六君子汤。脓秽而不生者，阴虚邪火也，用六味地黄丸。四肢困倦，精神短少而不生者，元气内伤也，用补中益气汤。如夏月，用调中益气汤。作泻，用清暑益气汤。秋令作泻，用清燥汤。

——明·薛己《正体类要·上卷·正体主治大法》

【提要】 本论主要阐述伤损后新肉不生的辨证施治。要点如下：伤损后新肉不生，有脾气虚、阴血虚、气血虚、脾肺气虚、心脾血虚、肝火盛、肝血虚、脾胃气虚、阴虚邪火元气内伤等不同，需结合患处颜色和伴见症状予以判断，采取不同的治法，分别用六君子汤、四物汤、十全大补汤、补中益气汤、东垣圣愈汤、加味逍遥散、八珍汤等方剂治疗。

王肯堂 用药诀

打擖树木压，或自高处擖下者，此等伤皆惊动四肢五脏，必有恶血在内，专怕恶心，先用清心药、打血药，及通大小肠药，次第先服，临服加童子小便入药内立效。专用大小肠泄利，恐作隘塞，利害之甚，清心药加前方通利大小肠药服之，自然俱通，无闷烦，无恶血污心，以次用止痛药，服之即止。擖扑伤、刀石伤、诸般伤损至重者，皆先服清心药，次服清小便，三服去血药。或被伤者血未结，打从疮口出，或结在内，用药打入大肠时即泄。或被打、被擖、被木压，恶血未积者，用药打散四肢，或归脏腑者，或归上膈者，打从口中吐出，或归中膈，打入大肠泄出，先用此急救，次服止痛药，即二十五味药中加减用。凡药皆凭汤使所使方，先但用清心药，煎后用童便一盏同服或止痛；重伤者，则用姜汤、灯心汤调二十五味药服之，薄荷汤亦可。凡伤或刀伤及损内脏腑，恐作烦闷、崩血之患。如折骨者，同姜酒服，接骨药敷之。如骨碎，被重打、重擖、重木及石压者，皆用先服汤使法，并法用酒服。如轻擖扑损伤，则用姜汤调下二十五味药立效。凡打扑伤损，折骨出臼者，便宜用何首乌散。若发热体实之人，用疏风败毒散。若恶寒体弱之人，用五积交加散，后用黄白红黑四味末子补损丹、活血丹等药调治之。凡折骨出臼者，不宜用下瘀血之药，及通利大便之药，只宜疏风顺气、匀血定痛、补损而已。凡打扑砍磕，从高跌堕，瘀血攻心不能言语者，用独圣散及破血药下，去瘀血即能言语，次宜临证详治之。凡打扑跌堕伤于胁下，瘀痛不可忍者，先用破血药及独圣散，次以复元活血汤调理。凡打扑跌坠，损破皮肉紫黑色者，先用破血药，次用独圣散，又次用清上瘀血汤，消下破血汤。凡打扑损伤，呕恶血汁者，先用独圣散，次用百合散，又次用生料四物汤，加硬骨牛乳根，加减调理。凡打扑刀斧研磕等伤，破皮损肉，血出去多，头目眩晕者，先用川当归、大川芎煎水服，次加白芍药、熟地黄、续断、防风、荆芥、羌活、独活、南星煎水，加童便和服则可，不可用酒。如血出少，内有瘀血者，以生料四物汤一半，加独圣散一半煎水服，未破皮肉者，上碗加酒和服。凡打扑刀斧研磕等伤，破伤风痛不可忍，牙关紧急，角弓反张者，用生南星、防风等分为末，米泔调涂患处，又用热酒、童便各半调，连进三服即苏，次用疏风败毒散调治之。凡刀斧跌磕伤，破阴囊皮者，先服独圣散，次服止痛药，如内有宿血者，用破血药。凡刀斧伤破肚皮肠出者，先用清心药加童便和服及用独圣散，次用止痛药。如血出过多，先用当归、川芎水煎服，次加白芍药、熟地黄、羌活、独活、防风、荆芥、白芷、续断水煎，调乳香、没药末，和服之。凡伤损药中，不可缺乳香、没药，此药极能散血住痛。凡刀斧跌磕，闪肭脱臼者，初然不可便用自然铜，久后方可用之，折骨者宜便用之。若不折骨，不碎骨则不可用，修合诸损药皆要去之。好用自然铜必用火煅，方可服之。然新出火者，其火毒与金毒相扇，挟香热药毒，虽有接骨之功，其燥散之祸，甚于刀剑，戒之！凡坠伤，内有瘀血者，必腹胀满而痛，或胸胁满也，宜用破血药、清心药及通利之，自然而愈。痛不止者，用独圣散服之效验。如更不止，用止痛药服之，大效如神。凡金刃所伤，从高跌堕，皮肉破损，出血过多，此宜止疼兼补为先，宜当归补血汤。若皮肉不破损者，宜作瘀血停积治之，先以独圣散，次以破血药，随证加减，续后痛不止者，用止痛药调理。若胸膈疼痛，用开心草、雪里开、苏木煎酒，入童便和服即效。又方，单用苏木，煎酒和童便服。凡治刀斧金创打扑，从高跌堕，皮肉破损而伤重者，中间破处，挼封口药或补肌散，四边用截血膏箍住，使新血不来潮作，此秘传之妙诀也。凡损伤，妙在补气血，俗工不知，惟要速效，多用自然铜，恐成痼疾也。初伤只用苏木活血，黄连降火，白术和中，童便煎服。在下者可下瘀血，但先须补托。在上者宜饮韭汁或和粥吃，切不可饮冷水，血见寒则凝，但一丝血入心即死。凡老人坠马，腰痛不可转侧，先用苏木、人参、黄芪、川芎、当归、陈皮、甘草煎服，次以前药，调下红黑黄白四末子补损丹、活血丹。凡杖打闪肭疼痛，皆滞血证，宜破血药下之，痛不可忍则伤血故也，宜清心药，更不止，用独圣散大效。凡刀斧打扑研磕，跌断血筒，出如涌泉者，此伤经也，用封口药挼，以手按实，少时即止。又止血散挼之亦可。如肿痛，捣葱炒热缚之。凡损大小便不通，未可便服损药。盖损药热，亦用酒，涩秘愈甚，看患人虚实。实者用破血药加木通，尚未通加芒硝；虚者以四物汤加枳壳、麻仁、桃仁滑肠之类，虚人不可下者，四物汤加穿山甲。凡服损药，不可吃冷物，鱼、牛肉极冷，尤不可吃。若吃牛肉，痛不可治。又瘟猪肉、猪母肉，尤不可吃，切记之。凡损不可服草药，服之所生之骨必大，不得入臼，相兼君臣药服则可，要加温补气血药同煎。凡损药必热，能生气血以接骨也，更忌用火灸。如敷药不效，服药亦不效。凡用敷贴等草药，皆要临时生采新鲜者，用之有效。如出远路讨不便者，可为末用，研末不及生采者为胜。如无草药讨处，就用君臣药接缚之。凡损药内用酒者，不问红白，只忌灰酒，且重伤不可便用酒，反承起气，作腹胀胸满，切记切记。如稍定，却用酒水煎或汤浸酒。凡打伤在两胁、两胸、两肚、两肋，却用通气、通血、清心药，又看病人虚实不同。虚者，通药须兼补药放缓，且用贴药在前，通药在后。凡用通药反不通者，后用顺气药，腹肚全无膨胀而得安。此为不干血作，乃是气闭不通。如腹肚果有血作，一通便下，亦须以顺气药兼之。庶胸膈肚腹不致紧闷，气顺后，却用损药。凡人醉卧跌床下，胛背疼痛不可屈伸，损药不效，服黑豆酒数日愈，豆能下气，所损轻也。凡小儿跌凳角上，止用萝卜子煎服愈，亦顺气也。凡整作之法，除头脑上不可用药水洗，恐成破伤风，余可加熟油同药水避风洗之，且与住痛。整时先用热酒磨草乌，服一二盏方整，整时气绝，用苏合香丸。须苏未苏，以黑豆、防风、甘草、黄连煎冷服，或苎草擂水服，不可用盐解之。若吐加生姜汁。上皆专科用药之法，人有虚实，不可一律而施，即如末条，整时先服草乌酒，整而气绝，灌以苏合香丸走窜之剂，未苏，又以冷药灌之。若施之气虚之人，惨于加创矣！惟薛氏法，量证施治，专于内补，可以遵用。见后分证处治条，学者宜审焉。

——明·王肯堂《疡医证治准绳·卷之六·跌扑伤损·用药诀》

【提要】　本论主要阐述伤损的用药方法。要点如下：其一，伤损后，由于体内瘀血内停，宜依次服用清心药、活血药、润肠药、止痛药等，伤势较重，可用姜汤、灯心汤调服二十五味药。其二，对于骨折患者，宜敷接骨药，姜汤调下二十五味药。其三，对于骨折脱臼的患者，要根据症状及体质强弱，分别采用疏风、顺气、匀血、定痛、补虚损等方法治疗，宜用自然铜，禁用活血及通利大便之品。初期不宜用自然铜，后期可用之。其四，打扑跌坠致损者，多选用破血药、止痛药、清心药，如独圣散、百合散、生料四物汤等。其五，金疮跌坠等致血出过多者，宜止痛兼补血，方用当归补血汤。其六，关于饮食宜忌方面，服损药时，禁食冷物、牛鱼肉等。其七，用药要根据人体体质的虚实而区别用药，不可一概而论。

《可法良规》 论伤损治法禁忌

凡伤损之证，不可轻服乌附等味，盖其性味辛热，恐助火以益其患，其平素有失血及血虚之人，虽在冬令，决不宜用，缘滞血得火而益伤，阴血得火而益耗，运血得火而妄行，患肉得火而益坏，新肉得火而复溃，疼痛得火而益甚。若人平素虚寒，或因病而阳气脱陷者，则用之不在此例。（论用辛热之非）

又云：凡伤损之证，不宜敷贴硝黄之类，然其性味咸寒，恐济寒以益其伤。若人平素虚弱，患而作痛，虽在夏令，亦不宜用。盖胃气得寒而不生，运气得寒而不健，瘀血得寒而不行，腐肉得寒而不溃，新肉得寒而不生。若内有瘀血停滞，服以通之，不在此例。（论用咸寒之非）

又云：凡伤损之证，近用黑羊皮热贴者，盖羊肉性热而补气，彼受刑太重，患处内肉已坏，欲其腐溃者，用之成脓固速。若内非补剂壮其根本，毒气不能内侵，外非砭刺泄其瘀秽，良肉不无坏伤。设受刑轻浅，外皮破伤，外用神效当归膏敷贴，则丁痂不结，伤肉渐溃，死肉自败，焮肿自退，黯色自消。内用四物汤加黄连、柴胡、山栀、白术、茯苓，清肝木，健脾土自愈。若专用黑羊皮罨贴，反助其毒，腐溃益深，难于收敛，智者审之。（论用黑羊皮之非）

又云：凡伤损之证，瘀血已去而肌肉糜烂，不肯收敛，属气血俱虚，大补犹恐不及，岂可复用行气破血之剂，又贼其元气耶！当时诸君多蹈此弊，而怯弱者皆致不救。（论用行气之非）

又云：凡伤损之证，遇杖坠跌扑，患处如有瘀血，止宜砭出，服壮元气之剂。盖其气血已损，切不可孟浪妄行妄下。此肢末之地，血气难到，再用行气下血等药，复损脾胃元气，则运气愈难营达于下，而反为败证。怯弱者多致夭枉。（论下血之非）

又云：或问寒凉能消肿止痛，何以用之反致内溃，不能生肌，且有致死者？答曰：寒凉之剂敷于肌肉而不知痛者，是一遇寒凉，血因之以凝，气因之以滞，气血凝滞，肌肉皆为死阴，宁复有知其疼痛者哉？故毒不出而内攻，多致不救。当知气血得温则行，得寒则凝，寒极生热，变化为脓，腐溃益深，气血既败，肌肉无由而生，欲望其不危也，几希！（论用寒药之非）

又云：凡伤损之证，遇杖扑重者，外皮不破而内肉糜烂，与血相和，甚者臀腿如皮囊盛糊，然若不砭刺发泄，为患匪轻。故当时大理寺大狱诸君失于不砭，以致不起者多矣。是不知伤重而内有瘀秽者也，须急去之，即服补益之剂以固根本，庶保无虞。古人谓瘀秽恶于虎狼，毒于蛇虺，去之稍缓则戕性命，非虚言也，医者三复之。（论不砭之非）

又云：凡伤损之证，贵乎大补气血，则腐肉易于溃烂，疮口易于生肌。每见治者不知气血亏损，往往多用十宣散，又以方内参、芪、芎、归为补益之剂，嫌其中满，多用不过钱许，以厚朴、防己为清毒之药，因其行散，动则倍加，如此何益于气血，而欲责其速溃速敛速生肌乎？无怪其烦躁作渴，饮食益少，因之不起者众矣。（论不补益之非）

——清·顾世澄《疡医大全·卷三十六·跌打部·跌打损伤门主论》

【提要】 本论主要阐述伤损的治法禁忌。要点如下：其一，伤损之证，不可轻服辛热的乌、附等药，恐助火益患。其二，不宜敷贴咸寒的硝、黄之类，恐济寒益伤。其三，凡伤损之证，当内用补剂壮其本，毒气不能内侵，外用砭刺泄其瘀秽，并外用神效当归膏敷贴，丁痈不结，伤肉渐溃，死肉自败，嫩肿自退，黯色自消。若专用黑羊皮卷贴，反助其毒，腐溃益深，难于收敛。其四，伤损之证，瘀血已去而肌肉糜烂，不肯收敛，属气血俱虚，不可复用行气破血之剂，耗损元气。其五，伤损之证，患处如有瘀血，止宜砭出，服壮元气之剂，不可妄行妄下，复损脾胃元气。其六，伤损之证，外皮不破而内肉糜烂肿胀者，须急去之，若不砭刺发泄，为患匪轻。其七，伤损之证，当大补气血，则腐肉易于溃烂，疮口易于生肌，不可以十宣散重用厚朴、防己等清毒之药，以防烦躁作渴，饮食益少。

《可法良规》 论死肉不溃辨治※※

凡伤损之证，肉死而不溃，或恶寒而不溃者，宜补阳气。发热而不溃者，宜益阴血。或因作痛，或因峻剂而不溃者，宜和养脾胃。或因失血，或因汗多而不溃者，宜大补气血。其外面皮黑坚硬而不溃者，内火蒸炙而然也，内服益阴血，制阳火之剂；外涂当归膏以润之，则自溃也。大抵脾胃主肌肉，腐溃生肌，全在脾胃气血两旺，倘治者不识病机，失于补助，故有死肉不能溃而死者；有死肉已溃，新肉不能生而死者；有死肉溃，新肉生，疮口久不能敛而死者，此三者皆失于不预为补益耳。（论死肉不溃）

——清·顾世澄《疡医大全·卷三十六·跌打部·跌打损伤门主论》

【提要】 本论主要阐述伤损后死肉不溃的辨证施治，内容较薛氏所述更为具体而详实。要点如下：恶寒而不溃，当补阳气；发热而不溃，当益阴血；脾胃虚或峻剂伤脾而不溃，当补脾胃；失血过多或汗多而不溃，当补气血；皮黑坚硬而不溃，当益阴血制阳火。由于脾主肌肉，故腐溃生肌的关键在于脾胃气血充盛，治疗时尤其要注意固护脾胃，以生气血。

《可法良规》 论新肉不生辨治*

凡伤损之证，若嫩痛而肌肉不生者，火盛也；日晡作热而不生者，血虚也；食少体倦而不生者，脾胃虚也；脓水清稀而不生者，气血虚也。忌敷生肌长肉之药，恐反助其邪也。若脓多而臭秽者，邪火也。脉洪大而作渴者，其气虚而邪气实也，斯为难治。大抵伤损证候，内无瘀血即当补脾，脾气得补则肉伤者自愈，肉死者自溃，新肉易生，疮口易合，故云脾健则肉自生。切不可偏用寒凉克伐之剂，复伤元气，致不能生肌收敛，虽行补益，缓不济事矣。（论新肉不生）

——清·顾世澄《疡医大全·卷三十六·跌打部·跌打损伤门主论》

【提要】 本论主要阐述伤损后新肉不生的辨证施治，较薛氏所述更为具体而详实。要点如下：其一，伤损新肉不生根据伤处热痛程度和脓水状态，有火盛、血虚、脾胃虚、气血虚之别。邪实忌敷生肌之药以防助邪，气虚邪实则为难治之证。其二，若无瘀血，治当补脾，脾健则肉自生。用药忌用寒凉克伐之剂，恐伤元气，无以生肌。

《可法良规》 论肿痛不消辨治*

凡伤损之证，若壅肿不退，或色黯不消，元气虚也，宜补之；青肿胀痛，按之复起，脓瘀内滞也，宜针之。《经》曰："气主煦之，血主濡之"是也。当以六君子汤加芎、归，培养脾胃元气，则青肿益消，瘀滞自散，脓秽自出。苟服克伐凉剂，虚其气血，益肿、益青、益溃也。若敷贴寒凉等药，则寒气入里，坠道自壅，瘀血益凝，运气不至，近死不远。虽壮实之人，亦寒气生热，肉腐深大，气血衰败，肌肉无由以生，欲望其肿青退，而溃处收敛抑难矣。（论青肿不消）

又云：凡伤损之证，若骨已接，骱已入，其肿不消者，此元气怯弱也。怯弱即不能运散，瘀滞益凝故也。《经》云：壮者气行则愈，怯者则著而为病。惟补中益气汤滋阴助阳，内服十全大补汤，外敷黑龙散，或葱熨之法，则运气健旺，瘀血自救，肿痛自消。若投行气破血之剂，则元气愈怯，运气愈滞，患在骨髓及血气罕到之处，最难调治，尤忌寒凉克伐之药。（论肿痛不消）

——清·顾世澄《疡医大全·卷三十六·跌打部·跌打损伤门主论》

【提要】 本论主要阐述伤损后肿痛不消的辨证施治。要点如下：其一，伤损后患处青肿的病机有元气亏虚和脓瘀内滞，前者宜补，后者宜针，禁用克伐寒凉之品。其二，接骨或脱臼处已复位后，依然肿痛不消的病机在于元气亏虚致使体内瘀血内停益甚，当滋阴助阳，活血散瘀，方用补中益气汤、十全大补汤等。禁用行气破血之品，防其伤及正气。

《可法良规》 论患处作痛辨治**

凡伤损之证，多有患处作痛，若出血过多而痛者，血虚火盛也，宜甘寒以降虚火，甘温以养脾气。若汗出多而痛者，肝木火盛也，宜辛凉以清肝火，甘寒以生肝血。若筋骨伤而作痛者，正而治之；肌肉伤而作痛者，调而补之；气血逆而作痛者，顺而补之；气血虚而作痛者，温而补之。热而痛者清之，寒而痛者温之。阴虚火痛者用补阴之剂，脾气虚而痛者，用补脾之剂。作脓而痛者托之，脓焮而痛者开之。切不可概用苦寒，以致复伤脾胃也。（论患处作痛）

又云：伤损之证，如所伤之处痛至四五日不减者，或至一二日方痛者，皆作脓也，不必用止痛之药，但宜托里之剂，以速其溃，脓去则痛止。若头目所伤作脓，焮赤作痛者，脓出痛亦自止。其或头痛而时作时止者，血虚而痛也，非伤也。若头痛而兼眩者，火也，痰也，气虚也，木旺也，不可作寒治也。

——清·顾世澄《疡医大全·卷三十六·跌打部·跌打损伤门主论》

【提要】 本论主要阐述伤损后患处作痛的辨证施治。要点如下：其一，伤损后患处作痛的病机有血虚火盛和肝木火盛，前者宜降火补气，用甘寒及甘温之品；后者宜清火生血，用辛凉及甘寒之品。其二，筋骨痛者用正治法，肌肉痛者用调补法，气血逆者用顺补法，气血虚者用温补法，禁用苦寒之法，防其伤及脾胃。其三，有脓作痛者，宜用托里法。有脓红肿宜用托脓祛腐，脓去则痛止。其四，注意与内伤头痛的鉴别，头目外伤，兼有脓作痛，脓出则痛止；

头痛时作时止属血虚，头痛兼眩属痰火、气虚等。

《医宗金鉴》　论伤损内治法^{※*}

凡跌打损伤、坠堕之证，恶血留内，则不分何经，皆以肝为主。盖肝主血也，故败血凝滞，从其所属必归于肝，其痛多在胁肋小腹者，皆肝经之道路也。若壅肿痛甚或发热自汗，皆宜斟酌虚实，然后用调血行经之药。王好古云：登高坠下撞打等伤，心腹胸中停积瘀血不散者，则以上中下三焦分别部位，以施药饵。瘀在上部者，宜犀角地黄汤；瘀在中部者，宜桃仁承气汤；瘀在下部者，宜抵当汤之类。须于所用汤中加童便好酒，同煎服之。虚人不可下者，宜四物汤加穿山甲。若瘀血已去，则以复元通气散加当归调之。《内经》云：形伤作痛，气伤作肿。又云：先肿而后痛者，形伤气也。先痛而后肿者，气伤形也。凡打扑闪错，或恼怒气滞血凝作痛，及元气素弱，或因叫号血气损伤，或过服克伐之剂，或外敷寒凉之药，致气血凝结者，俱宜用活血顺气之剂。后列诸方，以备选用。

——清·吴谦《医宗金鉴·正骨心法要旨·卷九十·内治杂证法·伤损内证》

【提要】　本论主要阐述因跌打损伤等所致肢体深部组织及内在脏腑、气血病证的治法。要点如下：《医宗金鉴》在总结前人观点的基础上，首次将伤损后出现瘀血内停心腹、胸胁、肋间所致病证，以及气血凝结患处作痛，归为"伤损内证"专门阐述，列出治疗方药。如瘀在上部，宜犀角地黄汤；瘀在中部，宜桃仁承气汤；瘀在下部，宜抵当汤。

胡廷光　用药总论[※]

耀山曰：伤科血病，四物汤为君，失亡补益，瘀滞攻行。盖闻内蓄不散，治分三部：上宜犀角地黄汤，中必桃仁承气汤，瘀在下者，抵当汤通利。外感有邪，医随四季：春用五积散、香苏饮，夏以五苓散、香薷饮，秋拟藿香正气散，冬则双解散。且如损伤发热，须别阴阳，阴虚者当归补血汤，阳衰者四君子汤加附子、生姜。挟表体疼，虚实宜详，形实者疏风败毒散，气弱者羌活乳香汤。初患之时，审症择方，瘀凝昏愦者花蕊石散，痰迷心闷者苏合香丸，血瘀泛注者葱熨法，亡血过多者圣愈汤，烦躁而不眠者加味归脾汤，眩晕而呕胀者六君子汤。三五日间，变症多端，喘咳者参苏二味参苏饮、十味参苏饮，口渴者竹叶石膏汤、竹叶黄芪汤，血热发躁仍用当归补血汤，气虚下陷补中益气汤升提，胃火作呕加栀芩清胃散，寒凉克伐六君子汤补脾。过此之后，更宜调理。呕吐黑汁兮百合散加味、芎归汤，肝火炽盛兮加味逍遥散加剂，血蕴内呕兮四物汤加柴胡黄芩，元气虚脱兮人参独参汤味。或以筋骨作痛，肝肾之伤，六味地黄丸。肌肉作痛，荣卫之滞，复元通气散。火盛而痛，小柴胡汤、加栀子、黄连；湿痰为祟，二陈汤加味。头痛兮当归补血汤、安神汤、补中益气汤。胸痛兮四君子汤、四物汤、归脾汤。然腰痛者，瘀留血沥，破血散、舒筋散，虚者四物汤，实者桃仁承气汤。而阴疼者，白津便淋，小柴胡汤应；肝经郁火，加山栀、黄连、生军。即如胁肋胀疼，分其通塞。不通者瘀聚，复原活血汤；便通者肝火，小柴胡汤、栀子、青皮。下后腹痛，察其阴阳。阳伤者恶寒，十全大补汤济；阴伤者发热，四物汤、加白术、人参。若夫秘结者润肠丸、导滞汤，血虚便秘者玉烛散调和，作泻者清暑益气汤、清燥汤，肾衰脾泄者破故纸、肉果。青肿不溃皆虚弱，外熨内托；新肉不生因亏乏，峻加温补。至于破伤风分表里，发痉又辨柔刚。柔饮白术汤，而刚则葛根汤；表服羌活防风汤，而里用大小芎黄汤；羌麻汤疗表里之和剂，玉真散医是症之总方。始终秘诀，养血理伤。短句义难尽悉，当于长篇究详。

——清·胡廷光《伤科汇纂·卷之七·用药总论》

【提要】　本论主要阐述伤科用药的总体方法。要点如下：其一，作者从"伤科血病，四物汤为君，失亡补益，瘀滞攻行""外感有邪，医随四季""损伤发热，须别阴阳""挟表体疼，虚实宜详""初患之时，审症择方""三五日间，变症多端""过此之后，更宜调理""至于破伤风分表里，发痉又辨柔刚"等多方面全面概述了伤科总体的疾病情况，提出了各病的辨证用药。其二，"初患之时"又针对瘀凝昏愦、痰迷心闷、血瘀泛注、亡血过多、烦躁而不眠、眩晕而呕胀等病证，提出相应用药。其三，"三五日间"又针对喘咳、口渴、血热发躁、气虚下陷、胃火作呕、寒凉克伐等病证，提出相应用药。其四，"过此之后"，又针对呕吐黑汁、肝火炽盛、血蕴内呕、元气虚脱、筋骨作痛、肌肉作痛、头痛、胸痛、腰痛、阴疼、胁肋胀疼、下后腹痛、发热、秘结、作泻、青肿不溃、新肉不生等病证，提出相应用药。

赵廷海　损伤用药论

凡跌打损伤之症，不可概论也。青肿不痛，或肿不消退者，气血虚弱也，用十全大补汤。若肿或作寒热者，血伤而肝火动也，用四物加山栀、柴胡。血出不止，或又发寒热者，用四君子汤加川芎、当归、柴胡。寒热而痛甚者，欲溃脓也，用参芪内补散。若脓出而痛甚者，气虚也，用八珍汤。疮口赤肉突出者，血虚而肝火生风也，用柴胡栀子散。若脓不止，疮口白肉突出者，气虚而有邪感也，用补中益气汤。若脓溃而痛，或溃而不敛者，皆脾胃虚也，用六君子汤。苟徒知敷凉药而不溃不敛，所以致败症也。受伤若肠中作痛，按之不能宁者，内有瘀血也，用承气汤下之。下后仍痛，瘀血犹未尽也，用加味四物汤调之。按之不痛，血气伤也，用四物汤加参、芪、白术。下后胸胁作痛，肝血伤也，四君子汤加川芎、当归。下后发热，气血俱虚也，用八珍汤加当归、半夏。胸胁胀满，饮食不思者，肝脾气滞也，用六君子汤加柴胡、枳壳。咬牙发搐者，肝盛脾虚也，用蜈蚣散加川芎、山栀、钩藤、天麻。以上须要谨慎，不可妄用也。

——清·赵廷海《救伤秘旨·王瑞柏损伤用药论》

【提要】　本论阐述王瑞柏有关损伤后的用药准则。要点如下：跌打损伤之症，不可一概而论，需根据患处皮损情况及肿痛的寒热虚实等，辨别气血阴阳的亏虚，从而区别用药。其辨证与《正体类要》有相似之处，但用药略有不同。其中，论及的伤损后常见症状、病因病机及主治方药，切合临床实际，很有参考价值。

赵　濂　跌打压仆损伤者须用引经药论※＊

上部（用川芎）、手臂（用桂枝）、背脊（用白芷、藁本）、胸腹（用白芍）、左肋（用青皮）、右肋（用柴胡）、腰臀（用杜仲）、两足（用木瓜）、下部（用牛膝）、膝下（用黄柏）、周身（用羌活）。顺气（用砂仁、青皮、木香、枳壳）、通窍（用牙皂）、破血（用桃仁、苏木、乳香、木通）、活血（用红花、茜根、三七、川芎）、补血（用生地、当归、白芍、丹参）、接骨（用川断、五加皮、骨碎补、杜仲）、妇人（用香附）。

——清·赵濂《伤科大成·跌打压仆损伤者须用引经药》

【提要】　本论主要阐述外伤治疗时的引经药。在中医骨伤内治法中，除辨证施治外，还应正确运用引经药以集中药力，引达病变部位。引经药包括人体各部位的引经药，也包括顺气、通窍、破血、活血、补血、接骨和用于妇人的引经药。

胡青昆　伤损权变论※※

盖闻伤（见血为伤）、损（骨疼为损）缓急，治宜权变（医者不可执一），跌（从高坠下，或倒压闪挫为跌，此乃先受患而后惊）、打（与人争斗及杖夹为打，此乃先惊而后患）轻重，各有主张（跌打俱有伤损，须看轻重而治。治跌先宜治患，而后镇惊；治打先镇惊，而后治患。此乃大概，临时又宜活法也）。且如肌肤伤破，止血祛风为上（伤破肌肤，不论何处，外用止血生肌药，内服祛风药。若内伤吐血及溺血者，又当和气活血为主）。筋骨损断，活血止痛最良（凡损筋骨，外宜整接敷夹，内服活血住痛药。若损脏腑，昏闷气绝，不省人事者，又当和气行血为主）。潮热者（表邪），发散可用。便闭者，疏利何妨。皮肉焮肿，破气治血为要略（患处焮肿，或红紫黑青者，皆由气血郁逆不散，外宜熨法并敷药，内服破气破血药。若患久，用药太过，肿不退，又当和解。若破伤肉肿者，又当祛风为主）。肚腹膨胀，和荣理卫乃宜详（胸胁腹背受患，致令肚腹膨胀而疼痛不止者，外宜敷贴药并熨法，内服破气去瘀药。若大便通，又当和血行气）。老弱患疾，克伐切忌太过（年老虚弱者，克伐药忌用太过，恐生别病）。少壮受患，滋补务宜莫忙（少壮人不可早补，恐患不能尽除，记之）。既表不必重汗，恐贼邪乘虚而入（凡医伤，先宜发表，然后治患，表后不可再表，慎之）。自利无容再行，怕元神因之而伤（大小便自利，不可又用攻下药，恐泄元气）。须知血未出，脉喜洪大为要（高跌内有瘀血，肚腹胀满，脉坚强生，脉小弱者死也）。血已出，脉宜微细无殃（斫杀跌打，俱有血出者，若不能止，脉大，七日死，滑细者生。斫疮出血，三日脉大，二十日死。金枪出血太多，脉虚细者生，数实大者死。金枪出血，脉沉小生，浮大者死）。命门和缓，关脉实，患重不死（凡命门脉和缓，关脉实大，患重不死）。命门虚促，脱而离，患轻必伤（凡折伤，治之诀曰：鱼际脉不绝者死）。

——清·胡青昆《跌打损伤回生集·卷一·跌打损伤小引》

【提要】　本论主要阐述伤损后的治法总则。要点如下：其一，明确伤、损、跌、打的概念，指出见血即为伤，骨疼视为损，从高坠下或跌仆闪挫视为跌，与人争斗及杖夹视为打。其二，指出各病治法。治跌宜先治患，后镇惊。治打宜先镇惊，而后治患。肌肤损破，宜止血祛风；筋骨损断，外宜整接敷夹，内则活血止痛。同时，兼顾其他症状。其三，指出治疗禁忌及观脉象判断预后的方法。

唐宗海　创伤补气生血论^{※※}

刀伤出血与吐衄不同。刀伤乃平人被伤出血，既无偏阴偏阳之病，故一味止血为要，止得一分血，则保得一分命。其止血亦不分阴阳，有以凉药敷上而血止者，桃花散是也；有以热药敷上而血止者，黑姜灰是也。不似吐衄出于偏阴偏阳之病气，故吐衄家止血，必以治病气为主，病气退，斯吐衄亦退，与刀伤迥不同也。然刀伤二、三日后，则亦与吐衄略同，有瘀血肿痛宜消瘀血，刀口敷花蕊石散，肿处用乳香、没药、麝香、三七、葱白捣敷。瘀血消散则痛肿自除，内服黎洞丸治之。

刀伤去血过多，伤其阴分，证见心烦、发热、口渴，法宜补气以生血，血足津生，则不渴矣，圣愈汤加枣仁、花粉、儿茶、乳香、没药、甘草。此在吐衄，则宜补血而抑气，以内证系血分之气，不可使气乘血也。刀伤乃是气分之血，故宜补气以生血，气达患处，乃能生肌；气充肌肤，乃能行血，与治内证者不同。其有气虚不能统血，气寒不能生血者，则宜八珍、养荣、参附等汤以固气者固血，吐血家亦间用此等药物。然刀伤之血，在气分，皮肤尤卫气所统，破其皮肤，气先漏泄，故以补气为主。若内证吐血属阴分，血伤而气未伤，故以补血为主。医者须分别内外，而知其同中之异，异中之同，则得之矣。

——清·唐宗海《血证论·卷三·创血》

【提要】　本论主要阐述刀伤所致伤损后的治则。要点如下：刀伤之人，本阴阳平衡，刀伤后出血过多，宜采用止血之法；提出"止得一分血，则保得一分命"的重要原则。出血过后，若心烦、发热、口渴，则说明伤及阴分，当补气生血，气足则血化生有源，行血有力，血足则津生。

唐宗海　论跌打折伤诸血证的辨治[*]

跌打折伤一切，虽非失血之正病，而其伤损血脉，与失血之理，固有可参，因并论之。凡跌打已破皮出血者，与刀伤治法无异，外用花蕊石散敷之，内服化腐生肌散，血止瘀去而愈。如流血不止者，恐其血泻尽，则气散而死。去血过多，心神不附，则烦躁而死，宜用当归补血汤加枣仁、人参、朱砂、白蜡、茯神、甘草治之，外用人参为末，珍珠、血竭、象皮末糁之。如亡血过多，烦躁口渴，发热头晕等证，宜大补其血，圣愈汤加枣仁、麦冬、柴胡、花粉、丹皮、朱砂，或用独参汤亦可。此条可悟失血过多，阴虚发渴之理。凡跌打未破皮者，其血坏损，伤其肌肉则肿痛；伤其肋骨，则折碎；在腰胁间，则滞痛。伤重者制命不治，不制命者，凡是疼痛，皆瘀血凝滞之故也。无论接骨逐瘀，总以黎洞丸去大黄，加续断、脆蛇治之，外用自然铜、官桂、没药、乳香、桂枝、大黄、斑蝥、䗪虫，酒调敷之自效。若是已伤之血，流注结滞，着而不去者，须逐去之，否则或发为吐血，或酿作痈脓，反为难治。宜当归导赤汤下之。若已发吐血，便从吐血法治之。若已发痈脓，便从痈脓法治之。

跌打最危险者，则有血攻心肺之症。血攻心者，心痛欲死，或心烦乱，或昏迷不省人事，归芎散加乳香、没药治之，失笑散亦治之。此与产妇血攻心，血迷心治法略同。血攻肺者，面黑胸胀，发喘作渴，乃气虚血乘肺也。妇科治产后气虚，瘀血入肺，面如茄色，急用参苏饮救之。《金鉴》载跌打血乘肺者，亦用此方。所谓乘肺，非第乘肺之气分而已，乃是血干肺脏之危候。肺为清虚之府，其气能下行以制节诸脏，则气顺而血自宁。其气不顺，则血干气分而为吐衄。今其血直干肺脏，较之干气分者为更危殆，急用人参以补肺。肺得补，则节制行而气下降，使血亦随气而下。再用苏木以行血，血气顺行，或可救于万一。夫如此危候，仍不外清金保肺，以助其制节，则凡一切血症，其当清金保肺，以助其制节。举可知矣。第肺虚而制节不行者，则宜人参以保肺；肺实而制节不行者，则宜葶苈以泻肺；肺寒而制节不行者，则宜姜半以温肺；肺热而制节不行者，则宜知、芩以清肺。一切血证，治肺之法，均可从此隅反。

跌打后有作呕者，以损伤之人，受惊发怒，肝气无有不动者也。肝木伤肺，是以发呕，小柴胡汤加丹皮、青皮、桃仁治之。

跌打后有咳衄喘逆者，乃血蕴于气分之中，宜十味参苏饮，以疏发其气。气散则血散，与内伤咳衄者不同。内伤咳血，是气蕴于血分之中，若发其气，愈鼓动其血而不宁矣。故以清理其血为主，二者须对看。

内有瘀血则发渴，血虚亦发渴。有瘀血者，身痛便结，玉烛散治之。血虚发渴者，心烦不寐，盗汗身热，竹叶石膏汤加生地治之。凡失血发渴者，可以类推。

跌打损伤，既愈之后，有遇节候，或逢阴雨，或逢湿热，伤处每作疼痛，甚则作寒作热，此乃瘀血着而未去，留伏经络之间，不遇天气节候，其身中运行之气，习惯而不相惊，一遇天气节候蒸动，则不能安然内伏，故作痛也。宜小调经汤、小温经汤、通脉四逆汤，随其上下内外，以分治之。

——清·唐宗海《血证论·卷三·跌打血》

【提要】　本论主要阐述跌打伤折后诸血证的辨证施治。要点如下：其一，跌打伤折后有出血诸证与血瘀于内诸证，当分别治疗。其二，皮破出血者，外用兼内服以止血祛瘀。血出过多，可致心神不安、烦躁口渴、发热头晕等症。其三，皮未破者，以活血化瘀为主，否则出现吐血、痛脓则难治。其四，跌打最危险者，在于血攻心肺。攻心者，症见心痛、心烦乱或昏迷；乘肺者，症见面黑胸胀、发喘作渴，治疗宜清金保肺，助其制节，血亦随气而下，血气顺行。其五，跌打后作呕，乃受惊发怒，肝气逆动伤肺而致，治以疏肝行气活血药。其六，跌打后咳衄喘逆，乃血蕴于气分之中，宜疏发其气。内有瘀血则发渴，血虚亦发渴，分别以玉烛散、竹叶石膏汤加生地治之。其七，跌打损伤痊愈后，遇节候或逢阴雨，或逢湿热，伤处疼痛，为瘀血着而未去，留伏经络之间所致，宜小调经汤、小温经汤或通脉四逆汤治之。

2

骨伤科各论

2.1 骨　伤

骨伤，主要指骨折，为骨的完整性或连续性遭到破坏的病证。历代又称之为"折伤""踒跌""折疡"等。其病因主要有坠堕、跌仆、压迮、击打等外力作用，同时与外感六淫之邪、年老体虚、禀赋强弱等因素相关。其病机在于骨折后会导致气血、脏腑、经络的功能失调。治疗包括复位、固定、功能锻炼、内外用药，外敷贴散血止痛药物于患处，内服活血去瘀、调养营卫、行气活血之药。内外用药宜在辨证论治理论指导下，辨证与辨病相结合，整体与局部相结合，分阶段内外用药。同时，对于开放性损伤，要避免感受风寒之邪，防止毒邪深入，病情加重。

《圣济总录》　伤折统论

论曰：诸脉从肉，诸筋从骨；骨三百六十有五，联续缠固；手所以能摄，足所以能步，凡厥运动，罔不顺从。若乃仓猝之际，坠堕倒仆，折伤蹉跌，患生不测，讵可殚举。究图疗治，小则消肿而伸挛，大则接筋而续骨，各有方剂存焉。

——宋·赵佶《圣济总录·卷第一百四十四·伤折门·伤折统论》

【提要】　本论主要阐述伤折的病因病机与治疗。要点如下：人的肢体及其功能活动，必须依靠筋肉和骨骼的连续缠固；若从高处跌落或倒扑，可能伤及筋骨。其病情较轻者，宜消肿而使挛缩的筋骨得以伸展；若病情较重，则要接续筋骨，同时配合方药治疗。

《圣济总录》　伤折恶血不散论※*

论曰：脉者，血之府。血行脉中，贯于肉理，环周一身；因其肌体外固，经隧内通，乃能流注，不失其常。若因伤折，内动经络，血行之道，不得宣通，瘀积不散，则为肿为痛。治宜除去恶瘀，使气血流通，则可以复完也。

——宋·赵佶《圣济总录·卷第一百四十四·伤折门·伤折恶血不散》

【提要】　本论主要阐述伤折恶血不散的病机及治法。要点如下：伤折后体内经络被扰，致使血液不能正常在脉管中运行，不得宣散而成瘀血，症见肿痛。治宜活血去瘀，使气血运行顺畅。《普济方》亦收录此段文字。"除去恶瘀"即攻下逐瘀之法，属下法，适于损伤早期出现的大便不通、腹胀拒按等症状。

《圣济总录》　伤折血气瘀滞论※*

论曰：人之一身，血荣气卫，循环无穷。或筋肉骨节误致伤折，则血气瘀滞疼痛。仓猝之间，失于调理，所伤不得完，所折不得续，轻者肌肤燃肿，重者髀臼挫脱。治法宜先整其骨，裨其所折，后施贴熁封裹之剂。

——宋·赵佶《圣济总录·卷第一百四十四·伤折门·筋骨伤折疼痛》

【提要】　本论主要阐述伤折后气血瘀滞的病机及治法。要点如下：伤折后导致体内气血运行不畅，瘀阻体内而见疼痛。治法宜先整骨使其复位，然后贴敷包裹局部的外用之药。《普济方》称其为"气血滞经"。《跌打损伤回生集》称为"气血不调"，指出跌打损伤后导致气血不能正常循行，气血不调而出现作痛难当等症状。

《圣济总录》　伤折腹中瘀血论※*

论曰：伤折腹中瘀血者，因高坠下，倒仆颠扑，气血离经，不得流散，瘀在腹中，速宜下之。迟即日渐瘀滞，使人枯燥，色不润泽，久则变痿瘁、血瘕之病。

——宋·赵佶《圣济总录·卷第一百四十四·伤折门·伤折腹中瘀血》

【提要】　本论主要阐述伤折腹中瘀血的病因病机及其治疗。要点如下：从高坠下或跌扑等导致体内气血运行不畅，瘀血内停，留于腹中，症见面色枯槁，肌肤不润。血不养筋，则见痿证；瘀血凝滞于局部，日久不散，则成"血瘕"。治疗宜速用下法攻治。

《圣济总录》　伤折风肿论※*

论曰：凡肢节伤折，皮肉破裂，久而未合，为外风所触，则令肌肉受寒，既不得收敛，又与血气相搏，不得消散，故为风肿。风肿不散，即变脓血败坏之疾。

——宋·赵佶《圣济总录·卷第一百四十四·伤折门·伤折风肿》

【提要】　本论主要阐述伤折风肿的病因病机及其治疗。要点如下：肢体伤折，皮肉破裂，实为外伤开放性伤口，若经久不愈，复感风邪，则肌肉受寒，气滞血瘀，乃成风肿。故提出对于开放性损伤，要避免感受风寒之邪，防止毒邪深入，病情加重。

《圣济总录》　击打扭伤筋骨论※*

论曰：凡举动不慎，为物所击，致腕折者，筋骨损伤，血气蹉跌，或留积成瘀，燃肿疼痛，宜速治之。外则敷贴肌肉，内加调养荣卫之剂，则肢体可完矣。

——宋·赵佶《圣济总录·卷第一百四十五·伤折门·腕折》

【提要】　本论主要阐述扭伤与击打损伤筋骨的病机及治法。要点如下：抬举等动作操作不当，或被其他物体击打，是引起筋伤骨损的重要原因，致使气血瘀积，瘀肿疼痛。治疗宜速以药物外敷肌肤，内服调养营卫、行气活血之药。

杨士瀛　跌扑损伤方论

《袖珍方》云：折伤者，谓其有所伤于身体者也。或为刀斧所刃，或坠堕险地打扑身体，皆能使血出不止。又恐瘀血停积于脏腑，结而不散，去之不早，恐有入腹攻心之患。治疗之法，须外用敷贴之药，散其血止其痛。内则用花蕊石散之类化利瘀血，然后款款调理生肌。或因折伤，而停郁其气，又当顺之。

——宋·杨士瀛《仁斋直指方论·卷之二十五·附跌扑损伤·跌扑损伤方论》

【提要】　本论引《袖珍方》阐述骨折的病因病机及治法。要点如下：其一，折伤病因在于刀斧所伤、坠堕险地或击打身体，而造成出血不止或瘀血内停于脏腑。其二，治疗上采用内外治法。外治法，以散血止痛药敷贴患处。内治法，以活血去瘀为先，次用调理生肌顺气之药。

王肯堂　筋骨伤

凡断筋损骨者，先用手寻揣伤处，整顿其筋骨平正，用接骨等膏敷贴，用正、副夹缚定。正夹用杉皮去外重皮，约手指大，排肉上，以药敷杉皮上，药上用副夹，用竹片去里竹黄，亦如指大，疏排夹缚。凡骨碎断，或未碎断但皮破损肉者，先用补肌散填满疮口，次用散血膏敷贴。如骨折，要接骨膏敷贴、夹缚。或皮破骨断者，用补肉膏敷贴。凡骨断皮破者，不用酒煎药，或损在内破皮肉者，可加童便在破血药内和服。若骨断皮不破，可全用酒煎损药服之。若只损伤，骨未折，肉未破者，用消肿膏，或定痛膏。凡皮破、骨出差臼，拔伸不入，搏捺皮相近三分，用快刀割开些，捺入骨，不须割肉，肉自破了可以入骨，骨入后，用补肉膏敷贴。疮四旁肿处留疮口，用补肌散填之，皮肉不破，用接骨膏、定痛膏敷贴。若破者，必有血出，用力整时，最要快便。凡皮里有碎骨，只用定痛膏、接骨膏敷贴，夹缚，十分伤害，自然烂开肉，其骨碎必自出，然后掺补肌散，外以补肉膏敷贴。凡骨碎，看本处平正如何？大抵骨低，是不会损，左右骨高，骨定损了。如折骨，要拔伸捺平正，用药敷贴，以正、副夹束缚，勿令转动，使损处坚固。如出臼，曲处要时时曲转，使活处不强。凡敷贴用板子一片，就板子上，将蕉叶或纸，被摊接骨膏、定痛膏在上，移在损处，皮内有碎骨，后来皮肉自烂，先掺补肌散，次敷补肉膏，碎骨自出。若破断皮肉，先以封口药填涂，用线缝合，外用补肉膏、散血膏敷贴。凡平处骨断、骨碎、皮不破者，只用接骨膏、定痛膏敷贴夹缚。若手足曲直等处及转动处，只宜绢包缚，令时数转动，不可夹缚。如指骨碎断，止用苎麻夹缚；腿上用苎麻绳夹缚，冬月热缚，夏月冷缚，余月温缚。凡拔伸捺正，要膛绢软物单正，仍拔伸当近在骨损处，不得前去一节骨上，仍拔伸相度左右骨，各有正斜拔者。凡撙捺，要手法快便，要皮肉相执平正，整拔亦要相度难易，或用三四人不可轻易。凡筋断，用枫香，以金沸草砍取汁，调涂敷，次用理伤膏敷贴。

——明·王肯堂《疡医证治准绳·卷之六·跌扑伤损·筋骨伤》

【提要】　本论主要阐述骨折的固定方法及内外用药方法。要点如下：其一，对于筋断骨折者，先用手法接骨，再用接骨膏敷贴并包扎。其二，对于"骨断皮破"开放性骨折，不宜用酒煎药，可内服破血药。对于"骨断皮不破"闭合性骨折，可用酒煎损药。其三，提出内有碎骨不出，即使治疗包扎亦溃烂，必排出碎骨，后涂抹补肌散，以补肉膏敷贴则愈。其四，提出根据骨骼位置高低，判断是否伤折的办法。其五，骨折的病人，手法整复治疗夹板固定后，禁止转动；脱臼的病人，弯曲处要时时转动，不使活动处僵硬。其观点具有重要的指导价值。

陈士铎　论骨折治法※*

人有跌伤骨折，必须杉木或杉板将已折之骨凑合端正，用绳缚住，不可偏邪歪曲，紧紧又用布扎，无使动摇，万不可因呼号疼痛，心软而少致变动轻松，反为害事。收拾停当，然后用内服之药。苟或皮破血出，尤须用外治之药也。但骨内折，而外边之皮不伤，正不必用外治之药，然内外夹攻，未尝不更佳耳。内治之法，必须以活血去瘀为先，血不活则瘀不能去，瘀不去则骨不能接也。方用续骨神丹：

当归（二两）　大黄（五钱）　生地（一两）　败龟板（一两，为末）　丹皮（三钱）续断（三钱）　牛膝（二钱）　乳香末　没药末（各二钱）　桃仁（三十个）　羊踯躅（一钱）　红花（二钱）　白芍（一两）

水煎服。二剂而瘀血散，新血长，骨即长合矣。再服二剂，去大黄，又服四剂则全愈矣。外治之法，必须用膏药而加之末药，渗于伤处为妙。膏名全体神膏：

当归（二两）　生地（二两）　续断（一两）　牛膝（一两）　甘草（五钱）　地榆（一两）　茜草（一两）　小蓟（一两）　木瓜（一两）　杏仁（三钱）　人参（一两）　皂角（二钱）　川芎（一两）　刘寄奴（一两）　桑木枝（四两）　红花（二两）　白术（一两）　黄芪（一两）　柴胡（三钱）　荆芥（三钱）

用麻油三斤，熬数沸，用麻布沥去渣，再煎，滴水成珠，加入黄丹末，水漂过一斤四两，收为膏，不可太老。再用乳香三钱，没药三钱，自然铜醋浸烧七次，三钱，花蕊石三钱，麒麟竭五钱，白蜡一两，海螵蛸三钱，为细末，乘膏药未冷时投入膏中，用桑木棍搅匀取起，以瓦器盛之。临时以煨摊膏，大约膏须重一两。既摊膏药，再入细药，名为胜金丹：

麝香（三钱）　血竭（三两）　古锻石（二两）　海螵蛸（一两）　自然铜末（如前制，一钱）　乳香（一两）　没药（一两）　花蕊石（三钱）　冰片（一钱）　樟脑（一两）　土狗子（十个）　地虱（干者一钱）　土鳖（干者一钱）　人参（一两）　象皮（三钱）　琥珀（一钱）　儿茶（一两）　紫石英（二两）　三七根末（一两）　木耳炭（一两）　生甘草末（五钱）

和匀，以罐盛之。每膏药一个，用胜金丹末三钱，渗在膏药上贴之。大约接骨不须二个也，重则用膏药二个。此膏此末皆绝奇，绝异之药倘骨未损伤，只消贴一张即痊，不必加入胜金丹末药也。

三方内外治法皆有不可形容之妙，内外同治，旦夕即能奏功。世传得此三方，可无忧折伤之不可救也。

——清·陈士铎《辨证录·卷之十三·接骨门》

【提要】　本论主要阐述骨折整复的固定要求及内外治法。要点如下：其一，整复骨折一定要对准端正，夹缚紧实。其二，配合药物内外结合治疗，效果更佳。皮破者，需要外用药。其三，内治法，以活血去瘀为先，"血不活则瘀不能去，瘀不去则骨不能接也"。此法是对蔺道人"便生血气，以接骨耳"理论的发展。

胡廷光　骨折伤重论[※*]

耀山曰：骨折，伤之至重也。扁鹊云：疾在腠理，汤熨之所及也；在血脉，针石之所及也；在肠胃，酒醪之所及也；其在骨髓，虽司命无如之何矣。况顶心、囟门、额颅、额角、脑后、乘枕、颈骨、结喉、胸骨、心坎、血盆、脊背、脊膂、腰眼、方骨，皆属致命之骨，一有损伤，生死反掌。若余骨折断，按前卷端接之法调治。倘穷乡僻壤，仓卒无医者，可选后集诸方治之，庶无血凝气泄而遗残废后患也。

——清·胡廷光《伤科汇纂·卷之十·骨折伤》

【提要】　本论阐述了骨折为伤之至重的观点，提出骨折致命伤的部位。要点如下：作者引用扁鹊的观点，指出病在骨髓，不治；伤在顶心、囟门、额颅、额角等处，均为致命伤。若其他处骨折断，以接骨之法治疗，可防其血凝气泄，以免遗留残疾。

胡廷光　论压迮伤预后[※*]

耀山曰：压迮伤，意外所迫致也。或屋倒墙塌，或木断石落，压着手足，骨必折断；压迮身躯，人必昏迷。但视面色尚有生气，身体尚为软绵，则皆可救。压在要害致命虚怯之处，及遍身血瘀凝滞紫黯之色，或筋骨皮肉破绽断折者，或口耳出血睛突舌出者，俱为不救。又有扛抬重物以致跌倒，或身前后左右有磕擦而成伤者，若筋伤骨折，宜按接骨续筋条下选治也。

——清·胡廷光《伤科汇纂·卷之九·压迮伤》

【提要】　本论主要阐述意外压迮导致损伤的预后判断。要点如下：对于压迮导致的损伤，若患者面色尚有生气，身体尚且软绵，判断有救。若压在要害致命虚怯之处，及遍身血瘀凝滞紫黯之色，或筋骨皮肉破绽断折者，或口耳出血睛突舌出者，俱为不救。

2.2　脱　　位

脱位，指构成关节的骨端关节面脱离正常位置，引起关节功能障碍且不能自行复位的病证。

历代又称之为"脱骱""骱失""出髎""骨错""出臼""脱臼"等。其病因主要有坠堕、跌仆、压迮、击打、牵拉、扭转等外力作用，同时还与年龄、性别、体质等因素有关。如年老体虚、筋肉松弛者易发生脱位。脱位后，脉络受损，气血瘀滞，故局部可见肿胀、疼痛等。治疗上，外治以手法复位为主。内服药物方面，初期宜活血化瘀、消肿止痛，中期宜和营生新，后期宜养气血、补肝肾、壮筋骨。

《圣济总录》　骨节闪脱论※*

论曰：凡坠堕颠扑，骨节闪脱，不得入臼，遂致蹉跌者，急须以手揣搦，复还枢纽，次用药调养，使骨正筋柔，荣卫气血，不失常度，加以封裹膏摩，乃其法也。

——宋·赵佶《圣济总录·卷第一百四十五·伤折门·诸骨蹉跌》

【提要】　本论主要阐述关节脱位的病因病机与治疗。要点如下：坠堕、颠扑致使关节脱位，治疗上宜速用手法复位，然后用药物调养，使营卫气血得以正常循行，敷贴膏药，配以按摩之法。《普济方》亦收录其中。

胡廷光　挫闪伤论※*

耀山曰：挫闪者，非跌非打之伤，乃举重劳力所致也。或挫腰瘀痛，不能转侧；或手足拗闪，骨窍扭出。其伤虽属寻常，若不即时医治，失于调理，非成痼疾，即为久患也。

——清·胡廷光《伤科汇纂·卷之九·损伤总论·挫闪伤》

【提要】　本论主要阐释挫闪伤的定义及受伤机理。要点如下：举重劳力可致骨窍扭出，名曰挫闪伤，或挫闪腰部，或挫闪手足等。主张及时治疗，否则乃成久患。后附《经验方》《集成方》《易简方》等诸多治疗骨节闪脱之方。

钱秀昌　论下颏脱臼失颈综论*

下颏者，即牙车相交之骨也。若脱则饮食言语不便，由肾虚所致。其骱曲如环形，与上颊合钳，最难上也。先用宽筋散煎汤熏洗，次用布条裹医者二拇指入口，余指抵住下颏，捺下推进，其骱有响声，齿能合者上也，服补肾壮筋汤。夫人之筋，赖气血充养，寒则筋挛，热则筋纵，筋失营养，伸舒不便。感冒风寒，以患失颈，头不能转，使患人低坐，用按摩法频频揉摩，一手按其头，一手扳其下颏，缓缓伸舒，令其正直，服疏风养血汤可也。

——清·钱秀昌《伤科补要·卷二·第十七则·脱下颏（附失颈）》

【提要】　本论主要阐述下颏脱臼、失颈的病因病机、症状及治法。要点如下：其一，下颏脱臼是由肾虚所致，伴随饮食、言语不便。治疗上宜先用宽筋散煎汤熏洗，后用手法复位，复位后宜服补肾壮筋汤。其二，人体之筋有赖于气血之充养，若外邪侵袭，则筋失营养，舒展不便。其三，失颈，即落枕，又称颈部伤筋，乃由睡眠时感受风寒，使颈背部气血凝滞，筋络痹阻，以致僵硬疼痛，动作不利。治疗上可采用按摩等手法助其舒展，后服疏风养血汤。

2.3　伤　筋

　　伤筋，指各种暴力或慢性劳损等引起的筋的损伤，又称软组织损伤。筋的范围比较广泛，包括筋膜、肌腱、韧带、皮下组织、部分肌肉、关节软骨等组织。其病因主要有跌堕、打仆、撞压、扭转、牵拉等外力作用，同时还与年龄、体质、慢性劳损等因素有关。伤筋分类，按照不同形式的暴力损伤，分为扭伤和挫伤；按病程长短，分为急性伤筋和慢性伤筋；按病理变化，分为瘀血凝滞、筋位异常、筋断裂等。伤筋的主要临床表现为疼痛、瘀肿和功能障碍等。治疗伤筋的常用方法有理筋手法、内外用药、固定及功能锻炼。手法治疗宜轻柔和缓、用力适度。急性伤筋的初期和中期，宜活血祛瘀、消肿止痛，后期及慢性伤筋者，宜活血止痛。筋断者，病情凶险，宜用手术及药物以接续。

《素问》　筋痿论※※

　　黄帝问曰：五脏使人痿，何也？岐伯对曰：肺主身之皮毛，心主身之血脉，肝主身之筋膜，脾主身之肌肉，肾主身之骨髓。……肝气热，则胆泄口苦筋膜干，筋膜干则筋急而挛，发为筋痿。……肾气热，则腰脊不举，骨枯而髓减，发为骨痿。……思想无穷，所愿不得，意淫于外，入房太甚，宗筋弛纵，发为筋痿，及为白淫。故《下经》曰：筋痿者，生于肝，使内也。……有所远行劳倦，逢大热而渴，渴则阳气内伐，内伐则热舍于肾，肾者水脏也，今水不胜火，则骨枯而髓虚，故足不任身，发为骨痿。故《下经》曰：骨痿者，生于大热也。

——《素问·痿论》

　　【提要】　本论主要阐述筋痿、骨痿的病因病机。要点如下：其一，肝主筋，筋痿是由于肝气热而阴血不足，筋膜干枯；或欲望无穷，所愿不得，入房太甚，宗筋弛纵所致。其二，肾主骨，骨痿由于肾热内盛，或远行劳倦，逢大热而渴，邪热伤肾，阴精耗损，骨枯髓虚所致。

《圣济总录》　被伤绝筋论※※

　　论曰：凡肢体为物所伤，致筋断绝不相续者，使荣卫失道，血气留瘀而为肿痛，宜治以活血续筋之法。

——宋·赵佶《圣济总录·卷第一百四十五·伤折门·被伤绝筋》

　　【提要】　本论主要阐述筋断的病因病机及其治疗。要点如下：有外物所伤导致筋断，多由于营卫不能正常循行，致使血气瘀滞乃成肿痛，故提出以活血续筋之法治之。

胡廷光　筋断伤论※*

耀山曰：筋断，筋之重伤也。按《内经》云：肝主筋。又云：诸筋皆属于节。《得效》云：寒则筋急，热则筋缓。《纲目》云：肝气热为筋痿，则筋急而挛。河间云：热气燥烁于节，则挛瘛而痛。丹溪云：形志苦乐，病生于筋，治之以熨引。《灵枢经》云：筋绝者，手足甲青，呼骂不休，九日死。故《金鉴》有筋强、筋柔、筋歪、筋正、筋寒、筋热、筋走、筋翻之分，必先审其或为跌堕，或为打扑，或为撞压，然后依法而治之。若致于筋之断者，病至极矣。如无效验秘法，何能接续哉？

——清·胡廷光《伤科汇纂·卷之十·筋断伤》

【提要】　本论阐述了筋断为筋之重伤的观点。要点如下：作者根据《内经》"肝主筋"的理论，结合《世医得效方》《医学纲目》《医宗金鉴》中关于筋伤的相关理论，指出筋伤因寒热病机之不同，而有不同的类别。如可以分为筋急和筋缓，或筋痿和筋挛；《灵枢》又有筋绝之证；《医宗金鉴》则细分为筋强、筋柔、筋歪、筋正、筋寒、筋热、筋走、筋翻等。作者指出，筋断乃病情最重者，需用后附方以接续；对于其他筋伤亦当先审其因，而后依法治之。

2.4　内　伤

内伤，指人体遭受外力作用所造成的气血、经络、脏腑损伤的总称，又称为"内损""跌仆内伤"等。内伤可分为两大类，一是伤损后立即出现的气血、经络、脏腑方面的病变，二是损伤后由于失治误治后累及气血、经络、脏腑的病变。内伤病因为击打、撞击、挤压等外力作用于躯体，或者由于坠堕、跌仆、举重等作用于躯体，使人体气血、经络、脏腑受损伤。内伤可包括气血经络的单纯损伤，也可与皮肉筋骨之外伤同时存在。内伤病机以气血失调、脏腑受损为根本。内伤气血分为伤气、伤血、气血两伤，伤气又分为气闭、气滞、气脱、气虚等，伤血又分为血瘀、亡血、血热、血虚等。内伤脏腑，多累及于肝、脾、肾、肺等。临床常见疼痛、眩晕、昏愦、发热、喘咳、便秘等症状。伤气治法，常用破气、调气、降气、补气等法，伤血治法，常用凉血、活血、和营、补血治法。同时兼顾脏腑，如用疏肝理气、宣降肺气、温中健脾等治法。

薛　铠　跌仆内伤论※*

伤损之症，若腹中作痛，按之痛甚者，瘀血在内也，用加味承气汤下之。下后按之仍痛者，瘀血未尽也，用加味四物汤调之。按之不痛者，血气伤也，用四物加参、芪、白术。下后发热，胸胁作痛者，肝血伤也，用四君加川芎、当归。下后恶寒者，阳气虚也，用四君加炮干姜。下后发热者，阴血伤也，用四物加参、术、牡丹皮。下后寒热间作者，气血俱伤也，用八珍汤加柴胡。欲呕作呕者，胃气伤也，用六君加当归、半夏。有因乘怒跳跃，而胸腹闷痛，喜手按摸者，肝火伤脾也，用四君加柴胡、山栀，畏手按摸者，肝血内滞也，用四物加桃仁、红花。胸胁作痛，饮食少思者，肝脾气伤也，用四君加柴胡、丹皮。若胸腹胀满，饮食不思者，脾肝气滞也，用六君子加柴胡、枳壳。咬牙发搐者，肝盛脾虚也，用异功散加川芎、山栀、钩藤钩、天麻。若用风药，则阴血益伤，肝火益盛；或饮糖酒，则肾水益虚，肝火愈炽。若用大黄等药，内伤阴络，反致下血，壮实者或成痼疾，虚弱者多致不起。凡伤损之症，有瘀血停滞于内者，虽裸体亦以手护腹胁，盖畏物触之而痛也。世俗概以内伤阴虚腹痛，不辨虚实，专用破血之剂，以速其危，其得不死者，亦幸矣。

——明·薛铠《保婴撮要·卷十六·跌仆内伤》

【提要】　本论主要阐述小儿跌仆内伤腹痛的辨证施治。对于伤损腹痛者，要辨明虚实，不可妄用破血之剂。要点如下：伤损腹中痛者，属瘀血内停；按之不痛者，属气血伤。下后发热者，属阴血伤；寒热往来者，属气血俱伤。作呕或欲呕者，属胃气伤。胸腹闷痛且喜揉喜按者，属肝火伤脾；拒按者，属肝血内滞。胸腹胀满且饮食少思者，属肝脾气伤；饮食不思者，属脾肝气滞。并给出相应的治疗方药。

陆道师　气血内伤论※*

肢体损于外，则气血伤于内，营卫有所不贯，脏腑由之不和，岂可纯任手法而不求之脉理，审其虚实以施补泻哉？

——明·薛己《正体类要》陆道师序

【提要】　本论主要阐述伤损内治的重要性。要点如下：早在《外台秘要·许仁则疗吐血及堕损方》中，已将伤损疾病分为"外损"和"内伤"两类。对于伤损内治法，《仙授理伤续断秘方》主张，根据不同时期的病理变化而采用七步治法。薛己的《正体类要》拓展了外伤内治法，并以气血立论，十分重视补气活血法的应用。陆道师在为《正体类要》作序时，将其学术观点高度概括为"肢体损于外，则气血伤于内"，说明外力作用于人体，导致骨断、筋伤，虽然伤损在外，但是其内在的气血必然会受累及，导致营卫运行不畅，从而影响脏腑功能。强调临证时，需要医家辨虚实而行补泻，不可专凭手法治之。对后世带来重要影响。

薛　己　论伤损发热辨治※*

发热，若出血过多，或溃脓之后脉洪大而虚，重按全无，此阴虚发热也，用当归补血汤。脉沉微，按之软弱，此阴盛发躁也，用四君、姜、附。若发热烦躁，肉𥆧筋惕，亡血也，用圣愈汤。如汗不止，血脱也，用独参汤。其血脱脉实，汗后脉躁者难治，细小者易治。《外台秘要》云：阴盛发躁，欲坐井中，用附子四逆汤加葱白。王太仆先生云：凡热来复去，昼见夜伏，夜见昼伏，不时而动者，名曰无火，此无根之虚火也。

——明·薛己《正体类要·上卷·正体主治大法》

【提要】　本论主要阐述伤损后发热的辨证施治。要点如下：伤损发热是由于出血过多导致阴虚，阴虚生内热。根据病情轻重，可分别采用当归补血汤、四君子汤、圣愈汤或独参汤治疗。

薛　己　论伤损作呕辨治※*

作呕，若因痛甚，或因克伐而伤胃者，用四君、当归、半夏、生姜。或因忿怒而肝伤者，用小柴胡汤加山栀、茯苓。若因痰火盛，用二陈、姜炒黄连、山栀。若因胃气虚，用补中益气汤、生姜、半夏。若出血过多，或因溃后，用六君子汤加当归。

——明·薛己《正体类要·上卷·正体主治大法》

【提要】　本论主要阐述伤损后作呕的辨证施治。要点如下：伤损后呕吐者，或因克伐而伤胃，或因愤怒而伤肝，或因痰火盛，或因胃气不足，需区别用药。伤胃者，宜补益；伤肝者，宜疏肝；痰火盛者，宜降火化痰；胃气虚者，宜补中益气。

薛　己　论伤损喘咳辨治※*

喘咳，若出血过多，面黑胸胀，或胸膈痛而发喘者，乃气虚血乘于肺也，急用二味参苏饮。若咳血衄血者，乃气逆血蕴于肺也，急用十味参苏饮，加山栀、芩、连、苏木。

——明·薛己《正体类要·上卷·正体主治大法》

【提要】　本论主要阐述伤损后喘咳的辨证施治。要点如下：伤损后喘咳，是由于气虚血乘于肺，或气逆血蕴于肺，导致肺失宣降、肺气上逆所致。治疗时宜以宣降肺气为主，气虚者兼以补气。

薛　己　论伤损作渴辨治※*

作渴，若因出血过多，用四物参术汤；不应，用人参、黄芪以补气，当归、熟地以养血。若因溃后，用八珍汤。若因胃热伤津液，用竹叶黄芪汤。胃虚津液不足，用补中益气汤。胃火炽盛，用竹叶石膏汤。若烦热作渴，小便淋涩，乃肾经虚热，非地黄丸不能救。

——明·薛己《正体类要·上卷·正体主治大法》

【提要】　本论主要阐述伤损后作渴的辨证施治。要点如下：伤损后作渴是由于血出过多，或胃热伤津，或胃火炽盛，或胃虚津液不足，或肾经虚热所致，当分别采用养血补气、清热滋阴、清热泻火、滋阴补肾等方法治疗，并给出相应的方剂。

薛　己　论伤损昏愦辨治※*

伤重昏愦者，急灌以独参汤。虽内瘀血切不可下，急用花蕊石散内化之，恐因泻而亡阴也。若元气虚甚者，尤不可下，亦用前散化之。凡瘀血在内，大小便不通，用大黄、朴硝。血凝而不下者，急用木香、肉桂末三二钱，以热酒调灌服，血下乃生。如怯弱之人，用硝、黄，须加肉桂、木香同煎，假其热，以行其寒也。

——明·薛己《正体类要·上卷·正体主治大法》

【提要】 本论主要阐述伤损后昏愦的辨证施治。要点如下：其一，伤损后昏愦者，不可盲目使用下法，以防止亡阴；另有元气虚弱者，亦不可使用下法，防止伤及正气；临证时，需结合患者体质，全面掌握病情，剖析因机，方可用药。其二，对于大小便不通者，又当用大黄、朴硝急下之；血凝而不下者，急用木香、肉桂热酒调灌服，此为急则治其标之法。

薛 己 论伤损便秘辨治[※※]

大便秘结，若大肠血虚火炽者，用四物汤送润肠丸，或以猪胆汁导之。若肾虚火燥者，用六味地黄丸。肠胃气虚，用补中益气汤。

——明·薛己《正体类要·上卷·正体主治大法》

【提要】 本论主要阐述伤损后便秘的辨证施治。要点如下：患者伤损后出现便秘，是由于大肠血虚火炽，或肾虚火燥，或肠胃气虚所致。血虚者宜用四物汤加润肠丸，肾虚者宜六味地黄丸，肠胃气虚者宜补中益气汤。

薛 己 论伤损胁肋胀痛辨治[※※]

胁肋胀痛，若大便通和，喘咳吐痰者，肝火侮肺也，用小柴胡汤加青皮、山栀清之。若胸腹胀痛，大便不通，喘咳吐血者，瘀血停滞也，用当归导滞散通之。《内经》云：肝藏血，脾统血。盖肝属木，生火侮土，肝火既炽，肝血必伤，脾气必虚。宜先清肝养血，则瘀血不致凝滞，肌肉不致遍溃；次壮脾健胃，则瘀肉易溃，新肉易生。若行克伐，则虚者益虚，滞者益滞，祸不旋踵矣。

——明·薛己《正体类要·上卷·正体主治大法》

【提要】 本论主要阐述伤损后胁肋胀痛的辨证施治。要点如下：其一，指出胁肋胀痛有肝火侮肺和瘀血停滞之不同，分别用小柴胡汤和当归导滞散治疗。其二，提出胁肋胀痛多因肝火盛而致，肝血必伤，脾气必虚。治疗宜先清肝养血，次壮脾健胃。其三，提出不可攻伐太过，以致虚者益虚，滞者益滞。

薛 己 论伤损肚腹作痛辨治[※※]

肚腹作痛，或大便不通，按之痛甚，瘀血在内也，用加味承气汤下之。既下而痛不止，按之仍痛，瘀血未尽也，用加味四物汤补而行之。若腹痛按之不痛，血气伤也，用四物汤加参、芪、白术，补而和之。若下而胸胁反痛，肝血伤也，用四君、芎、归补之。既下而发热，阴血伤也，用四物、参、术补之。既下而恶寒，阳气伤也，用十全大补汤补之。既下而恶寒发热，气血俱伤也，用八珍汤补之。既下而欲呕，胃气伤也，用六君、当归补之。既下而泄泻，脾肾伤也，用六君、肉果、破故纸补之。若下后，手足俱冷，昏愦出汗，阳气虚寒也，急用参附汤。吐泻手足俱冷，指甲青者，脾肾虚寒之甚也，急用大剂参附汤。口噤手撒，遗尿痰盛，唇青体冷者，虚极之坏症也，急投大剂参附汤，多有得生者。

——明·薛己《正体类要·上卷·正体主治大法》

【提要】　本论主要阐述伤损后腹痛的辨证施治。要点如下：伤损后肚腹作痛，是由于瘀血在内所致，伴随兼症不同，可有血气伤、肝血伤、阴血伤、阳气伤、气血俱伤、胃气伤、脾肾伤等不同类型，并分别给出治疗方药。同时提出若下后阳气虚寒，或脾肾虚寒，或虚极之坏症发生的急救措施。

薛　己　论伤损胸腹痛闷辨治※*

跳跃捶胸闪挫，举重劳役恚怒，而胸腹痛闷，喜手摸者，肝火伤脾也。用四君、柴胡、山栀。畏手摸者，肝经血滞也。用四物、柴胡、山栀、桃仁、红花。若胸胁作痛，发热晡热，肝经血伤也，用加味逍遥散。若胸胁作痛，饮食少思，肝脾气伤也，用四君、芎、归、柴、栀、丹皮。若胸腹胀满，饮食少思，肝脾气滞也，用六君加柴胡、芎、归。若胸腹不利，食少无寐，脾气郁结也，用加味归脾汤。若痰气不利，脾肺气滞也，用二陈、白术、芎、归、栀子、青皮。若咬牙发搐，肝旺脾虚也，用小柴胡汤、川芎、山栀、天麻、钩藤钩。或用风药，则肝血益伤，肝火益甚。或饮糖酒，则肾水益虚，肝火愈炽。若用大黄等药，内伤阴络，反致下血。少壮者必为痼疾，老弱者多致不起。

——明·薛己《正体类要·上卷·正体主治大法》

【提要】　本论主要阐述伤损后胸腹痛闷的辨证施治，要点如下：其一，认为跳跃、捶胸、闪挫，与举重、劳役、恚怒，是导致胸腹痛闷的主要原因。其二，指出伤损后胸腹痛闷，有肝火伤脾、肝经血滞、肝经血伤、肝脾气伤、肝脾气滞、脾气郁结、脾肺气滞、肝旺脾虚等多种类型，并分别给出治疗方药。其三，提出治疗禁忌。如不可用风药及大黄等药，不可饮糖酒等。

《可法良规》　论亡血昏愦

凡损伤之证，若皮肤已破，出血过多而昏愦者，气血虚极也，大补为主；如不应，急加附子。若坠扑太重，皮肤不破，血未出而昏愦者，瘀血在内也，行散为主；如不应，速加酒炒大黄。若下后而有变证者，皆气血虚极也，用十全大补汤。若因痛甚而自汗昏愦者，风木炽甚也，用清肝凉血之剂，则痛自定，汗自止，溃自溃，苟作外因风邪治之，促其危也。（论亡血昏愦）

——清·顾世澄《疡医大全·卷三十六·跌打部·跌打损伤门主论》

【提要】　本论主要阐述伤损后昏愦的辨证施治。要点如下：其一，伤损后皮破而昏愦，由亡血过多，气血极虚而致，治宜大补气血；皮未破而昏愦，由瘀血内停所致，治宜活血祛瘀，不效加酒炒大黄。下后出现变证，为气血虚极，宜用十全大补汤。其二，痛甚自汗而昏愦，肝火盛，则宜清肝凉血。

《可法良规》 论伤损便秘*

凡损伤之证，若有瘀血内凝，致大小便不通，若用硝黄苦寒之剂下之，血愈凝而不下，益加胀满，命在须臾，急用木香、肉桂末二三钱，以热酒灌之，血下乃生，不下即死。如怯弱之人，欲用硝黄，加木香、肉桂同煎益善，盖假其热以行其寒也。（论瘀血便秘）

又云：凡损伤之证，大便秘结。若是出血过多而秘结，此大肠血虚火炽，干燥而不通耳。不可轻用硝黄峻利之剂，宜用润肠丸，以四物汤送下，或猪胆导法为善。（论血虚便秘）

——清·顾世澄《疡医大全·卷三十六·跌打部·跌打损伤门主论》

【提要】 本论主要阐述伤损后便秘的辨证施治。要点如下：其一，伤损后便秘有瘀血内停和血虚便秘之不同。其二，瘀血内停者，以活血为主，禁用苦寒之品，防其血瘀更甚，以木香、肉桂加热酒为佳。其三，伤损后由于出血过多致血虚便秘者，属大肠血虚火炽，以补血润肠为主，方用润肠丸合四物汤，或用猪胆汁导法。

《可法良规》 论胸腹作痛

凡伤损之证，胸胁肚腹作痛，按之痛甚者，瘀血在内也，大承气汤下之；既下而腹痛不止，按之亦痛者，瘀尚未尽也，四物汤加穿山甲、牛膝补而行之。若腹仍痛，按之却不痛者，血虚也，四物汤加参、芪、白术补而和之。若下后脾胃受伤而腹痛者，补中益气汤为主；下后寒气乘虚而腹痛者，温中益气汤为主。下后昏愦而出汗者，虚极而变证也，独参汤补之；未应，急以大剂人参附子主之，缓则不救。下后呕吐泻泄，手足厥冷，或指甲青黑者，虚寒之甚也，附子理中汤主之，缓亦不治。若口噤手撒，遗尿痰盛，或唇青体冷，汗出昏愦，气血虚极之坏证也，非参附汤不能救，误作风治者必死。（论胸腹作痛）

——清·顾世澄《疡医大全·卷三十六·跌打部·跌打损伤门主论》

【提要】 本论主要阐述伤损后胸腹作痛的辨证施治。要点如下：其一，伤损后胸腹作痛有实证与虚证的不同。腹痛且按之益甚，属瘀血内停，行血为主，方用四物汤加牛膝等；按之痛减，属血虚，和血为主，方用四物汤加人参、黄芪、白术等。其二，伤损用下法治疗后出现腹痛，为脾胃受伤，治以补中益气汤；复感寒邪，治以温中益气汤。其三，下后昏愦汗出者，或呕吐泄泻，手足厥冷，或口噤手撒，肢体厥冷为气血虚极的变证，治以独参汤、参附汤，或附子理中汤。

《可法良规》 论胁胀痛

凡伤损之证，若胁胀痛，脉数浮无力，以手按之，反不胀痛者，此血虚而肝胀也，宜四物汤加参、苓、青皮、甘草治之。若胸胁胀闷或作痛者，按之亦然，左关脉洪而有力者，此怒气伤肝之证也，以小柴胡汤加芎、归、青皮、赤芍、桔梗、枳壳治之。若胸胁作胀，按之则愈痛者，乃瘀血蓄肝之证也，急以四物汤加桃仁、红花、青皮治之。盖证不必论其受责之轻重，问其患处去血之曾否，但被人扭按甚重，蹉跌扑地，努力恚怒，以伤其气血，瘀血归肝，多致前证，甚则胸胁气逆，胀满不通，或血溢口鼻，卒至不救。盖打扑坠堕，恶血宜砭不宜留，况十二经络之血生于心，藏于肝，统于脾，小腹与胁皆肝经部位，恶血蓄而不行，必生胀满，疼痛，自汗，法当破血生血，清厥阴肝经则善。（论胁胀痛）

——清·顾世澄《疡医大全·卷三十六·跌打部·跌打损伤门主论》

【提要】 本论主要阐述伤损后胸胁胀痛的辨证施治。要点如下：其一，伤损胸胁胀痛，有虚实之不同。按之痛减，为血虚肝胀，治以四物汤加健脾行气之品；按之痛不减，为肝气郁结，治以小柴胡汤加行气之品；按之痛更甚，属瘀血蓄肝，治以四物汤加活血之品。其二，辨析胸胁胀痛之证，不必论其受责之轻重，要问其患处是否出血。若被人扭按甚重，严重跌伤，或大怒，或过于用力损伤，则伤其气血，瘀血归肝，甚至出现胸胁气逆，胀满不通，或血溢口鼻等危重症。损伤恶血宜砭不宜留，治疗当以破血生血、调畅肝经为主。

《可法良规》 论出血呕血便血

凡伤损之证，口鼻等窍或患处出血不止者，因木火炽盛，血热错经而妄行也，宜清肝火，养肝血。若中气虚弱，血无所附而妄行者，宜补中益气，使血各归其经。若阳气内脱，不能摄血归经，而血出不止者，独参汤加炮姜治之，不应则急加附子。若血蕴于胃而呕血者，四物汤加童便拌炒山栀、姜汁治之。若因怒气伤肝而呕血者，亦治以前药，更加柴胡、黄芩以清之。如脉大发热喉痛者，参、芪、当归、生地、荆芥、蜜炙黄柏以主之。凡出血脉大者难治。凡见血证，不可用寒凉之剂，致脾胃受伤，反不能摄血归源也。（论出血呕血便血）

——清·顾世澄《疡医大全·卷三十六·跌打部·跌打损伤门主论》

【提要】 本论主要阐述伤损后各种血证的辨证施治。要点如下：其一，口鼻或患处出血不止，为肝火炽盛，血热妄行，宜清肝养血；若中气亏虚，血无所附，宜补中益气；若阳气内脱，血不归经，方用独参汤。其二，瘀血内停于胃致呕血者，方用四物汤加炒栀子、姜汁；怒气伤肝而呕血者，四物汤加柴胡、黄芩清泻肝火。其三，对于各种血证，禁用寒凉之品，防其伤及脾胃，血不归源。

《可法良规》 论出汗

凡伤损之证，有出汗者，当审其阴阳虚实而治之。若阴虚阳往乘之，则发热自汗，以甘寒之剂补其气，如补中益气汤之属是也。若阳虚阴往乘之，则发厥自汗，以甘温之剂助其阳，如参附汤之属是也。亦有因痛楚而自汗者，宜补气生血为主。若心孔一片汗出者，养其心血自止。（论出汗）

——清·顾世澄《疡医大全·卷三十六·跌打部·跌打损伤门主论》

【提要】 本论主要阐述伤损后出汗的辨证施治。要点如下：伤损出汗，有阴阳虚实的不同。阴虚阳盛发热自汗，以甘寒之品补气，方用补中益气汤；阳虚阴盛厥冷自汗，以甘温之品以助阳，方用参附汤；痛甚汗自出者，以补气生血为主。

《可法良规》 论发热

凡伤损之证，有发热者，或出血过多，或大溃之后而发热者，乃阴血耗散，阳气无所依附，遂致浮散于肌表之间，是为阴虚，非实热也，当归补血汤主之。若发热烦躁，肉瞤筋惕等证，乃亡血也，圣愈汤主之。如汗出不止，乃血脱也，急用独参汤补之。若血脱脉实，汗后脉躁者，难治；细小者易瘥。其瘀血内停，发热必肚腹作痛，不在此例。（论发热）

又云：凡伤损之证，有发热者，当分昼夜阴阳而治之。东垣曰：昼则发热，夜则安静，是阳气自旺于阳分也；昼则安静，夜则发热烦躁，是阳气下陷入阴中也，名曰热入血室。如昼夜俱发热烦躁，是重阳无阴也，当急泻其阳而峻补其阴。夫热入血室之证，妇人经水适来，或因损伤，或因大劳，或因大怒而发热必致前证，或有言语谵妄，如见鬼神状者，犹宜小柴胡汤加生地主之。重阳无阴血虚者，亦用小柴胡汤合四物汤治之。（论热分昼夜）

——清·顾世澄《疡医大全·卷三十六·跌打部·跌打损伤门主论》

【提要】 本论主要阐述伤损后发热的辨证施治。要点如下：其一，伤损后由于出血过多或肌肉大面积溃烂，致使阴血亏虚，虚阳外越而发热，属血虚发热，宜用当归补血汤以补阴血。亡血过多还可见发热烦躁，肌肉抽搐，宜用圣愈汤以补气血，退虚热。其二，伤损发热还有昼夜发热的不同。昼热者，阳气充足；夜晚发热，热入血室，方用小柴胡汤加生地；昼夜均发热，阳盛阴虚，当泻阳补阴，方用小柴胡汤合四物汤。

《可法良规》 论发躁

凡伤损之证，若出血过多，或大溃之后，肌肤发热，大渴引饮，目赤面红，昼夜不息，其脉洪大而虚，重按全无，此名阴虚发热之病，当归补血汤主之，误认实热，反用寒凉必死。若身体微热，烦躁面赤，其脉沉而微，此名阴盛发躁之病，宜四君子汤加姜、附治之。《外台秘要》云：阴盛发躁，欲坐井中，用附子四逆汤加葱白治之。李东垣亦曰：切忌寒凉之剂。凡热来复去，不时而动，乃无根虚火也，用六君子汤加姜、桂，不应急加附子，或八味地黄丸最善。（论发躁）

——清·顾世澄《疡医大全·卷三十六·跌打部·跌打损伤门主论》

【提要】 本论主要阐述伤损后烦躁的辨证施治。要点如下：伤损后由于出血过多或肌肉大面积溃烂，兼见脉洪大而虚，属阴虚发热，方用当归补血汤，禁用寒凉之品；若微热烦躁，脉沉微，属阴盛发躁，方用四君子汤加减。《外台秘要》用附子四逆汤加葱白，李东垣主张用六君子汤或八味地黄丸。

《可法良规》 论作渴

凡伤损之证，有作渴者，若出血而作渴者，血脱也，四物汤加白术补之；不应，加人参、黄芪以补气，倍当归、熟地以养血。若溃后而作渴者，大补气血为主。胃热津液耗散作渴者，用竹叶黄芪汤。瘀血内停发热作渴者，用竹叶石膏汤。若脓血大溃而作渴，或小便赤涩，或痛

而不通，死在反掌。及痈疽溃烂后多有此证，非六味地黄丸不能救。（论作渴）

——清·顾世澄《疡医大全·卷三十六·跌打部·跌打损伤门主论》

【提要】　本论主要阐述伤损后口渴的辨证施治。要点如下：由于出血过多兼见口渴，属血脱，治以四物汤加补气健脾之品；若肌肉溃烂后出现口渴，治以大补气血为主；胃热津伤兼见口渴，治以竹叶黄芪汤益气生津；瘀血内停致发热口渴，治以竹叶石膏汤清热生津；脓血溃烂后出现口渴，治以六味地黄丸滋补肾阴。

《可法良规》　论作呕

凡伤损之证，有作呕者，或因痛不止，或因攻伐之剂而作呕者，皆胃气伤也，四君子汤加芎、归、半夏、藿香、姜枣之类主之。或兼忿怒损伤而致呕者，气逆也，小柴胡汤加山栀、枳壳、茯苓、桔梗之类治之。若胃中痰火盛而作呕者，二陈汤加黄连、山栀、生姜治之。胃气虚寒而作呕者，补中益气汤加姜枣主之。或出血过多，或溃后而作呕者，宜大补气血为主。（论作呕）

——清·顾世澄《疡医大全·卷三十六·跌打部·跌打损伤门主论》

【提要】　本论主要阐述伤损后呕吐的辨证施治。要点如下：由于疼痛或药物所致，属胃气衰败，用四君子汤加活血行气之品；由郁怒致呕吐，属气逆，用小柴胡汤以疏肝行气；若胃中痰火炽盛致呕吐，用二陈汤加清热之品；胃气虚寒致呕吐，用补中益气汤；亡血或肌肉溃烂后出现的呕吐，宜大补气血。

《可法良规》　论面黑作喘

凡伤损之证，出血过多，如面黑胸胀，或膈痛发喘，此肺气虚，瘀血入肺，急以人参苏木饮救之。如咳血衄血，乃火盛气逆，血蕴于肺，宜用十味参苏饮救之，加山栀、黄芩、苏木主之。面黑作喘之证，诸书未尝论及，治者不明，患者必死。惟《产宝百问》内云：产妇瘀血入肺，面黑作喘，用参苏饮救之，其方乃人参一两，苏木二两作一剂煎服。（论面黑作喘）

——清·顾世澄《疡医大全·卷三十六·跌打部·跌打损伤门主论》

【提要】　本论主要阐述伤损后出现面黑喘证的辨证施治。要点如下：其一，血出过多后出现的面黑作喘，属肺气亏虚，瘀血入肺，用人参苏木饮；若咳血衄血兼见面黑作喘，属火盛气逆，血蕴于肺，用十味参苏饮。其二，面黑作喘者，预后不佳。《产宝百问》首载该证，用参苏饮治疗。

《可法良规》　论小便不利

凡伤损之证，小便不利，若因出血，或平素阴虚火躁而渗泄之令不行者，宜滋膀胱之阴。若因疼痛，或平素肺经气虚，不能生化肾水而小便短少者，当补脾肺之气，滋其化源则小便自生。若误用分利之剂，复损其阴，祸在反掌。《经》云：气化则小便出焉。又云：无阳则阴无以生，无阴则阳无以化。亦有汗出不止而小便短少者，汗止便自利，犹忌分利渗泄之剂。（论小便不利）

————清·顾世澄《疡医大全·卷三十六·跌打部·跌打损伤门主论》

【提要】 本论主要阐述伤损后出现小便不利的辨证施治。要点如下：其一，若伤损出血或素体阴虚火燥导致小便量少或排尿困难，当滋膀胱之阴；若因疼痛或素体肺经气虚，肾水化生乏其上源者，当补脾肺之气。其二，若误用分利小便之品，则耗伤阴津，预后不佳。对于汗出不止兼有小便短少者，可以采用收敛止汗的方法防止津液的枯竭，禁用分利小便淡渗利湿之品。

《可法良规》 论遍身作痒

凡伤损之证，遍身作痒，或搔破如疮疥，此血不营于肌腠，当作血虚治之。不应，兼补其气。亦有愈后身起白屑，落而又起，或有如布帛一层隔于肌肤，乃气血俱虚，不能营于腠理。宜大补气血为主。若作风邪治之，误矣。（论遍身作痒）

————清·顾世澄《疡医大全·卷三十六·跌打部·跌打损伤门主论》

【提要】 本论主要阐述伤损后皮肤瘙痒的辨证施治。要点如下：由于伤损后气血俱虚不能濡养肌肤腠理，故可见皮肤瘙痒或脱屑之症，治疗当以大补气血为主，不应按风邪辨证并治疗。

《可法良规》 论肢体作麻

凡伤损之证，肢体麻木，若口眼如故，腰背如常而肢体麻木者，气虚也。盖血虚则气虚，故血虚之人肢体多麻木，此是阴虚火动之变证，实非风也。当用升阳滋阴之剂，若作风治，凶在反掌。（论肢体作麻）

————清·顾世澄《疡医大全·卷三十六·跌打部·跌打损伤门主论》

【提要】 本论主要阐述伤损后肢体麻木的辨证施治。要点如下：由于伤损后气血俱虚，阴虚火动，故可见肢体麻木。治疗当以补气血为主，生阳即补气，滋阴即生血。不可当风邪论治。

《可法良规》 论四肢倦怠

凡伤损之证，如所伤之处不甚，克伐之剂未用，而四肢困倦，精神短少，懒于动作，胸满气促，肢体沉重，气高而喘，身热而烦，心下痞满，不思饮食，自汗体重，其脉洪大而头痛，是内伤元气之证，以补中益气汤主之。如在夏令是暑热内伤元气之证，用清暑益气汤主之。若遇秋令是湿热内伤元气之证，以清燥汤主之。（论四肢倦怠）

————清·顾世澄《疡医大全·卷三十六·跌打部·跌打损伤门主论》

【提要】 本论主要阐述伤损后出现四肢倦怠的辨证施治。要点如下：伤损较轻，且未用克伐伤正之剂而出现四肢倦怠等症，属内伤元气，宜用补中益气汤；夏季得之，则受暑热之邪所伤，用清暑益气汤；秋季得之，则受湿热之邪所伤，用清燥汤。

钱秀昌 论跌打损伤内治证*

是跌打损伤之证，恶血留内，则不分何经，皆以肝为主。盖肝主血也，败血必归于肝。其痛多在胁肋、小腹者，皆肝经之道路也，宜疏肝、调血、行经为主。王好古云：登高坠下撞打等伤，心腹胸中停积瘀血，或气瘀攻冲，昏迷不醒，或寒热往来，日轻夜重，变症多端。医者不审其原，不切脉之虚实，不分经络脏腑，妄投药剂，枉死者多矣。故临症时，须察脉之虚实，审症轻重，药配君臣佐使，治分老幼强弱。即从上中下三焦分别部位：若瘀在上而吐血者，宜犀角地黄汤；在中者，桃仁承气汤；在下者，抵当汤。虚人，宜佐以四物汤。若瘀散，复元通气散调之。或伤处青肿坚实，痛难转侧，脉涩而滞者，防其气瘀上冲，宜投参黄散逐瘀，又宜复元活血汤。或受伤日久才医者，败血坚凝，宜服紫金丹逐瘀。又祛伤散疏通为要，俟其色散淡，血和痛止为度。或有牙关紧闭，用通关散吹入鼻中取嚏，投三黄宝蜡丸或夺命丹。如口开纳药者可治，不纳药者危。须忌湿地当风坐卧，忌食生冷硬物，忌服寒凉药饵，恐其血凝难化，遗留后患也。凡视重伤，先解开衣服，遍观伤之重轻，穴之致命与否，察色闻声，脉探虚实。如六脉和缓者生，九候不调者死。阴囊内有肾子者，可治；如入小腹者，不治。如牙关闭，急用开牙散搽之。若能苏醒，再投黎洞丸，或可挽回。医者须细心审察，不可草率误人。

——清·钱秀昌《伤科补要·卷二·第三则·跌打损伤内治证》

【提要】 本论主要阐述跌打损伤所致内证及其相应治法。要点如下：其一，作者撷取《医宗金鉴·正骨心法要旨·内治杂证法·伤损内治》之精义，结合师承秘传及自身临证经验，论述了跌打损伤所致内证的治法。其二，作者十分重视伤损辨证内治和损伤局部的诊查，善于脉证合参。其三，根据前人"败血必归于肝"的理论，提出伤损后出现胁肋、小腹痛者，当采用疏肝、调血、行经之法。其四，引入王好古的观点，认为伤损临症时，须审其病之原，察脉之虚实，辨症之轻重，治分老幼强弱，从三焦分别散瘀。其五，指出损伤日久则败血凝固，宜以逐瘀祛伤疏通为要，色淡以血和痛止为度。对于伤重者，宜察色闻声探脉，遍观伤之轻重。

2.5 骨 病

骨病是泛指由先天因素、后天因素、邪毒感染等多种原因导致骨的生长、发育和修复等功能异常的各种疾病的总称。中医常见的骨病有骨痹、附骨痛、附骨疽、关节流注、大骨节病、历节风、骨瘤等疾病。骨病的主要病机包括先天不足或久病正虚，肝肾亏损，不能濡养；或情志不遂，肝气郁结，脾失健运，气滞痰阻；或病后余毒走散，或复感外邪，热毒入里，酿腐化脓，流注关节；或跌仆闪挫，瘀血阻滞，筋骨失养。骨病辨证须辨寒热、虚实、表里和病变部位的不同，结合局部病变和全身症状的特点，辨证施治。一些单纯病变，可使用局部外治治疗，复杂的骨病应内外兼治。内治遵消、托、补三法，结合具体症状，分期辨治。初期，尚未化脓，以消为贵，又有热毒、表邪、里热、瘀血、寒湿等不同，分别治以清热解毒、发表散邪、攻下泻火、活血祛瘀、温通祛湿等治法；中期，正虚毒盛，当用托法，托里排脓，使邪毒不内窜；后期，脓毒已去，正气虚衰，当用补法，补气养血，健脾和中，补养肝肾，使疮口内敛，助其新生。

《素问》 骨痹论※*

帝曰：人有身寒，汤火不能热，厚衣不能温，然不冻栗，是为何病？岐伯曰：是人者，素肾气胜，以水为事，太阳气衰，肾脂枯不长，一水不能胜两火。肾者水也，而生于骨，肾不生则髓不能满，故寒甚至骨也。所以不能冻栗者，肝一阳也，心二阳也，肾孤脏也，一水不能胜二火，故不能冻栗，病名曰骨痹，是人当挛节也。

——《素问·逆调论》

【提要】 本论主要阐述骨痹的病因病机。要点如下：骨痹成因在于"素肾气胜"，即肾中寒水之气偏胜，而太阳之气衰。"以水为事"即易被寒湿之气所感。肾阳虚衰，阴不胜阳，阳虚外寒而致骨痹。因阳虚生寒故身冷骨寒，寒主收引则骨节拘挛。

《灵枢》 论骨蚀骨疽病因病机※*

虚邪之入于身也深，寒与热相搏，久留而内著，寒胜其热，则骨疼肉枯，热胜其寒，则烂肉腐肌为脓，内伤骨，内伤骨为骨蚀。……有所结，深中骨，气因于骨，骨与气并，日以益大，则为骨疽。

——《灵枢·刺节真邪》

【提要】 本论主要阐述骨蚀与骨疽的病名及其病因病机。要点如下：骨蚀，即痈疽内陷而侵蚀于骨之病证。多因体虚邪入于骨，或因久患疮疡，毒邪内著而骨被腐蚀破坏者，甚而有脓。若邪气依附于骨，日渐增大，则变成骨疽。

《圣济总录》 论附骨疽病因病机※*

论曰：骨疽者，由风入骨解，与热相搏，复为冷湿所折，风热伏结，不得发散，蕴积成毒，故附骨而为疽。喜发于大节解间，按之应骨，皮肉微急，洪洪如肌，而不外见是也。治之宜急，稍缓则脓不得溃，而肢体变青黯者，不可治。

——宋·赵佶《圣济总录·卷第一百二十九·痈疽门·附骨疽》

【提要】 本论主要阐述附骨疽的病因病机。要点如下：在《内经》对骨疽认识的基础上，认为附骨疽是由于风入骨节，与热相搏，复感冷湿，致风热蕴积成毒，依附于骨而成。常发生于肢体的大关节，出现"按之应骨，皮肉微急，洪洪如肌"的临床表现。治疗当及时，防止延误失治，"脓不得溃"，毒不得出，肢体坏死，则成不治。

陈无择　历节论

夫历节，疼痛不可屈伸，身体尪羸，其肿如脱，其痛如掣，流注骨节，短气自汗，头眩，温温欲吐者，皆以风湿寒相搏而成。其痛如掣者，为寒多。肿满如脱者，为湿多。历节黄汗出者，为风多。顾《病源》所载，饮酒当风，汗出入水，遂成斯疾。原其所因，虽涉风湿寒，又有饮酒之说，自属不内外因。亦有不能饮酒而患此者，要当推求所因。分其先后轻重为治，久而不治，令人骨节蹉跌，变为癫病，不可不知。

——宋·陈无择《三因极一病证方论·卷之三·历节论》

【提要】　本论主要阐述历节病的病因病机及其症状。要点如下：其一，历节病最早出自《金匮要略·中风历节病脉证并治》，又名白虎风、痛风。其病因为饮酒当风、汗出入水等致风湿寒邪气侵入经脉，流注关节。其二，临床症状以疼痛遍历关节，关节肿大，不可屈伸为主。其中疼痛重者，为寒多；肿满重者，为湿多；历节黄汗出者，为风多。其三，治疗上宜根据病变先后轻重而治之。

薛　己　附骨疽综论[**]

附骨疽，有因露卧，风寒深袭于骨者；有因形气损伤不能起发者；有因克伐之剂，亏损元气，不能发出者；有因外敷寒药，血凝结于内者。凡此皆宜灸熨患处，解散毒气，补接阳气，温补脾胃为主。若饮食如常，先用仙方活命饮解毒散郁，随用六君子汤补托荣气。若体倦食少，但用前汤，培养诸脏，使邪不得胜正。若脓已成，即针之，使毒不得内侵，带生用针亦无妨。如用火针，亦不痛，且使易敛。其隔蒜灸能解毒行气，葱熨法能助阳气行壅滞，此虽不见于方书，余常用之，大效。其功不能尽述，惟气血虚脱者，不应。

——明·薛己《外科枢要·卷二·论附骨疽》

【提要】　本论主要阐述附骨疽的病因、病机及其辨证施治。要点如下：其一，附骨疽之病，或因露天睡卧，风寒袭骨；或因外敷寒药，血凝结于内；或因身体虚弱，因使用攻伐之剂太过，耗损元气，不能外发。其二，治疗上宜灸熨患处，解散毒气，补接阳气，温补脾胃，可行隔蒜灸、葱熨法或火针等疗法，并内服仙方活命饮解毒散郁，随用六君子汤补托荣气。《疡医证治准绳》《景岳全书》将其收录其中。

薛　己　论多骨疽[*]

多骨疽者，由疮疡久溃，气血不能营于患处，邪气陷袭，久则烂筋腐骨而脱出，属足三阴亏损之症也。用补中益气汤，以固根本。若阴火发热者，佐以六味丸，壮水之主，以镇阳光。阳气虚寒者，佐以八味丸，益火之源，以消阴翳。外以附子饼、葱熨法，祛散寒邪，补接荣气，则骨自脱，疮自敛也。夫肾主骨，若肾气亏损，其骨渐肿，荏苒岁月，溃而出骨，亦用前法。若投以克伐之剂，复伤真气，鲜有不误者。

——明·薛己《外科枢要·卷二·论多骨疽》

【提要】 本论主要阐述多骨疽的病因、病机及其辨证施治。要点如下：其一，多骨疽是疮疡久溃的变证，筋烂骨腐而脱出，为足三阴亏损之重症。其二，治疗上，"用补中益气汤以固根本"，并根据肾阴肾阳的偏衰而用六味丸和八味丸，以补肾生髓。外用附子饼、葱熨法，祛散寒邪，补接荣气。明代医家杨清叟认为骨痛骨疽的根源在于肾虚，故于《外科集验方》中提出"肾实则骨有生气"之观点，对于现代防治化脓性骨髓炎仍有重要参考价值。

陈实功　附骨疽综论※*

夫附骨疽者，乃阴寒入骨之病也。但人之气血生平壮实，虽遇寒冷则邪不入骨。凡入者，皆由体虚之人，夏秋露卧，寒湿内袭；或房欲之后，盖覆单薄，寒气乘虚入里，遂成斯疾也。初起则寒热交作，稍似风邪；随后臀腿筋骨作疼，不热不红，疼至彻骨。甚者曲伸不能转侧，日久阴变为阳，寒化为热，热甚而腐肉为脓，此疽已成也。凡治此症，初起寒热作痛时，便用五积散加牛膝、红花发汗散寒，通行经络，或万灵丹发汗亦可；次以大防风汤行经活血，渗湿补虚。又有生于尻臀部位，漫肿作疼者，内托羌活汤；腿内近膝股，漫肿木痛者，内托芪柴汤；腿外侧者，内托酒煎汤。初起通用人参败毒散加木瓜、牛膝、苏木、红花；虚者十全大补汤加羌活、防己、牛膝；已成，欲作脓者，附子八珍汤；脓成，胀痛者，即针之。脓稠而黄，体实者，十全大补汤；脓清色白，体虚者，保元大成汤。食少体倦者，香砂六君子汤；脾虚寒热者，补中益气汤。以此调理可也。又有风湿相乘之症，初起寒热交作，次传腿肿作痛，其形光亮微红，发热肿痛，按之如泥不便起者，宜当归拈痛汤或茯苓佐经汤，间服万灵丹和之。以上之症，皆由元气不足中来，不可误用损脾、泄气、败毒等药，外禁寒凉等法。如误用之，必致气血冰凝，内肉瘀腐，日久化为污水败脓，流而不禁者终死。又有房欲劳伤，寒热互变，气血乖违，经脉横解，受病日深，以成斯疾者。其患大腿渐渐肿如冬瓜，上过胯腹，下连足底，牵连漫肿，皮色不红，日久溃脓，色白腥秽，肿仍不消，痛仍不减，元气日衰，身体缩小，唇舌干焦，二便枯秘，诸药不效，饮食不进者，终为不治。

——明·陈实功《外科正宗·卷之三·附骨疽》

【提要】 本论主要阐述附骨疽的病因、病机及其辨证施治。要点如下：其一，附骨疽因体虚之人感受寒湿，或房事之后，耗伤肾气，复感寒湿，阴寒邪毒入骨所致。也有风湿相乘之证。其二，感受寒湿者，臀腿筋骨作痛，但无红肿，甚者不能屈伸活动，寒邪入里化热，热盛肉腐为脓。治疗上，初用发汗散寒、通行经络之法，继用行经活血、渗湿补虚之法。同时依据发病部位、病程不同，给出不同方药。其三，感受风湿者，腿肿作痛，其形光亮微红，发热肿痛，按之如泥不起，宜当归拈痛汤或茯苓佐经汤。其四，附骨疽乃由元气不足而来，故内不可误用损脾、泄气、败毒等药，外禁用寒凉等法，否则必致气血凝滞，内肉瘀腐，预后不佳。并列出附骨疽肾气亏虚之重症，是为不治之症。

陈实功　论鹤膝风辨治※*

又有鹤膝风，乃足三阴亏损之症。初起寒热交作时，亦宜五积散加牛膝、红花，或万灵丹发汗俱可；如汗后肿痛仍不消减，此阴寒深伏，以大防风汤温暖经络，重者兼灸膝眼二穴，敷以琥珀膏，亦可渐渐取效。又如以上之法俱不效者，终成痼疾，不必强药消之，只宜先天大造丸、史国公酒药每常服之，终年亦可转重就轻，移步行履，尚可图也。

——明·陈实功《外科正宗·卷之三·附骨疽论》

【提要】 本论主要阐述鹤膝风的辨证施治。要点如下：其一，鹤膝风为阴寒之毒侵入膝关节所致，为足三阴亏损之证。其二，初期为外感表证，发热恶寒，可用解表散寒发汗之法，方用五积散、万灵丹。后期寒邪入里，肿痛不消，可行温经通络之法，方用大防风汤，重者艾灸膝眼，外敷琥珀膏。其三，对于常年不愈的痼疾，宜服先天大造丸、史国公酒药温补阳气，病情亦可减轻。

参考文献

[1] 刘衡如校. 灵枢经: 校勘本[M]. 北京: 人民卫生出版社, 2013.

[2] 秦越人著. 凌耀星主编. 难经校注[M]//中医古籍整理丛书重刊. 北京: 人民卫生出版社, 2013.

[3] 〔汉〕张仲景述. 〔晋〕王叔和撰次. 钱超尘, 郝万山整理. 伤寒论[M]//中医临床必读丛书. 北京: 人民卫生出版社, 2005.

[4] 〔汉〕张仲景述. 〔晋〕王叔和集. 金匮要略方论[M]. 北京: 人民卫生出版社, 1963.

[5] 〔六朝〕佚名氏撰. 李聪甫主编. 中藏经校注[M]//中医古籍整理丛书重刊. 北京: 人民卫生出版社, 2013.

[6] 〔晋〕王叔和撰. 福州市人民医院校释. 脉经校释[M]. 北京: 人民卫生出版社, 1984.

[7] 〔晋〕皇甫谧撰. 张灿玾, 徐国仟主编. 针灸甲乙经校注[M]//中医古籍整理丛书. 北京: 人民卫生出版社, 1996.

[8] 〔晋〕葛洪原著. 〔梁〕陶弘景补阙. 〔金〕杨用道附广. 沈澍农校注. 肘后备急方校注[M]. 北京: 人民卫生出版社, 2016.

[9] 〔晋〕刘涓子撰, 〔南齐〕龚庆宣编. 于文忠点校. 刘涓子鬼遗方[M]//中医古籍整理丛书. 北京: 人民卫生出版社, 1986.

[10] 〔南北朝〕陈延之撰. 高文铸校注. 小品方[M]. 北京: 中国中医药出版社, 1995.

[11] 〔南齐〕褚澄撰. 许敬生, 马鸿祥校注. 褚氏遗书校注[M]//中医名家珍稀典籍校注丛书. 郑州: 河南科学技术出版社, 2014.

[12] 〔隋〕巢元方撰. 丁光迪主编. 诸病源候论校注[M]//中医古籍整理丛书. 北京: 人民卫生出版社, 1992.

[13] 〔唐〕孙思邈撰. 李景荣等校释. 备急千金要方校释[M]//中医古籍整理丛书. 北京: 人民卫生出版社, 1997.

[14] 〔唐〕孙思邈著. 李景荣等校释. 千金翼方校释[M]//中医古籍整理丛书重刊. 北京: 人民卫生出版社, 2014.

[15] 〔唐〕王焘撰. 高文铸校注. 外台秘要方[M]. 北京: 华夏出版社, 1993.

[16] 〔唐〕王冰注. 黄帝内经素问[M]. 北京: 人民卫生出版社, 1963.

[17] 〔唐〕蔺道人著. 胡晓峰整理. 仙授理伤续断秘方 正体类要[M]//中医临床必读丛书. 北京: 人民卫生出版社, 2006.

[18] 〔唐〕咎殷著. 经效产宝[M]. 北京: 人民卫生出版社, 1955.

[19] 〔宋〕王怀隐等编. 郑金生, 汪惟刚, 董志珍校点. 太平圣惠方（校点本）[M]. 北京: 人民卫生出版社, 2016.

[20] 〔宋〕太平惠民和剂局编. 刘景源点校. 太平惠民和剂局方[M]//中医古籍整理丛书. 北京: 人民卫生出版社, 1985.

[21] 〔宋〕庞安时撰. 王鹏, 王振国点校. 伤寒总病论[M]//中医临床必读丛书. 北京: 人民卫生出版社, 2007.

[22] 〔宋〕朱肱原著. 唐迎雪, 张成博, 欧阳兵点校. 类证活人书[M]. 天津: 天津科学技术出版社, 2012.

[23] 〔宋〕赵佶敕编. 王振国, 杨金萍主校. 圣济总录校注[M]. 上海: 上海科学技术出版社, 2016.

[24] 〔宋〕钱乙著. 阎孝忠编集. 郭君双整理. 小儿药证直诀[M]//中医临床必读丛书. 北京: 人民卫生出版社,

2006.

[25] 〔宋〕窦材辑.〔清〕胡珏参论. 柴可群，陈嘉斌，江凌圳校注. 扁鹊心书[M]//中国古医籍整理丛书. 北京：中国中医药出版社，2015.

[26] 〔宋〕佚名著. 小儿卫生总微论方[M]//中医古籍珍本集成（儿科卷）. 长沙：湖南科学技术出版社，2014.

[27] 〔宋〕刘昉撰集.〔明〕陈履端编订. 幼幼新书[M]. 北京：中国医药科技出版社，2011.

[28] 〔宋〕张锐编撰. 鸡峰普济方[M]//中国医学珍本丛书. 上海：上海科学技术出版社，1987.

[29] 〔宋〕许叔微著. 刘景超，李具双主编. 许叔微医学全书[M]. 北京：中国中医药出版社，2015.

[30] 〔宋〕陈言著. 王咪咪整理. 三因极一病证方论[M]//中医临床必读丛书. 北京：人民卫生出版社，2007.

[31] 〔宋〕杨士瀛著. 王致谱校注. 仁斋小儿方论[M]//新校注杨仁斋医书. 福州：福建科学技术出版社，1986.

[32] 〔宋〕郑端友著. 吴童校注. 保婴全方[M]//中国古医籍整理丛书. 北京：中国中医药出版社，2016.

[33] 〔宋〕郭雍撰. 聂惠民点校. 伤寒补亡论[M]//中医古籍整理丛书. 北京：人民卫生出版社，1994.

[34] 〔宋〕齐仲甫著. 女科百问[M]//中医古籍善本丛刊. 上海：上海古籍出版社，1983.

[35] 〔宋〕陈自明撰. 余瀛鳌，王咪咪，朱定华，等点校. 妇人大全良方[M]//中医古籍整理丛书. 北京：人民卫生出版社，1992.

[36] 〔宋〕严用和著. 刘阳校. 严氏济生方[M]. 北京：人民卫生出版社，1980.

[37] 〔宋〕严用和原著. 浙江省中医研究所文献组、湖州中医院整理. 重订严氏济生方[M]. 北京：人民卫生出版社，1980.

[38] 〔宋〕陈自明编.〔明〕薛己校注. 外科精要[M]. 北京：人民卫生出版社，1982.

[39] 〔宋〕杨士瀛撰. 盛维忠，王致谱，傅芳，王亚芬校注. 仁斋直指方论（附补遗）[M]//新校注杨仁斋医书. 福州：福建科学技术出版社，1989.

[40] 〔宋〕薛古愚原撰.〔明〕郑敷政编撰. 杨悦娅点校. 薛氏济阴万金书[M]//中医古籍珍稀抄本精选. 上海：上海科学技术出版社，2004.

[41] 〔宋〕窦汉卿著. 疮疡经验全书[M]//中医古籍珍本集成. 长沙：湖南科学技术出版社，2014.

[42] 〔汉〕张仲景原著.〔金〕成无己注. 注解伤寒论[M]. 北京：人民卫生出版社，1956.

[43] 〔金〕成无己著. 张国骏校注. 伤寒明理论[M]//中医经典文库. 北京：中国中医药出版社，2007.

[44] 〔金〕刘完素撰. 曹公寿，宗全和注释. 素问玄机原病式[M]. 北京：人民卫生出版社，1983.

[45] 〔金〕刘完素著. 宋乃光校注. 黄帝素问宣明论方[M]//中医经典文库. 北京：中国中医药出版社，2007.

[46] 〔金〕张元素著. 任应秋点校. 任廷革整理. 医学启源[M]//任应秋医学丛书. 北京：中国中医药出版社，2019.

[47] 〔金〕刘完素撰. 孙洽熙，孙峰整理. 素问病机气宜保命集[M]//中医临床必读丛书. 北京：人民卫生出版社，2005.

[48] 〔金〕张子和撰. 邓铁涛，赖畴整理. 儒门事亲[M]//中医临床必读丛书. 北京：人民卫生出版社，2005.

[49] 〔金〕李杲著. 内外伤辨惑论[M]. 北京：人民卫生出版社，1959.

[50] 〔金〕李东垣撰. 文魁，丁国华整理. 脾胃论[M]//中医临床必读丛书. 北京：人民卫生出版社，2005.

[51] 〔金〕李杲著. 医学发明[M]. 北京：人民卫生出版社，1959.

[52] 〔金〕李杲撰. 东垣试效方[M]. 上海：上海科学技术出版社，1984.

[53] 〔金〕李东垣撰. 兰室秘藏[M]. 北京：人民卫生出版社，1957.

[54] 〔元〕演山醒翁著. 陈玉鹏校. 活幼口议[M]//中国古医籍整理丛书. 北京：中国中医药出版社，2015.

[55] 〔元〕曾世荣编. 田代华整理. 活幼心书[M]//中医临床必读丛书. 北京：人民卫生出版社，2006.

[56] 〔元〕罗天益著. 卫生宝鉴[M]. 北京：人民卫生出版社，1963.

[57] 〔元〕齐德之著. 裘钦豪点校. 外科精义[M]//中医古籍整理丛书. 北京：人民卫生出版社，1990.

[58] 〔元〕危亦林撰. 田代华，杨金萍，李怀芝，等整理. 世医得效方[M]//中医临床必读丛书. 北京：人民卫

生出版社，2006.

[59]〔元〕朱震亨原著. 刘更生点校. 格致余论[M]//实用中医古籍丛书. 天津：天津科学技术出版社，2000.

[60]〔元〕朱震亨撰. 赵以德，刘叔渊，戴原礼纂辑.〔明〕程充校补. 丹溪心法[M]//中医临床必读丛书. 北京：人民卫生出版社，2005.

[61]〔元〕朱震亨撰.〔明〕戴思恭辑. 金匮钩玄[M]. 北京：人民卫生出版社，1980.

[62]〔元〕朱震亨撰.〔清〕汤望久校辑. 脉因证治[M]//中医经典文库. 北京：中国中医药出版社，2008.

[63]〔元〕朱震亨著.〔明〕高叔宗辑校. 丹溪治法心要[M]. 北京：人民卫生出版社，1983.

[64]〔元〕朱丹溪撰. 冷方南，王齐南校点. 丹溪手镜[M]. 北京：人民卫生出版社，1982.

[65]〔元〕滑寿著. 李玉清，李怀芝校注. 难经本义[M]//中医经典文库. 北京：中国中医药出版社，2009.

[66]〔元〕王履著. 章升懋点校. 医经溯洄集[M]//中医古籍整理丛书. 北京：人民卫生出版社，1993.

[67]〔元〕倪维德撰著.〔明〕薛己校补. 原机启微[M]. 上海：上海科学技术出版社，1959.

[68]〔元〕无名氏撰. 魏淳，张智军点校. 明目至宝[M]//中医古籍整理丛书. 北京：人民卫生出版社，1992.

[69]〔元明间〕佚名氏撰. 咽喉脉证通论[M]//中医基础丛书. 北京：中国书店出版社，1985.

[70]〔明〕徐彦纯著. 刘纯增补. 刘洋校注. 玉机微义[M]//中医非物质文化遗产临床经典名著. 北京：中国医药科技出版社，2011.

[71]〔明〕朱橚等编. 普济方[M]. 北京：人民卫生出版社，1959.

[72]〔明〕戴原礼撰. 沈凤阁点校. 秘传证治要诀及类方[M]//中医古籍整理丛书. 北京：人民卫生出版社，1989.

[73]〔明〕戴思恭撰. 左言富点注. 推求师意[M]//中医古籍小丛书. 南京：江苏科学技术出版社，1984.

[74]〔明〕陶节庵撰. 黄瑾明，傅锡钦点校. 伤寒六书[M]//中医古籍整理丛书. 北京：人民卫生出版社，1990.

[75]〔明〕陶华著. 马作峰，姜瑞雪，胡玉萍，等校注. 伤寒全生集[M]//中国古医籍整理丛书. 北京：中国中医药出版社，2015.

[76]〔明〕董宿辑录.〔明〕方贤续补. 可嘉等校注. 奇效良方[M]//明清中医名著丛刊. 北京：中国中医药出版社，1995.

[77]〔明〕周文采编集. 王道瑞，申好贞，焦增绵点校. 医方选要[M]//明清中医临证小丛书. 北京：中国中医药出版社，1993.

[78]〔明〕杨清叟撰. 韦以宗点校. 仙传外科集验方 秘传外科方[M]//中医古籍整理丛书. 北京：人民卫生出版社，1991.

[79]〔明〕王纶撰. 薛己注. 王国辰点校. 明医杂著[M]//中医经典文库. 北京：中国中医药出版社，2009.

[80]〔明〕鲁伯嗣著. 婴童百问[M]. 北京：人民卫生出版社，1961.

[81]〔明〕虞抟编. 医学正传[M]. 北京：人民卫生出版社，1965.

[82]〔明〕虞抟撰. 王道瑞，申好真校注. 苍生司命[M]//明清中医临证小丛书. 北京：中国中医药出版社，2004.

[83]〔明〕汪机撰. 储全根，万四妹校注. 医学原理（上下）[M]//新安医学名著丛书. 北京：中国中医药出版社，2009.

[84]〔明〕汪机辑著. 外科理例[M]. 北京：人民卫生出版社，1963.

[85]〔明〕王銮撰. 幼科类萃[M]//古医籍稀见版本影印存真文库. 北京：中医古籍出版社，2015.

[86]〔明〕异远真人撰. 救伤秘旨 跌损妙方[M]. 上海：上海科学技术出版社，1958.

[87]〔明〕薛己著. 外科发挥 外科枢要 厉疡机要 正体类要 口齿类要[M]//薛氏医案选上册. 北京：人民卫生出版社，1983.

[88]〔元〕朱丹溪撰.〔明〕方广撰辑. 王英，曹钒，林红校注. 丹溪心法附余[M]//中国古医籍整理丛书. 北京：中国中医药出版社，2015.

[89]〔宋〕陈自明原著.〔明〕薛己校注. 校注妇人良方[M]. 上海：上海科技卫生出版社，1958.

[90]〔明〕薛己撰. 女科撮要[M]//薛氏医案选. 北京：人民卫生出版社，1983.

[91] 〔明〕万全著. 罗田县卫生局校注. 万氏妇人科[M]. 武汉：湖北人民出版社，1983.

[92] 〔明〕万全著. 罗田县万密斋医院校注. 万氏家藏育婴秘诀[M]. 武汉：湖北科学技术出版社，1986.

[93] 〔明〕万全著. 何永整理. 幼科发挥[M]//中医临床必读丛书. 北京：人民卫生出版社，2006.

[94] 〔明〕万全著. 罗田县卫生局校注. 万氏秘传片玉心书[M]. 武汉：湖北人民出版社，1981.

[95] 〔明〕万全著. 罗田县卫生局校注. 万氏秘传外科心法[M]. 武汉：湖北科学技术出版社，1984.

[96] 〔明〕江瓘原著. 苏礼，焦振廉，卢棣，等整理. 名医类案[M]//中医临床必读丛书. 北京：人民卫生出版社，2005.

[97] 〔明〕薛铠，薛己撰. 保婴撮要[M]//薛氏医案选. 北京：人民卫生出版社，1983.

[98] 〔明〕徐春甫编集. 崔仲平，王耀廷主校. 古今医统大全[M]//中医古籍整理丛书. 北京：人民卫生出版社，1991.

[99] 〔明〕皇甫中著. 张印生校注. 明医指掌[M]//明清中医临证小丛书. 北京：中国中医药出版社，1997.

[100] 〔明〕吴正伦编撰. 李董男校注. 脉症治方[M]//新安医籍珍本善本选校丛刊. 北京：人民卫生出版社，2018.

[101] 〔明〕楼英编撰. 阿静，闫志安，牛久旺，等校注. 医学纲目[M]//明清中医名著丛刊. 北京：中国中医药出版社，1996.

[102] 〔明〕佚名氏撰. 郑金生整理. 银海精微[M]//中医临床必读丛书. 北京：人民卫生出版社，2006.

[103] 〔明〕薛己著. 外科枢要[M]//薛氏医案选. 北京：人民卫生出版社，1983.

[104] 〔明〕孙一奎撰. 韩学杰，张印生校注. 医旨绪余[M]//中医经典文库. 北京：中国中医药出版社，2008.

[105] 〔明〕周之干著. 熊俊校注. 慎斋遗书[M]//中国古医籍整理丛书. 北京：中国中医药出版社，2016.

[106] 〔明〕佚名氏撰. 接传红，高健生整理. 秘传眼科龙木论[M]//中医临床必读丛书. 北京：人民卫生出版社，2006.

[107] 〔明〕李梴编撰. 田代华，张晓杰，何永，等整理. 医学入门[M]//中医临床必读丛书. 北京：人民卫生出版社，2006.

[108] 〔明〕龚信纂辑. 龚延贤续编. 达美君，王荣根，周金根，等校注. 古今医鉴[M]//明清中医临证小丛书. 北京：中国中医药出版社，1997.

[109] 〔明〕李时珍著. 刘衡如点校. 本草纲目[M]. 北京：人民卫生出版社，1963.

[110] 〔明〕吴昆著. 张宽，齐贺彬，李秋贵整理. 医方考[M]//中医临床必读丛书. 北京：人民卫生出版社，2007.

[111] 〔明〕孙一奎撰. 凌天翼点校. 赤水玄珠全集[M]. 北京：人民卫生出版社，1986.

[112] 〔明〕张洁撰. 郭瑞华，王全利，史雪，等校注. 仁术便览[M]//中国古医籍整理丛书. 北京：中国中医药出版社，2015.

[113] 〔明〕张三锡编纂. 王大妹，陈守鹏点校. 医学六要[M]//中医古籍孤本精选. 上海：上海科学技术出版社，2005.

[114] 〔明〕龚廷贤著. 张效霞整理. 万病回春[M]. 北京：人民卫生出版社，2007.

[115] 〔明〕龚廷贤著. 云林神彀[M]//中医古籍珍本集成. 长沙：湖南科学技术出版社，2014.

[116] 〔明〕方有执撰. 储全根，李董男校注. 伤寒论条辨[M]//新安医学名著丛书. 北京：中国中医药出版社，2009.

[117] 〔明〕无名氏撰. 魏淳，张智军点校. 明目至宝[M]. 北京：人民卫生出版社，1992.

[118] 〔明〕王肯堂辑. 倪和宪点校. 杂病证治准绳[M]//中医古籍整理丛书重刊. 北京：人民卫生出版社，2014.

[119] 〔明〕王肯堂编辑，吴唯等校注. 证治准绳·伤寒证治准绳[M]. 北京：中国中医药出版社，1997.

[120] 〔明〕王肯堂辑. 臧载阳点校. 女科证治准绳[M]//中医古籍整理丛书重刊. 北京：人民卫生出版社，2014.

[121] 〔明〕王肯堂辑. 陈立行点校. 证治准绳·幼科证治准绳[M]. 北京：人民卫生出版社，1991.

[122] 〔明〕王肯堂辑. 施仲安点校. 疡医证治准绳[M]//中医古籍整理丛书重刊. 北京：人民卫生出版社，2014.

[123]〔明〕王肯堂撰辑. 陈丽平点校. 证治准绳·眼科[M]. 北京：中国中医药出版社，2018.

[124]〔明〕申斗垣著. 外科启玄[M]. 北京：人民卫生出版社，1955.

[125]〔明〕罗周彦编撰.〔清〕项天瑞修订. 医宗粹言[M]//新安医籍丛刊. 合肥：安徽科学技术出版社，1995.

[126]〔明〕缪希雍著. 王淑民整理. 先醒斋医学广笔记[M]//中医临床必读丛书. 北京：人民卫生出版社，2007.

[127]〔明〕龚延贤撰. 鲁兆麟主校. 寿世保元[M]. 北京：人民卫生出版社，2005.

[128]〔明〕龚廷贤. 济世全书[M]//龚廷贤医学全书（第2版）. 北京：中国中医药出版社，2015.

[129]〔明〕赵献可著. 郭君双整理. 医贯[M]//中医临床必读丛书. 北京：人民卫生出版社，2005.

[130]〔明〕赵养葵著.《浙江中医杂志》编辑部校点. 邯郸遗稿[M]//中医古籍珍本. 杭州：浙江科学技术出版社，1983.

[131]〔明〕陈实功著. 胡晓峰整理. 外科正宗[M]//中医临床必读丛书. 北京：人民卫生出版社，2007.

[132]〔明〕武之望撰著. 李明廉，李泾渭，李经蕴，等整理. 济阴纲目[M]//中医临床必读丛书. 北京：人民卫生出版社，2006.

[133]〔明〕陶本学撰. 周国琪点校. 孕育玄机[M]//中医古籍珍稀抄本精选. 上海：上海科学技术出版社，2004.

[134]〔明〕王大纶著. 婴童类萃[M]. 北京：人民卫生出版社，1983.

[135]〔明〕张凤逵原著. 叶子雨增订. 增订伤暑全书[M]//珍本医书集成. 上海：上海科学技术出版社，1986.

[136]〔明〕张介宾编著. 类经[M]. 北京：人民卫生出版社，1995.

[137]〔明〕张介宾著. 类经图翼[M]. 北京：人民卫生出版社，1965.

[138]〔明〕张介宾著. 李继明，王大淳，王小平，等整理. 景岳全书[M]//中医临床必读丛书. 北京：人民卫生出版社，2007.

[139]〔明〕张景岳著. 王新华点注. 质疑录[M]//中医古籍小丛书. 南京：江苏科学技术出版社，1981.

[140]〔明〕缪希雍著. 李玉清等校注. 神农本草经疏[M]//中医非物质文化遗产临床经典读本. 北京：中国医药科技出版社，2011.

[141]〔明〕武之望. 济阳纲目[M]//武之望医学全书（第2版）//明清名医全书大成. 北京：中国中医药出版社，2015.

[142]〔明〕孙志宏撰. 余瀛鳌等点校. 简明医彀[M]. 北京：人民卫生出版社，1984.

[143]〔宋〕陈素庵著.〔明〕陈文昭补解. 林洁整理. 陈素庵妇科补解[M]//中医古籍必读经典系列丛书. 太原：山西科学技术出版社，2013.

[144]〔明〕龚居中撰. 傅国治，王庆文点校. 痰火点雪[M]//中医古籍整理丛书. 北京：人民卫生出版社，1996.

[145]〔明〕孙文胤撰. 竹剑平，欧春，金策校注. 丹台玉案[M]//中国古医籍整理丛书. 北京：中国中医药出版社，2016.

[146]〔明〕胡慎柔撰. 郑金生整理. 慎柔五书[M]//中医临床必读丛书. 北京：人民卫生出版社，2006.

[147]〔明〕李中梓著. 郭霞珍，王志飞，袁卫玲，等整理. 医宗必读[M]//中医临床必读丛书. 北京：人民卫生出版社，2006.

[148]〔明〕吴有性著. 张志斌整理. 温疫论[M]. 北京：人民卫生出版社，2007.

[149]〔明〕李中梓辑注. 胡晓峰整理. 内经知要[M]//中医临床必读丛书. 北京：人民卫生出版社，2007.

[150]〔明〕李中梓. 伤寒括要[M]//珍本医书集成（精校本）. 北京：中国医药科技出版社，2016.

[151]〔明〕尤仲仁编著. 徐福宁整理. 尤氏喉症指南[M]. 北京：中医古籍出版社，1991.

[152]〔明〕傅仁宇纂辑. 傅维藩编集. 郭君双，赵艳整理. 审视瑶函[M]//中医临床必读丛书. 北京：人民卫生出版社，2006.

[153]〔明〕肖京著. 轩岐救正论[M]//中医珍本丛书. 北京：中医古籍出版社，1983.

[154]〔明〕汪绮石撰. 王新华校注. 理虚元鉴[M]. 南京：江苏科学技术出版社，1981.

[155]〔明〕李中梓撰. 病机沙篆[M]//中医古籍珍本集成（续）. 长沙：湖南科学技术出版社，2014.

[156] 〔明〕王绍隆传. 潘楫辑注. 医灯续焰[M]. 北京：中医古籍出版社，2015.

[157] 〔明〕邓苑撰.〔清〕胡芝樵校订. 一草亭目科全书 异授眼科[M]. 上海：上海卫生出版社，1957.

[158] 〔明〕秦昌遇撰. 李凌空校注. 幼科折衷[M]//中国古医籍整理丛书. 北京：中国中医药出版社，2016.

[159] 〔清〕喻嘉言撰. 张海鹏，陈润花校注. 尚论篇[M]//伤寒论注十人书. 北京：学苑出版社，2009.

[160] 〔清〕喻昌著. 史欣德整理. 医门法律[M]//中医临床必读丛书. 北京：人民卫生出版社，2006.

[161] 〔清〕喻昌撰. 寓意草[M]//中医经典文库. 北京：中国中医药出版社，2008.

[162] 〔清〕郑芝龙著. 金疮跌打接骨药性秘书[M]//伤科集成. 北京：人民卫生出版社，2009.

[163] 〔清〕柯琴编撰. 张海鹏，陈润花校注. 伤寒来苏集[M]//伤寒论注十人书. 北京：学苑出版社，2009.

[164] 〔清〕蒋示吉撰. 王道瑞，申好真校注. 医宗说约[M]//明清中医临证小丛书. 北京：中国中医药出版社，2004.

[165] 〔清〕何松庵，浦天球原著. 王满城整理. 女科正宗[M]. 石家庄：河北人民出版社，1960.

[166] 〔清〕祁坤编著. 外科大成[M]. 上海：上海卫生出版社，1957.

[167] 〔清〕尤乘撰. 尤氏喉科秘书[M]//中医基础丛书. 北京：中国书店出版社，1985.

[168] 〔清〕张璐著. 许敬生，施淼，范敬校注. 伤寒绪论[M]//中国古医籍整理丛书. 北京：中国中医药出版社，2015.

[169] 〔清〕罗美著. 杨德利，鲍玉琴校注. 古今名医汇粹[M]//明清中医临证小丛书. 北京：中国中医药出版社，1997.

[170] 〔清〕周扬俊辑述. 温热暑疫全书[M]. 上海：上海卫生出版社，1957.

[171] 〔清〕萧埙编著. 女科经纶[M]//中医古籍小丛书. 南京：江苏科学技术出版社，1986.

[172] 〔清〕傅山著. 赵怀舟，葛红，贾颖校订. 大小诸证方论[M]. 北京：学苑出版社，2009.

[173] 〔清〕傅山著. 欧阳兵整理. 傅青主女科[M]//中医临床必读丛书. 北京：人民卫生出版社，2006.

[174] 〔清〕傅山撰. 何高民校考. 青囊秘诀[M]//傅山医学著作研究丛书. 太原：山西人民出版社，1983.

[175] 〔清〕陈士铎撰. 王树芬，裴俭整理. 石室秘录[M]//中医临床必读丛书. 北京：人民卫生出版社，2006.

[176] 〔清〕陈士铎撰. 王永谦，任翼，曲长江，等点校. 辨证录[M]//中医古籍整理丛书. 北京：人民卫生出版社，1989.

[177] 〔清〕陈士铎著. 柳长华，柳璇，宋白杨校注. 辨证奇闻[M]//中医非物质文化遗产临床经典读本. 北京：中国医药科技出版社，2011.

[178] 〔清〕李用粹编撰. 竹剑平，江凌圳，王英，等整理. 证治汇补[M]//中医临床必读丛书. 北京：人民卫生出版社，2006.

[179] 〔清〕陈士铎著. 柳长华，刘更生，李光华，等点校. 洞天奥旨[M]//明清中医临证小丛书. 北京：中国中医药出版社，1991.

[180] 〔清〕张璐. 王兴华，张民庆，刘华东，等整理. 张氏医通[M]. 北京：人民卫生出版社，2006.

[181] 〔清〕夏鼎编. 幼科铁镜[M]. 北京：中国书店出版社，1987.

[182] 〔清〕马云从著. 陆绵绵点注. 眼科阐微[M]//中医古籍小丛书. 南京：江苏科学技术出版社，1984.

[183] 〔清〕冯兆张纂辑. 田思胜，高萍，戴敬敏，等校注. 冯氏锦囊秘录[M]//明清中医名著丛刊. 北京：中国中医药出版社，1996.

[184] 〔明〕秦昌遇著.〔清〕秦之桢辑. 王晨，罗会斌，李全校注. 症因脉治[M]//明清中医临证小丛书. 北京：中国中医药出版社，1998.

[185] 〔清〕钱潢著. 谢忠礼，陈素美校注. 伤寒溯源集[M]. 北京：中国中医药出版社，2015.

[186] 〔清〕秦之桢撰，赖谦凯等校注. 伤寒大白[M]. 北京：中国中医药出版社，2015.

[187] 〔清〕亟斋居士著. 牛兵占，曹枫，杨翠香校注. 达生编[M]//中医妇科名著集成. 北京：华夏出版社，1997.

[188] 〔清〕顾靖远著. 袁久林校注. 顾松园医镜[M]//中医非物质文化遗产临床经典名著. 北京：中国医药科技出版社，2014.

[189] 〔清〕魏荔彤撰. 松江何等评定. 杜雨茂等点校. 金匮要略方论本义[M]//中医古籍整理丛书. 北京：人民卫生出版社，1997.

[190] 〔清〕戴天章著. 彭丽坤，陈仁寿点校. 广瘟疫论[M]//中医经典文库. 北京：中国中医药出版社，2009.

[191] 〔清〕叶其蓁著. 李亚平，白黎明，陈慧，等注. 女科指掌[M]//中国古医籍整理丛书. 北京：中国中医药出版社，2016.

[192] 〔清〕高鼓峰等著. 王汝谦注. 杨乘六评. 医宗己任编[M]. 上海：上海卫生出版社，1958.

[193] 〔清〕尤怡著. 李占永，岳雪莲点校. 金匮要略心典[M]//中医经典文库. 北京：中国中医药出版社，2009.

[194] 〔清〕尤在泾编注. 张立平校. 伤寒贯珠集[M]//伤寒论注十人书. 北京：学苑出版社，2009.

[195] 〔清〕阎纯玺撰. 田代华，郭君双点校. 胎产心法 女科辑要[M]//中医古籍整理丛书. 北京：人民卫生出版社，1988.

[196] 〔清〕程国彭撰. 田代华整理. 医学心悟[M]//中医临床必读丛书. 北京：人民卫生出版社，2006.

[197] 〔清〕程国彭撰. 宋洋，陈瑶编著. 《外科十法》释义[M]//传统中医药临床精华读本丛书. 太原：山西科学技术出版社. 2011.

[198] 〔清〕王维德撰. 胡晓峰整理. 外科证治全生集[M]//中医临床必读丛书. 北京：人民卫生出版社，2006.

[199] 〔清〕吴谦等撰. 医宗金鉴（第二版）[M]. 北京：人民卫生出版社，1982.

[200] 〔清〕吴谦. 闫志安，何源校注. 医宗金鉴[M]//明清中医名著丛刊. 北京：中国中医药出版社，1994.

[201] 〔清〕萧霆. 痧疹一得[M]//中医古籍珍本集成. 长沙：湖南科学技术出版社，2014.

[202] 〔清〕吴杖仙著. 查炜，陈守鹏点校. 吉文辉审订. 吴氏医方汇编[M]//中医古籍珍稀抄本精选. 上海：上海科学技术出版社，2004.

[203] 〔清〕谢玉琼编撰. 朱礼堂评注. 麻科活人全书[M]. 上海：上海科学技术出版社，1959.

[204] 〔清〕黄元御著. 孙洽熙主编. 黄元御伤寒解：伤寒悬解伤寒说意[M]. 北京：中国中医药出版社，2012.

[205] 〔清〕陈复正编. 杨金萍，臧守虎，杨佃会整理. 幼幼集成[M]//中医临床必读丛书. 北京：人民卫生出版社，2006.

[206] 〔清〕何梦瑶撰. 邓铁涛，刘纪莎，郑洪点校. 医碥[M]//中国古籍整理丛书重刊. 北京：人民卫生出版社，2015.

[207] 〔清〕黄元御撰. 麻瑞亭，孙洽熙等点校. 四圣心源 四圣悬枢[M]//黄元御医集//中医古籍整理丛书重刊. 北京：人民卫生出版社，2015.

[208] 〔清〕汪蕴谷著. 杂症会心录[M]//珍本医书集成. 上海：上海科学技术出版社，1985.

[209] 〔清〕薛雪著. 张志斌，刘悦校点. 湿热论[M]//温热湿热集论. 福州：福建科学技术出版社，2010.

[210] 〔清〕徐大椿撰. 万芳整理. 医学源流论[M]//中医临床必读丛书. 北京：人民卫生出版社，2007.

[211] 〔清〕徐大椿撰. 洄溪医案[M]. 北京：中国书店出版社，1987.

[212] 〔清〕张宗良著. 熊大经点校. 喉科指掌[M]//中医古籍整理丛书. 北京：人民卫生出版社，1989.

[213] 〔清〕赵学敏纂辑. 〔清〕吴庚生补注. 郑金生，纪征瀚整理. 串雅内外编[M]//中医临床必读丛书. 北京：人民卫生出版社，2007.

[214] 〔清〕顾世澄撰. 凌云鹏点校. 疡医大全[M]//中医古籍整理丛书. 北京：人民卫生出版社，1987.

[215] 〔清〕徐大椿. 医贯砭[M]//徐大椿医书全集//中医古籍整理丛书. 北京：人民卫生出版社，1988.

[216] 〔清〕徐大椿撰. 女科指要[M]//徐大椿医书全集//中医古籍整理丛书. 北京：人民卫生出版社，1988.

[217] 〔清〕叶天士著. 徐灵胎评. 临证指南医案[M]. 上海：上海科学技术出版社，1961.

[218] 〔清〕尤怡著. 许有玲校注. 金匮翼[M]//明清中医临证小丛书. 北京：中国中医药出版社，1996.

[219] 〔清〕朱时进撰. 陈熠，郑雪君点校. 吴九伟，招萼华审订. 一见能医[M]//中医古籍珍稀抄本精选. 上海：

上海科学技术出版社，2004.

[220] 〔清〕吴本立撰. 佘德友点校. 女科切要[M]//珍本医籍丛刊. 北京：中医古籍出版社，1999.

[221] 〔清〕沈金鳌撰. 田思胜整理. 杂病源流犀烛[M]//中医临床必读丛书. 北京：人民卫生出版社，2006.

[222] 〔清〕沈金鳌辑著. 李晓林，刘宏校注. 幼科释迷[M]//中医经典文库. 北京：中国中医药出版社，2009.

[223] 〔清〕沈金鳌撰. 余涛，陆海峰，李晓寅等校注. 妇科玉尺[M]//中国古医籍整理丛书. 北京：中国中医药出版社，2015.

[224] 〔清〕黄庭镜著. 李怀芝，郭君双，郑金生整理. 目经大成[M]//中医临床必读丛书. 北京：人民卫生出版社，2006.

[225] 〔清〕叶桂撰. 张志斌整理. 温热论 湿热论[M]//中医临床必读丛书. 北京：人民卫生出版社，2007.

[226] 〔清〕余震纂辑. 苏礼，洪文旭，徐伟整理. 古今医案按[M]//中医临床必读丛书. 北京：人民卫生出版社，2007.

[227] 〔清〕杨璿撰. 徐国仟，张鸿彩，董锡玑点校. 伤寒瘟疫条辨[M]//中医古籍整理丛书. 北京：人民卫生出版，1986.

[228] 〔清〕竹林寺僧人撰. 由昆，王勤，陈湘萍，等点校. 竹林寺女科二种[M]//珍本医籍丛刊. 北京：中医古籍出版社，1993.

[229] 〔清〕刘奎撰. 张灿玾，张桂珍，李心机，等点校. 松峰说疫[M]//中医古籍整理丛书. 北京：人民卫生出版社，1987.

[230] 〔清〕罗国纲编. 罗氏会约医镜[M]. 北京：人民卫生出版社，1965.

[231] 〔清〕唐笠山辑. 丁光迪校. 吴医汇讲[M]. 北京：中国中医药出版社，2013.

[232] 〔清〕余师愚著. 郭谦亨，孙守才点校. 疫疹一得[M]//中医古籍整理丛书. 北京：人民卫生出版社，1996.

[233] 〔清〕郑玉坛著. 刘丽莎点校. 彤园妇科[M]//中华名医医书合集. 天津：天津科学技术出版社，2010.

[234] 〔清〕吴坤安撰.〔清〕邵仙根评. 伤寒指掌[M]. 上海：上海科学技术出版社，1982.

[235] 〔清〕姜天叙著. 风劳臌膈四大证治 医学体用[M]//中医名家经典医著丛书. 南京：江苏科学技术出版社，2013.

[236] 〔清〕吴瑭著. 张志斌校点. 温病条辨[M]//中医经典必读丛书. 福州：福建科学技术出版社，2010.

[237] 〔清〕吴瑭著. 温病条辨 医医病书[M]. 太原：山西科学技术出版社，2008.

[238] 〔清〕李炳著. 辨疫琐言[M]//珍本医书集成. 上海：上海科学技术出版社，1986.

[239] 〔清〕陈耕道. 疫痧草[M]. 上海：上海科学技术出版社，2000.

[240] 〔清〕黄朝坊. 金匮启钥[M]//湖湘名医典籍精华. 长沙：湖南科学技术出版社，2000.

[241] 〔清〕高秉钧著. 田代华整理. 疡科心得集[M]//中医临床必读丛书. 北京：人民卫生出版社，2006.

[242] 〔清〕怀远. 古今医彻[M]//珍本医书集成. 上海：上海科学技术出版社，1986.

[243] 〔清〕钱秀昌编著. 阙再忠点注. 伤科补要（第2版）[M]. 上海：上海科学技术出版社，1981.

[244] 〔清〕顾锡著. 银海指南[M]. 北京：人民卫生出版社，1960.

[245] 〔清〕芝屿樵客著. 儿科醒[M]//珍本医书集成. 上海：上海科学技术出版社，1986.

[246] 〔清〕胡廷光编. 胡晓峰整理. 伤科汇纂[M]. 北京：人民卫生出版社，2006.

[247] 〔清〕何书田著. 何时希编校. 杂症总诀[M]//何氏历代医学丛书. 上海：学林出版社，1984.

[248] 〔清〕叶桂撰. 施仁潮，叶新苗，段玉新，等校注. 叶氏女科证治[M]//中国古医籍整理丛书. 北京：中国中医药出版社，2015.

[249] 〔清〕陈念祖著. 金香兰校注. 医学从众录[M]//明清中医临证小丛书. 北京：中国中医药出版社，1996.

[250] 〔清〕任越庵著. 伤寒法祖[M]//珍本医书集成. 上海：上海科学技术出版社，1985.

[251] 〔清〕江涵暾撰. 梁慧凤整理. 笔花医镜[M]//中医临床必读丛书. 北京：人民卫生出版社，2007.

[252] 〔清〕章楠著. 医门棒喝[M]//珍本医籍丛刊. 北京：中医古籍出版社，1987.

[253]〔清〕程杏轩撰. 医述[M]. 合肥：安徽科学技术出版社，1983.

[254]〔日〕俊笃士雅. 眼科锦囊[M]//皇汉医学丛书. 上海：上海科学技术文献出版社，2020.

[255]〔清〕王清任撰. 李天德，张学文整理. 医林改错[M]//中医临床必读丛书. 北京：人民卫生出版社，2005.

[256]〔清〕江涵暾著. 王觉向点校. 石冠卿审阅. 奉时旨要[M]//明清中医临证小丛书. 北京：中国中医药出版社，1993.

[257]〔清〕许克昌，毕法同辑. 外科证治全书[M]//中医古籍整理丛书. 北京：人民卫生出版社，1983.

[258]〔清〕郑梅涧撰. 郭君双整理. 重楼玉钥[M]//中医临床必读丛书. 北京：人民卫生出版社，2006.

[259]〔清〕郑承瀚，方成培撰. 重楼玉钥续编[M]//中国医学大成续集. 上海：上海科学技术出版社，2000.

[260]〔清〕邹岳著. 张毅，吴亚梅，蒲小兰，等校注. 外科真诠[M]//中国古医籍整理丛书. 北京：中国中医药出版社，2016.

[261]〔清〕林珮琴编著. 李德新整理. 类证治裁[M]//中医临床必读丛书. 北京：人民卫生出版社，2005.

[262]〔清〕鲍相璈纂辑.〔清〕梅启照增辑. 苏礼，焦振廉，张琳叶，等整理. 验方新编[M]//中医临床必读丛书. 北京：人民卫生出版社，2007.

[263]〔清〕吕震名撰. 伤寒寻源[M]//珍本医书集成. 上海：上海科学技术出版社，1985.

[264]〔清〕王士雄著. 鲁兆麟主校. 图娅点校. 温热经纬[M]//中国医学名著. 沈阳：辽宁科学技术出版社，1997.

[265]〔清〕赵廷海辑. 救伤秘旨 跌损妙方[M]. 上海：上海科学技术出版社，1958.

[266]〔清〕潘诚著. 喉科心法[M]//湖湘名医典籍精华. 长沙：湖南科学技术出版社，2000.

[267]〔清〕胡青昆辑. 跌打损伤回生集[M]//伤科集成. 北京：人民卫生出版社，2009.

[268]〔清〕陆以湉著. 张向群校注. 冷庐医话[M]//明清中医临证小丛书. 北京：中国中医药出版社，1996.

[269]〔清〕石寿棠撰. 张淑珍等注释. 医原[M]. 上海：上海浦江教育出版社，2011.

[270]〔清〕费伯雄著. 王鹏，王振国整理. 医醇賸义[M]//中医临床必读丛书. 北京：人民卫生出版社，2006.

[271]〔清〕陆子贤著. 山东中医学院中医文献研究室校点. 六因条辨[M]. 济南：山东科学技术出版社，1982.

[272]〔清〕金德鉴编. 焦氏喉科枕秘[M]. 上海：上海科学技术出版社，1958.

[273]〔清〕郑寿全著. 于永敏校注. 医理真传[M]//明清中医临证小丛书. 北京：中国中医药出版社，1993.

[274]〔清〕高学山注. 黄仰模，田黎校注. 高注金匮要略[M]//中医古籍孤本大全. 北京：中医古籍出版社. 2014.

[275]〔清〕刘仕廉纂辑. 吕凌，王雅丽，任忠钦校注. 医学集成[M]//中国古医籍整理丛书. 北京：中国中医药出版社，2015.

[276]〔清〕郑寿全著. 于永敏，刘小平校注. 医法圆通[M]//明清中医临证小丛书. 北京：中国中医药出版社，1993.

[277]〔清〕邹存淦著. 刘小平点校. 外治寿世方[M]//明清中医临证小丛书. 北京：中国中医药出版社，1992.

[278]〔清〕徐玉台辑述. 医学举要[M]. 上海：上海科学技术出版社，1958.

[279]〔清〕雷丰著. 陈莲舫批注. 杨梅香，郑金生校点. 时病论[M]//中医经典必读丛书. 福州：福建科学技术出版社，2010.

[280]〔清〕赵濂著. 职延广点校. 医门补要[M]//中医古籍整理丛书. 北京：人民卫生出版社，1994.

[281]〔清〕唐宗海著. 魏武英，曹健生点校. 血证论[M]//中医古籍整理丛书. 北京：人民卫生出版社，1990.

[282]〔清〕赵廉辑. 伤科大成[M]//伤科集成. 北京：人民卫生出版社，2009.

[283]〔清〕唐宗海著. 刘智利点校. 伤寒论浅注补正[M]//中华名医医书合集. 天津：天津科学技术出版社，2010.

[284]〔清〕张乃修著. 苏礼，王怡，卢棣，等整理. 张聿青医案[M]//中医临床必读丛书. 北京：人民卫生出版社，2006.

[285]〔清〕柳宝诒著. 温热逢源[M]. 北京：人民卫生出版社，1959.

[286]〔清〕柳宝诒撰评. 柳选四家医案[M]. 上海：上海科学技术出版社，1959.

[287] 〔清〕张锡纯著. 医学衷中参西录[M]. 北京：中医古籍出版社，2016.

[288] 〔清〕梁希曾著. 疬科全书[M]. 上海：科技卫生出版社，1958.

[289] 〔清〕包三鏸编述. 包氏喉证家宝[M]//中国医学大成. 上海：上海科学技术出版社，1990.

[290] 〔清〕江昱. 跌打秘方[M]//伤科集成. 北京：人民卫生出版社，2009.

[291] 〔清〕戴天章著. 陆懋修删补. 何廉臣重订. 俞鼎芬，王致谱校点. 重订广温热论[M]//中医经典必读丛书. 福州：福建科学技术出版社，2010.

[292] 〔清〕张山雷撰. 疡科纲要[M]. 上海：上海科学技术出版社，1959.

[293] 〔清〕张士骧. 医案摘奇 雪雅堂医案[M]//中医珍本文库影印点校. 太原：山西科学技术出版社，2010.

[294] 〔清〕丁甘仁著. 丁甘仁医案 喉痧症治概要[M]. 上海：上海科学技术出版社，1960.

[295] 〔清〕沈尧封辑著. 王孟英注，张山雷笺正. 沈氏女科辑要笺正[M]. 上海：上海科学技术出版社，1959.

[296] 〔清〕曹颖甫著. 张效霞校注. 伤寒发微[M]//近代名医伤寒论著十人书. 北京：学苑出版社，2011.

[297] 〔清〕陈佳园等编著. 张氏妇科[M]//竹剑平等点校. 妇科秘书八种//珍本医籍丛刊. 北京：中国古籍出版社，1988.

[298] 〔清〕王旭高编著. 许履和，徐福宁整理. 外科证治秘要（第 2 版）[M]//珍本医籍丛刊. 北京：中医古籍出版社，2005.

[299] 〔清〕王旭高著. 西溪书屋夜话录[M]//近代中医珍本集·医话分册. 杭州：浙江科学技术出版社，2003.

[300] 〔清〕王旭高原著. 北京中医学院诊断教研组整理. 医学刍言 中医临证指要[M]. 北京：人民卫生出版社，1960.

[301] 〔清〕俞根初遗著. 何廉臣等增订. 徐荣斋重订. 重订通俗伤寒论[M]. 上海：上海卫生出版社，1956.

[302] 〔清〕张山雷纂辑. 中风斠诠[M]. 上海：上海科学技术出版社，1958.

[303] 〔民国〕王德宣著. 李刘坤点校. 温病正宗[M]. 北京：中医古籍出版社，1987.

[304] 张觉人编订. 外科十三方考[M]. 上海：上海卫生出版社. 1957.

[305] 谢观. 中国医学源流论[M]//民国名医著作精华. 福州：福建科学技术出版社，2003.

（R—9496.01）

ISBN 978-7-03-070796-3

9 787030 707963 >

定 价:568.00元（全2册）

科学出版社互联网入口 杏林书苑

中医药分社：(010)64019031 销售：(010)64031535

E-mail:caoliying@mail.sciencep.com